Practical Clinical Diagnosis and Treatment of Critical Illness

实用临床急危重症诊疗

主编　张　櫑　王中焕　张雪菲　杨李枝
　　　胡玉刚　韩伟华　王红日　孙新志

U0243195

中国海洋大学出版社
·青岛·

图书在版编目（CIP）数据

实用临床急危重症诊疗 / 张榴等主编. —青岛：
中国海洋大学出版社，2023.7

ISBN 978-7-5670-3564-5

Ⅰ．①实… Ⅱ．①张… Ⅲ．①急性病－诊疗②险症－
诊疗 Ⅳ.①R459.7

中国国家版本馆CIP数据核字（2023）第128846号

出版发行	中国海洋大学出版社		
社　　址	青岛市香港东路23号	邮政编码	266071
出 版 人	刘文菁		
网　　址	http://pub.ouc.edu.cn		
电子信箱	369839221@qq.com		
订购电话	0532-82032573（传真）		
责任编辑	韩玉堂	电　　话	0532-85902349
印　　制	日照报业印刷有限公司		
版　　次	2023年7月第1版		
印　　次	2023年7月第1次印刷		
成品尺寸	185 mm×260 mm		
印　　张	30.75		
字　　数	778千		
印　　数	1～1000		
定　　价	198.00元		

发现印装质量问题，请致电0633-8221365，由印刷厂负责调换。

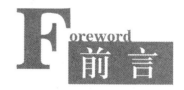

前言

　　急危重症医学是国内在 20 世纪末新兴并得以迅速发展起来的一门学科。该学科的特点是跨专业、多学科。急危重症患者的病情危重且复杂多变，医务人员需要动态掌握患者病情变化，给予准确救护方案，并根据患者实际病情变化及时、合理地调整救护方法，才能提高临床救治水平。现在急危重症诊疗参考书籍非常多，但是疾病较为单一，诊治方法缺少新思路、新进展，然而临床医师必须学习疾病救治新观念、掌握新技术，才能更好地造福患者。针对这种情况，我们联合多位具有丰富临床工作经验的专业人员共同编写了《实用临床急危重症诊疗》一书，希望能通过我们对医学的认识和自身临床经验的总结，为临床医务人员提供具有参考价值的内容，为医学发展作出一点贡献。

　　本书首先介绍了急危重症的监护及急危重症的常用治疗技术；然后重点阐述了各系统急危重症的救治，包括神经系统、循环系统、呼吸系统等；接着讲述了脓毒症与多器官功能障碍综合征、休克，以及理化因素所致损伤的救治；最后介绍了急危重症的中西医结合治疗与护理内容。本书叙述了急危重症的病因、临床表现、辅助检查、临床诊断和治疗方案等内容，其中重点讲述了临床诊疗过程中可能遇到的实际问题，突出了急危重症救治的可操作性和实用性，结构严谨、思路清晰，有利于提高急诊科及相关工作人员的救治水平，适合各级医院急诊科和重症医学科医务人员参考使用。

　　鉴于编者水平有限，书中难免存在不足之处，希望各位读者不吝赐教，以便再版时修正完善。

《实用临床急危重症诊疗》编委会

2023 年 4 月

C_{ontents} 目 录

第一章　急危重症的监护

第一节　循环功能监测

循环功能监测可分为无创伤和有创伤二大类。无创的循环功能监测是应用对组织器官没有机械损伤的方法,经皮肤或黏膜等途径间接取得有关心血管功能的各项参数,如自动的无创动脉压监测、心电图等,已成为常用的监测手段。有创的循环功能监测是指经体表插入各种导管或监测探头,到心脏和/或血管腔内,利用各种监测仪或监测装置直接测定各项生理参数,如中心静脉压、肺动脉压等。循环功能监测的适应证是各科危重患者,如创伤、休克、呼吸衰竭和心血管疾病及心、胸、脑外科较大而复杂的手术患者。

一、无创性监测

(一)心率

1.正常值

正常成人安静时心率应在 60～100 次/分钟,随着年龄的增长而变化。小儿心率较快,老年人心率较慢。现在的监护仪均有心率的视听装置,心率的来源可通过心电图和脉搏搏动而获得,可在监护仪屏幕上显示出心率的数字。心率报警上、下限可随意设置,当心率超过设置的上、下限时或在心脏停搏 4 s 之内,能够自动报警。

2.心率监测的临床意义

(1)判断心排血量:心率对心排血量影响很大,心排血量=每搏量×心率。在一定的范围内,随着心率的增加心排血量会增加,但当心率太快(>160 次/分钟)时,由于心室舒张期缩短,心室充盈不足,每搏量减少,而使心排血量减少,心率减慢时(<50 次/分钟)由于心搏次数减少而使心排血量减少。进行性心率减慢是心脏停搏的前奏。

(2)求算休克指数:失血性休克时,心率的改变最为敏感,故严密监测心率的动态改变,对早期发现失血极为重要。休克指数=心率/收缩压。血容量正常时,两者之比应等于0.5,休克指数等于 1 时,提示失血量占血容量的 20%～30%。休克指数>1 时,提示失血量占血容量的30%～50%。

1

(3)估计心肌耗氧:心肌耗氧与心率的关系极为密切。心率的快慢与心肌耗氧大小呈正相关。心率与收缩压的乘积反映了心肌耗氧情况。正常值应<12 000,若>12 000提示心肌氧耗增加。

(二)动脉压

1.影响血压的因素

影响动脉压的因素包括心排血量、循环血容量、周围血管阻力、心率和血管壁的弹性5个方面。心排血量增加,射入动脉的血液量增多,动脉血压便升高;周围血管阻力增大时,动脉血流速度减慢,心舒张期末留存在动脉内的血量增多,使舒张压增高,脉压减小;随心率增快,舒张期缩短,心舒期末在主动脉中留存的血量增多,使舒张压升高,脉压减小;大动脉管壁的弹性具有缓冲动脉压力变化,减小脉压的作用。

2.无创性血压测量方法

常用的是袖套测压和自动化无创动脉测压。前者用于手法控制袖套充气,压迫周围动脉(常用肱动脉)间断测压。后者用特制的气泵自动控制袖套充气,可定时、间断测压。自动间断测压法,通常称为自动化无创伤性测压法,是 ICU、麻醉手术中最广泛应用的血压监测方法。

3.血压监测的临床意义

(1)收缩压(SBP):主要与心肌收缩力和心排血量有关,其重要性在于克服各脏器临界关闭压,保证脏器的供血。

(2)舒张压(DBP):其重要性在于维持冠状动脉灌注压(CPP),主要与冠状动脉血流有关。CPP=DBP−左室舒张终末压(LVEDP)。

(3)平均动脉压(MAP):是心动周期血管内平均压力。MAP=DBP+1/3脉压=DBP+1/3(SBP−DBP)=(2DBP+SBP)×1/3。MAP 与心排血量和体循环血管阻力(SVR)有关,MAP=CO×SVR,是反映脏器组织灌注的良好指标之一。MAP 正常值为 8.0~13.3 kPa(60~100 mmHg)。受收缩压和舒张压的双重影响。

(三)心电监护

1.心电监护

心电监护是一项无创性的检查方法,是重症患者必不可少的、一项重要的监测指标。心电图主要反映心肌细胞电活动的变化。对各种类型的心律失常,具有独特的诊断价值。首先可以监测有无致命性心律失常,如室性心动过速,高度房室传导阻滞等。另外,监测有无高危性心律失常,如频发多源性室性期前收缩,短阵室性心动过速等。还可以监测有无心肌缺血、ST-T 改变及扩冠、抗心律失常药物的疗效。因此,多少年来心电图监测一直被列为常规的监测手段,特别是对患者施行各种心脏或非心脏手术时、各种类型的休克、心律失常、心力衰竭、心绞痛和心肌梗死患者,心电图监测尤为重要。

2.临床意义

(1)及时发现和识别心律失常:危重患者的各种有创的监测和治疗、手术操作、酸碱失衡和电解质紊乱等均可引起心律失常,严重时,可引起血流动力学改变。心电图监测对发现心律失常、识别心律失常性质、判断药物治疗的效果,均十分重要。

(2)发现心肌缺血:严重的缺氧、高二氧化碳血症,酸碱失衡等因素,均可导致心肌缺血、心律失常发生。心率的增快和血压的升高,可使心肌耗氧增加,引起或加重心肌缺血的发生。持续的心电监测可及时发现心肌缺血。

（3）监测电解质改变：危重患者在治疗过程中，很容易发生电解质紊乱，最常见的是低钾和低钙，持续心电监测对早期发现有重要意义。

（4）观察起搏器的功能：安装临时或永久起搏器患者，监测心电图，对观察心脏起搏器的起搏与感知功能，均非常重要，在做与起搏器无关手术，特别是手术中应用高频电刀时，也应做心电图监测，以免发生意外。

3.心电监护的方法

（1）心电监测仪的种类。①心电监护系统：重症监护治疗病房内，常配备心电监护系统。心电监护系统由一台中央监测仪和4～6台床边监测仪组成，现在的床边监护仪，常以生命体征监测仪代替。床边监护仪的心电图信号可以通过导线、电话线或遥控输入中心监测站。中心或床边心电图监测具有以下功能：显示、打印和记录心电图波形和心率功能，一般都设有心率上、下限报警的视听装置，报警时可同时记录和打印。有心律失常分析功能的监护仪当室性期前收缩＞5次/分钟即可报警，在心脏停搏发生4 s以上可自动报警；图像冻结功能，可使心电图波形显示停下来，以供仔细观察和分析；数小时至24 h的趋势显示和记录；有的生命体征监测仪配有计算机，可分析多种类型的心律失常，识别T波改变，诊断心肌缺血。②动态心电图监测仪（Holter心电图监测仪）：是用随身携带的记录仪在日常活动的情况下长时间（＞24 h）、实时、连续记录心电图，而后由回放系统分析观察，通过对心律、ST段偏移、R-R间期变化、QRS-T波形态包括晚电位、QT离散度、T波电交替等信息的处理、分析而指导临床，为临床诊断缺血性心脏病、心律失常，治疗及预后判断及指导抗心律失常药物的应用和判断疗效提供可靠的依据。③遥控心电图监测仪：该监测仪不需用导线与心电图监测仪相连，遥控半径一般为30 m，中心台可同时监测4个患者，患者身旁可携带一个发射仪器。

（2）心电导联连接及其选择：监护使用的心电图连接方式有使用3只电极、4只电极及5只电极不等。①综合Ⅰ导联：正极放在左锁骨中点下缘，负极放在右锁骨中点下缘，无关电极置于剑突右侧，其心电图波形类似Ⅰ导联。②综合Ⅱ导联：正极置于左腋前线第4肋间，负极置于右锁骨中点下缘。无关电极置于剑下偏右，其优点心电图振幅较大，心电图波形近似V_2导联。③CM导联是临床监护中常选用的连接方法，安置方法见表1-1。另外，每种监护设备，都标有电极放置示意图，请参照执行。在心电监护时，电极的放置位置均不能影响心脏听诊和电除颤；应避免容易出汗和摩擦的部位，以免电极脱落；在有体外心脏起搏器的部位，电极应避开起搏的部位。

表1-1 CM导联连接方法

标准肢体导联	正极	负极	无关电极
Ⅰ	左上肢(LA)	右上肢(RA)	左下肢(LF)
Ⅱ	左下肢(LF)	右上肢(RA)	左上肢(LA)
Ⅲ	左下肢(LF)	左上肢(LA)	右上肢(RA)

（四）超声心动图监测

超声心动图由瑞典学者Edler于1955年首先提出，此后经几十年发展成为心血管疾病领域内的一种新型诊断方法。随着电子计算机的飞速进展，超声诊断仪不断更新。目前除M型超声心动图和二维超声心动图得到广泛应用外，频谱多普勒超声、彩色多普勒血流显像、心脏声学造影、经食管超声心动图、心腔内及血管内超声也取得突飞猛进的发展。超声心动图便于床旁重复使用,目前正逐渐成为危重患者床边心血管功能的检测方法。

1.M 型超声心动图

M 型超声心动图是单超声束垂直通过心脏组织,在垂直线上的不同组织结构界面以回声光点形式反射接收,并通过仪器中的慢扫描电路按时间顺序展开,由此得到心脏各层运动回声曲线。临床主要用于对心脏和大血管腔径的测量,通过对图形曲线的分析,明确心脏及大血管形态,并对心功能进行评价。其特征性曲线形态对心脏病的诊断有重要价值:①可连续观察多个心动周期,并可显示各时相的关系及室壁运动、瓣膜活动情况。②可以与心电图、心内压力曲线等同步记录,以便研究其血流动力学改变情况。③可根据各时相测算房、室及大动脉内径,进一步计算每搏量、心排血量及心功能指标。

2.二维超声心动图

二维超声心动图又称切面超声心动图,是其他类型超声技术的图像基础。其解剖学分辨率具有明显价值。它通过对心脏各不同方位的"切割",可以实时、动态、多切面、清晰显示心脏各结构的空间位置、心室腔大小和室壁各节段收缩运动的特点,对评价左心室整体和节段收缩功能具有重要的临床应用价值。

3.多普勒超声心动图技术

该技术源于多普勒效应原理。将超声波发射器和接收器安装于换能器中,通过接收血管、心脏内血液流动反射回来的多普勒频移信号,转换成血流速度信号,从而达到诊断目的。多普勒超声心动图包括频谱多普勒超声和彩色多普勒血流显像。频谱多普勒又分为脉冲式多普勒超声和连续式多普勒超声。

二、有创性监测

(一)中心静脉压监测

1.概念

中心静脉压是指胸腔内上、下腔静脉的压力。其方法是经皮穿刺深静脉,插管至上腔或下腔静脉,接静脉输液或压力换能器,监测中心静脉压。最常用的是右侧颈内静脉插管,其次为锁骨下静脉、股静脉。中心静脉压由 4 种成分组成:①右心室充盈压。②静脉内壁压力即静脉内血容量。③作用于静脉外壁的压力,即静脉收缩压和张力。④静脉毛细血管压。CVP 是评估血容量、右心前负荷及右心功能的重要指标。由于三尖瓣和肺动脉瓣对中心静脉血流的阻碍,及肺循环阻力的改变,使来自左心的压力衰减,故 CVP 不能代表左心功能。

2.正常值及临床意义

CVP 正常值:$0.49\sim1.18$ kPa($5\sim12$ cmH$_2$O)。<0.49 kPa(<5 cmH$_2$O)表示右心充盈不佳或血容量不足;>1.47 kPa(>15 cmH$_2$O),表示右心功能不良。当患者出现左心功能不全时,单纯监测 CVP 失去意义。CVP 监测对了解循环血量和右心功能及指导治疗有十分重要的临床意义,特别是持续监测其动态变化,比单次监测更具有指导意义。

3.适应证

(1)各类大中手术,尤其是心血管、颅脑和胸部大而复杂的手术。

(2)各种类型的休克。

(3)脱水、失血和血容量不足。

(4)右心功能不全。

（5）大量静脉输血、输液。

4.注意事项

（1）导管插入上、下腔静脉或右心房无误。

（2）将玻璃管零点置于第4肋间右心房水平。

（3）确保静脉内导管和测压管道系统内无凝血、空气，管道无扭曲等。

（4）测压时确保静脉内导管畅通无阻。

（5）加强管理，严格无菌操作。

5.影响CVP的因素

（1）病理因素：CVP升高见于右心及全心衰竭、房颤、肺梗死、支气管痉挛、输血输液过量、纵隔压迫、张力性气胸及血胸、各种慢性肺部疾病、心脏填塞、缩窄性心包炎及导致胸腔内压升高的其他疾病等；CVP降低的原因有失血引起的低血容量、脱水、周围血管张力减退等。

（2）神经因素：交感神经兴奋导致静脉张力升高，体内儿茶酚胺、血管升压素、肾素和醛固酮等分泌升高，均可引起CVP不同程度升高；低压感受器作用加强，使血容量相对减少和回心血量不足，会导致CVP降低。

（3）药物因素：快速补液，应用去甲肾上腺素等收缩血管药物会使CVP升高；用血管扩张药或右心功能较差患者应用洋地黄改善心功能后，CVP降低。

（4）麻醉插管和机械通气：麻醉浅和气管内插管时，随动脉压升高CVP升高，机械通气时胸膜腔内压升高，CVP升高。

（5）其他因素：如缺氧、肺血管收缩、肺动脉高压、呼气末正压呼吸模式应用及肺水肿时，CVP升高。

6.并发症及防治

（1）感染：中心静脉置管感染率为2％～10％，因此在操作过程中应严格遵守无菌技术，加强护理，每天要更换敷料，每天用肝素盐水冲洗导管。

（2）出血和血肿：颈内静脉穿刺时，穿刺点或进针方向偏向内侧时，易穿破颈动脉，进针太深可能穿破椎动脉和锁骨下动脉，在颈部可形成血肿，肝素化后或凝血机制不好的患者更易发生。因此，穿刺前应熟悉局部解剖，掌握穿刺要点，一旦误穿入动脉，应做局部压迫，对肝素化患者，更应延长局部压迫时间。

（3）其他：包括气胸、血胸、气栓、血栓、神经和淋巴管损伤等。虽然发病率很低，但后果严重。因此，必须加强预防措施，熟悉解剖，认真操作，一旦出现并发症，应立即采取积极治疗措施。

（二）有创动脉血压监测

1.动脉穿刺插管直接测压法

动脉穿刺插管直接测压法是将导管置于动脉内通过压力监测仪直接测定动脉内压力，可以连续准确地测量，能反映每一心动周期的收缩压、舒张压和平均压。通过动脉压的波形能初步判断心脏功能，并计算其压力升高速率（dp/dt），以估计心室的收缩功能。由于直接测压方法具有诸多优点，因此，是ICU中最常用的监测血压的方法之一。但该法具有创伤性，有动脉穿刺插管的并发症，如局部血肿、血栓形成等，故应从严掌握指征，熟悉穿刺技术和测压系统的原理和操作。

2.进行桡动脉测压应常规进行Allen实验

将穿刺侧手臂上举，嘱患者反复做握拳松开动作，同时术者双拇指一起压迫患者的桡动脉和尺动脉,使手掌发白,处于缺血状态,然后手臂下垂嘱患者手掌放松,放开压迫尺动脉的手指但桡动脉仍被压迫,此时观察手掌的颜色恢复正常的时间:7 s内为侧支循环良好,7～15 s说明侧支循环有损害,超过15 s者侧支循环不良,此时为桡动脉插管的禁忌。因此 Allen 实验是桡动脉穿刺前的重要步骤,是常规检查。

(三)右心漂浮导管检查术

1.概念

心导管检查是将导管经外周血管送至心脏各部位及大血管,凭借此了解心脏、血管血流动力学变化的一种侵入性检查方法,可分为左心导管检查及右心导管检查。最初的右心导管检查需在 X 线透视下进行。在 Swan 及 Ganz 发明了导管头带有气囊的心导管后,可将导管直接送入右心房,再将气囊充气,之后心导管便随血流顺序漂向右心室、肺动脉及其分支,并可在监护仪上观察压力曲线的变化,以判断导管的位置,免去了 X 线透视下观察的步骤,使检查可在床边进行,称为右心漂浮导管检查技术。

2.基本原理

在心室舒张终末,主动脉瓣和肺动脉瓣均关闭,二尖瓣开放。这样就在肺动脉瓣到主动脉瓣之间形成了一个密闭的液流内腔,如肺血管阻力正常,则左室舒张终末压(LVEDP)＝肺动脉舒张压(PADP)＝肺小动脉压(PAWP)＝肺毛细血管楔压(PCWP)。因此,LVEDP 可代表左心室前负荷,并且受其他因素影响较小。临床上由于不能直接测定左室舒张末压力,就以肺小动脉压代表左室舒张末压力来间接反映左室前负荷,故监测肺小动脉压可间接用于监测左心功能。当出现以下情况时,肺小动脉压与前负荷的关系将受到明显影响:存在二尖瓣关闭不全或反流;心室顺应性降低(如心肌缺血或肥大),此时将过高估计前负荷;心包外压力增加(如肺容积增加或用力呼气),也会使肺小动脉压增高而过高估计前负荷。

3.临床意义

(1)休克的鉴别诊断:休克最常见的原因为低血容量性、心源性和感染中毒性。对于心源性还是感染性休克的鉴别仅凭临床的资料较难,需用右心漂浮导管来鉴别休克的原因。感染中毒性休克的血流动力学特点为心排血量高,体循环血管阻力降低;而心源性休克患者的血流动力学特点为心排血量低而体循环血管阻力增高。

(2)鉴别肺水肿并指导其治疗:在 ICU 工作中,有时仅凭临床表现和 X 线资料很难鉴别心源性和非心源性肺水肿,此时可以使用肺小动脉压来确定是心源性还是非心源性肺水肿。对心源性肺水肿患者,依靠肺和体循环血流动力学参数可以指导使用减轻前或后负荷的药物;肺小动脉压增高是使用利尿药或硝酸酯类药物的指征;如果体循环血管阻力增高,则可用扩血管药物减轻后负荷;而每搏量降低则是使用血管活性药(如多巴胺)增强心肌收缩力的适应证。此外,许多急性呼吸窘迫综合征患者可能会并发心功能不全,一些研究报道相当一部分急性呼吸窘迫综合征患者可有肺小动脉压升高,或有单纯的血容量增多。此时右心漂浮导管对于明确急性呼吸窘迫综合征患者是否合并有心功能不全并指导治疗就更具针对性。

(3)指导急性心肌梗死心源性休克的治疗:急性心梗患者可能会出现休克,但其休克的机制却有时不尽相同。一些患者存在血容量相对不足及左心室前负荷降低,对于这些患者可以使用右心漂浮导管来调节血容量,使之达到最佳水平而又避免过多使肺小动脉压升高及肺水肿加重。有些患者可能是继发于泵衰竭的心源性休克,这些患者会出现左心室充盈压明显升高及体循环血管阻力增加。在这种情况下,治疗包括利尿、减轻心脏前、后负荷,增加心肌收缩力,有时要放置主动脉内球囊反搏(IABP)。要保证这些治疗方法的安全和有效性,通常需要放置右心漂浮导管进行严密的血流动力学监测。

4.右心漂浮导管的并发症与防治

右心漂浮导管的并发症可发生在导管置入过程中及导管置入后,包括心律失常、气胸、动脉破裂和出血、导管打结、导管断裂、导管相关感染、血栓形成、肺血栓栓塞、空气栓塞、心脏内膜损伤、气囊破裂等。但严重并发症发生率低,由置管本身导致的死亡约为 0.1%。相关并发症的临床防范措施有:严格规范操作,加强导管护理,适时撤离导管。导管置入经 3～4 d 出现并发症(如导管相关感染)危险性较高。一旦血流动力学监测对病情的处理已无太大作用,就应立即拔除导管。如果肺动脉导管置入只是作为诊断的一个手段,导管在置入后即可拔除;如患者合并有复杂的血流动力学异常,需要进行血流动力学的动态监测,可适当延长置管时间。

(四)心排血量测定

1.测定方法

临床上有无创和有创两种方法。无创法有心肌阻抗血流图、超声多普勒(Dopler)等。有创的方法主要是温度稀释法。

2.温度稀释法的测定原理

通过右心漂浮导管的心房孔注射低于血液温度的溶液,使血液产生一个温度的变化,在位于肺动脉处的热敏电阻即感知温度的变化,由于温度变化和心排血量(CO)的大小具有一定的函数关系,故可经微电脑计算出心排血量。心排血量的正常范围在 5～7 L/min。也可使用心脏指数,计算方法为心排血量除以体表面积,正常范围是 2.6～4.6 L/(min·m^2)。

3.临床意义

心排血量由心率、前负荷、后负荷及心肌收缩性等因素决定,是反映心泵功能的重要指标,测量心排血量及计算心血管各项参数,可以了解心泵功能,并绘制心功能曲线,判断心脏功能与前、后负荷的关系,有助于心力衰竭和低心排血量综合征的诊断、治疗和估计预后。

心排血量降低提示:①回心血量减少,如血容量不足或微循环障碍。②心脏流出道阻力增加,如主动脉或肺动脉高压。③心脏收缩力减弱,如充血性心力衰竭或心肌梗死。

心排血量升高提示:①回心血量增加,如血容量过多或微循环改善。②心脏流出道阻力降低,如外周血管扩张或肺血管阻力下降。③心脏收缩力增强,如代谢增加、应激反应、正性肌力药物作用等。

(胡玉刚)

第二节　呼吸功能监测

呼吸系统监测的主要目的在于对患者的呼吸运动和功能作出正确的评价,然后对呼吸功能障碍的类型作出诊断,掌握患者呼吸功能的动态变化,对病情进行评估,从而对呼吸治疗的有效性作出合理评价,进一步指导调整治疗方案。下面简要介绍具体的监测内容和手段。

一、呼吸运动监测

呼吸运动的变化反映了呼吸中枢功能、呼吸肌功能、胸廓完整性、肺功能及循环功能的好坏。呼吸运动监测在临床上最直观,是呼吸功能监测最可靠、最实用的手段。

(一)概念

1.呼吸频率

呼吸频率是指每分钟的呼吸次数,反映患者通气功能及呼吸中枢的兴奋性,是呼吸功能监测最简单、最基本的项目。正常值成人为 12～20 次/分钟,儿童偏快,20～30 次/分钟,新生儿可达到40 次/分钟左右。

2.呼吸幅度和节律

呼吸幅度是指呼吸运动时患者胸腹部的起伏大小,节律是指呼吸的规律性。

3.胸腹式呼吸

胸式呼吸是指以胸廓运动为主的呼吸,腹式呼吸是指以膈肌运动为主的呼吸。两种呼吸很少单独存在,但一般男性及儿童以腹式呼吸为主,女性以胸式呼吸为主。

(二)监测方法

1.肺阻抗法

通过两个电极置于胸部形成回路,胸廓大小和肺含气量的变化可引起电流阻抗的变化,经特定电流转变为仪表呼吸波形而显示出来,根据波形可确定呼吸频率和节律。

2.测温法

测温法是通过置于鼻孔附近热敏元件,连续测量呼吸气流的温度来监测呼吸频率和节律的方法。

3.呼吸监测垫

主要用于新生儿和婴儿,通过置于身体下的压力传感器,感受呼吸运动过程中压力的周期性变化来监测呼吸频率和节律。

4.临床观察

不仅可以发现呼吸频率和节律的变化,还可观察呼吸的深度、胸腹式呼吸、三凹征等。

(三)异常呼吸运动的监测

1.呼吸频率的异常

呼吸频率加快见于缺氧、酸中毒、发热和中枢神经系统受损等,而呼吸频率的减慢则见于麻醉、药物中毒和脑干疾病等。

2.呼吸节律的变化

呼吸节律的变化常反映神经调节机制的异常,包括以下几种。

(1)潮式呼吸:呼吸幅度缓慢地由小到大,然后由大到小,再呼吸暂停一段时间,如此反复。其原因一般认为是呼吸中枢对二氧化碳的反应性降低,亦即呼吸中枢兴奋的阈值高于正常值。血中二氧化碳的分压低于能兴奋呼吸中枢的阈值,因而呼吸暂停。待血中二氧化碳分压超过正常水平达到阈值时,才能兴奋呼吸中枢,使呼吸恢复,经一阵呼吸后,血中二氧化碳分压又下降到阈值水平以下,呼吸中枢又停止活动,呼吸停止,如此交替,就形成潮式呼吸。多见于中枢神经系统疾病、脑循环障碍和中毒等。

(2)比奥呼吸:表现为一次或多次强呼吸后,继以长时间呼吸停止,之后再次出现数次强呼吸,其周期变动较大,短则 10 s 左右,长者可达 1 min。比奥呼吸是死亡前出现的危机症状。其原因尚不十分清楚,可能是疾病侵及延髓,损害了呼吸中枢所致,可见于颅脑损伤、脑膜炎和尿毒症等。

(3)长吸式呼吸:表现为吸气相长且强,与呼吸暂停交替的一种呼吸形式,见于脑栓塞、出血和脑桥肿瘤等。

(4)有自主呼吸但不能随意控制呼吸节律:见于延髓和高位颈髓水平的双侧锥体束破坏者。

二、通气功能监测

(一)静态肺容量

人体通过肺和胸廓的扩张及回缩来调整整个呼吸运动,在此过程中,肺内容纳的气体量会产生相应的变化,按照不同呼吸阶段内通气量的变化分为潮气量、补吸气量、补呼气量、残气量、深吸气量、功能残气量、肺活量、肺总量 8 种容量(图 1-1),称为静态肺容量。这 8 项指标是肺呼吸功能监测的基本项目。

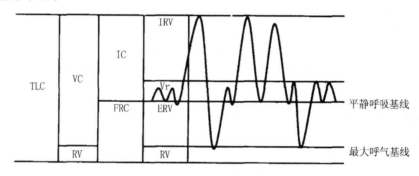

图 1-1　静态肺容量及其组成

1.潮气量

潮气量是指在平静呼吸时,一次吸入或呼出的气体量。正常成人为 8～12 mL/kg,它可以反映人体静态下的通气功能。潮气量增加见于中枢神经系统病变、酸中毒等疾病。潮气量减少见于气管梗阻、肺部感染、肺纤维化、肺水肿、血气胸等。

2.补吸气量

补吸气量是指平静吸气后,再用力吸气所能吸入的气体量,亦可称为吸气储备量,可以反映胸廓的弹性储备和呼吸肌的力量。正常男性约为 2 160 mL,女性约为 1 500 mL。

3.深吸气量

深吸气量指在平静呼气后,最大吸气所能吸入的气体量,相当于 $V_T + IRV$。

4.补呼气量

补呼气量是指平静呼气后,再用力呼气所能呼出的气体量。也可以反映胸廓的弹性储备和呼吸肌的力量(正常成人为 900～1 200 mL)。

5.残气量

残气量是指最大呼气后肺内残留的全部气体量,又称为余气量,正常成人男性约为 1 500 mL,女性约为 1 000 mL。

6.功能残气量

功能残气量是指平静呼气后肺内所残留的气体量,相当于 RV+ERV。

7.肺活量

肺活量是指最大吸气之后缓慢呼出的最大气量,或者最大缓慢呼气后用力吸入的最大气量,相当于IC+ERV。它反映肺每次通气所能达到的最大能力,即反映肺、胸廓最大扩张和收缩的呼吸幅度。

8.肺总量

肺总量是最大吸气后存留于肺部的全部气体量,当于 IC+FRC。正常值成年男性为 5.0 L,女性为 3.5 L。

(二)动态肺容量

静态肺容量代表一定阶段内肺通气量的变化,而动态肺容量为单位时间内进出肺的气体量和流速,主要反映气道通气功能状态,主要包括以下指标。

1.分钟通气量

分钟通气量是指平静状态下每分钟吸入或呼出的气体量,等于潮气量与呼吸频率的乘积。正常值为 6~9 L/min,若>10 L/min 提示通气过度,<3 L/min 提示通气不足。

2.分钟肺泡通气量

分钟肺泡通气量是指静息状态下每分钟吸入人体内的气体中能达到肺泡进行气体交换的有效通气量。相当于潮气量减去生理无效腔量(V_D)再乘以呼吸频率,即 $V_A=(V_T-V_D)\times RR$。正常时肺泡通气量为每分钟通气量的 70%。分钟肺泡通气量的不足是低氧血症、高碳酸血症的主要原因。而肺泡通气量过大,又可引起呼吸性碱中毒。

3.用力肺活量

用力肺活量又称用力呼气量,是指深吸气后以最大的力量、最快速度所呼出的全部气量。在 1、2、3 s 内呼出的气量称 1、2、3 s 用力呼气容量,其中第 1 秒内呼出的气量,在临床上意义较大,正常值为 50~80 mL/kg,FEV_1/FVC 约为 83%,可以用肺量计测出,若第 1 秒内呼出的气量降低即反映气道阻力增加。

4.最大呼气流量-容积曲线(MEFV 曲线或 F-V 曲线)

F-V 曲线是指在最大用力呼气过程中,呼出的肺容量与相应气流速度所描记的曲线图形。MEFV 曲线主要反映在用力呼气过程中胸膜腔内压、肺弹性回缩力、气道阻力对呼气流量的影响。其前半部分取决于受检者呼气用力的大小,后半部分取决于受检者的肺泡弹性回缩力和外周气道生理功能。

三、肺换气功能的监测

肺泡内的气体与肺泡周围毛细血管内气体通过肺泡或毛细血管进行气体交换的过程,称为气体弥散过程,又称为肺换气。肺换气功能障碍包括呼吸膜面积减少或呼吸膜异常增厚引起的气体交换障碍。临床上引起呼吸膜厚度增加的常见原因包括肺水肿、肺透明膜形成、肺纤维化等。肺换气功能除与肺泡/毛细血管膜厚度有关外,还与肺血容量、红细胞数量及血红蛋白浓度有关。主要监测指标包括以下几种。

(一)氧合指数(PaO_2/FiO_2)

氧合指数是监测肺换气功能的主要指标之一。当肺弥散功能正常时,提高 FiO_2,PaO_2 相应的升高。PaO_2/FiO_2 的正常值是 $46.7 \sim 66.7$ kPa($350 \sim 500$ mmHg)。若 FiO_2 升高,PaO_2 不能相应的升高,提示可能存在不同程度的肺内分流所致的低氧血症和一定程度的肺弥散障碍。

(二)肺泡动脉血氧分压差[$P_{(A-a)}O_2$]

肺泡动脉血氧分压差指肺泡气体氧分压(PAO_2)与动脉血氧分压(PaO_2)之差,是反映肺内气体交换效率的重要指标。正常人该数值随年龄的增加而加大,正常值为 $0.7 \sim 2.0$ kPa($5 \sim 15$ mmHg)。

(三)肺内分流(Q_S/Q_T)

肺内分流是判断肺内分流最准确的指标,但需插入肺动脉导管,取混合静脉血标本,同时取动脉血标本进行血气分析,从而计算出分流值,属有创监测。Q_S/Q_T 增加见于肺弥散功能障碍如急性呼吸窘迫综合征(ARDS)、肺水肿等,亦可见于肺内通气血流比例失调如肺炎、肺不张及先天性心脏病等。正常值为3%~5%。

四、血气监测

通过血气分析可以明确血液的氧合状态,指导呼吸机的合理调节,还可以反映机体的酸碱平衡情况,与呼吸功能监测结合可判断肺气体交换情况等。

(刘　燕)

第三节　脑功能监测

对危重患者进行脑功能监测十分重要。近年来神经系统功能的监测已有了较大的发展,但有些监测需要特殊的仪器和设备,有些监测还具有创伤性。临床上通过对患者的意识状态、呼吸方式、各种深浅反射、肌张力的改变、有无病理反射及瞳孔和眼底检查来了解患者中枢神经系统损伤的水平和严重程度、功能状态及预后和转归,也为治疗提供客观依据。

一、意识状态的评价

意识是指人体对环境刺激产生相应行为的反应状态。临床上常将意识状态分为 6 级。

(一)清醒
意识活动正常,对答切题,对体内和外界刺激及时发生适当反应的行为。

(二)意识模糊
基本反应和简单的精神活动仍保持,但对客观环境的认识能力和反应能力受损。

(三)谵妄
一种精神错乱的状态,患者常烦躁不安,活动增多,对刺激反应增强。常见于感染、中毒、高热等。

(四)嗜睡
病理性过多和过深的睡眠,患者易被唤醒,醒后可保留短时间的觉醒状态,有一定的言语和运动反应,但反应迟钝。

(五)昏睡
昏睡呈深度睡眠状态,难于唤醒。各种随意运动消失,对外界事物无反应,但反射一般无显著改变。

(六)昏迷

意识完全丧失,呼唤或强烈刺激时也不清醒。按照昏迷的程度可分为浅昏迷和深昏迷。

上述意识障碍程度的区分只是临床粗略的界定,近年来趋向用更为客观的评分方法来评定意识障碍的程度,目前最常用的方法是于 1974 年由 Teasdale 和 Jennett 提出的 Glasgow 评分表(GCS),较为方便实用。主要根据意识的觉醒程度(E)、高层次大脑功能(V)、运动功能反应的质量(M)将昏迷程度由轻到重分为四级:正常 15 分,轻度昏迷 14~12 分,中度昏迷 11~9 分,重度昏迷 8 分以下。GCS 评分可用于重症度评估、选择包括手术等在内的合适治疗方法、判断预后等(表 1-2)。

表 1-2　Glasgow 评分表

检查项目	患者反应	评分
睁眼反应(E)	自动睁眼	4
	语言刺激睁眼	3
	疼痛刺激睁眼	2
	无反应	1
语言反应(V)	正常	5
	答错话	4
	能理解,不连贯	3
	难以理解	2
	无反应	1
运动反应(M)(非瘫痪侧)	按指令动作	6
	刺激能定位	5
	刺激时有逃避反应	4
	刺激时有屈曲反应	3
	刺激时有过伸反应	2
	无反应	1

二、颅内压监测

颅内压是颅腔内容物对颅腔壁产生的压力。持续颅内压监测,不仅可以决定治疗方法及对治疗方法的效果评估,而且可以判断预后,是观察颅脑危重患者的一项重要指标。它的改变可在颅内疾病出现症状之前。

(一)测压方法

1.脑室内测压

经颅骨钻孔后,将硅胶导管插入侧脑室,然后连接换能器,再接上监护仪即可测颅内压。

2.硬膜外测压

将压力换能器放置于硬膜外,避免压迫过紧或过松,以免读数不准,此法感染较少,可长期监测,但装置昂贵,不能被普遍应用。

3.腰部蛛网膜下腔测压

腰部蛛网膜下腔测压即腰椎穿刺法,此法操作简单,但有一定危险,颅内高压时不能应用此法,同时颅内高压时,脑室与蛛网膜下腔间可有阻塞,测出的压力不能代表颅内压。

4.纤维光导颅内压监测

纤维光导颅内压监测是一种比较先进的监测仪器。颅骨钻孔后,将传感器探头以水平位插入2 cm,放入硬脑膜外。该法操作简单,可连续监测,活动时对压力影响不大,常被采用。

正常成人平卧时颅内压:1.33~2.0 kPa(10~15 mmHg)。轻度增高:2.0~2.7 kPa(15~20 mmHg)。中度增高:2.7~5.3 kPa(20~40 mmHg)。重度增高:>5.3 kPa(>40 mmHg)。

(二)适应证

(1)重度颅脑外伤、重症蛛网膜下腔出血、颅内出血(包括脑室内出血或破入脑室)、静脉窦血栓等出现以下一种情况:①GCS 8分以下。②低血压[收缩压<12.0 kPa(<90 mmHg)]。③CT扫描所显示中线移位或脑沟消失。

(2)进行性颅内压升高的患者,侧脑室插管测定压力有利于诊断,必要时可引流脑脊液以降低颅内压。脑水肿、脑脊液循环通路受阻、脑脊液分泌增多或呼吸障碍及动脉压的急剧增高、颅脑外伤、颅内感染等。

(3)颅脑手术后,颅骨骨瓣复位不当或包扎过紧,颅脑手术后均可出现不同程度的脑水肿,或因术后疼痛引起颅内压变化。此时进行颅内压监测有重要意义,可根据压力变化波形,判断病情变化、治疗效果及患者预后。

(4)使用机械通气呼气末正压(PEEP)的患者,包括重症颅脑损伤或其他原因,可根据颅内压改变及血气分析数据进行参数调整。

(三)影响颅内压因素

1.$PaCO_2$

$PaCO_2$下降时,pH升高,脑血流量减少,颅内压下降。$PaCO_2$增高时,pH下降,脑血流和脑容量增加,颅内压增高。脑外科手术时,如用过度通气方式降低$PaCO_2$,使脑血管收缩,脑血流量减少,颅内压降低。但若$PaCO_2$过低,致使脑血流量太少,则可引起脑缺血、缺氧,导致脑水肿,其损害加重。

2.PaO_2

PaO_2下降至6.7 kPa(50 mmHg)以下时,脑血流量明显增加,颅内压增高。如长期有低O_2血症,常伴有脑水肿,即使提高PaO_2至正常水平,颅内压也不易恢复正常,PaO_2增高时,脑血流及颅内压均下降。

3.其他方面的影响

气管内插管、正压通气、咳嗽、打喷嚏均可使颅内压升高,颈静脉受压,也能使颅内压升高。颅内压与体温高低有关。体温每降低1 ℃,颅内压下降5.5%~6.7%,其他还有血压,颅内压随着血压的升高而升高。

三、脑电图监测

脑电图是应用脑电图记录仪,将脑部产生的自发性生物电流放大100万倍后,记录获得的图形,通过脑电活动的频率、振幅、波形变化,了解大脑功能状态。脑电图检查方法简单,经济方便,又便于在疾病过程中反复监测。近年来脑电图监测逐渐用于昏迷患者、麻醉监测、复苏后脑功能的恢复和预后及"脑死亡"等方面的诊断,但是脑电图结果受到物理、生理和药物等诸多因素的影响,其结果判断需要结合患者症状、体征和其他的检查结果。

四、脑死亡

整个脑部包括皮质、皮质下、小脑和脑干等所有功能全部持久地丧失。仅有自发的活动,如心脏搏动,脊髓反射可以存在。诊断标准:深昏迷、自主呼吸停止、经 10～20 min 输氧观察呼吸仍然停止;身体任何部位的刺激均不能引起脊髓以上结构的行为及反射性反应。瞳孔对光反应消失,角膜反射消失,对冰水 20 mL 耳内刺激无反应。脑电图呈直线,脑功能丧失 6 h 以上,须有两位有经验的医师检查确认。

（刘　燕）

第四节　肾功能监测

一、尿量与尿液

(一)尿量

尿量变化是肾功能改变的最直接的指标,在临床上通常记录每小时及 24 h 尿量。健康成人每 24 h 排尿量在 1 000～2 000 mL,24 h 内尿量少于 400 mL 或每小时尿量少于 17 mL 者称为少尿,表示有一定程度肾功能损害。24 h 内尿量少于 100 mL 或 12 h 内完全无尿者称为无尿(或尿闭),是肾衰竭的基本诊断依据。考虑少尿或无尿应首先排除机械性下尿路梗阻(如前列腺肥大等)或膀胱功能障碍所致的膀胱尿潴留。

(二)比重

比重是尿中溶解物质浓度的指标,受影响因素多,可粗略反映肾小管浓缩稀释功能,正常值为1.015～1.025。

(三)尿渗量(尿渗透压)与血浆渗量比值

1.正常值

尿渗量(禁饮后)600～1 000 mOsm/L,血浆渗量 275～305 mOsm/L,尿渗量与血浆渗量比值为 2.5±0.8。

2.临床意义

该比值是反映肾小管将肾小球滤液进行浓缩能力的指标。功能性肾衰时,尿渗量增高。急性肾衰时,尿渗量接近血浆渗量,两者比值<1.1。

(四)肾浓缩-稀释功能

肾的浓缩稀释功能对水的平衡起调节作用,肾小管髓襻、远曲小管及集合管部位完成浓缩稀释功能,有关因素有:①血管升压素(ADH)。②集合管上皮细胞功能。③髓质通过逆流倍增及尿素的重吸收形成肾髓质间质的渗透压梯度,血中水分增加时排尿增多,减少时排尿减少,以保持血浆渗量。浓缩稀释功能试验可用来判断肾浓缩稀释功能即远端肾小管功能,临床常用莫氏试验,试验从早 8 时排尿并在 10 时、12 时及下午 2 时、4 时、6 时、8 时各留尿 1 次,8 时至次日

8时留全部尿,在试验期间正常饮食,测量每次所留尿的比重及尿量。

1.正常值

昼尿量与夜间尿量之比为(3～4):1;夜间12 h尿量应<750 mL;最高的1次尿比重应在1.020以上;最高尿比重与最低比重之差应>0.009。

2.临床意义

夜尿尿量超过750 mL常为肾功能不全的早期表现。昼间各份尿量接近,最高尿比重低于1.018,则表示肾浓缩功能不全。当肾功能损害严重时,尿比重可固定在1.010左右(等张尿),见于慢性肾炎、原发性高血压、肾动脉硬化等的晚期。

二、血肾功能监测

(一)血尿素氮(BUN)

尿素氮是体内蛋白质代谢产物。在正常情况下,血中尿素氮主要是经肾小球滤过,而随尿排出,当肾实质有损害时,由于肾小球滤过功能降低,致使血流中浓度增高。因此,测定血中BUN的含量,可以判断肾小球的滤过功能。

1.正常值

2.9～6.4 mmol/L(8～20 mg/dL)。

2.临床意义

血中尿素氮含量增高常见于:①肾本身的疾病,如慢性肾炎、肾血管硬化症等。肾功能轻度受损时,BUN可无变化,当BUN高于正常时,肾的有效肾单位往往已有60%～70%的损害。因此,BUN测定不是一项敏感方法。但对尿毒症诊断有特殊价值,其增高的程度与病情严重程度成正比,对病情的判断和预后的估计有重要意义。②体内蛋白质过度分解疾病,如急性传染病、上消化道出血、大面积烧伤等。

(二)血肌酐

1.正常值

83～177 μmol/L(1～2 mg/dL)。

2.临床意义

肌酐是肌肉代谢产物,由肾小球滤过而排出体外,故血清肌酐浓度升高反映肾小球滤过功能减退。各种类型的肾功能不全时,血肌酐明显增高。

(三)血尿素氮/血肌酐(BUN/SCr)

1.正常值

肾功能正常时BUN/SCr通常为10/1。

2.临床意义

当发生氮质血症且BUN/SCr增高时,常说明此氮质血症是由于肾前因素而引起(即由于各种原因引起的肾血流量的下降)。当氮质血症同时伴BUN/SCr下降时,多为肾本身的实质性疾病引起所致,所以这一比值有助于鉴别氮质血症是由于肾前性因素还是肾性因素引起。

(四)内生肌酐清除率

肾在单位时间内能把若干容积血浆中的内生肌酐全部清除出去,称为内生肌酐清除率,是判断肾小球滤过功能的简便而有效的方法之一。双侧肾小球滤过率即单位时间内肾小球滤出的血浆量,正常值为120～160 mL/min,肾小球滤过率直接反映肾功能,且在肾功能不全症状出现之前就异常,并随着病变的进行性加重而继续下降。内生肌酐(即从体内肌肉代谢产生肌酐)只经肾小球滤过,不从肾小管排泌,也不从肾小管重吸收,且产生量和输出量稳定,故可通过测量内生肌酐清除率(Ccr)来代表肾小球滤过率(GFR)。

1.计算方法

(1)24 h法:患者低蛋白饮食 3 d,每天蛋白质应<40 g,并禁肉食;第 4 d晨 8 时排尿,然后收集 24 h尿液,并加甲苯 4~5 mL防腐;于第 4 d任何时候采取自凝血 5~7 mL,与 24 h尿同时送检;测定尿及血浆中肌酐浓度,并测量 24 h尿量;应用下列公式计算出 24 h内生肌酐清除率。

$$24\text{ h内生肌酐清除率}=\frac{\text{尿肌酐(mg/L)}\times 24\text{ h尿量(L)}}{\text{血肌酐浓度(mg/L)}}$$

(2)4 h法:即于试验当天晨收集 4 h尿液,并取血。测尿中和血中的肌酐含量,计算出每分钟尿量,按下列公式计算清除率。

$$\text{肌酐清除率}=\frac{\text{尿内肌酐(mg/L)}}{\text{血浆肌酐(mg/L)}}\times\text{每分钟尿量(mL)}$$

2.临床意义

正常成人内生肌酐清除率平均值为 128 L/(24 h·1.73 m²)(或 90 mL/min)。若以 1.73 m²标准体表面积加以矫正,则正常范围为 100~148 L/24 h(或 80~100 mL/min)。若内生肌酐清除率降到正常值的 80%以下,则表示肾小球滤过功能已有减退,若降至 51~70 mL/min 为轻度损伤;降至 31~50 mL/min 为中度损伤;降至 30 mL/min 以下为重度损伤。多数急性和慢性肾小球肾炎患者可有内生肌酐清除率降低。

(刘　燕)

第五节　肝功能监测

肝具有多项复杂的生理功能,是物质代谢、有毒物质解毒、主要凝血因子生成的主要场所。损伤因素通过减少肝血流量、损害肝细胞、干扰胆红素及能量代谢而致肝功能不全,肝功能不全可直接影响肾功能、中枢神经系统功能、凝血功能和物质代谢。

一、血清胆红素测定

(一)血清总胆红素(TBiL)

其为直接胆红素和间接胆红素的总和。正常参考值为 1.7~17.1 μmol/L。当 TBiL 为 17~34 μmol/L 时为隐性黄疸,34~170 μmol/L 为轻度黄疸,170~340 μmol/L 为中度黄疸,>340 μmol/L 时为重度黄疸。血清胆红素测定对反应肝细胞的损害,并不是一个灵敏的指标,当肝疾病导致胆红素明显升高时,常反映肝细胞损害比较严重。

(二)血清直接胆红素和间接胆红素

正常参考值:直接胆红素 0~6.8 μmol/L,间接胆红素 1.7~10.2 μmol/L。直接胆红素和间接胆红素均升高为肝细胞性黄疸。总胆红素和直接胆红素升高,提示为阻塞性黄疸,而总胆红素和间接胆红素升高,提示为溶血性黄疸。

二、血清酶学检查

(一)丙氨酸氨基转移酶(ALT)

此酶主要存在于肝细胞质中,因肝内该酶活性较血清高 100 倍,故只要有 1%的肝细胞坏死,即可使血清中的 ALT 增加 1 倍,因此是最敏感的肝细胞功能检查之一。正常参考值(速率法 37 ℃):10～40 U/L。急性重症肝损伤时,黄疸进行性加重,酶活性进行性下降,即所谓的酶胆分离现象,提示肝细胞坏死严重,预后不佳。

(二)天门冬氨酸氨基转移酶(AST)

该酶在心肌中的含量最高,肝为第 2 位,因此在心肌梗死和心肌损伤时 AST 明显增高,在肝损害时也增高,但不如 ALT 明显。正常参考值(速率法 37 ℃):10～40 U/L。

(三)血清乳酸脱氢酶(LDH)

LDH 广泛存在于人体组织内,以心、肾和骨骼肌的含量最丰富,其次是肝、脾、胰腺和肺组织。正常参考值(速率法):95～200 U/L。急性肝炎或慢性肝炎活动期,LDH 可显著升高。

(四)碱性磷酸酶(ALP)

正常参考值(连续监测法 30 ℃):成人 40～110 U/L,儿童＜250 U/L。血清 ALP 升高为诊断肝胆疾病的重要方法,以胆管阻塞和肝癌时升高最明显,肝实质疾病时仅轻度升高。

三、血清蛋白测定

血清总蛋白、球蛋白和白/球蛋白的比值:血清总蛋白是血清清蛋白和球蛋白两者之和。正常参考值:血清总蛋白 60～80 g/L,清蛋白 40～55 g/L,球蛋白 20～30 g/L,清蛋白/球蛋白的比值为(1.5～2.5):1。肝合成的蛋白质主要是清蛋白,大部分 α、β 球蛋白也在肝合成。肝病时,肝合成清蛋白减少,由于免疫刺激作用,γ 球蛋白产生增加,故血清总蛋白一般无显著的变化。急性重型肝炎时血清总蛋白减少,亚急性重症肝炎患者血清总蛋白常随病情加重而减少,若进行性减少,应警惕发生肝坏死。慢性肝炎、肝硬化、肝癌等多有清蛋白减少和球蛋白增加,清蛋白的含量与有功能的肝细胞数量成正比,治疗后清蛋白上升,提示治疗有效。清蛋白/球蛋白的比值倒置提示肝功能严重损害,如慢性活动性肝炎、肝硬化,病情好转时清蛋白回升,清蛋白/球蛋白的比值也趋正常。

虽然肝功能监测的指标很多,但多数指标的特异性和敏感性不强。同时,由于肝具有强大的储备能力,在肝功能实验异常之前就很可能存在一定程度的肝损害,某些非肝疾病也可以引起肝的异常反应。因此,对所采取的肝功能指标及所获结果,应根据患者的病情具体分析,以便能够正确评估肝功能。

（刘　燕）

第二章 急危重症的常用治疗技术

第一节 气管插管术

将导管插入气管内建立人工气道的方法称为气管插管术,是抢救及治疗急、危重症患者的基本操作之一。气管插管术的作用:①保持呼吸道通畅;②便于呼吸管理或进行机械通气;③减少无效腔和降低呼吸道阻力,从而增加有效气体交换量;④便于清除气道分泌物或脓血;⑤防止呕吐或反流致误吸、窒息的危险;⑥便于气管内用药(吸入或滴入);⑦特殊类型的气管导管如支气管导管(双腔导管)可分隔两侧肺而实现单肺通气,便于手术操作及防止患侧肺污染健侧肺。因此,气管插管术在急危重症患者的抢救与治疗中有极其重要的作用。

一、适应证

需要接受有创机械通气的患者首先应建立人工气道,提供与呼吸机连接的通道,其主要用于呼吸心搏骤停、呼吸衰竭、呼吸肌麻痹和呼吸抑制者等。

(一)实施机械通气

存在意识障碍的肥胖患者,口、鼻、咽及喉部软组织损伤者,异物等均可引起上呼吸道梗阻。

(二)上呼吸道梗阻

生理性的吞咽、咳嗽反射可以保护呼吸道,如果意识改变或支配这些反射的脑神经(迷走神经为主)受损或麻醉时,气道的保护性机制受损,易发生反流、误吸乃至窒息。

(三)气道保护性机制受损

咳嗽反射受损时,分泌物潴留易导致肺部感染及肺不张。此时,建立人工气道,清除分泌物是控制肺部感染的重要措施。

二、禁忌证

紧急抢救时,经口气管插管无绝对禁忌证,但患者存在上呼吸道烧伤、喉头水肿及颈椎损伤时,应慎重操作或选择其他建立人工气道的方法。其中,各种原因导致上呼吸道水肿且已经出现呼吸困难者,说明狭窄已非常严重,一次插管不成功即可因操作导致患者因水肿进一步加重而窒息,故应尽可能选用气管切开等方式解决气道问题。若别无选择,也应选用可保证患者基本通气要求的小号导管。颈椎损伤患者原则上采用纤维支气管镜插管,以避免加重颈椎损伤。

三、操作要点

根据插管的途径不同,气管插管术可分为经口腔插管和经鼻腔插管。亦可根据插管时是否用喉镜显露声门,将气管插管术分为明视插管和盲探插管。患者清醒,在表面麻醉下进行插管,为清醒插管,还可行全麻下插管等,但临床急救中最常用的是经口腔明视插管。

(一)经口明视插管

1.物品准备

(1)喉镜:成人用弯镜片,小儿用直镜片。

(2)气管导管:经口插管时,男性一般用内径(ID)7.5~8 号的气管导管,女性用 7~7.5 号的气管导管,经鼻者小 0.5 号;向套囊内注入气体看导管是否漏气,润滑前端。早产儿用 2~2.5 号的气管导管,足月儿用 2.5~3 号的气管导管,6.5 岁以下小儿(医学上 12 岁以下称为小儿,下同)按年龄/3+3.5 选用号数,6.5 岁以上按年龄/4+4.5 选用号数。

(3)管芯:前端勿超出斜口。

(4)牙垫:急用时可用注射器代替。

(5)简易呼吸球囊连接氧气及吸引设备,必要时准备呼吸机、插管钳。

2.麻醉问题

为顺利地进行气管插管术,常需对患者进行麻醉(吸入、静脉或表面麻醉),使嚼肌松弛,咽喉反射迟钝或消失。但用于急救时,应视患者病情而定:①凡嚼肌松弛、咽喉反射迟钝或消失的患者(如深昏迷、心肺复苏时),均可直接行气管内插管;②嚼肌松弛适当,但喉镜下见咽喉反射较活跃者,可对咽喉、声带和气管黏膜进行表面麻醉;③躁动又能较安全地接受麻醉药的患者,可静脉注射地西泮 10~20 mg 或硫喷妥钠 100~200 mg 和琥珀酰胆碱 50~100 mg,待肌肉完全松弛后插管,并应同时进行人工通气;④凡估计气管插管有困难(如体胖、颈短、喉结过高、气管移位等),插管时可能发生反流误吸窒息(如胃胀满、呕吐频繁、消化道梗阻、上消化道大出血等),口、咽、喉部损伤并出血,气道不全梗阻(如痰多、咯血、咽后壁脓肿等)或严重呼吸循环抑制的患者,应在经环甲膜穿刺或经口施行咽喉喷雾表面麻醉后行清醒插管。

3.体位

患者仰卧,头后仰,颈上抬,使口、咽、喉三轴线接近一直线。对于少数插管困难患者,可于头下垫薄枕使其头部略微前倾,此操作甚至可使患者由勉强窥视会厌变成完全暴露声门。

4.对喉镜的操作

术者用右手拇指推开患者下唇和下颌,示指抵住上门齿,必要时使用开口器。左手持喉镜沿患者右侧口角进入口腔,压住舌背,将舌体推向左侧,镜片得以移至口腔中部,显露腭垂(为暴露声门的第一标志)。喉镜顺弧度前进,顶端抵达舌根,即可见到会厌(为暴露声门的第二标志)。

5.显露声门

成人弯型镜片前端应抵达会厌谷,向上提起镜片即显露声门,而不需要直接挑起会厌;婴幼儿直型镜片前端应放在会厌喉面后壁,即插管体位的会厌下方,需挑起会厌才能显露声门。暴露不佳时,可略微调整镜片前端位置及轻微上挑,上提时一般沿镜柄轴线,亦可略向竖直方向。轻微上挑时注意要以手腕为支撑点,严禁以上门齿为支撑点。助手轻按甲状软骨并调整按压方向有助于暴露声门。

6.直视下插入气管导管

右手以握笔式手势持气管导管(握持部位在导管的中后 1/3 段交界处),沿喉镜片压舌板凹槽送入声门裂 1 cm(心肺复苏时,建议仅于此时停止按压)后,拔出管芯再前进。把气管导管送至距声门 4~6 cm(儿童 2~3 cm 处)。一般情况下,男性患者插入深度为距上门齿 22~24 cm,女性患者为 20~22 cm,小儿患者为(年龄/2+12)cm。确认插管深度后,一般充气5~10 mL。

7.确定导管是否在气管内

(1)出气法:快而轻地冲击样按压患者胸骨,耳听及用脸颊感受管口是否有气流呼出。此法最为实用,所受干扰最少。

(2)进气法:球囊通气,观察患者的双侧胸廓是否均匀抬起,同时听诊患者两肺有无对称的呼吸音,而上腹部无气过水声,以确定导管已在气管内。然后安置牙垫,拔出喉镜。

注意:①导管进入食管亦可因胃部积气外溢而致导管壁出现水雾;②重症哮喘达"静默肺"、肺部大面积实变或大量积液等患者,球囊通气可无呼吸音且胸廓起伏微弱,此时需确保目视导管进入声门并坚持正压通气;③肺及胸壁传导良好的患者,即使导管进入食管也可听到"呼吸音",此时应结合胃部是否有气过水声、逐渐隆起及血氧饱和度变化综合判断;④危重患者插管后血氧饱和度上升可作为插管位置正确的依据,相反则意义不大;⑤呼吸机波形符合设置模式,进出潮气量差值小且稳定,或患者呛咳时呼吸机出现高压提示插管位置正确;⑥按压胃部,观察导管中是否有气流溢出,注意区分是否由口腔溢出;⑦插管后双侧呼吸音不对称除考虑插管过深外,可结合叩诊及气管是否居中判断是否为其他原因引起;⑧呼气末二氧化碳水平正常或升高可确定导管已在气管内,二氧化碳水平明显减低接近于 0 考虑误入食管内或心脏停搏;⑨胸片有助于调整导管深度,以前端距隆突 2~3 cm 为宜。

8.固定导管

确定导管在气管内以后,再进行外固定:用两条胶布十字交叉,将导管固定于患者面颊部;第一条胶布应先在导管与牙垫上分开缠绕一圈后,再将两者捆绑在一起。

(二)其他类型的插管

1.经鼻盲探插管

(1)准备:鼻咽腔用 1% 的利多卡因表面麻醉,用麻黄碱滴鼻收缩黏膜血管使鼻腔通畅,在鼻腔及导管前 1/2 涂润滑剂。

(2)操作:右手持导管,先沿鼻孔方向插入,导管斜口正对着鼻中隔,以减少对鼻甲的损伤。导管插入鼻孔后,即以与鼻纵线垂直的方向,沿鼻底经总鼻道出鼻后孔,从导管衔接管口即可听到呼吸声。左手托起患者头部调整头位,右手持导管并倾听导管口的吸气声,最响亮时迅速进行探插。如患者清醒探插常出现呛咳,证明插管成功。

盲探插管受阻时的纠正方法如下。①误入梨状隐窝:如盲探插管受阻,管口呼吸声中断,在颈侧近喉结处可见隆起,应退管 2~3 cm,向反方向旋转 45°~90°,再向中线探插,同时用左手压患者的甲状软骨使声门接近插管路径。②误入会厌谷:患者颈部可见甲状软骨上方隆起,常为头位过度后伸,导管前端置于会厌谷所致。应稍退导管,使患者头位抬高前屈,再沿最大气流声探插导管。③导管误入食管:导管探插阻力消失而管口呼吸声也中断,多为患者头前屈过度、导管误入食管所致,应稍退导管,将患者的头后伸,使导管向前转向插入气管。④导管误入咽后间隙:

多为导管抵鼻后孔遇阻力时施行暴力探插所致。应将导管逐渐后退,听到气流声后,稍将导管旋转 90°,重新探插,多能离开"盲道"抵达咽喉腔。若盲探插管困难,又允许经口置入喉镜,则可在明视下用气管插管钳把出鼻后孔的鼻导管夹住,送入声门内。

2.纤维支气管镜引导插管法

本法尤其适用于对插管困难的患者施行清醒插管。本法不需要将患者的头颈摆成特殊姿势,又避免了插管时麻醉或用药可能发生的意外,故更能安全地用于呼吸困难处于强迫体位或呼吸循环处于严重抑制状态患者的气管插管。建议采用经鼻插管,除非存在双侧鼻道狭窄、颅底骨折等问题,否则不建议采用经口插管,因经口插管一旦出现咬管,即使隔着导管也会严重损坏纤维支气管镜。插管时,先润滑鼻道、导管内外及纤维支气管镜,将气管导管套在纤维支气管镜的镜杆上,由鼻腔、鼻咽部到声门,一路朝着视野中的"最大黑洞"前行即可。到达会厌后方时,先不触碰会厌,调整角度近距离对准声门,于患者吸气时快速插入,然后再引导气管导管进入气管,深度以纤维支气管镜抵住隆突后退 3 cm 可见导管尖端为宜。该法插管较可靠,但耗时长,一般需 4~5 min,患者出血、痰多时耗时尤长,心肺复苏等紧急情况下不宜采用。

气道水肿明显及伴有大量痰液、出血的患者应用纤维支气管镜插管并非易事,因为插管过程中镜头易被痰、血遮盖而使视野不清,反复退出清洗会耽误抢救时间。此时可直接将导管经鼻插入 14~16 cm,并按经鼻盲探插管法调整位置,再行纤维支气管镜插管。因气道水肿、痉挛而插入后无法分辨气管与食管的患者其实并不少见,此时气管环可水肿至完全看不见,气道也可完全痉挛致前后壁紧贴。快速辨别的方法为纤维支气管镜一直前行,途中窥见支气管分叉即为气管,前进至完全深入而管路仍不变窄即为食管。

3.其他方法

其他方法大致为以上方法的改动与结合。

(1)纤维喉镜引导插管法结合了支气管镜引导插管与经口明视插管的特点。

(2)可视喉镜法为普通喉镜前端加一摄像头,并将图像传导至镜柄上方的显示器,操作过程与经口明视插管的方法无异,与塑形管芯配合,可大幅度提高初学者的成功率。

(3)另有顺行、逆行引导气管插管法,随着纤维支气管镜的广泛应用,且引导丝在导管插入过程中存在被插入盲道而起不到引导作用的情况,现已少用。

(4)支气管插管(双腔导管)在急救中较少使用。

四、注意事项

(一)操作

经口明视插管操作不应超过 40 s,如一次操作不成功,应立即对患者面罩给氧,待血氧饱和度上升后再操作。注入导管套囊内的气量以辅助或控制呼吸时不漏气和囊内压不超过 4 kPa 为宜,一般充气 5~10 mL。高容低压套囊不需要定期放气与充气。

(二)气管导管套囊的管理注意事项

(1)尽可能避免交叉感染。

(2)尽可能避免气管黏膜损伤。

(3)避免因吸痰而引起或加重缺氧。

(4)预防因吸痰而致心搏骤停。

(三)防止意外拔管

(1)正确、牢固地固定气管插管,每天检查,并及时更换固定胶布或固定带。

(2)检查气管插管的深度,过浅容易脱出。

(3)对烦躁或意识不清者,可用约束带将其手臂固定,防止患者拔管。

(4)呼吸机管道不宜固定过牢,应具有一定的活动范围,以防患者翻身或头部活动时导管被牵拉而脱出。

(四)吸痰是气管插管后保持呼吸道通畅的主要措施

每次吸痰前,操作者应把手洗净并消毒,以手指持吸痰管,轻轻送入有痰的部位吸引。吸痰管所处部位有无痰液正在吸出、是否贴壁等是可以用手感受到的,声音也有所不同。无痰时,将吸痰管匀速外退,退至有痰部位停住,吸引干净后继续外退。吸引过程中感觉贴壁时(顿住、无痰音及气音),立即放开吸痰管外侧的通气口,稍向外退后再行吸引。床旁应准备多根无菌吸痰管,每根吸痰管只用一次。先吸导管内的痰,再吸口腔和鼻腔内的痰。为避免吸痰时引起或加重缺氧,应注意:①每次吸痰前后应输给患者高浓度氧;②视患者自主呼吸强弱,一次吸痰时间原则上不超过 15 s,具体视血氧饱和度及患者生命体征变化、呼气终末正压(PEEP)依赖性而定;③除有特殊需要,吸痰管不要太粗,负压不要太大;④不能边送入吸痰管边吸引,以免吸痰管口贴壁引起气道损伤,可在启动吸引器后进行吸引前,用手指压闭吸痰管外端,待吸痰管进入有痰部位后再松指吸引。气管切开可减少解剖无效腔,部分恢复声带功能,改善气道分泌物廓清情况,增加患者的舒适感,甚至有可能允许患者经口进食。对于数周内拔管无望者,宜早行气管切开,切开时机最好在 1 周左右,也有学者建议 2~3 周。对于小儿、年轻女性及需要反复插管者(如慢性阻塞性肺疾病患者),则需严格掌握切开指征。

(五)气管切开的注意事项

1.缺氧

每次操作时间不超过 40 s,监测血氧饱和度,一旦低于 90% 应停止插管,保证氧供。

2.损伤

损伤包括口腔、舌、咽喉部的黏膜擦伤、出血,牙齿脱落和喉头水肿。为了避免损伤,插管动作应规范,严禁以上门齿为杠杆上撬上颌部。

3.误吸

插管时可引起呕吐和胃内容物误吸,导致严重的肺部感染和呼吸衰竭。必要时可在插管前放置胃管,尽可能吸尽胃内容物,避免误吸。

4.插管位置不当

导管远端开口嵌顿于隆突、气管侧壁或支气管的情况多见于导管插入过深或位置不当等应,立即调整气管插管的位置。

5.痰栓或异物阻塞管道

应进行有效的人工气道护理,如充分湿化、保温、气道抽吸等。

6.气道出血

可因吸痰操作不当引起。

(张 櫑)

第二节 气管切开术

气管切开术是一种切开颈段气管前壁并插入气管套管,使患者可以通过新建立的通道进行呼吸的手术。

一、适应证

(1)需要长时间接受机械通气的重症患者。

(2)喉阻塞,如喉部炎症、肿瘤、外伤、异物等原因引起的喉阻塞,呼吸困难明显而病因不能消除者。

(3)下呼吸道分泌物阻塞,严重颅脑外伤、胸部外伤、肺部感染,各种原因所致的昏迷、颅脑病变、神经麻痹、呼吸道烧伤或胸部大手术后等,咳嗽反射受抑制或消失,致下呼吸道分泌物潴留者。气管切开不仅可通过气管套管用吸引器充分吸出阻塞之分泌物,减少呼吸道无效腔和呼吸阻力,增加肺部的有效气体交换,而且可将药物直接送入下呼吸道,提高治疗效果。患者在呼吸停止时,还可用人工呼吸器控制呼吸。

(4)预防性气管切开术,作为口腔、咽、喉或颈部大手术的辅助手术。

(5)极度呼吸困难、无条件行气管插管和无时间、不允许行正规气管切开术时,可行紧急气管切开术。

二、禁忌证

气管切开术无绝对禁忌证,有明显出血倾向时慎用。慢性阻塞性肺疾病(COPD)反复合并呼吸衰竭者应权衡利弊,避免过早行气管切开术。

三、操作要点

(一)传统气管切开术

1.体位

患者一般取仰卧位,肩部垫高,头后仰呈正中位,使颈段气管保持在颈中线上并与皮肤接近,便于手术时暴露气管。若后仰使呼吸困难加重,则可使患者头部稍平,或待切开皮肤分离筋膜后再逐渐将其头部后仰。如呼吸困难严重不能平卧时,可采用半坐位或坐位,但暴露气管比平卧时困难。

2.消毒与麻醉

常规消毒(范围自下颌骨下缘至上胸部)后铺巾,以1%的普鲁卡因溶液或1%～2%的利多卡因溶液做颈部前方皮肤与皮下组织的浸润麻醉。病情十分危急时,可不消毒麻醉而立即做紧急气管切开术。

3.切口选择

(1)横切口:在环状软骨下约2 cm,处沿皮肤横纹横行切开长为2～3 cm的皮肤及皮下组织。

(2)纵切口:术者站于患者右侧,以左手拇指和中指固定环状软骨,示指抵住甲状软骨切迹,以环状软骨下约 2 cm 处为中点,沿颈正中线切开皮肤与皮下组织(切口长度约 3 cm),暴露两侧颈前带状肌交界处的白线。纵切口所需手术时间稍短,但遗留瘢痕明显。目前的常规气管切开术中,纵切口已逐渐被横切口取代,但对病情严重、颈部粗短或肿胀的患者,宜采用纵切口并使切口加长,以便于操作及缩短手术时间。

4.分离气管前组织

用血管钳沿中线分离气管前组织,将胸骨舌骨肌及胸骨甲状肌向两侧分开。分离时,可能遇到曲张的颈前静脉,必要时可将其切断、结扎。如覆盖于气管前壁的甲状腺峡部过宽,可在其下缘稍行分离后,用拉钩将峡部向上牵引,必要时可将峡部切断、缝扎,以便暴露气管。在分离过程中,始终保持头正中位,切口双侧拉钩的力量应均匀,并常以手指触摸环状软骨及气管,以便手术始终沿气管前中线进行。注意不要损伤可能暴露的血管,并禁止向气管两侧及下方深部分离,以免损伤颈侧大血管和胸膜顶而致大出血和气胸。

5.确认气管

分离甲状腺后,可透过气管前筋膜隐约看到气管环,并可用手指摸到环形的软骨结构。确认气管有困难时,可用注射器穿刺,视有无气体抽出,以免在紧急时把颈部大血管误认为气管。在确认气管已显露后,尽可能不分离气管前筋膜,否则切开气管后,空气可进入该筋膜下并下溢,导致纵隔气肿。

6.切开气管

确定气管后,于第 3～4 软骨环处,用刀尖于气管前壁正中自下向上挑开两个气管环。刀尖切勿插入过深,以免刺伤气管后壁和食管前壁,引起气管食管瘘。切口不可偏斜,否则插入气管套管后容易将气管软骨环压迫塌陷;切开部位过高则易损伤环状软骨而导致术后瘢痕性狭窄。如气管套管需留置较长时间,为避免软骨环长期受压坏死或发生软骨膜炎,可在插管部位的气管前壁切一圆形瘘孔。

7.插入气管套管

切开气管后,用弯血管钳或气管切口扩张器插入切口,向两侧撑开。再将带有管芯的套管外管顺弧形方向插入气管,并迅速拔出管芯,放入内管。若有分泌物自管口流出,证实套管确已插入气管;如无分泌物流出,可将少许纱布纤维置于管口,视其是否随呼吸飘动,不飘动即为套管不在气管内,需拔出套管重新插入。

8.创口处理

插入套管后,仔细检查创口并充分止血。如皮肤切口过长,可缝合 1～2 针,一般不缝下端,因下端缝合过紧的话,气管套管和气管前壁切口的下部间隙可有空气溢出至皮下组织而致皮下气肿。将套管两侧缚带系于患者颈侧部固定,注意松紧要适度,不要打活结,以防套管脱出而突然导致患者窒息。可用止血带套于缚带外以减轻皮肤损伤,最后在套管底板下垫一切口纱。

有时在行气管切开术前,可先插入气管插管,以便有充裕的时间施行手术。也可插入纤维支气管镜以便寻找气管,这适用于病情危急,需立即解除呼吸困难者。方法是以左手拇指和中指固定患者喉部,在正中线自环状软骨下缘向下,一次性纵行切开皮肤、皮下组织、颈阔肌,直至气管前壁,在第 2～3 气管软骨环处向下切开 2 个软骨环,立即用血管钳撑开气管切口,或用手术刀柄插入气管切口后再转向撑开,随后迅速插入气管套管。呼吸道阻塞解除后,按常规方法处理套管和切口。

(二)经皮扩张气管切开术

(1)体位、消毒麻醉、切口选择同传统气管切开术。但麻醉进针至 2 cm 左右开始回抽,回抽出气体后快速注射所剩麻药至气管内,以减轻切开过程中的呛咳程度,同时记住进针深度(局麻会使进针深度比实际增加 2~3 mm)。对于原有气管插管者,此步极易刺破套囊导致漏气,故切开前应充分吸痰,并后退导管套囊至声门以下。

(2)切开皮肤时建议不切开皮下组织,宽度为 2~2.5 cm 即可。对于有凝血功能障碍的患者,深度更应尽可能表浅。

(3)穿刺钢丝引导套管时按麻醉过程预计深度估算进针深度,于切口中点垂直进针或略向下肢倾斜,钢针斜面朝向下肢,接近目标深度时回抽,无气体则采用"突发突止"的爆发式进针法,到达目标深度后回抽出气体,固定钢针,前推钢丝引导套管 1 cm,退出钢针。

有时用纤维支气管镜观察可见,若缓慢进针(包括后续步骤),则气管前后壁可被挤压至近乎紧贴,反而容易损伤气管后壁。若到达预定深度仍无法回抽出气体,应确认患者的头、气管、进针正中位及进针方向,然后每次继续前进 2~3 mm 即回抽。带气管导管者,钢针穿刺到导管时有不同于人体组织的"韧"感。

(4)沿钢丝引导套管置入引导钢丝,钢丝弯头向下,退出钢丝引导套管。

(5)扩张:套入预扩张器后,由穿刺路径扩张,挤压有突破感证明穿破气管环。退出预扩张器后,可有少量气体溢出。若达目标深度仍无突破感,则考虑预扩张器偏离原路径进入盲道,应后退钢丝3~4 cm 看是否扭曲,并依扭曲方向判断偏离方向以便调整,同时理直钢丝,避免钢丝对扩张器边缘造成磨损。预扩张后,有引导管的气切包置入引导管,没有者直接行扩张器扩张,步骤同前,扩张气管环时仍有突破感,同样注意按原路径。有引导管的气切包用扩张器扩张后直接进入下一步操作,没有者接着用专用扩张钳套入钢丝至接近气管深度,扩张气管至浅组织,退出后夹钳再次套入,挤压突破气管环后再次扩张,此时可有大量气体溢出。部分气切包不需用扩张器扩张。

(6)将事先充分放气并润滑的套管套入钢丝后,沿扩张路径置入,退出管芯后有气体呼出即为插管成功。连管芯带钢丝一起退出,套囊充气,缚带固定套管。一般不需缝合。

经皮扩张气管切开术需专门的气管切开包、扩张器,但出血少,除非患者有严重凝血功能障碍,否则即使应用抗血小板药物治疗的患者也可手术。

四、注意事项

在气管两侧、胸锁乳突肌的深部,有颈内静脉和颈总动脉等重要血管。在环状软骨水平,上述血管距中线位置较远,向下逐渐移向中线,于胸骨上窝处与气管靠近。

(一)应注意气管切开的正确部位

气管切开术应在以胸骨上窝为顶以胸锁乳突肌前缘为边的安全三角区内沿中线进行,不得高于第 2 气管环或低于第 5 气管环。术前选好合适的气管套管是十分重要的。气管套管多用合金制成,分外管、内管和管芯三部分,应注意这三部分的长短、粗细是否一致,管芯插入外管和内管插入外管时是否相互吻合(无间歇而又灵活)。套管长短与管径大小要与患者年龄相适合,一般成年女性用 5 号气管套管(内径 9.0 mm,长度 75 mm),成年男性用 6 号(内径 10 mm,长度 80 mm)气管套管。在合理的范围内,应选用较粗的套管,它有以下优点:①减少呼吸阻力;②便于吸痰;③套管较易居于气管中央而不易偏向一侧;④气囊内注入少量气体即可在较低的压力下使气管密闭。应用塑料套管时,成年男性可用 8 号,成年女性可用 7.5 号,并建议采用配备声门下吸引管的套管。

(二)选择合适的气管套管

此为术后护理的关键。应随时吸除过多的分泌物和擦去咳出的分泌物。内管一般 12 h 清洗和煮沸消毒一次。如分泌物过多,应根据情况增加次数(4～6 h 一次),但每次取出内管的时间不宜过长,以防外管分泌物结成干痂发生堵塞,最好有同号的两个内管交替使用。外管使用10 d 后,每周更换一次。外管脱出或临时、定期换管时,应注意:①换管全部用具及给氧急救药品、器械都应事先准备好;②换管时给予高浓度氧吸入;③首先吸净咽腔内的分泌物;④摆好患者体位,头颈位置要摆正,头后仰;⑤术后 1 周内,气管软组织尚未形成窦道;若套管脱出或必须更换时,重新插入可能有困难,要在良好的照明下,细心地将原伤口扩开,认清方向,借助气管切开扩张器找出气管内腔,然后送入。也可在吸痰后剪断吸痰管时保留足够长度于套管内,拔除旧套管时不拔出吸痰管,为插入新套管起引导作用。

(三)保证气管套管通畅

室内应保持适宜的温度(22 ℃)和湿度(相对湿度 90％以上),以免分泌物干稠结痂堵塞套管,同时减少下呼吸道感染的机会。可用 1～2 层无菌纱布以生理盐水湿润后覆盖于气管套管口。每 2～4 h 向套管内滴入数滴含有糜蛋白酶或 1％碳酸氢钠的溶液,以防止发生气管黏膜炎症及分泌物过于黏稠。

(四)维持下呼吸道通畅

气管切开后患者若再次发生呼吸困难,应考虑如下几种原因并及时处理。①套管内管阻塞:迅速拔出套管内管患者呼吸即可改善,说明内管阻塞,应清洁后再放入。②套管外管阻塞:若拔出内管后患者仍无呼吸改善,滴入无菌液体并吸出管内渗出分泌物后患者的呼吸困难即可缓解。③套管脱出:套管脱出的原因多见于套管缚带太松或是气囊漏气、活结易解开;套管太短或颈部粗肿、皮下气肿及剧烈咳嗽、挣扎等也会造成套管脱出。如套管脱出,应立刻重新插入。应经常检查套管是否在气管内。

(五)防止套管阻塞或脱出

为防止套管阻塞或脱出,应每天至少更换消毒剪口纱布和伤口消毒一次,并酌情应用抗生素。

(六)防止伤口感染

气道阻塞或引起呼吸困难的病因去除后,可以准备拔管。先可试行塞管,用软木塞或胶布先半堵,后全堵塞套管各 12～24 h(堵管 24～48 h),使患者经喉呼吸。若患者在活动与睡眠时呼吸皆平稳则可拔管,拔管时应做好抢救准备。确保上呼吸道无梗阻者可在半堵管数小时后拔管。

(七)拔管

拔管时应行床边观察。拔出套管后,用蝶形胶布将创缘拉拢,数天内即可愈合;如不愈合,再考虑缝合。拔管后 1～2 d 仍应准备好气管切开器械与气管套管。拔管困难除因呼吸困难的原发病未愈外,还可能为气管软骨塌陷、气管切口部肉芽组织向气管内增生、环状软骨损伤或发生软骨膜炎而致瘢痕狭窄所致,也可因带管时间长,拔管时患者过于紧张与恐惧而发生喉痉挛所致。需针对不同情况予以相应的处理。

(八)术后并发症的防治

气管切开术常见的并发症如下:①皮下气肿最常见,多因手术时气管周围组织分离过多、气管切口过长或切口下端皮肤缝合过紧等所致。切开气管或插入套管时发生剧烈咳嗽易促使气肿形成。吸气时,气体经切口进入颈部软组织中,沿肌肉、筋膜、神经、血管壁间隙扩散而达皮下,轻者仅限于颈部切口附近,重者可蔓延至颌面部、胸部、背部、腹部等。皮下气肿一般是在 24 h 内停止发展,可在 1 周左右自行吸收。严重者应立即拆除伤口缝线,以利气体逸出。皮下气肿范围太大者应注意有无气胸或纵隔气肿。②气胸与纵隔气肿:患者呼吸极度困难时,胸腔负压很大而肺内气压很小,气管切开后,大量空气骤然进入肺泡,加上剧烈咳嗽,使肺内气压突然剧增,可导致肺泡破裂而形成气胸。手术时损伤胸膜顶也是直接造成气胸的原因。过多分离气管前筋膜时,气体可由此进入纵隔致纵隔气肿。少量气肿可自行吸收,严重者可行胸腔穿刺排气或引流;纵隔气肿可由气管前向纵隔插入钝针头或塑料管排气。③出血:出血分为原发性出血和继发性出血。原发性出血较常见,多因损伤颈前动脉、静脉、甲状腺等,术中止血不彻底或血管结扎线头脱落所致。术后少量出血可在套管周围填入无菌纱条,压迫止血。若出血多,应立即打开伤口,结扎出血点。继发性出血较少见,其原因为气管切口过低,套管下端过分向前弯曲磨损无名动脉、静脉,引起大出血。遇有大出血时,应立即换入带气囊的套管或麻醉插管,气囊充气,在保持呼吸道通畅的同时采取积极的抢救措施。④拔管困难:应行喉镜、气管镜检查及喉侧位 X 线拍片等,了解气管套管的位置是否正常,气道局部有无感染,查明原因后加以治疗。⑤气管切开段再狭窄:拔管后气管切开段结缔组织增生,瘢痕挛缩,可导致气管切开段再狭窄。⑥其他并发症可能有伤口与下呼吸道感染、气管食管瘘、气管狭窄、气管扩张和软化等。

(张 橿)

第三节 经鼻高流量氧疗

呼吸支持的目的是维持患者的通气和氧合,氧疗是最常见的呼吸支持技术之一。目前常用的氧疗技术包括鼻塞吸氧、鼻导管吸氧和面罩吸氧等方式,但传统的氧疗方式在吸气流速、湿化和温化、吸气氧浓度及患者耐受性上有一定的局限性。近年来,经鼻高流量氧疗(HFNC)逐渐受到关注。HFNC 通过空氧混合器提供精确的吸入氧浓度(21%~100%),流量最高达 70 L/min,并且可提供经过充分温化和湿化(相对湿度 100%,温度 37 ℃)的吸入气体,以达到更佳的氧疗效果。HFNC 于 2000 年应用于临床,最初主要应用于新生儿和儿童患者,目前已在各种类型的呼吸衰竭患者中有广泛的应用。

一、经鼻高流量氧疗的装置及应用

HFNC 由空氧混合装置、加温加湿装置和储氧式鼻塞等组成。近年来生产的 HFNC 装置已经将这三部分整合到一起,但其基本结构与作用仍然是一致的。

空氧混合装置可用来调节氧气的浓度和流量,有不同的种类与型号,以提供准确流量的气体。初期的 HFNC 提供的最大流量为 60 L/min,目前部分机型可达到 70 L/min 的最大流量。HFNC 的氧浓度同样可以通过空氧混合装置进行精确调控,可以提供 21%~100% 的吸入氧浓度。

加温加湿装置有两种类型:一种类型以斐雪派克(Fisher&Paykel)公司生产的 850 型加热器

为代表,通过加热底盘和湿化罐连接一根带有温控加热导丝的管路,对吸入气体进行加温加湿,使吸入气体得到充分的湿化和温化;另外一种类型则是 VAPO 公司的加热板加热系统,其技术与传统技术的不同之处在于使用了加热板系统(蒸汽筒技术),使气体先被加热到一定温度,再将水蒸气扩散到呼吸系统中。WAPO 公司的设备采用了三腔循环暖水套包住传输管路来实现上述功能,并且可防止冷凝水的过度沉淀。

储氧式鼻塞是 HFNC 和患者的连接装置,是专为高流量氧疗而设计的,其尖端被设计成柔软的斜面型出口,使用一个带有弹性的头带固定于患者面部,最多可以提供 70 L/min 的流量。

HFNC 的使用非常简单:首先选择适合患者的储氧式鼻塞及管路,然后将管路与湿化器进行连接,湿化器内加入蒸馏水;打开加湿器,温度调节至 37 ℃,调节空氧混合器,设定患者需要的吸入氧浓度和流量,将储氧式鼻塞连接患者鼻部就可使用。

二、经鼻高流量氧疗的作用机制

HFNC 是一个开放的系统,通过加热管道和鼻塞提供经过温化、湿化的精确浓度的高流量含氧气体,其本身并不提供潮气量和呼吸频率,目前在急/慢性呼吸衰竭中均有较多的应用。HFNC 主要有以下几个可能的作用机制。

(一)高流量气体冲洗咽部生理无效腔

HFNC 最高流量可达到 70 L/min,与吸气峰流速基本相当。在呼气末,咽腔内存在高二氧化碳低氧气体,高流量的新鲜气体通过冲洗咽部生理无效腔,使吸气末咽部生理无效腔内的气体被更换为经过温化、湿化的高氧无二氧化碳气体,在下一次吸气的过程中,吸入气体中含有更多的氧和更少的二氧化碳,从而在分钟通气量相同的情况下增加了肺泡通气所占的比例,提高了换气效率。

(二)降低上呼吸道阻力和呼吸功

鼻腔侧壁可提供较大的表面积以接触吸入气体,对吸入气体进行温化和湿化。在吸入气体的过程中,吸入气体的阻力主要来源于鼻腔与吸入气体以及吸入气体内部的摩擦,约占总气道阻力的 50%。鼻腔在呼吸过程中的扩大与缩小会影响气道阻力:在吸气相,鼻咽腔扩张,但是其表面积也相应增大,与呼气相比较,气体经过鼻腔时吸气相阻力反而增大。HFNC 通过给予大于或等于吸气峰流速的温湿化气体流量,使鼻咽部在吸气过程中毋需扩张以对气体进行温湿化,从而降低了吸气阻力和呼吸功。

(三)降低代谢消耗

鼻腔最重要的生理功能之一是将吸入气体温化和湿化(相对湿度 100%,温度 37 ℃),在此过程中将消耗相应的能量,具体计算公式为:$E_{total}/L = E_g \times (37 - T_{amb}) + E_{vap} \times (44 \, mg - AH_{amb})$,式中,$E_{total}/L$ 是对吸入的 1 L 气体进行温化和湿化所需的能量,E_g 代表使 1 L 气体升高 1 ℃所需能量(大约为 1.2 J),T_{amb} 代表吸入气体的外界温度,E_{vap} 代表使 1 mg 的水从 37 ℃上升 1 ℃需要的能量加上使 1 mg 水蒸发所需的能量(0.263 J+2.260 J),AH_{amb} 代表吸入气体的绝对湿度。假设患者吸入气体的外界温度是 21 ℃,相对湿度是 50%(9 mg),那么人体需要将气体的温度升高 16 ℃,同时需要将 35 mg 的水蒸发后加入吸入气体中。如果一个成人每次呼吸潮气量为 500 mL,频率为 12 次/分钟,根据上述公式,吸入气体温化、湿化消耗的能量约为 653 J/min。HFNC 系统可以将吸入气体加温至 37 ℃,并且湿化至 100%的相对湿度,从而减少鼻黏膜的代谢功。

(四)鼻咽腔正压和肺泡复张效果

尽管 HFNC 是一个开放系统,但高流量也可以在鼻咽腔形成正压。虽然这个压力无法和密闭的无创正压通气的压力相比较,但是也可部分增加肺容积,同时复张萎陷肺泡,其作用类似呼气末正压。这个压力并不是持续而恒定的,会随患者的呼吸周期不停变动,也受到患者张口和闭口呼吸的影响。患者在张口呼吸时压力下降,闭口呼吸时压力相应上升。有研究表明,该压力在 $0.3\sim0.4$ kPa 波动。由于有鼻咽腔正压的存在,其压力可以向气道远端传递,在肺泡形成类似于 PEEP 的作用,在呼气过程中也保持一定的压力,维持气道和肺泡的开放,防止肺不张的发生。即使出现肺不张,其也有部分的肺泡复张作用,促使肺泡重新开放。有研究人员通过电阻抗断层扫描技术来评估心脏术后患者肺容积的变化,发现使用 HFNC 可以显著增加呼气末肺阻抗和气道压力,呼气末肺阻抗和呼气末肺容积呈线性关系;同时还发现,体重指数大的患者获益更多。该研究表明 HFNC 可以改善患者的氧合,降低呼吸频率。

(五)保持气道纤毛黏液系统的功能完整

通过传统的氧气面罩或鼻导管等吸氧方式吸入的气体均未能充分温化和湿化,长期吸入存在面部不适、口鼻干燥、眼刺激和胃胀气等不良反应,同时吸入干冷气体也会导致气道纤毛黏液系统功能受损,排痰困难。HFNC 可提供经过充分温化和湿化的气体,吸入舒适性更好,并且能保证纤毛黏液系统的正常功能。有研究发现,使用 HFNC 的患者吸入舒适性更好,并且湿化气体更能维持体外培养的人呼吸道上皮细胞的结构和功能,减少炎症的发生。纤毛黏液清除系统是肺的重要防线,该系统对于湿度非常敏感,在长期吸入干燥气体的情况下,纤毛黏液系统可受损,影响气体交换,其可能的机制为:①黏液层增厚,分泌物附着力增强;②水分的减少导致纤毛活动减慢或停止;③上皮细胞热量丢失,导致纤毛摆动的频率减慢。HFNC 可以提供最适宜的吸入温度与湿度,避免气道干燥,减少炎症反应,减少气道收缩并且降低呼吸功,有助于改善氧合。

三、经鼻高流量氧疗的临床应用

(一)高碳酸性呼吸衰竭

高碳酸性呼吸衰竭在临床上很常见,近年来 NIV 成为该类患者呼吸支持的主要方法,但是部分患者并不能耐受无创面罩,从而导致 NIV 治疗的失败。有人使用 HFNC 治疗因 NIV 不耐受而治疗失败的患者获得了成功。对 HFNC 在健康志愿者、COPD 患者及特发性肺纤维化患者中的比较研究结果显示:COPD 和 IPF 患者的潮气量增加,而健康志愿者的潮气量下降;呼吸频率和分钟通气量在三组中均出现下降。有研究证明,只要 3 h/天,连续 7 d 的湿化和温化治疗,就可以显著增加肺纤毛黏液系统的清除功能。还有研究对 COPD 患者使用 HFNC 进行了 12 个月的长期温化和湿化吸入治疗(1~2 h/天),结果显示长时间的湿化可以显著减少 COPD 急性加重天数,延长急性加重的间隔,减少急性加重的频次,提高患者的生活质量。

(二)低氧性呼吸衰竭

维持低氧性呼吸衰竭患者的氧合需要稳定的吸入氧浓度和 PEEP。传统的氧疗方式,无论是鼻导管、鼻塞还是面罩等,其输送氧气的流量都较为有限,导致在吸气过程中,吸气峰流速远大于供氧流速,进而导致吸入氧浓度的波动。HFNC 由于其高流量,通过储氧式鼻塞对患者鼻咽腔进行冲洗,使患者吸入的氧气浓度与设定的氧浓度基本相当,能够维持一个稳定的吸入氧浓度。在患者呼气的过程中,呼出气体和 HFNC 输送进入鼻咽腔的气流相互作用,在鼻咽腔产生一个压力,虽然这个压力并不能与机械通气的 PEEP 相比,但是也能维持气道和肺泡的开放,促进肺复张,并且改善氧合。

多项研究发现 HFNC 在轻、中度低氧性呼吸衰竭的治疗中有效。有报道称,20 例轻、中度急性呼吸衰竭(acute respiratory failure,ARF)患者,使用面罩吸氧 15 L/min,呼吸频率为 28 次/分钟,脉氧是 93%;再使用 HFNC 后,呼吸频率下降到 24.5 次/分钟,脉氧上升到 98.5%($P = 0.000\ 3$)。在另外一项研究中,对 38 例社区获得性肺炎引起呼吸衰竭的患者使用 HFNC 治疗后,患者呼吸频率下降,心率减慢,呼吸困难评分指数降低,氧合显著改善。在该研究中,最终只有 6 名患者需要行气管插管机械通气,HFNC 可以避免部分患者气管插管,成功率达 70%。还有研究发现,对轻、中度 ARF 患者使用 HFNC 和面罩进行治疗,HFNC 组的 29 例患者中最终只有 3 例(10.3%)需要气管插管,面罩组的 27 例患者中则有 8 例(29.6%)需要进行气管插管。

(三)气管插管前及拔管后应用

对于重症患者,气管插管术很常见,一般使用简易呼吸器或面罩提高患者的氧储备。在插管过程中,由于使用喉镜导致无法使用简易呼吸器或面罩给氧。HFNC 的储氧式鼻塞并不影响喉镜的使用,在气管插管的过程中仍可使用并保证氧供给。有研究发现,在给实验动物小猪气管插管的过程,中使用该方法能延迟低氧血症的发生时间。

拔除气管插管后,常规的氧疗方式为面罩或鼻导管给养。近年来,有研究人员使用 HFNC 缓解拔管后的呼吸窘迫。如有研究发现,相对于文丘里(venturi)面罩,使用 HFNC 患者的后呼吸频率、氧合、呼吸困难指数和舒适度均有显著改善,并且大大降低了再插管率。

(四)急性心力衰竭

一般情况下,患者的急性心力衰竭稳定后,仍然会有一定程度的呼吸困难和低氧的情况,使用普通氧疗难以纠正。有研究发现,对于经过 NIV 治疗稳定后的心力衰竭的患者,再使用 HFNC 可使其呼吸困难程度明显减轻,呼吸急促症状改善,血氧饱和度提高。其作用机制可能和 HFNC 能提供持续而恒定的氧流量、减少呼吸的生理无效腔以及鼻咽腔内存在一定正压等有关。

(五)阻塞性睡眠呼吸暂停综合征

对于 OSAS,目前最有效的治疗方法是持续气道正压通气,但是部分患者因不能耐受鼻面罩而导致治疗失败。有研究发现,无论对于儿童还是成人,HFNC 均能缓解上气道的梗阻,并且能降低呼吸暂停低通气指数。

(六)支气管镜检查

支气管镜检查过程中,低氧血症是最常见的不良反应,其原因可能为气体交换受阻和/或通气量下降。一项随机研究发现,相对于文丘里面罩,HFNC 在减少支气管镜检查时出现低氧血症方面有更好的效果,并且更加方便。

(七)在急诊中的应用

呼吸困难和低氧血症是急诊患者常见的症状,而氧疗也是最常用的治疗方法。传统的氧疗方法由于提供的氧气浓度并不准确,并且没有经过很好的温化和湿化,因此患者耐受性较差。在一项前瞻性研究中发现,选择急诊科 17 例 ARF 且需要大于 9 L/min 氧气治疗或氧气治疗后仍有呼吸窘迫的患者,接受面罩吸氧后,再换用 HFNC,结果发现 HFNC 可以显著改善呼吸困难评分、视觉模拟评分、呼吸频率和指脉氧。

四、小结

HFNC 是一种简便易行的氧疗方式,与传统的鼻导管、鼻塞或面罩等氧疗方式相比,HFNC

有广泛的适用范围,并且有更好的疗效和舒适性。HFNC 不能理解为简单的 CPAP,其作用机制和生理效应与 CPAP 有类似之处,但不完全相同。这并不是说 HFNC 比 CPAP 更好或更差,只是各有特性,在患者选择哪种呼吸支持方式上,还需要根据病情进行具体分析来决定。但由于 HFNC 操作更加简便,因此可能会有更广泛的应用。对于 HFNC 应用过程中可能出现的感染风险、气道压力和尚未明确的不良反应,需要通过进一步的观察研究来明确。

(张 橘)

第四节　心脏电复律

心脏电复律是用较强的脉冲电流通过心肌,使心肌各部分在瞬间同时除极,以终止异位心律,使之恢复窦性心律的一种方法。它是除药物与人工心脏起搏之外治疗异位快速性心律失常的另一种方法,具有作用快、疗效高、比较安全与操作简便的特点,但不能防止心律失常的复发。该方法最早用于消除心室颤动(VF),故称为电除颤;后来进一步用于纠正心房颤动、心房扑动、阵发性室上速和室性心动过速等,故称为电复律,又通称心脏电休克。

一、心脏电复律器

心脏电复律器就是进行心脏电复律时所用的装置,亦称"心脏电除颤器",由电极、蓄电和放电装置、同步触发装置、心电示波仪、电源供应等几部分组成。直流电复律器是将几千伏的高电压存储在 $16\sim32~\mu F$ 的大电容中,然后将电容所存储的电能在几毫秒(ms)的极短时间内,直接(体内复律,电极接触心肌)或间接(体外复律,电极接触胸壁)地向心脏放电,从而达到复律或除颤的目的。这种高能脉冲电流波形既往多采用顶端呈椭圆形的单相衰减正弦波。根据心脏电除颤器发放脉冲是否与 R 波同步,又分为同步电复律与非同步电复律。同步电复律是指除颤器由 R 波的电信号激发放电,即电流刺激落在心室肌的绝对不应期,从而避免在心室的易损期放电导致室性心动过速(VT)或心室颤动(VF),主要用于治疗除 VF、心室扑动以外的快速性心律失常,电复律前一定要核查仪器上的"同步"功能,使其处于开启状态。非同步电复律(即非同步电除颤)是指电除颤器在心动周期的任何时间都可放电,主要用于治疗 VF、心室扑动,此时患者已无心动周期,心电图上也无 QRS-T 波,无从避开心室易损期,应即刻于任何时间放电。

近年来已广泛使用双相波电除颤器,行双相波形电除颤,即一次充电、两次放电除颤。其除颤阈值低,复律除颤成功率高,对心肌的损伤也较小,已逐渐取代了既往的单相波电复律器。目前已有两种不同波形的双相波形电除颤器,即双相截断指数波形电除颤器和直线双相波形电除颤器。前者首次电击能量为 $150\sim200$ J,后者电击能量选择 120 J。目前已研制成功并已广泛应用的自动体外除颤器具有自动分析、操作简单、携带方便的特点,已成为基本生命支持(BLS)设备中的重要组成部分。

二、心脏电复律机制

利用电能终止异位快速性心律失常的基础:①引起异位快速性心律失常的机制最常见的是环行或折返现象所致,低能量脉冲电流或恰为足量的电流通过心脏,能使折返环路中的一部分心肌除极,而不再接受从折返环传递过来的冲动,从而中断这一折返途径而终止心动过速;②对于因异位兴奋灶的自律性增高(包括触发活动)所致的心律失常,在短时间内给心肌通以高能量脉冲电流,可使心肌各部(不论是处于应激期还是不应激期)在瞬间同时除极,暂时地使各处异位兴奋灶失去自律性,此时心脏起搏传导系统中具有最高自律性的窦房结可以恢复其主导功能,再行控制整个心动和心律。

电刺激的直接作用是在使所有心肌细胞除极的同时,也使心脏自主神经系统兴奋。电复律后短暂出现的各种类型的期前收缩是由于交感神经兴奋、心肌有局部性肾上腺素能介质释放所致。电复律后出现心动过缓,则提示副交感神经被激惹。

心脏电复律过程中所用的高压电流仅能在极短的时间内起作用,复律能否成功取决于下列因素:①所用电击能量的大小:过小的电击能量不足以使心肌整体除极或参与折返环路心肌除极,将不能消除异位兴奋灶或中断折返环路等机制。②心肌异位起搏点兴奋性的高低:如心肌异位起搏点的兴奋性过高,则即使心肌整体除极后,心搏仍有可能再为异位起搏点所控制。③窦房结起搏功能状况:如窦房结起搏功能低下,则心肌整体除极后,窦房结仍将无控制心搏的能力。

发生 VF 时,心室肌所处激动位相很不一致,一部分心肌尚在不应期,而另一部分心肌已经复极,故在任何时候通以高压脉冲电流都足以使所有心肌纤维同时除极,称为"非同步电复律"或"非同步电除颤"。其他异位快速性心律失常中,心室肌激动位相是一致的,任意通以高压脉冲电流时,如电流在心动周期的兴奋期或相对不应期中(尤其是易损期中)通过,则可诱发 VF 而危及生命。因此,对 VF 以外的异位快速性心律失常施行电复律时,电流的发放必须与患者的心搏同步,将电流发放在患者 QRS 波群 R 波的降支或 R 波开始后 30 ms 以内的心室绝对不应期中,才能达到心肌整体除极而不诱发 VF 的目的,称为""同步电复律"。一般即利用患者自己的 R 波作为同步触发放电。鉴于同步电复律需要患者自己的 R 波来触发放电,在发生 VF 时由于 R 波消失,因而无从触发放电,只能用非同步电复律。

三、非同步电除颤

VF 及心室扑动是非同步电除颤的绝对适应证。当发生 VF 或心室扑动后,患者已失去知觉,电击时无须任何麻醉剂,应在积极行心肺复苏术(CPR)时即刻进行非同步除颤。选用的电功率宜大,如 300～360 J(单相波除颤仪)或 150～200 J(双相波除颤仪),以期一次除颤成功。若室颤波幅小,可注射肾上腺素,以增大颤动波,使再次除颤有希望成功。如诱发 VF 的因素仍存在(如电解质与酸碱平衡失调、缺氧、心肌梗死、休克等),需同时积极加以处理,以防 VF 再发。有时快速的 VT 或预激综合征合并快速房颤均有宽大的 QRS 波和 T 波,除颤仪在同步工作方式下无法识别 QRS 波而不放电,此时也可用非同步电除颤,以免延误病情。

电除颤的操作步骤:①首先通过心电(图)监护确认存在 VF;②打开除颤器电源开关,并检查选择按钮是否置于"非同步"位置(一般为除颤器开机后的定式),将能量选择键调至所需的除颤能量水平;③电极板涂上导电糊或包以数层浸过盐水的纱布,将电极板上缘分别置于患者胸骨右缘第 2 肋间及左腋中线第 4 肋间,两个电极板至少相隔 10 cm;④按下"充电"按钮,将除颤器充电到所需水平,并关闭氧气;⑤环顾患者四周,确定操作者和周围人员与患者无直接或间接接触;⑥对电极板施加一定的压力(3～5 千克力),以保证有较低的阻抗,有利于除颤成功;⑦再次观察心电示波,确认有电复律指征,双手拇指同时按压放电按钮,当观察到除颤器放电后再放开按钮;⑧放电后立即观察患者的心电图,观察除颤是否成功并决定是否需要再次电除颤;若首次电除颤未能成功,则宜继续心肺复苏 2 min 后再次除颤,所用能量同首次电除颤或稍高于首次电除颤;⑨电除颤完毕,关闭除颤器电源,将电极板擦干净,收存备用。

四、同步电复律

除室扑外,凡异位快速性心律失常药物治疗无效者,均是同步电复律治疗的指征。临床上主要有两种情况需同步电复律治疗:①急性的快速异位心律失常,如室速(VT)、室上速、阵发性快速房颤(扑),尤其是预激综合征(WPW)引起的房颤;②持续性房颤或房扑。在复律前应了解患者的发病原因,做出有针对性的积极处理。

(一)适应证

当 VT 的心室率超过 150 次/分钟时,常引起明显的血流动力学障碍。当药物治疗效果不佳,出现心力衰竭、休克等情况,或 VT 发生于急性心肌梗死(AMI)时,宜及时进行同步电复律,所需能量一般为 100～200 J,即时成功率可达 97%。洋地黄中毒所致 VT 禁忌电击。

1.室性心动过速

室性心动过速是同步电复律最常见的适应证。对预激综合征并发房颤伴血流动力学障碍者,电复律是首选治疗方法。慢性房颤的复律则需仔细权衡利弊,有下列情况者可考虑电复律治疗:①房颤在半年以内、心脏病变较轻或已做过效果较为令人满意的二尖瓣手术;②甲状腺功能亢进或其他诱因经治疗控制后房颤继续存在;③经足量洋地黄及其他药物治疗后心室率无法控制;④经复律后能维持 3 个月以上,并有明显症状改善的复发病例。治疗所需能量一般为 100～200 J。

2.心房颤动

心房颤动的药物治疗效果较差,而同步电复律所需能量较低(仅需 50～100 J),即时转复成功率高达 100%,可作为首选的治疗方法。尤其是伴有心室率快及血流动力学障碍的患者(如房扑1:1传导时),更适合同步电复律治疗。

3.心房扑动

用刺激迷走神经的方法和药物治疗无效者,可选用直流电同步电复律,复律能量一般为 100～150 J,成功率为 75%～85%。若已用洋地黄类药物,则宜考虑食管快速心房起搏治疗。

4.室上性心动过速

异位性心动过速性质属室上性(如室上速伴心室差异性传导)抑或室性尚未明确,以致选用药物有困难者;以及 WPW 并快速性心律失常,临床上应用药物有困难者,均可考虑同步电复律治疗。对反复短阵发作(几秒钟)的各类异位快速心律失常不宜用电复律治疗,因为发作能自行停止,而电复律并不能防止其复发。

(二)禁忌证

有下列情况者绝对禁用电复律。

(1)拟进行心脏瓣膜病外科手术者。

(2)洋地黄过量或低血钾患者,电复律应在纠正后进行。

(3)甲状腺功能亢进伴房颤而未对前者进行正规治疗者。

(4)心力衰竭未纠正、在风湿活动期或有急性心肌炎者。

(5)心脏明显扩大者。

（三）电复律操作要点

为了对可能发生的并发症做及时处理，电复律前除了准备心电监护和记录、全身麻醉药物等外，尚应准备心肺复苏的药品、设备，如抗心律失常药、升压药、心脏起搏器、氧气、抽吸器、气管插管和人工呼吸器等设备。复律前应多次检查复律器的同步性能。患者应禁食数小时，并在复律前排空小便，卸去义齿，建立静脉输液通道。具体操作要点如下。

1.体位

患者宜仰卧于硬木板床上，不与周围的金属物体接触，将所有与患者连接的仪器接地，开启复律器电源。

2.心电监护

除常规描记心电图外，选择 R 波较高的导联进行示波观察。电复律器的"工作选择"设置为 R 波同步类型，再次检查与患者 R 波同步的准确性。

3.麻醉

用地西泮 20～40 mg 以 5 mg/min 的速度静脉推注，边注射边令患者数数，当其中断数数处于朦胧状态、睫毛反射消失、痛觉消失即可进行电复律。地西泮目前已逐渐被丙泊酚（负荷量1～3 mg/kg）及咪达唑仑（负荷量 0.03～0.3 mg/kg）所替代。麻醉前后应给患者吸氧。

4.安置电极

电极板的放置位置有如下两种：①胸前左右法：一个电极置于患者右锁骨下方、胸骨右缘第2 肋间处，电极板中心在右锁骨中线上；另一电极置于患者左乳头下方心尖处，电极板中心在左腋前线上，两电极板相距应在 10 cm 以上，此法最常用。②胸部前后法：一个电极置于患者前胸部胸骨左缘第 4 肋间，电极板中心在左锁骨中线上；另一电极置于患者背部左肩胛下区，电极板中心在左肩胛中线处。应先将两电极板涂以导电糊或包以浸过生理盐水的纱布，再置于上述位置。

5.充电

按充电按钮，充电到预定的复律能量（房扑 50～100 J，房颤 100～200 J，阵发性室上速 100～150 J，室速 100～200 J）。

6.复律

按"放电"按钮，进行电复律，此时患者的胸部肌肉和上肢将抽动一下。随即观察患者的心电图变化，了解复律成功与否，主要是密切观察放电后 10 余秒患者的心电图情况，此时即使出现1～2 次窦性心动，亦应认为该次电复律是有效的，此后心律失常的再现正是说明窦性心律不稳定或异位兴奋灶兴奋性极高。如未转复，可增加复律能量，间隔 2～3 min 再次进行电击。用地西泮麻醉的患者如需再次放电，常需给原剂量 1/2～2/3 的药量再次麻醉。如反复电击 3 次或能量达到 300 J 以上仍未转复为窦性，应停止电复律治疗。

7.密切观察

转复窦性心律后，应密切观察患者的呼吸、血压、心率与心律变化，直至患者清醒后 30 min，让患者卧床休息一天。

五、电复律的并发症及其防治

电复律较安全且疗效迅速，其并发症一般不多也较轻，发生严重并发症者多为病例选择失误、操作不慎或电复律前处理不当所致，常见的有以下几种。

(一)皮肤灼伤

几乎所有的患者在电复律后电极接触部位均有皮肤灼伤,可见局部红斑,尤其是在操作时按压不紧、导电糊不足时尤为明显。该情况通常无须特殊处理。

(二)心律失常

心律失常多数在复律后即刻出现,主要有各种期前收缩和逸搏,分别为电刺激和窦房结暂时受抑制所致,无须特殊处理。如室早频发呈二联律或短阵 VT,可静脉注射利多卡因或胺碘酮治疗。VF 极少出现,可因心脏本身病变程度严重、低血钾、洋地黄中毒、酸中毒、对奎尼丁过度敏感等多种因素所致,应立即予以非同步电除颤治疗。心房颤动电击后转为心房扑动,可能是复律能量小,仅使环行节律减慢而未能终止所致;亦有心房扑动电击后转为心房颤动者,可能是电击恰在心房的易损期所致。凡遇上述情况,应先观察片刻,若仍不转复,可加大能量再次电击。

(三)心肌损害

心肌损害的临床表现为局部性 ST 段暂时抬高,血清谷草转氨酶(AST)、乳酸脱氢酶(LDH)、肌酸激酶(CK)水平轻度升高,低热,血压暂时性轻度下降等。心肌损害的程度与复律能量、电极面积及两电极安置的距离有关。因此,应避免使用不必要的高能量,宜用适当大的电极,并避免两电极距离过近。

(四)栓塞

栓塞的发病率为 $1.2\%\sim5.0\%$,多发生于房颤持续时间较长、左心房显著增大的患者,尤以术前未接受抗凝治疗者为多,多发生于电复律后 $24\sim48$ h。过去有栓塞史者术前和术后给予抗凝治疗可起到预防作用。

(五)急性肺水肿

急性肺水肿多发生在二尖瓣和/或主动脉瓣病变伴房颤电复律后 $1\sim3$ h,发病率约 3%,可能系经电击后虽恢复了窦性心律,但左心房及左心室功能不全所致,应按急性左心衰竭处理。极少数可能是由肺栓塞引起,应按肺栓塞处理。

六、自动体外除颤器的操作方法

AED 的使用已成为 BLS 的重要组成部分。AED 仪器面板上有 3 个不同颜色的按钮:①绿色按钮:开关(ON/OFF);②黄色按钮:分析(Analysis);③红色按钮:电击(Shock)。操作时有声音和文字提示,具体操作步骤如下。

(1)开机:按绿色开关按钮。

(2)连接:将一次性使用的除颤电极贴在患者胸廓的前侧位,即前电极放在患者右上胸锁骨下放心胸骨右缘,侧电极则放在患者躯干的左下胸乳头左侧,电极中心点放在患者左腋中线上。同时将电极与 AED 连接,仪器迅速提示正在分析,并告知操作者分析结果。

(3)放电除颤:如 AED 语音提示建议电击除颤,操作者要求相关人员离开患者身体,按压红色电击按钮,即可进行电击除颤。对持续 VF/VT 患者,可做 1 次电击(双相波者电击能量为 $150\sim200$ J)。

(4)操作者在为患者除颤后,不应立即检查患者的脉搏,而应先再次做心肺复苏。自胸外按压开始,在 5 个循环(约 2 min)的 CPR 后再检查患者的脉搏。如无脉搏,继续 CPR 2 min,再次除颤。

(张　櫑)

第五节　床旁血液滤过

　　床旁血液滤过是指采用每天 24 h 或接近 24 h 的一种长时间、连续的、以替代受损肾功能的体外血液净化疗法。因其不仅能维护患者的肾脏功能,调节水、电解质平衡,而且具有血流动力学稳定,生物相容性好,可提供营养支持,清除各种代谢产物、毒物和致病性生物分子等优势,已被逐渐应用于各种临床危重症疾病的救治过程中。但危重症患者可能存在凝血、纤溶系统功能紊乱,因此切实、有效的抗凝治疗是 CBP 能够正常进行的前提和基础。

　　连续性肾脏替代治疗需长时间进行血液体外循环,而危重症患者往往合并血流动力学异常和凝血功能障碍,同时由于滤器管路材料本身的理化特性,选择正确的抗凝方式就显得尤为重要。CRRT 过程中可能出现的管路和/或滤器凝血会导致治疗效果下降,血液成分不同程度的丢失,增加治疗费用和/或发生血栓的风险。所以,必须予以患者恰当的个体化血滤模式,选择效果最佳的滤器材质,采用个体化抗凝方式,以达到治疗效果。本节将对以上三个因素的临床应用情况及研究发展前景进行介绍,可作为临床治疗的参考。

一、血液滤过装置

(一)透析器

　　透析器也称"血滤器",可为多层平板型或中空纤维型,是血流滤过装置的重要组成部件。血滤器的膜用高分子聚合物制成,此膜为非对称双层结构,内层超薄膜厚 1 μm,为选择层,可滤过水及溶质。膜上的孔径大小均一,孔道长度相等,其间无交通支存在,是根据需要制作的;外层厚 100~300 μm,结构疏松,为支持层,可保证滤过膜承受较大的跨膜压。

(二)血液滤过机

　　血液滤过机主要由血泵、超滤泵、输液泵组成,用以保持和调整滤出液和置换液的平衡。血液滤过机还辅有肝素泵及监护器等装置。近年来,临床上使用的新型电脑控制的血滤机具有在线式配制输入系统,可自动生成置换液,从而省去了置换液配制、包装、运输等环节,可减少污染,预防铝中毒和实现碳酸氢盐血液滤过,同时操作简单、安全。

(三)血管通路

　　血液滤过的血管通路与血液透析相同,一般要求血流量大于 250 mL/min。

二、置换液

(一)置换液

　　血液滤过时需大量补充置换液。置换液的成分及渗透压接近血浆,但不含蛋白质。应用较广泛的置换液基本配方含钠、钾、钙、镁、氯、葡萄糖及碱性物质,其浓度如下:Na^+ 浓度 135~143 mmol/L,K^+ 浓度 1.0~4.0 mmol/L,Ca^{2+} 浓度 1.62~2.00 mmol/L,Mg^{2+} 浓度 0.5~1.0 mmol/L,Cl^- 浓度 101~117 mmol/L,乳酸盐浓度 33.75~45 mmol/L,葡萄糖浓度 0~11.1 mg/L。

（二）置换液的输入

1.输入方法

（1）前稀释法：从血滤器的动脉端输入平衡液，血液先被稀释，再经血滤器滤过。前稀释法的优点是血液阻力小，不可滤过物不易在滤过膜上形成蛋白覆盖层，滤过量稳定，停止滤过后血滤器内残留血量少；缺点是需使用较多的置换液（每次血液滤过需置换液 50～70 L），清除率较低。

（2）后稀释法：从血滤器的静脉端输入平衡液，血液经血滤器滤过时尚未被稀释。后稀释法的优点是清除率高，使用置换液少（每次需 20～35 L）；缺点是膜上易形成覆盖层。

2.置换液输入量的计算

血液滤过清除中，分子物质的量是血液透析的 2 倍，而对尿素、肌酐等小分子物质的清除率还不到血液透析的 1/2，所以要滤出足够多的液量才能达到治疗的目的。目前，后稀释法基本上是每周开展 3 次，每次置换 20 L。为了更好地改善患者症状，应当用更适合个体需要的液量。置换液输入量可按下列公式计算。

（1）尿素动力学计算法：此法可使蛋白摄入量不同的患者在每次治疗前，将 BUN 维持在理想水平。

$$每周置换量(L) = \frac{每天蛋白摄入量(g) \times 0.12 \times 7}{0.7 \text{ g/L}}$$

式中，0.12 为每克蛋白质代谢后所产生的 BUN 的克数，7 为每周天数，0.7 g/L 为滤过液中的平均 BUN 浓度。

（2）体重计算法：要使 BUN 的浓度降低一半，每次需置换液的量为：$V_{1/2} = 0.7 \times BW - 3.03$，式中 $V_{1/2}$ 为 BUN 降低 1/2 时每次治疗所需置换液的量，BW 为患者体重(kg)。

（3）残余肾功能计算法：HF 时，输入 1 mL 置换液相当于 1 mL 滤过液的尿素清除率，所以要使患者总清除率维持在一定水平，可按下列公式计算所需置换液的量：

所需平衡液的量(L) = 预期达到的总清除率(mL/min) × 60 min × 24

例如，患者肾功能为 0，欲达到总清除率为 5 mL/min，所需平衡液的量 = 5 mL/min × 60 min × 24 = 7.2 L。通常每周交换量为 60～90 L。

三、抗凝方式

在前两种因素确定的前提下，抗凝方式的选择对血滤效果的影响将尤为重要。抗凝是为了尽量减轻滤器膜和管路对凝血系统的激活作用，尽量降低全身出血的发生率，将抗凝作用局限于体外管路。目前大多数抗凝方式都作用于全身，仅有个别的作用于局部。

（一）普通肝素抗凝

肝素是一种黏多糖酯，大多通过肾脏代谢，其主要通过与血浆中的抗凝血酶Ⅲ（ATⅢ）起作用，抑制Ⅱa因子和Ⅹa因子而达到抗凝效果。对于无出血倾向及凝血障碍的患者，肝素可作为 CRRT 的抗凝方式。CRRT 肝素抗凝分体外肝素化和全身肝素化两种，前者在血液回到体内前需用鱼精蛋白中和，后者则不需要中和。有研究表明，对于活化部分凝血活酶时间（APTT）小于 60 s、国际标准化比值（INR）低于 2.5、术后超过 48 h、血小板超过 60×10^9/L 的患者，两种措施的效果无明显差异。在临床应用中，可根据患者的出血风险分为高、中、低危组，初始肝素剂量分别为 10 U/kg、15～25 U/kg、50 U/kg，维持 APTT 在 30 s，45 s，60 s，CRRT 过程中每2～4 h复查 APTT，调整肝素追加剂量。也可定期监测活化的凝血酶原时间（ACT），对于中危和低危患者,该指标需控制在 140~180 s;对于高危患者,需控制在 120 s 左右。该抗凝方式在临床中应用较为广泛,是目前最常用的抗凝方法之一,具有起效快、半衰期短、过量可用鱼精蛋白中和、使用过程中易监测(APTT、ACT)、价格低廉等优势。大剂量肝素可干扰凝血酶诱发的血小板聚集,导致出血时间延长。随着 APTT 的延长,出血风险逐渐增大。同时,该方式还可能出现肝素诱导性血小板减少症且病死率较高。目前有文献报道,CRRT 中 HIT 发生率为 1%~6.25%。患者一旦出现血小板减少,应立即停止使用肝素,并及时给予对症处理。此外,患者还可能出现肝素抵抗、高钾血症、肝功能异常等不良反应。

(二)低分子肝素抗凝

低分子肝素由普通肝素酶解后生成,与 ATⅢ 的结合能力强于普通肝素,与 Ⅱa 的结合能力弱,具有较强的抗栓活性而抗凝作用较弱,临床中应用较多的包括那曲肝素、达肝素钠、依诺肝素钠等。LMWH 对凝血酶的依赖性低,不易引起血小板减少,产生出血的并发症概率较普通肝素低,但随着 CRRT 治疗时间的延长,管路、滤器凝血的发生率会逐渐升高,且一旦发生出血,鱼精蛋白不能与之充分中和。低分子肝素的临床实际应用方法多种多样,可选用滤过前低分子肝素钙 6 000 U 一次性注射,中途不再追加;也可选用透析前 30 min 给予低分子肝素钙 1 000~2 000 U;或者初始剂量 15~20 U/kg,追加剂量 7.5~10 U/(kg·h),监测 APTT 以及血管路动脉压和静脉压变化,根据管路及滤器凝血情况调整剂量,治疗结束前 1~2 h 停用。LMWH 在肾脏排泄快,所以对于出血风险高的患者,可减少 50% 使用量。以依诺肝素为例,将其剂量由 0.8~1.0 mg/kg 降为 0.4~0.5 mg/kg 即可起到抗凝作用。在临床使用过程中,该抗凝方法的个体差异性较小,滤器使用时间较长,缺点是半衰期长,约为普通肝素的 2 倍,且由于肾脏为其主要代谢器官,故肾功能损伤者面临的蓄积风险较大。临床治疗时监测的 APTT、PT 不能反映其是否过量,需动态监测 Ⅹ 因子的活性,但基层医院一般不具备监测该指标的条件,同时缺少特效拮抗剂。

(三)无肝素抗凝

临床常用的肝素抗凝或低分子肝素抗凝措施由于存在出血倾向、血小板减少等风险,因此对于存在活动性出血、高危出血倾向以及存在肝素使用禁忌证者,可选择无体内肝素抗凝,方法是血液透析前使用浓肝素盐水(100 mL 生理盐水含 12 500 IU 肝素)对灌流前管路进行预冲,彻底排气后,再用生理盐水彻底冲净体外循环管路中的肝素。在患者可耐受范围内尽量调快血流速度,一般为 250~300 mL/min,每 30 min 定时使用生理盐水对管路进行冲洗,以防凝血。有报道认为,无肝素透析已经成为肾衰竭患者的首选治疗方法,安全性高。但该方法管路中发生凝血的可能性较大,同时由于需定时行生理盐水冲洗,故对有液体负荷的患者的超滤带来了困扰。近期有临床病例统计表明,对无肝素抗凝方法进行改进,通过加大预冲肝素量,调整透析过程中生理盐水冲洗的时间,可以达到减少生理盐水用量,提高实际超滤量,延长治疗时间的目的,同时还提高了该方法的安全性。

(四)局部枸橼酸抗凝

局部枸橼酸钠抗凝主要通过枸橼酸钠与血液中的钙离子结合,形成螯合的枸橼酸钙,以阻止凝血酶原转化成为凝血酶,同时在外周静脉血中补充足够的离子钙,对恢复体内凝血机制有重要作用,在起到体外抗凝作用的同时而无全身抗凝作用。枸橼酸根进入体内后在肝脏内参加三羧酸循环,很快被代谢为碳酸氢根,不产生遗留效应。该法适用于合并活动性出血或高出血倾向的患者,仅在肝功能障碍或严重低氧血症患者中应用受限。在 CRRT 中,从体外循环的动脉端输入枸橼酸钠,在静脉端血液返回体内之前补充足够的离子钙,确保体内凝血机制的有效运行,同时枸橼酸根则被代谢。有实验证明,枸橼酸根在血液中浓度为 2.5～5 mmol/L 时,血液不会凝固。在实际的临床应用中,枸橼酸抗凝溶液的配方往往不尽相同,随着医疗水平的提高,目前市场上出现了商品化的枸橼酸-葡萄糖溶液,但其临床效果分析尚不完善。使用本方法抗凝时,需定时检测血气、体内外钙离子浓度、ACT、APTT。监测时间较多选在 CRRT 开始前及开始后第 2、4、24 h。一般认为,体外静脉端 ACT 较同期体内延长 1 倍以上可达到较为满意的抗凝效果。有前瞻性对照研究显示,实行 CRRT 的危重症患者选择 RCA 抗凝与全身使用普通肝素抗凝相比,可降低出血风险。同时多项关于此抗凝方式的临床试验结果表明,RCA 可降低死亡率,提高肾功能恢复概率,该作用可能与其有一定的抗炎作用有关。近期一项关于普通肝素与 RCA 的荟萃分析表明,两种抗凝方式对 CRRT 滤器寿命的影响没有明显差异,RCA 可使出血减少,但易引起体内酸碱代谢及离子水平(尤其是钙离子)失衡。所以有严重出血倾向的患者进行 CRRT 时可能更适宜采用枸橼酸抗凝,存在严重的碱血症时慎用枸橼酸作为抗凝剂。综合优劣,RCA 是目前临床上较为安全有效的抗凝方式,在使用过程中需密切监测钙离子浓度,避免电解质平衡紊乱。

(五)肝素类似物

传统的肝素类似物是包括肝素、硫酸软骨素和硫酸皮肤素在内的黏多糖类复合物。硫酸皮肤素与肝素结合后形成与 Ⅱ 因子类似的结构,在钝化 Ⅱa 因子的过程中起到重要作用,同时其他氨基糖苷类(如达肝素钠)通过 ATⅢ 抑制 Ⅹa 的活化。人工合成的肝素类似物如磺达肝素、依达肝素正逐渐应用于临床。由于磺达肝素半衰期长达 21 h,故可在透析前一次性给予负荷量。目前推荐剂量为在 RRT 或延长式间断性肾脏替代治疗(PIRRT)前给予 1.5～5.0 mg,可使抗 Ⅹa 活性降至0.2～0.4 U/mL。

(六)抗血小板治疗

抗血小板治疗常用的药物包括前列环素、前列腺素 I2、前列腺素 E 等,其通过抑制血小板聚集达到抗凝效果,对体内凝血机制影响小,使用过程中可直接由外周或中心静脉泵入。以前列环素为例,其半衰期仅 2 min,无特效拮抗剂,一旦剂量过大可出现严重的低血压、胃肠道反应等。由于前列环素为血管扩张剂,故推荐剂量为血滤前预冲速度为 2.5～10 ng/(kg·min),然后以0.5 ng/(kg·min)的速度维持,以避免低血压的产生。其中,40% 的前列环素在血滤过程中会被清除。前列环素在临床治疗中通常与肝素抗凝合用,往往不单独使用。

(七)其他

阿加曲班为人工合成的高度选择性凝血酶抑制剂,属于第二代直接凝血酶抑制剂。第一代凝血酶抑制剂以重组水蛭素为代表,重组水蛭素在体内的半衰期长,可长达 50 h。由于其存在时间过长,会导致体内逐渐产生抗重组水蛭素抗体,这种抗体不仅可降低肾小球滤过率,同时还可增强水蛭素的活性,进而导致重组水蛭素在体内的聚集,使患者出血风险增高。而阿加曲班能特异性与凝血酶活性部位可逆性结合,因此具有良好的抗纤维蛋白形成和抗血小板积聚作用。阿加曲班主要通过肝脏代谢,肾功能不全者无须调整剂量。目前有临床试验研究表明,阿加曲班应用方便,抗凝效果好,出血风险低,大剂量使用时可能出现出血,对此只有通过输注新鲜血浆来处理。近年来,关于阿加曲班抗凝的研究逐渐增多,与 RCA 相比,其不会影响体内钙离子水平,且疗效与 APACHEⅡ 评分呈负相关,可以通过 APACHEⅡ 评分来调整其用量。

萘莫司他是一种人工合成的小分子丝氨酸蛋白酶抑制剂,半衰期 5～8 min,不易引起出血,对血脂无影响,是一种很有希望的抗凝剂,其抗凝效果可通过床边检测 ACT、APTT 来实现。有临床试验表明,萘莫司他可延长 CRRT 回路寿命,但不会引起出血风险增加,也很少出现变态反应、嗜酸性粒细胞增多、粒细胞减少等不良反应。

目前,上述两种抗凝剂的循证医学证据尚不完善,故尚未在临床治疗中广泛使用。

CRRT 可供选择的抗凝方式有多种,理想的抗凝方式具有小剂量即可发挥作用、较强的生物相容性、抗栓作用强、抗凝作用弱、监测简单、存在有特效拮抗剂等特点。目前临床中尚无一种同时具备以上特点的抗凝剂。

四、血液滤过的适应证

血液滤过的适应证基本上与血液透析相同,但在下列情况下血液滤过比血液透析效果更佳。

(一)高血容量所致心力衰竭

高血容量所致心力衰竭行血液滤过能迅速清除体内过多的水分,使血浆蛋白浓度相对增高,减轻水肿。血液滤过治疗中不需使用醋酸盐,避免了血管扩张和对心肌收缩力的抑制,因此是治疗心力衰竭的有效方法。

(二)顽固性高血压

血液滤过可清除体内过多的水和钠及血浆中的加压物质,对血液透析和药物治疗无效的顽固性高血压有良好的降压作用。

(三)低血压伴严重的水、钠潴留

当患者有低血压伴严重的水、钠潴留时,不能通过血液透析排出体内多余的水分,否则患者会出现虚脱现象。改为 HF 则血浆溶质浓度变动小,去甲肾上腺素分泌增加会使外周阻力增加,不引起低血压等不适症状。

(四)慢性肾衰竭

若患者的心血管功能不稳定,则血液透析时易发生低血压和心功能不全,因此血液滤过更安全。慢性肾衰竭合并严重高血压、低血压、高脂血症、高磷血症,易于发生失衡综合征和对血液透析耐受性差的患者常选择血液滤过治疗。由于血液滤过中能有效清除中等大小的分子物质,所以治疗与中等大小的分子物质潴留有关的疾病,如尿毒症性心包炎、周围神经病变、代谢紊乱时,血液滤过的疗效较好。

(五)其他

血液滤过可治疗急性肾衰竭;对多脏器功能衰竭的患者,血液滤过比血液透析更安全。血液滤过还可用于治疗急进性肾炎、肝性脑病等疾病。

五、并发症的监测及防护

血液滤过的并发症较血液透析少,比较常见的有以下并发症。

(一)血压下降、抽搐

其主要为液体进出平衡掌握不好,脱水过快所致。目前采用高精密度电脑控制的平衡装置可控制超滤量和置换液平衡。在治疗中应严格记录出入水量,对高血容量需减少体液量的患者可滤出一定的液体后再补充置换液。

(二)液体污染

由于置换液输入量大、污染机会多,可能发生败血症导致发热,所以必须严格行无菌操作,置换液必须保证无菌、无致热原。

(三)体内生物活性物质的丢失

血液滤过可清除体内各种激素,如胃泌素、胰岛素、甲状旁腺激素、促甲状腺激素、游离 T_3 和 T_4 等,还可清除高分子物质,少数患者可出现丢失综合征,因此必要时应补充某些激素、微量元素和氨基酸。

(四)其他

血液滤过患者可出现透析性骨病和某些微量元素慢性中毒,如铅中毒。

(张　檑)

第三章 神经系统急危重症

第一节 开放性颅脑损伤

开放性颅脑损伤是颅脑各层组织开放伤的总称,它包括头皮裂伤、开放性颅骨骨折及开放性脑损伤,而不是开放性脑损伤的同义词。硬脑膜是保护脑组织的一层坚韧纤维膜屏障,此层破裂与否,是区分脑损伤为闭合性或开放性的分界线。

开放性颅脑损伤的原因很多,大致划为两大类,即非火器伤与火器伤。

一、非火器性颅脑损伤

各种造成闭合性颅脑损伤的原因都可造成头皮、颅骨及硬脑膜的破裂,造成开放性颅脑损伤,在和平时期的颅脑损伤中,以闭合伤居多,开放性伤约占16.8%,而后者中又以非火器颅脑损伤较多。

(一)临床表现

1.创伤的局部表现

开放性颅脑伤的伤因、暴力大小不一,产生损伤的程度与范围差别极大。创伤多位于前额、额眶部,亦可发生于其他部位,可为单发或多发,伤口整齐或参差不齐,有时沾有头发、泥沙及其他污物,有时骨折片外露,也有时致伤物如钉、锥、铁杆嵌顿于骨折处或颅内。头皮血运丰富,出血较多,当大量出血时,需考虑是否存在静脉窦破裂。

2.脑损伤症状

患者常有不同程度的意识障碍与脑损害表现,脑部症状取决于损伤的部位、范围与程度。其临床表现同闭合性颅脑损伤部分。

3.颅内压改变

开放性脑损伤时,因颅骨缺损、血液、脑脊液及破碎液化坏死的脑组织可经伤口流出,或为脑膨出,颅内压力在一定程度上可得到缓冲。如伴脑脊液大量流失,可出现低颅压状态。创口小时可与闭合性脑损伤一样,出现脑受压征象。

4.全身症状

开放性颅脑损伤时出现休克的机会较多,不仅因外出血造成失血性休克,还可由于颅腔呈开放性,脑脊液与积血外溢,使颅内压增高得到缓解,颅内压引起的代偿性血压升高效应减弱。同时伴有的脊柱、四肢及胸腹伤可有相应的症状及体征。

(二)辅助检查

1.X线平片

颅骨的 X 线平片检查有助于骨折的范围、骨碎片与异物在颅内的存留情况的了解。

2.颅脑 CT 扫描

可显示颅骨、脑组织的损伤情况,能够对碎骨片及异物定位,发现颅内或脑内血肿等继发性改变。CT 较 X 线平片更能清楚地显示 X 线吸收系数低的非金属异物。

(三)诊断

开放性颅脑损伤一般易于诊断,根据病史、检查伤口内有无脑脊液或脑组织,即可确定开放性损伤的情况。X 线平片及 CT 扫描更有利于伤情的诊断。少数情况下,硬脑膜裂口很小,可无脑脊液漏,初诊时难以确定是否为开放性脑损伤,而往往手术探查时才能明确。

(四)救治原则与措施

1.治疗措施

首先做创口止血、包扎、纠正休克,患者入院后有外出血时,应采取临时性止血措施,同时检查患者的周身情况,有无其他部位严重合并伤,是否存在休克或处于潜在休克。当患者出现休克或处于休克前期时,最重要的是先采取恢复血压的有力措施,加快输液、输血,不必顾虑因此加重脑水肿的问题,当生命体征趋于平稳时,才适于进行脑部清创。

2.手术原则

(1)早期清创:按一般创伤处理的要求,尽早在伤后 6 h 内进行手术。在目前有力的抗生素防治感染的条件下,可延长时限至伤后 48 h。

(2)彻底清创手术的要求:早期彻底清除术,应一期缝合脑膜,将开放性脑损伤转为闭合性,经清创手术,脑水肿仍严重者,则不宜缝合硬脑膜,而需进行减压术,避免发生脑疝。

(3)并存脏器伤时,应在输血保证下,迅速处理内脏伤,第二步行脑清创术。这时如有颅内血肿,脑受压危险,伤情特别急,需有良好的麻醉处理,输血、输液稳定血压,迅速应用简捷的方法,制止内出血,解除脑受压。

(4)颅骨缺损一般在伤口愈合后 3~4 个月进行修补为宜,感染伤口修补颅骨至少在愈合半年后进行。

3.手术方法

应注意的是,术中如发现硬脑膜颜色发蓝、颅内压增高,疑有硬膜下血肿,应切开硬脑膜探查处理。脑搏动正常时,表明脑内无严重伤情,无必要切开探查,以免将感染带入脑部。开放性脑损伤的清创应在直视下进行,逐层由外及里冲净伤口,去除污物、血块,摘除碎骨片与异物,仔细止血,吸去糜烂失活的脑组织,同时要珍惜脑组织,不做过多的切除。保留一切可以保留的脑血管,避免因不必要的电凝或夹闭脑的主要供血动脉及回流静脉引起或加重脑水肿、脑坏死及颅内压增高。脑挫裂伤较严重,颅内压增高,虽经脱水仍无缓解,可容许做内减压术。清创完毕,所见脑组织已趋回缩、颅内压已降低的情况下,缝合硬脑膜及头皮。

钢钎、钉、锥等较粗大锐器刺入颅内,有时伤器为颅骨骨折处所嵌顿。如伤员一般情况好,无明显颅内出血症状者,不宜立即拔出,特别是位于动脉干与静脉窦所在处和鞍区的创伤。应摄头颅 X 线片了解颅内伤器的大小、形态和方位,如异物靠近大血管时,应进一步行脑血管造影,查明异物与血管等邻近结构的关系,据此制定出手术方案,术前做好充分的输血准备。行开颅手术时,先切除金属异物四周的颅骨进行探查,若未伤及静脉,扩大硬脑膜破口,在直视下,徐徐将异物退出,随时观察伤道深处有无大出血,然后冲洗伤道、止血,放置引流管,缝合修补硬脑膜,闭合伤口,术后 24～36 h 拔除引流管。

颜面伤所致开放性脑损伤,常涉及颌面、鼻窦,眼部及脑组织。

清创术的要求:①做好脑部清创与脑脊液漏的修补处理。②清除可能引起的创伤感染因素。③兼顾功能与整容的目的。手术时要先扩大额部伤口或采用冠状切口,翻开额部皮瓣,完成脑部清创与硬膜修补术,然后对鼻窦作根治性处理。最后处理眼部及颌面伤。

脑挫裂伤、脑水肿及感染的综合治疗同闭合性颅脑外伤。

二、火器性颅脑损伤

火器性颅脑损伤是神经外科的一个重要课题。战争时期,火器性颅脑损伤是一种严重战伤,尤其是火器性颅脑穿通伤,处理复杂,死亡率高。在和平时期也仍然是棘手的问题。创伤医学及急救医学的发展,虽使火器性颅脑损伤的病理生理过程得到进一步阐明,火器性颅脑损伤的抢救速度、诊疗条件也有了很大的提高,但是其死亡率仍高。

(一)分类

目前按硬脑膜是否破裂将火器性颅脑损伤简化分为非穿通伤和穿通伤两类。

1.非穿通伤

常有局部软组织或伴颅骨损伤,但硬脑膜尚完整,创伤局部与对冲部位可能有脑挫裂伤,或形成血肿。此类多为轻、中型伤,少数可为重型。

2.穿通伤

穿通伤即开放性脑损伤。颅内多有碎骨片、弹片或枪弹存留,伤区脑组织有不同程度的破坏,并发弹道血肿的机会多,属重型伤。通常将穿通伤又分为以下几种。

(1)盲管伤:只有入口而无出口,在颅内入口附近常有碎骨片与异物,金属异物存留在颅内,多位于伤道的最远端,局部脑挫裂伤较严重。

(2)贯通伤:有入口和出口,入口小,出口大。颅内入口及颅外皮下出口附近有碎骨片,脑挫裂伤严重,若伤及生命中枢,伤员多在短时间内死亡。

(3)切线伤:头皮、颅骨和脑呈沟槽状损伤或缺损,碎骨片多在颅内或颅外。

(4)反跳伤:弹片穿入颅内,受到入口对侧颅骨的抵抗,变换方向反弹停留在脑组织内,构成复杂伤道。

此外按投射物的种类又可分为弹片伤、枪弹伤,也可按照损伤部位来分类,以补充上述的分类法。

(二)损伤机制与病理

火器性颅脑损伤的病理改变与非火器伤有所不同,伤道脑的病理改变分为三个区域。

1.原发伤道区

原发伤道区是反映伤道的中心部位,内含毁损液化的脑组织,与出血和血块交融,杂有颅骨碎片、头发、布片、泥沙以及弹片或枪弹等。伤道的近侧可由于碎骨片造成支道,间接增加脑组织损伤范围,远侧则形成贯通伤、盲管或反跳伤。脑膜与脑的出血容易在伤道内聚积形成硬膜外、硬膜下、脑内或脑室内血肿。伤道内的血肿可位于近端、中段与远端。

2.挫裂伤区

在原发伤道的周围,脑组织呈点状出血和脑水肿,神经细胞、少枝胶质细胞及星形细胞肿胀或崩解。致伤机制是由于高速投射物穿入密闭颅腔后的瞬间,在脑内形成暂时性空腔,产生超压现象,冲击波向周围脑组织传递,使脑组织顿时承受高压及相继的负压作用而引起脑挫裂伤。

3.震荡区

震荡区位于脑挫裂区周围,是空腔作用之间接损害,伤后数小时逐渐出现血液循环障碍、充血、淤血、外渗及水肿等,但尚为可逆性。

另外,脑部可能伴有冲击伤,乃因爆炸引起的高压冲击波所致,脑部可发生点状出血、脑挫裂伤和脑水肿。

脑部的病理变化可随创伤类型、伤后时间、初期外科处理以及后期治疗情况而有所不同。脑组织的血液循环与脑脊液循环障碍,颅内继发性出血与血肿形成,急性脑水肿,并发感染等,皆可使病理改变复杂化。

(三)临床表现

1.意识障碍

伤后意识水平是判断火器性颅脑损伤轻重的最重要指标,是手术指征和预后估计的主要依据。但颅脑穿通伤有时局部有较重的脑损伤,可不出现昏迷。应强调连续观察神志变化过程,如伤员在伤后出现中间清醒期或好转期,或受伤当时无昏迷随后转入昏迷,或意识障碍呈进行性加重,都反映伤员存在急性脑受压征象。在急性期,应警惕创道或创道邻近的血肿,慢性期的变化可能为脓肿。

2.生命体征的变化

重型颅脑伤员,伤后多数立即出现呼吸、脉搏、血压的变化。伤及脑干部位重要生命中枢者,可早期发生呼吸紧迫,缓慢或间歇性呼吸,脉搏转为徐缓或细远,脉律不整与血压下降等中枢性衰竭征象。呼吸深而慢,脉搏慢而有力,血压升高的进行变化是颅内压增高、脑受压和脑疝的危象,常指示颅内血肿。开放伤引起外出血,大量脑脊液流失,可引起休克和衰竭。出现休克时应注意查明有无胸、腹伤、大的骨折等严重合并伤。

3.脑损伤症状

伤员可因脑挫裂伤、血肿、脑膨出而出现相应的症状和体征。蛛网膜下腔出血可引起脑膜刺激征。下丘脑损伤可引起中枢性高热。

4.颅内压增高

火器伤急性期并发颅内血肿的机会较多,但弥散性脑水肿更使人担忧,主要表现为头痛、恶心、呕吐及脑膨出。慢性期常是由于颅内感染、脑水肿,表现为脑突出,意识转坏和视盘水肿,到一定阶段,反映到生命体征变化,并最终出现脑疝体征。

5.颅内感染

穿通伤的初期处理不彻底或过迟,易引起颅内感染。主要表现为高热、颈强直、脑膜刺激征。

6.颅脑创口的检查

这在颅脑火器伤是一项特别重要的检查。出入口的部位、数目、形态、出血、污染情况均很重要,出入口的连线有助于判断穿通伤是否横过重要结构。

(四)辅助检查

1.颅骨 X 线平片

对颅脑火器伤应争取在清除表面砂质等污染后常规拍摄颅片。拍片不仅可以明确是盲管伤还是贯通伤,颅内是否留有异物,并了解确切位置,对指导清创手术有重要作用。

2.脑超声波检查

观察中线波有无移位作为参考。二维及三维超声有助于颅内血肿、脓肿,脑水肿等继发性改变的判断。

3.脑血管造影

在无 CT 设备的情况下,脑血管造影有很大价值,可以提供血肿的部位和大小的信息。脑血管造影还有助于外伤性颅内动脉瘤的诊断。

4.CT 扫描

颅脑 CT 扫描对颅骨碎片、弹片、创道、颅内积气、颅内血肿、弥散性脑水肿和脑室扩大等情况的诊断,既正确又迅速,对内科疗效的监护也有特殊价值。

(五)诊断

作战时,因伤员多,检查要求简捷扼要,迅速明确颅脑损伤性质和有无其他部位合并伤。早期强调头颅 X 线平片检查,对明确诊断及指导手术有重要意义。晚期存在的并发症、后遗症可根据具体情况选择诊断检查方法:包括脑超声波、脑血管造影及 CT 扫描等。在和平时期,火器性颅脑损伤伤员如能及时被送往有条件的医院,早期进行包括 CT 扫描在内的各种检查,可使诊断确切,以利早期治疗。

(六)救治原则与措施

1.急救

(1)保持呼吸道通畅:简单的方法是把下颌向前推拉,侧卧,吸除呼吸道分泌物和呕吐物,也可插管过度换气。

(2)抢救休克:早期足量的输血、输液和保持呼吸道通畅是战争与和平时期枪伤治疗的两大原则。

(3)严重脑受压的急救:伤员在较短时间内出现单侧瞳孔散大或很快双瞳变化,呼吸转慢,估计不能转送至手术医院时,则应迅速扩大穿通伤入口,创道浅层血肿常可涌出而使部分伤员获救,然后再考虑转送。

(4)创伤包扎:现场抢救只做伤口简单包扎,以减少出血,有脑膨出时,用敷料绕其周围,保护脑组织以免污染和增加损伤。强调直接送专科处理,但已出现休克或已有中枢衰竭征象者,应就地急救,不宜转送。尽早开始大剂量抗生素治疗,应用 TAT。

2.优先手术次序

大量伤员到达时,伤员手术的顺序大致如下。

(1)有颅内血肿等脑受压征象者,或伤道有活动性出血者,优先手术。

(2)颅脑穿通伤优先于非穿通伤手术,其中脑室伤有大量脑脊液漏及颅后窝伤也应尽早处理。

(3)同类型伤,先到达者,先进行处理。

(4)危及生命的胸、腹伤优先处理,然后再处理颅脑伤;如同时已有脑疝征象,伤情极重,在良好的麻醉与输血保证下,两方面手术可同时进行。

3.创伤的分期处理

(1)早期处理(伤后 72 h 以内):早期彻底清创应于 24 h 以内完成,但由于近代有效抗生素的发展,对于转送较迟,垂危或其他合并伤需要紧急处理时,脑部的清创可以推迟至72 h。一般认为伤后3~8 h 最易形成创道血肿,故最好在此期或更早期清创。

(2)延期处理(伤后 3~6 d):伤口如尚未感染,也可以清创,术后缝合伤口,置橡皮引流,或两端部分缝合或不缝依具体情况而定。伤口若已感染,则可扩大伤口和骨孔,使脓液引流通畅,此时不宜脑内清创,以免感染扩散,待感染局限后晚期清创。

(3)晚期处理(伤后 7 d 以上):未经处理的晚期伤口感染较重,应先药物控制感染,若创道浅部有碎骨片,妨碍脓液引流,也可以扩大伤口,去除异物,待后择期进一步手术。

(4)二期处理(再次清创术):颅脑火器伤可由于碎骨片、金属异物的遗留、脑脊液漏及术后血肿等情况进行二次手术。

(七)清创术原则与方法

麻醉、术前准备、一般清创原则基本上与平时开放性颅脑损伤的处理相同,在战时,为了减轻术后观察和护理任务,宜多采用局麻或只有短暂的全身麻醉。开颅可用骨窗法和骨瓣法,彻底的颅脑清创术要求修整严重污染或已失活的头皮、肌肉及硬脑膜,摘尽碎骨片,确实止血。对过深难以达到的金属异物不强求在一期清创中摘除。清创术后,颅内压下降,脑组织下塌,脑搏动良好,冲净伤口,缝合修补硬脑膜,缝合头皮,硬脑膜外可置引流 1~2 d。

对于脑室伤,要求将脑室中的血块及异物彻底清创,充分止血,术毕用含抗生素的生理盐水冲净伤口,对预防感染有一定作用,同时可做脑室引流。摘出的碎骨片数目要与 X 线平片之数目核对,避免残留骨片形成颅内感染的隐患。新鲜伤道中深藏的磁性金属异物和弹片,可应用磁性导针伸入伤道吸出。颅脑贯通伤出口常较大,出口的皮肤血管也易于损伤,故清创常先从出口区进行。若入口处有脑膨出或血块涌出,则入口清创优先进行。

下列情况需行减压术,硬脑膜可不予缝合修补:①清创不彻底。②脑挫裂伤严重,清创后脑组织仍肿胀或膨出。③已化脓之创伤,清创后仍需伤道引流。④止血不彻底。

(八)术后处理

脑穿通伤清创术后,需定时观察生命体征、意识、瞳孔的变化,观察有无颅内继发出血、脑脊液漏等。加强抗脑水肿、抗感染、抗休克治疗。保持呼吸道通畅,吸氧。躁动、癫痫高热时,酌情使用镇静药,冬眠药和采用物理方法降温,昏迷瘫痪伤员,定时翻身,预防肺炎,压疮和泌尿系感染。

(九)颅内异物存留

开放性颅脑损伤,特别是火器伤常有金属弹片及碎骨片、草木、泥沙、头发等异物进入颅内。当早期清创不彻底或因异物所处部位较深、难以取出时,异物则存留于颅内。异物存留有可能导致颅内感染,其中碎骨片易伴发脑脓肿,而且可促使局部脑组织退行性改变,极少数金属异物尚可有位置的变动,从而加重脑损伤,因而需手术取出异物。摘除金属异物的手术指征为:①直径大于 1 cm 的金属异物因易诱发颅内感染而需手术。②位于非功能区、易于取出且手术创伤及危险性小。③出现颅内感染征象或顽固性癫痫及其他较严重的临床症状者。④合并有外伤性动脉瘤者。⑤脑室穿通伤,异物进入脑室时,由于极易引起脑室内出血及感染,且异物在脑室内移动可以损伤脑室壁,常需手术清除异物。手术方法可分为骨窗或骨瓣开颅直接手术取除异物及采用立体定向技术用磁性导针或异物钳取除异物。前者有造成附加脑损伤而加重症状的危险,手术宜沿原伤道口进入,避开重要功能区,可应用于表浅部位及脑室内异物取除。近年来,由于立体定向技术的发展,在 X 线颅骨正侧位片及头部 CT 扫描准确定位及监控下,颅骨钻孔后,精确地将磁导针插入脑内而吸出弹片;或利用异物钳夹出颅内存留的异物。此种方法具有手术简便,易于接受,附加损伤少等优点,但当吸出或钳夹异物有困难时,需谨慎操作,以免损伤异物附近的血管而并发出血。手术前后需应用抗生素预防感染,并需重复注射 TAT。

(王中焕)

第二节　急性颅内压增高症

急性颅内压增高症是多种疾病共有的一种综合征。正常成人侧卧时颅内压力经腰椎穿刺测定为 $0.69 \sim 0.78 \text{ kPa}(7 \sim 8 \text{ cmH}_2\text{O})$,若超过 $1.96 \text{ kPa}(20 \text{ cmH}_2\text{O})$ 时为颅内压增高。

一、颅内压的生理调节

颅腔除了血管与外界相通外,基本上可看作是一个不可伸缩的容器,其总容积是不变的。颅腔内的3种内容物——脑、血液及脑脊液,它们都是不能被压缩的。但脑脊液与血液在一定范围内是可以被置换的。所以颅腔内任何一种内容物的体积增大时,必然导致其他两种内容物的体积代偿性减少来相适应。如果调节作用失效,或颅内容物体积增长过多过速,超出调节功能所能够代偿时,就出现颅内压增高。

脑脊液从侧脑室内脉络丛分泌产生,经室间孔入第三脑室,再经大脑导水管到第四脑室,然后经侧孔和正中孔进入蛛网膜下腔。主要经蛛网膜颗粒吸收入静脉窦,小部分由软脑膜或蛛网膜的毛细血管所吸收。

脑血流量是保证脑正常功能所必需的,它决定于脑动脉灌注压(脑血流的输入压与输出压之差)。当脑动脉血压升高时,血管收缩,限制过多的血液进入颅内。当脑动脉压力下降时,血管扩张,使脑血流量不致有过多的下降。当颅内压增高时,脑灌注压减少,因而脑血流量减少。一般认为颅内压增高需要依靠减少脑血流量来调节时,说明脑代偿功能已达到衰竭前期了。

在3种内容物中,脑实质的体积变动很少,而脑血流量在一定范围内由脑血管的自动调节反应而保持相对稳定状态。所以,颅内压主要是依靠脑脊液量的变化来调节。

颅内压的调节很大程度取决于机体本身的生理和病理情况。调节有一定的限度,超过这个限度就引起颅内压增高。

二、颅内压增高的病理生理

临床常见有下列几种情况:①颅内容物的体积增加超过了机体生理代偿的限度,如颅内肿瘤、脓肿、急性脑水肿等。②颅内病变破坏了生理调节功能,如严重脑外伤、脑缺血、缺氧等。③病变发展过于迅速,使脑的代偿功能来不及发挥作用,如急性颅内大出血、急性颅脑外伤等。④病变引起脑脊液循环通路阻塞。⑤全身情况差使颅内压调节作用衰竭,如毒血症和缺氧状态。

颅内压增高有2种类型:①弥漫性增高,如脑膜脑炎、蛛网膜下腔出血、全脑水肿等。

②先有局部的压力增高,通过脑的移位及压力传送到别处才使整个颅内压升高,如脑瘤、脑出血等。

三、诊断

(一)临床表现特点

在极短的时间内发生的颅内压增高称为急性颅内压增高。可见于脑外伤引起的硬膜外血肿、脑内血肿、脑挫裂伤等或急性脑部感染、脑炎、脑膜炎等引起的严重脑水肿;脑室出血或近脑室系统的肿瘤或脑脓肿等。

1.头痛

急性颅内压增高意识尚未丧失之前,头痛剧烈,常伴喷射性呕吐。头痛常在前额与双颞,头痛与病变部位常不相关。

2.视盘水肿

急性颅内压增高可在数小时内见视盘水肿,视盘周围出血。但急性颅内压增高不一定都呈现视盘水肿。因而视盘水肿是颅内压增高的重要体征,但无否定的意义。

3.意识障碍

意识障碍是急性颅内压增高的最重要症状之一,可以为嗜睡、昏迷等不同程度的意识障碍。

4.脑疝

整个颅腔被大脑镰和天幕分成3个相通的腔,并以枕骨大孔与脊髓腔相通。当颅内某一分腔有占位病变时,压力高、体积大的部分就向其他分腔挤压、推移而形成脑疝。由于脑疝压迫,使血液循环及脑脊液循环受阻,进一步加剧颅内高压,最终危及生命。常见的脑疝有2类:小脑幕切迹疝及枕骨大孔疝。

(1)小脑幕切迹疝:通常是一侧大脑半球占位性病变所致,由于颞叶海马钩回疝入小脑幕切迹孔,压迫同侧动眼神经和中脑,患者呈进行性意识障碍,病变侧瞳孔扩大、对光反射消失,病情进一步恶化时双侧瞳孔散大、去大脑强直,最终呼吸、心跳停止。

(2)枕骨大孔疝:主要见于颅后窝病变。由于小脑扁桃体疝入枕骨大孔,延髓受压。临床表现为突然昏迷、呼吸停止、双瞳孔散大,随后心跳停止而死亡。

5.其他症状

可有头晕、耳鸣、烦躁不安、展神经麻痹、复视、抽搐等。儿童患者常有头围增大、颅缝分离、头皮静脉曲张等。颅内压增高严重时,可有生命体征变化,血压升高、脉搏变慢及呼吸节律趋慢。生命体征变化是颅内压增高的危险征象。

(二)诊断要点

1.是否急性颅内压增高

急性发病的头痛、呕吐、视盘水肿及很快出现意识障碍、抽搐等则应考虑有急性颅内压增高。应做颅脑 CT 或 MRI 检查并密切观察临床症状、体征的变化。

2.颅内压增高的程度

颅内压增高程度可分 3 级:压力在 $2.0 \sim 2.6$ kPa($20 \sim 26$ cmH$_2$O)为轻度增高;压力在$2.6 \sim$ 5.3 kPa($26 \sim 54$ cmH$_2$O)为中度增高;超过 5.3 kPa(54 cmH$_2$O)为重度增高。若出现以下情况,说明颅内压增高已达严重地步。

（1）头痛发作频繁，反复呕吐，眼底检查发现视盘水肿进行性加重者。

（2）意识障碍逐渐加深者。

（3）血压上升、脉搏减慢、呼吸节律变慢者表示颅内压增高较严重。

（4）观察过程中出现瞳孔大小不等者。

3.颅内压增高的原因

应详细询问病史并体检，做有关的实验室检查，同时做脑脊液检查，脑 CT、MRI、脑电图、脑血管造影等辅助检查可提供重要的诊断资料，从而采取相应的治疗措施。

四、治疗

降低颅内压。

（一）脱水治疗

1.高渗性脱水

20％甘露醇每次 250 mL 静脉滴注，于 20～40 min 内滴完，每 6 h 一次，作用迅速，可以维持 4～8 h，为目前首选的降颅压药物。甘油可以口服，剂量为每天 1～2 g/kg；也可静脉滴注，剂量为每天0.7～1 g/kg。成人可用 10％甘油每天 500 mL，滴注速度应慢，以防溶血。同时应限制液体入量和钠盐摄入量，并注意电解质平衡，有心功能不全者应预防因血容量突然增加而致急性左侧心力衰竭及肺水肿。

2.利尿剂

可利尿脱水，常用呋塞米和依他尼酸（利尿酸），其脱水作用不及高渗脱水剂，但与甘露醇合用可减少其用量。用法：成人一般剂量为每次 20～40 mg，每天 1～6 次，肌内注射或静脉注射。

3.血清清蛋白

每次 50 mL，每天 1 次，连续用 2～3 d。应注意心功能。

4.激素

作用机制尚未十分肯定，主要在于改善血-脑屏障功能及降低毛细血管通透性。常用地塞米松，每天 10～20 mg，静脉滴注或肌内注射。

（二）减少脑脊液容量

对阻塞性或交通性脑积水患者可作脑脊液分流手术，对紧急患者可作脑室穿刺引流术，暂时缓解颅内高压。也可以口服碳酸酐酶抑制剂，如乙酰唑胺（醋唑磺胺），可抑制脑脊液生成，剂量为 250 mg，每天2～3 次。

（三）其他

对严重脑水肿伴躁动、发热、抽搐或去大脑强直者，可采用冬眠低温治疗，充分供氧，必要时可气管切开以改善呼吸道阻力。有条件时可使用颅内压监护仪，有利于指导脱水剂的应用和及时抢救。

（四）病因治疗

当颅内高压危象改善后，应及时明确病因，以便进行病因治疗。

（王中焕）

第三节 原发性脑出血

原发性脑出血是指原发性非外伤性脑实质和脑室内出血,占全部脑卒中的20%～30%。从受损破裂的血管可分为动脉、静脉及毛细血管出血,但以深部穿通支小动脉出血为最多见。常见者为高血压伴发的脑小动脉病变在血压骤升时破裂所致,称为高血压性脑出血。

一、临床表现

(一)脑出血共有的临床表现

(1)高血压性脑出血多见于50～70岁的高血压患者,男性略多见,冬春季发病较多。多有高血压病史。

(2)多在动态下发病,如情绪激动、过度兴奋、排便用力过猛时等。

(3)发病多突然急骤,一般均无明显的前驱症状表现。常在数分钟或数小时内致使患者病情发展到高峰。

(4)发病时常突然感到头痛剧烈,并伴频繁呕吐,重症者呕吐物呈咖啡色。继而表现意识模糊不清,很快出现昏迷。

(5)呼吸不规则或呈潮式呼吸,伴有鼾声,面色潮红、脉搏缓慢有力、血压升高、大汗淋漓、大小便失禁,偶见抽搐发作。

(6)若患者昏迷加深、脉搏快、体温升高、血压下降,则表示病情危重,生命危险。

(二)基底节区出血

基底节区出血约占全部脑出血的70%,壳核出血最常见。由于出血常累及内囊,并以内囊损害体征为突出表现,又称内囊区出血;壳核出血又称为内囊外侧型,丘脑出血又称内囊内侧型。本征除具有以上脑出血的一般表现外,患者的头和眼转向病灶侧凝视和偏瘫、偏身感觉障碍及偏盲。病损如在主侧半球可有运动性失语。个别患者可有癫痫发作。三偏的体征多见于发病早期或轻型患者,如病情严重意识呈深昏迷状,则无法测得偏盲,仔细检查可能发现偏瘫及偏身感觉障碍。因此,临床一定要结合其他症状与体征,切不可拘泥于三偏的表现。

(三)脑桥出血

脑桥出血约占脑出血的10%,多由基底动脉脑桥支破裂所致。出血灶多位于脑桥基底与被盖部之间。大量出血(血肿＞5 mL)累及双侧被盖和基底部,常破入第四脑室。

(1)若开始于一侧脑桥出血,则表现交叉性瘫痪,即病变侧面瘫和对侧偏瘫。头和双眼同向凝视病变对侧。

(2)脑桥出血常迅速波及双侧,四肢弛缓性瘫痪(休克期)和双侧面瘫。个别病例有去脑强直的表现。

(3)因双侧脑桥出血,头和双眼回到正中位置,双侧瞳孔极度缩小,呈针尖状,是脑桥出血的特征之一。此系脑桥内交感神经纤维受损所致。

(4)脑桥出血因阻断丘脑下部的正常体温调节功能,而使体温明显升高,呈持续高热状态,此是脑桥出血的又一特征。

(5)双侧脑桥出血由于破坏或阻断上行网状结构激活系统,常在数分钟内进入深昏迷。

(6)由于脑干呼吸中枢受到影响,表现呼吸不规则或呼吸困难。

(7)脑桥出血后,如出现两侧瞳孔散大、对光反射消失、脉搏血压失调、体温不断上升或突然下降、呼吸不规则等为病情危重的表现。

(四)小脑出血

小脑出血的临床表现较复杂,临床症状和体征多种多样,因此,常依其出血部位、出血量、出血速度,以及对邻近脑组织的影响来判断。

1.临床特点

(1)患者多有高血压、动脉硬化史,部分患者有卒中史。

(2)起病凶猛,首发症状多为眩晕、头痛、呕吐、步态不稳等小脑共济失调的表现,可有垂直性或水平性眼球震颤。

(3)早期患者四肢常无明显的瘫痪,或有的患者仅感到肢体软弱无力,可有一侧或双侧肢体肌张力低下。

(4)双侧瞳孔缩小或不等大,双侧眼球不同轴,角膜反射早期消失,展神经和面神经麻痹。

(5)脑脊液可为血性,脑膜刺激征较明显。

(6)多数患者发病初期并无明显的意识障碍,随着病情的加重而出现不同程度的意识障碍,甚至迅速昏迷、瞳孔散大、眼-前庭反射消失、呼吸功能障碍、高热、强直性或痉挛性抽搐。

2.分型

根据小脑出血的临床表现将其分为3型。①暴发型(闪电型或突然死亡型)。约占20%,患者暴发起病,呈闪电样经过,常为小脑蚓部出血破入第四脑室,并以手抓头或颈部,表示头痛严重剧烈,意识随即丧失而昏迷,亦常出现双侧脑干受压的表现,如出现四肢瘫、肌张力低下、双侧周围性面瘫、发绀、脉细、呼吸节律失调、瞳孔散大、对光反射消失。由于昏迷深,不易发现其他体征。可于数分钟至1~2 h内死亡,病程最长不超过24 h。②恶化型(渐进型或逐渐恶化型或昏迷型)。该型约占60%,是发病最多的一型。常以严重头痛、不易控制的呕吐、眩晕等症状开始,一般均不能站立行走,逐渐出现脑干受压三联征:瞳孔明显缩小,时而又呈不等大,对光反射存在;双眼偏向病灶对侧凝视;周期性异常呼吸。更有临床意义的三联征:肢体共济失调;双眼向病灶侧凝视麻痹;周围性面瘫。迅速发生不同程度的意识障碍,直至昏迷。此时患者瞳孔散大、去大脑强直,常在48 h或数天内死亡。③良性型(缓慢进展型):该型约占20%,多数为小脑半球中心部小量出血,病情进展缓慢,早期小脑体征表现突出,如头痛、眩晕、呕吐、共济失调、眼震、角膜反射早期消失,如出血停止,血液可逐渐被吸收,使之完全恢复,或遗留一定程度的后遗症;如继续出血病情发展转化为恶化型。

(五)脑室出血

一般为脑实质内的出血灶破入脑室,引起继发性脑室出血。由于脑室内脉络丛血管破裂引起原发性脑室出血非常罕见。较常见的是由内囊、基底节出血破入侧脑室或第三脑室。脑干或小脑出血则可破入第四脑室。出血可限于一侧脑室,但以双侧侧脑室及第三四脑室即整个脑室系统都充满了血液者多见。脑室出血的临床表现通常是在原发出血的基础上突然昏迷加深,阵发性四肢强直,脑膜刺激征阳性,高热、呕吐、呼吸不规则,或呈潮式呼吸,脉弱且速,眼球固定,四肢瘫,肌张力增高或减低,腱反射亢进或引不出,浅反射消失,双侧病理反射阳性,脑脊液为血性。如仅一侧脑室出血,临床症状缓慢或较轻。

二、辅助检查

（一）腰椎穿刺

如依据临床表现脑出血诊断明确，或疑有小脑出血者，均不宜做腰椎穿刺检查脑脊液，以防因穿刺引发脑疝。如出血与缺血性疾病鉴别难以明确时，应慎重地进行腰椎穿刺（此时如有条件最好做 CT 检查）。多数病例脑压升高 2.0 kPa(200 mmH$_2$O)以上，并含有数量不等的红细胞和蛋白质。

（二）颅脑 CT 检查

CT 检查可以直接显示脑内血肿的部位、大小、数量、占位征象，以及破入脑室与否。从而为制订治疗方案、疗效的观察和预后的判断等提供直观的证据。脑出血的不同时期 CT 表现如下。

1.急性期（血肿形成期）

发病后 1 周以内。血液溢出血管外形成血肿，其内含有大量的血红蛋白，血红蛋白对 X 线吸收系数高于脑组织，故 CT 呈现高密度阴影，CT 值达 60～80 HU。

2.血肿吸收期

此期从发病第 2 周到 2 个月。自第 2 周血肿周围的血红蛋白逐渐破坏，纤维蛋白溶解，使其周围低密度带逐渐加宽，血肿高密度影像呈向心性缩小，边缘模糊，一般于第 4 周变为等密度或低密度区。在此期若给予增强检查，约有 90% 的血肿周围可显示环状强化。此环可直接反映原血肿的大小和形状。

3.囊腔形成期

发病 2 个月后血肿一般完全吸收，周围水肿消失，不再有占位表现，呈低密度囊腔，其边缘清楚。

关于脑出血病因诊断问题：临床上最多见的病因是动脉硬化、高血压所致，但是应想到除高血压以外的其他一些不太常见引起脑出血的病因。尤其是对 50 岁以下发病的青壮年患者，更应仔细地考虑有无其他病因的可能。如脑实质内小型动静脉畸形或先天性动脉瘤破裂；结节性动脉周围炎、病毒、细菌、立克次体等感染引起动脉炎，导致血管壁坏死、破裂；维生素 C 和 B 族维生素缺乏、砷中毒、血液病；颅内肿瘤侵犯脑血管或肿瘤内新生血管破裂，抗凝治疗过程中等病因。

三、诊断与鉴别诊断

（一）诊断要点

典型的脑出血诊断并不困难。一般发病是在 50 岁以上，有高血压、动脉硬化史，在活动状态时急骤发病，病情迅速进展，早期有头痛、呕吐、意识障碍等颅内压增高症状，短时内即出现严重的神经系统症状如偏瘫、失语及脑膜刺激征等，应考虑为脑出血。

如果腰椎穿刺脊液呈血性或经颅脑 CT 检查即可确诊。当小量脑出血时，特别是出血位置未累及运动与感觉传导束时，症状轻微，常需要进行颅脑 CT 检查方能明确诊断。

（二）鉴别诊断

对于迅速发展为偏瘫的患者，首先要考虑为脑血管疾病。以昏迷、发热为主要症候者应注意与脑部炎症相鉴别；若无发热而有昏迷等神经症状，应与某些内科系统疾病相鉴别。

1.脑出血与其他脑血管疾病的鉴别

（1）脑血栓形成：本病多在血压降低状态如休息过程中发病。症状出现较迅速但有进展性，常在数小时至 2 d 而达到高峰。意识多保持清晰。如过去有过短暂性脑缺血发作,本次发作又在同一血管供应区,尤应考虑本病。若临床血管定位诊断可局限在一个血管供应范围之内(如大脑中动脉或小脑后下动脉等)或既往有过心肌梗死、高脂血症者也有助于血栓形成的诊断。本症患者脑脊液检查,肉眼观察大多数皆为无色透明,少数患者检有红细胞$(10\sim100)\times10^6/L$,可能是出血性梗死的结果。脑血管造影可显示血管主干或分支闭塞,脑 CT 显示受累脑区出现界限清楚的楔形或不规则状的低密度区。

(2)脑栓塞:多见于有风湿性瓣膜病的年轻患者,也可见于有严重全身性动脉粥样硬化的老年人。发病急骤,多无前驱症状即出现偏瘫等神经症状。意识障碍较轻。眼底有时可见栓子,脑脊液正常,脑 CT 表现和脑血栓形成引起的脑梗死相同。

(3)蛛网膜下腔出血:多见于青壮年因先天性动脉瘤破裂致病。老年人则先有严重的动脉硬化,受损的动脉多系脑实质外面的中等粗细动脉形成动脉瘤,一旦此瘤破裂可导致本病。起病急骤,常在情绪激动或用力时诱发,表现为头部剧痛、喷射性呕吐及颈项强直。意识障碍一般较轻。多数无局限性体征而以脑膜刺激征为主。由于流出的血液直接进入蛛网膜下腔,故皆可引起血性脑脊液。CT 显示蛛网膜下腔,尤其外侧沟及环池中出现高密度影可以确诊。

(4)急性硬膜外血肿:本病有头部外伤史,多在伤后 24~48 h 内进行性出现偏瘫,常有典型的昏迷-清醒-再昏迷的所谓中间清醒期。仔细观察,患者在第 2 次昏迷前,往往有头痛、呕吐及烦躁不安等症状。随偏瘫之发展可有颅内压迅速升高现象,甚至出现脑疝。脑 CT 多在颞部显示周边锐利的梭形致密血肿阴影。脑血管造影在正位片上,可见颅骨内板与大脑皮质间形成一无血管区,并呈月牙状,可确诊。

2.当脑出血患者合并高热时,应注意和下列脑部炎症相鉴别

(1)急性病毒性脑炎:本病患者先有高热、头痛,以后陷入昏迷。常有抽搐发作。查体可有颈项强直及双侧病理征阳性,腰椎穿刺查脑脊液,多数有白细胞尤其是单核白细胞升高。如患者有疱疹性皮肤损害,更应考虑本病的可能。

(2)结核性脑膜炎:少数患者因结核性脑血管内膜炎引起小动脉栓塞或因脑底部蛛网膜炎而导致偏瘫,临床颇似脑出血。但患者多先有发热、头痛,脑脊液白细胞数增多,氯化物及糖含量降低可助鉴别。

3.当脑出血患者已处于昏迷状态,尤其老年人应与下列疾病相鉴别

(1)糖尿病性昏迷:患者有糖尿病史,常在饮食不加控制或停止胰岛素注射时发病。临床出现酸中毒表现如恶心、呕吐、呼吸深而速,呼吸有酮体味,血糖升高>33.6 mmol/L,尿糖及酮体呈强阳性,因无典型的偏瘫及血性脑脊液可与脑出血鉴别。

(2)低血糖性昏迷:常因应用胰岛素过量或严重饥饿引起。除昏迷外,尚有面色苍白、脉速而弱、瞳孔散大、血压下降、出汗不止及局部或全身抽搐发作,可伴有陈施呼吸。血糖在 3.4 mmol/L 以下,又无显著的偏瘫及血性脑脊液,可以排除脑出血。

(3)尿毒症:患者有肾脏病史,昏迷多呈渐进性,皮肤黏膜干燥呈慢性病容及失水状态,可有酸中毒表现。眼底动脉痉挛,可在黄斑区见有棉絮状弥散样白色渗出物。血压多升高,呼吸有尿素味,血 BUN 及 CR 明显升高,无显著偏瘫可以鉴别。

(4)肝性昏迷:有严重的肝病史或因药物中毒引起,可伴黄疸、腹水及肝大,可出现病理反射,但偏瘫症状不明显,可有抽搐,多为全身性。根据血黄疸指数增高、肝功异常及血氨增高、脑脊液无色透明不难鉴别。

（5）一氧化碳中毒性昏迷：老年患者常出现轻偏瘫，但有明确的一氧化碳接触史，体温升高，皮肤及黏膜呈樱桃红色，检测血中碳氧血红蛋白明显升高可助鉴别。

四、治疗与预后

在急性期，特别是已昏迷的危重患者应采取积极的抢救措施，其中主要是控制脑水肿，调整血压，防止内脏综合征及考虑是否采取手术消除血肿。采取积极合理的治疗，以挽救患者的生命，减少神经功能残废程度和降低复发率。

（一）稳妥运送

发病后应绝对休息，保持安静，避免频繁搬运。在送往医院途中，可轻搬动，头部适当抬高15°，有利于缓解脑水肿及保持呼吸道通畅，并利于口腔和呼吸道分泌物的流出。患者可仰卧在担架上，也可视情况使患者头稍偏一侧，使呕吐物及分泌物易于流出，途中避免颠簸，并注意观察患者的一般状态包括呼吸、脉搏、血压及瞳孔等变化，视病情采取应急处理。

（二）控制脑水肿，常为抢救能否成功的主要环节

由于血肿在颅内占一定的空间，其周围脑组织又因受压及缺氧而迅速发生水肿，致颅内压急剧升高，甚至引起脑疝，因此，在治疗上控制脑水肿成为关键。常用的脱水药为甘露醇、呋塞米及皮质激素等。临床上为加强脱水效果，减少药物的不良反应，一般均采取上述药物联合应用。常用者为甘露醇＋激素、甘露醇＋呋塞米或甘露醇＋呋塞米＋激素等方式，但量及用药间隔时间均应视病情轻重及全身情况，尤其是心脏功能及有否高血糖等而定。20％甘露醇为高渗脱水药，体内不易代谢且不能进入细胞，其降颅内压作用迅速，一般用量成人为 1 g/kg 体重，每 6 h 静脉快速滴注 1 次。呋塞米有渗透性利尿作用，可减少循环血容量，对心功能不全者可改善后负荷，用量为每次 20～40 mg，每天静脉注射 1 或 2 次。皮质激素多采用地塞米松，用量 15～20 mg 静脉滴注，每天 1 次。有糖尿病史或高血糖反应和严重胃出血者不宜使用激素。激素除能协助脱水外，并可改善血管通透性，防止受压组织在缺氧下自由基的连锁反应，免使细胞膜受到过氧化损害。在发病最初几天脱水过程中，因颅内压力可急速波动上升，密切观察瞳孔变化及昏迷深度非常重要，遇有脑疝前期表现如一侧瞳孔散大或角膜反射突然消失，或因脑干受压症状明显加剧，可及时静脉滴注 1 次甘露醇，一般滴后 20 min 左右即可见效，故初期不可拘泥于常规时间用。一般水肿于3～7 d 间达高峰，多持续 2 周至 1 个月之久方能完全消散，故脱水药的应用要根据病情逐渐减量，再减少用药次数，最后终止，由于高渗葡萄糖溶液静脉注射的降颅内压时间短，反跳现象重，注入高渗糖对缺血的脑组织有害，故目前已不再使用。

（三）调整血压

脑出血后，常发生血压骤升或降低的表现，这是由于直接或间接损害丘脑下部等处所致。此外，低氧血症也可引起脑血管自动调节障碍，导致脑血流减少，使症状加重。临床上观察血压，常采用平均动脉压，即收缩压加舒张压之和的半数（或舒张压加 1/3 脉压差）来计算。正常人平均动脉压的上限是20.0～26.9 kPa（150～200 mmHg），下限为 8.0 kPa（60 mmHg），只要在这个范围内波动，脑血管的自动调节功能正常，脑血流量基本稳定。如果平均动脉压降到 6.7 kPa（50 mmHg），脑血流就降至正常时的 60％，出现脑缺血缺氧的症状。对高血压患者来讲，如果平均动脉压降到平常的 30％，就会引起脑血流的减少；如血压太高，上限虽可上移，但同样破坏自动调节，引起血管收缩，出现缺血现象。发病后血压过高或过低，均提示预后不良，故调整血压甚为重要。一般可将发病后的血压控制在发病前血压数值略高一些的水平。如原有高血压，发

病后血压又上升至更高水平者,所降低的数值也可按上升数值的 30% 左右控制。常用的降压药物如利舍平每次 0.5～1 mg 肌内注射或 25% 硫酸镁每次 10～20 mg,肌内注射。注意不应使血压降得太快和过低。血压过低者可适量用阿拉明或多巴胺静脉滴注,使之缓慢回升。

(四)肾上腺皮质激素的应用

脑出血患者应用激素治疗,其价值除前述可有改善脑水肿作用外,还可增加脑脊液的吸收,减少脑脊液的生成,对细胞内溶酶体有稳定作用,能抑制抗利尿激素的分泌,促进利尿作用,具有抗脂过氧化反应,而减少自由基的生成,此外,尚有改善细胞内外离子通透性的作用,故激素已普遍用于临床治疗脑出血。但也有认为激素不利于破裂血管的修复,可诱发感染,加重消化道出血及引起血糖升高,而这些因素均可促使病情加重或延误恢复时间。故激素应用与否,应视患者具体情况而定。如无显著消化道出血、高血糖及血压过高,可在急性期及早应用。常用的激素有地塞米松静脉滴注 10～20 mg,1 次/天;或氢化可的松静脉滴注 100～200 mg,1 次/天。一般应用 2 周左右,视病情好转程度而逐渐减量和终止。

(五)关于止血药的应用

由于脑出血是血管破裂所致,凝血机制并无障碍,且多种止血药可以诱发心肌梗死,甚至弥散性血管内凝血。另外,实验室研究发现高血压性脑出血患者凝血、抗凝及纤溶系统的变化与脑梗死患者无差异,均呈高凝状态;再者,高血压性脑出血血管破裂出血一般是在 4～6 h 内停止,几乎没有超过 24 h 者;还有研究发现应用止血药者,血肿吸收比不用者慢,故目前多数学者不同意用止血药。

(六)急性脑出血致内脏综合征的处理

急性脑出血致内脏综合征的处理包括脑心综合征、急性消化道出血、中枢性呼吸形式异常、中枢性肺水肿及中枢性呃逆等。这些综合征的出现,常常直接影响预后,严重者导致患者死亡。综合征的发生原因,主要是由于脑干或丘脑下部发生原发性或继发性损害之故。脑出血后急性脑水肿而使颅压迅速增高,压力经小脑幕中央游离所形成的"孔道"而向颅后窝传导,此时,脑干背部被迫向尾椎推移,但脑干腹侧,由于基底动脉上端的两侧大脑后动脉和 Willis 动脉环相互联结而难以移动,致使脑干向后呈弯曲状态。如果同时还有颞叶钩回疝存在,则将脑干上部的丘脑下部向对侧推移。继而中脑水管也被挤压变窄,引起脑脊液循环受阻,加重了脑积水,使颅内压进一步增高,这样颅压升高形成恶性循环,脑干也随之扭曲不断加重而受到严重损害。可导致脑干内继发性出血或梗死,引起一系列严重的内脏综合征。

1.脑心综合征

发病后 1 周内做心电图检查,常发现 S-T 段延长或下移,T 波低平倒置,以及 Q-T 间期延长等缺血性变化。此外,也可出现室性期前收缩,窦性心动过缓、过速或心律不齐以及房室传导阻滞等改变。这种异常可以持续数周之久,有人称作"脑源性"心电图变化。其性质是功能性的还是器质性的,尚有不同的认识,临床上最好按器质性病变处理,应根据心电图变化,给予氧气吸入,服用异山梨酯(消心痛)、门冬酸钾镁,甚至毛花苷 C(西地兰)及利多卡因等治疗,同时密切随访观察心电图的变化,以便及时处理。

2.急性消化道出血

经胃镜检查,半数以上出血来自胃部,其次为食管,少数为十二指肠或小肠。胃部病变呈急性溃疡,多发性糜烂及黏膜下点状出血。损害多见于胃窦部、胃底腺区或幽门腺区。临床上出血多见于发病后 1 周之内,重者可在发病后数小时内就发生大量呕血,呈咖啡样液体。为了了解胃内情况,对昏迷患者应在发病后 24～48 h 置胃管,每天定时观察胃液酸碱度及有否潜血。若胃液酸碱度在 5 以下,即给予氢氧铝胶凝胶 15～20 mL,使酸碱度保持在 6～7。此外,给予西咪替丁(甲氰咪胍)鼻饲或静脉滴注,以减少胃酸分泌。如已发生胃出血,应局部止血,可给予卡巴克洛(安络血)每次 20～30 mL 与氯化钠溶液 50～80 mL,3 次/天,此外,云南白药也可应用。大量出血者应及时输血或补液,以防发生贫血及休克。

3.中枢性呼吸异常

中枢性呼吸异常多见于昏迷患者。呼吸快、浅、弱及呼吸节律不规则,潮式呼吸,中枢性过度换气和呼吸暂停。应及时给予氧气吸入,人工呼吸器进行辅助呼吸。可适量给予呼吸兴奋药如洛贝林或二甲弗林(回苏灵)等,一般从小剂量开始静脉滴注。为观察有否酸碱平衡及电解质紊乱,应及时送检血气分析,若有异常,即应纠正。

4.中枢性肺水肿

中枢性肺水肿多见于严重患者的急性期,在发病后 36 h 即可出现,少数发生较晚。肺水肿常随脑部变化加重或减轻,又常为病情轻重的重要标志。应及时吸出呼吸道中的分泌物,甚至行气管切开,以便给氧和保持呼吸通畅。部分患者可酌情给予强心药物。此类患者呼吸道颇易继发感染,故可给予抗生素,并注意呼吸道的雾化和湿化。

5.中枢性呃逆

呃逆可见于病程的急性期或慢性期,轻者偶尔发生几次,并可自行缓解;重者可呈顽固持续性发作,后者干扰患者的呼吸节律,消耗体力,以致影响预后。一般可采用针灸处理,药物可肌内注射哌甲酯(利他林),每次 10～20 mg,也可试服奋乃静,氯硝西泮每次 1～2 mg 也有一定的作用,但可使睡眠加深或影响对昏迷患者的观察。膈神经刺激常对顽固性呃逆有缓解作用。部分患者可试用中药治疗如柿蒂、丁香及代硝石等。

近来又发现脑出血患者可引起肾脏损害,多表现为血中尿素氮升高等症状,甚至可引起肾衰竭。脑出血患者出现两种以上内脏功能衰竭又称为多器官功能衰竭,常为导致死亡的重要原因。

(七)维持营养

注意酸碱平衡及水、电解质平衡及防治高渗性昏迷。初期脱水治疗时就应考虑这些问题,特别对昏迷患者,发病后 24～48 h 即可置鼻饲以便补充营养及液体。在脱水过程中,每天入量一般控制在 1 000～2 000 mL,其中包括从静脉给予的液体。因需要脱水,故每天应是负平衡,一般水分以负 500～800 mL 为宜,初期每天热量至少为 6 276 kJ(1 500 kcal),以后逐渐增至每天至少 8 368 kJ(2 000 kcal)以上,且脂肪、蛋白质及糖等应配比合理,必要时应及时补充复合氨基酸、人血清蛋白及冻干血浆等。对于高热者尚应适当提高入水量。由于初期加强脱水治疗,或同时有呼吸功能障碍,故多数严重患者可出现酸碱平衡紊乱及水、电解质失衡,常见者为酸中毒、低钾及高钠血症等,均应及时纠正。应用大量脱水药和皮质激素,特别是对有糖尿病者应防止诱发高渗性昏迷,表现为意识障碍程度加重、血压下降、有不同程度的脱水症,可出现癫痫发作。高渗性昏迷的确诊还要检查是否有血浆渗透压增高提示血液浓缩。此外,高血糖、尿素氮及血清钠升高、尿比重增加也均提示有高渗性昏迷的可能。另外,低渗液不宜输入过多,过快;有高血糖者应尽早应用胰岛素,避免静脉注射高渗葡萄糖溶液。此外,应经常观察血浆渗透压及水、电解质的变化。

(八)手术治疗

当确诊为脑出血后,应根据血肿的大小、部位及患者的全身情况,尽早考虑是否需要外科手术治疗。如需要手术治疗,又应考虑采用何种手术方法为宜,常用的手术方法有开颅血肿清除术、立体定向血肿清除术以及脑室血液引流术等。关于手术的适应证、手术时机及选用的手术方式目前尚无统一意见,但在下述情况,多考虑清除血肿:①发病之初病情尚轻,但逐步恶化,并有显著的颅压升高症状,几乎出现脑疝,如壳核出血、血肿向内囊后肢及丘脑进展者。②血肿较大,估计应用内科治疗难以奏效者,如小脑半球出血,血肿直径>3 cm;或小脑中线血肿,估计将压迫脑干者。③患者全身状况能耐受脑部手术操作者。

关于脑出血血肿清除治疗的适应证如下。

1.非手术治疗的适应证

(1)清醒伴小血肿(血肿直径<3 cm 或出血的量<20 mL),常无手术治疗的必要。

(2)少量出血的患者,或较少神经缺损。

(3)格拉斯哥昏迷指数(GCS)≤4 分的患者,由于手术后无一例外的死亡或手术结果非常差,手术不能改变临床结局。但是,GCS≤4 分的小脑出血的患者伴有脑干受压,在特定的情况下,手术仍有挽救患者生命的可能。

2.手术治疗的适应证

(1)手术的最佳适应证是清醒的患者,中至大的血肿。

(2)小脑出血量>3 mL,神经功能恶化、脑干受压和梗阻性脑积水的患者,尽可能快地清除血肿或行脑室引流,可以挽救生命,预后良好。即使昏迷的患者也应如此。

(3)脑出血合并动脉瘤、动静脉畸形或海绵状血管瘤,如果患者有机会获得良好的预后并且手术能达到血管部位,应当行手术治疗。

(4)年轻人中等到大量的脑叶出血,临床恶化的应积极行手术治疗。

立体定向血肿清除术与以往开颅血肿清除术比较更有优越性。采用 CT 引导立体定向技术将血肿排空器置入血肿腔内,采用各种方法将血肿粉碎并吸出体外。该方法定位准确,减少脑组织损伤,对急性期患者也适用。立体定向血肿抽吸术治疗壳核血肿效果较好。但一般位于大脑深部的血肿,包括基底节及丘脑部位的血肿,手术虽可挽救生命,但后遗瘫痪较重。脑干及丘脑出血也可手术治疗,但危险性较大。脑叶及尾状核区域出血,手术治疗效果较佳。

血肿清除后临床效果不理想的原因很多,但目前注意到脑出血后引起的脑缺血体积可以超过血肿体积的几倍,可能是重要原因之一,缺血机制包括直接机械压迫、血液中血管收缩物质的参与及出血后血液呈高凝状态等。因此,血肿清除后应同时应用神经保护药、钙通道阻滞剂等,以提高临床疗效。

(九)康复治疗

脑出血后生存的患者,多数遗留瘫痪及失语等症状,重者不能起床或站立。如何最大限度地恢复其运动及语言等功能,物理及康复治疗起着重要作用。一般主张只要可能应尽早进行,诸如瘫肢按摩、被动运动、针灸及语言训练等。有一定程度运动功能者,应鼓励其主动锻炼和训练,直到患者功能恢复到最好的状态。失语患者训练语言功能应有计划,由简单词汇开始逐渐进行训练。感觉缺失障碍,似难康复,但仍随全身的康复而逐渐好转。

病程依出血的多少、部位、脑水肿的程度及有否并发内脏综合征而各不相同。发病后生存时间可自数小时至几个月,除非大的动脉瘤破裂引起的脑出血,一般不会发生猝死。丘脑及脑干部位出血,出血量虽少,但容易波及丘脑下部以及生命中枢故生存时间短。脑内出血量、脑室内出血量和发病后格拉斯哥昏迷指数(GCS)是预测脑出血的病死率的重要因素。CT 显示出血量

$\geq$60 cm³,GCS$\leq$8,30 d死亡的可能性为91%,而CT显示出血量$\leq$30 cm³,GCS$\geq$9的患者,死亡的可能性为19%。平均动脉压对皮质下、小脑、脑桥出血的预后无相关性;但影响壳核、丘脑出血的预后,平均动脉压越高,预后越差,血肿破入脑室有利于丘脑出血的恢复,但不利于脑叶出血的恢复。

（王中焕）

第四节　自发性蛛网膜下腔出血

自发性蛛网膜下腔出血是指各种非外伤性原因引起的脑血管破裂,血液流入蛛网膜下腔的统称。它不是一种独立的疾病,而是某些疾病的临床表现,占急性脑血管疾病的10%~20%。

一、病因病机

最常见的病因为颅内动脉瘤,占自发性蛛网膜下腔出血的75%~80%,其次为脑血管畸形(10%~15%),高血压性动脉硬化、动脉炎、烟雾病、脊髓血管畸形、结缔组织病、血液病、颅内肿瘤卒中、抗凝治疗并发症等为少见原因。

本病的发生是由于脏腑功能失调,气血逆乱于脑,致血溢脑络之外而成。

(一)情志失调

平素情志不遂或肝肾阴亏,阴阳失调,肝失其条达舒畅,使气机郁结,郁久化火。若突受情志刺激,则肝阳上亢化风,风火上扰,血随气逆,血溢脑络之外而为昏仆。此即《素问·生气通天论》所谓:"阳气者,大怒则形气绝,而血菀于上,使人薄厥。"

(二)饮食偏嗜

嗜酒肥甘,酿湿生痰;偏嗜辛辣,则生痰热。脾胃受损,中焦气机不畅,升清降浊失常,宿舍积滞内阻胃肠,腑气不通,致痰浊上蒙清窍或痰火内盛,上扰脑府,脑络受损,或为疼痛,或为昏仆。

(三)劳累过度

年老体衰,肝肾阴虚,肝阳偏亢,兼之思虑烦劳过度,"阳气者,烦劳则张,精绝",致水不涵木,肝阳暴张,夹风夹痰上冲,气血逆乱于上而发病。

(四)素体虚弱

平素体弱,气血不足,气虚则血行乏力,瘀滞不畅,使肌肉、筋骨失养;若气不摄血,溢于脑络之外,则可出现"不通则痛"及"不荣则痛"之头痛。

二、临床表现

(一)性别、年龄

男女比例为1:(1.3~1.6)。可发生在任何年龄,发病率随年龄增长而增加,并在60岁左右达到高峰,以后随年龄增大反而下降。各种常见病因的自发性蛛网膜下腔出血的好发年龄见本节鉴别诊断部分。

(二)起病形式

绝大部分在情绪激动或用力等情况下急性发病。

（三）症状、体征

1.出血症状

表现为突然发病，剧烈头痛、恶心呕吐、面色苍白、全身冷汗。半数患者可出现精神症状，如烦躁不安、意识模糊、定向力障碍等。意识障碍多为一过性的，严重者呈昏迷状态，甚至出现脑疝而死亡。20%可出现抽搐发作。有的还可出现眩晕、项背痛或下肢疼痛，脑膜刺激征明显。

2.颅神经损害

6%～20%的患者出现一侧动眼神经麻痹，提示存在同侧颈内动脉后交通动脉动脉瘤或大脑后动脉动脉瘤。

3.偏瘫

20%的患者出现轻偏瘫。

4.视力、视野障碍

发病后1 h内即可出现玻璃体膜下片状出斑，引起视力障碍。10%～20%有视盘水肿。当视交叉、视束或视放射受累时产生双颞偏盲或同向偏盲。

5.其他

约1%的颅内动静脉畸形和颅内动脉瘤出现颅内杂音。部分蛛网膜下腔出血发病后可有发热。

（四）并发症

1.再出血

以出血后5～11 d为再出血高峰期，80%发生在1个月内。颅内动脉瘤初次出血后的24 h内再出血率最高，为4.1%，第2次再出血的发生率为每天1.5%，到第14 d时累计为19%。表现为在经治疗病情稳定好转的情况下，突然再次发生剧烈头痛、恶心呕吐、意识障碍加重、原有局灶症状和体征重新出现等。

2.血管痉挛

通常发生在出血后第1～2周，表现为病情稳定后再出现神经系统定位体征和意识障碍。腰穿或头颅CT检查无再出血表现。

3.急性非交通性脑积水

常发生在出血后1周内，主要为脑室内积血所致，临床表现为头痛、呕吐、脑膜刺激征、意识障碍等，复查头颅CT可以诊断。

4.正常颅压脑积水

多出现在蛛网膜下腔出血的晚期，表现为精神障碍、步态异常和尿失禁。

三、辅助检查

（一）CT

颅脑CT是诊断蛛网膜下腔出血的首选方法，诊断急性蛛网膜下腔出血准确率几乎100%，主要表现为蛛网膜下腔内高密度影，即脑沟与脑池内高密度影（图3-1A、B）。动态CT检查有助于了解出血的吸收情况、有无再出血、继发脑梗死、脑积水及其程度等。强化CT还显示脑血管畸形和直径大于0.8 cm的动脉瘤。

蛛网膜下腔出血的CT分级（Fisher）见表3-1。

由于自发性蛛网膜下腔出血的原因脑动脉瘤占一半以上，因此，可根据CT显示的蛛网膜下腔出血的部位初步判断或提示颅内动脉瘤的位置。若颈内动脉动脉瘤破裂出血常是鞍上池不对称积血,大脑中动脉动脉瘤破裂出血多见外侧裂积血,前变通动脉动脉瘤破裂出血则是纵裂池、基底部积血,而出血在脚间池和环池者,一般不是动脉瘤破裂引起。

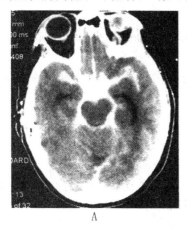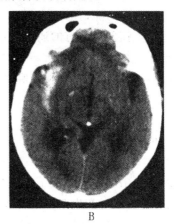

图 3-1　自发性蛛网膜下腔出血 CT 表现

A.自发性蛛网膜下腔出血(鞍上池与环池)的 CT 表现;B.自发性蛛网膜下腔出血(外侧裂池)的 CT 表现

表 3-1　蛛网膜下腔出血的 CT 分级(Fisher 法)

级别	CT 发现
Ⅰ级	无出血所见
Ⅱ级	蛛网膜下腔一部分存在弥漫性薄层出血(1 mm)
Ⅲ级	蛛网膜下腔有较厚(1 mm 以上)出血或局限性血肿
Ⅳ级	伴脑实质或脑室内积血

(二)脑脊液检查

通常 CT 检查已确诊者,腰穿不作为临床常规检查。如果出血量较少或者距起病时间较长,CT 检查无阳性发现时,需要行腰穿检查脑脊液。蛛网膜下腔的新鲜出血,脑脊液检查的特征性表现为均匀血性脑脊液;脑脊液变黄或发现了含有红细胞、含铁血黄素或胆红质结晶的吞噬细胞等,则提示为陈旧性出血。

(三)脑血管影像学检查

1.DSA

即血管造影的影像通过数字化处理,把不需要的组织影像删除掉,只保留血管影像,这种技术叫做数字减影技术。其特点是图像清晰,分辨率高,对观察血管病变,血管狭窄的定位测量,诊断及介入治疗提供了真实的立体图像,为脑血管内介入治疗提供了必备条件(图 3-2A~D)。主要适用于全身血管性疾病、肿瘤的检查及治疗。是确定自发性蛛网膜下腔出血病因的首选方法,也是诊断动脉瘤、血管畸形、烟雾病等颅内血管性病变的最有价值的方法。DSA 不仅能及时明确动脉瘤大小、部位、单发或多发、有无血管痉挛,而且还能显示脑动静脉畸形的供应动脉和引流静脉,以及侧支循环情况。对怀疑脊髓动静脉畸形者还应行脊髓动脉造影。脑血管造影可加重脑缺血、引起动脉瘤再次破裂等,因此,造影时机宜避开脑血管痉挛和再出血的高峰期,即出血 3 d 内或 3 周后进行为宜。

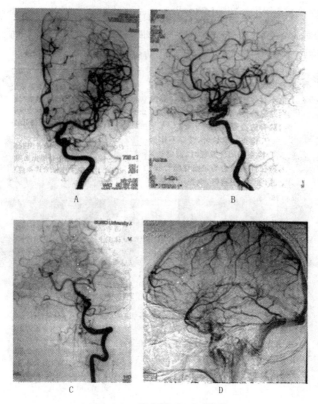

图 3-2 脑血管 DSA 表现

A.正常一侧颈内动脉 DSA 表现（正位片动脉期）；B.正常一侧颈内动脉 DSA 表现（侧位片动脉期）；

C.正常椎-基底动脉 DSA 表现（动脉期）；D.正常一侧颈内动脉 DSA 表现（侧位片静脉期）

旋转 DSA 及三维重建技术的应用,使其能在三维空间内做任意角度的观察,清晰地显露出动脉瘤体、瘤颈、载瘤动脉及与周围血管解剖关系;有效地避免了邻近血管重叠或掩盖。此项技术突破了常规 DSA 一次造影只能显示一个角度和图像后处理手段少等局限性,极大地方便了介入诊疗操作,对脑血管病变的诊断和治疗具有很大的应用价值。

由于 DSA 显示的是造影剂充盈的血管管腔的空间结构,因此,目前仍被公认为是血管性疾病的诊断"金标准",诊断颅内动脉瘤的准确率达 95% 以上。但是,随着 CTA、MRA 技术的迅速发展,在某些方面大有取代 DSA 之势。

2.CT 血管成像(CTA)

CTA 检查经济、快速、无创,可同时显示颈内动脉系、椎动脉系和 Willis 环血管全貌,因此,是筛查颅内血管性疾病的首选影像学诊断方法之一。由于 CTA 受患者病情因素限制少,急性脑出血或蛛网膜出血患者,当临床怀疑动脉瘤或脑动静脉畸形可能为出血原因时,DSA 检查受限,CTA 可作为早期检查的可靠方法(图 3-3A～C)。

由于脑血流循环时间短,脑动脉 CTA 容易产生静脉污染以及颅底骨质难以彻底清除,Willis动脉环近段动脉重建效果欠佳,血管性病变漏诊率高。但是,近年来 64 层螺旋 CT 的扫描速度已超越动脉血流速度,因此,无论是小剂量造影剂团注测试技术还是增强扫描智能触发技术,配合 64 层螺旋 CT 扫描,纯粹的脑动脉期图像的获取已不成问题,尤其是数字减影 CTA (Subtraction CT Angiography,DSCTA)技术基本上去除了颅底骨骼对 CTA 的影响。超薄的扫描层厚使其能最大限度的消除了常规头部 CT 扫描时颅底骨质伪影,显著地提高了 Willis 动脉环近段动脉 CTA 图像质量,真正地使其三维及二维处理图像绝对无变形、失真,能最真实的显示脑血管病变及其邻近结构的解剖关系,图像质量媲美 DSA,提供诊断信息量超越 DSA。表面遮盖法(SSD)及最大密度投影法(MIP)是最常用的三维重建方法,容积显示法(VR)是最高级的三维成像方法。DSCTA 对脑动脉瘤诊断的特异性和敏感性与 DSA 一致,常规 CTA 组诊断 Willis 动脉环及其远段脑动脉瘤的特异性和敏感性亦与 DSA 一致,但对 Willis 动脉环近段动脉瘤有漏诊的情况,敏感性仅 71.4%。但是,DSCTA 也存在一定局限性,基础病变,如血肿、钙化、动脉支架及动脉银夹等被减影导致漏诊或轻微运动可致减影失败,患者照射剂量增加及图像噪声增加等也是问题。近期临床上应用的 320 层螺旋 CT 更显示出了其优越性。

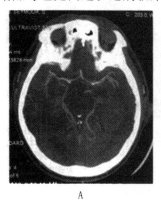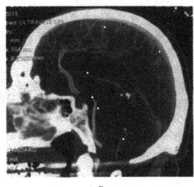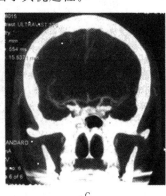

图 3-3 正常 CTA 表现

A.轴位;B.矢状位;C.冠状位

目前,CTA 主要用于诊断脑动脉瘤、脑动静脉畸形、闭塞性脑血管病、静脉窦闭塞和脑出血等。CTA 能清晰观察到脑动脉瘤的瘤体大小、瘤颈宽度及与载瘤动脉的关系;能清晰观察到脑动静脉畸形血管团大小、形态及供血动脉和引流静脉;能清晰观察到脑血管狭窄或闭塞部位、形态及血管壁硬、软斑块。64 层螺旋 CTA 对脑动脉瘤检查有较高的敏感性和特异性,诊断附和率达 100%,能查出约 1.7 mm 大小的动脉瘤。采用多层面重建(MPR)、曲面重建(CPR)、容积显示(VR)和最大密度投影(MIP)等技术可清楚地显示动脉瘤的瘤体大小、瘤颈宽度及与载瘤动脉的关系;并可任意旋转图像,多角度观察,能获得完整的形态及与邻近血管、颅骨的空间解剖关系,为制定治疗方案和选择手术入路提供可靠依据。CTA 可显示脑动静脉畸形的供血动脉、病变血管团和引流静脉的立体结构,有助于临床医师选择手术入路,以避开较大脑血管和分支处进行定位和穿刺治疗。脑动静脉畸形出血急性期的 DSA 检查,其显示受血肿影响,而 CTA 三维图像能任意角度观察,显示病灶与周围结构关系较 DSA 更清晰。CTA 诊断颈内动脉狭窄的附和率为 95%,最大密度投影法可更好地显示血管狭窄程度。在脑梗死早期显示动脉闭塞,指导溶栓治疗。CTA 可清晰显示静脉窦是否通畅。CTA 显示造影剂外溢的患者,往往血肿增大。

总之,CT 血管造影(CTA)与数字减影血管造影(DSA)相比,最大优势是快速和无创伤,并可多方位、多角度观察脑血管及病变形态,提供近似实体的解剖概念,对筛查自发性蛛网膜下腔出血的病因和诊断某些脑血管疾病不失为一种重要而有效的检查方法。但是,CTA 的不足之处在于造影剂用量大,需掌握注药与扫描的最佳时间间隔,不能显示扫描范围以外的病变,可能漏诊。并且对侧支循环的血管、直径小于 1.2 mm 的穿动脉、动脉的硬化改变及血管痉挛的显示不如 DSA。

3.磁共振血管成像(MRA)

MRA 包括时间飞越法 MRA 及相位对比法 MRA,其具有无创伤、无辐射、不用对比剂的特点,被广泛应用于血管性病变的诊断中,可显示颈内动脉狭窄、颅内动静脉畸形、动脉瘤等疾病。主要用于有动脉瘤家族史或破裂先兆者的筛查,动脉瘤患者的随访以及急性期不能耐受脑血管造影检查的患者。不足之处是由于扫描时间长及饱和效应,使得血流信号下降,血管分支显示不佳,大大降低了图像的效果及诊断的准确性(图 3-4A~C)。

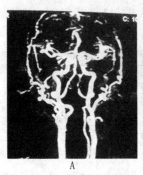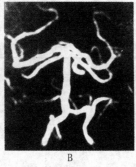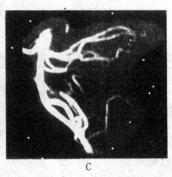

图 3-4 正常 MRA 表现

A.全脑;B.椎-基底动脉正位片;C.椎-基底动脉侧位片

MRA 探测脑动脉瘤有很强的敏感性,特别是探测没有伴发急性蛛网膜下腔出血的动脉瘤。MRA 能完全无创伤性地显示血管解剖和病变及血流动力学信息,能清楚地显示瘤巢的供血动脉和引流静脉的走行、数量、形态等。另外,MRI 可通过其直接征象"流空信号簇"对脑动静脉畸形做出明确的诊断。因此,MRI 与 MRA 的联合应用,作为一种完全无损伤性的血管检查方法,在临床症状不典型或临床症状与神经系统定位不相符时,可以大大提高脑血管畸形的发现率和确诊率。

四、诊断与鉴别诊断

(一)诊断

根据急性发病方式、剧烈头痛、恶心呕吐等临床症状、体征,结合 CT 检查,确诊蛛网膜下腔出血并不困难。进一步寻找蛛网膜下腔出血的原因,即病因诊断更为重要,尤其是确定外科疾病引起蛛网膜下腔出血的原因。因此,对于自发性蛛网膜下腔出血患者,若无明显的血液病史、抗凝治疗等病史,均要常规行脑血管造影和/或 CTA、MRA 检查,以寻找出血原因,明确病因。

(二)病因鉴别诊断

临床上常见的自发性蛛网膜下腔出血的病因鉴别诊断见表 3-2。

表 3-2 自发性蛛网膜下腔出血的病因鉴别诊断

病因	动脉瘤	动静脉畸形	高血压	烟雾病	脑瘤出血
发病年龄	40~60 岁	35 岁以下	50 岁以上	青少年多见	30~60 岁
出血前症状	无症状,少数动眼神经麻痹	常见癫痫发作	高血压史	可见偏瘫	颅压高和病灶症状
出血	正常或增高	正常	增高	正常	正常
复发出血	常见且有规律	年出血率2%	可见	可见	少见

续表

病因	动脉瘤	动静脉畸形	高血压	烟雾病	脑瘤出血
意识障碍	多较严重	较重	较重	有轻有重	较重
颅神经麻痹	2～6 颅神经	无	少见	少见	颅底肿瘤常见
偏瘫	少见	较常见	多见	常见	常见
眼部症状	可见玻璃体出血	可见同向偏盲	眼底动脉硬化	少见	视盘水肿
CT 表现	蛛网膜下腔高密度	增强可见 AVM 影	脑萎缩或梗死灶	脑室出血铸型或梗死灶	增强后可见肿瘤影
脑血管造影	动脉瘤和血管痉挛	动静脉畸形	脑动脉粗细不均	脑底动脉异常血管团	有时可见肿瘤染色

五、治疗

(一)急性期治疗

1.一般处理

(1)密切观察:生命体征监测;密切观察神经系统体征的变化;保持呼吸道通畅,维持稳定的呼吸循环系统功能。

(2)降低颅内压:常用的有甘露醇、呋塞米、甘油果糖或甘油氯化钠,也可以酌情选用清蛋白。

(3)纠正水、电解质平衡紊乱:记出入液体量;注意维持液体出入量平衡。适当补液、补钠、补钾,调整饮食和静脉补液中晶体胶体的比例可以有效预防低钠血症。

(4)对症治疗:烦躁者给予镇静药,头痛给予镇痛药,禁用吗啡、哌替啶等镇痛药。癫痫发作,可采用抗癫痫药物,如安定、卡马西平或者丙戊酸钠。

(5)加强护理:卧床休息,给予高纤维、高能最饮食,保持尿便通畅。有意识障碍者可放置鼻胃管,预防窒息和吸入性肺炎。尿潴留者,给予导尿并膀胱冲洗,预防尿路感染。定时翻身、局部按摩、被动活动肢体、应用气垫床等措施预防褥疮、肺不张和深静脉血栓形成等并发症。

2.防治再出血

(1)安静休息:绝对卧床 4～6 周,镇静、镇痛,避免用力和情绪激动。

(2)控制血压:如果平均动脉压>16.7 kPa(125 mmHg)或收缩压>24.0 kPa(180 mmHg),可在血压监测下使用降压药物,保持血压稳定在正常或者起病前水平。可选用钙通道阻滞剂、β受体阻滞剂等。

(3)抗纤溶药物:常用 6-氨基己酸(EACA)、止血芳酸(PAMBA)或止血环酸(氨甲环酸)。抗纤溶治疗可以降低再出血的发生率,但同时也增加脑动脉痉挛和脑梗死的发生率,建议与钙通道阻滞剂同时使用。

(4)外科手术:已经确诊为动脉瘤性蛛网膜下腔出血者,应根据病情,及早行动脉瘤夹闭术或介入栓塞治疗。

3.防治并发症

(1)脑动脉痉挛及脑缺血。①维持正常血压和血容量:保持有效的血液循环量,给予胶体溶液(清蛋白、血浆等)扩容升压。②早期使用尼莫地平:常用剂量 10～20 mg/d,静脉滴注 1 mg/h,共10～14 d,注意其低血压的不良反应。③腰穿放液:发病后 1～3 d 行腰穿释放适量的脑脊液,有利于预防脑血管痉挛，减轻脑膜刺激征等。但是，有诱发颅内感染、再出血及脑疝的危险。

（2）脑积水。①药物治疗：轻度脑积水可先行醋氮酰胺等药物治疗，酌情选用甘露醇、呋塞米等。②脑室穿刺脑脊液外引流术：蛛网膜下腔出血后脑室内积血性扩张或出现急性脑积水，经内科治疗后症状仍进行性加重者，可行脑室穿刺外引流术。但是，可增加再出血的概率。③脑脊液分流术：对于出血病因处理后，出现慢性交通性脑积水，经内科治疗仍进行性加重者，可行脑室-腹腔分流术。

（二）病因治疗

1.手术治疗

对于出血病因明确者，应及时进行病因手术治疗，如开颅动脉瘤夹闭术、脑动静脉畸形或脑肿瘤切除术等。

2.血管内介入治疗

血管内介入治疗适合血管内介入治疗的动脉瘤、颅内动静脉畸形患者，也可采用动脉瘤或动静脉畸形栓塞术。

3.立体定向放疗

主要用于小型动静脉畸形以及栓塞或手术后残余病灶的治疗。

六、预后

自发性蛛网膜下腔出血的预后与病因、治疗等诸多因素相关，脑动静脉畸形引起的蛛网膜下腔出血预后最佳，血液病引起的蛛网膜下腔出血效果最差。动脉瘤第1次破裂后，死亡率高达30%～40%，其中半数在发病后48 h内死亡，5年内死亡率为51%；存活的病例中，1/3生活不能自理，1/3可再次发生出血，发生再次出血者的死亡率高达60%～80%。脑动静脉畸形初次出血死亡率10%左右。80%血管造影阴性的蛛网膜下腔出血患者能恢复正常工作，而动脉瘤破裂引起的蛛网膜下腔出血患者只有50%能恢复健康。

（王中焕）

第五节　血栓形成性脑梗死

血栓形成性脑梗死主要是脑动脉主干或皮质支动脉粥样硬化导致血管增厚、管腔狭窄闭塞和血栓形成；还可见于动脉血管内膜炎症、先天性血管畸形、真性红细胞增多症及血液高凝状态、血流动力学异常等，均可致血栓形成，引起脑局部血流减少或供血中断，脑组织缺血、缺氧导致软化坏死，出现局灶性神经系统症状和体征，如偏瘫、偏身感觉障碍和偏盲等。大面积脑梗死还有颅内高压症状，严重者可发生昏迷和脑疝。约有90%的血栓形成性脑梗死是在动脉粥样硬化的基础上发生的，因此称动脉粥样硬化性血栓形成性脑梗死。

脑梗死的发病率约为110/10万，占全部脑卒中的60%～80%；其中血栓形成性脑梗死占脑梗死的60%～80%。

一、病因与发病机制

(一)病因

1.动脉壁病变

血栓形成性脑梗死最常见的病因为动脉粥样硬化,常伴高血压,与动脉粥样硬化互为因果。其次为各种原因引起的动脉炎、血管异常(如夹层动脉瘤、先天性动脉瘤)等。

2.血液成分异常

血液黏度增高,以及真性红细胞增多症、血小板增多症、高脂血症等,都可使血液黏度增高,血液淤滞,引起血栓形成。如果没有血管壁的病变为基础,不会发生血栓。

3.血流动力学异常

在动脉粥样硬化的基础上,当血压下降、血流缓慢、脱水、严重心律失常及心功能不全时,可导致灌注压下降,有利于血栓形成。

(二)发病机制

发病机制主要是动脉内膜深层的脂肪变性和胆固醇沉积,形成粥样硬化斑块及各种继发病变,使管腔狭窄甚至阻塞。病变逐渐发展,则内膜分裂,内膜下出血和形成内膜溃疡。内膜溃疡易发生血栓形成,使管腔进一步狭窄或闭塞。由于动脉粥样硬化好发于大动脉的分叉处及拐弯处,故脑血栓的好发部位为大脑中动脉、颈内动脉的虹吸部及起始部、椎动脉及基底动脉的中下段等。由于脑动脉有丰富的侧支循环,管腔狭窄需达到80%以上才会影响脑血流量。逐渐发生的动脉硬化斑块一般不会出现症状,当内膜损伤破裂形成溃疡后,血小板及纤维素等血中有形成分黏附、聚集、沉着形成血栓。当血压下降、血流缓慢、脱水等血液黏度增加,致供血减少或促进血栓形成的情况下,即出现急性缺血症状。

病理生理学研究发现,脑的耗氧量约为总耗氧量的20%,故脑组织缺血缺氧是以血栓形成性脑梗死为代表的缺血性脑血管疾病的核心发病机制。脑组织缺血缺氧将会引起神经细胞肿胀、变性、坏死、凋亡以及胶质细胞肿胀、增生等一系列继发反应。脑血流阻断1 min后神经元活动停止,缺血缺氧4 min即可造成神经元死亡。脑缺血的程度不同而神经元损伤的程度也不同。脑神经元损伤导致局部脑组织及其功能的损害。缺血性脑血管疾病的发病是多方面而且相当复杂的过程,脑缺血损害也是一个渐进的过程,神经功能障碍随缺血时间的延长而加重。目前的研究发现氧自由基的形成、钙离子超载、一氧化氮(NO)和一氧化氮合成酶的作用、兴奋性氨基酸毒性作用、炎症细胞因子损害、凋亡调控基因的激活、缺血半暗带功能障碍等方面参与了其发生机制。这些机制作用于多种生理、病理过程的不同环节,对脑功能演变和细胞凋亡给予调节,同时也受到多种基因的调节和制约,构成一种复杂的相互调节与制约的网络关系。

1.氧自由基损伤

脑缺血时氧供应下降和ATP减少,导致过氧化氢、羟自由基以及起主要作用的过氧化物等氧自由基的过度产生和超氧化物歧化酶等清除自由基的动态平衡状态遭到破坏,攻击膜结构和DNA,破坏内皮细胞膜,使离子转运、生物能的产生和细胞器的功能发生一系列病理生理改变,导致神经细胞、胶质细胞和血管内皮细胞损伤,增加血-脑屏障通透性。自由基损伤可加重脑缺血后的神经细胞损伤。

2.钙离子超载

研究认为,Ca^{2+}超载及其一系列有害代谢反应是导致神经细胞死亡的最后共同通路。细胞

内 Ca^{2+} 超载有多种原因:①在蛋白激酶 C 等的作用下,兴奋性氨基酸(EAA)、内皮素和 NO 等物质释放增加,导致受体依赖性钙通道开放使大量 Ca^{2+} 内流。②细胞内 Ca^{2+} 浓度升高可激活磷脂酶、三磷酸脂醇等物质,使细胞内储存的 Ca^{2+} 释放,导致 Ca^{2+} 超载。③ATP 合成减少,Na^+-K^+-ATP 酶功能降低而不能维持正常的离子梯度,大量 Na^+ 内流和 K^+ 外流,细胞膜电位下降产生去极化,导致电压依赖性钙通道开放,大量 Ca^{2+} 内流。④自由基使细胞膜发生脂质过氧化反应,细胞膜通透性发生改变和离子运转,引起 Ca^{2+} 内流使神经细胞内 Ca^{2+} 浓度异常升高。⑤多巴胺、5-羟色胺和乙酰胆碱等水平升高,使 Ca^{2+} 内流和胞内 Ca^{2+} 释放。Ca^{2+} 内流进一步干扰了线粒体氧化磷酸化过程且大量激活钙依赖性酶类,如磷脂酶、核酸酶及蛋白酶,以及自由基形成、能量耗竭等一系列生化反应,最终导致细胞死亡。

3.一氧化氮(NO)和一氧化氮合成酶的作用

有研究发现,NO 作为生物体内重要的信使分子和效应分子,具有神经毒性和脑保护双重作用,即低浓度 NO 通过激活鸟苷酸环化酶使环鸟苷酸(cGMP)水平升高,扩张血管,抑制血小板聚集、白细胞-内皮细胞的聚集和黏附,阻断 NMDA 受体,减弱其介导的神经毒性作用起保护作用;而高浓度 NO 与超氧自由基作用形成过氧亚硝酸盐或者氧化产生亚硝酸阴离子,加强脂质过氧化,使 ATP 酶活性降低,细胞蛋白质损伤,且能使各种含铁硫的酶失活,从而阻断 DNA 复制及靶细胞内的能量合成和能量衰竭,亦可通过抑制线粒体呼吸功能实现其毒性作用而加重缺血脑组织的损害。

4.兴奋性氨基酸毒性作用

兴奋性氨基酸(EAA)是广泛存在于哺乳动物中枢神经系统的正常兴奋性神经递质,参与传递兴奋性信息,同时又是一种神经毒素,以谷氨酸(Glu)和天冬氨酸(Asp)为代表。脑缺血使物质转化(尤其是氧和葡萄糖)发生障碍,使维持离子梯度所必需的能量衰竭和生成障碍。因为能量缺乏,膜电位消失,细胞外液中谷氨酸异常增高导致神经元、血管内皮细胞和神经胶质细胞持续去极化,并有谷氨酸从突触前神经末梢释放。胶质细胞和神经元对神经递质的再摄取一般均需耗能,神经末梢释放的谷氨酸发生转运和再摄取障碍,导致细胞间隙 EAA 异常堆积,产生神经毒性作用。EAA 毒性可以直接导致急性细胞死亡,也可通过其他途径导致细胞凋亡。

5.炎症细胞因子损害

脑缺血后炎症级联反应是一种缺血区内各种细胞相互作用的动态过程,是造成脑缺血后的第 2 次损伤。在脑缺血后,由于缺氧及自由基增加等因素均可通过诱导相关转录因子合成,淋巴细胞、内皮细胞、多形核白细胞和巨噬细胞、小胶质细胞以及星形胶质细胞等一些具有免疫活性的细胞均能产生细胞因子,如肿瘤坏死因子(TNF-α)、血小板活化因子(PAF)、白细胞介素(IL)系列、转化生长因子(TGF)-$β_1$ 等,细胞因子对白细胞又有趋化作用,诱导内皮细胞表达细胞间黏附分子(ICAM-1)、P-选择素等黏附分子,白细胞通过其毒性产物、巨噬细胞作用和免疫反应加重缺血性损伤。

6.凋亡调控基因的激活

细胞凋亡是由体内外某种信号触发细胞内预存的死亡程序而导致的以细胞 DNA 早期降解为特征的主动性自杀过程。细胞凋亡在形态学和生化特征上表现为细胞皱缩,细胞核染色质浓缩,DNA 片段化,而细胞的膜结构和细胞器仍完整。脑缺血后,神经元生存的内外环境均发生变化,多种因素如过量的谷氨酸受体的激活、氧自由基释放和细胞内 Ca^{2+} 超载等,通过激活与调控凋亡相关基因、启动细胞死亡信号转导通路,最终导致细胞凋亡。缺血性脑损伤所致的细胞凋亡可分 3 个阶段:信号传递阶段、中央调控阶段和结构改变阶段。

7.缺血半暗带功能障碍

缺血半暗带(IP)是无灌注的中心(坏死区)和正常组织间的移行区。IP 是不完全梗死,其组织结构存在,但有选择性神经元损伤。围绕脑梗死中心的缺血性脑组织的电活动中止,但保持正常的离子平衡和结构上的完整。假如再适当增加局部脑血流量,至少在急性阶段突触传递能完全恢复,即 IP 内缺血性脑组织的功能是可以恢复的。缺血半暗带是兴奋性细胞毒性、梗死周围去极化、炎症反应、细胞凋亡起作用的地方,使该区迅速发展成梗死灶。缺血半暗带的最初损害表现为功能障碍,有独特的代谢紊乱。主要表现在葡萄糖代谢和脑氧代谢两方面。①当血流速度下降时,蛋白质合成抑制,启动无氧糖酵解、神经递质释放和能量代谢紊乱。②急性脑缺血缺氧时,神经元和神经胶质细胞由于能量缺乏、K^+ 释放和谷氨酸在细胞外积聚而去极化,缺血中心区的细胞只去极化而不复极;而缺血半暗带的细胞以能量消耗为代价可复极,如果细胞外的 K^+ 和谷氨酸增加,这些细胞也只去极化,随着去极化细胞数量的增大,梗死灶范围也不断扩大。

尽管对缺血性脑血管疾病一直进行着研究,但对其病理生理机制尚不够深入,希望随着中西医结合对缺血性脑损伤治疗的研究进展,其发病机制也随之更深入地阐明,从而更好地为临床和理论研究服务。

二、病理

动脉闭塞 6 h 以内脑组织改变尚不明显,属可逆性,8~48 h 缺血最重的中心部位发生软化,并出现脑组织肿胀、变软,灰白质界限不清。若病变范围扩大、脑组织高度肿胀时,可向对侧移位,甚至形成脑疝。镜下见组织结构不清,神经细胞及胶质细胞坏死,毛细血管轻度扩张,周围可见液体和红细胞渗出,此期为坏死期。动脉阻塞 2~3 d,特别是 7~14 d,脑组织开始液化,脑组织水肿明显,病变区明显变软,神经细胞消失,吞噬细胞大量出现,星形胶质细胞增生。该期为软化期。3~4 周液化的坏死组织被吞噬和移走,胶质增生,小病灶形成胶质瘢痕,大病灶形成中风囊。该期称恢复期,可持续数月至 1~2 年。上述病理改变称白色梗死。少数梗死区,由于血管丰富,于再灌流时可继发出血,呈现出血性梗死或称红色梗死。

三、临床表现

(一)症状与体征

患者多在 50 岁以后发病,常伴有高血压;多在睡眠中发病,醒来才发现肢体偏瘫。部分患者先有头昏、头痛、眩晕、肢体麻木、无力等短暂性脑缺血发作的前驱症状,多数经数小时甚至 1~2 d 症状达高峰,通常意识清楚,但大面积脑梗死或基底动脉闭塞可有意识障碍,甚至发生脑疝等危重症状。神经系统定位体征视脑血管闭塞的部位及梗死的范围而定。

(二)临床分型

有的根据病情程度分型,若完全性缺血性中风,系指起病 6 h 内病情即达高峰,一般较重,可有意识障碍。还有的根据病程进展分型,若进展型缺血性中风,则指局限性脑缺血逐渐进展,数天内呈阶梯式加重。

1.按病程和病情分型

(1)进展型:局限性脑缺血症状逐渐加重,呈阶梯式加重,可持续 6 h 至数天。

(2)缓慢进展型:在起病后 1~2 周症状仍逐渐加重,血栓逐渐发展,脑缺血和脑水肿的范围继续扩大,症状由轻变重,直到出现对侧偏瘫、意识障碍,甚至发生脑疝,类似颅内肿瘤,又称类脑瘤型。

(3)大块梗死型:又称暴发型,如颈内动脉或大脑中动脉主干等较大动脉的急性脑血栓形成,往往症状出现快,伴有明显脑水肿、颅内压增高,患者头痛、呕吐、病灶对侧偏瘫,常伴意识障碍,很快进入昏迷,有时发生脑疝,类似脑出血,又称类脑出血型。

(4)可逆性缺血性神经功能缺损:此型患者症状、体征持续超过24 h,但在2～3周内完全恢复,不留后遗症。病灶多数发生于大脑半球半卵圆中心,可能是由于该区尤其是非优势半球侧侧支循环迅速而充分地代偿,缺血尚未导致不可逆的神经细胞损害,也可能是一种较轻的梗死。

2.OCSP 分型

OCSP 分型即英国牛津郡社区脑卒中研究规划的分型。

(1)完全前循环梗死(TACI):表现为三联征,即完全大脑中动脉(MCA)综合征的表现。①大脑高级神经活动障碍(意识障碍、失语、失算、空间定向力障碍等);②同向偏盲;③对侧三个部位(面、上肢和下肢)较严重的运动和/或感觉障碍。多为 MCA 近段主干,少数为颈内动脉虹吸段闭塞引起的大面积脑梗死。

(2)部分前循环梗死(PACI):有以上三联征中的两个,或只有高级神经活动障碍,或感觉运动缺损较 TACI 局限。提示是 MCA 远段主干、各级分支或 ACA 及分支闭塞引起的中、小梗死。

(3)后循环梗死(POCI):表现为各种不同程度的椎-基底动脉综合征——可表现为同侧脑神经瘫痪及对侧感觉运动障碍;双侧感觉运动障碍;双眼协同活动及小脑功能障碍,无长束征或视野缺损等。为椎-基底动脉及分支闭塞引起的大小不等的脑干、小脑梗死。

(4)腔隙性梗死(LACI):表现为腔隙综合征,如纯运动性偏瘫、纯感觉性脑卒中、共济失调性轻偏瘫、手笨拙-构音不良综合征等。大多是基底节或脑桥小穿支病变引起的小腔隙灶。

OCSP 分型方法简便,更加符合临床实际的需要,临床医师不必依赖影像或病理结果即可对急性脑梗死迅速分出亚型,并作出有针对性的处理。

(三)临床综合征

1.颈内动脉闭塞综合征

颈内动脉闭塞综合征指颈内动脉血栓形成,主干闭塞。病史中可有头痛、头晕、晕厥、半身感觉异常或轻偏瘫;病变对侧有偏瘫、偏身感觉障碍和偏盲;可有精神症状,严重时有意识障碍;病变侧有视力减退,有的还有视神经乳头萎缩;病灶侧有 Horner 综合征;病灶侧颈动脉搏动减弱或消失;优势半球受累可有失语,非优势半球受累可出现体象障碍。

2.大脑中动脉闭塞综合征

大脑中动脉闭塞综合征指大脑中动脉血栓形成,大脑中动脉主干闭塞,引起病灶对侧偏瘫、偏身感觉障碍和偏盲,优势半球受累还有失语。累及非优势半球可有失用、失认和体象障碍等顶叶症状。病灶广泛,可引起脑肿胀,甚至死亡。

(1)皮质支闭塞:引起病灶对侧偏瘫、偏身感觉障碍,面部及上肢重于下肢,优势半球病变有运动性失语,非优势半球病变有体象障碍。

(2)深穿支闭塞:出现对侧偏瘫和偏身感觉障碍,优势半球病变可出现运动性失语。

3.大脑前动脉闭塞综合征

大脑前动脉闭塞综合征指大脑前动脉血栓形成,大脑前动脉主干闭塞。在前交通动脉以前发生阻塞时,因为病损脑组织可通过对侧前交通动脉得到血供,故不出现临床症状;在前交通动脉分出之后阻塞时,可出现对侧中枢性偏瘫,以面瘫和下肢瘫为重,可伴轻微偏身感觉障碍;并可有排尿障碍(旁中央小叶受损);精神障碍(额极与胼胝体受损);强握及吸吮反射(额叶受损)等。

(1)皮质支闭塞:引起对侧下肢运动及感觉障碍;轻微共济运动障碍;排尿障碍和精神障碍。

(2)深穿支闭塞:引起对侧中枢性面、舌及上肢瘫。

4.大脑后动脉闭塞综合征

大脑后动脉闭塞综合征指大脑后动脉血栓形成。约有70%的患者两条大脑后动脉来自基底动脉,并有后交通动脉与颈内动脉联系交通。有20%～25%的人一条大脑后动脉来自基底动脉,另一条来自颈内动脉;其余的人中,两条大脑后动脉均来自颈内动脉。

大脑后动脉供应颞叶的后部和基底面、枕叶的内侧及基底面,并发出丘脑膝状体及丘脑穿动脉供应丘脑血液。

(1)主干闭塞:引起对侧同向性偏盲,上部视野受损较重,黄斑回避(黄斑视觉皮质代表区为大脑中、后动脉双重血液供应,故黄斑视力不受累)。

(2)中脑水平大脑后动脉起始处闭塞:可见垂直性凝视麻痹、动眼神经麻痹、眼球垂直性歪扭斜视。

(3)双侧大脑后动脉闭塞:有皮质盲、记忆障碍(累及颞叶)、不能识别熟悉面孔(面容失认症)、幻视和行为综合征。

(4)深穿支闭塞:丘脑穿动脉闭塞则引起红核丘脑综合征,病侧有小脑性共济失调,意向性震颤。舞蹈样不自主运动和对侧感觉障碍。丘脑膝状体动脉闭塞则引起丘脑综合征,病变对侧偏身感觉障碍(深感觉障碍较浅感觉障碍为重),病变对侧偏身自发性疼痛。轻偏瘫,共济失调和舞蹈-手足徐动症。

5.椎-基底动脉闭塞综合征

椎-基底动脉闭塞综合征指椎-基底动脉血栓形成。椎-基底动脉实为一连续的脑血管干并有着共同的神经支配,无论是结构、功能还是临床病症的表现,两侧互为影响,实难予以完全分开,故常总称为"椎-基底动脉系疾病"。

(1)基底动脉主干闭塞综合征:指基底动脉主干血栓形成。发病虽然不如脑桥出血那么急,但病情常迅速恶化,出现眩晕、呕吐、四肢瘫痪、共济失调、昏迷和高热等。大多数在短期内死亡。

(2)双侧脑桥正中动脉闭塞综合征:指双侧脑桥正中动脉血栓形成,为典型的闭锁综合征,表现为四肢瘫痪、假性延髓性麻痹、双侧周围性面瘫、双眼球外展麻痹、两侧的侧视中枢麻痹。但患者意识清楚,视力、听力和眼球垂直运动正常,所以,患者通过听觉、视觉和眼球上下运动表示意识和交流。

(3)基底动脉尖综合征:基底动脉尖分出两对动脉——小脑上动脉和大脑后动脉,分支供应中脑、丘脑、小脑上部、颞叶内侧及枕叶。血栓性闭塞多发生于基底动脉中部,栓塞性病变通常发生在基底动脉尖。栓塞性病变导致眼球运动及瞳孔异常,表现为单侧或双侧动眼神经部分或完全麻痹、眼球上视不能(上丘受累)、光反射迟钝而调节反射存在(顶盖前区病损)、一过性或持续性意识障碍(中脑或丘脑网状激活系统受累)、对侧偏盲或皮质盲(枕叶受累)、严重记忆障碍(颞叶内侧受累)。如果是中老年人突发意识障碍又较快恢复,有瞳孔改变、动眼神经麻痹、垂直注视障碍、无明显肢体瘫痪和感觉障碍应想到该综合征的可能。如果还有皮质盲或偏盲、严重记忆障碍更支持本综合征的诊断,需做头部 CT 或 MRI 检查,若发现有双侧丘脑、枕叶、颞叶和中脑病灶则可确诊。

(4)中脑穿动脉综合征:指中脑穿动脉血栓形成,亦称 Weber 综合征,病变位于大脑脚底,损害锥体束及动眼神经,引起病灶侧动眼神经麻痹和对侧中枢性偏瘫。中脑穿动脉闭塞还可引起 Benedikt 综合征,累及动眼神经髓内纤维及黑质,引起病灶侧动眼神经麻痹及对侧锥体外系症状。

(5)脑桥支闭塞综合征:指脑桥支血栓形成引起的 Millard-Gubler 综合征,病变位于脑桥的腹外侧部,累及展神经核和面神经核以及锥体束,引起病灶侧眼球外直肌麻痹、周围性面神经麻痹和对侧中枢性偏瘫。

(6)内听动脉闭塞综合征:指内听动脉血栓形成(内耳卒中)。内耳的内听动脉有两个分支,较大的耳蜗动脉供应耳蜗及前庭迷路下部;较小的耳蜗动脉供应前庭迷路上部,包括水平半规管及椭圆囊斑。由于口径较小的前庭动脉缺乏侧支循环,以致前庭迷路上部对缺血选择性敏感,故迷路缺血常出现严重眩晕、恶心呕吐。若耳蜗支同时受累则有耳鸣、耳聋。耳蜗支单独梗死则会突发耳聋。

(7)小脑后下动脉闭塞综合征:指小脑后下动脉血栓形成,也称 Wallenberg 综合征。表现为急性起病的头晕、眩晕、呕吐(前庭神经核受损)、交叉性感觉障碍,即病侧面部感觉减退、对侧肢体痛觉、温度觉障碍(病侧三叉神经脊束核及对侧交叉的脊髓丘脑束受损),同侧 Horner 综合征(下行交感神经纤维受损),同侧小脑性共济失调(绳状体或小脑受损),声音嘶哑、吞咽困难(疑核受损)。小脑后下动脉常有解剖变异,常见不典型临床表现。

四、辅助检查

(一)影像学检查

1.胸部 X 线检查

了解心脏情况及肺部有无感染和肿瘤等。

2.CT 检查

不仅可确定梗死的部位及范围,而且可明确是单发还是多发。在缺血性脑梗死发病 12~24 h 内,CT 常没有明显的阳性表现。梗死灶最初表现为不规则的稍低密度区,病变与血管分布区一致。常累及基底节区,如为多发灶,亦可连成一片。病灶大、水肿明显时可有占位效应。在发病后 2~5 d,病灶边界清晰,呈楔形或扇形等。1~2 周,水肿消失,边界更清,密度更低。发病第 2 周,可出现梗死灶边界不清楚,边缘出现等密度或稍低密度,即模糊效应;在增强扫描后往往呈脑回样增强,有助于诊断。4~5 周,部分小病灶可消失,而大片状梗死灶密度进一步降低和囊变,后者 CT 值接近脑脊液。

在基底节和内囊等处的小梗死灶(一般在 15 mm 以内)称为腔隙性脑梗死,病灶亦可发生在脑室旁深部白质、丘脑及脑干。

在 CT 排除脑出血并证实为脑梗死后,CT 血管成像(CTA)对探测颈动脉及其各主干分支的狭窄准确性较高。

3.MRI 检查

对病灶较 CT 敏感性、准确性更高的一种检测方法,其无辐射、无骨伪迹、更易早期发现小脑、脑干等部位的梗死灶,并于脑梗死后 6 h 左右便可检测到由于细胞毒性水肿造成 T_1 和 T_2 加权延长引起的 MRI 信号变化。近年来除常规应用 SE 法的 T_1 和 T_2 加权以影像对比度原理诊断外,更需采用功能性磁共振成像,如弥散成像(DWI)和表观弥散系数、液体衰减反转恢复序列

（FLAIR）等进行水平位和冠状位检查，往往在脑缺血发生后经 1～1.5 h 便可发现脑组织水含量增加引起的 MRI 信号变化，并随即可进一步行磁共振血管成像（MRA）、CT 血管成像（CTA）或数字减影血管造影（DSA）以了解梗死血管部位，为超早期施行动脉内介入溶栓治疗创造条件，有时还可发现血管畸形等非动脉硬化性血管病变。

（1）超早期：脑梗死临床发病后 1 h 内，DWI 便可描出高信号梗死灶，ADC 序列显示暗区。实际上 DWI 显示的高信号灶仅是血流低下引起的缺血灶。随着缺血的进一步进展，DWI 从高信号渐转为等信号或低信号，病灶范围渐增大；PWI、FLAIR 及 T_2WI 均显示高信号病灶区。值得注意的是，DWI 对超早期脑干缺血性病灶，在水平位不易发现，而往往在冠状位可清楚显示。

（2）急性期：血-脑屏障尚未明显破坏，缺血区有大量水分子聚集，T_1WI 和 T_2WI 明显延长，T_1WI 呈低信号，T_2WI 呈高信号。

（3）亚急性期及慢性期：由于正血红铁蛋白游离，T_1WI 呈边界清楚的低信号，T_2WI 和 FLAIR 均呈高信号；迨至病灶区水肿消除，坏死组织逐渐产生，囊性区形成，乃至脑组织萎缩，FLAIR 呈低信号或低信号与高信号混杂区，中线结构移向病侧。

（二）脑脊液检查

脑梗死患者脑脊液检查一般正常，大块梗死型患者可有压力增高和蛋白含量增高；出血性梗死时可见红细胞。

（三）经颅多普勒超声

TCD 是诊断颅内动脉狭窄和闭塞的手段之一，对脑底动脉严重狭窄（＞65%）的检测有肯定的价值。局部脑血流速度改变与频谱图形异常是脑血管狭窄最基本的 TCD 改变。三维 B 超检查可协助发现颈内动脉粥样硬化斑块的大小和厚度，有没有管腔狭窄及严重程度。

（四）心电图检查

进一步了解心脏情况。

（五）血液学检查

（1）血常规、血沉、抗"O"和凝血功能检查：了解有无感染征象、活动风湿和凝血功能情况。

（2）血糖：了解有无糖尿病。

（3）血清脂质：包括总胆固醇和甘油三酯有无增高。

（4）脂蛋白：低密度脂蛋白胆固醇（LDL-C）由极低密度脂蛋白胆固醇（VLDL-C）转化而来。通常情况下，LDL-C 从血浆中清除，其所含胆固醇酯由脂肪酸水解，当体内 LDL-C 显著升高时，LDL-C 附着到动脉的内皮细胞与 LDL 受体结合，而易被巨噬细胞摄取，沉积在动脉内膜上形成动脉硬化。有一组报道正常人组 LDL-C（2.051±0.853）mmol/L，脑梗死患者组为（3.432±1.042）mol/L。

（5）载脂蛋白 B：载脂蛋白 B（ApoB）是血浆低密度脂蛋白（LDL）和极低密度脂蛋白（VLDL）的主要载脂蛋白，其含量能精确反映出 LDL 的水平，与动脉粥样硬化（AS）的发生关系密切。在 AS 的硬化斑块中，胆固醇并不是孤立地沉积于动脉壁上，而是以 LDL 整个颗粒形成沉积物；ApoB 能促进沉积物与氨基多糖结合成复合物，沉积于动脉内膜上，从而加速 AS 形成。对总胆固醇（TC）、LDL-C 均正常的脑血栓形成患者，ApoB 仍然表现出较好的差别性。

ApoA-I 的主要生物学作用是激活卵磷脂胆固醇转移酶，此酶在血浆胆固醇（Ch）酯化和 HDL 成熟（即 HDL→HDL_2→HDL_3）过程中起着极为重要的作用。ApoA-I 与 HDL_2 可逆结合以完成 Ch 从外周组织转移到肝脏。因此，ApoA-I 显著下降时，可形成 AS。

(6)血小板聚集功能:近些年来的研究提示血小板聚集功能亢进参与体内多种病理反应过程,尤其是对缺血性脑血管疾病的发生、发展和转归起重要作用。血小板最大聚集率(PMA)、解聚型出现率(PDC)和双相曲线型出现率(PBC),发现缺血型脑血管疾病 PMA 显著高于对照组,PDC 明显低于对照组。

(7)血栓烷 A_2 和前列环素:许多文献强调花生四烯酸(AA)的代谢产物在影响脑血液循环中起着重要作用,其中血栓烷 A_2(TXA$_2$)和前列环素(PGI$_2$)的平衡更引人注目。脑组织细胞和血小板等质膜有丰富的不饱和脂肪酸,脑缺氧时,磷脂酶 A_2 被激活,分解膜磷脂使 AA 释放增加。后者在环氧化酶的作用下血小板和血管内皮细胞分别生成 TXA$_2$ 和 PGI$_2$。TXA$_2$ 和 PGI$_2$ 水平改变在缺血性脑血管疾病的发生上是原发还是继发的问题,目前还不清楚。TXA$_2$ 大量产生,PGI$_2$ 的生成受到抑制,使正常情况下 TXA$_2$ 与 PGI$_2$ 之间的动态平衡受到破坏。TXA$_2$ 强烈的缩血管和促进血小板聚集作用因失去对抗而占优势,对于缺血性低灌流的发生起着重要作用。

(8)血液流变学:缺血性脑血管疾病全血黏度、血浆比黏度、血细胞比容升高,血小板电泳和红细胞电泳时间延长。通过对脑血管疾病进行 133 例脑血流(CBF)测定,并将黏度相关的几个变量因素与 CBF 做了统计学处理,发现全部患者的 CBF 均低于正常,证实了血液黏度因素与 CBF 的关系。有学者把血液流变学各项异常作为脑梗死的危险因素之一。

红细胞表面带有负电荷,其所带电荷越少,电泳速度就越慢。有一组报道示脑梗死组红细胞电泳速度明显慢于正常对照组,说明急性脑梗死患者红细胞表面电荷减少,聚集性强,可能与动脉硬化性脑梗死的发病有关。

五、诊断与鉴别诊断

(一)诊断
(1)血栓形成性脑梗死为中年以后发病。

(2)常伴有高血压。

(3)部分患者发病前有 TIA 史。

(4)常在安静休息时发病,醒后发现症状。

(5)症状、体征可归为某一动脉供血区的脑功能受损,如病灶对侧偏瘫、偏身感觉障碍和偏盲,优势半球病变还有语言功能障碍。

(6)多无明显头痛、呕吐和意识障碍。

(7)大面积脑梗死有颅内高压症状,头痛、呕吐或昏迷,严重时发生脑疝。

(8)脑脊液检查多属正常。

(9)发病经 12～48 h CT 出现低密度灶。

(10)MRI 检查可更早发现梗死灶。

(二)鉴别诊断
1.脑出血

血栓形成性脑梗死和脑出血均为中老年人多见的急性起病的脑血管疾病,必须进行 CT/MRI检查予以鉴别。

2.脑栓塞

血栓形成性脑梗死和脑栓塞同属脑梗死范畴,且均为急性起病,后者多有心脏病病史,或有其他肢体栓塞史,心电图检查可发现心房颤动等,以供鉴别诊断。

3.颅内占位性病变

少数颅内肿瘤、慢性硬膜下血肿和脑脓肿患者可以突然发病,表现局灶性神经功能缺失症状,而易与脑梗死相混淆。但颅内占位性病变常有颅内高压症状和逐渐加重的临床经过,颅脑CT对鉴别诊断有确切的价值。

4.脑寄生虫病

如脑囊虫病、脑型血吸虫病,也可在癫痫发作后,急性起病偏瘫。寄生虫的有关免疫学检查和神经影像学检查可帮助鉴别。

六、治疗

欧洲脑卒中组织(ESO)缺血性脑卒中和短暂性脑缺血发作处理指南[欧洲脑卒中促进会(EUSI),2008年]推荐所有急性缺血性脑卒中患者都应在卒中单元内接受以下治疗。

(一)溶栓治疗

理想的治疗方法是在缺血组织出现坏死之前,尽早清除栓子,早期使闭塞脑血管再开通和缺血区的供血重建,以减轻神经组织的损害,正因为如此,溶栓治疗脑梗死一直引起人们的广泛关注。国外早在1958年即有溶栓治疗脑梗死的报道,由于有脑出血等并发症,益处不大,溶栓疗法一度停止使用。近年来,由于溶栓治疗急性心肌梗死的患者取得了很大的成功,大大减少了心肌梗死的范围,死亡率下降20%～50%。溶栓治疗脑梗死又受到了很大的鼓舞。再者,CT扫描能及时排除颅内出血,可在早期或超早期进行溶栓治疗,因而提高了疗效和减少脑出血等并发症。

1.病例选择

(1)临床诊断符合急性脑梗死。

(2)头颅CT扫描排除颅内出血和大面积脑梗死。

(3)治疗前收缩压不宜>24.0 kPa(180 mmHg),舒张压不宜>14.7 kPa(110 mmHg)。

(4)无出血素质或出血性疾病。

(5)年龄>18岁及<75岁。

(6)溶栓最佳时机为发病后6 h内,特别是在3 h内。

(7)获得患者家属的书面知情同意。

2.禁忌证

(1)病史和体检符合蛛网膜下腔出血。

(2)CT扫描有颅内出血、肿瘤、动静脉畸形或动脉瘤。

(3)两次降压治疗后血压仍>24.0/14.7 kPa(180/110 mmHg)。

(4)过去30 d内有手术史或外伤史,3个月内有脑外伤史。

(5)病史有血液疾病、出血素质、凝血功能障碍或使用抗凝药物史,凝血酶原时间(PT)>15 s,部分凝血活酶时间(APTT)>40 s,国际标准化比值(INR)>1.4,血小板计数<100×10⁹/L。

(6)脑卒中发病时有癫痫发作的患者。

3.治疗时间窗

前循环脑卒中的治疗时间窗一般认为在发病后6 h内(使用阿替普酶为3 h内),后循环闭塞时的治疗时间窗适当放宽到12小时。这一方面是因为脑干对缺血耐受性更强,另一方面是由于后循环闭塞后预后较差,更积极的治疗有可能挽救患者的生命。许多研究者尝试放宽治疗时限,有认为脑梗死12～24 h内早期溶栓治疗有可能对少部分患者有效。但美国脑卒中协会

（ASA）和欧洲脑卒中促进会（EUSI）都赞同认真选择在缺血性脑卒中发作后 3 h 内早期恢复缺血脑的血流灌注，才可获得良好的转归。两个指南也讨论了超过治疗时间窗溶栓的效果，EUSI 的结论是目前仅能作为临床试验的组成部分。对于不能可靠地确定脑卒中发病时间的患者，包括睡眠觉醒时发现脑卒中发病的病例，两个指南均不推荐进行静脉溶栓治疗。

4.溶栓药物

（1）尿激酶：是从健康人新鲜尿液中提取分离，然后再进行高度精制而得到的蛋白质，没有抗原性，不引起变态反应。其溶栓特点为不仅溶解血栓表面，而且深入栓子内部，但对陈旧性血栓则难起作用。尿激酶是非特异性溶栓药，与纤维蛋白的亲和力差，常易引起出血并发症。尿激酶的剂量和疗程目前尚无统一标准，剂量波动范围也大。

静脉滴注法：尿激酶每次 100 万～150 万 U 溶于 0.9％氯化钠注射液 500～1 000 mL，静脉滴注，仅用 1 次。另外，还可每次尿激酶 20 万～50 万 U 溶于 0.9％氯化钠注射液 500 mL 中静脉滴注，每天 1 次，可连用 7～10 d。

动脉滴注法：选择性动脉给药有两种途径。一是超选择性脑动脉注射法，即经股动脉或肘动脉穿刺后，先进行脑血管造影，明确血栓所在的部位，再将导管插至颈动脉或椎-基底动脉的分支，直接将药物注入血栓所在的动脉或直接注入血栓处，达到较准确的选择性溶栓作用。在注入溶栓药后，还可立即再进行血管造影了解溶栓的效果。二是采用颈动脉注射法，常规颈动脉穿刺后，将溶栓药注入发生血栓的颈动脉，起到溶栓的效果。动脉溶栓尿激酶的剂量一般是 10 万～30 万 U，有学者报道药物剂量还可适当加大。但急性脑梗死取得疗效的关键是掌握最佳的治疗时间窗，才会取得更好的效果，治疗时间窗比给药途径更重要。

（2）阿替普酶（rt-PA）：rt-PA 是第一种获得美国食品药品监督管理局（FDA）批准的溶栓药，特异性作用于纤溶酶原，激活血块上的纤溶酶原，而对血液循环中的纤溶酶原亲和力小。因纤溶酶赖氨酸结合部位已被纤维蛋白占据，血栓表面的 α_2-抗纤溶酶作用很弱，但血中的纤溶酶赖氨酸结合部位未被占据，故可被 α_2-抗纤溶酶很快灭活。因此，rt-PA 优点为局部溶栓，很少产生全身抗凝、纤溶状态，而且无抗原性。但 rt-PA 半衰期短（3～5 min），而且血液循环中纤维蛋白原激活抑制物的活性高于 rt-PA，会有一定的血管再闭塞，故临床溶栓必须用大剂量连续静脉滴注。rt-PA 治疗剂量是 0.85～0.90 mg/kg，总剂量＜90 mg，10％的剂量先予静脉推注，其余 90％的剂量在 24 h 内静脉滴注。

美国（美国脑卒中学会、美国心脏病协会分会，2007）更新的《急性缺血性脑卒中早期治疗指南》指出，早期治疗的策略性选择，发病接诊的当时第一阶段医师能做的就是 3 件事：①评价患者。②诊断、判断缺血的亚型。③分诊、介入、外科或内科，0～3 h 的治疗只有一个就是静脉溶栓，而且推荐使用 rt-PA。

《中国脑血管病防治指南》（卫生部疾病控制司、中华医学会神经病学分会，2004）建议：①对经过严格选择的发病 3 h 内的急性缺血性脑卒中患者，应积极采用静脉溶栓治疗，首选阿替普酶（rt-PA），无条件采用 rt-PA 时，可用尿激酶替代。②发病 3～6 h 的急性缺血性脑卒中患者，可应用静脉尿激酶溶栓治疗，但选择患者应更严格。③对发病 6 h 以内的急性缺血性脑卒中患者，在有经验和有条件的单位，可以考虑进行动脉内溶栓治疗研究。④基底动脉血栓形成的溶栓治疗时间窗和适应证，可以适当放宽。⑤超过时间窗溶栓，不会提高治疗效果，且会增加再灌注损伤和出血并发症，不宜溶栓，恢复期患者应禁用溶栓治疗。

美国《急性缺血性脑卒中早期处理指南》（美国脑卒中学会、美国心脏病协会分会，2007）Ⅰ级建议:MCA 梗死小于 6 h 的严重脑卒中患者,动脉溶栓治疗是可以选择的,或可选择静脉内滴注 rt-PA;治疗要求患者处于一个有经验、能够立刻进行脑血管造影,且提供合格的介入治疗的脑卒中中心。鼓励相关机构界定遴选能进行动脉溶栓的个人标准。Ⅱ级建议:对于具有使用静脉溶栓禁忌证,诸如近期手术的患者,动脉溶栓是合理的。Ⅲ级建议:动脉溶栓的可获得性不应该一般地排除静脉内给 rt-PA。

(二)降纤治疗

降纤治疗可以降解血栓蛋白质,增加纤溶系统的活性,抑制血栓形成或促进血栓溶解。此类药物亦应早期应用,最好是在发病后 6 h 内,但没有溶栓药物严格,特别适应于合并高纤维蛋白原血症者。目前,国内纤溶药物种类很多,现介绍下面几种。

1.巴曲酶

巴曲酶又名东菱克栓酶,能分解纤维蛋白原,抑制血栓形成,促进纤溶酶的生成,而纤溶酶是溶解血栓的重要物质。巴曲酶的剂量和用法:第 1 d 10 BU,第 3 d 和第 5 d 各为 5～10 BU 稀释于 100～250 mL 0.9%氯化钠注射液中,静脉滴注 1 h 以上。对治疗前纤维蛋白原在 4 g/L 以上和突发性耳聋(内耳卒中)的患者,首次剂量为 15～20 BU,以后隔天 5 BU,疗程为 1 周,必要时可增至 3 周。

2.精纯溶栓酶

精纯溶栓酶又名注射用降纤酶,是以我国尖吻蝮蛇(又名五步蛇)的蛇毒为原料,经现代生物技术分离、纯化而精制的蛇毒制剂。本品为缬氨酸蛋白水解酶,能直接作用于血中的纤维蛋白 α-链释放出肽 A。此时生成的肽 A 血纤维蛋白体的纤维系统,诱发 t-PA 的释放,增加 t-PA 的活性,促进纤溶酶的生成,使已形成的血栓得以迅速溶解。本品不含出血毒素,因此很少引起出血并发症。剂量和用法:首次 10 U 稀释于 100 mL 0.9%氯化钠注射液中缓慢静脉滴注,第 2 d 10 U,第 3 d 5～10 U。必要时可适当延长疗程,1 次 5～10 U,隔天静脉滴注 1 次。

3.降纤酶

降纤酶曾用名蝮蛇抗栓酶、精纯抗栓酶和去纤酶。取材于东北白眉蝮蛇蛇毒,是单一成分蛋白水解酶。剂量和用法:急性缺血性脑卒中,首次 10 U 加入 0.9%氯化钠注射液 100～250 mL 中静脉滴注,以后每天或隔天 1 次,连用 2 周。

4.注射用纤溶酶

从蝮蛇蛇毒中提取纤溶酶并制成制剂,其原理是利用抗体最重要的生物学特性——抗体与抗原能特异性结合,即抗体分子只与其相应的抗原发生结合。纤溶酶单克隆抗体纯化技术,就是用纤溶酶抗体与纤溶酶进行特异性结合,从而达到分离纯化纤溶酶,同时去除蛇毒中的出血毒素和神经毒。剂量和用法:对急性脑梗死(发病后 72 h 内)第 1～3 d 每次 300 U 加入 5%葡萄糖注射液或 0.9%氯化钠注射液 250 mL 中静脉滴注,第 4～14 d 每次 100～300 U。

5.安康乐得

安康乐得是马来西亚一种蝮蛇毒液的提纯物,是一种蛋白水解酶,能迅速有效地降低血纤维蛋白原,并可裂解纤维蛋白肽 A,导致低纤维蛋白血症。剂量和用法:2～5 AU/kg,溶于 250～500 mL 0.9%氯化钠注射液中,6～8 h 静脉滴注完,每天 1 次,连用 7 d。

《中国脑血管病防治指南》建议:①脑梗死早期(特别是 12 h 以内)可选用降纤治疗,高纤维蛋白血症更应积极降纤治疗。②应严格掌握适应证和禁忌证。

(三)抗血小板聚集药

抗血小板聚集药又称血小板功能抑制剂。随着对血栓性疾病发生机制认识的加深,发现血小板在血栓形成中起着重要的作用。近年来,抗血小板聚集药在预防和治疗脑梗死方面越来越引起人们的重视。

抗血小板聚集药主要包括血栓烷 A_2 抑制剂(阿司匹林)、ADP 受体拮抗剂(噻氯匹啶、氯吡格雷)、磷酸二酯酶抑制剂(双嘧达莫)、糖蛋白(GP)Ⅱb/Ⅲa 受体拮抗剂和其他抗血小板药物。

1.阿司匹林

阿司匹林是一种强效的血小板聚集抑制剂。阿司匹林抗栓作用的机制,主要是基于对环氧化酶的不可逆性抑制,使血小板内花生四烯酸转化为血栓烷 A_2(TXA_2)受阻,因为 TXA_2 可使血小板聚集和血管平滑肌收缩。在脑梗死发生后,TXA_2 可增加脑血管阻力、促进脑水肿形成。小剂量阿司匹林,可以最大限度地抑制 TXA_2 和最低限度地影响前列环素(PGI_2),从而达到比较理想的效果。国际脑卒中实验协作组和 CAST 协作组两项非盲法随机干预研究表明,脑卒中发病后 48 h 内应用阿司匹林是安全有效的。

阿司匹林预防和治疗缺血性脑卒中效果的不恒定,可能与用药剂量有关。有些研究者认为每天给75～325 mg 最为合适。有学者分别给患者口服阿司匹林每天 50 mg、100 mg、325 mg 和 1 000 mg,进行比较,发现 50 mg/d 即可完全抑制 TXA_2 生成,出血时间从5.03分钟延长到6.96 min,100 mg/d 出血时间7.78分钟,但 1 000 mg/d 反而缩减至 6.88 min。也有人观察到口服阿司匹林 45 mg/d,尿内 TXA_2 代谢产物能被抑制 95%,而尿内 PGI_2 代谢产物基本不受影响;每天 100 mg,则尿内 TXA_2 代谢产物完全被抑制,而尿内 PGI_2 代谢产物保持基线的 25%～40%;若用 1 000 mg/d,则上述两项代谢产物完全被抑制。根据以上实验结果和临床体会提示,阿司匹林每天 100～150 mg 最为合适,既能达到预防和治疗的目的,又能避免发生不良反应。

《中国脑血管病防治指南》建议:①多数无禁忌证的未溶栓患者,应在脑卒中后尽早(最好 48 h 内)开始使用阿司匹林。②溶栓患者应在溶栓 24 h 后,使用阿司匹林或阿司匹林与双嘧达莫缓释剂的复合制剂。③阿司匹林的推荐剂量为 150～300 mg/d,分 2 次服用,2～4 周改为预防剂量(50～150 mg/d)。

2.氯吡格雷

由于噻氯匹啶有明显的不良反应,已基本被淘汰,被第 2 代 ADP 受体拮抗剂氯吡格雷所取代。氯吡格雷和噻氯匹啶一样对 ADP 诱导的血小板聚集有较强的抑制作用,对花生四烯酸、胶原、凝血酶、肾上腺素和血小板活化因子诱导的血小板聚集也有一定的抑制作用。与阿司匹林不同的是,它们对 ADP 诱导的血小板第Ⅰ相和第Ⅱ相的聚集均有抑制作用,且有一定的解聚作用。它还可以与红细胞膜结合,降低红细胞在低渗溶液中的溶解倾向,改变红细胞的变形能力。

氯吡格雷和阿司匹林均可作为治疗缺血性脑卒中的一线药物,多项研究都说明氯吡格雷的效果优于阿司匹林。氯吡格雷与阿司匹林合用防治缺血性脑卒中,比单用效果更好。氯吡格雷可用于预防颈动脉粥样硬化高危患者急性缺血事件。有文献报道23 例颈动脉狭窄患者,在颈动脉支架置入术前常规服用阿司匹林 100 mg/d,介入治疗前晚给予负荷剂量氯吡格雷 300 mg,术后服用氯吡格雷 75 mg/d,3 个月后经颈动脉彩超发现,新生血管内皮已完全覆盖支架,无血管闭塞和支架内再狭窄。

氯吡格雷的使用剂量为每次 50～75 mg,每天 1 次。它的不良反应与阿司匹林比较,发生胃肠道出血的风险明显降低,发生腹泻和皮疹的风险略有增加,但明显低于噻氯匹啶。主要不良反应有头昏、头胀、恶心、腹泻,偶有出血倾向。氯吡格雷禁用于对本品过敏者及近期有活动性出血者。

3.双嘧达莫

双嘧达莫又名潘生丁,通过抑制磷酸二酯酶活性,阻止环腺苷酸(cAMP)的降解,提高血小板 cAMP 的水平,具有抗血小板黏附聚集的能力。双嘧达莫已作为预防和治疗冠心病、心绞痛的药物,而用于防治缺血性脑卒中的效果仍有争议。欧洲脑卒中预防研究(ESPS)大宗 RCT 研究认为双嘧达莫与阿司匹林联合防治缺血性脑卒中,疗效是单用阿司匹林或双嘧达莫的 2 倍,并不会导致更多的出血不良反应。

美国 FDA 最近批准了阿司匹林和双嘧达莫复方制剂用于预防脑卒中。这一复方制剂每片含阿司匹林 50 mg 和缓释双嘧达莫 400 mg。一项单中心大规模随机试验发现,与单用小剂量阿司匹林比较,这种复方制剂可使脑卒中发生率降低 22%,但这项资料的价值仍有争论。

双嘧达莫的不良反应轻而短暂,长期服用可有头痛、头晕、呕吐、腹泻、面红、皮疹和皮肤瘙痒等。

4.血小板糖蛋白(glycoprotein,GP)Ⅱb/Ⅲa 受体拮抗剂

GPⅡb/Ⅲa 受体拮抗剂是一种新型抗血小板药,其通过阻断 GPⅡb/Ⅲa 受体与纤维蛋白原配体的特异性结合,有效抑制各种血小板激活剂诱导的血小板聚集,进而防止血栓形成。GPⅡb/Ⅲa 受体是一种血小板膜蛋白,是血小板活化和聚集反应的最后通路。GPⅡb/Ⅲa 受体拮抗剂能完全抑制血小板聚集反应,是作用最强的抗血小板药。

GPⅡb/Ⅲa 受体拮抗剂分 3 类,即抗体类如阿昔单抗、肽类如依替巴肽和非肽类如替罗非班。这 3 种药物均获美国 FDA 批准应用。

该药还能抑制动脉粥样硬化斑块的其他成分,对预防动脉粥样硬化和修复受损血管壁起重要作用。GPⅡb/Ⅲa 受体拮抗剂在缺血性脑卒中二级预防中的剂量、给药途径、时间、监护措施以及安全性等目前仍在探讨之中。

有报道对于阿替普酶(rt-PA)溶栓和球囊血管成形术机械溶栓无效的大血管闭塞和急性缺血性脑卒中患者,GPⅡb/Ⅲa 受体拮抗剂能够提高治疗效果。阿昔单抗的抗原性虽已减低,但仍有部分患者可引起变态反应。

5.西洛他唑

西洛他唑又名培达,可抑制磷酸二酯酶(PDE),特别是 PDEⅢ,提高 cAMP 水平,从而起到扩张血管和抗血小板聚集的作用,常用剂量为每次 50~100 mg,每天 2 次。

为了检测西洛他唑对颅内动脉狭窄进展的影响,Kwan 进行了一项多中心双盲随机与安慰剂对照研究,将 135 例大脑中动脉 M1 段或基底动脉狭窄有急性症状者随机分为两组,一组接受西洛他唑200 mg/d 治疗,另一组给予安慰剂治疗,所有患者均口服阿司匹林 100 mg/d,在进入试验和 6 个月后分别做 MRA 和 TCD 对颅内动脉狭窄程度进行评价。主要转归指标为 MRA上有症状颅内动脉狭窄的进展,次要转归指标为临床事件和 TCD 的狭窄进展。西洛他唑组,45 例有症状颅内动脉狭窄者中有 3 例(6.7%)进展、11 例(24.4%)缓解;而安慰剂组 15 例(28.8%)进展、8 例(15.4%)缓解,两组差异有显著性意义。

有症状颅内动脉狭窄是一个动态变化的过程,西洛他唑有可能防止颅内动脉狭窄的进展。西洛他唑的不良反应可有皮疹、头晕、头痛、心悸、恶心、呕吐,偶有消化道出血、尿路出血等。

6.三氟柳

三氟柳的抗血栓形成作用是通过干扰血小板聚集的多种途径实现的,如不可逆性抑制环氧化酶(COX)和阻断血栓素 A_2(TXA$_2$)的形成。三氟柳抑制内皮细胞 COX 的作用极弱,不影响前列腺素合成。另外,三氟柳及其代谢产物 2-羟基-4-三氟甲基苯甲酸可抑制磷酸二酯酶,增加血小板和内皮细胞内 cAMP 的浓度,增强血小板的抗聚集效应,该药应用于人体时不会延长出血时间。

有研究将 2 113 例 TIA 或脑卒中患者随机分组,进行三氟柳(600 mg/d)或阿司匹林(325 mg/d)治疗,平均随访 30.1 个月,主要转归指标为非致死性缺血性脑卒中、非致死性心肌梗死和血管性疾病死亡的联合终点,结果两组联合终点发生率、各个终点事件发生率和存活率均无明显差异,三氟柳组出血性事件发生率明显低于阿司匹林组。

7.沙格雷酯

沙格雷酯又名安步乐克,是 5-HT$_2$ 受体阻滞剂,具有抑制由 5-HT 增强的血小板聚集作用和由 5-HT 引起的血管收缩的作用,增加被减少的侧支循环血流量,改善周围循环障碍等。口服沙格雷酯后 1～5 h 即有抑制血小板的聚集作用,可持续 4～6 h。口服每次 100 mg,每天 3 次。不良反应较少,可有皮疹、恶心、呕吐和胃部灼热感等。

8.曲克芦丁

曲克芦丁又名维脑路通,能抑制血小板聚集,防止血栓形成,同时能对抗 5-HT、缓激肽引起的血管损伤,增加毛细血管抵抗力,降低毛细血管通透性等。每次 200 mg,每天 3 次,口服;或每次 400～600 mg 加入 5%葡萄糖注射液或 0.9%氯化钠注射液 250～500 mL 中静脉滴注,每天 1 次,可连用 15～30 d。不良反应较少,偶有恶心和便秘。

(四)扩血管治疗

扩张血管药目前仍然是广泛应用的药物,但脑梗死急性期不宜使用,因为脑梗死病灶后的血管处于血管麻痹状态,此时应用血管扩张药,能扩张正常血管,对病灶区的血管不但不能扩张,还要从病灶区盗血,称"偷漏现象"。因此,血管扩张药应在脑梗死发病 2 周后才应用。常用的扩张血管药有以下几种。

1.丁苯酞

每次 200 mg,每天 3 次,口服。偶见恶心,腹部不适,有严重出血倾向者忌用。

2.倍他司汀

每次 20 mg 加入 5%葡萄糖注射液 500 mL 中静脉滴注,每天 1 次,连用 10～15 d;或每次 8 mg,每天 3 次,口服。有些患者会出现恶心、呕吐和皮疹等不良反应。

3.盐酸法舒地尔注射液

每次 60 mg(2 支)加入 5%葡萄糖注射液或 0.9%氯化钠注射液 250 mL 中静脉滴注,每天 1 次,连用 10～14 d。可有一过性颜面潮红、低血压和皮疹等不良反应。

4.丁咯地尔

每次 200 mg 加入 5%葡萄糖注射液或 0.9%氯化钠注射液 250～500 mL 中,缓慢静脉滴注,每天 1 次,连用 10～14 d。可有头痛、头晕、肠胃道不适等不良反应。

5.银杏达莫注射液

每次 20 mL 加入 5%葡萄糖注射液或 0.9%氯化钠注射液 500 mL 中静脉滴注,每天 1 次,可连用 14 d。偶有头痛、头晕、恶心等不良反应。

6.葛根素注射液

每次 500 mg 加入 5％葡萄糖注射液或 0.9％氯化钠注射液 500 mL 中静脉滴注,每天 1 次,连用14 d。少数患者可出现皮肤瘙痒、头痛、头昏、皮疹等不良反应,停药后可自行消失。

7.灯盏花素注射液

每次 20 mL(含灯盏花乙素 50 g)加入 5％葡萄糖注射液或 0.9％氯化钠注射液 250 mL 中静脉滴注,每天 1 次,连用 14 d。偶有头痛、头昏等不良反应。

(五)钙通道阻滞剂

钙通道阻滞剂是继 β 受体阻滞剂之后,脑血管疾病治疗中最重要的进展之一。正常时细胞内钙离子浓度为 10^{-9} mol/L,细胞外钙离子浓度比细胞内大 10 000 倍。在病理情况下,钙离子迅速内流到细胞内,使原有的细胞内外钙离子平衡破坏,结果造成:①由于血管平滑肌细胞内钙离子增多,导致血管痉挛,加重缺血、缺氧。②由于大量钙离子激活 ATP 酶,使 ATP 酶加速消耗,结果细胞内能量不足,多种代谢无法维持。③由于大量钙离子破坏了细胞膜的稳定性,使许多有害物质释放出来。④由于神经细胞内钙离子陡增,可加速已经衰竭的细胞死亡。使用钙通道阻滞剂的目的在于阻止钙离子内流到细胞内,阻断上述病理过程。

钙通道阻滞剂改善脑缺血和解除脑血管痉挛的机制可能是:①解除缺血灶中的血管痉挛。②抑制肾上腺素能受体介导的血管收缩,增加脑组织葡萄糖利用率,继而增加脑血流量。③有梗死的半球内血液重新分布,缺血区脑血流量增加,高血流区血流量减少,对临界区脑组织有保护作用。几种常用的钙通道阻滞剂如下。

1.尼莫地平

尼莫地平为选择性扩张脑血管作用最强的钙通道阻滞剂。口服,每次 40 mg,每天 3～4 次。注射液,每次24 mg,溶于 5％葡萄糖注射液 1 500 mL 中静脉滴注,开始注射时,1 mg/h,若患者能耐受,1 h 后增至2 mg/h,每天 1 次,连续用药 10 d,以后改用口服。德国 Bayer 药厂生产的尼莫同(Nimotop),每次口服30～60 mg,每天 3 次,可连用 1 个月。注射液开始 2 h 可按照0.5 mg/h静脉滴注,如果耐受性良好,尤其是血压无明显下降时,可增至 1 mg/h,连用 7～10 d后改为口服。该药规格为尼莫同注射液 50 mL 含尼莫地平 10 mg,一般每天静脉滴注 10 mg。不良反应比较轻微,口服时可有一过性消化道不适、头晕、嗜睡和皮肤瘙痒等。静脉给药可有血压下降(尤其是治疗前有高血压者)、头痛、头晕、皮肤潮红、多汗、心率减慢或心率加快等。

2.尼卡地平

对脑血管的扩张作用强于外周血管的作用。每次口服 20 mg,每天 3～4 次,连用 1～2 个月。可有胃肠道不适、皮肤潮红等不良反应。

3.氟桂利嗪

氟桂利嗪又名西比灵,每次 5～10 mg,睡前服。有嗜睡、乏力等不良反应。

4.桂利嗪

桂利嗪又名脑益嗪,每次口服 25 mg,每天 3 次。有嗜睡、乏力等不良反应。

(六)防治脑水肿

大面积脑梗死、出血性梗死的患者多有脑水肿,应给予降低颅压处理,如床头抬高30°角,避免有害刺激、解除疼痛、适当吸氧和恢复正常体温等基本处理;有条件行颅内压测定者,脑灌注压应保持在 9.3 kPa(70 mmHg)以上;避免使用低渗和含糖溶液,如脑水肿明显者应快速给予降颅压处理。

1.甘露醇

甘露醇对缩小脑梗死面积与减轻病残有一定的作用。甘露醇除降低颅内压外，还可降低血液黏度、增加红细胞变形性、减少红细胞聚集、减少脑血管阻力、增加灌注压、提高灌注量、改善脑的微循环。同时，还可提高心排血量。每次 125～250 mL 静脉滴注，6 h 1 次，连用 7～10 d。甘露醇治疗脑水肿疗效快、效果好。不良反应：降颅压有反跳现象，可能引起心力衰竭、肾功能损害、电解质紊乱等。

2.复方甘油注射液

能选择性脱出脑组织中的水分，可减轻脑水肿；在体内参加三羧酸循环代谢后转换成能量，供给脑组织，增加脑血流量，改善脑循环，因而有利于脑缺血病灶的恢复。每天 500 mL 静脉滴注，每天 2 次，可连用 15～30 d。静脉滴注速度应控制在 2 mL/min，以免发生溶血反应。由于要控制静脉滴速，并不能用于急救。有大面积脑梗死的患者，有明显脑水肿甚至发生脑疝，一定要应用足量的甘露醇，或甘露醇与复方甘油同时或交替用药，这样可以维持恒定的降颅压作用和减少甘露醇的用量，从而减少甘露醇的不良反应。

3.七叶皂苷钠注射液

有抗渗出、消水肿、增加静脉张力、改善微循环和促进脑功能恢复的作用。每次 25 mg 加入 5％葡萄糖注射液或 0.9％氯化钠注射液 250～500 mL 中静脉滴注，每天 1 次，连用 10～14 d。

4.手术减压治疗

主要适用于恶性大脑中动脉（MCA）梗死和小脑梗死。

（七）提高血氧和辅助循环

高压氧是有价值的辅助疗法，在脑梗死的急性期和恢复期都有治疗作用。最近研究提示，脑广泛缺血后，纠正脑的乳酸中毒或脑代谢产物积聚，可恢复神经功能。高压氧向脑缺血区域弥散，可使这些区域的细胞在恢复正常灌注前得以生存，从而减轻缺血缺氧后引起的病理改变，保护受损的脑组织。

（八）神经细胞活化剂

据一些药物实验研究报道，这类药物有一定的营养神经细胞和促进神经细胞活化的作用，但确切的效果，尚待进一步大宗临床验证和评价。

1.胞磷胆碱

参与体内卵磷脂的合成，有改善脑细胞代谢的作用和促进意识的恢复。每次 750 mg 加入 5％葡萄糖注射液 250 mL 中静脉滴注，每天 1 次，连用 15～30 d。

2.三磷酸胞苷二钠

其主要药效成分是三磷酸胞苷，该物质不仅能直接参与磷脂与核酸的合成，而且还间接参与磷脂与核酸合成过程中的能量代谢，有神经营养、调节物质代谢和抗血管硬化的作用。每次 60～120 mg 加入 5％葡萄糖注射液 250 mL 中静脉滴注，每天 1 次，可连用 10～14 d。

3.小牛血去蛋白提取物

小牛血去蛋白提取物又名爱维治，是一种小分子肽、核苷酸和寡糖类物质，不含蛋白质和致热原。爱维治可促进细胞对氧和葡萄糖的摄取和利用，使葡萄糖的无氧代谢转向为有氧代谢，使能量物质生成增多，延长细胞生存时间，促进组织细胞代谢、功能恢复和组织修复。每次 1 200～1 600 mg 加入 5％葡萄糖注射液 500 mL 中静脉滴注，每天 1 次，可连用 15～30 d。

4.依达拉奉

依达拉奉是一种自由基清除剂,有抑制脂自由基的生成、抑制细胞膜脂质过氧化连锁反应及抑制自由基介导的蛋白质、核酸不可逆的破坏作用,是一种脑保护药物。每次 30 mg 加入 5％葡萄糖注射液250 mL中静脉滴注,每天 2 次,连用 14 d。

(九)其他内科治疗

1.调节和稳定血压

急性脑梗死患者的血压检测和治疗是一个存在争议的领域。因为血压偏低会减少脑血流灌注,加重脑梗死。在急性期,患者会出现不同程度的血压升高。原因是多方面的,如脑卒中后的应激反应、膀胱充盈、疼痛及机体对脑缺氧和颅内压升高的代偿反应等,且其升高的程度与脑梗死病灶大小和部位、疾病前是否患高血压有关。脑梗死早期的高血压处理取决于血压升高的程度及患者的整体情况。美国脑卒中学会(ASA)和欧洲脑卒中促进会(EUSI)都赞同:收缩压超过29.3 kPa(220 mmHg)或舒张压超过 16.0 kPa(120 mmHg)以上,则应给予谨慎缓慢降压治疗,并严密观察血压变化,防止血压降得过低。然而有一些脑血管治疗中心,主张只有在出现下列情况才考虑降压治疗,如合并夹层动脉瘤、肾衰竭、心脏衰竭及高血压脑病时。但在溶栓治疗时,需及时降压治疗,应避免收缩压＞24.7 kPa(185 mmHg),以防止继发性出血。降压推荐使用微输液泵静脉注射硝普钠,可迅速、平稳地降低血压至所需水平,也可用利喜定(压宁定)、卡维地洛等。血压过低对脑梗死不利,应适当提高血压。

2.控制血糖

糖尿病是脑卒中的危险因素之一,并可加重急性脑梗死和局灶性缺血再灌注损伤。欧洲脑卒中组织(ESO)《缺血性脑卒中和短暂性脑缺血发作处理指南》[欧洲脑卒中促进会(EUSI),2008 年]指出,已证实急性脑卒中后高血糖与大面积脑梗死、皮质受累及其功能转归不良有关,但积极降低血糖能否改善患者的临床转归,尚缺乏足够证据。如果过去没有糖尿病史,只是急性脑卒中后血糖应激性升高,则不必应用降糖措施,只需输液中尽量不用葡萄糖注射液液似可降低血糖水平;有糖尿病史的患者必须同时应用降糖药适当控制高血糖;血糖超过 10 mmol/L(180 mg/dL)时需降糖处理。

3.心脏疾病的防治

对并发心脏疾病的患者要采取相应防治措施,如果要应用甘露醇脱水治疗,则必须加用呋塞米以减少心脏负荷。

4.防治感染

对有吞咽困难或意识障碍的脑梗死患者,常常容易合并肺部感染,应给予相应抗生素和止咳化痰药物,必要时行气管切开,有利吸痰。

5.保证营养和水、电解质的平衡

特别是对有吞咽困难和意识障碍的患者,应采用鼻饲,保证营养、水与电解质的补充。

6.体温管理

在实验室脑卒中模型中,发热与脑梗死体积增大和转归不良有关。体温升高可能是中枢性高热或继发感染的结果,均与临床转归不良有关。应积极迅速找出感染灶并予以适当治疗,并可使用乙酰氨基酚进行退热治疗。

(十)康复治疗

脑梗死患者只要生命体征稳定,应尽早开始康复治疗,主要目的是促进神经功能的恢复。早期进行瘫痪肢体的功能锻炼和语言训练,防止关节挛缩和足下垂,可采用针灸、按摩、理疗和被动运动等措施。

七、预后与预防

(一)预后

(1)如果得到及时的治疗,特别是能及时在卒中单元获得早期溶栓疗法等系统规范的中西医结合治疗,可提高疗效,减少致残率,50%以上的患者能自理生活,甚至恢复工作能力。

(2)脑梗死国外病死率为6.9%~20%,其中颈内动脉系梗死为17%,椎-基底动脉系梗死为18%。秦震等观察随访经CT证实的脑梗死1~7年的预后,发现:①累计生存率,6个月为96.8%,12个月为91%,2年为81.7%,3年为81.7%,4年为76.5%,5年为76.5%,6年为71%,7年为71%。急性期病死率为22.3%,其中颈内动脉系22%,椎-基底动脉系25%。意识障碍、肢体瘫痪和继发肺部感染是影响预后的主要因素。②累计病死率在开始半年内迅速上升,一年半达高峰。说明发病后一年半不能恢复自理者,继续恢复的可能性较小。

(二)预防

1.一级预防

一级预防是指发病前的预防,即通过早期改变不健康的生活方式,积极主动地控制危险因素,从而达到使脑血管疾病不发生或发病年龄推迟的目的。从流行病学角度看,只有一级预防才能降低人群发病率,所以对于病死率及致残率很高的脑血管疾病来说,重视并加强开展一级预防的意义远远大于二级预防。

对血栓形成性脑梗死的危险因素及其干预管理有下述几方面:服用降血压药物,有效控制高血压,防治心脏病,冠心病患者应服用小剂量阿司匹林,定期监测血糖和血脂,合理饮食和应用降糖药物和降脂药物,不抽烟、不酗酒,对动脉狭窄患者及无症状颈内动脉狭窄患者一般不推荐手术治疗或血管内介入治疗,对重度颈动脉狭窄(≥70%)的患者在有条件的医院可以考虑行颈动脉内膜切除术或血管内介入治疗。

2.二级预防

脑卒中首次发病后应尽早开展二级预防工作,可预防或降低再次发生率。二级预防有下述几个方面:首先要对第1次发病机制正确评估,管理和控制血压、血糖、血脂和心脏病,应用抗血小板聚集药物,颈内动脉狭窄的干预同一级预防,有效降低同型半胱氨酸水平等。

(孙新志)

第六节 腔隙性脑梗死

腔隙性脑梗死是指大脑半球深部白质和脑干等中线部位,由直径为100~400 μm 的穿支动脉血管闭塞导致的脑梗死。所引起的病灶为0.5~15.0 mm^3 的梗死灶。大多由大脑前动脉、大脑中动脉、前脉络膜动脉和基底动脉的穿支动脉闭塞所引起。脑深部穿动脉闭塞导致相应灌注区脑组织缺血、坏死、液化,由吞噬细胞将该处组织移走而形成小腔隙。好发于基底节、丘脑、内囊、脑桥的大脑皮质贯通动脉供血区。反复发生多个腔隙性脑梗死,称多发性腔隙性脑梗死。临床引起相应的综合征,常见的有纯运动性轻偏瘫、纯感觉性卒中、构音障碍-手笨拙综合征、共济失调性轻偏瘫和感觉运动性卒中。高血压和糖尿病是主要原因,特别是高血压尤为重要。腔隙性脑梗死占脑梗死的 20%～30%。

一、病因与发病机制

(一)病因

真正的病因和发病机制尚未完全清楚,但与下列因素有关。

1.高血压

长期高血压作用于小动脉及微小动脉壁,致脂质透明变性,管腔闭塞,产生腔隙性病变。舒张压增高是多发性腔隙性脑梗死的常见原因。

2.糖尿病

糖尿病时血浆低密度脂蛋白及极低密度脂蛋白的浓度增高,引起脂质代谢障碍,促进胆固醇合成,从而加速、加重动脉硬化的形成。

3.微栓子(无动脉病变)

各种类型小栓子阻塞小动脉导致腔隙性脑梗死,如胆固醇、红细胞增多症、纤维蛋白等。

4.血液成分异常

如红细胞增多症、血小板增多症和高凝状态,也可导致发病。

(二)发病机制

腔隙性脑梗死的发病机制还不完全清楚。微小动脉粥样硬化被认为是症状性腔隙性脑梗死常见的发病机制。在慢性高血压患者中,在粥样硬化斑为 $100～400\ \mu m$ 的小动脉中,也能发现动脉狭窄和闭塞。颈动脉粥样斑块,尤其是多发性斑块,可能会导致腔隙性脑梗死;脑深部穿动脉闭塞,导致相应灌注区脑组织缺血、坏死,由吞噬细胞将该处脑组织移走,遗留小腔,因而导致该部位神经功能缺损。

二、病理

腔隙性脑梗死灶呈不规则圆形、卵圆形或狭长形。累及管径为 $100～400\ \mu m$ 的穿动脉,梗死部位主要在基底节(特别是壳核和丘脑)、内囊和脑桥的白质。大多数腔隙性脑梗死位于豆纹动脉分支、大脑后动脉的丘脑深穿支、基底动脉的旁中央支供血区。阻塞常发生在深穿支的前半部分,因而梗死灶均较小,大多数直径为0.2～15 mm。病变血管可见透明变性、玻璃样脂肪变、玻璃样小动脉坏死、血管壁坏死和小动脉硬化等。

三、临床表现

本病常见于 40 岁以上的中老年人。腔隙性脑梗死患者中高血压的发病率约为 75%,糖尿病的发病率为 25%～35%,有 TIA 史者约有 20%。

(一)症状和体征

临床症状一般较轻,体征单一,一般无头痛、颅内高压症状和意识障碍。由于病灶小,又常位于脑的静区,故许多腔隙性脑梗死在临床上无症状。

(二)临床综合征

Fisher 根据病因、病理和临床表现,归纳为 21 种综合征,常见的有以下几种。

1.纯运动性轻偏瘫

PMH最常见,约占60%,有病灶对侧轻偏瘫,而不伴失语、感觉障碍和视野缺损,病灶多在内囊和脑干。

2.纯感觉性卒中

PSS约占10%,表现为病灶对侧偏身感觉障碍,也可伴有感觉异常,如麻木、烧灼和刺痛感。病灶在丘脑腹后外侧核或内囊后肢。

3.构音障碍-手笨拙综合征

DCHS约占20%,表现为构音障碍、吞咽困难,病灶对侧轻度中枢性面、舌瘫,手的精细运动欠灵活,指鼻试验欠稳。病灶在脑桥基底部或内囊前肢及膝部。

4.共济失调性轻偏瘫

AH病灶同侧共济失调和病灶对侧轻偏瘫,下肢重于上肢,伴有锥体束征。病灶多在放射冠汇集至内囊处,或脑桥基底部皮质脑桥束受损所致。

5.感觉运动性卒中

SMS少见,以偏身感觉障碍起病,再出现轻偏瘫,病灶位于丘脑腹后核及邻近内囊后肢。

6.腔隙状态

腔隙状态由Marie提出,由于多次腔隙性脑梗死后,有进行性加重的偏瘫、严重的精神障碍、痴呆、平衡障碍、二便失禁、假性延髓性麻痹、双侧锥体束征和类帕金森综合征等。近年由于有效控制血压及治疗的进步,现在已很少见。

四、辅助检查

(一)神经影像学检查

1.颅脑CT

非增强CT扫描显示为基底节区或丘脑呈卵圆形低密度灶,边界清楚,直径为10～15 mm。由于病灶小,占位效应轻微,一般仅为相邻脑室局部受压,多无中线移位,梗死密度随时间逐渐减低,4周后接近脑脊液密度,并出现萎缩性改变。增强扫描于梗死后3 d至1个月可能发生均一或斑块性强化,以2～3周明显,待达到脑脊液密度时,则不再强化。

2.颅脑MRI

MRI显示比CT优越,尤其是对脑桥的腔隙性脑梗死和新旧腔隙性脑梗死的鉴别有意义,增强后能提高阳性率。颅脑MRI检查在T2W像上显示高信号,是小动脉阻塞后新的或陈旧的病灶。T_1WI和T_2WI分别表现为低信号和高信号斑点状或斑片状病灶,呈圆形、椭圆形或裂隙形,最大直径常为数毫米,一般不超过1 cm。急性期T_1WI的低信号和T_2WI的高信号,常不及慢性期明显,由于水肿的存在,使病灶看起来常大于实际梗死灶。注射造影剂后,T_1WI急性期、亚急性期和慢性期病灶显示增强,呈椭圆形、圆形,也可呈环形。

3.CT血管成像(CTA)、磁共振血管成像(MRA)

了解颈内动脉有无狭窄及闭塞程度。

(二)超声检查

经颅多普勒超声(TCD)了解颈内动脉狭窄及闭塞程度。三维B超检查,了解颈内动脉粥样硬化斑块的大小和厚度。

(三)血液学检查

了解有无糖尿病和高脂血症等。

五、诊断与鉴别诊断

(一)诊断

(1)中老年人发病,多数患者有高血压病史,部分患者有糖尿病史或 TIA 史。

(2)急性或亚急性起病,症状比较轻,体征比较单一。

(3)临床表现符合 Fisher 描述的常见综合征之一。

(4)颅脑 CT 或 MRI 发现与临床神经功能缺损一致的病灶。

(5)预后较好,恢复较快,大多数患者不遗留后遗症状和体征。

(二)鉴别诊断

1.小量脑出血

小量脑出血均为中老年发病,有高血压和急起的偏瘫和偏身感觉障碍。但小量脑出血头颅 CT 显示高密度灶即可鉴别。

2.脑囊虫病

CT 均表现为低信号病灶。但是,脑囊虫病 CT 呈多灶性、小灶性和混合灶性病灶,临床表现常有头痛和癫痫发作,血和脑脊液囊虫抗体阳性,可供鉴别。

六、治疗

(一)抗血小板聚集药物

抗血小板聚集药物是预防和治疗腔隙性脑梗死的有效药物。

1.肠溶阿司匹林(或拜阿司匹林)

每次 100 mg,每天 1 次,口服,可连用 6～12 个月。

2.氯吡格雷

每次 50～75 mg,每天 1 次,口服,可连用半年。

3.西洛他唑

每次 50～100 mg,每天 2 次,口服。

4.曲克芦丁

每次 200 mg,每天 3 次,口服;或每次 400～600 mg 加入 5%葡萄糖注射液或 0.9%氯化钠注射液500 mL中静脉滴注,每天 1 次,可连用 20 d。

(二)钙通道阻滞剂

1.氟桂利嗪

每次 5～10 mg,睡前口服。

2.尼莫地平

每次 20～30 mg,每天 3 次,口服。

3.尼卡地平

每次 20 mg,每天 3 次,口服。

(三)血管扩张药

1.丁苯酞

每次 200 mg,每天 3 次,口服。偶见恶心、腹部不适,有严重出血倾向者忌用。

2.丁咯地尔

每次 200 mg 加入 5％葡萄糖注射液或 0.9％氯化钠注射液 250 mL 中静脉滴注,每天 1 次,连用10～14 d;或每次 200 mg,每天 3 次,口服。可有头痛、头晕、恶心等不良反应。

3.倍他司汀

每次 6～12 mg,每天 3 次,口服。可有恶心、呕吐等不良反应。

(四)内科病的处理

有效控制高血压、糖尿病、高脂血症等,坚持药物治疗,定期检查血压、血糖、血脂、心电图和有关血液流变学指标。

七、预后与预防

(一)预后

Marie 和 Fisher 认为腔隙性脑梗死一般预后良好,下述几种情况影响本病的预后。

(1)梗死灶的部位和大小,如腔隙性脑梗死发生在脑的重要部位——脑桥和丘脑,以及大的和多发性腔隙性脑梗死者预后不良。

(2)有反复 TIA 发作,有高血压、糖尿病和严重心脏病(缺血性心脏病、心房颤动、心脏瓣膜病等),症状没有得到很好控制者预后不良。据报道,1 年内腔隙性脑梗死的复发率为10％～18％;腔隙性脑梗死,特别是多发性腔隙性脑梗死半年后约有 23％的患者发展为血管性痴呆。

(二)预防

控制高血压、防治糖尿病和 TIA 是预防腔隙性脑梗死发生和复发的关键。

(1)积极处理危险因素。①血压的调控:长期高血压是腔隙性脑梗死主要的危险因素之一。在降血压药物方面无统一规定应用的药物。选用降血压药物的原则是既要有效和持久的降低血压,又不至于影响重要器官的血流量。可选用钙通道阻滞剂,如硝苯地平缓释片,每次20 mg,每天 2 次,口服;或尼莫地平,每次 30 mg,每天 1 次,口服。也可选用血管紧张素转换酶抑制剂(ACEI),如卡托普利,每次12.5～25 mg,每天 3 次,口服;或贝拉普利,每次5～10 mg,每天 1 次,口服。②调控血糖:糖尿病也是腔隙性脑梗死主要的危险因素之一。详见血栓形成性脑梗死章节。③调控高血脂:可选用辛伐他汀(Simvastatin,或舒降之),每次 10～20 mg,每天1 次,口服;或洛伐他汀(Lovastatin,又名美降之),每次20～40 mg,每天 1～2 次,口服。④积极防治心脏病:要减轻心脏负荷,避免或慎用增加心脏负荷的药物,注意补液速度及补液量;对有心肌缺血、心肌梗死者应在心血管内科医师的协助下进行药物治疗。

(2)可以较长时期应用抗血小板聚集药物,如阿司匹林、氯吡格雷和中药活血化瘀药物。

(3)生活规律,心情舒畅,饮食清淡,适宜的体育锻炼。

(胡玉刚)

第七节　癫痫持续状态

　　癫痫持续状态是神经科急危症,包括小发作持续状态、部分性癫痫发作持续状态,而以大发作持续状态最为多见和严重。大发作持续状态是指强直-阵挛发作的持续和频繁发作,发作间期意识不恢复;或者指一次癫痫发作持续 30 min 以上。如不及时治疗,可因生命功能衰竭而死亡,或造成持久性脑损害后遗症。癫痫持续状态的急诊治疗主要是指大发作持续状态的治疗,为本节主要介绍内容,其他临床类型持续状态的治疗均可参照本节。

一、病因

　　长期服用抗癫痫药物过程中突然停药是引起癫痫持续状态的最常见原因,约占本症的 30%。其次为脑炎、脑膜炎。脑血管意外如脑出血、蛛网膜下腔出血、脑栓塞、动脉硬化性脑梗死,头颅外伤引起的颅内血肿、脑挫伤等,颅内肿瘤、脑囊虫病等颅内疾病也是常见的原因。此外,颅外感染的高热感染中毒状态、低血糖、低血钙、高钠血症、药物、食物中毒等也可引起癫痫持续状态。

二、诊断

(一)临床表现特点

　　癫痫大发作的特点为意识丧失及全身抽搐。患者突然意识丧失,跌倒在地,全身肌肉发生持续性收缩、头向后仰、上肢屈曲或伸直、两手握拳、拇指内收、下肢伸直、足内翻,称强直性抽搐期,持续约 20 s。随后患者的肌肉呈强烈的屈伸运动,称阵挛性抽搐期,约 40 s。在强直期至阵挛期间,可出现下列情况:开始时多有尖叫一声,是由于呼吸肌和声带肌同时收缩,肺内空气从变窄的声门挤出所致。由于呼吸肌强烈收缩,呼吸暂停,皮肤自苍白转为青紫;由于咀嚼肌收缩而咬破舌头,口吐带血泡沫。膀胱及腹壁肌肉强烈收缩可发生尿失禁。同时,在惊厥期中出现心率增快,血压升高,汗液、唾液和支气管分泌物增多,瞳孔散大、对光反射消失和深浅反射消失。此后由昏迷转为睡眠渐清醒,或先有短暂意识模糊后才清醒。自发作开始至意识恢复历时 5～15 min。如有延长性睡眠,可以数小时才清醒。

　　全面性强直-阵挛发作在短时间内频繁发生,发作间期意识不清者,称为癫痫大发作持续状态。大发作持续状态超过 20 min,可使大脑皮质氧分压(PO_2)降低,也可引起脑水肿和选择性脑区细胞死亡。如果大发作持续状态超过 60 min,则可出现继发性代谢障碍并发症,乳酸增高,高血糖后的低血糖,脑脊液压力升高、高热、大汗、失水,继高血压后出现低血压,终至休克。由于肌肉极度抽搐引起肌细胞溶解,肌球蛋白尿,导致下肾单位变性,最后发生心血管、呼吸与肾衰竭。癫痫大发作持续状态的病死率为 10%～33%。发作持续时间在 60 min 以内者,可望免于造成严重、持久的脑损害或死亡;发作持续时间达 10 h 者常留有神经系统后遗症,达 13 h 以上者可能致死。

(二)诊断要点

　　根据典型病史及观察到的发作状态即可诊断,必要时可做脑电图检查以帮助诊断。

进一步寻找病因。特发性癫痫的患者脑部并无可以导致症状的结构性变化或代谢异常,而与遗传因素有较密切的关系。症状性癫痫由多种脑部病损和代谢障碍引起,如颅脑外伤、各种脑炎、脑膜炎、脑脓肿、脑寄生虫、颅内肿瘤、脑血管畸形、蛛网膜下腔出血、脑出血、脑梗死等。胰岛细胞瘤所致的低血糖、糖尿病、甲状腺功能亢进及甲状旁腺功能减退等也可以导致发作。

对疑为症状性癫痫的患者,可选择颅脑计算机X线断层摄影(CT)或磁共振成像(MRI)。脑电图、放射性核素脑扫描(SPECT)、脑血管造影、心电图及有关生化检查以助诊断。

三、治疗

(一)一般治疗

(1)使患者平卧,头偏向一侧,让分泌物流出,以免窒息;松解衣领、腰带,适当扶持而不是按压抽搐肢体,以免发生骨折或脱臼。

(2)用裹上纱布的压舌板或毛巾、手帕塞入齿间,以防咬伤舌头。应取出义齿。

(3)供给氧气,保持呼吸道通畅。

(二)药物治疗

在选用药物时,应考虑患者的年龄、全身情况、抽搐的严重程度以及引起持续状态的原因,以求尽快控制发作。

1.安定

(1)地西泮(安定):首剂10~20 mg,注射速度<2 mg/min,以免抑制呼吸。1次静脉注射剂量不得超过20 mg。地西泮静脉注射后数分钟即达有效浓度,在30~60 min内血药浓度降低50%。如发作未能控制,半小时后可重复1次。如仍控制不好,可将100~200 mg地西泮溶于5%葡萄糖氯化钠液500 mL中,于12~24 h内缓慢静脉滴注,根据发作的情况调整滴速,如发作已控制,剩余药液不必继续滴入。24 h内地西泮总入量不得超过200 mg。

(2)氯硝西泮:一般用量为每次1~4 mg,肌内注射或静脉注射。本药起效快,常可控制发作达数小时。也可将氯硝西泮4~8 mg,加入生理盐水500 mL中缓慢静脉滴注。本药注射可使脑电图的癫痫放电立即停止。本药可出现嗜睡或肌弛缓的不良反应,要注意观察呼吸及循环的改变。24 h内总入量不超过10 mg。

2.联合用药

应用地西泮2~3次后症状不缓解者,可合并使用苯巴比妥或水合氯醛,常可奏效。

(1)巴比妥类:较安定类易产生呼吸抑制和血压下降。①苯巴比妥钠:本药起效慢,但作用持久,常于地西泮控制发作后作为长效药物起维持作用。常用量0.1~0.2 g肌内注射,4~6 h后可重复使用,24 h总量不超过0.4 g,使用中要注意观察呼吸改变。②硫喷妥钠及异戊巴比妥(阿米妥钠):为快效作用的巴比妥类药物,其呼吸抑制作用较明显,在地西泮及其他药物无效时可谨慎试用。并需事先准备好气管插管及人工呼吸机,注射过程需严密观察呼吸情况,如出现呼吸抑制需马上停药,并进行人工辅助呼吸。常用量:异戊巴比妥0.3~0.5 g,溶于10 mL注射用水中,以0.1 g/min的速度静脉注射,直至发作停止,剩余药液不再推入。儿童用量,1岁为0.1 g,5岁为0.2 g。

(2)苯妥英钠(大仑丁):作用持久,多与其他药物配合。本药为脂溶性,静脉用药后15 min即可在脑内达高峰浓度。由于苯妥英钠70%~95%与蛋白质结合,只有10%有抗惊厥作用,所以需用较大剂量,首剂负荷量为15~20 mg/kg,溶于生理盐水500 mL中缓慢静脉滴注,12 h后给维持量,按每天 5 mg/kg 计算,24 h 给维持量 1 次。静脉用药速度要慢,不宜超过 50 mg/min,若注射太快可使血压下降、呼吸减慢、心率变慢,甚至心跳停止。注射时要有心电监护,观察心率及血压变化。糖尿病患者忌用。

(3)水合氯醛:作为辅助抗癫痫持续状态药物,成人用 10% 水合氯醛,每次 10~20 mL,保留灌肠或鼻饲。儿童用量为 0.4~0.5 mL/kg。大剂量使用可引起呼吸抑制或血压下降,可抑制心肌收缩力。

(4)丙戊酸钠注射液:常用剂量每天 600~2 000 mg。首剂 400~800 mg,3~5 min 内缓慢静脉注射,30 min 左右继以 1 mg/(kg·h)静脉滴注维持,并根据临床效果调整剂量。

3.全身麻醉

经上述药物治疗仍不能控制发作且危及生命者,可考虑全身麻醉控制抽搐。

抽搐停止后,若患者未清醒,可予苯巴比妥钠 0.1~0.2 g 肌内注射,每 8~12 h 1 次维持,或鼻饲抗癫痫药,以后应进行长期抗癫痫治疗

(三)并发症及其防治

治疗过程中应密切观察生命体征,维持正常呼吸、循环、体温,注意供给足够热量及液体,维持水、电解质平衡,纠正酸中毒,避免低血糖加重脑损害,防治肺部感染。

1.呼吸衰竭

严重的癫痫持续状态以及某些抗癫痫药可引起呼吸衰竭;吸入呕吐物或呼吸道分泌物可引起呼吸道阻塞,加重呼吸困难。保持呼吸道通畅,吸氧,适当应用呼吸中枢兴奋剂可改善呼吸功能,必要时可行气管切开或插管,应用人工呼吸机辅助呼吸。

2.脑水肿

癫痫持续状态可引起严重的脑水肿,加重昏迷,并使抗癫痫药物难以进入脑组织,发作更难控制。可使用甘露醇、呋塞米,必要时可予肾上腺皮质激素以减轻脑水肿。

3.其他

出现循环衰竭时予抗休克治疗;高热时物理降温及使用退热药,必要时予亚冬眠疗法;另应注意防压疮及做好大小便护理,还可应用三磷酸腺苷(ATP)、辅酶 A、细胞色素 C 等以减轻或防止癫痫持续状态后的智力障碍。

(四)病因治疗

应寻找诱发癫痫持续状态的原因,对症治疗。同时应努力寻找可能存在的器质性脑损害,如脑脓肿、硬膜下血肿、出血性梗死等,并采取必要的诊断措施,以便进行相应的治疗。

(胡玉刚)

第四章　循环系统急危重症

第一节　慢性收缩性心力衰竭

慢性收缩性心力衰竭传统称为充血性心力衰竭,是指心脏由于收缩和舒张功能严重低下或负荷过重,使泵血明显减少,不能满足全身代谢需要而产生的临床综合征,出现动脉系统供血不足和静脉系统淤血甚至水肿,伴有神经内分泌系统激活的表现。心力衰竭根据其产生机制可分为收缩功能(心室泵血功能)衰竭和舒张功能(心室充盈功能)衰竭两大类;根据病变的解剖部位可分为左心衰竭、右心衰竭和全心衰竭;根据心排血量(CO)高低可分为低心排血量心力衰竭和高心排血量心力衰竭;根据发病情况可分为急性心力衰竭和慢性心力衰竭。临床上为了评价心力衰竭的程度和疗效,将心功能分为 4 级,即纽约心脏病协会(NYHA)心功能分级:①Ⅰ级,体力活动不受限制。日常活动不引起过度乏力、呼吸困难和心悸。②Ⅱ级,体力活动轻度受限。休息时无症状,日常活动即引起乏力、心悸、呼吸困难。③Ⅲ级,体力活动明显受限。休息时无症状,轻于日常活动即可引起上述症状。④Ⅳ级,体力活动完全受限。不能从事任何体力活动,休息时亦有症状,稍有体力活动即加重。

其中,心功能Ⅱ、Ⅲ、Ⅳ级临床上分别代表轻、中、重度心力衰竭,而心功能Ⅰ级可见于心脏疾病所致左心室收缩功能低下(LVEF≤40%)而临床无症状者,也可以是心功能完全正常的健康人。

一、左心衰竭

左心衰竭是指由于左心室心肌病变或负荷增加引起的心力衰竭。通常是由于大面积心肌急慢性损伤、缺血和/或梗死产生心室重塑致左心室进行性扩张伴收缩功能进行性(或急性)降低所致,临床以动脉系统供血不足和肺淤血甚至肺水肿为主要表现。心功能代偿时,症状较轻,可慢性起病,急性失代偿时症状明显加重,通常起病急骤,在有(或无)慢性心力衰竭基础上突发急性左心衰竭肺水肿。病理生理和血流动力学特点为每搏输出量(SV)和心排血量(CO)明显降低,肺毛细血管楔压(PCWP)或左心室舒张末压(LVEDP)异常升高[≥3.3 kPa(25 mmHg)],伴交感神经系统和肾素-血管紧张素-醛固酮系统(RAAS)为代表的神经内分泌系统的激活。高心排血量心力衰竭时 SV、CO 不降低。

(一)病因

(1)冠状动脉粥样硬化性心脏病(简称冠心病),大面积心肌缺血、梗死或顿抑,或反复多次小面积缺血、梗死或顿抑,或慢性心肌缺血冬眠时。

(2)高血压心脏病。

(3)中、晚期心肌病。

(4)重症心肌炎。

(5)中、重度心脏瓣膜病如主动脉瓣和/或二尖瓣的狭窄和/或关闭不全。

(6)中、大量心室或大动脉水平分流的先天性或后天性心脏病如室间隔缺损、破裂、穿孔、主肺动脉间隔缺损、动脉导管未闭(PDA)和主动脉窦瘤破裂。

(7)高动力性心脏病,如甲亢、贫血、脚气病和动静脉瘘。

(8)急性肾小球肾炎和输液过量等。

(9)大量心包积液心脏压塞时(属"极度"的舒张性心力衰竭范畴)。

(10)严重肺动脉高压或合并急性肺栓塞,右心室压迫左室致左室充盈受阻时(也属"极度"舒张性心力衰竭范畴)。

(二)临床表现

1.症状

呼吸困难是左心衰竭的主要症状,是由于肺淤血或肺水肿所致。程度由轻至重表现为:轻度时活动中气短乏力、不能平卧或平卧后咳嗽,咳白色泡沫痰,坐起可减轻或缓解;重度时夜间阵发性呼吸困难、端坐呼吸、心源性哮喘和急性肺水肿。急性肺水肿时多伴咳粉红色泡沫痰或咯血(二尖瓣狭窄时),易致低氧血症和 CO_2 潴留而并发呼衰,同时伴随心悸、头晕、嗜睡(CO_2 潴留时)或烦躁等体循环动脉供血不足的症状,严重时可发生休克、晕厥甚至猝死。

2.体征

轻中度时,高枕卧位。出汗多、面色苍白、呼吸增快、血压升高、心率增快(≥100 次/分钟)、心脏扩大,第一心音减弱,心尖部可闻及 S_3 奔马律,肺动脉瓣区第二心音亢进,若有瓣膜病变可闻及二尖瓣、主动脉瓣和三尖瓣区的收缩期或舒张期杂音。两肺底或满肺野可闻及细湿啰音或水泡音;吸气时明显,呼气时可伴哮鸣音(心源性哮喘时)。慢性左心衰竭患者可伴有单侧或双侧胸腔积液和双下肢水肿。脉细速,可有交替脉,严重缺氧时肢端可有发绀。严重急性失代偿左心衰竭时端坐呼吸、大汗淋漓、焦虑不安、呼吸急促(>30 次/分);两肺满布粗湿啰音或水泡音(肺水肿时)伴口吐鼻喷粉红色泡沫痰,初起时常伴有哮鸣音,甚至有哮喘(心源性哮喘时)存在。血压升高或降低甚至休克,此时病情非常危重,只有紧急抢救才有望成功。稍有耽搁,患者就可能随时死亡。

(三)实验室检查

1.心电图(ECG)检查

窦性心动过速,可见二尖瓣 P 波、V_1 导联 P 波终末电势增大和左室肥大劳损等反映左心房、室肥厚,扩大及与所患心脏病相应的变化;可有左、右束支阻滞和室内阻滞;急性、陈旧性梗死或心肌大面积严重缺血,及多种室性或室上性心律失常等表现。少数情况下,上述 ECG 表现可不特异。

2.X线胸片检查

心影增大,心胸比例增加,左心房、室或全心扩大,尤其是肺淤血、间质性肺水肿(Kerley B线、叶间裂积液)和肺泡性肺水肿,是诊断左心衰竭的重要依据。慢性心力衰竭时可有上、下腔静脉影增宽,及胸腔积液等表现。

3.超声多普勒心动图检查

可见左心房、室扩大或全心扩大,或有左心室室壁瘤存在;左心室整体或节段性收缩运动严重低下,左室射血分数(LVEF)严重降低(≤40%);左心室壁厚度可变薄或增厚。有病因诊断价值;重度心力衰竭时,反映SV的主动脉瓣区的血流频谱也降低;也可发现二尖瓣或主动脉瓣严重狭窄或反流,或在心室或大动脉水平的心内分流,或大量心包积液,或严重肺动脉高压巨大右心室压迫左室等左心衰竭时的解剖和病理生理基础,对左心衰竭有重要的诊断和鉴别诊断价值。

4.血气分析

早期可有低氧血症伴呼吸性碱中毒(过度通气),后期可伴呼吸性酸中毒(CO_2潴留)。血常规、生化全套和心肌酶学可有明显异常,或正常范围。

(四)诊断和鉴别诊断

依据临床症状、体征,结合X线胸片有典型肺淤血和肺水肿的征象伴心影增大,及超声心动图左室扩大(内径≥55 mm)和LVEF降低(<40%)典型改变,诊断慢性左心衰竭和急性左心衰竭肺水肿并不难;难的是对慢性左心衰竭的病因诊断,特别是对"扩张型"心肌病的病因诊断,需确定原发性、缺血性、高血压性、酒精性、围生期、心动过速性、药物性、应激性、心肌致密化不全和右心室致心律失常性心肌病等病因。通过结合病史、ECG、超声心动图、核素心肌显像、心脏CT和磁共振成像(MRI)等影像检查综合分析和判断,多能够鉴别。心内膜心肌活检对此帮助不大。但可确定或除外"肥厚型"和"限制型"心肌病的诊断。

心源性哮喘与肺源性哮喘的鉴别十分重要,不可回避。根据肺内"水"与"气"的差别,可在肺部叩诊、X线胸片和湿啰音"有或无"上充分显现,加上病史不同,可得以鉴别。

(五)治疗

急性左心衰竭通常起病急骤,病情危重而变化迅速,需给予紧急处理。治疗目标是迅速纠正低氧和异常血流动力学状态;消除肺淤血、肺水肿;增加SV、CO,从而增加动脉系统供血。治疗原则为加压给纯氧、静脉给予吗啡、利尿、扩血管(包括连续舌下含服硝酸甘油2~3次)和强心。

经过急救处理,多数患者病情能迅速有效控制,并在半小时左右渐渐平稳,呼吸困难减轻,增快心率渐减慢,升高的血压缓缓降至正常范围,两肺湿啰音渐减少或消失,血气分析恢复正常范围,直到30 min左右可排尿500~1 000 mL。病情平稳后,治疗诱因,防止反弹,继续维持上述治疗并调整口服药(参照慢性左心衰竭的治疗方案),继续心电、血压和血氧饱和度监测,必要时选用抗生素预防肺部感染。最终应治疗基础心脏病。

二、右心衰竭

右心衰竭是由于右心室病变或负荷增加引起的心力衰竭。以肺动脉血流减少和体循环淤血或水肿为表现。大多数右心衰竭是由左侧心力衰竭发展而来,两者共同形成全心衰竭。其病理生理和血流动力学特点为右心室心排血量降低,右心室舒张末压力或右心房压力异常升高。

(一)病因

(1)各种原因的左心衰竭。

（2）急、慢性肺动脉栓塞。

（3）慢性支气管炎、肺气肿并发慢性肺源性心脏病。

（4）原发性肺动脉高压。

（5）先天性心脏病包括肺动脉狭窄（PS）、法洛四联症、三尖瓣下移畸形、房室间隔缺损和艾森门格综合征。

（6）右心室扩张型、肥厚型和限制型或闭塞型心肌病。

（7）右心室心肌梗死。

（8）三尖瓣狭窄或关闭不全。

（9）大量心包积液。

（10）缩窄性心包炎。

（二）临床表现

1.症状

主要是由于体循环和腹部脏器淤血引起的症状，如食欲缺乏、恶心、呕吐、腹胀、腹泻、右上腹痛等，伴有心悸、气短、乏力等心脏病和原发病的症状。

2.体检

颈静脉充盈、曲张，肝脏肿大伴压痛，肝颈静脉反流征（＋）、双下肢或腰骶部水肿、腹水或胸腔积液，可有周围性发绀和黄疸。心率快、可闻及与原发病有关的心脏杂音，P_2可亢进或降低（如肺动脉狭窄或法洛四联症），若不伴左心衰竭和慢性阻塞性肺疾病合并肺部感染时，通常两肺呼吸音清晰或无干、湿啰音。

（三）实验室检查

1.ECG 检查

显示 P 波高尖、电轴右偏、aVR 导联 R 波为主，V_1 导联 R/S>1、右束支阻滞等右心房、室肥厚扩大及与所患心脏病相应的变化，可有多种形式的房、室性心律失常，传导阻滞和室内阻滞，可有 QRS 波群低电压。有肺气肿时可出现顺钟向转位。

2.胸部 X 线检查

显示右心房、室扩大和肺动脉段凸（有肺动脉高压时）或凹（如肺动脉狭窄或法洛四联症）等与所患心脏病相关的形态变化；可见上、下腔静脉增宽和胸腔积液征；若无左心衰竭存在，则无肺淤血或肺水肿征象。

3.超声多普勒心动图检查

可见右心房、室扩大或增厚，肺动脉增宽和高压，心内解剖异常，三尖瓣和肺动脉瓣狭窄或关闭不全及心包积液等与所患心脏病有关的解剖和病理生理的变化。

4.心导管检查

必要时做心导管检查，显示中心静脉压增高。

（四）诊断与鉴别诊断

依据体循环淤血的临床表现，结合胸片肺血正常或减少伴右心房室影增大和超声心动图右心房室扩张或右心室肥厚伴或不伴肺动脉压升高的典型征象，诊断不难。病因诊断的鉴别需要结合临床和多种影像学检查综合判断而定。

（五）治疗

（1）右心衰竭的治疗关键是原发病和基础心脏病的治疗。

（2）抗心力衰竭的治疗参见全心衰竭部分。

三、全心衰竭

全心衰竭是指左、右心衰竭同时存在的心力衰竭,传统被称为充血性心力衰竭。全心衰竭几乎都是由左心衰竭缓慢发展而来,即先有左心衰竭,然后出现右心衰竭;也不除外极少数情况下是由于左、右心室病变同时或先后导致左、右心衰竭并存之可能。一般来说,全心衰竭的病程多属慢性。其病理生理和血流动力学特点为左、右心室心排血量均降低、体、肺循环均淤血或水肿伴神经内分泌系统激活。

(一)病因

（1）同左心衰竭（参见左心衰竭）。

（2）不除外极少数情况下有右心衰竭的病因（参见右心衰竭）并存。

(二)临床表现

1.症状

先有左心衰竭的症状（见左心衰竭）,随后逐渐出现右心衰竭的症状（见右心衰竭）;由于右心衰竭时,右心排血量下降能减轻肺淤血或肺水肿,故左心衰竭症状可随右心衰竭症状的出现而减轻。

2.体检

既有左心衰竭的体征（见左心衰竭）,又有右心衰竭的体征（见右心衰竭）。全心衰竭时,由于右心衰竭存在,左心衰竭的体征可因肺淤血或水肿的减轻而减轻。

(三)检查

1.ECG 检查

显示反映左心房、室肥厚扩大为主或左右房室均肥厚扩大（见左、右心衰竭）和所患心脏病的相应变化,及多种形式的房、室性心律失常,房室传导阻滞、束支阻滞和室内阻滞图形。可有QRS 波群低电压。

2.胸部 X 线检查

心影普大或以左心房、室增大为主,及与所患心脏病相关的形态变化;可见肺淤血、肺水肿（左心衰竭）,上、下腔静脉增宽和胸腔积液（右心衰竭）。

3.超声多普勒心动图检查

可见左、右心房、室均增大或以左心房、室扩大为主,左室整体和节段收缩功能低下,LVEF降低（<40%）,并可显示与所患心肌、瓣膜和心包疾病相关的解剖和病理生理的特征性改变。

4.心导管检查（必要时）

肺毛细血管楔压（左心衰竭时）和中心静脉压（右心衰竭）均增高,分别大于 2.4 kPa(18 mmHg)和 1.5 kPa(15 cmH$_2$O)。

(四)诊断和鉴别诊断

同左、右心衰竭。

(五)治疗

和左心衰竭一样,全心衰竭治疗的基本目标是减轻或消除体、肺循环淤血或水肿,增加 SV和 CO,改善心功能;最终目标不仅要改善症状,提高生活质量,而且要阻止心室重塑和心力衰竭进展,提高生存率。这不仅需要改善心力衰竭的血流动力学,而且要阻断神经内分泌异常激活不良效应。治疗原则为利尿、扩血管、强心并使用神经内分泌阻滞药。治疗措施如下。

（1）去除心力衰竭诱因。

（2）体力和精神休息。

（3）严格控制静脉和口服液体入量，适当（无须严格）限制钠盐摄入（应用利尿药者可放宽限制），低钠患者还应给予适量咸菜或直接补充氯化钠治疗纠正。

（4）急性失代偿时，给予呼吸机加压吸纯氧和静脉缓慢推注吗啡 3 mg（必要时可重复 1～2 次）。

（5）利尿药：能减轻或消除体、肺循环淤血或水肿，同时可降低心脏前负荷，改善心功能。可选用噻嗪类如氢氯噻嗪 25～50 mg，每天 1 次；襻利尿药，如呋塞米 20～40 mg，每天 1 次；利尿效果不好者可选用布美他尼（丁尿胺）1～2 mg，每天 1 次；或托拉塞米（伊迈格）20～40 mg，每天 1 次；也可选择以上两种利尿药，每两天交替使用，待心力衰竭完全纠正后，可酌情减量并维持。利尿必须补钾，可给缓释钾 1.0 g，每天 2～3 次，与传统保钾利尿药合用，如螺内酯 20～40 mg，每天 1 次；或氨苯蝶啶 25～50 mg，每天 1 次；也应注意低钠低氯血症的预防（不必过分严格限盐），利尿期间仍应严格控制入量直至心力衰竭得到纠正时。螺内酯 20～40 mg，每天 1 次，作为醛固酮拮抗剂，除有上述保钾作用外，更有拮抗肾素-血管紧张素-醛固酮系统（RAS）的心脏毒性和间质增生作用，能作为神经内分泌拮抗剂阻滞心室重塑，延缓心力衰竭进展。RALES 研究显示，螺内酯能使中重度心力衰竭患者的病死率在血管紧张素转化酶抑制剂（ACEI）和 β 受体阻滞剂基础上再降低 27%，因此，已成为心力衰竭治疗的必用药。需特别注意的是，螺内酯若与 ACEI 合用时，潴钾作用较强，为预防高钾血症发生，口服补钾量应酌减或减半，并监测血钾水平和肾功能。螺内酯特有的不良反应是男性乳房发育症，伴有疼痛感，停药后可消失。

（6）血管扩张药：首选血管紧张素转化酶抑制剂（ACEI），除扩血管作用外，还能拮抗心力衰竭时肾素-血管紧张素-醛固酮系统（RAS）激活的心脏毒性作用，从而延缓心室重塑和心力衰竭的进展，降低了心力衰竭患者的病死率 27%，是慢性心力衰竭患者的首选用药，可选用卡托普利、依那普利、贝那普利、赖那普利和雷米普利等，从小剂量开始渐加至目标剂量，如：卡托普利 6.25～50 mg，每天 3 次；依那普利 2.5～10 mg，每天 2 次。不良反应除降低血压外，还有剧烈咳嗽。若因咳嗽不能耐受时，可换用血管紧张素 Ⅱ-受体（AT-1）拮抗剂，如氯沙坦 12.5～50 mg，每天 2 次，或缬沙坦 40～160 mg，每天 1 次。若缺血性心力衰竭有心肌缺血发作时，可加用硝酸酯类如亚硝酸异山梨酯 10～20 mg，6 h 1 次，或单硝酸异山梨醇 10～20 mg，每天 2～3 次；若合并高血压和脑卒中史可加用钙通道阻滞剂如氨氯地平 2.5～10 mg，每天 1 次。历史上使用的小动脉扩张剂，如肼屈嗪，α₁ 受体阻滞剂，如哌唑嗪不再用于治疗心力衰竭。服药期间，应密切观察血压变化，并根据血压水平来调整用药剂量。

中、重度心力衰竭时可同时应用硝普钠或酚妥拉明或乌拉地尔静脉滴注（见左心衰竭），心力衰竭好转后停用并酌情增加口服血管扩张药的用量。

（7）正性肌力药：轻度心力衰竭患者，可给予地高辛 0.125～0.25 mg，每天 1 次，口服维持，对中、重度心力衰竭患者，可短期加用正性肌力药物，如静脉内给去乙酰毛花苷注射液、多巴酚丁胺、多巴胺和磷酸二酯酶抑制剂，如氨力农或米力农（见左心衰竭）等。

（8）β 受体阻滞剂：能拮抗和阻断心力衰竭时的交感神经系统异常激活的心脏毒性作用，从而延缓心室重塑和心力衰竭的进展。大规模临床试验显示，β 受体阻滞剂能使心力衰竭患者的病死率降低 35%～65%，故也是治疗心力衰竭的必选，只是应在心力衰竭血流动力学异常得到纠正并稳定后使用，应从小剂量开始，渐渐（每周或每 2 周加量 1 次）加量至所能耐受的最大剂量,即目标剂量。可选用卡维地洛 3.125~25 mg,每天 2 次,或美托洛尔 6.25~50 mg,每天 2 次,或比索洛尔 1.25~10 mg,每天 1 次。不良反应有低血压、窦性心动过缓、房室传导阻滞和心功能恶化,故用药期间应密切观察血压、心率、节律和病情变化。

(9)支气管解痉:对伴有支气管痉挛或喘鸣的患者,应用酚间羟异丙肾上腺素(酚丙喘啶)或氨茶碱 0.1 g,每天 3 次。

(10)经过上述治疗一段时间(1~2 周)后,临床效果不明显甚至出现恶化者,应按难治性心力衰竭处理。

四、难治性心力衰竭

严重的慢性心力衰竭患者,经上述常规利尿药、血管扩张药、血管紧张素转化酶抑制剂和正性肌力药物积极治疗后,心力衰竭症状和体征无明显改善甚至恶化,称为难治性心力衰竭。其血流动力学特征是严重的肺和体循环的淤血、水肿和 SV、CO 的降低。难治性心力衰竭的处理重点如下。

(一)纠治引起难治性心力衰竭的原因

(1)重新评价并确定引起心力衰竭的心脏病病因,给予纠治。如甲状腺功能亢进或减退、贫血、脚气病、先天性心脏病、瓣膜病、心内膜炎、风湿热等。可通过特殊的内科或外科治疗而得以纠治。

(2)重新评价并确定引起心力衰竭的病理生理机制,有针对性地治疗。如确定以收缩性心力衰竭抑或舒张性心力衰竭为主,前负荷过重抑或后负荷过重为主,有无严重心律失常等。

(3)寻找使心力衰竭加重或恶化的诱因,并加以纠治。如肺部感染、肺栓塞、泌尿道感染、电解质平衡失调、药物的不良反应等。

(4)重新评价已用的治疗措施到位与否,给予加强治疗。如洋地黄剂量是否不足或过量;积极利尿和过分限盐引起了低血钾、低血钠和低血氯使利尿更加困难;是否应用了抑制心肌的或使液体潴留的药物;是否患者饮水或入量过多或未按医嘱服药等。极个别患者出现高血钠高血氯,机制不明,可能还是摄入或补充氯化钠过多所导致。

(二)加强治疗措施

1.严格控制液体入量,并加强利尿

24 h 总入量宜控制在<1 500 mL,尿量>1 500 mL,并使 24 h 出、入量呈负平衡(出>入)并维持3~5 d,将体内潴留的钠和水充分排出体外,以逐渐消除严重的肺水肿和组织水肿。每天出、入量负平衡的程度应依据临床和床旁 X 线胸片所示肺水肿的程度而定,间质性肺水肿应负500~1 000 mL,肺泡性肺水肿应负1 000~1 500 mL,极重度肺泡性肺水肿(大白肺)时 24 h 负平衡 1 500~2 000 mL 也不为过。经过 3~5 d 的加强利尿治疗,临床上肺水肿或组织水肿均能明显地减轻或消失,以床旁 X 线胸片显示肺水肿渐渐减轻或消退的影像为治疗目标和评价标准。加强利尿期间,尿量多时应补钾,可给缓释钾1.0 g,每天 3 次,也可以 0.3%左右浓度静脉补钾;尤其要注意低钠和低氯的预防(不必过分限盐)。若出现低钠(<130 mmol/L)和低氯(<90 mmol/L)血症,则利尿效果不好,可使心力衰竭加重,故必须先给予纠正(3%NaCl 100 mL静脉内缓慢输注),再同时加强利尿,既要纠正低氯和低钠血症,又要排出体内潴留的水和钠。需要强调的是,严格控制液体总入量,比出大于入量的负平衡对于难治性心力衰竭患者的心功能保护更重要。因为患者保持负 500 mL 液体平衡不变,若入量严格控制在 24 h 内

<1 500 mL(出量>2 000 mL)和控制入量>3 000 mL(出量>3 500 mL)对心功能的容量负荷完全不同,前者可使心脏前负荷减轻,而后者则会大大加重心脏前负荷。

2.给予合理足量的血管扩张药治疗

以静脉扩张剂(硝酸酯类)和动脉扩张剂(硝普钠、基因重组脑钠尿肽(BNP)、ACEI 和 α 受体阻滞剂,如酚妥拉明和乌拉地尔)联合应用并给予足量治疗[将血压控制在 13.3~14.7/8.0~9.3 kPa(100~110/60~70 mmHg)],才能充分降低心室前、后负荷,既能大大降低 PCWP 和 LVEDP,又能明显增加 SV 和 CO,达到最佳血流动力学效果。多数患者的心力衰竭会明显好转。

3.加用正性肌力药物

适用于左室功能严重低下,上述治疗效果差的严重的心力衰竭患者。可使用多巴酚丁胺[5~10 $\mu g/(kg \cdot min)$]+硝普钠(10~50 $\mu g/min$)或 α 受体阻滞剂酚妥拉明或乌拉地尔持续静脉滴注,通过正性肌力和降低外周阻力的作用能显著增加 SV 和 CO,同时降低 PCWP 和 LVEDP,明显改善心功能,使心力衰竭明显好转。对于尿量偏少(非低钠和低氯血症所致)或血压偏低[(≤12.0/8.0 kPa(90/60 mmHg)]的重症心力衰竭伴心源性休克患者,应改用多巴胺[3~15 $\mu g/(kg \cdot min)$]+小剂量硝普钠(5~30 $\mu g/min$)或 α 受体阻滞剂联合持续静脉滴注,除能改善心功能外,还可升压、增加肾血流量并改善组织灌注。

4.血流动力学监测指导治疗

血流动力学监测指导治疗适用上述积极治疗依然反应差的重症心力衰竭患者。依据 PCWP、CO 和外周阻力等重要血流动力学指标调整用药方案。若 PCWP 高[>2.4 kPa(18 mmHg)],应加强利尿并使用静脉扩张剂如硝酸酯类,降低左室充盈压,减轻肺水肿;若 CO 低(<5.0 L/min)且外周阻力高应用动脉扩张剂,如硝普钠、重组 BNP 或 α 受体阻滞剂(酚妥拉明或乌拉地尔),降低外周阻力,增加 CO,改善心功能;若 CO 低(<5.0 L/min),而外周阻力正常,则应使用正性肌力药物,如多巴酚丁胺或多巴胺,增加心肌收缩力,增加 CO;若 PCWP 高,CO 低,外周阻力高和动脉血压低<10.7 kPa(80 mmHg),已是心源性休克时,则应在多巴胺升压和正性肌力作用的基础上,联合应用动、静脉血管扩张药和利尿药。必要时应考虑插入主动脉内球囊泵(IABP)给予循环支持。

5.纠正低钠、低氯血症

对于严重肺水肿或外周组织水肿而利尿效果不佳者,若是由于严重稀释性低钠血症(<130 mmol/L)和低氯血症(<90 mmol/L)所致,则应在补充氯化钠(每天 3 g 口服或严重时静脉内给予)的基础上应用大剂量的襻利尿药(呋塞米 100~200 mg,布美他尼 1~3 mg)静脉注射或静脉滴注,边纠正稀释性低钠、低氯血症,边加强利尿效果,可望排出过量水潴留,使心力衰竭改善。对出现少尿或无尿伴有急性肾衰竭,药物治疗难以见效者,可考虑用血液超滤或血液透析或腹膜透析治疗。

6.气管插管和呼吸机辅助呼吸

对严重肺水肿伴严重低氧血症(吸氧状态下 PaO_2<6.7 kPa(50 mmHg))和/或 CO_2 潴留($PaCO_2$>6.7 kPa(50 mmHg)),药物治疗不能纠正者,应尽早使用,既可纠正呼吸衰竭,又有利于肺水肿的治疗与消退。

7.纠正快速心律失常

对伴有快速心律失常如心房颤动、心房扑动心室率快者,可用胺碘酮治疗。

8.左心辅助治疗

对左室心功能严重低下，心力衰竭反复发作，药物治疗难以好转的患者，有条件可考虑行体外膜式氧合（ECMO）、左心辅助治疗，为心脏移植术做准备。

（王红日）

第二节　舒张性心力衰竭

心力衰竭是一个包括多种病因和发病机制的临床综合征。其中，舒张性心力衰竭（DHF）是近年来才得到研究和认识的一类心力衰竭。其主要特点是有典型的心力衰竭的临床症状、体征和实验室检查证据（如胸部X线检查肺淤血表现），而超声心动图等影像检查显示左心室射血分数（LVEF）正常，并除外了瓣膜病和单纯右心衰竭。研究发现，DHF患者约占所有心力衰竭患者的50％。与收缩性心力衰竭（SHF）比较，DHF有更长的生存期，而且两者的治疗措施不尽相同。

一、舒张性心力衰竭的临床特点

（一）病因特点

DHF通常发生于年龄较大的患者，女性比男性发病率和患病率更高。最常发生于高血压患者，特别是有严重心肌肥厚的患者。冠心病也是常见病因，特别是由一过性缺血发作造成的可逆性损伤及急性心肌梗死早期，心肌顺应性急剧下降，左室舒张功能损害。DHF还见于肥厚型心肌病、糖尿病性心肌病、心内膜弹力纤维增生症、浸润型心肌病（如心肌淀粉样变性）等。DHF急性发生常由血压短期内急性升高和快速心率的心房颤动发作引起。DHF与SHF可以合并存在，这种情况见于冠心病心力衰竭，既可以因心肌梗死造成的心肌丧失或急性缺血发作导致心肌收缩力急剧下降而致SHF，也可以由非扩张性的纤维瘢痕替代了正常的可舒张心肌组织，心室的顺应性下降而引起DHF。长期慢性DHF的患者，如同SHF患者一样，逐渐出现劳动耐力、生活质量下降。瓣膜性心脏病同样会引起左心室舒张功能异常，特别是在瓣膜病的早期，表现为舒张时间延长，心肌僵硬度增加，甚至换瓣术后的部分患者，舒张功能不全也会持续数年之久，即使此刻患者的收缩功能正常。通常所说的DHF是不包括瓣膜性心脏病等的单纯DHF。

（二）病理生理特点

心脏的舒张功能取决于心室肌的主动松弛和被动舒张的特性。被动舒张特性的异常通常是由心脏的质量增加和心肌内的胶原网络变化共同导致的，心肌主动松弛性的异常与各种原因造成的细胞内钙离子调节异常有关。其结果是心肌的顺应性下降，左心室充盈时间变化，左心室舒张末压增加，表现为左心室舒张末压力与容量的关系曲线变得更加陡直。在这种情况下，中心血容量、静脉张力或心房僵硬度的轻度增加，或它们共同增加即可导致左心房或肺静脉压力骤然增加，甚至引起急性肺水肿。

心率对舒张功能有明显影响，心率增快时心肌耗氧量增加，同时使冠状动脉灌注时间缩短，即使在没有冠心病的情况下，也可引起缺血性舒张功能不全。心率过快时舒张期缩短，使心肌松弛不完全，心室充盈压升高，产生舒张功能不全。

舒张功能不全时的血流动力学改变和代偿机制:舒张功能不全时舒张中晚期左心室内压力升高,左室充盈受限,虽然射血分数正常,但每搏输出量降低,心排血量减少。左心房代偿性收缩增强,以增加左室充盈。长期代偿结果是左心房内压力增加,左心房逐渐扩大,到一定程度时发生心房颤动。在前、后负荷突然增加,急性应激,快速房颤等使左心室充盈压突然升高时,发生急性失代偿心力衰竭,出现急性肺淤血、水肿,表现出急性心力衰竭的症状和体征。

舒张功能不全的患者,不论有无严重的心力衰竭临床表现,其劳动耐力均是下降的,主要有两个原因:一是左心室舒张压和肺静脉压升高,导致肺的顺应性下降,这可引起呼吸做功增加或呼吸困难的症状;二是运动时心排血量不能充分代偿性增加,结果导致下肢和辅助呼吸肌的显著乏力。这一机制解释了较低的运动耐力和肺毛细血管楔压(PCWP)变化之间的关系。

(三)临床表现

舒张性心力衰竭的临床表现与收缩性心力衰竭近似,主要为肺循环淤血和体循环淤血的症状和体征,如劳动耐力下降,劳力性呼吸困难,夜间阵发性呼吸困难,颈静脉曲张,淤血性肝大和下肢水肿等。X 线胸片可显示肺淤血,甚至肺水肿的改变。超声心动图显示 LVEF 大于 50% 和左心室舒张功能减低的证据。

(四)诊断

对于有典型的心力衰竭的临床表现,而超声心动图显示左心室射血分数正常(LVEF >50%)或近乎正常(LVEF 40%~50%)的患者,在除外了瓣膜性心脏病、各种先天性心脏病、各种原因的肺心病、高动力状态的心力衰竭(严重贫血、甲状腺功能亢进、动静脉瘘等)、心脏肿瘤、心包缩窄或压塞等疾病后,可初步诊断为舒张性心力衰竭,并在进一步检查获得左室舒张功能不全的证据后,确定舒张性心力衰竭的诊断。

超声心动图在心力衰竭的诊断中起着重要的作用,因为物理检查、心电图、X 线胸片等都不能够提供用于鉴别收缩或舒张功能不全的证据。超声心动图所测的左心室射血分数正常(LVEF>50%)或近乎正常(LVEF 40%~50%)是诊断 DHF 的必需条件。超声心动图能够简便、快速地用于鉴别诊断,如明确是否有急性二尖瓣、主动脉瓣反流或缩窄性心包炎等。

多普勒超声能够测量心内的血流速度,这有助于评价心脏的舒张功能。在正常窦性心律条件下,穿过二尖瓣的血流频谱从左心房到左心室有两个波形,E 波:反映左心室舒张早期充盈;A 波:反映舒张晚期心房的收缩。因为跨二尖瓣的血流速度有赖于二尖瓣的跨瓣压差,E 波的速率受到左心室早期舒张和左心房压力的影响。而且研究发现,仅在轻度舒张功能不全时可以看出 E/A<1,一旦患者的舒张功能达到中度或严重损害,则由于左心房压的显著升高,其超声的表现仍为 E/A>1,近似于正常的图像。由此也可以看出,二尖瓣标准的血流模式对容量状态(特别是左心房压)极度敏感,但是这一速率的变化图像还是能够部分反映左心室的舒张功能(特别是在轻度左心室舒张功能减低时)。其他评价舒张功能的无创检测方法有:多普勒超声评价由肺静脉到左心房的血流状态,组织多普勒显像能够直接测定心肌长度的变化速率。而对于缺血性心脏病患者,心导管技术则可以反映左心室充盈压的增高,在实际应用中,更适合于由心绞痛发作诱发的心力衰竭患者的评价。

DHF 的诊断标准目前还不完全统一。美国心脏病学会和美国心脏病协会(ACC/AHA)建议的诊断标准是:有典型的心力衰竭症状和体征,同时超声心动图显示患者没有心脏瓣膜异常,左心室射血分数正常。欧洲心脏病学会建议 DHF 的诊断应当符合下面 3 个条件:①有心力衰竭的证据;②左心室收缩功能正常或轻度异常;③左心室松弛、充盈、舒张性或舒张僵硬度异常的证据。欧洲心力衰竭工作组和ACC/AHA使用的术语"舒张性心力衰竭"有别于广义的"有正常射血分数的心力衰竭",后者包括了急性二尖瓣反流和其他原因的循环充血状态。

在实际工作中,临床医师诊断DHF时常常面临挑战。主要是要取得心力衰竭的临床证据,其中,胸片在肺水肿的诊断中有很高的价值。血浆BNP和NT-proBNP的检测也有重要诊断价值,心源性呼吸困难患者的血浆BNP水平升高,尽管有资料显示,DHF患者的BNP水平增加不如SHF患者的增加显著。

二、舒张性心力衰竭的治疗

DHF的治疗目的同其他各种心力衰竭,即缓解心力衰竭的症状,减少住院次数,增加运动耐量,改善生活质量和预后。治疗措施也同其他心力衰竭,包括三方面的内容。①对症治疗,缓解肺循环和体循环淤血的症状和体征。②针对病因和诱因的治疗,即积极治疗导致DHF的危险因素或原发病,如高血压、左心室肥厚、冠心病、心肌缺血、糖尿病等,及心动过速等,对阻止或延缓DHF的进展至关重要。③针对病理生理机制的治疗。在具体的治疗方法上DHF有其自己的特点。

(一)急性期治疗的特点

在急性肺水肿时,可以给予氧疗(鼻导管或面罩吸氧)、吗啡、静脉用利尿药和硝酸甘油。需要注意的是,对于DHF患者过度利尿可能会导致严重的低血压,因为DHF时左心室舒张压与容量的关系呈一个陡直的曲线。如果有严重的高血压,则有必要使用硝普钠等血管活性药物。如果有缺血发作,则使用硝酸甘油和相关的药物治疗。心动过速能够导致心肌耗氧量增加和降低冠状动脉的灌注时间,容易导致心肌缺血,即使在非冠心病患者;还可因缩短了舒张时间而使左心室的充盈受损,所以,在舒张功能不全的患者,快心室率的心房颤动常常会导致肺水肿和低血压,在一些病例中需要进行紧急心脏电复律。预防心动过速的发生或降低患者的心率,可以积极应用β受体阻滞剂(如比索洛尔、美托洛尔和卡维地洛)或非二氢吡啶类钙通道阻滞剂(如地尔硫䓬),剂量依据患者的心率和血压调整,这点与SHF时不同,因为SHF时β受体阻滞剂要谨慎应用、逐渐加量,并禁用非二氢吡啶类钙通道阻滞剂。对大多数DHF患者,无论在急性期与慢性期都不能从正性肌力药物治疗中获益。重组人脑钠尿肽(rh-BNP)是近年来用于治疗急性心力衰竭疗效显著的药物,它具有排钠利尿和扩展血管的作用,对那些急性发作或加重的SHF的临床应用收到了肯定的疗效。但对DHF的临床研究尚不多。从药理作用上看,它有促进心肌早期舒张的作用,加上排钠利尿、减轻肺淤血的作用,对DHF的急性发作可收到显著效果。

(二)长期药物治疗的特点

1.血管紧张素转化酶抑制剂(ACEI)和血管紧张素Ⅱ受体阻滞剂(ARB)

不但可降低血压,而且对心肌局部的RAAS也有直接的作用,可减轻左心室肥厚,改善心肌松弛性。非常适合用于治疗高血压合并的DHF,在血压降低程度相同时,ACEI和ARB减轻心肌肥厚的程度优于其他抗高血压药物。

2.β受体阻滞剂

β受体阻滞剂具有降低心率和负性肌力作用。对左心室舒张功能障碍有益的机制可能是:①降低心率可使舒张期延长,改善左心室充盈,增加舒张期末容积。②负性肌力作用可降低耗氧量,改善心肌缺血及心肌活动的异常非均一性。③抑制交感神经的血管收缩作用,降低心脏后负荷,也可改善冠状动脉的灌注。④能阻止通过儿茶酚胺引起的心肌损害和灶性坏死。已有研究证明,此类药物可使左心室容积-压力曲线下移,具有改善左心室舒张功能的作用。

目前认为,β受体阻滞剂对改善舒张功能最主要的作用来自减慢心率和延长舒张期。在具体应用时可以根据患者的具体情况选择较大的初始剂量和较快地增加剂量。这与SHF有明显的不同。在SHF患者,β受体阻滞剂的机制是长期应用后上调β受体,改善心肌重塑,应从小剂量开始,剂量调整常需要2～4周。应用β受体阻滞剂时一般将基础心率维持在60～70次/分钟。

3.钙通道阻滞剂

钙通道阻滞剂可减低细胞质内钙浓度,改善心肌的舒张和舒张期充盈,并能减轻后负荷和心肌肥厚,在扩张血管降低血压的同时可改善心肌缺血,维拉帕米和地尔硫草等还可通过减慢心率而改善心肌的舒张功能。因此在DHF的治疗中,钙通道阻滞剂发挥着重要的作用。这与SHF不同,由于钙通道阻滞剂有一定程度的负性肌力作用而不宜应用于SHF的治疗。

4.利尿药

通过利尿能减轻水钠潴留,减少循环血量,降低肺及体循环静脉压力,改善心力衰竭症状。当舒张性心力衰竭为代偿期时,左心房及肺静脉压增高虽为舒张功能障碍的结果,但同时也是其重要的代偿机制,可以缓解因心室舒张期充盈不足所致的舒张期末容积不足和心排血量的减少,从而保证全身各组织的基本血液供应。如此时过量使用利尿药,可能加重已存在的舒张功能不全,使其由代偿转为失代偿。当DHF患者出现明显充血性心力衰竭的临床表现并发生肺水肿时,利尿药则可通过减少部分血容量使症状得以缓解。

5.血管扩张药

由于静脉血管扩张药能扩张静脉,使回心血量及左室舒张期末容积减小,故对代偿期DHF可能进一步降低心排血量;而对容量负荷显著增加的失代偿期患者,可减轻肺循环、体循环压力,缓解充血症状。动脉血管扩张药能有效地降低心脏后负荷,对周围血管阻力增加的患者(如高血压心脏病)可能有效改善心室舒张功能,但对左心室流出道梗阻的肥厚型心肌病患者可能加重梗阻,使心排血量进一步减少。因此,扩张剂的应用应结合实际病情并慎重应用。

6.正性肌力药物

由于单纯DHF患者的左心室射血分数通常正常,因而正性肌力药物没有应用的指征,而且有使舒张性心功能不全恶化的危险,尤其是在老年急性失代偿DHF患者中。例如,洋地黄类药物通过抑制Na^+-K^+-ATP酶,并通过Na^+-Ca^{2+}交换的机制增加细胞内钙离子浓度,在心脏收缩期增加能量需求,而在心脏舒张期增加钙负荷,可能会促进舒张功能不全的恶化。DIG(digitalis investigators group)研究的数据也显示,在使用地高辛过程中,与心肌缺血及室性心律失常相关的终点事件增加。对于那些伴有快室率房颤的DHF患者,应用洋地黄是有指征也有益处的。因为可以通过控制心室率改善肺充血及心排血量。

7.抗心律失常药物

心律失常,特别是快速性心律失常对DHF患者的血流动力学常产生很大影响,故预防心律失常的发生对DHF患者有重要意义:①快速心律失常增加心肌氧耗,减少冠状动脉供血时间,从而可诱发心肌缺血,加重DHF,在左心室肥厚者尤为重要;②舒张期缩短使心肌舒张不完全,导致舒张期心室内容量相对增加;③DHF患者,左心室舒张速度和心率呈相对平坦甚至负性关系,当心率增加时,舒张速度不增加甚至减慢,从而引起舒张末期压力增加。因此当DHF患者伴有心律失常时,应根据其不同的病因和病情特点来选用抗心律失常药物。

8.其他药物

抑制心肌收缩的药物如丙吡胺,具有较强的负性肌力作用,可用于左室流出道梗阻的肥厚型心肌病。此药缩短射血时间,增加心排血量,降低左室舒张期末压。多数患者长期服用此药有效。丙吡胺的另一个作用是抗心律失常,而严重肥厚型心肌病患者,尤其是静息时有流出道梗阻者,常有心律失常,此时用丙吡胺可达到一举两得的效果。

目前,我们尚无充分的随机临床试验来评价不同药物对 CHF 或其他心血管事件的疗效,也没有充分的证据说明某一单药或某一组药物比其他的优越。已经建议,将那些有生物学效应的药物用于 DHF 的治疗,治疗心动过速和心肌缺血,如 β 受体阻滞剂或非二氢吡啶类钙通道阻滞剂;逆转左心室重塑,如利尿药和血管紧张素转化酶抑制剂;减轻心肌纤维化,如螺内酯;阻断肾素-血管紧张素-醛固酮系统的药物能够产生这样一些生物学效应,还需要更多的资料来说明这些生物学效应能够降低心力衰竭的危险。

总之,在现阶段,对于 DHF 的发病机制、病理生理、直到诊断和治疗还需要有更多的临床试验和实验证据来不断完善。

(王红日)

第三节 高输出量性心力衰竭

高输出量性心力衰竭是一种较常见的临床综合征。正常心脏对运动的反应为增加输血量 4～6 倍而不表现肺静脉淤血症状,然而,受严重心肌、瓣膜和心包疾病影响的心脏,不能代偿心排血量增加的需要。在其他方面无症状的患者中,持续超过正常心排血量需要的情况可引起充血性心力衰竭的症状。有充血性心力衰竭症状,血流动力学检查时心排血量正常或升高的患者,可能出现高输出量性心力衰竭。

引起高输出量性心力衰竭常见的原因有体循环动静脉瘘、贫血性心脏病、脚气性心脏病、甲状腺功能亢进性心脏病等。

一、临床表现

(一)症状

高输出量性心力衰竭常表现为乏力、水肿、活动时气短和心悸。因为这些症状在其他类型的心力衰竭中也很常见,单独出现上述症状不足于鉴别为何种心脏综合征。高输出量性心力衰竭的具有鉴别意义的是导致其发生的病因特征,如甲亢的症状和维生素 B_1 缺乏导致的神经病变等。

(二)体征

高输出量的各种病因都有其独特的体检发现。但下列表现在所有高输出量性心力衰竭中均较常见。心率加快、脉压增大或正常;心脏体检时可以发现心尖的高动力冲动,短促、清脆的第一心音,主动脉瓣和肺动脉瓣区可闻及收缩中期血流杂音;在心尖和胸骨左下缘部可闻及舒张期杂音,提示通过房室瓣的血流增加;四肢温暖和潮红。

二、诊断

高输出量性心力衰竭的确诊需右心导管检查,可发现静息状态下右心压力正常或轻度升高,肺毛细血管楔压升高,高心排血量,低体循环阻力及静息状态下心动过速等。

三、治疗

针对导致高输出量性心力衰竭的病因,治疗方法也不同。下面将引起高输出量性心力衰竭的常见原因分别介绍如下。

(一)体循环动静脉瘘

动静脉瘘是指动静脉之间出现不经过毛细血管网的异常通道,血液由高压力动脉流向低压力静脉,常伴有动脉瘤的形成,因此也有动静脉瘤之称。它是引起高输出量性心力衰竭的重要病因之一。

1.病因与病理解剖

动静脉瘘是指无毛细血管床介于其间的动静脉间的连接。体循环动静脉瘘有先天性和后天性之分,先天性动静脉瘘是由于血管发育畸形,导致动静脉之间有异常交通;后天性动静脉瘘大多由外伤或有创性操作造成,比较常见,早期容易漏诊。梅毒性主动脉瘤破裂时,如穿破上腔静脉、肺动脉、右心房或右心室,其所产生的血流动力学改变与动静脉瘘相同。先天性动脉导管未闭实际上也是动静脉瘘的一种。病理解剖显示动静脉瘘近端的动脉发生扩张,动脉壁变薄,有时可形成动脉瘤。动静脉瘘的静脉也因压力的升高而发生扩张,静脉壁有增厚现象。

2.病理生理

由于较大的动静脉间(体循环)有直接通道,所以部分动脉血流(20%～50%)就从动脉通过此短路直接进入静脉而不经过毛细血管,使周围血管阻力下降,静脉回流增加,心排血量增加,循环血容量多有增加,循环时间正常或缩短,继发心脏扩大,心力衰竭。病理生理改变明显与否取决于体循环动静脉瘘管口径的大小和瘘口离心脏的距离;瘘口越大、离近心脏,则其病理生理改变越为明显。心脏扩大和心力衰竭出现与否也与上述两个因素有关,但可能也与动静脉瘘存在的时期有关。

3.临床表现

在动静脉瘘处可闻及连续性、机器样杂音,在收缩期更为明显,多伴有震颤。动静脉瘘处可发生动脉瘤。

收缩压正常或略为升高,舒张压降低,脉压增宽。此外,水冲脉、毛细血管搏动等周围循环体征也多有出现,脉搏多明显增速。因此,临床上如发现明显的脉压增宽现象而无主动脉瓣关闭不全或其他病因可找,应仔细寻找体循环动静脉瘘的存在,特别是在有创伤或外科手术的时候。若用手压瘘使瘘管关闭,则舒张压可立即升高 1.33～1.99 kPa,脉搏立即缓慢,减慢 10～30 次/分钟,心排血量也立即降低(心动过缓反射)。这个反应只持续几分钟,血压升高是因为瘘管被阻塞,血液不能通过瘘管而必须通过微血管,因而周围阻力增加。脉搏频率降低是由于主动脉压的升高刺激了主动脉壁的神经(阿托品可使心动过缓反射消失)。

心脏增大是一种普遍性发现,增大的程度与动脉的大小、瘘孔的口径及瘘的存在时期有关。心脏增大主要是心脏扩张所致,心脏肥厚因素所占地位并不重要,因为瘘管结扎后,增大的心脏可在短期内有明显的缩小。心脏增大的原理是由于静脉回流量增加使心脏的舒张期容积增加,从而引起心脏扩张和肥厚。长期及较大的动静脉瘘患者,可以发生高输出量性心力衰竭。

瘘的近段静脉的压力多不升高,其血液的含氧量可较一般静脉为高。瘘的远段肢体往往有缺血表现,如局部溃疡,甚至局部组织坏死。但因侧支循环的形成与心排血量的增加,肢体的血液供给可以恢复正常,有时可较对侧肢体的血液供应为多,以致有瘘管的肢体的皮肤温度可比对侧为高。

先天性动静脉瘘,也称为蔓状血管瘤,可累及全身各个部位,以下肢最为常见,而且大都是多发性的。

4.诊断

动静脉瘘的诊断除了上述典型的临床表现外,主要依赖于各种影像学检查。它的影像学诊断手段主要包括以下几项。①胸部 X 线平片:是最常用的初筛本病的检查方法;②超声心动图:其敏感性高于胸部 X 线平片;③胸部 CT:它对小病灶的检出能力较高,增强 CT 是诊断本病最方便、有效的方法,有助于确诊;④磁共振血管造影;⑤择性数字减影血管造影:它是诊断的"金标准",但为有创性检查,并受一定的条件限制。以上这些诊断技术相结合,可以更为准确地判断病变的大小、部位、数量、形态,血管壁及管腔内血流的情况,及血流动力学特点。

5.治疗

介入放射学、栓塞技术及材料的发展,进一步提高了本病治疗的技术成功率和临床远期疗效。目前,治疗动静脉瘘的方法有:经导管动脉介入栓塞术、经皮穿刺瘤腔内药物硬化治疗、手术切除。其中,经导管动脉介入栓塞术是治疗该病的主要方法,常用的栓塞材料有固体和液体之分,如吸收性明胶海绵、聚乙烯醇泡沫微粒、微弹簧圈及球囊、二氰基丙烯酸正丁酯、无水乙醇、平阳霉素碘油乳剂等;对于局限型先天性动静脉瘘患者应首选手术切除,但手术时必须尽可能保持动脉的完整(静脉部分可以结扎之);而对于病变无法彻底清除或难以手术的患者,可首选经皮穿刺瘤腔内药物硬化治疗。另外,体循环动静脉瘘管易于发生细菌性动脉内膜炎,因此在必要时应采取预防细菌性动脉炎的措施。

(二)贫血性心脏病

贫血性心脏病是由于长期中度以上(血红蛋白低于 70 g/L)贫血引起心脏扩大和/或心力衰竭等一系列心血管系统的病变。

1.病理生理

贫血患者会出现血液载氧量的减少,当血液的载氧量降低到一定的限度(血红蛋白低于 70 g/L)并持续一定的时间,可以引起血液循环系统明显的改变。长期严重的慢性贫血可导致贫血性心脏病。严重贫血可以从下列三方面影响心脏:①可引起心排血量增加,外周血管阻力下降,即高输出量型血液循环,从而增加心脏负荷,导致心脏扩大和心肌肥厚,最终进展为充血性心力衰竭;②可诱发心绞痛或导致其他冠状动脉血液供应不足;③可因心肌长期缺血而引起心肌脂肪变性等改变,以致心肌异常松弛,心肌收缩力下降。

2.临床表现

当血红蛋白为 65～75 g/L 时,患者除了一般贫血的症状之外,常伴有循环系统的表现,可有气急、疲倦、心悸等症状,有时可出现心绞痛。体格检查可发现窦性心动过速,心尖冲动强烈,周围血管扩张,皮肤温暖,水冲脉,脉压增大及周围血管征。心尖区可闻及收缩期吹风样杂音,是循环血量增加、心脏扩大导致二尖瓣相对性关闭不全所致;心尖区轻度低音调舒张中期杂音,是通过二尖瓣口血流的速度增加所致;或胸骨左缘有轻度高音调、吹风样舒张期杂音,是由于主动脉瓣环扩张所产生。

当血红蛋白低于 30 g/L 时,心脏明显增大,并可出现充血性心力衰竭,特别是在心脏有额外负荷时,如体力劳动、发热、妊娠等,表现为体循环淤血的征象,包括颈静脉曲张、肝脏肿大(偶尔可达脐水平)和压痛、腹水、肺底啰音等。

但必须指出,当贫血患者有充血性心力衰竭表现时,首先应考虑到其他器质性心脏病的合并存在,如风湿性心脏病、脚气性心脏病等,因单纯贫血所引起的充血性心力衰竭甚为少见。

3.实验室检查

中度以上的慢性贫血患者 X 线检查大多有心脏轻至中度增大。当血红蛋白低于 30 g/L 时,心脏可明显扩大,且可以出现肺淤血、肺水肿等征象。心电图可显示低电压、ST 段压低、窦性心动过速、左心前区导联上 T 波平坦或倒置。血常规和外周血涂片检查可用于确定是否存在贫血及贫血的程度。骨髓检查有助于明确病因。

以上所述的心血管方面改变均是可逆性现象,贫血纠正后,心脏改变可有不同程度的恢复。

4.治疗

无心力衰竭的贫血性心脏病,心功能处于代偿期,主要是针对贫血进行病因治疗,根据情况补充铁剂、叶酸或维生素 B_{12} 等。

重度贫血性心脏病发生心力衰竭时,除了一般治疗心力衰竭的措施外,还要积极治疗贫血。输血是最主要的治疗手段,应少量多次输血或输入浓缩红细胞混悬液,同时配合使用利尿药,以减少血容量,预防肺水肿。由于属于高输出量型心力衰竭,因此治疗心力衰竭时以利尿和扩血管为主。应用洋地黄类和非洋地黄类正性肌力药物可促进或加重心力衰竭,所以只有当利尿药、血管扩张药及输血治疗无效时才小剂量应用,一般使用快速起效制剂。

(三)脚气性心脏病

维生素 B_1(硫胺)缺乏症也称脚气病,常累及神经系统和心血管系统。脚气性心脏病是由于严重的维生素 B_1 缺乏持续 3 个月以上,出现以心血管系统病变为主,及充血性心力衰竭的心脏病,又称湿型脚气病。

1.病理解剖

病理改变可因脚气病的严重程度而有差异。可表现为:心肌细胞水肿、变性、坏死;心肌间质水肿;心脏明显增大,尤以右心室的扩张肥大突出。

2.病理生理

维生素 B_1 是碳水化合物代谢过程中所必需的酶系统的主要成分,是丙酮酸氧化所必需的酶。维生素 B_1 缺乏时,碳水化合物的氧化作用即在丙酮酸阶段停顿,血液内积聚过多的酸性物质,如丙酮酸和乳酸,发生代谢性酸中毒,影响心肌的能量代谢,造成心肌能量供应不足。

维生素 B_1 的缺乏对机体产生以下两种影响:①血液中丙酮酸和乳酸浓度的增加使周围小动脉扩张,周围阻力降低,静脉回流量增多,因而心排血量及心脏工作量都有增加;②心脏的代谢功能衰竭,主要是由于心肌对乳酸盐、丙酮酸盐与氧的利用率降低。因此维生素 B_1 的缺乏影响了心脏本身及周围循环。脚气性心脏病属于高动力循环性心脏病。

3.临床表现

先驱症状有活动后的心悸、气促,端坐呼吸,心前区疼痛,心动过速与水肿。病情较重时可突然发生急性心力衰竭,出现烦躁不安、恶心、呕吐、上腹闷胀、发绀、阵发性呼吸困难或急性肺水肿、胸腔积液、皮下水肿、颈静脉怒张、肝脏肿胀、休克等。体检发现心脏向两侧增大、心前区可闻及收缩期吹风样杂音、第一心音减弱(第一心音减弱加上心动过速可引起胎样心音)，右心室性舒张期奔马律及肺动脉瓣区第二心音亢进，脉压因舒张压降低而增大、大动脉上有枪击音、水冲脉与毛细血管搏动等体征。静脉压显著升高。

心电图检查除窦性心动过速外，常显示 T 波平坦或倒置、低电压、Q-T 间期延长等。心功能测定显示高输出量性心力衰竭。

4.诊断

本病的主要诊断依据是：有 3 个月以上的维生素 B_1 缺乏史，伴或不伴有周围神经炎征象；急骤出现的高输出量性心力衰竭；心脏增大，心律规律，无其他原因可查；维生素 B_1 治疗后症状明显改善。

5.治疗

主要是补充足量的维生素 B_1，轻症者可口服(每次 5～10 mg，每天 3 次)或肌内注射(每次50～100 mg，每天 1 次)，重症者应给予缓慢静脉注射(50～100 mg 加入 50％葡萄糖中)。有心力衰竭的患者要积极治疗心力衰竭，同时还要纠正导致本病的饮食因素。

(四)甲状腺功能亢进性心脏病

甲状腺功能亢进(甲亢)性心脏病是指由于多种原因导致甲状腺激素分泌过多，引起以心血管系统为主要表现的临床综合征。甲亢大多发生于 20～40 岁的女性，男、女之比约为 1∶5。甲亢性心脏病的患者则多在 40 岁以上，男、女比例约为 1∶2。

1.发病机制

甲亢性心脏病的发病机制尚未完全明确。主要是由于甲状腺激素对心肌蛋白的合成、心肌代谢、心肌酶、心肌收缩性、血流动力学和心脏电生理等均有直接作用，及交感神经系统兴奋性增加和迷走神经兴奋能力障碍，使得甲亢患者的心脏，特别是有基础心脏病的患者，不能承受甲亢时高动力状态的额外负担，也不能满足机体代谢增加的需要，最终导致了甲亢性心脏病的发生。

2.病理解剖

甲亢中的心脏一般没有明显的病理变化。有甲亢性心脏病者一般皆有心脏肥厚及扩张，在心力衰竭的病例中尤为显著。

3.病理生理

甲状腺激素增加心肌细胞的蛋白合成，使心肌肥厚，但心肌含水量和胶原都没有增加。甲状腺激素对心肌收缩性的作用是增加心肌收缩率，同时也使每搏输出量增高，故心排血量可有明显的增加。一般认为，甲状腺激素使心肌收缩力增加的主要原因是由于钙离子-磷酸蛋白质复合物形成增多，使肌凝蛋白钙离子激活 ATP 酶活性增高，从而导致肌质网钙离子转运增加而引起的。同时，也与甲状腺激素能增加心肌细胞膜上的肾上腺素能 β 受体的数量有关。以上变化均使左、右心室做功增加，心肌耗氧量增多。较长时间的甲状腺激素分泌过多可导致心脏储备能力下降。

甲亢时，外周血管阻力下降。心排血量增加的原因至少部分与此有关。外周血管扩张是继发于甲亢所致的组织代谢增高及热量产生和代谢产物的增加。心排血量增加和外周血管阻力下降使患者的收缩压增大，舒张压下降，因而脉压增大。同时循环时间缩短，血容量增加。

甲状腺激素增加心率，造成心动过速。剂量-效应试验表明，过多的甲状腺激素并不能改变心血管系统组织对儿茶酚胺的敏感性。甲亢患者的心率增快可能是甲状腺激素的毒性作用和交感神经系统兴奋性增高共同作用的结果。为此，普萘洛尔等 β 受体阻滞剂可以降低甲亢患者的心率,但不能使之恢复正常。此外,有证据表明,甲亢中的心动过速也与迷走神经兴奋性受损有关。

过多的甲状腺激素分泌所引起的上述变化使心脏功能下降。心脏每次收缩所消耗的能量较正常为多,而效率却极低,逐渐不胜负担,终于导致心力衰竭。甲亢患者出现心力衰竭时,心排血量下降,但其绝对值仍较正常为高,故属高输出量性心力衰竭。有时,病情很严重时,心排血量可降至正常范围之内或低于正常。

心房颤动的发生机制可能是甲状腺激素直接作用于心肌,使心房肌兴奋性增加,不应期缩短而造成。动物实验中,甲状腺激素可以增加心房率,舒张期去极化率并缩短窦房结细胞动作电位时间。

4.临床表现

甲亢的心脏方面的症状有心悸、呼吸困难和心前区疼痛。心悸常伴有心动过速。有时在颈部也有冲击感。心悸的程度有轻有重,轻的可仅为患者自觉心脏在搏动,重的可为剧烈的心脏冲撞,一般是在情绪激动或进食后出现,但也有一些患者在静息状态下出现。据研究,和正常人相比,甲亢患者的耗氧量较大而肺活量较低,所以在轻度或中度活动后可出现呼吸困难,这与因心力衰竭而发生者不同。心前区疼痛常甚轻微,一般是一种沉重的痛感,但有时可出现典型的心绞痛,常是发作性心律失常所引起,也可以是甲亢增加了原来已有冠状动脉粥样硬化的心脏的负荷所致。这两种疼痛皆常在甲亢治愈后消失。以上几种症状中,以心悸为最多,呼吸困难次之,心前区疼痛远较少见。

心房颤动是甲亢的心血管方面的一个重要表现,为产生心力衰竭的重要因素。发作性房颤常提示甲亢的存在,尤以年轻的患者中更是如此。房颤在毒性结节性甲状腺肿中远较为多见。它在45岁以下的患者中较少发生,30岁以下中更少,在男性中比较多见。甲亢病程越长,房颤的发病率越高,而与甲亢的严重程度无一定的关系。如不治疗甲亢,对发作性及持久性房颤使用洋地黄或奎尼丁皆不利于控制心室率或消除房颤。满意地控制甲亢后,一般不会再发生阵发性房颤。其他不常见的心律失常有期前收缩、心房扑动、阵发性房性心动过速,甚或阵发性室性心动过速等。

甲亢的心脏体征有心尖冲动强烈,故极易查得。有时搏动的震动极为强烈,扩散于胸壁,扪之有如收缩期震颤。单纯的甲亢心脏不增大,但心音响亮且具有冲击性。第一心音常明显亢进,易与二尖瓣狭窄的第一心音的特征相混淆。心底部的心音也增强。整个心前区常可闻及Ⅱ～Ⅲ级收缩期杂音,在肺动脉瓣区最为显著。收缩期血压升高,舒张压则略降低,以致脉压增大。少数患者的脉压极大,故可见明显的颈动脉搏动、水冲脉、枪击声、毛细血管搏动等周围血管征。心率通常每分钟100～120次,有时可达120～140次,但当达到180～200次时易发生甲状腺危象。心率在活动或情绪激动时显著加快,睡眠和休息时虽有所降低,但仍高于正常。在颈部肿大的甲状腺上,常可听到连续性的血管杂音,提示有动静脉沟通。

单纯的甲亢很少引起心力衰竭,尤以在40岁以下的患者中更为少见;伴有其他病因性心脏病者的心力衰竭发生率大为增加,可高达25%。发生房颤后心力衰竭的发生率显著增加。甲亢治愈前,通常的心力衰竭的治疗常不见效。心力衰竭的发生率随着甲亢病程的加长而增高,而与后者的严重程度无明显相关。因甲亢时肺动脉及右心室压力均有增高,故甲亢患者的心力衰竭主要表现为右心衰竭。

除心血管方面外,甲亢的主要表现如典型的突眼、凝视姿态、皮肤湿热、甲状腺增大、肌肉震颤等,对诊断皆甚为重要,但在甲亢性心脏病中有时可不甚明显,甚至无甲状腺肿大或眼部体征。这种隐匿性甲亢如有心力衰竭,可因未能发现甲亢而仅对心力衰竭进行治疗,以致收效不大。

X线检查常示心脏的大小正常,心脏搏动有力。本病导致血流加速致使肺动脉明显扩张。如有长期的房颤或心力衰竭,则可见心影增大。严重心力衰竭时,心影向两侧增大。

心电图常无特殊改变,可见窦性心动过速、心房颤动或其他较为少见的心律失常。有时可见P波振幅增加及顶高而圆的T波,这是交感神经张力增加的表现。有心脏病变时,可出现ST段压低与T波平坦或倒置。

5.诊断

甲亢性心脏病的诊断依据,除有甲亢的佐证外,同时有:①阵发性或持久性心房颤动、心房扑动、心脏增大或心力衰竭者;②排除其他原因的心脏病;③甲亢治愈后,心脏病表现随之消失。

不典型甲状腺功能亢进者,可能仅有心血管疾病方面的表现。因此,凡遇到以下情况应考虑甲亢的可能:①原因不明的阵发性或持久性心房颤动,心室率快而不易被洋地黄类药物控制;②非克山病流行区发生的原因不明的右心衰竭;或有循环时间不延长的心力衰竭,但患者没有贫血、发热或脚气病等,洋地黄疗效不佳;③无法解释的心动过速;④血压波动而脉压增大者;⑤患有器质性心脏病患者发生心力衰竭,常规治疗疗效不佳者,也应想到甲亢。

因心力衰竭本身有时可增加基础代谢率,甚至可高达40%以上,故要证实有无甲亢,除仔细搜寻临床表现外,尚需进行血清游离 T_4 和 T_3、促甲状腺激素(TSH)等的测定。

6.治疗

甲亢性心脏病的治疗基础是控制甲亢本身。不然,心脏病的一般处理对它难以获得满意的疗效。对甲亢合并心力衰竭者,应该是在用洋地黄和利尿药等处理心力衰竭的同时,使用抗甲状腺药物积极治疗甲亢。有心房颤动者,在甲亢未控制前,用电击复律和奎尼丁治疗甚难恢复窦性心律。如药物治疗甲亢已有1个月左右或甲状腺切除后已有2周,甲亢已满意控制而心房颤动未自动复律,则可试行电击复律或奎尼丁治疗来恢复窦性心律。甲状腺手术前患者有心脏病表现并不是手术禁忌证,对心房颤动也是如此。如有心力衰竭,它在被控制后经过1个月左右,即可进行手术。

对甲亢本身的治疗可分为一般支持疗法和减少甲状腺激素分泌治疗。前者包括精神因素的去除、对患者的关怀和安慰、足够的休息、适量的镇静剂、高热量饮食和足够维生素。后者包括抗甲状腺药物、甲状腺次全切除术和放射性碘治疗。

7.病程及预后

甲亢性心脏病可治愈。即使已发生心力衰竭,在获得确实诊断后及时处理也能使患者恢复健康。若未能及时发现,因而治疗未能针对病因,则可使心力衰竭恶化。伴有其他病因心脏病的甲亢,及时治疗甲亢甚为重要,因如将后者治愈即可避免或延缓心力衰竭的发生,如已有心力衰竭,则也可使对心力衰竭的治疗收效。

(王红日)

第四节　心　律　失　常

心律失常是指心脏冲动的频率、节律、起源部位、传导速度或激动次序的异常。正常心脏冲动起源于窦房结,先后经结间束、房室结、希氏束、左和右束支及浦肯野纤维至心室。心律失常的发生是由于多种原因引起心肌细胞的自律性、兴奋性、传导性改变,导致心脏冲动形成和/或传导异常。临床上根据发作时心率的快慢,可将心律失常分为快速心律失常和缓慢心律失常。前者包括期前收缩、心动过速、心房颤动、心室颤动等,后者包括窦性缓慢心律失常、房室传导阻滞等。心律失常发生在无器质性心脏病者,大多病程短,可自行恢复,对血流动力学无明显影响,一般不增加心血管死亡危险性。发生于严重器质性心脏病或离子通道病的心律失常,病程较长,常有严重血流动力学障碍,可诱发心绞痛、休克、心力衰竭、昏厥甚至猝死,称重症心律失常。常见的病因为急性冠脉综合征、陈旧性心肌梗死、慢性充血性心力衰竭(射血分数<40%)、各类心肌病、长Q-T间期综合征、预激综合征等。

心律失常的诊断应从详尽采集病史入手,病史通常能提供对诊断有用的线索。心电图检查是诊断心律失常最重要的一项无创性检查技术,应记录12导联心电图,并记录清楚显示P波导联的心电图长条以备分析,通常选择 V_1 或Ⅱ导联。系统分析应包括:心房与心室节律是否规则,频率各为若干?P-R间期是否恒定?P波与QRS波群是否正常?P波与QRS波群的相互关系等。在确定心律失常类型后,对重症心律失常患者,在院前和院内对其进行急救时首先要判断有无严重血流动力学障碍,并建立静脉通道,给予吸氧、心电监护,使用电击复律和/或抗心律失常药物迅速纠正心律失常。在血流动力学稳定、心律失常已纠正的情况下再分析、判断导致心律失常的病因和诱因,并给予相应的处理。

一、阵发性室上性心动过速

阵发性室上性心动过速简称室上速,是一种阵发性、规则而快速的异位心律。根据起搏点部位及发生机制的不同,包括窦房折返性心动过速、心房折返性心动过速、自律性房性心动过速、房室结内折返性心动过速等。此外,利用隐匿性房室旁路逆行传导的房室折返性心动过速习惯上也归属于室上性心动过速的范畴。由于心动过速发作时频率很快,P波往往埋伏于前一个T波中,不易判定起搏点的部位,故常统称为阵发性室上性心动过速。在全部室上速病例中,房室结内折返性心动过速和房室折返性心动过速占90%以上。

(一)病因

阵发性室上性心动过速常见于正常的青年,情绪激动、疲劳或烟酒过量常可诱发。亦可见于各种心脏病患者,如冠心病、风湿性心脏病、慢性肺源性心脏病、甲状腺功能亢进性心脏病等。

(二)发病机制

折返是阵发性室上性心动过速发生的主要机制。由触发活动、自律性增高引起者为数甚少。在房室结存在双径路、房室间存在隐匿性房室旁路、窦房结细胞群之间存在功能性差异、心房内三条结间束或心房肌的传导性能不均衡或中断的情况下,两条传导性和不应期不一致的传导通路如形成折返环,其中一条传导通路出现单向传导阻滞时,适时的期前收缩或程序刺激在非阻滞通路上传导的时间使单向传导阻滞的通路脱离不应期,冲动在折返环中沿着一定的方向在折返环中运行,即可形成阵发性室上性心动过速。

(三)临床表现

心动过速发作突然起始与终止,持续时间长短不一。症状包括心悸、胸闷、焦虑不安、头晕,少数患者可出现晕厥、心绞痛、心力衰竭、休克。症状轻重取决于发作时心室率快速的程度、持续时间以及有无血流动力学障碍,亦与原发病的严重程度有关。体检心尖区第一心音强度恒定,心律绝对规则。

(四)诊断

1.心电图特征

(1)心率 150～250 次/分钟,节律规则。

(2)QRS 波群形态与时限正常,发生室内差异性传导或原有束支传导阻滞时,QRS 波群形态异常。

(3)P 波形态与窦性心律时不同,且常与前一个心动周期的 T 波重叠而不易辨认。

(4)ST 段轻度下移,T 波平坦或倒置(图 4-1)。

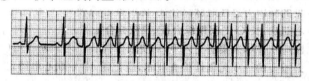

图 4-1　阵发性室上性心动过速

2.评估

(1)判断有无严重的血流动力学障碍、缺氧、二氧化碳潴留和电解质紊乱。

(2)判断有无器质性心脏病、心功能状态和发作的诱因。

(3)询问既往有无阵发性心动过速发作,每次发作的持续时间、主要症状及诊治情况。

(五)急诊处理

在吸氧、心电监护、建立静脉通路后,根据患者基础的心脏状况、既往发作的情况、有无血流动力学障碍以及对心动过速的耐受程度做出处理。

1.同步直流电复律

当患者有严重的血流动力学障碍时,需要紧急电击复律。抗心律失常药物治疗无效亦应施行电击复律。能量一般选择 100～150 J。电击复律时如患者意识清楚,应给予地西泮 10～30 mg 静脉注射。应用洋地黄者不应电复律治疗。

2.刺激迷走神经

如患者心功能与血压正常,可先尝试刺激迷走神经的方法。颈动脉窦按摩(患者取仰卧位,先行右侧,每次 5～10 s,切不可两侧同时按摩,以免引起脑缺血)、ValsalVa 动作(深吸气后屏气、再用力作呼气)、诱导恶心、将面部浸没于冰水中等方法可使心动过速终止。

3.腺苷与钙通道阻滞剂

首选治疗药物为腺苷,6～12 mg 静脉注射,时间 1～2 s。腺苷起效迅速,不良反应有胸部压迫感、呼吸困难、面部潮红、窦性心动过缓、房室传导阻滞等。由于其半衰期短于 6 s,不良反应即使发生亦很快消失。如腺苷无效可改用维拉帕米,首次 5 mg 稀释后静脉注射,时间 3～5 min,无效间隔 10 min 再静脉注射 5 mg。亦可使用地尔硫草 0.25～0.35 mg/kg。上述药物疗效达

90％以上。如患者合并心力衰竭、低血压或为宽 QRS 波心动过速,尚未明确室上性心动过速的诊断时,不应选用钙通道阻滞剂,宜选用腺苷静脉注射。

4.洋地黄与 β 受体阻滞剂

毛花苷 C(西地兰)0.4～0.8 mg 稀释后静脉缓慢注射,以后每 2～4 h 静脉注射 0.2～0.4 mg,24 h 总量在 1.6 mg 以内。目前洋地黄已较少应用,但对伴有心功能不全患者仍为首选。

β 受体阻滞剂也能有效终止心动过速,但应避免用于失代偿的心力衰竭患者,并以选用短效 β 受体阻滞剂(如艾司洛尔)较为合适,剂量 50～200 μg/(kg·min)。

5.普罗帕酮

1～2 mg/kg(常用 70 mg)稀释后静脉注射,无效间隔 10～20 min 再静脉注射 1 次,一般静脉注射总量不超过 280 mg。由于普罗帕酮有负性肌力作用及抑制传导系统作用且个体间存在较大差异,对有心功能不全者禁用,对有器质性心脏病、低血压、休克、心动过缓者等慎用或禁用。

6.其他

合并低血压者可应用升压药物,通过升高血压反射性地兴奋迷走神经、终止心动过速。可选用间羟胺 10～20 mg 或甲氧明 10～20 mg,稀释后缓慢静脉注射。有器质性心脏病或高血压者不宜使用。

二、室性心动过速

室性心动过速简称室速,是指连续 3 个或 3 个以上的室性期前收缩,频率＞100 次/分钟所构成的快速心律失常。

(一)病因

室速常发生于各种器质性心脏病,以缺血性心脏病为最常见;其次为心肌病、心力衰竭、二尖瓣脱垂、瓣膜性心脏病等;其他病因包括代谢紊乱、电解质紊乱、长 Q-T 间期综合征、Brugada 综合征、药物中毒等。少数室速可发生于无器质性心脏病者,称为特发性室速。

(二)发病机制

1.折返

折返形成必须具备两条解剖或功能上相互分离的传导通路、部分传导途径的单向阻滞和另一部分传导缓慢这三个条件。心室内的折返可为大折返、微折返。前者具有明确的解剖途径;后者为发生于小块心肌甚至于细胞水平的折返,是心室内的折返最常见的形式。心肌的缺血、低血钾及代谢障碍等引起心室肌细胞膜电位改变,动作电位时间、不应期、传导性的非均质性,使心肌电活动不稳定而诱发室速。

2.自律性增高

心肌缺血、缺氧、牵张过度均可使心室异位起搏点 4 相舒张期除极坡度增加、降低阈电位或提高静息电位的水平,使心室肌自律性增高而诱发室速。

3.触发活动

由后除极引起的异常冲动的发放。常由前一次除极活动的早期后除极或延迟后除极所诱发。它可见于局部儿茶酚胺浓度增高、心肌缺血-再灌注、低血钾、高血钙及洋地黄中毒时。

(三)临床表现

室速临床症状的轻重视发作时心脏基础病变、心功能状态、频率及持续时间等不同而异,而有很大差别。非持续性室速的患者通常无症状。持续性室速常伴有明显的血流动力学障碍与心肌缺血。临床症状包括心悸、气促、低血压、心绞痛、少尿、晕厥等。听诊心律轻度不规则,第一、二心音分裂。室速发生房室分离时,颈静脉搏动出现间歇性 a 波,第 1 心音响度及血压随每次心搏而变化;室速伴有房颤时,则第一心音响度变化和颈静脉搏动间歇性 a 波消失。部分室速蜕变为心室颤动而引起患者猝死。

(四)诊断与鉴别诊断

1.心电图特征

(1)3 个或 3 个以上的室性期前收缩连续出现。

(2)QRS 波群宽大、畸形,时间>0.12 s,ST-T 波方向与 QRS 波群主波方向相反。

(3)心室率通常为 100~250 次/分钟,心律规则,但亦可不规则。

(4)心房独立活动与 QRS 波群无固定关系,形成房室分离;偶尔个别或所有心室激动逆传夺获心房。

(5)通常发作突然开始。

(6)心室夺获与室性融合波:室速发作时少数室上性冲动可下传心室,产生心室夺获,表现为在 P 波之后提前发生一次正常的 QRS 波群。室性融合波的 QRS 波群形态介于窦性与异位心室搏动之间,其意义为部分夺获心室。心室夺获与室性融合波的存在对确立室速的诊断有重要价值(图 4-2)。

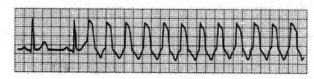

图 4-2　室性心动过速

2.室速的分类

(1)按室速发作持续时间的长短分为:①持续性室速,发作时间 30 s 以上,或室速发作时间未达 30 s,但出现严重的血流动力学异常,需药物或电复律始能终止;②非持续性室速,发作时间短于 30 s,能自行终止。

(2)按室速发作时 QRS 波群形态不同分为:①单形性室速,室速发作时,QRS 波群形态一致;②多形性室速,室速发作时,QRS 波群呈 2 种或 2 种以上形态。

(3)按室速发作时血流动力学的改变分为:①血流动力学稳定性室速;②血流动力学不稳定性室速。

(4)按室速持续时间和形态的不同分为:①单形性持续性室速;②单形性非持续性室速;③多形性持续性室速;④多形性非持续性室速。

3.鉴别诊断

室速与阵发性室上性心动过速伴束支传导阻滞或室内差异性传导或合并预激综合征的心电图十分相似,但各自的临床意义及治疗完全不同,因此应进行鉴别。

(1)阵发性室上性心动过速伴室内差异性传导:室速与阵发性室上性心动过速伴室内差异性传导酷似,均为宽 QRS 波群心动过速,二者应仔细鉴别。下述诸点有助于阵发性室上性心动过速伴室内差异性传导的诊断:①每次心动过速均由期前发生的 P 波开始;②P 波与 QRS 波群相关,通常呈 1∶1 房室比例;③刺激迷走神经可减慢或终止心动过速。

(2)预激综合征伴心房颤动:预激综合征患者发生心房颤动,冲动沿旁道下传预激心室表现为宽 QRS 波,沿房室结下传表现为窄 QRS 波,有时二者融合 QRS 波介于二者之间。当室率较快时易与室速混淆。下述诸点有助于预激综合征伴心房颤动的诊断:①心房颤动发作前后有预激综合征的心电图形;②QRS 时限>0.20 s,且由于预激心室程度不同 QRS 时限可有差异;③心律明显不齐,心率多>200 次/分钟;④心动过速 QRS 波中有预激综合征心电图形时有利于预激综合征伴心房颤动的诊断。

4.评估

(1)判断血流动力学状态、有无脉搏:当心电图显示为室性心动过速或宽 QRS 波心动过速时,首先要判断患者血流动力学是否稳定、有无脉搏。

(2)确定室速的类型、持续时间。

(3)判断有无器质性心脏病、心功能状态和发作的诱因。

(4)判断 Q-T 间期有无延长、是否合并低血钾和洋地黄中毒等。

(五)急诊处理

室速的急诊处理原则是:对非持续性的室速,无症状、无晕厥史、无器质性心脏病者无须治疗;对持续性室速发作,无论有无器质性心脏病均应迅速终止发作,积极治疗原发病;对非持续性室速,有器质性心脏病患者亦应积极治疗。

1.吸氧

室性心动过速的患者,常有器质性心脏病,发作时间长时即有明显缺氧,应该注意氧气吸入。

2.直流电复律

无脉性室速、多形性室速应视同心室颤动,立即进行复苏抢救和非同步直流电复律,首次单相波能量为 360 J,双相波能量为 150 J 或 200 J。伴有低血压、休克、呼吸困难、肺水肿、心绞痛、晕厥或意识丧失等严重血流动力学障碍的单形性持续性室性心动过速者,首选同步直流电复律;药物治疗无效的单形性持续性室性心动过速者,也应行同步直流电复律。首次单相波能量为 100 J,如不成功,可增加能量。如血流动力学情况允许,应予短时麻醉。洋地黄中毒引起的室性心动过速者,不宜用电复律,应给予药物治疗。

3.抗心律失常药物的使用

(1)胺碘酮:静脉注射胺碘酮基本不诱发尖端扭转性室速,也不加重或诱发心力衰竭。适用于血流动力学稳定的单形性室速、不伴 Q-T 间期延长的多形性室速、未能明确诊断的宽 QRS 心动过速、电复律无效或电复律后复发的室速、普鲁卡因胺或其他药物治疗无效的室速。在合并严重心功能受损或缺血的患者,胺碘酮优于其他抗心律失常药,疗效较好,促心律失常作用低。首剂静脉用药 150 mg,用 5%葡萄糖溶液稀释后,于 10 min 注入。首剂用药经 10~15 min 仍不能转复,可重复静脉注射 150 mg。室速终止后以 1 mg/min 速度静脉滴注 6 h,随后以 0.5 mg/min 速度维持给药,原则上第一个 24 h 不超过 1.2 g,最大可达 2.2 g。第二个 24 h 及以后的维持量一般推荐 720 mg/24 h。静脉胺碘酮的使用剂量和方法要因人而异,使用时间最好不要超过 3~4 d。静脉使用胺碘酮的主要不良反应是低血压和心动过缓,减慢静脉注射速度、补充血容量、使用升压药或正性肌力药物可以预防,必要时采用临时起搏。

(2)利多卡因:近年来发现利多卡因对起源自正常心肌的室速终止有效率低;终止器质性心脏病或心力衰竭中室速的有效率不及胺碘酮和普鲁卡因胺;急性心肌梗死中预防性应用利多卡因,室颤发生率降低,但死亡率上升;此外终止室速、室颤复发率高;因此利多卡因已不再是终止室速、室颤的首选药物。首剂用药 50~100 mg,稀释后 3~5 min 内静脉注射,必要时间隔 5~

10 min后可重复1次,至室速消失或总量达 300 mg,继以 1～4 mg/min 的速度维持给药。主要不良反应有嗜睡、感觉迟钝、耳鸣、抽搐、一过性低血压等。禁忌证有高度房室传导阻滞、严重心力衰竭、休克、肝功能严重受损等。

(3)苯妥英钠:它能有效地消除由洋地黄过量引起的延迟性后除极触发活动,主要用于洋地黄中毒引起的室性和房性快速心律失常。也可用于长 Q-T 间期综合征所诱发的尖端扭转性室速。首剂用药100～250 mg,以注射用水 20～40 mL 稀释后 5～10 min 间静脉注射,必要时每隔5～10 min 重复静脉注射 100 mg,但 2 h 内不宜超过 500 mg,1 d 不宜超过 1 000 mg。治疗有效后改口服维持,第二、三天维持量 100 mg,5 次/天;以后改为每 6 h 1 次。主要不良反应有头晕、低血压、呼吸抑制、粒细胞减少等。禁忌证有低血压、高度房室传导阻滞(洋地黄中毒例外)、严重心动过缓等。

(4)普罗帕酮:1～2 mg/kg(常用 70 mg)稀释后以 10 mg/min 静脉注射,无效间隔10～20 min再静脉注射 1 次,一般静脉注射总量不超过 280 mg。由于普罗帕酮有负性肌力作用及抑制传导系统作用,且个体间存在较大差异,对心功能不全者禁用,对有器质性心脏病、低血压、休克、心动过缓者等慎用或禁用。

(5)普鲁卡因胺:100 mg 稀释后 3～5 min 内静脉注射,每隔 5～10 min 重复 1 次,直至心律失常被控制或总量达 1～2 g,然后以 1～4 mg/min 的速度维持给药。为避免普鲁卡因胺产生的低血压反应,用药时应有另外一个静脉通路,可随时滴入多巴胺,保持在推注普鲁卡因胺过程中血压不降。用药时应有心电图监测。应用普鲁卡因胺负荷量时可产生 QRS 增宽,如超过用药前50%则提示已达最大耐受量,不可继续使用。

(六)特殊类型的室性心动过速

1.尖端扭转性室速

尖端扭转性室速是多形性室速的一个特殊类型,因发作时 QRS 波群的振幅与波峰呈周期性改变,宛如围绕等电位线连续扭转而得名。往往连续发作 3～20 个冲动,间以窦性冲动,反复出现,频率 200～250 次/分(图 4-3)。在非发作期可有 Q-T 间期延长。当室性期前收缩发生在舒张晚期、落在前面 T 波的终末部分可诱发室速。由于发作时频率过快可伴有血流动力学不稳定的症状,甚至心脑缺血表现,持续发作控制不满意可恶化为心室颤动和猝死。临床见于先天性长Q-T 间期综合征、严重的心肌损害和代谢异常、电解质紊乱(如低血钾或低血镁)、吩噻嗪和三环类抗抑郁药及抗心律失常药物(如奎尼丁、普鲁卡因胺或丙吡胺)的使用时。

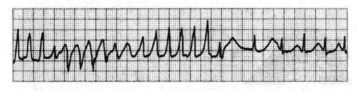

图 4-3　尖端扭转性室速

药物终止尖端扭转性室速时,首选硫酸镁,首剂 2 g,用 5%葡萄糖溶液稀释至 40 mL 缓慢静脉注射,时间 3～5 min,然后以 8 mg/min 的速度静脉滴注。Ⅰ A 类和Ⅲ类抗心律失常药物可使Q-T 间期更加延长,故不宜应用。先天性长 Q-T 间期综合征治疗应选用 β 受体阻滞剂。对于基础心室率明显缓慢者,可起搏治疗,联合应用 β 受体阻滞剂。药物治疗无效者,可考虑左颈胸交感神经切断术,或置入埋藏式心脏复律除颤器。

2.加速性室性自主心律

加速性室性自主心律又称非阵发性室速、缓慢型室速。心电图常表现为连续发生 3～10 个起源于心室的 QRS 波群,心室率通常为 60～110 次/分钟。心动过速的开始与终止呈渐进性,跟随于一个室性期前收缩之后,或当心室异位起搏点自律性高于窦性频率时发生。由于心室与窦房结两个起搏点轮流控制心室节律,融合波常出现于心律失常的开始与终止时,心室夺获亦很常见。

加速性室性自主心律常发生于心脏病患者,特别是急性心肌梗死再灌注期间、心脏手术、心肌病、风湿热与洋地黄中毒。发作短暂或间歇。患者一般无症状,亦不影响预后。通常无须治疗。

三、心房扑动

心房扑动简称房扑,是一种快速而规则、药物难以控制的心房异位心律,较心房颤动少见。

(一)病因

心房扑动常发生于器质性心脏病,如风湿性心脏病、冠心病、高血压性心脏病、心肌病等。此外,肺栓塞、慢性充血性心力衰竭、二/三尖瓣狭窄与反流导致心房扩大,亦可出现心房扑动。其他病因有甲状腺功能亢进症、酒精中毒、心包炎等,亦可见于一些无器质性心脏病的患者。

(二)发病机制

心脏电生理研究表明,房扑系折返所致。因这些折返环占领了心房的大部分区域,故称为"大折返"。下腔静脉至三尖瓣环间的峡部常为典型房扑折返环的关键部位。围绕三尖瓣环呈逆钟向折返的房扑最常见,称典型房扑(Ⅰ型);围绕三尖瓣环呈顺钟向折返的房扑较少见,称非典型房扑(Ⅱ型)。

(三)临床表现

心房扑动往往有不稳定的倾向,可恢复为窦性心律或进展为心房颤动,亦可持续数月或数年。按摩颈动脉窦能突然成比例减慢心房扑动者的心室率,停止按摩后又恢复至原先心室率水平。令患者运动、施行增加交感神经张力或降低迷走神经张力的方法,可促进房室传导,使心房扑动的心室率成倍数增加。

房扑患者常有心悸、呼吸困难、乏力或胸痛等症状。有些房扑患者症状较为隐匿,仅表现为活动时乏力。如房扑伴有极快的心室率,可诱发心绞痛、心力衰竭。体检可见快速的颈静脉扑动。房室传导比例发生改变时,第一心音强度也随之变化。未得到控制且心室率极快的房扑,长期发展会导致心动过速性心肌病。

(四)诊断

1.心电图特征

(1)反映心房电活动的窦性 P 波消失,代之以规律的锯齿状扑动波称为 F 波,扑动波之间的等电位线消失,在 Ⅱ、Ⅲ、aVF 或 V₁ 导联最为明显,典型房扑在 Ⅱ、Ⅲ、aVF 导联上的扑动波呈负向,V₁ 导联上的扑动波呈正向,移行至 V₆ 导联时则扑动波演变成负向波。心房率为 250～350 次/分钟。非典型房扑,表现为 Ⅱ、Ⅲ、aVF 导联上的正向扑动波和 V₁ 导联上的负向扑动波,移行至 V₆ 导联时则扑动波演变正向扑动波,心房率为 340～430 次/分钟。

(2)心室率规则或不规则,取决于房室传导比例是否恒定。当心房率为 300 次/分钟,未经药物治疗时,心室率通常为 150 次/分钟(2∶1 房室传导)。使用奎尼丁、普罗帕酮等药物,心房率减慢至 200 次/分钟以下,房室传导比例可恢复 1∶1,导致心室率显著加速。预激综合征和甲状腺功能亢进症并发房扑,房室传导比例如为 1∶1,可产生极快的心室率。不规则的心室率是由于房室传导比例发生变化,如 2∶1 与 4∶1 传导交替所致。

(3)QRS 波群呈室上性,时限正常。当合并预激综合征、室内差异性传导和束支传导阻滞时,QRS 波增宽、畸形(图 4-4)。

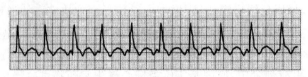

图 4-4　心房扑动

2.评估

(1)有无严重的血流动力学障碍。

(2)判断有无器质性心脏病、心功能状态和发作的诱因。

(3)判断房扑的持续时间。

(五)急诊处理

心房扑动常发生于器质性心脏病,在吸氧、心电监护、建立静脉通路后,根据患者基础的心脏状况、有无血流动力学障碍做出处理。房扑急诊处理的目的是在对原发病进行治疗的基础上将其转复为窦性心律,预防复发或单纯减慢心率以缓解临床症状。

1.心律转复

(1)直流电同步复律:是终止房扑最有效的方法。房扑发作时有严重的血流动力学障碍或出现心力衰竭,应首选直流电复律;对持续性房扑药物治疗无效者,亦宜用电复律。大多数房扑仅需50 J 的单相波或更小的双相波电击,即能成功地将房扑转复为窦性心律。成功率为 95%～100%。

(2)心房快速起搏:适用于电复律无效者,或已应用大剂量洋地黄不适宜复律者。成功率为70%～80%。对典型房扑(Ⅰ型)效果较好而非典型房扑(Ⅱ型)无效。对于房扑伴 1∶1 传导或旁路前向传导,由于快速心房起搏可诱发快速心室率甚至心室颤动,故为心房快速起搏禁忌。将电极导管插至食管的心房水平,或经静脉穿刺插入电极导管至右心房处,以快于心房率10～20 次/分钟开始,当起搏至心房夺获后突然终止起搏,常可有效地转复房扑为窦性心律。当初始频率不能终止房扑时,在原来起搏频率基础上增加 10～20 次/分钟,必要时重复上述步骤。终止房扑最有效的起搏频率一般为房扑频率的120%～130%。

(3)药物复律:对房扑复律有效的药物有以下几种。①伊布利特:转复房扑的有效率为38%～76%,转复时间平均为 30 min。研究证实,其复律成功与否与房扑持续时间无关。严重的器质性心脏病、Q-T 间期延长或有窦房结病变的患者,不应给予伊布利特治疗。②普罗帕酮:急诊转复房扑的成功率为 40%。③索他洛尔:1.5 mg/kg 转复房扑成功率远不如伊布利特。

2.药物控制心室率

对血流动力学稳定的患者,首先以降低心室率为治疗目的。

(1)洋地黄制剂:是房扑伴心功能不全患者的首选药物。可用毛花苷 C(西地兰)0.4～0.6 mg 稀释后缓慢静脉注射,必要时于 2 h 后再给 0.2～0.4 mg,使心率控制在 100 次/分钟以下后改为口服地高辛维持。房扑大多数先转为房颤,如继续使用或停用洋地黄过程中,可能恢复窦性心律;少数从心房扑动转为窦性心律。

（2）钙通道阻滞剂：首选维拉帕米，5～10 mg 稀释后缓慢静脉注射，偶可直接复律，或经房颤转为窦性心律，口服疗效差。静脉应用地尔硫䓬亦能有效控制房扑的心室率。主要不良反应为低血压。

（3）β 受体阻滞剂：可减慢房扑之心室率。

（4）对于房扑伴 1：1 房室传导，多为旁道快速前向传导。可选用延缓旁道传导的普罗帕酮、胺碘酮、普鲁卡因胺等，禁用延缓房室传导、增加旁道传导而加快室率的洋地黄和维拉帕米等。

3.药物预防发作

多非利特、氟卡尼、胺碘酮均可用于预防发作。但ⅠC类抗心律失常药物治疗房扑时必须与β 受体阻滞剂或钙通道阻滞剂合用，原因是ⅠC类抗心律失常药物可减慢房扑频率，并引起 1：1 房室传导。

4.抗凝治疗

新近观察显示，房扑复律过程中栓塞的发生率为 1.7％～7.0％，未经充分抗凝的房扑患者直流电复律后栓塞风险为 2.2％。房扑持续时间超过 48 h 的患者，在采用任何方式的复律之前均应抗凝治疗。只有在下列情况下才考虑心律转复：患者抗凝治疗达标（INR 值为 2.0～3.0）、房扑持续时间少于 48 h 或经食管超声未发现心房血栓。食管超声阴性者，也应给予抗凝治疗。

四、心房颤动

心房颤动亦称心房纤颤，简称房颤，指心房丧失了正常的、规则的、协调的、有效的收缩功能而代之以 350～600 次/分钟的不规则颤动，是一种十分常见的心律失常。绝大多数见于器质性心脏病患者，可呈阵发性或呈持续性。在人群中的总发病率约为 0.4％，65 岁以上老年人发病率为 3％～5％，80 岁后发病率可达 8％～10％。合并房颤后心脏病病死率增加 2 倍，如无适当抗凝，脑卒中增加 5 倍。

（一）病因

房颤常发生于原有心血管疾病者，常见于风湿性心脏病、冠心病、高血压性心脏病、甲状腺功能亢进、缩窄性心包炎、心肌病、感染性心内膜炎以及慢性肺源性心脏病等。房颤发生在无心脏病变的中青年，称为孤立性房颤。老年房颤患者中部分是心动过缓-心动过速综合征的心动过速期表现。

（二）发病机制

目前得到公认的是多发微波折返学说和快速发放冲动学说。多发微波折返学说认为：多发微波以紊乱方式经过心房，互相碰撞、再启动和再形成，并有足够的心房组织块来维持折返。快速发放冲动学说认为：左右心房、肺静脉、腔静脉、冠状静脉窦等开口部位，或其内一定距离处（存在心房肌袖）有快速发放冲动灶，驱使周围心房组织产生心房颤动，由多发微波折返机制维持，快速发放冲动停止后心房颤动仍会持续。

（三）临床表现

房颤时心房有效收缩消失，心排血量比窦性心律时减少 25％或更多。症状的轻重与患者心功能和心室率的快慢有关。轻者可仅有心悸、气促、乏力、胸闷；重者可致急性肺水肿、心绞痛、心源性休克甚至昏厥。阵发性房颤者自觉症状常较明显。房颤伴心房内附壁血栓者，可引起栓塞症状。房颤的典型体征是第一心音强弱不等，心律绝对不规则，脉搏短绌。

(四)诊断

1.心电图特点

(1)各导联中正常 P 波消失,代之以形态、间距及振幅均绝对不规则的心房颤动波(f 波),频率为 350～600 次/分钟,通常在Ⅱ、Ⅲ、aVF 或 V1 导联较为明显。

(2)R-R 间期绝对不规则,心室率较快;但在并发完全性房室传导阻滞或非阵发性交界性心动过速时,R-R 规则,此时诊断依靠 f 波的存在。

(3)QRS 波群呈室上性,时限正常。当合并预激综合征、室内差异性传导和束支传导阻滞时,QRS 波群增宽、畸形,此时心室率又很快时,极易误诊为室速,食管导联心电图对诊断很有帮助。

(4)在长 R-R 间期后出现的短 R-R 间期,其 QRS 波群呈室内差异性传导(常为右束支传导阻滞型)称为 Ashman 现象;差异传导连续发生时称为蝉联现象(图 4-5)。

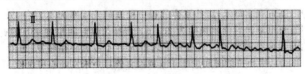

图 4-5　心房颤动

2.房颤的分类

(1)阵发性房颤:持续时间<7 d(通常在 48 h 内),能自行终止,反复发作。

(2)持续性房颤:持续时间>7 d,或以前转复过,非自限性,反复发作。

(3)永久性房颤:终止后又复发,或患者无转复愿望,持久发作。

3.评估

(1)根据病史和体格检查确定患者有无器质性心脏病、心功能不全、电解质紊乱,是否正在使用洋地黄制剂。

(2)心电图中是否间歇出现或持续存在 δ 波。如存在,则表明为 WPW,洋地黄制剂和维拉帕米为禁忌药物。

(3)紧急复律是否有益处。如快速心室率所致的心肌缺血、肺水肿、血流动力学不稳定。

(4)复律后是否可维持窦律。如甲状腺疾病、左心房增大、二尖瓣疾病。

(5)发生栓塞并发症的危险因素有哪些。是否需要抗凝治疗。

(五)急诊处理

房颤急诊处理的原则及目的:①恢复并维持窦性心律。②控制心室率。③抗凝治疗预防栓塞并发症。

1.复律治疗

(1)直流电同步复律:急性心肌梗死、难治性心绞痛、预激综合征等伴房颤患者,如有严重血流动力学障碍,首选直流电同步复律,初始能量 200 J。初始电复律失败,保持血钾在 4.5～5.0 mmol/L,30 min 静脉注射胺碘酮 300 mg(随后 24 h 静脉滴注 900～1 200 mg),尝试进一步除颤。血流动力学稳定、房颤时心室率快(>100 次/分钟),用洋地黄难以控制,或房颤反复诱发心力衰竭或心绞痛,药物治疗无效,也需尽快电复律。

(2)药物复律:房颤发作在 7 d 内的患者药物复律的效果最好。大多数这样的患者房颤是第一次发作,不少患者发作后 24～48 h 可自行复律。房颤时间较长的患者(>7 d)很少能自行复律,药物复律的成功率也大大减少。复律成功与否与房颤的持续时间的长短、左心房大小和年龄有关。已证实有效的房颤复律药物有:胺碘酮、普罗帕酮、氟卡尼、伊布利特、多非利特、奎尼丁。

普罗帕酮:用于≤7 d的房颤患者,单剂口服450~600 mg,转复有效率可达60%左右。但不能用于75岁以上的老年患者、心力衰竭、病态窦房结综合征、束支传导阻滞、QRS≥0.12 s、不稳定心绞痛、6个月内有过心肌梗死、二度以上房室传导阻滞者等。

胺碘酮:可静脉或口服应用。口服用药住院患者1.2~1.8 g/d,分次服,直至总量达10 g,然后0.2~0.4 g/d维持;门诊患者0.6~0.8 g/d,分次服,直至总量达10 g后0.2~0.4 g/d维持。静脉用药者为30~60 min内静脉注射5~7 mg/kg,然后1.2~1.8 g/d持续静脉滴注或分次口,直至总量达10 g后0.2~0.4 g/d维持。转复有效率为20%~70%。

伊布利特:适用于7 d左右的房颤。1 mg静脉注射10 min,若10 min后未能转复可重复1 mg。应用时必须心电监护4 h。转复有效率为20%~75%。

2.控制心室率

(1)短期迅速控制心室率:血流动力学稳定的患者最初治疗目标是迅速控制心室率,使患者心室率≤100次/分钟,保持血流动力学稳定,减轻患者症状,以便赢得时间,进一步选择最佳治疗方案。初次发作且在24~48 h的急性房颤或部分阵发性患者心室率控制后,可能自行恢复为窦性心律。

毛花苷C(西地兰):是伴有心力衰竭、肺水肿患者的首选药物。0.2~0.4 mg稀释后缓慢静脉注射,必要时经2~6 h可重复使用,24 h内总量一般不超过1.2 mg。若近期曾口服洋地黄制剂者,可在密切观察下给毛花苷C 0.2 mg。

钙通道阻滞剂:地尔硫䓬15 mg,稀释后静脉注射,时间2 min,必要时15 min后重复1次,继以15 mg/h维持,调整静脉滴注速度,使心室率达到满意控制。维拉帕米5~10 mg,稀释后静脉注射,时间10 min,必要时经30~60 min重复1次。应注意这两种药物均有一定的负性肌力作用,可导致低血压,维拉帕米更明显,伴有明显心力衰竭者不用维拉帕米。

β受体阻滞剂:普萘洛尔1 mg静脉注射,时间5 min,必要时每5 min重复1次,最大剂量至5 mg,维持剂量为每4 h1~3 mg;或美托洛尔5 mg静脉注射,时间5 min,必要时每5 min重复1次,最大剂量10~15 mg;艾司洛尔0.25~0.5 mg/kg静脉注射,时间>1 min,继以50 μg/(kg·min)静脉滴注维持。低血压与心力衰竭者忌用β受体阻滞剂。

上述药物应在心电监护下使用,心室率控制后应继续口服该药进行维持。地尔硫䓬或β受体阻滞剂与毛花苷C联合治疗能更快控制心室率,且毛花苷C的正性肌力作用可减轻地尔硫䓬和β受体阻滞剂的负性肌力作用。

特殊情况下房颤的药物治疗:①预激综合征伴房颤。控制心室率避免使用β受体阻滞剂、钙通道阻滞剂、洋地黄制剂和腺苷等,因这些药物延缓房室结传导、房颤通过旁路下传使心室率反而增快。对心功能正常者,可选用胺碘酮、普罗帕酮、普鲁卡因胺或伊布利特等抗心律失常药物,使旁路传导减慢从而降低心室率,恢复窦律。胺碘酮用法:150 mg(3~5 mg/kg),用5%葡萄糖溶液稀释,于10 min注入。首剂用药经10~15 min仍不能转复,可重复150 mg静脉注射。继以1.0~1.5 mg/min速度静脉滴注1 h,以后根据病情逐渐减量,24 h总量不超过1.2 g。②急性心肌梗死伴房颤。提示左心功能不全,可静脉注射毛花苷C或胺碘酮以减慢心室率,改善心功能。③甲状腺功能亢进症伴房颤。首先予积极的抗甲状腺药物治疗。应选用非选择性β受体阻滞剂(如卡维地洛)。④急性肺疾病或慢性肺部疾病伴房颤。应纠正低氧血症和酸中毒,尽量选择钙通道阻滞剂控制心室率。

（2）长期控制心室率：持久性房颤的治疗目的为控制房颤过快的心室率，可选用β受体阻滞剂、钙通道阻滞剂或地高辛。但应注意这些药物的禁忌证。

3.维持窦性心律

房颤心律转复后要用药维持窦性心律。除伊布利特外，用于复律的药物也用于转复后维持窦律，因此常用普罗帕酮、胺碘酮和多非利特，还可使用阿奇利特、索他洛尔。

4.预防栓塞并发症

慢性房颤（永久性房颤）患者有较高的栓塞发生率。过去有栓塞病史、瓣膜病、高血压、糖尿病、老年患者、左心房扩大、冠心病等使发生栓塞的危险性增大。存在以上任何一种情况，均应接受长期抗凝治疗。口服华法林，使凝血酶原时间国际标准化比率（INR）维持在 2.0～3.0，能安全而有效的预防脑卒中的发生。不宜应用华法林的患者以及无以上危险因素的患者，可改用阿司匹林（每天 100～300 mg）。房颤持续时间不超过 2 d，复律前无须做抗凝治疗。否则应在复律前接受 3 周的华法林治疗，待心律转复后继续治疗 4 周。紧急复律治疗可选用静脉注射肝素或皮下注射低分子肝素，复律后仍给予 4 周的抗凝治疗。在采取上述治疗的同时，要积极寻找房颤的原发疾病和诱发因素，给予相应处理。对房颤发作频繁、心室率很快、药物治疗无效者可施行射频消融、外科手术等。

五、心室扑动与心室颤动

心室扑动和心室颤动是最严重的心律失常，简称室扑和室颤。前者心室有快而微弱的收缩，后者心室各部分肌纤维发生快而不协调的颤动，对血流动力学的影响等同于心室停搏。室扑常为室颤的先兆，很快即转为室颤。而室颤则是导致心脏性猝死的常见心律失常，也是临终前循环衰竭的心律改变。原发性室颤为无循环衰竭基础上的室颤，常见于冠心病，及时电除颤可逆转。在各种心脏病的终末期发生的室扑和室颤，为继发性室扑和室颤，预后极差。

（一）病因

各种器质性心脏病及许多心外因素均可导致室扑和室颤，以冠心病、原发性心肌病、瓣膜性心脏病、高血压性心脏病为最常见。原发性室颤则好发于急性心肌梗死、心肌梗死溶栓再灌注后、原发性心肌病、病态窦房结综合征、心肌炎、触电、低温、麻醉、低血钾、高血钾、酸碱平衡失调、奎尼丁、普鲁卡因胺、锑剂和洋地黄等药物中毒、长 Q-T 间期综合征、Brugada 综合征、预激综合征合并房颤等。

（二）发病机制

室颤可以被发生于心室易损期的期前收缩所诱发，即"R-on-T"现象。然而，室颤也可在没有"R-on-T"的情况下发生，故有理论认为当一个行进的波正面碰到解剖障碍时可碎裂产生多个子波，后者可以单独存在并作为高频率的兴奋起源点触发室颤。多数学者认为心室肌结构的不均一是形成自律性增高和折返的基质，而多个研究都提示起源于浦肯野系统的触发活动在室颤发生起始阶段的重要作用。

（三）诊断

1.临床特点

典型的表现为阿-斯（Adams-Stokes）综合征：患者突然抽搐，意识丧失，面色苍白，几次断续的叹息样呼吸之后呼吸停止；此时心音、脉搏、血压消失，瞳孔散大。部分患者阿-斯综合征表现不明显即已猝然死亡。

2.心电图

(1)心室扑动:正常的 QRS-T 波群消失,代之以连续、快速、匀齐的大振幅波动,频率 150～250 次/分钟,一般在发生心室扑动后,常迅速转变为心室颤动,但也可转变为室性心动过速,极少数恢复窦性心律。室扑与室性心动过速的区别在于后者 QRS 与 T 波能分开,波间有等电位线,且 ORS 时限不如室扑宽。

(2)心室颤动:QRS-T 波群完全消失,代之以形状不同、大小各异、极不均匀的波动,频率250～500 次/分钟,开始时波幅尚较大,以后逐渐变小,终于消失。室颤与室扑的区别在于前者波形及节律完全不规则,且电压极小(图 4-6)。

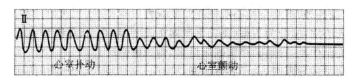

图 4-6 心室扑动与颤动

3.临床分型

(1)据室颤波振幅分型。①粗颤型:室颤波振幅＞0.5 mV,多见于心肌收缩功能较好的患者,心肌蠕动幅度相对粗大有力,张力较好,对电除颤效果好。②细颤型:室颤波振幅＜0.5 mV,多见于心肌收缩功能较差的情况。对电除颤疗效差。

(2)据室颤前心功能分型。①原发性室颤:又称非循环衰竭型室颤。室颤前无低血压、心力衰竭或呼吸衰竭,循环功能相对较好。室颤的发生与心肌梗死等急性病变有关。除颤成功率约为 80%。②继发性室颤:又称循环衰竭型室颤。室颤前常有低血压、心力衰竭或呼吸衰竭,常同时存在药物、电解质紊乱等综合因素,除颤成功率低(＜20%)。③特发性室颤:室颤发生前后均未发现器质性心脏病,室颤常突然发生,多数来不及复苏而猝死,部分自然终止而幸存。室颤幸存者常有复发倾向,属于单纯的心电疾病。④无力型室颤:又称临终前室颤。临终患者约50%可出现室颤,室颤波频率慢,振幅低。

(四)急诊处理

1.非同步直流电击除颤

心室扑动或心室颤动一旦发生,紧急给予非同步直流电击除颤 1 次,单相波能量选择 360 J,双相波选择 150～200 J。电击除颤后不应检查脉搏、心律,应立即进行胸外心脏按压,2 min 或5 个 30：2 按压/通气周期后如仍然是室颤,再予除颤 1 次。

2.药物除颤

2～3 次电击后仍为室颤首选胺碘酮静脉注射,无胺碘酮或有 Q-T 间期延长,可使用利多卡因,并重复电除颤。

3.病因处理

由严重低血钾引起的室颤反复发作,应静脉滴注大量氯化钾,一般用 2～3 g 氯化钾溶于 5%葡萄糖溶液 500 mL 内,在监护下静脉滴注,最初 24 h 内常需给氯化钾 10 g 左右,持续到心电图低血钾表现消失为止。由锑剂中毒引起的室颤反复发作,可反复用阿托品 1～2 mg 静脉注射或肌内注射,同时亦需补钾。由奎尼丁或普鲁卡因胺引起的室颤不宜用利多卡因,需用阿托品或异丙肾上腺素治疗。

4.复苏后处理

若经以上治疗心脏复跳,但仍有再次骤停的危险,并可能继发脑、心、肾损害,从而发生严重并发症和后遗症。因此,应积极地防治发生心室颤动的原发疾病,维持有效的循环和呼吸功能及水、电解质和酸碱平衡,防治脑水肿、急性肾衰竭和继发感染。

六、房室传导阻滞

房室传导阻滞又称房室阻滞,是指房室交界区脱离了生理不应期后、冲动从心房传至心室的过程中异常延迟、传导部分中断或完全被阻断。房室传导阻滞可为暂时性或持久性。根据心电图上的表现分三度:一度房室传导阻滞,指 P-R 间期延长,如心率>50 次/分钟且无明显症状,一般不需要特殊处理,但在急性心肌梗死时要观察发展变化;二度房室传导阻滞指心房冲动有部分不能传入心室,又分为Ⅰ型(莫氏Ⅰ型即文氏型)与Ⅱ型(莫氏Ⅱ型);三度房室传导阻滞指房室间传导完全中断,可引起严重临床后果,要积极治疗。

二度以上的房室传导阻滞,由于心搏脱漏,可有心动过缓及心悸、胸闷等症状;高度或完全性房室传导阻滞时严重的心动过缓可致心源性晕厥,需急诊抢救治疗。

(一)病因

正常人或运动员可发生二度Ⅰ型房室传导阻滞,与迷走神经张力增高有关,常发生于夜间。导致房室传导阻滞的常见病变为:急性心肌梗死、冠状动脉痉挛、病毒性心肌炎、心肌病、急性风湿热、钙化性主动脉瓣狭窄、心脏肿瘤(特别是心包间皮瘤)、原发性高血压、心脏手术、电解质紊乱、黏液性水肿等。

(二)发病机制

一度及二度Ⅰ型房室传导阻滞,阻滞部位多在房室结,病理改变多不明显,或仅有暂时性房室结缺血、缺氧、水肿、轻度炎症。二度Ⅱ型及三度房室传导阻滞,病理改变广泛而严重且常持久存在,包括传导系统的炎症或局限性纤维化、急性前壁心肌梗死及希氏束、左右束支分叉处或双侧束支坏死、束支的广泛纤维性变。先天性完全性房室传导阻滞,可见房室结或希氏束的传导组织完全中断或缺如。

(三)临床表现

一度房室传导阻滞常无自觉症状。二度房室传导阻滞由于心搏脱漏,可有心悸、乏力等症状,亦可无症状。三度房室传导阻滞的症状决定于心室率的快慢与伴随病变,症状包括疲倦、乏力、头晕、晕厥、心绞痛、心力衰竭。如合并室性心律失常,患者可感到心悸不适。当一度、二度突然进展为三度房室传导阻滞,因心室率过缓,每分钟心排血量减少,导致脑缺血,患者可出现暂时性意识丧失,甚至抽搐,称为阿-斯综合征,严重者可引起猝死。往往感觉疲劳、软弱、胸闷、心悸、气短或晕厥,听诊心率缓慢规律。

一度房室传导阻滞,听诊时第一心音强度减弱。二度Ⅰ型房室传导阻滞的第一心音强度逐渐减弱并有心搏脱漏。二度Ⅱ型房室传导阻滞亦有间歇性心搏脱漏,但第一心音强度恒定。三度房室传导阻滞的第一心音强度经常变化。第二心音可呈正常或反常分裂,间或听到响亮亢进的第一心音。凡遇心房与心室同时收缩,颈静脉出现巨大的 a 波(大炮波)。

(四)诊断

1.心电图特征

(1)一度房室传导阻滞:每个心房冲动都能传导至心室,仅 P-R 间期>0.20 s,儿童>0.16~0.18 s(图 4-7)。房室传导束的任何部位传导缓慢,均可导致 P-R 间期延长。如 QRS 波群形态与时限正常,房室传导延缓部位几乎都在房室结,极少数在希氏束。QRS 波群呈现束支传导阻滞图形者,传导延缓可能位于房室结和/或希氏束-浦肯野系统。希氏束电图记录可协助确定部位。

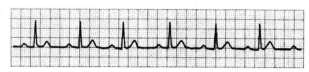

图 4-7　一度房室传导阻滞

(2)二度Ⅰ型房室传导阻滞:是最常见的二度房室传导阻滞类型。表现为 P-R 间期随每一心搏逐次延长,直至一个 P 波受阻不能下传心室,QRS 波群脱漏,如此周而复始;P-R 间期增量逐次减少;脱漏前的 P-R 间期最长,脱漏后的 P-R 间期最短;脱漏前 R-R 间期逐渐缩短,且小于脱漏后的 R-R 间期(图 4-8)。最常见的房室传导比率为 3:2 和 5:4。在大多数情况下,阻滞位于房室结,QRS 波群正常,极少数位于希氏束下部,QRS 波群呈束支传导阻滞图形。二度Ⅰ型房室传导阻滞很少发展为三度房室传导阻滞。

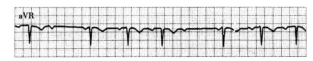

图 4-8　二度Ⅰ型房室传导阻滞

(3)二度Ⅱ型房室传导阻滞:P-R 间期固定,可正常或延长,QRS 波群呈周期性脱漏,房室传导比例可为 2:1、3:1、3:2、4:3、5:4 等。房室传导比例呈 3:1 或 3:1 以上者称为高度房室传导阻滞。当 QRS 波群增宽、形态异常时,阻滞位于希氏束-浦肯野系统。若 QRS 波群正常,阻滞可能位于房室结(图 4-9)。

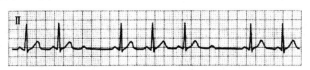

图 4-9　二度Ⅱ型房室传导阻滞

(4)三度房室传导阻滞:又称完全性房室传导阻滞。全部 P 波不能下传,P 波与 QRS 波群无固定关系,形成房室脱节。P-P 间期<R-R 间期。心室起搏点在希氏束分叉以上或之内为房室交界性心律,QRS 波群形态与时限正常,心室率 40~60 次/分钟,心律较稳定;心室起搏点在希氏束以下,心室率 30~40 次/分钟,心律常不稳定(图 4-10)。

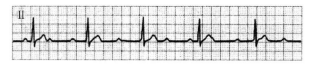

图 4-10　三度房室传导阻滞

2.评估

(1)据病史、体格检查、实验室和其他检查判断有无器质性心脏病、心功能状态和诱因。

(2)判断血流动力学状态。

（五）急诊处理

病因治疗主要是针对可逆性病因和诱因。如急性感染性疾病控制感染，洋地黄中毒的治疗和电解质紊乱的纠正等。应急治疗可用药物和电起搏。

1.二度Ⅰ型房室传导阻滞

二度Ⅰ型房室传导阻滞常见于急性下壁心肌梗死，阻滞是短暂的。若心室率＞50 次/分钟，无症状者不必治疗，可先严密观察，注意勿发展为高度房室传导阻滞。当心室率＜50 次/分钟，有头晕、心悸症状者可用阿托品0.5～1.0 mg静脉注射，或口服麻黄碱 25 mg，3 次/天。异丙肾上腺素 1～2 mg 加入生理盐水500 mL，静脉滴注，根据心室率调节滴速。

2.二度Ⅱ型房室传导阻滞

二度Ⅱ型房室传导阻滞可见于急性前壁心肌梗死，病变范围较广泛，常涉及右束支、左前分支、左后分支或引起三度房室传导阻滞，病死率极高。经用上述药物治疗不见好转，需安装临时起搏器。

3.洋地黄中毒的治疗

洋地黄中毒可停用洋地黄；观察病情，非低钾者一般应避免补钾；静脉注射阿托品；试用抗地高辛抗体。

4.药物应急治疗的选择

(1)异丙肾上腺素：为肾上腺能 β 受体激动剂。兴奋心脏高位节律点窦房结和房室结，增快心率，加强心肌的收缩力，改善传导功能，提高心律的自律性，适用于三度房室传导阻滞伴阿-斯综合征急性发作、病态窦房结综合征。心肌梗死、心绞痛患者禁用或慎用。

(2)肾上腺素：兴奋 α 受体及 β 受体，可增强心肌收缩力，增加心排血量，加快心率；扩张冠状动脉，增加血流量，使周围小血管及内脏血管收缩（对心、脑、肺血管收缩作用弱）；松弛平滑肌，解除支气管及胃肠痉挛；可兴奋心脏的高位起搏点及心脏传导系统，故心脏停搏时肾上腺素是首选药物。可用于二度或三度房室传导阻滞者。

(3)麻黄碱：为间接及直接兼有作用的拟肾上腺素药，对 α 受体、β 受体有兴奋作用，升压作用弱而持久，有加快心率作用，适用于二度或三度房室传导阻滞症状较轻的患者。

(4)阿托品：主要是解除迷走神经对心脏的抑制作用，使心率加快。适用于治疗各种类型的房室传导阻滞、窦性心动过缓、病态窦房结综合征。

(5)肾上腺皮质激素：具有消炎、抗过敏、抗内毒素、抑制免疫反应，减轻机体对各种损伤的病理反应，有利于房室传导改善，适用于炎症或水肿等引起的急性获得性完全性心脏传导阻滞。5％碳酸氢钠或11.2％乳酸钠，除能纠正代谢性酸中毒外，还有兴奋窦房结的功能。适用于酸中毒、高血钾所致完全性房室传导阻滞及心脏停搏。

5.起搏

起搏适用于先天性或慢性完全性心脏传导阻滞。通常选用永久按需起搏器，急性获得性完全性心脏传导阻滞可选用临时按需起搏器。

（张　橀）

第五节 扩张型心肌病

扩张型心肌病主要特征是左心室或双心室扩大,心肌收缩期泵功能障碍而产生充血性心力衰竭,以往被称为充血型心肌病。常伴有心律失常,病死率较高,常见于中、青年,男多于女,比例为(2.5:1),近年住院患者数有明显增多趋势,发病率为5/10万~10/10万。

一、病因及发病机制

(一)病因

病因不完全清楚,除特发性、家族遗传性外,近年认为病毒感染是其重要原因,病毒对心肌的直接损伤,或体液、细胞免疫反应所致心肌炎可导致DCM。此外,围生期、酒精中毒、抗肿瘤药、代谢异常等多因素亦引起本病。表4-1列出部分DCM的病因。

表4-1 **DCM的病因**

特发性	肉芽肿病	神经肌肉疾病
感染性	特发性	
病毒性疾病	结节病	Duchenne肌营养不良
柯萨奇病毒	巨细胞病	Friedreich共济失调
埃可病毒	Wegener肉芽肿	肢带肌营养不良
腺病毒	代谢性/内分泌性	神经纤维瘤病
虫媒病毒	巨人症	重症肌无力
细菌	甲状腺功能减退症	中毒性
白喉杆菌	嗜铬细胞瘤	乙醇
结核分枝杆菌	糖尿病	砷
钩端螺旋体	脚气病	钴
立克次体	硒缺乏	铅
斑疹伤寒	Kwashiorkor病	四氯化碳
Q热	胶原血管性疾病	儿茶酚胺
原虫	红斑狼疮	苯丙胺
Chaga病	皮肌炎	多柔比星(阿霉素)
疟疾	结节性多动脉炎	环磷酰胺
利什曼病	硬皮病	

(二)病理解剖

病理解剖以心腔扩大为主,肉眼见心室扩张,室壁多变薄,心肌苍白而松弛,纤维瘢痕形成,且常有心内膜附壁血栓。瓣膜及冠状动脉多无病变。组织学改变为心肌细胞灶性坏死、变性、萎缩和间质纤维化,部分心肌细胞代偿性肥大。

(三)病理生理

1.DCM的血流动力学改变

DCM者左和右心室损害程度不等,但以左心室受累者居多。早期在心室等容收缩期左心室内压力上升速度减慢,喷血速度也减慢。此时每搏输出量由加速心率代偿,心排血量尚可维持。此后左心室排空不尽,舒张末压增高,逐步发展为充血性心力衰竭。左心房和肺静脉压力升高,继而出现肺动脉高压,且也因肺小动脉因病变和发生栓塞而加重,最后导致右心衰竭。因此晚期患者常有严重的双心室功能衰竭。DCM 左右心室收缩和舒张功能均受损,但其心功能不全以收缩障碍为主。

2.循环内分泌和心脏组织自分泌、旁分泌的激活

DCM 发展到充血性心力衰竭阶段时,神经内分泌包括交感神经系统(SNS)、肾素血管紧张素系统(RAS)和加压素常有过度激活,从而促进心力衰竭恶化。内源性心房肽虽亦有激活,但不足以抵消 SNS 和 RAS 的作用。在 DCM 初始的心肌损害后,循环内分泌迅速激活(SNS、RAS、加压素和心房肽),但当心血管取得代偿,循环内分泌即恢复正常,或仅有轻度升高,此时即进入适应性或代偿性阶段,直至最后发生显著的心力衰竭,即进入适应不良或失代偿性阶段,循环内分泌才又重新激活。目前认为,心肌和微血管内局部的自分泌和旁分泌较循环内分泌在 DCM 心力衰竭发展过程中起更为重要的作用。心脏组织自分泌和旁分泌的持续激活,将损伤心肌,进入适应不良阶段,而发生显著的心力衰竭,此时循环内分泌又重新激活,如此形成恶性循环。

3.心室重构

DCM 原发性心肌损害引起的心室壁应力增加,可能是心室重构的始动机制,而各种促生长因子如血管紧张素 II、醛固酮、成纤维细胞生长因子、β 型转化生长因子起了重要作用,其中血管紧张素 II 可能是一切生化反应的核心。在初始的心肌损伤作用下,胶原酶被激活,使胶原网支架遭到破坏,导致成纤维细胞合成新的胶原以加强支架,从而使细胞外基质-胶原网的量和组成发生新的变化,胶原总量尤其是机械性能较弱的 III 型胶原含量增加,使心肌僵硬度增加,出现心肌收缩和舒张功能不全。心肌纤维的拉长,胶原支架的破坏及含量、成分变化所引起的心肌细胞滑行都可能参与了心室扩大的过程。

4.心力衰竭时交感神经的激活与 β 受体的变化

有人发现 DCM 者心室 β 受体数量减低,且 DCM 者受体下调主要发生于 β_1 受体,DCM 发生充血性心力衰竭时,SNS 激活,血中去甲肾上腺素水平增高,且与心力衰竭严重程度呈正相关。DCM 心力衰竭患者长期暴于高水平的 NE 可使细胞内钙超负荷而损伤心肌,而 NE 与 β_1 受体的亲和力较之与 β_2 受体大 10 倍。因此,在重度心力衰竭 NE 水平明显增高情况下,β_1 受体密度下调可维持心肌细胞活力,但对 cAMP 依赖性正性肌力药物的反应亦明显下降。

5.能量来源、生成和利用障碍

正常心肌以脂肪酸为主要能源(约占供能物质总量的 2/3)。DCM 伴严重心力衰竭时由于心肌缺血缺氧,造成脂肪酸的氧化减慢,心肌能量来源不足,因而葡萄糖成为心肌的主要供能物质。但此时因心肌缺血缺氧,糖的无氧酵解加强,氧化不全使能量生成不足。且心力衰竭时由于胰腺供血不足,胰岛素分泌减少,血糖也不易进入心肌细胞,使心肌供能物质进一步缺乏,能量生成明显减少。正常心肌氧化磷酸化过程中所产生的 ATP,在心肌兴奋-收缩偶联过程中受到肌球蛋白头部 ATP 酶的作用而水解,为心肌收缩提供能量。心力衰竭时心肌收缩蛋白结构发生变化,球蛋白头部 ATP 酶活性降低,ATP 水解减少,因此能量利用发生障碍,使心肌收缩力减弱。

二、临床表现

(一)心脏扩大

心脏扩大可能是本病最早的表现。心脏多呈普遍性扩大,而在充血性心力衰竭控制后心脏可以缩小是其特征。由于心腔扩大,可形成相对性二尖瓣或三尖瓣关闭不全而出现收缩期杂音,此杂音在心功能改善后可减弱或消失。

(二)充血性心力衰竭

起病缓慢,最初表现为排出量减少所致的疲乏和虚弱;以后则以充血性心力衰竭为主要表现。临床有心悸、呼吸困难、颈静脉曲张、肝大、下肢水肿,血压常偏低而脉压变小;晚期出现充血性心力衰竭,可有胸腔积液和腹水。听诊第一心音减低,常有第三、第四心音奔马律。

(三)心律失常

约半数患者以心律失常为早期表现。可出现各种类型的心律失常,室性期前收缩最为常见,房性、交界性期前收缩及各种传导阻滞、心动过速可发生。约 20% 病例有心房颤动,个别患者可因心室颤动而猝死。同一患者多种心律失常并存是其重要特征。

(四)栓塞症状

约 20% 患者由于心腔内附壁血栓脱落,临床有脑、心、肾、肺、肠系膜或肢体动脉的栓塞。

三、辅助检查

(一)胸部 X 线

心影多呈普遍性增大(球形心)。透视或计波摄影示心脏和大血管搏动减弱。肺淤血(轻)和心脏扩大程度(重)不成比例。

(二)心电图

可见各种类型心律失常,如房性、室性期前收缩,房室、室内传导阻滞,心房颤动等。常有ST-T 波异常,部分患者可见病理性 Q 波,后者可能与心肌灶性坏死纤维化有关,需与心肌梗死鉴别。

(三)心音图

可见第三心音和/或第四心音及肺动脉瓣区第二心音增强,这些均为血流动力学改变的反映。有时可在心尖区或三尖瓣区记录到全收缩期杂音,是因为相应瓣膜环扩大而使相应二尖瓣或三尖瓣关闭不全所致,需与风湿性心脏瓣膜病鉴别。

(四)超声心动图

显示各心腔内径均增大而以左侧增大为著,左心室流出道也扩大,室间隔、左室后壁运动普遍减弱,提示心肌收缩力下降。M-超声心动图可见二尖瓣曲线活动幅度减低,呈钻石样改变;二维超声心动图显示大的左室心腔和小的二尖瓣开口是其特征;彩色 Doppler 超声可见收缩期二尖瓣和三尖瓣相对性关闭不全的血液反流。

(五)心导管检查和心血管造影

可见左室舒张末压、左心房压和肺毛细血管楔压增高,每搏输出量、心脏指数减低。心室造影可见左心室扩大,弥漫性室壁运动减弱,心室射血分数低下。冠状动脉造影多无异常。

(六)心内膜心肌活检

可见心肌细胞肥大、变性、间质纤维化等,虽缺乏特异性,但有时可用于病变程度及预后评价的参考。

(七)放射核素检查

^{99m}Tc-MIBI 心肌灌注显像呈弥漫性花斑样缺损区,无再分布现象;心血池扫描显示心腔增大,室壁搏动弱,射血分数低。

四、诊断与鉴别诊断

临床上有心脏扩大、心力衰竭和/或心律失常、栓塞,而能除外风湿性、高血压性、冠状动脉性、肺源性及先天性等心脏病,且查不到其他病因者,可考虑为扩张型心肌病。如超声心动图证实各心腔扩大及室壁运动普遍减弱,则可确定诊断。

(一)本病应与下列疾病鉴别

1.风湿性心脏病

二者均可出现二尖瓣或三尖瓣收缩期杂音,但扩张型心肌病的杂音在心力衰竭控制后减弱或消失;而风湿性心脏病者杂音在心力衰竭控制后增强。超声心动图可显示风湿性瓣膜病变的特征。

2.心包积液

二者 X 线均显示心影增大且搏动减弱。但心包积液时心尖冲动常不能明视或在心浊音界左外缘的内侧;而扩张型心肌病心尖冲动与心浊音界的左外缘相符。心包积液者无心脏杂音,超声心动图可显示心包腔内有液性暗区。

3.冠心病

冠心病发病年龄多在 40 岁以后,常有冠心病易患因素或冠心病病史。超声心动图检查冠心病多为节段性室壁运动异常;而扩张型心肌病则呈弥漫性室壁运动减弱。冠状动脉造影可以证实诊断。

(二)几种特殊病因的心肌病

1.酒精性心肌病

酒精性心肌病对药物治疗的反应与特发性心肌病并无多大区别。酒精成瘾是心肌病的重要危险因子,据报道在心肌病的构成比可高达 20%～39%。

酒精性心肌病的临床表现差异颇大。一般认为,在心力衰竭出现前患者一般至少有 10 年的大量饮酒史;男性对酒精损害的易感性高于女性;如合并有吸烟、高血压、营养不良则可能加速心肌病的形成。器官对酒精的易感性也存在差异,酒精性心肌病患者似乎不太容易形成肝硬化。

戒酒对酒精性心肌病患者的预后有好处。据一组 64 例患者的临床研究报道,近 1/3 病例停止过度饮酒随后 4 年的死亡率仅 9%;而其他患者则高达 57%。

2.糖尿病心肌病

本病应指发生在糖尿病患者的 DCM,患者一般无冠心病、心瓣膜病,或其他心肌病危险因子。Framinghan 研究的回顾性分析发现,应用胰岛素治疗的糖尿病患者心力衰竭发生率比正常高出 2.4 倍;在特发性心肌病(IDCM)患者中糖尿病的发病率也较高。

糖尿病心肌病的临床表现与 IDCM 并无不同。多数可见心脏容积、左室充盈压、心室质量增高;心指数显著降低;左室收缩时间间期异常等。

合并糖尿病的 DCM 患者心脏的组织病理学改变与不合并糖尿病者相似。除心肌肥厚和间质纤维化外,间质内一种对高碘酸-Schiff(PAS)反应阳性物质增多。

3.围生期心肌病

20 世纪 30 年代中期,不少学者详细报道了分娩后的妇女出现不明原因的心力衰竭。这一现象起初只是注意到分娩后的患者;实际上早至妊娠的中、晚期,晚至分娩后数月均可发生,以分娩后占多数。

围生期心肌病的病因不明。由于在贫困妇女发生率较高,有人推测发病与妊娠期营养不良有关。其他可能的原因还包括妊娠毒血症,免疫因素如抗心肌抗体形成、遗传易感性、药物过敏等。部分病例心肌活检的结果发现心肌有慢性炎症的组织学证据,其确切临床意义尚不清楚。

五、治疗及预后

由于病因及发病机制尚不清楚,故很难有针对性的特效治疗,因此也无法建立一级预防。当 DCM 发展到失代偿期,治疗方案与充血性心力衰竭大致相同。心力衰竭的治疗目标不仅仅是改善症状、提高生活质量,更重要的是针对心肌重塑的机制,防止和延缓心肌重塑的发展,从而降低心力衰竭的死亡率和住院率。

(一)一般治疗

1.去除诱发因素

避免劳累,预防呼吸道感染;治疗心律失常特别是心房颤动并快速心室律;纠正贫血、电解质紊乱;注意是否并发肺梗死等。

2.改善生活方式,降低新的心脏损害的危险性

如戒烟、戒酒,肥胖患者应减轻体重。控制高血压、高血脂、糖尿病。饮食宜低脂、低盐,重度心力衰竭患者应限制入水量,每天称体重以早期发现液体潴留。鼓励心力衰竭患者作动态运动,以避免去适应状态。重度心力衰竭患者,可在床边小坐,其他不同程度的心力衰竭患者,可每天多次步行,每次 3～5 min;心力衰竭稳定,心功能较好者,可在专业人员监护下进行症状限制性有氧运动,如步行,每周 3～5 次,每次 20～30 min。但避免作用力的等长运动。

3.关于心肌能量药物的应用问题

心肌能量药物如辅酶 Q_{10}、肌苷、1,6-二磷酸果糖或某些激素如生长激素等常用于心力衰竭的治疗。虽然这些药物常被称为是"天然"的,然而,它们对心力衰竭的有效性和作用机制,短期和长期应用的安全性等均未经过验证。再者,这些制剂和已肯定的治疗心力衰竭有效药物之间是否有相互作用亦不清楚。因此,不推荐应用营养制剂或激素治疗。

4.注意避免应用的药物

非甾体抗炎药如吲哚美辛(消炎痛)、Ⅰ类抗心律失常药以及大多数的钙通道阻滞剂均应避免应用。

(二)心力衰竭的药物治疗

其包括肯定为标准治疗的药物和目前尚未肯定为标准治疗的其他药物两部分。

1.肯定为标准治疗的药物

(1)利尿剂:所有心力衰竭患者,有液体潴留的证据或原先有过液体潴留者,均应给予利尿剂。NYHA 心功能Ⅰ级患者一般不需应用利尿剂。

应用利尿剂后心力衰竭症状得到控制,临床状态稳定,亦不能将利尿剂作为单一治疗。一般应与 ACE 抑制剂和 β 受体阻滞剂联合应用。

氯噻嗪适用于轻度液体潴留、肾功能正常的心力衰竭患者,如有显著液体潴留,特别当有肾

功能损害时,宜选用襻利尿剂如呋塞米。

利尿剂通常从小剂量开始(氢氯噻嗪 25 mg/d,呋塞米 20 mg/d)逐渐加量,氯噻嗪100 mg/d已达最大效应,呋塞米剂量不受限制。

一旦病情控制(肺部啰音消失,水肿消退,体重稳定),即可以最小有效量长期维持,一般需无限期使用。在长期维持期间,仍应根据液体潴留情况随时调整剂量。

每天体重的变化是最可靠的监测利尿剂效果和调整利尿剂剂量的指标。

利尿剂用量不当有可能改变其他治疗心力衰竭药物的疗效和不良反应。如利尿剂用量不足致液体潴留可减弱 ACE 抑制剂的疗效和增加 β 受体阻滞剂治疗的危险。反之,剂量过大引起血容量减少,可增加 ACE 抑制剂和血管扩张剂的低血压反应及 ACE 抑制剂和 Ang Ⅱ 受体阻滞剂出现肾功能不全的危险。

在应用利尿剂过程中,如出现低血压和氮质血症而患者已无液体潴留,则可能是利尿过量、血容量减少所致,应减少利尿剂剂量。如患者有持续液体潴留,则低血压和氮质血症很可能是心力衰竭恶化,终末器官灌注不足的表现,应继续利尿,并短期使用能增加肾灌注的药物如多巴胺或多巴酚丁胺。

出现利尿剂抵抗时(常伴有心力衰竭恶化),可用以下方法。①静脉给予利尿剂,如呋噻咪持续静脉滴注(1～5 mg/d)。②2 种或 2 种以上利尿剂联合应用。③应用增加肾血流的药物,如短期应用小剂量的多巴胺或多巴酚丁胺 2～5 μg/(kg·min)。

(2)ACE 抑制剂:全部收缩性心力衰竭患者必须应用 ACE 抑制剂,包括无症状性心力衰竭,LVEF＜45％者,除非有禁忌证或不能耐受。

必须告知患者:①疗效在数周或数月后才出现,即使症状未见改善,仍可降低疾病进展的危险性。②不良反应可能早期就发生,但不妨碍长期应用。③ACE 抑制剂需无限期、终身应用。

ACE 抑制剂一般与利尿剂合用,如无液体潴留时亦可单独应用,一般不需补充钾盐。ACE 抑制剂亦可与 β 受体阻滞剂和/或地高辛合用。

ACE 抑制剂禁忌证或须慎用的情况:对 ACE 抑制剂曾有致命性不良反应的患者,如曾有血管神经性水肿、无尿性肾衰竭或妊娠妇女,绝对禁用 ACE 抑制剂。以下情况须慎用:①双侧肾动脉狭窄。②血肌酐水平显著升高[＞225.2 μmol/L(3 mg/dL)]。③高血钾症(＞5.5 mmol/L)。④低血压[收缩压＜12.0 kPa(90 mmHg)]:低血压患者需经其他处理,待血液动力学稳定后再决定是否应用 ACE 抑制剂。

ACE 抑制剂的剂量:必须从极小剂量开始,如能耐受则每隔 3～7 d 剂量加倍。滴定剂量及过程需个体化,起始治疗前需注意利尿剂已维持在最合适剂量。起始治疗后 1～2 周应监测肾功能和血钾,以后定期复查。根据 ATLAS 临床试验结果,推荐应用大剂量。ACE 抑制剂的目标剂量或最大耐受量不根据患者治疗反应来决定,只要患者能耐受,可一直增加到最大耐受量,一旦达到最大耐受量后,即可长期维持应用。

(3)β 受体阻滞剂:所有慢性收缩性心力衰竭,NYHA 心功能 Ⅱ、Ⅲ 级患者,LVEF＜40％,病情稳定者,均必须应用 β 受体阻滞剂,除非有禁忌证或不能耐受。

应告知患者:①症状改善常在治疗 2～3 个月才出现,即使症状不改善,亦能防止疾病的进展。②不良反应常发生在治疗早期,一般不妨碍长期用药。

β 受体阻滞剂不能应用于"抢救"急性心力衰竭患者,包括难治性心力衰竭需静脉给药者。NYHA 心功能 Ⅳ 级心力衰竭患者,需待病情稳定(4 d 内未静脉用药;已无液体潴留并体重恒定)

后,在严密监护下由专科医师指导应用。应在 ACE 抑制剂和利尿剂基础上加用 β 受体阻滞剂、地高辛亦可应用。

β 受体阻滞剂的禁忌证:①支气管痉挛性疾病。②心动过缓(心率＜60 次/分钟)。③二度及以上房室传导阻滞(除非已安装起搏器)。④有明显液体潴留,需大量利尿者,暂时不能应用。

β 受体阻滞剂的起始和维持治疗:起始治疗前患者已无明显液体潴留,体重恒定,利尿剂已维持在最合适剂量。β 受体阻滞剂必须从极小剂量开始(美托洛尔 12.5 mg/d、比索洛尔 1.25 mg/d、卡维地洛 3.125 mg,2 次/天)。每 2～4 周剂量加倍。达最大耐用受量或目标剂量后长期维持,不按照患者的治疗反应来确定剂量。

β 受体阻滞剂应用时的监测:①低血压。特别是有 α 受体阻滞作用的制剂易于发生,一般在首剂或加量的 24～48 h 内发生,可将 ACE 抑制剂或扩血管剂减量或与 β 受体阻滞剂在每天不同时间应用,一般不将利尿剂减量。②液体潴留和心力衰竭恶化。常在起始治疗 3～5 d 体重增加,如不处理,经 1～2 周常致心力衰竭恶化,应告知患者每天称体重,如有增加,立即加大利尿剂用量。③心动过缓和房室阻滞。与 β 受体阻滞剂剂量大小成正比,如心率＜55 次/分钟,或出现二、三度房室传导阻滞,应将 β 受体阻滞剂减量或停用。

(4)洋地黄制剂:地高辛应用的目的在于改善收缩性心力衰竭患者的临床状况,应与利尿剂、某种 ACE 抑制剂和 β 受体阻滞剂联合应用。地高辛也可用于伴有快速心室率的心房颤动患者,尽管 β 受体阻滞剂可能对运动时心室率增加的控制更为有效。

地高辛没有明显的降低心力衰竭患者死亡率的作用,因而不主张早期应用。不推荐应用于 NYHA 心功能 Ⅰ 级患者。

地高辛常用剂量 0.25 mg/d。70 岁以上,肾功能减退者宜用 0.125 mg,1 d 1 次或隔天 1 次。

虽然有学者主张应用地高辛血清浓度测定指导选择地高辛的合适剂量,但尚无证据支持这一观点。

与传统观念相反,地高辛安全、耐受性良好。不良反应主要见于大剂量时,但大剂量对治疗心力衰竭并不需要。

长期应用地高辛,剂量在一般认可的治疗范围内、是否会产生不良的心血管作用,目前还不清楚。

2.其他药物

(1)醛固酮拮抗剂:对近期或目前为 NYHA 心功能 Ⅳ 级心力衰竭患者,可考虑应用小剂量的螺内酯 20 mg/d。至于醛固酮拮抗剂在轻、中度心力衰竭的有效性和安全性则尚有待确定。

(2)Ang Ⅱ 受体阻滞剂:ARB 治疗心力衰竭有效,但未证实相当于或是优于 ACE 抑制剂。未应用过 ACE 抑制剂和能耐受 ACE 抑制剂的患者不宜用 ARB 取代。可用于不能耐受 ACE 抑制剂的患者。ARB 与 ACE 抑制剂相同,亦能引起低血压,高血钾及肾功能损害恶化。心力衰竭患者对 β 受体阻滞剂有禁忌证时,可 ARB 与 ACE 抑制剂合用。

(3)钙通道阻滞剂:由于缺乏钙通道阻滞剂治疗心力衰竭疗效的证据,该类药物不宜用于心力衰竭治疗。考虑用药的安全性,即使用于治疗心绞痛或高血压,在大多数的心力衰竭患者应避免使用大多数的钙通道阻滞剂。在现有供临床应用的钙通道阻滞剂中,只有氨氯地平和非洛地平有临床试验显示长期用药的安全性,氨氯地平对生存率无不利影响。

(4)环腺苷酸依赖性正性肌力药的静脉应用。环腺苷酸(cAMP)依赖性正性肌力药如下。①β 肾上腺素能激动剂,如多巴酚丁胺。②磷酸二酯酶抑制剂,如米力农。这两种药物均通过提高细胞内 cAMP 水平而增加心肌收缩力,而且兼有外周血管扩张作用,短期应用均有良好的血液动力学效应。然而长期口服时，不仅不能改善症状或临床情况，反能增加死亡率。

cAMP 正性肌力药的静脉应用：由于缺乏有效的证据，以及考虑到此类药物的毒性，不主张对慢性心力衰竭患者长期、间歇静脉滴注此类正性肌力药。对心脏移植前的终末期心力衰竭、心脏手术后心肌抑制所致的急性心力衰竭、以及难治性心力衰竭可考虑短期支持应用 3～5 d。推荐剂量：多巴酚丁胺 2～5 μg/(kg·min)；米力农 50 μg/kg 负荷量，继以 0.375～0.750 μg/(kg·min)。

(三)心力衰竭伴心律失常的治疗

无症状性、非持续性室性和室上性心律失常不主张抗心律失常药物治疗。持续性室性心动过速、心室颤动、曾经猝死复苏、或室上性心动过速伴快速心室率或血液动力学不稳定者，应予治疗，治疗原则与非心力衰竭者相同。

Ⅰ类抗心律失常药不宜用于心力衰竭患者，除非是短期应用于难治性、致死性室律失常。Ⅲ类抗心律失常药胺碘酮可抑制心律失常且不增加心力衰竭患者的死亡危险性，故优于Ⅰ类或其他Ⅲ类药物而推荐应用于心力衰竭患者并心律失常的治疗。胺碘酮对预防心力衰竭猝死或延长生存尚无确切有效的证据且有一定的毒性，因而不推荐预防性应用，特别是已在应用 ACE 抑制剂和 β 受体阻滞剂的患者。

任何心力衰竭并心律失常患者，均应注意寻找和去除各种可能引起心律失常的原因，如心力衰竭未控制，心肌缺血，低钾、低镁血症；药物的致心律失常作用，特别是各种正性肌力药和血管扩张剂。

(四)心力衰竭抗凝、抗血小板治疗

心力衰竭时，扩张且低动力的心腔，以及促凝因子活性的增高可能有较高血栓栓塞事件危险，临床研究提示心力衰竭时血栓栓塞事件的年发生率为 1%～3%。至今尚无心力衰竭患者中华法林或其他抗血栓药物对预防血栓栓塞事件的对照研究，几项回顾性的分析也未得到一致意见。

有关心力衰竭时的抗凝治疗可参照下列原则：①心力衰竭伴房颤及心力衰竭有血栓栓塞史的患者必须长期抗凝治疗，可常规方法口服华法林，并调整剂量使国际标准化比值保持在 2～3。②极低 LVEF 值、左室室壁瘤、显著心腔扩大、心腔内有血栓存在，这些指标在评估血栓栓塞危险中的意义尚未明确，也缺乏长期抗凝效果的评价，但有些医师对上述情况仍给予抗凝治疗以预防可能发生的血栓栓塞事件。③抗血小板治疗常用于心力衰竭以预防冠状动脉事件，对心力衰竭本身的适应证尚未建立。

(五)心力衰竭氧气治疗

慢性心力衰竭并非氧气治疗的适应证，重度心力衰竭患者氧疗可能使血液动力学恶化，但对心力衰竭伴严重睡眠低氧血症患者，夜间给氧可减少 cheyne-stokes 呼吸，减少低氧血症的发生。

(六)心力衰竭的起搏治疗

双心室起搏治疗充血性心力衰竭的适应证由于多中心临床试验的结果已充分证明了双心室起搏治疗充血性心力衰竭的效果。2002 年 10 月，由美国 ACC/AHA/NASEPE 共同制订的心脏起搏器新的临床应用指南中，已正式将双心室起搏治疗充血性心力衰竭列入心脏起搏治疗适应证中。根据这个新的临床应用指南，双心室起搏治疗充血性心力衰竭适应证为：NYHA 分级Ⅲ或Ⅳ级，伴心室内传导阻滞，QRS 宽度≥130 ms。LVEDD≥55 mm，LVEF≤35%。双心室同步起搏为心力衰竭治疗展示了新的希望。随着研究的不断深入，起搏电极的不断改进，起搏治疗心力衰竭将会使更多的患者受益。但临床应用时需注意掌握好适应证。

(七)心脏移植

由于 DCM 患者比较年轻,没有其他系统疾病,故若能作心脏移植可延长生命,特别应用环孢菌素抑制免疫排异反应提高成效后,心脏移植能使预后大为改观。但据目前国内实际情况,尚难以普遍开展此项治疗。

（张 櫺）

第六节 急性病毒性心肌炎

急性病毒性心肌炎是指由嗜心性病毒感染引起的,以心肌非特异性间质性炎症为主,伴有心肌细胞变性、溶解或坏死病变的心肌炎。病变可累及心脏传导和起搏系统,亦可累及心包膜。临床上以肠道病毒(如柯萨奇病毒 B 组 2、4 两型最多见,其次为 5、3、1 型及 A 组的 1、4、9、16、23 型,艾柯病毒和脊髓灰质炎病毒等)和流感病毒较为常见。此外,麻疹、腮腺炎、乙型脑炎、肝炎和巨细胞病毒等也可引起心肌炎。

一、发病机制

病毒如何引起心肌损伤的机制迄今尚未阐明,可能途径如下。

(一)病毒直接侵犯心肌

病毒感染后可引起病毒血症,经血流直接侵犯心肌,导致心肌纤维溶解、坏死、水肿及炎性细胞浸润。有人认为,急性暴发性病毒性心肌炎和病毒感染后 1～4 周猝死者,病毒直接侵犯心肌可能是主要的发病机制。

(二)免疫变态反应

对于大多数病毒性心肌炎,尤其是慢性心肌炎,目前认为主要是通过免疫变态反应而致病。参与免疫反应可能是病毒本身,也可能是病毒-心肌抗体复合物。既有体液免疫参与,又有细胞免疫参与。此外,患者免疫功能低下在发病中也起重要作用。

二、诊断

(一)临床表现特点

(1)起病前 1～3 周常有上呼吸道或消化道感染史。

(2)心脏受累表现:心悸、气促、心前区疼痛等。体检,轻者心界不扩大,重者心浊音界扩大,心率增快且与体温升高不相称,可出现舒张期奔马律,心律失常以频发期前收缩多见,亦可表现为房室传导阻滞,以致出现心动过缓、心尖区第一心音低钝。可闻及收缩期吹风样杂音。重症患者可短期内出现心力衰竭或心源性休克,少数因严重心律失常而猝死。

(3)老幼均可发病,但以儿童和年轻人较易发病。

(二)实验室检查及其他辅助检查特点

(1)心电图常有各种心律失常表现,以室性期前收缩最常见,其次为房室传导阻滞、束支及室内阻滞、心动过速等。心肌损害可表现为 ST 段降低、T 波低平或倒置、Q-T 间期延长等。暴发性病毒性心肌炎可有异常 Q 波、阵发性室性心动过速、高度房室传导阻滞,甚至心室颤动等。心电图改变对心肌炎的诊断并无特异性。

(2)血清酶学检查可有 CK 及其同工酶(CK-MB)、AST 或 LDH 及其同工酶(LDH1)增高。

(3)X 线、超声心动图检查示心脏轻至中度增大,搏动减弱,有时可伴有心包积液,此时称心肌心包炎。

(4)血白细胞可轻至中度增多,血沉加速。

(5)从咽拭、尿、粪、血液及心包穿刺液中分离出病毒,且在恢复期血清中同型病毒抗体滴度较初期或急性期(第一份)血清升高或下降 4 倍以上,可认为是新近有病毒感染。

诊断病毒性心肌炎必须排除可能引起心肌损害的其他疾病,常见的如风湿性心肌炎、中毒性心肌炎、结缔组织和代谢性疾病所致心肌损害,以及原发性心肌病等。

三、治疗

目前对急性病毒性心肌炎尚缺乏特异性治疗方法,但多数患者经过一段时间休息及对症治疗后能自行痊愈,少数可演变为慢性心肌炎或遗留不同程度心律失常表现,个别暴发型重症病例可导致死亡。本病主要治疗措施如下。

(一)充分休息,防止过劳

本病一旦确诊,应卧床休息,进食易消化和富含维生素、蛋白质的食物。充分休息在急性期应列为主要治疗措施之一。早期不重视卧床休息,可能会导致心脏进行性增大和带来较多的后遗症,一般需休息 3 个月左右。心脏已经扩大或曾出现过心功能不全者应延长至半年,直至心脏不再缩小、心功能不全症状消失后,在密切观察下逐渐增加活动量,恢复期仍应适当限制活动 3～6 个月。

(二)酌情应用改善心肌细胞营养与代谢的药物

(1)辅酶 A 50～100 U 或肌苷 200～400 mg,每天 1～2 次,肌内注射或静脉注射。

(2)细胞色素 C 15～30 mg,每天 1～2 次,静脉注射,该药应先皮试,无过敏者才能注射。

(3)ATP 或三磷酸胞苷(CTP)20～40 mg,每天 1～2 次,肌内注射,前者尚有口服或静脉制剂,剂量相同。

(4)辅酶 Q_{10}:每天 30～60 mg,口服;或 10 mg,每天 2 次,肌内注射及静脉注射。

(5)FDPY 5～10 g,每天 1～2 次,静脉滴注,对重症病毒性心肌炎可能有效。

一般情况下,上述药物视病情可适当搭配或联合应用 2 或 3 种即可,10～14 d 为 1 个疗程。

此外,极化液疗法:氯化钾 1～1.5 g,普通胰岛素 8～12 U,加入 10％葡萄糖液 500 mL 内,每天 1 次,静脉滴注,尤适用于频发室性期前收缩者。在极化液基础上再加入 25％硫酸镁 5～10 mL,对快速型心律失常疗效更佳,7～14 d 为 1 个疗程。大剂量维生素 C,每天 5～10 g 静脉滴注,以及丹参酮注射液 40～80 mg,分 2 次加入 50％葡萄糖液 20 mL 内静脉注射或稀释后静脉滴注,连用 2 周,也有一定疗效。

(三)肾上腺皮质激素

激素有抑制炎性反应、降低血管通透性、减轻组织水肿及抗过敏作用,但可抑制免疫反应和干扰素的合成、促进病毒繁殖和炎症扩散、加重心肌损害,因此应用激素有利有弊。为此,多数学者主张病毒性心肌炎急性期,尤其是最初 2 周内,病情并非危重者不用激素。但短期内心脏急剧增大、高热不退、急性心力衰竭、严重心律失常、休克、全身中毒症状严重合并多脏器损害或高度房室传导阻滞者,可试用地塞米松,每天 10～30 mg,分次静脉注射,或用氢化可的松,每天200～

300 mg,静脉滴注,连用 3～7 d,待病情改善后改口服,并迅速减量至停,一般疗程不宜超过2周。若用药 1 周仍无效,则停用。激素对重症病毒性心肌炎有效,其可能原因与抑制了心肌炎症、水肿,消除过度、强烈的免疫反应和减轻毒素作用有关。

(四)抗生素

急性病毒性心肌炎可使用广谱抗生素,如氨苄西林、头孢菌素等,以防止继发性细菌感染,因后者常是诱发病毒感染的条件,特别是流感、柯萨奇及腮腺炎病毒感染,且可加重病毒性心肌炎的病情。

(五)抗病毒药物

疗效不肯定,因为病毒性心肌炎主要是免疫反应的结果。即使是由于病毒直接侵犯所致,但抗病毒药物能否进入心肌细胞内杀灭病毒也尚有疑问。流感病毒所致心肌炎可试用吗啉胍(ABOB)100～200 mg,每天 3 次;金刚胺 100 mg,每天 2 次。疱疹病毒性心肌炎可试用阿糖胞苷和利巴韦林(三氮唑核苷),前者剂量为每天 50～100 mg,静脉滴注,连用 1 周;后者为100 mg,每天 3 次,视病情连用数天至 1 周,必要时亦可静脉滴注,剂量为每天 300 mg。此外,中草药如板蓝根、连翘、大青叶、黄连、黄芩、虎杖等也具抗病毒作用。

(六)免疫调节剂

(1)人白细胞干扰素 1.5 万～2.5 万 U,每天 1 次,肌内注射,7～10 d 为 1 个疗程,间隔 2～3 d,视病情可再用 1～2 个疗程。

(2)应用基因工程制成的干扰素 100 万 U,每天 1 次,肌内注射,2 周为 1 个疗程。

(3)聚肌胞(polyic),每天 1～2 mg,每 2～3 d 1 次,肌内注射,2～3 个月为 1 个疗程。

(4)简化胸腺素 10 mg,每天肌内注射 1 次,共 3 个月,以后改为 10 mg,隔天肌内注射 1 次,共半年。

(5)免疫核糖核酸(IRNA)3 mg,每 2 周 1 次,皮下注射或肌内注射,共 3 个月,以后每月肌内注射3 mg,连续 6～12 个月。

(6)转移因子(TF)1 mg,加注射水 2 mL,每周 1～2 次,于上臂内侧或两侧腋部皮下或臀部肌内注射。

(7)黄芪有抗病毒及调节免疫功能,对干扰素系统有激活作用,在淋巴细胞中可诱生 γ 干扰素,还能改善内皮细胞生长及正性肌力作用,可口服、肌内注射或静脉内给药。用量为黄芪口服液(每支含生黄芪15 g)1 支,每天 2 次,口服;或黄芪注射液(每支含生黄芪 4 g/2 mL)2 支,每天 1～2 次,肌内注射;或在 5% 葡萄糖液 500 mL 内加黄芪注射液 4～5 支,每天 1 次,3 周为 1 个疗程。

(七)纠正心律失常

基本上按一般心律失常治疗。对于室性期前收缩、快速型心房颤动可用胺碘酮 0.2 g,每天 3 次,1～2 周或有效后改为每天 0.1～0.2 g 维持。阵发性室性心动过速、心室扑动或颤动,应尽早采用直流电电击复律,亦可迅速静脉注射利多卡因 50～100 mg,必要时隔 5～10 min 再注,有效后静脉滴注维持24～72 h。心动过缓可用阿托品治疗,也可加用激素。对于莫氏 Ⅰ 型和三度房室传导阻滞,尤其有脑供血不足表现或有阿-斯综合征发作者,应及时安置人工心脏起搏器。

(八)心力衰竭和休克的防治

重症急性病毒性心肌炎可并发心力衰竭或休克。有心力衰竭者应给予低盐饮食、供氧,视病情缓急可选用口服或静脉注射洋地黄类制剂,但剂量应控制在常规负荷量的 1/2～2/3,必要时可并用利尿剂、血管扩张剂和非洋地黄类正性肌力药物,同时注意水、电解质平衡。

（张　橘）

第七节 心包积液与心脏压塞

一、心包积液

心包积液可出现于所有急性心包炎中,为壁层心包受损的反应。临床上可无症状,但如果液体积聚导致心包腔内压升高而产生心脏压迫,则可出现心脏压塞。继发于心包积液的心包腔内压力升高与以下几个因素有关:①绝对的积液量;②积液产生的速度;③心包本身的特性。正常人心包腔容纳 15~50 mL 的液体,如液体积聚缓慢,心包伸展,心包腔内可适应多达 2 L 液体而不出现心包腔内压升高。然而,正常未伸展的心包腔能适应液体快速增长而仍能维持心包腔内压力-容量曲线在平坦部分的液量仅为 80~200 mL。若液体迅速增加超过 150 mL,则心包腔内压力会显著上升。若心包因纤维化或肿瘤浸润而异常僵硬,则很少量的积液也会使心包腔内压力显著升高。

(一)无心脏压塞的心包积液

无论何种心包积液,它的临床重要性依赖于:①是否出现因心包腔内压力升高而致的血流动力学障碍。②全身性病变的存在及其性质。对疑有急性心包炎患者使用超声心动图来确定心包积液是相当可靠的,因为存在心包积液,即使不能诊断,也提示心包有炎症。除非有心脏压塞或因诊断需要分析心包积液如急性细菌性心包炎,否则无指征行心包穿刺术。

(二)慢性心包积液

慢性心包积液为积液存在 6 个月以上,可出现在各类型的心包疾病中。通常患者可有惊人的耐受力而无心脏受压的症状,常在常规胸部 X 线片检查中发现心影异常增大。慢性心包积液尤好发于以往有特发性病毒性心包炎、尿毒性心包炎和继发于黏液水肿或肿瘤的心包炎患者中。慢性心包积液也可发生在慢性心力衰竭、肾病综合征和肝硬化等各种原因引起的水、钠潴留时且可与腹水、胸腔积液同时出现。有报道称,3%原发性心包疾病患者的初始表现为大量特发性慢性心包积液,其中女性更多见。慢性心包积液的处理,部分依赖于其病因且必须除外隐匿性甲状腺功能减退。无症状、稳定的且是特发性积液的患者除避免抗凝外常不需要特异性治疗。

二、心脏压塞

心脏压塞是由于心包腔内液体积聚引起心包内压力增加所造成。其特征有:①心腔内压力升高;②进行性限制了心室舒张期充盈;③每搏量和心排血量降低。

(一)心导管检查

心导管检查在确定心包积液时血流动力学变化的重要性中是非常有价值的。除非患者处于垂危的紧急状况,有学者喜欢在右心及结合心包穿刺术在心包腔内插入导管。心导管检查可以:①提供心脏压塞绝对肯定的诊断;②测定血流动力学的受损情况;③通过心包抽液血流动力学改善的证据来指导心包穿刺抽液;④可以测定同时并存的血流动力学异常,包括左心衰竭、渗出-缩窄性心包炎和在恶性积液的患者中未料到的肺动脉高压。

心导管检查一般均显示,右心房压升高伴特征性的保持收缩期 X 倾斜而无或仅有一小的舒张期 Y 倾斜。若同步记录心包内压力和右心房压力,显示二者压力几乎一致升高。吸气时二者压力同时下降,在X 倾斜的收缩期射血时间里,心包内压力略低于右心房压力。如果心包内的压力不高或右心房和心包内压力不一致,则心脏压塞的诊断必须重新考虑。

右心室舒张中期压力是升高的,与右心房和心包内压力相等,但没有缩窄性心包炎的"下陷-高平原"的特征性表现。因为右心室和肺动脉的收缩压等于右心室和心包内压力之和,故右心室和肺动脉收缩压常有中等度升高,其范围为 $4.7 \sim 6.7$ kPa($35 \sim 50$ mmHg)。在心脏严重受压的病例中,右心室收缩压可以下降,仅略高于右心室舒张压。

通常肺嵌压和左心室舒张压是升高的,若同步记录心包内压力则三者压力相等。呼气时肺嵌压常略高于心包内压力,所形成的压力阶差可促进左心充盈。呼气时肺嵌压暂时的降低超出心包内压力的下降,则肺静脉循环和左心之间的压力阶差降低或消失。在严重左心室功能减退或左心室肥厚和左室舒张压升高的患者中,在心包内和右心房压力相等但低于左心室舒张压时即可发生心脏压塞。根据心脏受压的严重程度,左心室收缩压和主动脉压力可以正常或降低。

通过动脉内插管和压力测定可以很容易地证明有奇脉。同步记录体动脉和右心室压力显示,二者在吸气的变化是超出时相范围之外的。每搏量通常有明显降低,由于心动过速的代偿作用,心排血量可以正常,但在严重心脏压塞时可以明显降低。体循环阻力常常是升高的。

如果在心导管检查前,超声心动图已显示心脏压塞的图像,则心血管造影检查对诊断无特殊意义。在心脏不很正常的病例中,右心室和左心室的舒张末期容量通常是降低的,而射血分数是正常或升高的。

心包抽液后的最初结果是心包内、右心房、右心室和左心室舒张压一致降低,然后心包内压力再低于右心房压。右心房压力波形重新出现 Y 倾斜,继续抽液可以使心包内压力降至零点水平并随胸腔内压力的变化而波动。由于心包的压力容量曲线很陡直,心包液体只要抽取 $50 \sim 100$ mL 就可使心包内压力直线下降且体动脉压力和心排血量改善,奇脉消失。随心包内压力下降通常伴尿量增多,这与增加心排血量和心房钠尿肽的释放有关。

如果心包内压力降至零或负值而右心房压力仍升高,则应高度考虑到渗出-缩窄性心包炎,尤其是肿瘤或曾放疗过的患者。在成功的心包穿刺抽液后右心房压持续升高的其他原因依次为心脏压塞伴以往有左心室功能减退、肺高压和右心房高压、三尖瓣病变及限制型心肌病。在怀疑有恶性病变的患者中,源于肺微血管肿瘤的肺动脉高压是右心房压持续升高的一个重要原因,并且在心包积液完全引流后气急症状亦不能缓解。在肿瘤病变的患者中,必须对心脏压塞和上腔静脉综合征加以区别。因为在肿瘤患者中,以上病变可单独存在亦可并存在上腔静脉梗阻的患者中,由于存在颈静脉压力升高和由呼吸窘迫造成的奇脉可能疑有心脏压塞。在这种情况(不伴有心脏压塞)下,上腔静脉压显著升高,超过右心房和下腔静脉压伴搏动减弱。由于心脏压塞及其他引起中心静脉压升高的原因同样可以改变呼吸对腔静脉内血流的波动,故二维和多普勒超声心动图不能鉴别这些情况。如果肿瘤患者心脏压塞缓解后颈静脉压力持续升高,反映出上腔静脉和右心房之间有压力阶差,应考虑上腔静脉梗阻,用放疗可能有效。

(二)心包穿刺术

当为患者做心包穿刺或心包切开术时,所做的血流动力学支持准备中应包括静脉内补充血液、血浆或盐水。已证明,扩容的理论基础是能延缓右心室舒张塌陷和血流动力学恶化的出现。在实验性心脏压塞中给予去甲肾上腺素和多巴酚丁胺能显著促使心排血量和氧的传递大量增加,从而延缓组织缺氧的出现。也曾在实验性心脏压塞中使用过血管扩张药、肼屈嗪和硝普钠,通过降低增高的体循环阻力来促使心排血量增加。给心脏压塞患者应用血管扩张药的同时给予扩容必须非常谨慎,因为对处于临界或明显低血压的患者可能有危险。β受体阻滞剂应避免使用,因为提高肾上腺素活性能帮助维持心排血量。正压通气尽可能避免,因已证实它能进一步降低心脏压塞患者的心排血量。

已达压塞压力的心包渗液可采用以下方法清除之:①用针头或导管经皮心包穿刺。②经剑突下切开心包。③部分或广泛的外科心包切除。自 1840 年维也纳内科医师 Franz Schuh 首次演示了心包穿刺术以来,该手术虽已普遍运用,但有关其确切的指征尚存在相当大的争议。心包穿刺术的益处在于能迅速缓解心脏压塞和有机会获得在心包抽液前后准确的血流动力学测量。经皮心包穿刺术的主要危险是可戳破心脏、动脉或肺。20 世纪 70 年代以前,心包穿刺通常是在床边用尖针盲目进行的,没有血流动力学或超声心动图的监测,死亡或危及生命的并发症发生率高达 20%。

(三)心包穿刺术的危险性和并发症

目前心包穿刺术远较 10 年前安全,由有经验的手术者完成时,产生危及生命并发症的危险性一般<5%。当患者有大量渗液时,超声心动图显示轮廓清晰,前心包有 10 mm 以上的清晰腔隙,穿刺极易成功且无并发症。近年来的一些心包穿刺经验指出,操作通常应在有血流动力学监测下进行,包括右心及心包腔内压力。由此可见:①提供在试图做心包穿刺术前存在心脏压塞的生理改变证据。②排除其他能同时引起颈静脉压力升高的重要原因,诸如渗出-缩窄改变、上腔静脉梗阻、左心室衰竭。在缺乏理想的血流动力学监测或术前超声心动图证实存在大量前后心包渗液的情况下,很少有理由可在床边盲目地用针头行心包穿刺术。

心包穿刺术在下列患者中看来不能改善血流动力学或可使病情恶化:①急性创伤性心包出血,血液流进心包腔与被抽吸出的速度相同。②少量心包渗出,估计积液量<20 mL。③超声心动图示前心包无渗液。④包裹性渗液。⑤手术后除液体外血凝块和纤维蛋白充满了纵隔或心包腔。继发于撕裂、心脏刺伤、左心室壁或主动脉瘤裂缝所致的急性心包出血,在心包放液后是会迅速复发的。这种操作应仅作为对需做心脏或主动脉修补的外科心包探查术之前急诊拖延时间的方法。对由化脓性心包炎引起的压塞患者常可采用外科引流,以便能大量的引流,另可用于怀疑或已确认的结核性心包炎患者,以便能将心包活检标本做细菌学和组织学检查。在缓解心脏压塞后一个可能很少发生但又重要的并发症是突然发生心室扩张和急性肺水肿,其机制可能是在心室功能障碍的情况下,随着心包压缩的缓解,突然增加了肺静脉血流所致。

(四)心包扩开术和心包切除术

1.经皮球囊心包扩开

经皮球囊心包扩开技术由 Palacios 等提出,且对在多中心登记这一操作的最初 50 例经验作了报道,这一组病例或是大量心包积液或是心脏压塞,大部分(88%)有恶性肿瘤史。球囊心包扩开术作为经皮心包穿刺抽液术的一部分与之同时进行,在做心包积液测量和取样做细胞学检查,以及其他研究之后,留约 200 mL 的液体在心包腔内。在将进入心包的通道进一步扩张后,将一直径 20 mm、长 3 cm 的扩张球囊(Mansfield)沿导引钢丝送入,骑跨在心包壁层,手动扩张球囊,造成心包撕裂("开窗")。有时候另做一心包穿刺行球囊撕裂。在心包扩开后,心包导管重新沿着导引钢丝插入,引流所有剩余液体。应在手术24 h做超声心动图和胸部 X 线片监测左侧胸腔积液情况,并每月随访 1 次。

对 46 例(92%)心包扩开术后压塞缓解成功的患者作了 3 个月的短期随访,由于压塞复发,

2 例需要早期手术,2 例需后期手术。并发症包括冠状动脉撕裂,占 2%;发热,占 12%;以及产生胸腔积液(推测是与心包引流有关的)在 30 d 内需要胸前穿刺或放置胸管者,占 16%。因此,认为这是一种对大量心包渗出伴有压塞的新颖而有前途的处理方法。然而,心包扩开术后早期的发病率明显高于前面所述的前瞻性观察 50 例做心包穿刺抽液辅以真空吸引完全引流的方法。对处理伴有血流动力学损害的大量心包渗出,经皮导管心包穿刺术、球囊心包扩开术及外科剑突下心包切开术三者之间的长期疗效尚未在前瞻性实验中进行过比较。

经皮导管心包穿刺术、球囊心包扩开术及外科剑突下心包切开术三者之间的长期疗效尚未在前瞻性实验中进行过比较。

2.外科心包切开术

对不需要做广泛心包切除的患者可在剑突下做一小的心包切口,在加压下完成外科心包排液。剑突下心包切开常可在局麻下完成。在并非窘迫的患者中,手术通常在事先未做过姑息性心包抽液下进行,因此此时心包腔是扩张的。在剑突下由腹白线做一纵行小切口后,将横膈和心包与胸骨分离,横膈向下回缩使前心包直接暴露。可看到具张力的壁层心包,在心包上做一小切口,切除一小片心包以便引流,将管子插入心包腔做胸腔外引流,随重力流入无菌容器中。

对以上描述的手术应避免剑突下心包开窗这个名词,因为它易与小块心包切除术相混淆,它常是指胸膜心包窗或心包窗。经左胸腔做小块心包切除术使心包腔向左侧胸腔引流,不切除所有接触到的心包组织。完全心包切除术是从右侧膈神经到左侧肺静脉(剩下左侧膈神经),再从大血管到纵隔的心包全部被切除,而部分心包切除术则是限于大血管部分。

(贾安海)

第八节　主动脉夹层

主动脉夹层是指主动脉腔内的血液通过内膜的破口进入主动脉壁中层而形成的血肿。急性主动脉夹层是一种不常见但有潜在生命危险的疾病,如不予以治疗,早期死亡率很高。及时进行适当的药物和/或手术治疗,可明显提高生存率。

一、病因与发病机制

任何破坏中层弹性或肌肉成分完整性的疾病都可使主动脉易患夹层分离。中层胶原及弹性硬蛋白变性所致的中层退行性变是首要的易患因素。囊性中层退行病变是多种遗传性结缔组织缺陷(马凡和 Ehlers Danlos 综合征)的内在特点。年龄增长和高血压可能是中层退行病变两个重要因素。主动脉夹层的好发年龄为 60～70 岁,男性为女性发病率的 2 倍。某些其他先天性心血管畸形,如主动脉瓣单瓣畸形和主动脉缩窄也易并发主动脉夹层。另外,动脉内导管术及主动脉球囊反搏等诊疗操作也可能引起主动脉夹层。

主动脉夹层开始于主动脉内膜撕裂,血液穿透病变中层,将中层平面一分为二,主动脉壁即出现夹层。由于管腔压力不断推动,分离过程沿主动脉壁推进,典型的为顺行推进,即被主动脉血流向前的力推动,有时也可见从内膜撕裂处逆向推进。主动脉壁分离层之间被血液充盈的空间成为一个假腔,剪切力可能导致内膜进一步撕裂,为假腔内的血流提供出口或额外的进口。假腔可由于血液充盈而扩张,引起内膜突入真腔内,使血管腔狭窄变形。

二、分类

绝大多数主动脉夹层起源于升主动脉和/或降主动脉。主动脉夹层有三种主要的分类方法,对累及的主动脉的部位及范围进行定义(表 4-2,图 4-11)。考虑预后及治疗的不同,所有这三种分类方法都是基于主动脉夹层是否累及升主动脉而定。一般而言,夹层分离累及升主动脉有外科手术指征,而对那些未累及升主动脉的夹层分离可考虑药物保留治疗。

表 4-2　常用的主动脉夹层分类方法

分类	起源和累及的主动脉范围
DeBakey 分类法	
Ⅰ型	起源于升主动脉,扩展至主动脉弓或其远端
Ⅱ型	起源并局限于升主动脉
Ⅲ型	起源于降主动脉沿主动脉向远端扩展
Stanford 分类法	
A 型	所有累及升主动脉的夹层分离
B 型	所有不累及升主动脉的夹层分离
解剖描述分类法	
近端	包括 DeBakeyⅠ型和Ⅱ型,Stanford 法 A 型
远端	包括 DeBakeyⅢ型,Stanford 法 B 型

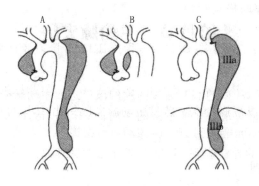

图 4-11　主动脉夹层分类

A.DeBakeyⅠ型/StanfordA 型;B.DeBakeyⅡ型/StanfordA 型;C.DeBakeyⅢ型/StanfordB 型

三、诊断

(一)临床表现特点

1.症状

急性主动脉夹层最常见的症状是剧烈疼痛,而慢性夹层分离多数可能并无疼痛。典型的疼痛突然发生,开始时即为剧痛。患者主诉疼痛呈撕裂、撕扯或刀刺样。当夹层分离沿主动脉伸展时,疼痛可沿着夹层分离的走向逐步向其他部位转移。疼痛部位对判断主动脉夹层的部位有帮助,因为局部的症状通常反应累及的主动脉。如胸痛只在前胸部,或最痛之处在前胸部,提示夹层绝大多数累及升主动脉。如胸痛只在肩胛之间,或最痛之处在肩胛之间,则绝大部分累及降主动脉。颈、喉、颌、面部的疼痛强烈提示夹层累及升主动脉。另外,疼痛在背部的任何部位,或腹部和下肢,强烈提示累及降主动脉。

其他一些不常见情况包括充血性心力衰竭、晕厥、脑血管意外、缺血性周围神经病变、截瘫、猝死等。急性充血性心力衰竭几乎均由近端主动脉夹层所致的严重主动脉瓣反流引起。无神经定位体征的晕厥占主动脉夹层的4%～5%,一般需紧急外科手术。

2.体征

在一些病例中,单纯的体检结果就足以提示诊断,而在另外一些情况下,即使存在广泛的主动脉夹层,相应的体征也不明显。远端主动脉夹层患者80%～90%以上存在高血压,但在近端主动脉夹层患者中高血压较少见。近端主动脉夹层患者与远端主动脉夹层患者相比更易发生低血压。低血压通常是由于心脏压塞、胸腔或腹腔内动脉破裂所致。与主动脉夹层相关的最典型体征如脉搏短缺、主动脉反流杂音、神经系统表现更多见于近端夹层分离。急性胸痛伴脉搏短缺(减弱或缺如)强烈提示主动脉夹层。近端主动脉夹层分离中约50%有脉搏短缺,而远端主动脉夹层中只占15%。

主动脉瓣反流是近端主动脉夹层的重要并发症,一些病例可听到主动脉瓣反流杂音。与近端主动脉夹层相关的主动脉瓣膜反流杂音常呈乐音样,胸骨右缘比胸骨左缘听诊更清晰。根据反流的严重程度不同,可能存在其他主动脉瓣关闭不全的周围血管征象,如水冲脉和脉压增宽。

许多疾病的表现可酷似主动脉夹层,包括急性心肌梗死或严重心肌缺血,非主动脉夹层引起的急性主动脉反流,非夹层分离引起的胸主动脉瘤、腹主动脉瘤、心包炎、肌肉骨骼痛或纵隔肿瘤。

(二)实验室和其他辅助检查特点

临床上,一旦诊断上已怀疑主动脉夹层,必须迅速并准确地确定诊断。目前可用的诊断方法包括主动脉造影、造影增强CT扫描、磁共振成像(MRI)、经胸或经食管的心脏超声。

1.胸片

最常见的异常是主动脉影变宽,占病例的80%～90%,局限性的膨出往往出现于病变起源部位。一些病例可出现上纵隔影变宽。若见主动脉内膜钙化影,则可估测主动脉壁的厚度,正常为2～3 mm,如主动脉壁厚度增加到10 mm以上,高度提示主动脉夹层(图4-12)。虽然绝大多数患者有一种或多种胸片的异常表现,但相当部分患者胸片改变不明显。因此,正常的X线胸片绝不能排除主动脉夹层。

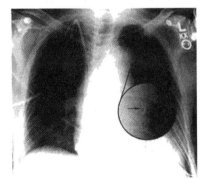

图4-12　主动脉夹层,胸片可见主动脉内膜

钙化影与主动脉影外侧缘相距10 mm以上

2.主动脉造影

逆行主动脉造影是主动脉夹层的最可靠诊断技术,如考虑行手术治疗或血管内支架治疗,术前须行主动脉造影。血管造影诊断主动脉夹层的直接征象包括主动脉双腔或分离内膜片,提示夹层分离的间接征象包括主动脉腔变形、主动脉壁变厚、分支血管异常,以及主动脉瓣反流。主动脉造影的主要优点在于能明确主动脉夹层和累及的分支血管范围,也能显示主动脉夹层的一些主要并发症,如假腔内血栓和主动脉瓣反流。

3.计算机体层摄影(CT)

增强CT扫描时,如发现内膜片分割或以造影剂密度差来区分的两个明显的主动脉腔时即可诊断主动脉夹层。与主动脉造影不同,CT扫描的优点在于它是无创的,但需要使用静脉内造影剂。CT还有助于识别假腔内的血栓,发现心包积液。但CT扫描不能可靠地发现有无主动脉瓣反流和分支血管病变。

4.磁共振成像(MRI)

MRI特别适用于诊断主动脉夹层,能显示主动脉夹层的真假腔、内膜的撕裂位置、剥离的内膜片和可能存在的血栓等。MRI是无创性检查,也不需使用静脉内造影剂从而避免了离子辐射。虽然MRI以其高度的准确性成为目前无创性诊断主动脉夹层的主要标准,但它存在一些缺点,如对已植入起搏器、血管夹、人工金属心脏瓣膜和人工关节患者禁忌。MRI也仅提供有限的分支血管图像,不能可靠地识别主动脉瓣反流的存在。另外,由于显影所需时间较长,急性主动脉夹层患者行MRI有风险。

5.超声心动图(UCG)

对诊断升主动脉夹层具有重要意义且易识别并发症(如心包积血、主动脉瓣关闭不全和胸腔积血等)。在M型超声中可见主动脉根部扩大,夹层分离处主动脉壁由正常的单条回声带变成两条分离的回声带。在二维超声中可见主动内分离的内膜片呈内膜摆动征,主动脉夹层形成主动脉真假双腔征。有时可见心包或胸腔积液。多普勒超声不仅能检出主动脉夹层管壁双重回声之间的异常血流,而且对主动脉夹层的分型、破口定位及主动脉瓣反流的定量分析都具有重要的诊断价值。经食管超声心动图(TEE)克服了经胸廓UCG的一些局限性。它可以采用更高频率的超声检查,从而提供更好的解剖细节。

几种影像方法都各有其特定的优缺点。在选择时,必须考虑各种检查的准确性、安全性和可行性(表4-3)。

表4-3　几种影像学方法诊断主动脉夹层的性能

诊断性能	ANGIO	CT	MRI	TEE
敏感性	++	++	+++	+++
特异性	+++	+++	+++	++/+++
内膜撕裂部位	++	+	+++	+
有无血栓	+++	++	+++	+
有无主动脉关闭不全	+++		+	+++
心包积液	−	++	+++	+++
分支血管累积	+++	+	++	+
冠状动脉累及	++	−	−	++

注:＋＋＋极好,＋＋好,＋一般,－无法检测。ANGIO:主动脉造影;CT:计算机体层摄影;MRI:磁共振成像;TEE:经食管超声心动图。

四、治疗

治疗主动脉夹层的主要目的在于阻止夹层分离的进展。那些致命的并发症并不是内膜撕裂本身,而是随之而来的主动脉夹层的并发症,如分离主动脉破裂、急性主动脉瓣关闭不全、急性心脏压塞等。如果不进行及时、适当的治疗,主动脉夹层有很高的死亡率。

(一)紧急内科处理

所有高度怀疑有急性主动脉夹层的患者必须予以监护。首要的治疗目的在于解除疼痛并将收缩压降至 13.3～14.7 kPa(100～110 mmHg)[平均动脉压为 8.0～9.3 kPa(60～70 mmHg)]。无论是否存在疼痛和高血压,均应使用 β 受体阻滞剂以降低 $\mathrm{d}p/\mathrm{d}t$。对可能要进行手术的患者要避免使用长效降压药物,以免使术中血压控制变得复杂。疼痛本身可以加重高血压和心动过速,可静脉注射吗啡以缓解疼痛。

硝普钠对紧急降低动脉血压十分有效。开始滴速 20 μg/min,然后根据血压反应调整滴速,最高可达 800 μg/min。当单独使用时,硝普钠可能升高 $\mathrm{d}p/\mathrm{d}t$,这一作用可能潜在地促进夹层分离的扩展。因此,同时使用足够剂量的 β 受体阻滞剂十分必要。

为了迅速降低 $\mathrm{d}p/\mathrm{d}t$,应静脉内剂量递增地使用 β 受体阻滞剂,直至出现满意的 β 受体阻滞效应(心率 60～70 次/分钟)。超短效 β 受体阻滞剂艾司洛尔对动脉血压不稳定准备行手术治疗的患者十分有用,因为如果需要可随时停用。当存在使用 β 受体阻滞剂的禁忌证,如窦缓、二度或三度房室传导阻滞,充血性心力衰竭,气管痉挛,应当考虑使用其他降低动脉压和 $\mathrm{d}p/\mathrm{d}t$ 的药物,如钙通道阻滞剂。

当分离的内膜片损害一侧或双侧肾动脉时,可引起肾素大量释放,导致顽固性高血压。在这种情况下可静脉内注射血管紧张素转化酶(ACE)抑制剂。

如果患者血压正常而非高血压,可单独使用 β 受体阻滞剂降低 $\mathrm{d}p/\mathrm{d}t$;如果存在禁忌证,可选择使用非二氢吡啶类钙阻滞剂,如地尔硫草或维拉帕米。

如果可疑主动脉夹层的患者表现为严重低血压,提示可能存在心脏压塞或主动脉破裂,应快速扩容。如果迫切需要升压药治疗顽固性低血压,可使用去甲肾上腺素。

治疗后一旦患者情况稳定,应立即进行诊断检查。如果病情不稳定,优先使用 TEE,因为它能在急诊室或重症监护病房床边操作而不需停止监护和治疗。如果一个高度可疑夹层分离的患者病情变得极不稳定,很可能发生了主动脉破裂或心脏压塞,患者应立即送往手术室而不是进行影像学诊断。在这种情况下可使用术中 TEE 确定诊断,同时指导手术修补。

(二)心脏压塞的处理

急性近端主动脉夹层经常伴有心脏压塞,这是患者死亡的最常见原因之一。心脏压塞往往是主动脉夹层患者低血压的常见原因。在这种情况下,在等待外科手术修补时通常应进行心包穿刺以稳定病情。

(三)外科手术治疗

主动脉夹层的手术指征见表 4-4。应该尽可能在患者就诊之初决定是否手术,因为这将帮助选择何种诊断检查方法。手术目的包括切除最严重的主动脉病变节段,切除内膜撕裂部分,通过缝合夹层分离动脉的近端和远端以闭塞假腔的入口。下列因素增加患者的手术风险:高龄、伴随其他严重疾病(特别是肺气肿)、动脉瘤破裂、心脏压塞、休克、心肌梗死、脑血管意外等。

表 4-4 主动脉夹层外科手术和药物治疗的指征

手术指征	药物治疗指征
1.急性近端夹层分离	1.无并发症的远端夹层分离
2.急性远端夹层分离伴下列情况之一	2.稳定的孤立的主动脉弓夹层分离
·重要脏器进行性损害	3.稳定的慢性夹层分离
·主动脉破裂或接近破裂	
·主动脉瓣反流	
·夹层逆行进展至升主动脉	
·马凡综合征并发夹层分离	

(四)血管内支架技术

使用血管内介入技术可治疗主动脉夹层的高危患者。例如,夹层分离累及肾动脉或内脏动脉时手术死亡率超过 50%,血管内支架置入可降低死亡率。带膜支架植入血管隔绝术主要适用于 stanford B 型夹层。

五、长期治疗和随访

主动脉夹层患者晚期并发症包括主动脉反流、夹层分离复发、动脉瘤形成或破裂。无论是住院期间采用手术还是药物治疗,长期药物治疗以控制血压和 dp/dt 对所有主动脉夹层存活患者都适用。主动脉夹层患者随访评估包括反复认真的体格检查,定期胸片检查和一系列影像学检查包括 TEE,CT 扫描或 MRI。患者刚出院的 2 年内危险性最高,后危险性逐步降低。因此,早期经常的随访十分重要。

（贾安海）

第九节 急性冠脉综合征

急性冠脉综合征(ACS)是冠状动脉内存在不稳定的斑块,继而发生斑块破裂和血栓形成,或发生斑块内出血、血管痉挛等,导致完全或不完全性冠状动脉闭塞,以引起心肌缺血、坏死为主要表现的一组临床综合征。ACS 是临床常见的致死性心血管疾病之一。按心电图 ST 段抬高与否,分为 ST 段抬高及非 ST 段抬高的 ACS。ST 段抬高的 ACS 主要演变为 Q 波型急性心肌梗死(AMI),非 ST 段抬高的 ACS 包括非 ST 段抬高型心肌梗死和不稳定型心绞痛。

一、病因和发病机制

(一)病因

急性冠脉综合征的基本病因是动脉粥样硬化,其共同病理基础是在冠状动脉内有不稳定动脉粥样硬化斑块的存在,偶为炎症、先天畸形、痉挛或其他原因,导致冠状动脉狭窄、不完全性或完全性冠状动脉闭塞,从而造成不同程度的心肌缺血,根据缺血的严重程度和持续时间不同而出现相应的临床表现。

(二)发病机制

1.易损斑块破裂、糜烂和钙化

美国心脏病学会根据动脉粥样硬化斑块进展过程将其分为6型,早期的粥样硬化病变,即所谓的脂肪条纹或Ⅲ型病变,在脂蛋白摄入和排出失衡时,演变为不稳定的Ⅳ型病变和容易破裂的Va型病变,主要是由富含脂质的柔软粥状物质与覆盖其上的纤维帽组成。由于斑块内脂类物质含量高,病变部位比较软,容易破裂,导致血栓形成或成为Ⅵ型。ACS便是Ⅳ和Ⅴ型斑块病变进展的结果,而斑块破裂、斑块糜烂和斑块钙化则是引起冠状动脉管腔闭塞的重要前提。

稳定斑块的纤维帽较厚,无脂质坏死核心或较小,平滑肌细胞多而炎症细胞少,胶原含量占70%以上,不易破裂。不稳定斑块发生破裂是多种因素相互作用的结果:①泡沫细胞凋亡后,在金属蛋白酶的作用下胶原降解产生脂质核心;②在蛋白水解酶的作用下,巨噬细胞削弱纤维帽,斑块破裂的进程被激活;③在血压波动、血流冲击、血管收缩等物理因素作用下,易损斑块即在其纤维帽最薄弱点发生破裂。除斑块破裂之外,斑块糜烂也是ACS发病的重要原因之一,在心肌梗死病例中有25%存在斑块糜烂,而在冠心病猝死的患者中,斑块糜烂的检出率更高,且女性患者检出率高于男性,斑块糜烂发生后,在局部的炎症和血栓等因素作用下,粥样斑块发生迅速迁移和体积增大,最终导致急性冠脉综合征的发生。在血栓相关的猝死病例中,斑块钙化结节占冠脉病理类型的2%～7%,虽然远低于斑块破裂、斑块糜烂的比例(分别为60%、30%～35%),但仍被认为是冠脉闭塞形成的重要机制,动脉粥样硬化斑块钙化早在亚临床的早期就可以产生,并能检测到骨相关蛋白的表达,而当脂纹形成时,组织学上就已经可以检测到钙化的存在。

2.急性血栓形成

ACS急性血栓形成是在一定的病理基础上继发形成的,血栓形成的速度和血栓体积大小主要取决于斑块破裂的严重程度和机体的凝血纤溶状况。当斑块破裂时,大量暴露的脂质、胶原除可通过细胞因子介导促进大量血栓的形成外,还能激活血浆组织因子,启动外源性凝血系统而导致血栓形成;加之动脉粥样硬化导致的内皮功能障碍,使内皮细胞的抗血栓作用也减弱。此外,高胆固醇血症、吸烟、纤维蛋白原增加、纤溶能力减退、感染、外科手术,高交感活性等局部或全身因素均可能触发高凝状态,促进血栓形成。

通常情况下,血栓在斑块破裂处或糜烂处形成,引起血管狭窄程度加重或导致血管完全或不完全性闭塞。在斑块破裂处形成的白色血栓在血流的冲击下可分裂成极小碎片,随血流漂移而造成下游小动脉及毛细血管的堵塞,引起小面积心肌坏死(极小的心肌梗死、微梗死),临床变现为不稳定性心绞痛或非ST段抬高型心肌梗死。如果斑块破裂范围大,机体处于高凝状态,血栓形成速度快,形成巨大红色血栓或混合性血栓,冠状动脉完全闭塞,则导致较大面积的心肌梗死,临床常表现为ST段抬高型心肌梗死。

3.血管收缩

冠脉血管收缩在急性冠脉综合征的发生中具有重要作用。严重的动脉粥样硬化导致血管内皮功能发生障碍,生理性缩血管物质释放增多,舒血管物质和/或抗凝及纤溶物质的释放减少,容易导致血管收缩,甚至血栓形成;引起缺血发作的血管收缩或痉挛,可能是病变血管对内皮功能低下和较重动脉损伤或斑块破裂的一种反应。在ACS患者,病变血管对缩血管物质的反应性增强,血管壁张力增高,特别是在动脉粥样硬化病变严重的部位,其周围正常的动脉壁中平滑肌细胞可发生机械收缩,引起血管收缩甚至痉挛,使血管腔明显变窄,血流通过受阻。

(三)诱因

促使斑块破裂出血和血栓形成的常见诱因如下。

(1)晨起 6 时至 12 时交感神经活性增高,机体应激反应性增强,心肌收缩力、心率、血压增高,冠状动脉张力亦增高。

(2)饱餐后特别是进食大量高脂饮食后,血脂增高,血黏度增高。

(3)重体力活动、情绪激动、血压大幅波动或用力大便时,致左心室负荷明显加重。

(4)脱水、休克、出血、外科手术或严重心律失常,导致心排血量下降,冠脉灌注锐减。

二、病理生理

急性冠脉综合征的共同病理基础是冠状动脉内的易损斑块发生斑块内出血、斑块破裂和血栓形成,导致冠脉管腔狭窄或阻塞,引起不同程度的心肌缺血。此外,由于斑块多为偏心性,因此病变血管只要轻度收缩,即可致血管中度以上狭窄,冠脉血流受阻。心肌缺血一方面导致左室扩张,左室充盈压与室壁张力增加;另一方面机体儿茶酚胺释放增加,血压上升与心率加快;两者均使心肌需氧量增加。心率增加时,心室舒张期缩短,冠脉灌注进一步减少,形成恶性循环。

斑块破裂后早期形成的血小板血栓在血流冲击下,可栓塞下游小动脉,引起局部心肌暂时性缺血、室性心律失常及 CK 或 CK-MB 的轻度升高;在不稳定心绞痛患者,即使脂质斑块有极小裂隙或纤维斑块偶有溃烂,也可导致斑块结构急剧变化,冠脉血流减少,使心绞痛加重。同时血小板释放的血管活性物质(5-羟色胺、血栓素 A_2)、凝血酶等的缩血管作用及血管内皮舒张功能障碍,可进一步减少冠状动脉血流。在非 ST 段抬高心肌梗死患者,斑块破坏更严重,血栓阻塞更持久,可达半小时以上,如发生血栓自溶,血管舒张及侧支循环的建立可限制心肌缺血时间的延长。在急性 ST 段抬高心肌梗死患者,比较大的斑块破裂导致巨大的红色血栓形成,致使冠状动脉血流灌注完全而持久的中断,从而出现心肌透壁性缺血坏死;一旦发生心肌透壁性缺血坏死,将出现心肌收缩力减弱、顺应性降低、心肌收缩不协调,左心室压力曲线最大上升速度(dp/dt)减低,左心室舒张末压升高,射血分数降低,心排血量降低,血压下降,或伴有心律失常;严重者动脉血氧含量降低;大面积心肌梗死者,可发生泵衰竭出现急性肺水肿甚至心源性休克;右心室心梗患者可出现右心衰竭,右心房压升高,心排血量下降,血压降低;心肌梗死后出现的心室重塑,包括心腔增大、形状改变、梗死节段心肌变薄、非梗死节段心肌增厚等,将对心室的收缩功能和电活动产生持续影响,在心肌梗死急性期后的治疗中应注重对心室重塑的干预。

三、临床表现

(一)不稳定型心绞痛和非 ST 段抬高型心肌梗死

不稳定型心绞痛和非 ST 段抬高型心肌梗死临床表现相似但程度不同,主要的不同表现在缺血的严重程度以及是否导致心肌损害。

1.症状

不稳定型心绞痛胸部不适的性质与典型的劳力型心绞痛相似,而且通常程度更重,持续时间更长,可持续长达 30 min,可休息时发生。不稳定型心绞痛临床有三种表现形式。①静息型心绞痛,休息时发作,持续时间通常大于 20 min。②初发型心纹痛,新近发生(1~2 个月内)的心绞痛,通常很轻的体力活动即可诱发。③恶化型心绞痛,原有稳定型心绞痛近期内发生变化,如发作更频繁、程度更严重、时间延长,轻微活动甚至休息时发作。变异型心绞痛是心绞痛的特殊类型,常静息时发作,伴有心电图一过性 ST 段抬高,其机制多为冠脉痉挛。

患者的症状如出现下述特点,均提示发生了不稳定型心绞痛:诱发心绞痛的体力活动阈值突然和持久的降低;心绞痛发生频率、严重程度和持续时间增加;出现静息型或夜间型心绞痛;胸痛放射至附近或新的部位;发作时伴有新的相关特征如出汗、恶心、呕吐、心悸或呼吸困难。常用的静息方法和舌下含服硝酸甘油的治疗方法能控制慢性稳定型心绞痛,而对于不稳定型心绞痛通常只能起暂时或不完全性的缓解作用。

2.体征

体格检查一般无特异体征。体检的主要目的是寻找诱发不稳定心绞痛的原因,如未控制的高血压、低血压、心律失常、肥厚型心肌病、贫血、发热、甲亢、肺部疾病等,并确定心绞痛对患者血流动力学的影响,如生命体征、心功能、乳头肌功能或二尖瓣功能等,以提示患者预后。心前区反常搏动、短暂的舒张期附加音(S3 和 S4)常提示左心功能障碍。缺血发生期间或其后,也可有急性乳头肌功能不全的表现,如一过性心尖部收缩期杂音、喀喇音等。这些体征均为非特异性,因为它们也可出现于慢性稳定型心绞痛或急性心肌梗死患者。如疼痛发作时伴有急性充血性心力衰竭或体循环血压过低的体征,则提示预后不良。体格检查对胸痛患者的鉴别诊断至关重要,如背痛、胸痛、脉搏不整、心脏听诊主动脉瓣关闭不全的杂音,提示主动脉夹层;心包摩擦音提示急性心包炎;奇脉提示心脏压塞;气胸表现有气管移位、急性呼吸困难、胸痛和呼吸音改变等。

3.危险度分层

UA/NSTEMI 二者由于冠脉病变的严重程度和范围不同,同时形成急性血栓(进展为 STEMI)的危险性不同,因此进行危险分层评估,有助于尽早确定个体化的治疗方案(表 4-5)。

表 4-5　不稳定型心绞痛的临床危险度分层

	心绞痛类型	发作时 ST 段下降幅度(mm)	持续时间(mm)	TnI 或 TnI
低危组	初发、恶化劳累型,无静息时发作	≤1	<20	正常
中危组	A:1 个月内出现的静息心绞痛,但 48 h 内无发作 B:心梗后心绞痛	>1	<20	正常或轻度升高
高危组	A:48 h 内心绞痛反复发作 B:心梗后心绞痛	>1	>20	升高

(二)急性 ST 段抬高型心肌梗死

1.先兆症状

急性心肌梗死约 2/3 患者发病前数天有先兆症状,最常见为心绞痛,其次是上腹疼痛、胸闷憋气、上肢麻木、头晕、心慌、气急、烦躁等。其中心绞痛 50% 为初发型心绞痛,另一半原有心绞痛,突然发作频繁或疼痛程度加重、持续时间延长,诱因不明显,硝酸甘油疗效差,心绞痛发作时伴有恶心、呕吐、大汗、心动过速、急性心功能不全、严重心律失常或血压有较大波动,同时心电图示 ST 段一过性抬高或压低,T 波倒置或增高,应警惕近期内发生心肌梗死的可能。发现先兆,及时积极治疗,有可能使部分患者避免发生心肌梗死。

2.急性心肌梗死临床症状

(1)疼痛:是急性心肌梗死中最先出现和最突出的症状,典型的部位为胸骨后直到咽部或在心前区,向左肩、左臂放射。疼痛有时在上腹部或剑突处,同时胸骨下段后部常憋闷不适,或伴有恶心、呕吐，常见于下壁心肌梗死。不典型部位有右胸、下颌、颈部、牙齿、罕见头部、下肢大腿甚至脚趾疼痛。疼痛性质为绞榨样或压迫性疼痛，或为紧缩感、烧灼样疼痛，常伴有烦躁不安、出汗、恐惧，或有濒死感。持续时间常大于 30 min，甚至长达数小时或更长，休息和含服硝酸甘油一般不能缓解。少数急性心肌梗死患者无疼痛，而是以心功能不全、休克、猝死及心律失常等为首发症状。无疼痛症状也可见于以下情况：①伴有糖尿病的患者；②老年人；③手术麻醉恢复后发作急性心肌梗死者；④伴有脑血管病的患者；⑤脱水、酸中毒的患者。

（2）全身症状：主要是发热，伴有心动过速、白细胞增高和红细胞沉降率增快等，由于坏死物质吸收所引起。一般在疼痛发生后 24～48 h 出现，程度与梗死范围常呈正相关，体温一般为 38 ℃左右，很少超过 39 ℃，可持续 1 周左右。

（3）胃肠道症状：疼痛剧烈时常伴有频繁的恶心、呕吐和上腹胀痛，与迷走神经受坏死心肌刺激和心排血量降低，组织灌注不足等有关。肠胀气亦不少见。重症者可发生呃逆。

（4）心律失常：见于 75％～95％ 的患者，多发生在起病 1～2 周间，而以 72 h 尤其 24 h 内最多见，可伴乏力、头晕、昏厥等症状。室性心律失常最多见，尤其是室性期前收缩，若室性过期前收缩动频发（5 次/分钟以上），成对出现或呈短阵室性心动过速，多源性或落在前一心搏的易损期（R-on-T）时，常预示即将发生室性心动过速或心室纤颤。

（5）低血压和休克：疼痛期中常见血压下降，若无微循环衰竭的表现则称为低血压状态。如疼痛缓解而收缩压仍低于 10.6 kPa（80 mmHg），患者烦躁不安、面色苍白、皮肤湿冷、脉细而快、大汗淋漓、尿量减少（＜20 mL/h）、神志淡漠、甚至昏厥者则为休克的表现。休克多在起病后数小时至 1 周内发坐，见于 20％ 的患者，主要是心源性，为心肌广泛（40％ 以上）坏死，心排血量急剧下降所致，神经反射引起的周围血管扩张为次要因素，有些患者尚有血容量不足的因素参与。严重的休克可在数小时内死亡，一般持续数小时至数天，可反复出现。

（6）心力衰竭：发生率 30％～40％，此时一般左心室梗死范围已＞20％，为梗死后心肌收缩力明显减弱，心室顺应性降低和心肌收缩不协调所致。主要是急性左心衰竭，可在发病最初数天内发生或在疼痛、休克好转阶段出现，也可突然发生肺水肿。患者出现胸闷，窒息性呼吸困难，端坐呼吸、咳嗽、咳白色或粉红色泡沫痰、出汗、发绀、烦躁等，严重者可引起颈静脉曲张、肝大、水肿、浆膜腔积液等右心衰竭的表现。右心室心肌梗死者可一开始即出现右心衰竭表现，伴血压下降。临床常采用 Killip 分级法评估心功能：Ⅰ级，无明显的心力衰竭；Ⅱ级，有左心衰竭，肺部啰音范围＜50％肺野，奔马律，窦性心动过速或其他心律失常，肺静脉压升高，肺淤血的 X 线表现；Ⅲ级，肺部啰音范围＞50％肺野，可出现急性肺水肿；Ⅳ级，心源性休克，有不同阶段和程度的血流动力学障碍。

3.急性心肌梗死的体征

根据梗死大小和有无并发症而差异很大。梗死范围不大无并发症者常无异常体征，而左室心肌细胞不可逆性损伤≥40％的患者常发生严重左心衰竭、急性肺水肿和心源性休克。

（1）生命体征。①神志：小范围心肌梗死患者，或无痛型心肌梗死，神志可清晰；剧痛者有烦躁不安，恐惧等；并发休克的患者神志可迟钝，甚至昏厥；并发肺梗死者可出现意识模糊、嗜睡、谵妄；并发脑血管意外或心搏骤停者，可出现昏迷。②血压：发病后半小时内，患者呈现自主神经失调，前壁梗死多表现为交感神经亢进，心率增快至 100 次/分钟，血压可升高到 21.3/13.3 kPa（160/100 mmHg）；心排血量明显降低者，则血压明显降低。下壁梗死多为副交感神经亢进，可出现心率减慢（＜60 次/分钟），血压降低（收缩压＜100 mmHg/13.3 kPa）。以后随着心肌广泛坏死和/或血管扩张药的应用,几乎所有患者均有血压降低。伴有心动过缓、心动过速、心源性休克或右心室梗死及同时合并脑血管意外者,血压会降得更低。这种血压降低以后多不能再恢复到梗死前水平。③体温:梗死后多数患者出现低热(38 ℃左右)。此为心肌坏死物质吸收所致的全身反应,多持续 3~4 d,一般是在 1 周内自行消退,如 1 周后体温仍高则可能再梗死或并发感染。④呼吸:急性心肌坏死患者多数呼吸较快,主要是由于疼痛、焦虑和紧张刺激交感神经活动亢进所致。有急性左心衰竭伴肺水肿时,或心肌梗死并发急性肺栓塞、休克时,呼吸可达 40~50 次/分钟;并发脑血管意外可见潮式呼吸、陈施呼吸或 Biot 呼吸。应用吗啡、哌替啶时可有呼吸抑制。⑤脉搏:心肌梗死患者脉搏可正常、增快或减慢,节律多整齐,严重左心衰竭时可出现交替脉,期前收缩时可有间歇脉,休克时脉搏细速触不到,出现心室扑动、心室纤颤或电机械分离时,脉搏消失。

(2)心脏体征:主要取决于心肌梗死范围以及有无并发症。梗死范围不大,无并发症时可无阳性体征;望诊见心前区饱满时,提示有大量的心包积液;颈静脉间歇性巨大搏动波提示一度或三度房室传导阻滞;如梗死范围大,有心力衰竭、既往高血压心脏病者,心界可向左扩大,心尖冲动弥散,常可触到收缩期前充盈波(A 波),与听诊第四心音(S4)时间一致,早期左室舒张期快速充盈波,与第三心音(S3)时间一致,常不能触到;范围较大的前壁透壁性梗死常在心尖冲动最明显的上内侧触到早期、中期或晚期收缩期搏动,此动力异常区域如持续至梗死发病后 8 周,表明可能存在必尖前部室壁瘤;若触及胸骨左缘新近出现的收缩期震颤,提示室间隔破裂穿孔,触及心前区摩擦感,提示心包炎。叩诊心界可正常或轻到中度扩大。

(3)肺部体征:最初观察时即应注意两肺有无湿啰音。有些老年人或有慢性支气管炎的患者平时即有湿啰音,在病程中密切观察对比,以便及时发现病情的变化。心功能不全时,肺部出现湿啰音,继发于肺静脉压增高,漏出液进入肺间质或肺泡内,随体位而改变,侧卧时肺底侧啰音增多,向上的一侧肺啰音减少或消失。若单侧肺部局限性湿啰音或双肺湿啰音不对称,且不随体位的改变而变化,但因咳嗽而改变,则提示可能是由于感染原因引起。

4.并发症

(1)乳头肌功能失调或断裂总发生率可高达 50%。造成不同程度的二尖瓣脱垂并关闭不全,引起心力衰竭。重症者可在数天内死亡。

(2)心脏破裂:少见,常在起病 1 周内出现,多为心室游离壁破裂,造成猝死。偶为心室间隔破裂造成穿孔,可引起心力衰竭和休克而在数天内死亡。心脏破裂也可为亚急性,患者能存活数月。

(3)栓塞:发生率 1%~6%,见于起病后 1~2 周,可为左心室附壁血栓脱落所致,引起脑、肾、脾或四肢等动脉栓塞。也可因下肢静脉血栓形成部分脱落所致,则产生肺动脉栓塞。

(4)心室壁瘤:主要见于左心室,发生率为 5%~20%。瘤内可发生附壁血栓而导致栓塞。

(5)心肌梗死后综合征:发生率约为 10%。于 AMI 后数周至数月内出现,可反复发生,表现为心包炎、胸膜炎或肺炎,有发热、胸痛等症状,为机体对坏死物质的变态反应。

四、实验室和辅助检查

(一)实验室检查

1.血常规

不稳定型心绞痛和非 ST 段抬高型心肌梗死血常规检查可无变化,急性 ST 段抬高型心肌梗死起病 24~48 h 后白细胞可增至(10~20)×10^9/L,中性粒细胞增多,嗜酸性粒细胞减少,红细胞沉降率增快,C 反应蛋白(CRP)增高,可持续 1～3 周,起病数小时至 2 d 内血中游离脂肪酸水平增高。

2.血清心肌生物学指标

中高危组不稳定型心绞痛血浆肌钙蛋白 cTnI 水平可升高,但不超过正常值上限 2 倍;AMI 心肌损伤标志物均会出现明显的升高,且其增高水平与心肌梗死范围及预后明显相关,①在心肌梗死后 1.5～2 h 即可增高,12 h 达高峰,24～48 h 内恢复正常。②肌钙蛋白 I(cTnI)或 T(cTnT),起病 3～4 h 后升高,cTnI 于 11～24 h 达高峰,7～10 d 降至正常,cTnT 于 24～48 h 达高峰,10～14 d 降至正常。肌钙蛋白增高是诊断心肌梗死的敏感指标。磷酸肌酸激酶同工酶 CK-MB,起病后 4 h 内增高,16～24 h 达高峰,3～4 d 恢复正常。

对心肌坏死标志物测定结果应进行综合评价,如肌红蛋白在 AMI 后出现最早,敏感性高,但特异性低;cTnI 和 cTnT 出现稍延迟,但特异性很高,在胸痛症状出现 6 h 以内测定为阴性者,6 h 后应再次测定,其缺点是持续时间长达 10～14 d,对在此期间出现胸痛,判断是否有新的梗死不太有利。CK-MB 虽不如 TnT、TnI 敏感,但对早期(小于 4 h)AMI 的诊断有重要价值。

既往沿用多年的心肌酶谱测定,包括肌酸激酶 CK、天冬酸氨基转移酶 ALT、乳酸脱氢酶 LDH 等,因其特异性及敏感性均不如上述心肌损伤标志物,目前已不作为用于诊断急性心肌梗死的常规检测项目,但在特定情况下仍有一定参考价值。

(二)辅助检查

1.心电图

UAP 患者中,常有伴随症状而出现的短暂 ST 段改变伴或不伴有 T 波改变,若变化持续超过 12 h 可能提示非 ST 段抬高型心肌梗死。另外,冠状 T 高度提示急性心肌缺血,可能为前降支狭窄所致。需警惕心电图"假性正常化"。

非 ST 段抬高型心肌梗死是指心电图上无病理性 Q 波,仅有 ST-T 演变的急性心肌梗死,根据急性期心电图特征可分为 2 种类型。①ST 段压低型。无病理性 Q 波,发作时 ST 段呈水平型或下斜型压低≥1 mm,但 aVR 导联(偶见于 V₁ 导联)ST 段抬高,可伴有对称性 T 波倒置,ST 段和 T 波常在数天至数周后恢复。②T 波倒置型。发作时 T 波对称性深倒置,无病理性 Q 波,也无明显 ST 段移位,T 波改变1～6 个月内恢复。

急性 ST 段抬高型心肌梗死心电图 ST 段弓背向上呈墓碑状,在面向坏死区周围心肌损伤区的导联上出现 ST 段抬高(肢体导联抬高≥2 mm,V₁～V₄ 抬高≥3 mm);在面向透壁心肌坏死区的导联上出现宽而深的 Q 波(病理性 Q 波);在面向损伤区周围心肌缺血区的导联上出现 T 波倒置。在背向心肌梗死区的导联则出现相反的改变,即 R 波增高、ST 段压低和 T 波直立并增高。ST 段抬高型心肌梗死心电图常出现动态性改变,在起病数小时内,心电图可无异常或出现巨大高耸的 T 波或斜升 ST 段;数小时后,ST 段明显抬高,呈弓背向上,与 T 波前支相连形成单向曲线,数小时至 48 h 内出现病理性 Q 波,R 波振幅降低,是为急性期改变,Q 波在 3～4 d 内稳定不变,有 70%～80%的病理性 Q 波在心梗恢复后永久存在。心梗早期如不进行治疗干预,ST 段抬高持续数天至两周左右,逐渐回到基线,T 波变为平坦或倒置,是为亚急性期改变;数周至数月后,T 波对称性倒置,波谷尖锐,可永久存在,亦可在数月至数年内逐渐恢复,是为慢性期改变。

2.放射性核素检查

(1)²⁰¹Tl 心肌显像及负荷试验:²⁰¹Tl 随冠状动脉血流很快被正常心肌细胞摄取,静息状态下的灌注缺损区主要见于心肌梗死后的瘢痕区,可用于诊断慢性期或陈旧性心梗,冠状动脉供血不足部位的心肌,则明显的灌注缺损仅见于运动后缺血区,不能运动的患者,可用腺苷或多巴酚丁胺做负荷试验,变异型心绞痛发作时缺血区常显示明显的灌注缺损。利用坏死心肌细胞中的钙离子能结合放射性锝焦磷酸盐或坏死心肌细胞中的肌凝蛋白可与其特异性抗体结合的特点,静脉注射^{99m}Tc-焦磷酸盐或^{111}In-抗肌凝蛋白单克隆抗体,进行心肌热点扫描或照相,可显示心肌梗死的范围,急性心肌梗死后 12 h,坏死心肌开始摄取并持续 7 d 左右,故一般用于诊断急性心肌梗死。

(2)心血池显像:是利用核素标记的蛋白或红细胞等从静脉注入,因其短期内不透过血管壁,均匀地分布在心腔与大血管内,通过闪烁照相可显示心脏房室腔的形态、大小、心室壁与室间隔的厚度、大血管形态及其功能状态、左心室射血分数以及显示室壁局部运动障碍等,常用的有两种方法。①门电路血池扫描:利用电脑装置的心电图门电路技术,将 R-R(心电图 R 波)间期分为若干部分,获得心动周期各个阶段的心室容积,可以计算出心脏射血分数(代表心脏收缩功能)和观察区域性室壁运动,并可以作运动试验,观察运动前后的变化。在心脏正常时,运动后射血分数增加,心肌同步收缩,不产生室壁运动异常。冠心病患者运动后射血分数下降,多数可见区域性室壁运动障碍。②首次通过技术:放射性核素首次通过心脏时,用高敏的多晶体 γ 照相可获得清晰的血池显像。心血池显像目前主要用来测定心脏功能。

(3)正电子发射心肌断层现象(PET):利用发射正电子的核素示踪剂^{18}F、^{11}C、^{13}N 等进行心肌显像,通过对心肌灌注、代谢显像匹配分析可准确评估心肌细胞的活力。

3.超声心动图

切面和 M 型超声心动图也有助于了解心室壁的运动和左心室功能,诊断室壁瘤和乳头及功能失调等。

4.冠状动脉造影

冠状动脉造影的主要目的是评价冠状动脉血管的解剖、数量和畸形,冠状动脉病变的有无、严重程度和病变范围,评价冠状动脉功能性的改变,包括冠状动脉的痉挛和侧支循环的有无,同时可以兼顾左心功能评价。在此基础上,可以根据冠状动脉病变程度和范围进行介入治疗,评价冠状动脉搭桥术和介入治疗后的效果,并可以进行长期随访和预后评价。UAP 有以下情况时为冠脉造影的适应证:①近期心绞痛反复发作,持续时间较长,药物治疗效果不满意。②原有劳力性心绞痛近期内突然出现休息时频繁发作者;③近期活动耐量明显减低。④梗死后心绞痛。⑤原有陈旧性心肌梗死,近期出现由非梗死区缺血所致的劳力性心绞痛。⑥严重心律失常、LVEF<40%或充血性心力衰竭。急性心肌梗死拟行冠脉介入治疗或冠脉搭桥手术者需行冠状动脉造影。冠状动脉造影一度被视为冠心病诊断的"金标准",冠脉造影血管腔狭窄程度50%以上冠心病即可确诊,75%以上的狭窄即可出现症状。

5.螺旋 CT 血管造影(CTA)

CTA 对冠状动脉狭窄病变、桥血管、开口畸形、支架管腔、斑块形态均显影良好,对钙化病变诊断率优于冠脉造影,但阴性者不能排除冠心病,阳性者应进一步行冠脉造影检查。CTA 可作为冠心病高危人群无创性筛查及冠脉支架术后随访手段。

6.血管内超声

IVUS 可以准确掌握血管的管壁形态及狭窄程度,尤其是在冠心病的介入性诊疗中有很高的指导价值。血管内超声是利用导管将一高频微型超声探头导入血管腔内进行探测,再经电子成像系统来显示心血管组织结构和几何形态的微细解剖信息。因此,血管内超声不仅可准确测量管腔及粥样斑块或纤维斑块的大小,更重要的是它可提供粥样斑块的大体组织信息,在显示因介入治疗所致的复杂的病变形态时明显优于造影(图4-13)。

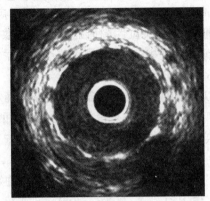

图4-13 冠状动脉血管内超声(IVUS)影像

在冠心病介入性治疗中,IVUS可用于指导确立最合适的治疗方案,正确选择器具的大小,确定介入性治疗的终点,确定网状支架的位置及扩张效果,预测术后再狭窄的发生等。

7.光学相干断层显像术

光学相干断层显像术(OCT)是血管内超声(IVUS)的光学同类技术,但与IVUS相比,高分辨率的OCT可在近似于组织学水平上,诊断和评价冠状动脉斑块,从而更好地了解冠状动脉疾病的病理学特点,并针对不同患者的自身特点进行个体化治疗。OCT采用近红外光进行成像,其优势在于具有非常高的分辨率。OCT的轴向和横向分辨率分别为10 μm和20 μm,是IVUS的10倍。与IVUS相比,OCT可提供有关冠状动脉管壁更加细微和清晰的信息。在评价斑块纤维厚度、脂核大小、钙化存在及其面积,以及确定血栓的存在和性质等方面,OCT相对于IVUS具有非常明显的优势。临床可用于分析斑块特性、识别易损斑块,指导介入治疗。随着OCT的成像技术的进一步完善,OCT将对心血管疾病的诊断和治疗起到重要作用(图4-14)。

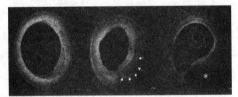

图4-14 OCT呈现的动脉粥样硬化斑块

左图为纤维性斑块,中图为纤维钙化(箭头所示)斑块,右图为脂质(＊所示)斑块

五、诊断和鉴别诊断

结合患者既往合并的冠心病危险因素、典型的临床表现、心电图检查、血清心肌生物学指标的检测,绝大多数急性冠脉综合征的诊断并不困难,部分患者发病年龄小、临床心绞痛症状不典型或发作时很短心电图难以捕捉有意义的变化,则需进行动态心电图、运动心电图、核素显像、甚至冠状动脉造影方能确诊。

(一)不稳定心绞痛及非ST段抬高的心肌梗死的诊断

UA/NSTEMI是病因和临床表现相似但严重程度不同的密切相关的临床情况,其主要不同表现在缺血是否严重到有足够量的心肌损害,以至于能够检测到心肌损害的标志物,肌钙蛋白 I(TnI)、肌钙蛋白 T(TnT)或 CK-MB。一旦确定没有心肌坏死的标志物释放(至少间隔6 h以上采集 2 次以上血标本),就可以将 ACS 患者诊断为 UA。而标志物浓度超过正常值上限 2 倍以上则诊断非 ST 段抬高的心肌梗死。缺血性胸痛症状发作后数小时,可以在血液中检测到心肌损伤的标志物,借此可以鉴别 UA 与 NSTEMI。

(二)急性 ST 段抬高性心肌梗死的诊断

(1)持续时间至少半小时以上的胸痛,疼痛符合冠心病心绞痛特点。

(2)心电图相邻的两个或两个以上导联 ST 段抬高呈弓背向上,继之出现病理性 Q 波,T 波倒置,心电图呈典型的动态演变且持续时间较长往往超过 24 h(一过性心肌缺血发作的 ST-T 改变常在数小时恢复)。

(3)血清心肌生物学指标的改变符合心梗的变化规律和/或血清肌钙蛋白 T 或 I 升高≥正常值的2 倍以上。

如有以上(1)或(2)和(3)两条即可诊断为 ST 段抬高的心梗;仅有胸痛发作而无(2)、(3)改变者不能确立心梗的诊断,高度怀疑者应在 6 h 后复查血清心肌生物学指标;具有典型的急性 ST 段抬高型心肌梗死的心电图改变及其演变规律者可直接确诊;既无胸痛发作,又无典型的心电图改变者,如血清心肌生物学指标的改变达标,仍应诊断急性心肌梗死。

对于胸痛合并的血流动力学不稳定,一过性昏厥、一过性心电图房室传导阻滞、一过性束支特别是左束支阻滞,要高度怀疑 ACS 的可能,应多次复查心电图并行血清心肌生物学指标检测,必要时行冠状动脉造影确诊。

(三)鉴别诊断

1.稳定型劳累性心绞痛

其病理基础是冠状动脉血管内斑块稳定,管腔呈固定狭窄,心绞痛程度较轻,持续时间较短,舌下含服硝酸甘油有效,心绞痛发作的频度和诱发心绞痛的体力活动和情绪激动的程度长期保持稳定,血压多无升高,全身症状少,发作时 ST 段一过性压低,血清心肌生物学指标检测无异常。

2.急性心包炎

疼痛与发热同时出现,呼吸、咳嗽时加重,早期即有心包摩擦音,心电图除 aVR 外,其余导联均为ST 段弓背向下的抬高,无异常 Q 波。

3.急性肺动脉栓塞

常表现为突发呼吸困难,可伴胸痛、咯血、严重低氧血症,以右心衰竭为主,心电图呈 I 导 S 波深,Ⅲ导 Q 波显著,胸导联过渡区左移,右胸导联 T 波倒置等可资鉴别,D-二聚体监测和胸部 CT 检查帮助进一步明确诊断。

4.急腹症

急性胰腺炎、消化性溃疡及穿孔、急性胆囊炎、胆石症等,亦可出现上腹部疼痛,并伴有休克,通过详细询问病史,体格检查,心电图、肌钙蛋白和心肌酶检测可鉴别。

5.主动脉夹层

胸痛一开始即达高峰,为严重撕裂样疼痛伴有呼吸困难或昏厥,常放射到背、肋、腹、腰及下肢,两上肢的血压和脉搏可有明显差别。可有下肢一过性瘫痪,偏瘫、主动脉瓣关闭不全表现等有助于鉴别,急性起病的升主动脉夹层撕裂可累及左右冠状动脉近段及大分支,导致冠状动脉急性严重缺血,可出现类似急性心肌梗死的心电图改变,血清心肌生物学指标检测亦可明显升高,部分患者还可出现心包积液,需仔细鉴别诊断,必要时行二维超声心动图、CT、MRI甚至主动脉血管造影等有助于明确诊断。

六、治疗

(一)非 ST 段抬高型急性冠脉综合征的治疗

1.治疗原则

UA/NSTEMI 是具有潜在危险的严重疾病,治疗原则包括:①改善心肌缺血;②防止心肌梗死、再梗死以及死亡等不良后果的发生;③根据患者的具体临床情况,结合危险度分层进行血运重建治疗。

2.一般治疗

(1)休息:患者应卧床休息 1～3 d,并进行 24 h 心电监护。

(2)吸氧:有呼吸困难、发绀者应给予氧气吸入,维持血氧饱和度 90% 以上。

(3)镇静止痛:烦躁不安、疼痛剧烈者可给予吗啡 5～10 mg 皮下注射。

(4)积极处理并发症:肺部感染、发热、低血压或高血压、心力衰竭、心律失常、贫血等均可能导致心肌耗氧量增加,需给予相应的处理。

(5)进行心肌损伤标志物检测,以帮助判断病情进展和临床预后。

3.抗缺血治疗

(1)硝酸酯类药物:通过扩张静脉血管,减少回心血量,降低左心室舒张末压、降低前负荷,降低心肌氧耗,并改善左室功能,硝酸酯类药物还能通过扩张冠状动脉改善心肌血供。心绞痛发作时可舌下含服硝酸甘油 0.5 mg,必要时可每 3～5 min 重复一次,连续 3 次无效者可静脉给予硝酸甘油或硝酸异山梨酯,症状消失后改口服制剂,常用的口服药物包括硝酸异山梨酯和 5-单硝酸异山梨酯。用药过程中应注意硝酸酯类药物的耐药性和不良反应。

(2)β受体阻滞剂:通过作用于心脏 β_1 受体,减慢心率、降低心肌收缩力、降低心室壁张力,缓解心肌缺血,对改善冠心病患者的近、远期预后均有重要作用。无禁忌证的 ACS 患者应尽早应用 β 受体阻滞剂,目前常用选择性 β 受体阻滞剂美托洛尔、比索洛尔,治疗剂量应个体化,以将患者静息心率控制在 55～60 次/分钟为宜。对于已经使用硝酸酯类药物和钙通道阻滞剂疗效不佳的患者,可联合应用 β 受体阻滞剂。

(3)钙通道阻滞剂:钙通道阻滞剂用于左心功能尚好 UA/NSTEMI 的患者,从发病 24～72 h开始应用,可显著降低再发心梗和心梗后心绞痛的发生率。钙通道阻滞剂对血管痉挛性心绞痛有特效,长效硝酸盐制剂和钙通道阻滞剂合用缓解症状的效果和单一药物治疗一样,且不能降低死亡率。双氢吡啶类钙通道阻滞剂不宜联合应用,以免对心肌收缩功能和传导功能产生严重的抑制作用而导致不良后果的发生。

4.抗血小板治疗

冠状动脉斑块破裂后血栓形成和血栓栓塞是导致 ACS 的主要病理生理学机制,而血小板活化是血栓形成和血栓栓塞过程中起决定性作用的关键环节,抗血小板治疗可降低 ACS 患者血栓事件的发生率,改善预后。目前临床上将阿司匹林、氯吡格雷双联抗血小板治疗方案作为 ACS 抗血小板治疗的基础,阿司匹林是目前临床应用最广泛的抗血小板药物,是冠心病抗血小板治疗的基石,长期应用可降低冠心病缺血事件的发生率,目前多数指南推荐阿司匹林负荷剂量 160～

325 mg(水溶剂),维持剂量 100 mg/d,所有 ACS 患者均应在使用阿司匹林的基础上加用氯吡格雷,急性期患者或拟接受 PCI 的患者,应给予 300~600 mg 的负荷量,继以 75 mg/d 维持,目前推荐 PCI 术后双联抗血小板治疗至少维持12 个月,12 个月后如患者情况稳定,可考虑停用氯吡格雷。

在中、高危的 ACS 患者,尤其存在肌钙蛋白升高或糖尿病患者,可在双联抗血小板治疗的的基础上加用血小板膜糖蛋白受体拮抗药(GP Ⅱ b/Ⅲ a 受体拮抗药),GP Ⅱ b/Ⅲ a 受体拮抗药还能使接受 PCI 的患者缺血、死亡事件的发生降低,且该类患者获益最大。临床常用的GP Ⅱ b/Ⅲ a受体拮抗剂包括阿昔单抗、依替巴肽、替罗非班等,前者为 ACS 接受 PCI 患者的首选。

此外,选择性磷酸二酯酶抑制药西洛他唑具有抗血小板聚集、扩血管、抗平滑肌细胞增生、改善内皮功能的作用,在阿司匹林或氯吡格雷存在禁忌的患者可考虑用于替代治疗,常用剂量为50~100 mg,每天 2 次。

近年新研制的 ADP、P 2 Y 12 抑制药类抗血小板药物还包括普拉格雷、替格雷洛,坎格雷洛等,也被逐渐用于临床。其中普拉格雷为新型噻吩吡啶类药物,抗血小板作用强于氯吡格雷,常用负荷剂量为60 mg,维持量 10 mg/d。

5.抗凝治疗

目前临床常用的抗凝药有两大类:一类为间接凝血酶抑制药,包括肝素、低分子肝素,黄达肝葵钠为人工合成的选择性 Xa 因子抑制药;另一类为直接凝血酶抑制药,包括水蛭素、比伐卢定、来匹卢定、阿加曲班等,对凝血酶激活因子 Ⅴ、Ⅷ、Ⅻ 及凝血酶诱导的血小板聚集均有抑制作用。无论患者是否接受 PCI 和支架植入治疗,所有的非 ST 段抬高型 ACS(UAP/NSTEMI)患者的急性期,在抗血小板治疗的同时,应尽快启动抗凝治疗,低分子肝素、黄达肝葵钠的抗凝治疗效果优于普通肝素,两者均不宜与普通肝素交叉应用。黄达肝葵钠被推荐为在抗凝治疗方面具有最好的疗效与安全性,常用剂量为 2.5 mg/d,皮下注射,也可用低分子肝素 5 000 U,每天 2 次皮下注射,连用 8 d 后停药。

6.调脂治疗

在冠心病的现代防治策略中,调脂治疗已成为不可或缺的重要策略之一,调脂治疗既是一种治疗选择,又是二级预防的重要干预措施。目前国内外血脂异常管理指南均明确指出低密度脂蛋白胆固醇(LDL-C)是调脂治疗干预的首要目标,主张将冠心病患者 LDL-C 降至 2.6 mmol/L 作为调脂治疗的目标值。常用药物包括辛伐他汀、洛伐他汀、普伐他汀、阿托伐他汀、瑞舒伐他汀等。在应用调脂药物方面有三点是必须要明确的,一是要正确选择调脂药物,凡以胆固醇和LDL-C 为主的血脂异常,首选他汀类调脂药;以甘油三酯为主的血脂异常,首选贝特类调脂药;混合型血脂异常根据血脂增高的具体情况选择调脂药,必要时可两者联合应用;二是要做到个体化和长期用药,依据血脂水平和心血管病状况决定药物选择和起始剂量,首次用药经 1~2 个月复查安全性指标和血脂水平,适当进行调整,以后每 3~6 个月复查一次。只要没有严重不良反应,调脂药物就要坚持服用,不要随意停药;三是要将药物治疗与生活方式调理密切结合起来,在冠心病九大危险因素中,可控制的因素占一半多,这些可控制因素大都与生活方式有关,如吸烟、酗酒、肥胖、过多脂肪和缺乏蔬菜,以及缺乏运动等,纠正这些不良生活方式,并与药物治疗相结合,方能取得理想效果。

7.冠状动脉血运重建

(1)介入治疗:急性期选择保守治疗的患者,在病情稳定后根据患者的临床情况及危险度分层进行综合分析,在合理应用抗血小板药物、抗凝药、β受体阻滞剂、硝酸酯类药物、非二氢吡啶类钙通道阻滞剂的基础之上,根据患者临床情况决定是否选择介入治疗。尽早介入治疗的指征包括:①在药物治疗的情况下,出现反复发作的静息性心绞痛或低活动量下的心绞痛;②CK-MB和/或TnT升高;③新出现的ST段压低;④复发性心绞痛伴心功能不全(射血分数<40%)或低血压(<90/60 mmHg/11.97,7.98 kPa);⑤低运动量下的运动试验阳性;⑥持续性室速;⑦6个月前接受过PCI或CABG治疗。

(2)冠状动脉旁路移植术:顽固性心绞痛,冠状动脉造影为左主干病变、多支血管病变,合并糖尿病、心功能不全,不宜行PCI或PCI治疗不成功的患者,可考虑行冠状动脉旁路移植术,可使患者获益。

(二)急性ST段抬高型心肌梗死的治疗

1.治疗原则

治疗原则:①改善心肌缺血,挽救濒死心肌。②缩小梗死范围,维持心脏功能。③防治并发症,挽救患者生命。④尽早进行冠状动脉血运重建。⑤控制危险因素,提高生活质量。

2.院前急救

随120出诊的急诊科医师应充分熟悉急性冠脉综合征的院前急救流程,包括:①吸氧、建立静脉通道、心电监护。②生命体征血压、心率、心律、呼吸的监测。③测定氧分压。④18导联心电图的动态观察。⑤询问病史、体格检查。⑥急诊医师应树立时间就是生命,时间就是心肌的观念,一旦急性ST段抬高型心肌梗死诊断确立,应充分做好转运前准备,并通知有介入治疗资质的心血管中心,及时开通急性心肌梗死急救绿色通道,命导管室做好手术准备,同时给予患者阿司匹林0.3,氯吡格雷300 mg口服,如预计转运过程超过2 h,应于30 min钟内给予尿激酶或rt-PA静脉溶栓治疗一次;疼痛剧烈者可予吗啡5～10 mg静脉注射或哌替啶50～100 mg肌内注射;如患者于院前出现恶性致命性室性心律失常应立即给予电除颤,同时经静脉给予利多卡因、胺碘酮等抗心律失常药物;出现严重缓慢性心律失常者应给予阿托品1～2 mg静脉注射,有条件者可于当地医院植入临时心脏起搏器,以保证转运安全,并为下一步介入治疗拯救患者生命赢得机会。

3.急诊科处理措施

患者到达急诊科处理措施:①吸氧、建立静脉通道、心电监护。②坐命体征血压、心率、心律、呼吸的监测。③测定氧分压。④18导联心电图的动态观察。⑤询问病史、体格检查。⑥血液生化检查包括心肌酶谱、肌钙蛋白、电解质、凝血系列、血常规、血糖及肝肾功能等。⑦对于急性ST段抬高型心肌梗死患者,在有条件行急诊冠脉介入治疗的医疗单位,应立即经急性心肌梗死急救绿色通道,由急诊科直接进入导管室行介入治疗;急诊科处理应快速、高效,尽量节省时间,缩短就诊一球囊开通冠脉时间,以达到最大限度挽救患者心肌的目的。

4.急诊治疗

(1)一般治疗:①卧床休息,有利于减轻心脏负荷,减轻心肌的缺氧。②给氧,通过吸氧改善症状。③口含硝酸甘油,随后则静脉滴注硝酸甘油。④充分的止痛治疗,可应用吗啡皮下或静脉注射3～5 mg或哌替啶(哌替啶)50～100 mg肌内注射,并同时选用硝酸甘油和β受体阻滞剂。⑤嚼服阿司匹林,常规应用300 mg。同时口服他汀类药物及氯吡格雷。⑥抗凝治疗,应用低分子肝素皮下注射或静脉应用肝素。⑦防治心律失常,由于可出现各种心律失常,可根据患者的临床特点,进行评估并采取相应治疗措施;通过积极的紧急救治,可达到最大限度挽救濒死心肌、防治并发症、提高生存率、改善患者的预后的目的。

(2)再灌注治疗：再灌注治疗是急性 ST 段抬高型心肌梗死早期最重要的治疗措施,起病 3～6 h 使闭塞的冠状动脉再通,心肌得到再灌注,可挽救濒死心肌,缩小梗死范围,有利于心室重塑,能明显改善患者预后。

介入治疗(PCI)：①能在患者住院 90 min 内施行 PCI；②心导管室每年施行 PCI 手术 100 例以上并有心外科待命；③术者每年独立施行 PCI 超过 30 例；④急性心肌梗死直接 PTCA 成功率超过 90%；⑤在所有送到导管室的患者中,能完成 PCI 者达 85% 以上。在患者到达急诊科明确诊断后,在进行常规治疗的同时,做好术前准备,直接将患者送导管室。起病超过 6 h,甚至 72 h 以内,如患者经治疗仍有反复发作的明显胸痛,仍可以考虑行介入治疗。非 ST 段抬高的急性冠脉综合征,可根据患者的具体情况择期行介入治疗。

溶栓治疗：对于急性 ST 段抬高型心肌梗死急性心梗发作 6 h 以内的患者,如无条件行介入治疗,应予尿激酶、链激酶或 rt-PA 溶栓治疗,常用尿激酶 150 万～200 万 U 30 min 内静脉滴注；链激酶 150 万 U 60 min 内静脉滴注,由于链激酶有变态反应发生,目前临床已基本不用；rt-PA 100 mg 90 min 内静脉给予：先静脉注入 15 mg,随后 30 min 内静脉滴注 50 mg,其后 60 min 内再静脉滴注 35 mg,用 rt-PA 前需先用肝素 5 000 单位静脉注射,用药后继续以每小时肝素 700～1 000 单位持续静脉滴注 48 min。使用尿激酶或链激酶溶栓治疗的患者,在用药 6 min 后开始监测 APTT 或 ACT,在其下降到正常对照值 2 倍以内时开始给予肝素治疗。溶栓治疗前应仔细权衡治疗效果与潜在的危险性,以下患者禁用：①活动性内出血；②出血性脑卒中病史及 6 个月内的缺血性脑卒中；③新近(2 个月内)颅脑或脊柱的手术及外伤史；④颅内肿瘤、动静脉畸形或动脉瘤；⑤已知的出血体质；⑥严重的未控制的高血压。判断溶栓治疗成功与否,对于决定下一步的治疗策略有重要的意义,溶栓治疗成功的标准包括：2 h 内胸痛症状消失或明显缓解；2 h 时内每半小时前后对照,心电图 ST 段下降超过 50%；再灌注心律失常,常见室性期前收缩、短阵室速、室颤、一过性房室传导阻滞或束支阻滞；CK-MB 峰值前移(14 h 内)。冠脉造影达 TIMI 血流 3 级。

急诊冠脉搭桥手术：介入治疗失败或溶栓治疗无效有手术指征者,应争取在 6～8 h 时内施行主动脉-冠状动脉旁路移植术。

5.急性期的治疗

(1)消除心律失常：急性冠脉综合征特别是急性心肌梗死的患者,可出现各种类型的心律失常,快速性室性心律失常常发生于前壁心肌梗死的患者,下壁心肌梗死常出现心动过缓、房室传导阻滞等缓慢性心律失常,及时消除心律失常,可避免演变为严重心律失常甚至猝死。①发生心室纤颤或持续性多形性室速,应尽快采用非同步直流电除颤,室性心动过速药物治疗效果不佳时也应尽早同步直流电复律。②对于室性期前收缩或室性心动过速,立即用利多卡因 50～100 mg 静脉注射,5～10 min 重复一次,直至心律失常消失或总量已达 300 mg,继以 1～3 mg/min 的速度维持；经治疗室性心律失常仍反复发作可用胺碘酮。③缓慢性心律失常可用阿托品 0.5～1 mg 肌内或静脉注射。④并发第二度Ⅱ型或第三度房室传导阻滞,且血流动力学不稳定或患者出现昏厥,阿-斯综合征发作,宜尽快经静脉植入临时心脏起搏器,待传导阻滞恢复后撤出。⑤室上性快速性心律失常发作,可用美托洛尔、洋地黄、胺碘酮、普罗帕酮、如无心功能不全亦可用维拉帕米、地尔硫草等,药物治疗无效,可行同步直流电转复。

(2)纠正心力衰竭：缺血或濒死心肌得到及时再灌注,是改善心功能最有效的措施,缺血或梗死而积过大,未能及时再灌注或再灌注失败,常导致心力衰竭的发生。纠正心力衰竭主要是治疗急性左心衰竭,以应用吗啡(哌替啶)和利尿药为主,亦可使用血管扩张药扩张冠状动脉,减轻心肌负荷,必要时可考虑使用多巴酚丁胺 $10\ \mu g/(kg \cdot min)$ 静脉滴注或使用小剂量 ACEI,洋地黄类药物在急性心肌梗死早期(24 h 内)疗效欠佳,且容易诱发室性心律失常,应尽量避免使用。药物治疗无效的急性左心衰竭,在有条件的医院应行主动脉内球囊反搏治疗,以帮助患者度过危险期。有右心室心梗的患者,应慎用利尿药。

(3)控制休克。①补充血容量:对血容量不足,中心静脉压或肺动脉楔压低者,用低分子右旋糖苷或 5%～10% 葡萄糖液静脉滴注,维持中心静脉压 $>1.8\ kPa(18\ cmH_2O)$,肺小动脉楔压 $>2.0\ kPa(15\ mmHg)$;右心室心梗时,中心静脉压升高并非是补充血容量的禁忌,此时应适当增加补液量,以维持右心室足够的前负荷,提高心排血量。②应用升压药:补充血容量后血压不升,而肺动脉楔压(PCWP)和心排血量正常时,提示周围动脉张力不足,可给予升压药物,常用多巴胺,起始剂量 $3\sim5\ \mu g/(kg \cdot min)$ 或去甲肾上腺素 $2\sim8\ \mu g/(kg \cdot min)$;亦可用多巴酚丁胺,起始剂量 $3\sim10\ \mu g/(kg \cdot min)$ 静脉滴注。③应用血管扩张药:经上述处理血压仍不升,而肺动脉楔压增高,心排血量低或周围血管收缩、四肢厥冷、发绀,用硝普钠 $15\ \mu g/min$ 开始静脉滴注,每 5 min 增加剂量直至 PCWP 降至 $2.0\sim2.4\ kPa(15\sim18\ mmHg)$;亦可用硝酸甘油 $10\sim20\ \mu g/min$ 开始静脉滴注,每 $5\sim10\ min$ 增加剂量 $5\sim10\ \mu g/min$ 直至左心室充盈压下降。④维持水、电解质、酸碱平衡,保护重要脏器功能;有条件的医院可行主动脉内球囊反搏进行循环支持,同时进行冠状动脉造影及介入治疗,可能挽救部分危重患者的生命。

6.常规药物治疗

(1)抗血小板治疗:抗血小板治疗方案同 UA/NSTENI 患者,见本节 UA/NSTENI 的治疗。

(2)调脂治疗:调脂治疗方案同 UA/NSTENI 患者,见本节 UA/NSTENI 的治疗。

(3)其他治疗。①β 受体阻滞剂和钙通道阻滞剂:急性 ST 段抬高型心肌梗死早期,如无禁忌证,均应尽早使用 β 受体阻滞剂,尤其前壁心肌梗死伴交感神经活性亢进或快速性心律失常者,可防止梗死范围扩大,减少恶性心律失常的发生,改善近、远期预后。β 受体阻滞剂如有禁忌而无明显心功能不全者,可考虑使用地尔硫草等钙通道阻滞剂,可能达到类似效果。②ACEI/ARB 治疗:ACEI 能够逆转急性心肌梗死患者心室重塑,降低心力衰竭的发生率,改善血管内皮功能,特别适用于 ACS 合并高血压的患者;除非有禁忌,所有患者均应使用。一般从小剂量开始,如能耐受,24～48 h 逐渐增加到目标剂量。ACEI 不能耐受者可用 ARB 替代。③抗凝治疗:急性 ST 段抬高型心肌梗死的患者,如接受溶栓治疗,其肝素的使用见前述,肝素治疗 48 h 后改用低分子肝素或黄达肝葵钠,连用 8 d 后停药;对于接受 PCI 治疗的患者,如术前 12 h 以内已使用低分子肝素皮下注射,则 PCI 手术过程中不需要再交叉使用普通肝素,而用黄达肝葵钠抗凝治疗的患者,PCI 手术过程中需要使用普通肝素 85 U/kg,或 60 U/kg 联合 GP Ⅱb/Ⅲa 受体拮抗药;直接凝血酶抑制药与凝血酶发生不可逆结合而将凝血酶灭活,对凝血酶诱导的血小板聚集有抑制作用,但不影响血小板功能,不引起外周血中血小板减少,可用于血小板减少又需要抗凝治疗的患者。急性心肌梗死的后期,下列情况需口服抗凝剂治疗:超声心动图提示心腔内活动性血栓,口服华法林 2～6 个月,合并心房纤颤者,长期口服华法林,维持 INR 2～3,并在早期重叠使用肝素或低分子肝素,直到华法林充分显效。④极化液治疗:氯化钾 1.5 g,胰岛素 10 U 加入 10% 葡萄糖液 500 mL 中,静脉滴注,每天 1～2 次,疗程为 7～14 d。可促进心肌摄取和代谢葡萄糖,使钾离子进入细胞内,恢复细胞极化状态,以利减少心律失常,保证心脏正常收缩,并使心电图上抬高的 ST 段回到等电位线。

7.右心室心肌梗死的治疗

右心室心肌梗死常引起右心衰竭伴低血压,可无明显左心功能不全,此时宜扩张血容量。在血流动力学监测下静脉输液,直到低血压纠正或 PCWP 达 2.0~2.4 kPa(15~18 mmHg)。如输液 1~2 L 低血压仍未纠正者可用正性肌力药物,首选多巴酚丁胺。不宜使用利尿药。伴有严重心动过缓或房室传导阻滞者可予临时心脏起搏。

七、预防

正常人群预防动脉粥样硬化和冠心病,属一级预防,一级预防的主要措施在于控制危险因素。包括:①戒烟;②控制体重至理想体重;③坚持有计划的适量运动;④进食低盐、低脂、低糖饮食;⑤控制血压;⑥治疗糖尿病;⑦控制血脂水平,使 LDL 达标(<2.6 mmol/L)。已有冠心病患者预防再梗死和其他心血管事件的发生,属二级预防。

(张　橘)

第十节　高血压急症

高血压急症是指短时间内(数小时或数天)血压明显升高,舒张压>16.0 kPa(120 mmHg)和/或收缩压>24.0 kPa(180 mmHg),伴有重要器官组织,如心脏、脑、肾、眼底、大动脉的严重功能障碍或不可逆性损害。高血压急症可以发生在高血压患者,表现为高血压危象或高血压脑病;也可发生在其他许多疾病过程中,主要在心、脑血管病急性阶段,如脑出血、蛛网膜下腔出血、缺血性脑卒中、急性左侧心力衰竭伴肺水肿、不稳定型心绞痛、急性主动脉夹层和急、慢性肾衰竭等情况时。

单纯的血压升高并不构成高血压急症,血压的高低也不代表患者的危重程度;是否出现靶器官损害以及哪个靶器官受累不仅是高血压急症诊断的关键,也直接决定治疗方案的选择。及时正确处理高血压急症,可在短时间内使病情缓解,预防进行性或不可逆性靶器官损害,降低死亡率。根据降压治疗的紧迫程度,高血压急症可分为紧急和次急两类。前者需要采用静脉途径给药在几分钟到 1 h 内迅速降低血压;后者需要在几小时到 24 h 内降低血压,可使用快速起效的口服降压药。

一、发病机制

长期高血压及伴随的危险因素引起小动脉中层平滑肌细胞增殖和纤维化,中动脉、大动脉粥样硬化,管壁增厚和管腔狭窄,导致重要靶器官,如心、脑、肾缺血。在此基础上或在其他许多疾病过程中,因紧张、疲劳、情绪激动、突然停服降压药、嗜铬细胞瘤阵发性高血压发作等诱因,小动脉发生强烈痉挛,血压急剧上升,使重要靶器官缺血加重而产生严重功能障碍或不可逆性损害;或由于过高的血压突破了脑血流自动调节范围,脑组织血流灌注过多引起脑水肿、脑功能障碍。

妊娠时子宫胎盘血流灌注减少,使前列腺素在子宫合成减少,从而促使肾素分泌增加,通过血管紧张素系统使血压升高。

二、临床表现

（一）高血压脑病

高血压脑病常见于急性肾小球肾炎，亦可见于其他原因高血压，但在醛固酮增多症和嗜铬细胞瘤者少见。常表现为剧烈头痛、烦躁、恶心、呕吐、抽搐、昏迷、暂时局部神经体征。舒张压常≥18.7 kPa(130 mmHg)，眼底几乎均能见到视网膜动脉强烈痉挛，脑脊液压力可高达 3.9 kPa(400 mmH$_2$O)，蛋白增加。经有效的降压治疗，症状可迅速缓解，否则将导致不可逆脑损害。

（二）急进型或恶性高血压

急进型或恶性高血压多见于中青年，血压显著升高，舒张压持续≥18.7 kPa(130 mmHg)，并有头痛、视力减退、眼底出血、渗出和视盘水肿；肾损害突出，持续蛋白尿、血尿与管型尿。若不积极降压治疗，预后很差，常死于肾衰竭、脑卒中、心力衰竭。病理上以肾小球纤维样坏死为特征。

（三）急性脑血管病

急性脑血管病包括脑出血、脑血栓形成和蛛网膜下腔出血。

（四）慢性肾疾病合并严重高血压

原发性高血压可以导致肾小球硬化，肾功能损害，在各种原发或继发性肾实质疾病中，包括各种肾小球肾炎、糖尿病肾病、红斑狼疮肾炎、梗阻性肾病等，出现肾性高血压者可达 80%～90%，是继发性高血压的主要原因。随着肾功能损害加重，高血压的出现率、严重程度和难治程度也加重。

（五）急性左侧心力衰竭

高血压是急性心力衰竭最常见的原因之一。

（六）急性冠脉综合征(ACS)

血压升高引起内膜受损而诱发血栓形成致 ACS。

（七）主动脉夹层

主动脉内的血液经内膜撕裂口流入囊样变性的中层，形成血肿，随血流压力的驱动，逐渐在主动脉中层内扩展。临床特点为急性起病，突发剧烈胸、背部疼痛、休克和血肿压迫相应的主动脉分支血管时出现的脏器缺血症状。多见于中老年患者，约 3/4 的患者有高血压。超高速 CT 和 MRI 能明确诊断，必要时主动脉造影。一旦诊断明确，立即进行解除疼痛、降低血压、减慢心率的治疗。

（八）子痫

先兆子痫是指以下三项中有两项者：血压＞21.3/14.7 kPa(160/110 mmHg)；尿蛋白≥3 g/24 h；伴水肿、头痛、头晕、视物不清、恶心、呕吐等自觉症状。子痫指妊娠高血压综合征的孕产妇发生抽搐。辅助检查：血液浓缩、血黏度升高、重者肌酐升高、凝血机制异常，眼底可见视网膜痉挛、水肿、出血。

（九）嗜铬细胞瘤

嗜铬细胞瘤可产生和释放大量去甲肾上腺素和肾上腺素，常见的肿瘤部位在肾上腺髓质，也可在其他具有嗜铬组织的部位，如主动脉分叉、胸腹部交感神经节等。临床表现为血压急剧升高，伴心动过速、头痛、苍白、大汗、麻木、手足发冷。发作持续数分钟至数小时。通过发作时尿儿茶酚胺代谢产物香草基杏仁酸(VMA)和血儿茶酚胺的测定可以确诊。

高血压次急症,也称为高血压紧迫状态,指血压急剧升高而尚无靶器官损害。允许在数小时内将血压降低,不一定需要静脉用药。包括急进型或恶性高血压无心、肾和眼底损害,先兆子痫,围术期高血压等。

三、诊断与评估

(一)诊断依据

(1)原发性高血压病史。

(2)血压突然急剧升高。

(3)伴有心功能不全、高血压脑病、肾功能不全、视盘水肿、渗出、出血等靶器官严重损害。

(二)评估

发生高血压急症的患者基础条件不同,临床表现形式各异,要决定合适的治疗方案,有必要早期对患者进行评估,作出危险分层,针对患者的具体情况制订个体化的血压控制目标和用药方案。

在病情诊断及评估中,简洁但完整的病史收集有助于了解高血压的持续时间和严重性、并发症情况以及药物使用情况;需要明确患者是否有心血管、肾、神经系统疾病病史,检查是否有靶器官损害的相关征象;进行必要的辅助检查:血电解质、尿常规、ECG、检眼镜等。根据早期评估选择适当的急诊检查,如X线胸部平片、脑CT等。一旦发现患者有靶器官急性受损的迹象,就应该进行紧急治疗,绝不能一味等待检查结果。

四、治疗原则

(一)迅速降低血压

选择适宜有效的降压药物静脉滴注,在监测下将血压迅速降至安全水平,以预防进行性或不可逆性靶器官损害,避免使血压下降过快或过低,导致局部或全身灌注不足。

(二)降压目标

高血压急症降压治疗的第一个目标是在 $30\sim60$ min 将血压降到一个安全水平。由于患者基础血压水平各异,合并的靶器官损害不一,这一安全水平必须根据患者的具体情况决定。指南建议:①1 h 内使平均动脉血压迅速下降但不超过 25%。一般掌握在近期血压升高值的 2/3 左右。但注意对于临床的一些特殊情况,如主动脉夹层和急性脑血管病患者等,血压控制另有要求。②在达到第一个目标后,应放慢降压速度,加用口服降压药,逐步减慢静脉给药的速度,逐渐将血压降低到第二个目标。在以后的 $2\sim6$ 小时将血压降至 $21.3/13.3\sim14.7$ kPa($160/100\sim110$ mmHg),根据患者的具体病情适当调整。③如果这样的血压水平可耐受和临床情况稳定,在以后 $24\sim48$ h 逐步降低血压达到正常水平,即高血压急症血压控制的第三步。

五、常见高血压急症的急诊处理

(一)高血压脑病

高血压脑病临床处理的关键,一方面要考虑将血压降低到目标范围内,另一方面要保证脑血流灌注,尽量减少颅内压的波动。脑动脉阻力在一定范围内直接随血压变化而变化,慢性高血压时,该设定点也相应升高,迅速、过度降低血压可能降低脑血流量,造成不利影响。因而降压治疗以静脉给药为主,1 h 内将收缩压降低 20%~25%,血压下降幅度不可超过 50%,舒张压一般不低于 14.7 kPa(110 mmHg)。在治疗时要同时兼顾减轻脑水肿、降颅压,避免使用降低脑血流量的药物。迅速降压过去首选硝普钠,起始量20 μg/min,视血压和病情可逐渐增至 200～300 μg/min。但硝普钠可能引起颅内压增高,并影响脑血流灌注,以及可能产生蓄积中毒,在用药时需对患者进行密切监护。现多用尼卡地平、拉贝洛尔等。其中由于尼卡地平不仅能够安全平稳地控制血压,同时还能较好的保证脑部、心脏、肾等重要脏器的血供。尼卡地平急诊应用于高血压急症时,以静脉泵入为主,剂量为每分钟 0.5～6 μg/kg,起始量每分钟 0.5 μg/kg,达到目标血压后,根据血压调节点滴速度。拉贝洛尔 50 mg 缓慢静脉注射,以后每隔15 min 重复注射,总剂量不超过 300 mg,或给初始量后以 0.5～2 mg/min 的速度静脉滴注。对合并有冠心病、心功能不全者可选用硝酸甘油。颅压明显升高者应加用甘露醇、利尿药。一般禁用单纯受体阻滞剂、可乐定和甲基多巴等。二氮嗪可反射性地使心率增快,并可增加每搏输出量和升高血糖,故有冠心病、心绞痛、糖尿病者慎用。

(二)急性脑血管病

高血压患者在出现急性脑血管病时,脑部血流的调节机制进一步紊乱,特别是急性缺血性脑卒中患者,几乎完全依靠平均动脉血压的增高来维持脑组织的血液灌注。因而在严重高血压合并急性脑血管病的治疗中,需首先把握的一个原则就是"无害原则",避免血流灌注不足。急性卒中期间迅速降低血压的风险和好处并不清楚,因此一般不主张对急性脑卒中患者采用积极的降压治疗,在病情尚未稳定或改善的情况下,宜将血压控制在中等水平[约 21.3/13.3 kPa(160/100 mmHg)],血压下降不要超过 20%。治疗时避免使用减少脑血流灌注的药物,可选用尼卡地平、拉贝洛尔、卡托普利等。联合使用血管紧张素转换酶抑制药(ACEI)和噻嗪类利尿药有利于减少卒中发生率。

1.脑梗死

许多脑梗死患者在发病早期,其血压均有不同程度的升高,且其升高的程度与脑梗死病灶大小及是否患有高血压有关。脑梗死早期的高血压处理取决于血压升高的程度及患者的整体情况和基础血压来定。如收缩压在 24.0～29.3 kPa(180～220 mmHg)或舒张压在 14.7～16 kPa(110～120 mmHg),一般不急于降压治疗,但应严密观察血压变化;如血压>29.3/16 kPa(220/120 mmHg),或伴有心肌缺血、心力衰竭、肾功能不全及主动脉夹层等,或考虑溶栓治疗的患者,则应给予降压治疗。根据患者的具体情况选择合适的药物及合适剂量。如尼卡地平5 mg/h作为起始量静脉滴注,每 5 min 增加 2.5 mg/h 至满意效果,最大 15 mg/h。拉贝洛尔50 mg缓慢静脉注射,以后每隔 15 min 重复注射,总剂量不超过 300 mg,或给初始量后以 0.5～2 mg/min的速度静脉滴注。效果不满意者可谨慎使用硝普钠。β受体阻滞剂可使脑血流量降低,急性期不宜用。

2.脑出血

脑出血时血压升高是颅内压增高情况下保持正常脑血流的脑血管自动调节机制,脑出血患者合并严重高血压的治疗方案目前仍有争论,降压可能影响脑血流量,导致低灌注或脑梗死,但持续高血压可使脑水肿恶化。一般认为,在保持呼吸道通畅,纠正缺氧,降低颅内压后,如血压≥26.7/14.7 kPa(200/110 mmHg)时,才考虑在严密血压监测下使用经静脉降压药物进行治疗,使血压维持在略高于发病前水平或 24.0/14.0 kPa(180/105 mmHg)左右;收缩压在 22.7～26.7 kPa(170～200 mmHg)或舒张压在13.3～14.7 kPa(100～110 mmHg),暂不必使用降压药,先脱水降颅压,并严密观察血压情况,必要时再用降压药。可选择 ACEI、利尿药、拉贝洛尔等。

钙通道阻滞剂能扩张脑血管、增加脑血流，但可能增高颅内压，应慎重使用。α受体阻滞剂往往出现明显的降压作用及明显的直立性低血压，应避免使用。在调整血压的同时，防止继续出血、保护脑组织、防治并发症，需要时采取手术治疗。

（三）急性冠脉综合征

急性冠脉综合征包括不稳定性心绞痛和心肌梗死，其治疗目标在于降低血压、减少心肌耗氧量，但不可影响到冠脉灌注压，从而减少冠脉血流量。血压控制的目标是使其收缩压下降10%～15%。治疗时首选硝酸酯类药物，如硝酸甘油，开始时以5～10 $\mu g/min$ 速率静脉滴注，逐渐增加剂量，每5～10 min增加5～10 $\mu g/min$。早期联合使用其他降血压药物治疗，如β受体阻滞剂、ACEI、α_1受体阻滞剂，必要时还可配合使用利尿药和钙通道阻滞剂。另外配合使用镇痛、镇静药等。特别是尼卡地平能增加冠状动脉血流、保护缺血心肌，静脉滴注能发挥降压和保护心脏的双重效果。拉贝洛尔能同时阻断 α_1 和 β受体，在降压的同时能减少心肌耗氧量，也可选用。心肌梗死后的患者可选用 ACEI、β受体阻滞剂和醛固酮拮抗药。此外，原发病的治疗如溶栓、抗凝、血管再通等也非常重要，对 ST 段抬高的患者溶栓前应将血压控制在 20.0/12.0 kPa（150/90 mmHg）以下。

（四）急性左侧心力衰竭

急性左侧心力衰竭主要是由收缩期高血压和缺血性心脏病导致的。严重高血压伴急性左侧心力衰竭治疗的主要手段是通过静脉用药，迅速降低心脏的前后负荷。在应用血管扩张药迅速降低血压的同时，配合使用强效利尿药，尽快缓解患者的缺氧和高度呼吸困难。就心脏功能而言，应力求将血压降到正常水平。血压被控制的同时，心力衰竭亦常得到控制。血管扩张药可选用硝普钠、硝酸甘油、酚妥拉明等，广泛心肌缺血引起的急性左侧心力衰竭，首选硝酸甘油。在降压的同时以吗啡3～5 mg 静脉缓注，必要时每隔 15 min 重复 1 次，共 2～3 次，老年患者酌减剂量或改为肌内注射；呋塞米 20～40 mg 静脉注射，2 min 内推完，4 h 后可重复 1 次；并予吸氧、氨茶碱等。洋地黄仅在心脏扩大或心房颤动伴快速心室率时应用。

（五）急性主动脉夹层

3/4 的主动脉夹层患者有高血压，血压增高是病情进展的重要诱因。治疗目标为通过扩张血管、减缓心动过速、抑制心脏收缩、降低血压及左心室射血速度、降低血流对动脉的剪切力，从而阻止夹层血肿的扩展。主动脉夹层在升主动脉及有并发症者尽快手术治疗；主动脉夹层病变局限在降主动脉者应积极内科治疗。患者应绝对卧床休息，严密监测生命体征和血管受累征象，给予有效止痛、迅速降压、镇静和吸氧，忌用抗凝或溶栓治疗。疼痛剧烈患者立即静脉使用较大剂量的吗啡或哌替啶。不论患者有无收缩期高血压，都应首先静脉应用β受体阻滞剂来减弱心肌收缩力，减慢心率，降低左心室射血速度。如普萘洛尔0.5 mg静脉注射，随后每3～5 min注射1～2 mg，直至心率降至 60～70 次/分钟。心率控制后，如血压仍然很高，应加用血管扩张药。降压的原则是在保证脏器足够灌注的前提下，迅速将血压降低并维持在尽可能低的水平。一般要求在 30 min 内将收缩降至 13.3 kPa（100 mmHg）左右。如果患者不能耐受或有心、脑、肾缺血情况，也应尽量将血压维持在 16.0/10.7 kPa（120/80 mmHg）以下。治疗首选硝普钠或尼卡地平静脉滴注。其他常用药物有乌拉地尔、艾司洛尔、拉贝洛尔等。必要时加用血管紧张素 Ⅱ 受体阻滞剂、ACEI、或小剂量利尿药，但要注意 ACEI 类药物可引起刺激性咳嗽，可能加重病情。肼苯达嗪和二氮嗪因有反射性增快心率，增加心排血量作用，不宜应用。主动脉大分支阻塞患者，因降压后使缺血加重，不宜采用降压治疗。

(六)子痫和先兆子痫

妊娠急诊患者的处理需非常小心,因为要同时顾及母亲和胎儿的安全。在加强母儿监测的同时,治疗时需把握三项原则:镇静防抽搐、止抽搐;积极降压;终止妊娠。

(1)镇静防抽搐、止抽搐:常用药物为硫酸镁,肌内注射或静脉给药,用药时监测患者血压、尿量、腱反射、呼吸,避免发生中毒反应。镇静药可选用冬眠1号或地西泮。

(2)积极降压:当血压升高>22.7/14.7 kPa(170/110 mmHg)时,宜静脉给予降压药物,控制血压,以防脑卒中及子痫发生。究竟血压应降至多少合适,目前尚无一致意见。注意避免血压下降过快、幅度过大,影响胎儿血供。保证分娩前舒张压在12.0 kPa(90 mmHg)以上,否则会增加胎儿死亡风险。紧急降压时可静脉滴注尼卡地平、拉贝洛尔或肼苯达嗪。尼卡地平是欧洲妊娠血压综合征治疗的首选药,它的胎盘转移率低,长时间使用对胎儿也无不良影响,能在有效降压的同时,延长妊娠,有利于改善胎儿结局,尤其适用于先兆子痫患者使用。另外,尼卡地平有针剂和口服两种剂型,适合孕产妇灵活应用。但应注意其可能抑制子宫收缩而影响分娩,在与硫酸镁合用时应小心产生协同作用。肼苯达嗪常用剂量为40 mg加于5%葡萄糖溶液500 mL静脉滴注,0.5~10 mg/h。血压稳定后改为口服药物维持。ACEI、血管紧张素Ⅱ受体阻滞剂可能对胎儿产生不利影响,禁用;利尿药可进一步减少血容量,加重胎儿缺氧,除非存在少尿情况,否则不宜使用利尿药;硝普钠可致胎儿氰化物中毒亦为禁忌。

(3)结合患者病情和产科情况,适时终止妊娠。

(七)特殊人群高血压急症的处理

1.老年性高血压急症

老年人患高血压比例较高,容易出现靶器官损害,甚至是多个靶器官损害,高血压急症的发展速度较快,危险度更高。降压治疗可减少老年患者的心脑血管病及死亡率。但是老年高血压患者血压波动大,控制效果差。另外,老年患者多有危险因素和复杂的基础疾病,因而在遵循一般处理原则的同时,需格外注意以下几点。①降压不要太快,尤其是对于体质较弱者。②脏器的低灌注对老年患者的危害更大,建议血压控制目标为收缩压降至20.0 kPa(150 mmHg),如能耐受可进一步降低。舒张压若<9.3 kPa(70 mmHg)可能产生不利影响。③大多数患者的药物初始剂量宜降低,注意药物不良反应。④常需要两种或更多药物控制血压。由于尼卡地平具有脏器保护功能的优势,对于老年人高血压急症,建议优先使用。⑤注意原有的和药物治疗后出现的直立性低血压。

2.肾功能不全患者

治疗原则为在强效控制血压的同时,避免对肾功能的进一步损害,通常需要联合用药,根据患者的具体情况选择合适的降压药物。血压一般以降至20.0~21.3/12.0~13.3 kPa(150~160/90~100 mmHg)为宜,第1 h使平均动脉压下降10%,第2 h下降10%~15%,在12 h内使平均动脉压下降约25%。选用增加或不减少肾血流量的降压药,首选ACEI和血管紧张素Ⅱ受体阻滞剂,常与钙通道阻滞剂、小剂量利尿药、β受体阻滞剂联合应用;避免使用有肾毒性的药物;经肾排泄或代谢的降压药,剂量应控制在常规用量的1/3~1/2。病情稳定后建议长期联合使用降压药,将血压控制在<17.3/10.7 kPa(130/80 mmHg)。

六、常用于高血压急症的药物评价

高血压急症的降压治疗除了选择起效迅速、作用持续时间短、停药后作用消失较快、不良反应小的静脉用药外,为增强降压作用、减少不良反应、保护重要脏器血流,以及出于特殊人群的需要,常需联合使用口服降压药,并且在血压控制后逐步减少静脉用药,转而用口服降压药物长期维持治疗。选择药物时应充分权衡血压与组织灌注、心脏负荷、血管损害、出凝血等的关系,合理控制降压的幅度与速度,考虑各种降压药物的作用和不良反应。

临床上用于降低血压的药物主要分为钙通道阻滞剂、ACEI、血管紧张素Ⅱ受体阻滞剂、α受体阻滞剂、β受体阻滞剂、利尿药及其他降压药 7 类,其中常用于高血压急症的静脉注射药物为:硝普钠、尼卡地平、乌拉地尔、二氮嗪、肼苯达嗪、拉贝洛尔、艾司洛尔、酚妥拉明等。其他药物则根据患者的具体情况酌情配合使用,如紧急处理时可选用硝酸甘油、卡托普利等舌下含服;ACEI、血管紧张素Ⅱ受体阻滞剂对肾功能不全的患者有很好的肾保护作用;α受体阻滞剂可用于前列腺增生的患者;在预防卒中和改善左心室肥厚方面,血管紧张素Ⅱ受体阻滞剂均优于β受体阻滞剂;心力衰竭时需采用利尿药联合使用 ACEI、β受体阻滞剂、血管紧张素Ⅱ受体阻滞剂等药物。

(一)硝普钠

能直接扩张动脉和静脉,降压作用迅速,停药后效果持续时间短,可用于各种高血压急症。但是,由于快速降低血压的同时也带来一系列不良反应,从而使硝普钠在临床的应用具有一定的局限性。例如,其控制血压呈剂量依赖性,同时还可以降低脑血流量,增加颅内压;对心肌供血的影响可引起冠脉缺血,增加急性心肌梗死早期的死亡率。静脉滴注时需密切观察血压,以免过度降压,造成器官组织血流灌注不足。长期或大剂量应用时可导致血中氰化物蓄积中毒,引起急性精神病和甲状腺功能低下等。小儿、冠状动脉或脑血管供血不足、肝肾或甲状腺功能不全者禁用;代偿性高血压、动静脉并联、主动脉狭窄和孕妇禁用。高血压急症伴急性冠状动脉综合征、高血压脑病、急性脑血管病或严重肾功能不全者使用时应谨慎。

(二)尼卡地平

尼卡地平为二氢吡啶类钙通道阻滞剂,是世界上第一个取得抗高血压适应证的钙通道阻滞剂。尼卡地平主要扩张动脉,降低心脏后负荷,对椎动脉、冠状动脉、肾动脉和末梢小动脉的选择性远高于心肌,在降低血压的同时,能改善脑、心脏、肾的血流量,并对缺血心肌具有保护作用。另外,它还具有利尿作用,也不影响肺部的气体交换。基于以上机制,尼卡地平在治疗高血压急症时具有以下特点:降压作用起效迅速、效果显著、血压控制过程平稳、血压波动性小;能有效保护靶器官;不易引起血压的过度降低,用量调节简单、方便;不良反应少且症状轻微,停药后不易出现反跳,长期用药也不会产生耐药性,安全性很好。与硝普钠相比降压效果上近似,而其安全性及对靶器官的保护作用明显优于硝普钠,因而尼卡地平不仅是治疗高血压的一线药物,也是急诊科在处理大多数高血压急症的理想选择。

(三)乌拉地尔

选择性 α_1 受体阻滞剂,具有外周和中枢双重降压作用,起效快,效果显著,不影响心率,无反跳现象,对嗜铬细胞瘤引起的高血压危象有特效。暂不提倡与 ACEI 类药物合用;主动脉峡部狭窄、哺乳期妇女禁用;妊娠妇女仅在绝对必要的情况下方可使用;老年患者需慎用,初始剂量宜小,在脏器供血维持方面欠佳。

(四)拉贝洛尔

对 α_1 和 β 受体均有阻断作用,能减慢心率,减少心排血量,减小外周血管阻力。其降压作用温和,效果持续时间较长。特别适用于妊娠高血压。充血性心力衰竭、房室传导阻滞、心率过缓或心源性休克、肺气肿、支气管哮喘、脑出血禁用;肝、肾功能不全、甲状腺功能低下等慎用。

(五)艾司洛尔

选择性 β_1 受体阻滞剂,起效快,作用时间短。能减慢心率,减少心排血量,降低血压,特别是收缩压。支气管哮喘、严重慢性阻塞性肺病、窦性心动过缓、二至三度房室传导阻滞、难治性心功能不全、心源性休克及对本品过敏者禁用。

(李海宁)

第五章 呼吸系统急危重症

第一节 重症哮喘

支气管哮喘(简称哮喘)是常见的慢性呼吸道疾病之一,近年来其患病率在全球范围内有逐年增加的趋势,参照全球哮喘防治创议(GINA)和我国 2008 年版支气管哮喘防治指南,将定义重新修订为:哮喘是由多种细胞包括气道的炎性细胞和结构细胞(如嗜酸性粒细胞、肥大细胞、T 细胞、中性粒细胞、平滑肌细胞、气道上皮细胞等)和细胞组分参与的气道慢性炎症性疾病。这种慢性炎症导致气道高反应性,通常出现广泛多变的可逆性气流受限,并引起反复发作性的喘息、气急、胸闷或咳嗽等症状,常在夜间和/或清晨发作、加剧,多数患者可自行缓解或经治疗缓解。如果哮喘急性发作,虽经积极吸入糖皮质激素($\leqslant 1\ 000\ \mu g/d$)和应用长效 β_2 受体激动剂或茶碱类药物治疗数小时,病情不缓解或继续恶化;或哮喘呈暴发性发作,哮喘发作后短时间内即进入危重状态,则称为重症哮喘。如病情不能得到有效控制,可迅速发展为呼吸衰竭而危及生命,故需住院治疗。

一、病因和发病机制

(一)病因

哮喘的病因还不十分清楚,目前认为同时受遗传因素和环境因素的双重影响。

(二)发病机制

哮喘的发病机制不完全清楚,可能是免疫-炎症反应、神经机制和气道高反应性及其之间的相互作用。重症哮喘目前已经基本明确的发病因素主要有以下几种。

1.诱发因素的持续存在

诱发因素的持续存在使机体持续地产生抗原-抗体反应,发生气道炎症、气道高反应性和支气管痉挛,在此基础上,支气管黏膜充血水肿、大量黏液分泌并形成黏液栓,阻塞气道。

2.呼吸道感染

细菌、病毒及支原体等的感染可引起支气管黏膜充血肿胀及分泌物增加,加重气道阻塞;某些微生物及其代谢产物还可以作为抗原引起免疫—炎症反应,使气道高反应性加重。

3.糖皮质激素使用不当

长期使用糖皮质激素常常伴有下丘脑—垂体—肾上腺皮质轴功能抑制,突然减量或停用,可造成体内糖皮质激素水平的突然降低,造成哮喘的恶化。

4.脱水、痰液黏稠、电解质紊乱

哮喘急性发作时,呼吸道丢失水分增加、多汗造成机体脱水,痰液黏稠不易咳出而阻塞大小气道,加重呼吸困难,同时由于低氧血症可使无氧酵解增加,酸性代谢产物增加,合并代谢性酸中毒,使病情进一步加重。

5.精神心理因素

许多学者提出心理社会因素通过对中枢神经、内分泌和免疫系统的作用而导致哮喘发作,是使支气管哮喘发病率和死亡率升高的一个重要因素。

二、病理生理

重症哮喘的支气管黏膜充血水肿、分泌物增多甚至形成黏液栓以及气道平滑肌的痉挛导致呼吸道阻力在吸气和呼气时均明显升高,小气道阻塞,肺泡过度充气,肺内残气量增加,加重吸气肌肉的负荷,降低肺的顺应性,内源性呼气末正压(PEEPi)增大,导致吸气功耗增大。小气道阻塞,肺泡过度充气,相应区域毛细血管的灌注减低,引起肺泡通气/血流(V/Q)比例的失调,患者常出现低氧血症,多数患者表现为过度通气,通常$PaCO_2$降低,若$PaCO_2$正常或升高,应警惕呼吸衰竭的可能性或是否已经发生了呼吸衰竭。重症哮喘患者,若气道阻塞不迅速解除,潮气量将进行性下降,最终将会发生呼吸衰竭。哮喘发作持续不缓解,也可能出现血液循环的紊乱。

三、临床表现

(一)症状

重症哮喘患者常出现极度严重的呼气性呼吸困难、被迫采取坐位或端坐呼吸,干咳或咳大量白色泡沫痰,不能讲话、紧张、焦虑、恐惧、大汗淋漓。

(二)体征

患者常出现呼吸浅快,呼吸频率>30次/分钟,可有三凹征,呼气期两肺满布哮鸣音,也可哮鸣音不出现,即所谓的"寂静胸",心率增快(>120次/分钟),可有血压下降,部分患者出现奇脉、胸腹反常运动、意识障碍,甚至昏迷。

四、实验室检查和其他检查

(一)痰液检查

哮喘患者痰涂片显微镜下可见到较多嗜酸性粒细胞、脱落的上皮细胞。

(二)呼吸功能检查

哮喘发作时,呼气流速指标均显著下降,第1s用力呼气容积(FEV_1)、第1s用力呼气容积占用力肺活量比值($FEV_1/FVC\%$,即1s率)以及呼气峰值流速(PEF)均减少。肺容量指标可见用力肺活量减少、残气量增加、功能残气量和肺总量增加,残气占肺总量百分比增高。大多数成人哮喘患者呼气峰值流速<50%预计值则提示重症发作,呼气峰值流速<33%预计值提示危重或致命性发作,需做血气分析检查以监测病情。

(三)血气分析

由于气道阻塞且通气分布不均,通气/血流比例失衡,大多数重症哮喘患者有低氧血症,$PaO_2 < 8.0$ kPa(60 mmHg),少数患者 $PaO_2 < 6.0$ kPa(45 mmHg),过度通气可使 $PaCO_2$ 降低,pH 上升,表现为呼吸性碱中毒;若病情进一步发展,气道阻塞严重,可有缺氧及二氧化碳潴留,$PaCO_2$ 上升,血 pH 下降,出现呼吸性酸中毒;若缺氧明显,可合并代谢性酸中毒。$PaCO_2$ 正常往往是哮喘恶化的指标,高碳酸血症是哮喘危重的表现,需给予足够的重视。

(四)胸部 X 线检查

早期哮喘发作时可见两肺透亮度增强,呈过度充气状态,并发呼吸道感染时可见肺纹理增加及炎性浸润阴影。重症哮喘要注意气胸、纵隔气肿及肺不张等并发症的存在。

(五)心电图检查

重症哮喘患者心电图常表现为窦性心动过速、电轴右偏,偶见肺性 P 波。

五、诊断

(一)哮喘的诊断标准

(1)反复发作喘息、气急、胸闷或咳嗽,多与接触变应原、冷空气、物理、化学性刺激以及病毒性上呼吸道感染、运动等有关。

(2)发作时双肺可闻及散在或弥漫性、以呼气相为主的哮鸣音,呼气相延长。

(3)上述症状和体征可经治疗缓解或自行缓解。

(4)除外其他疾病所引起的喘息、气急、胸闷和咳嗽。

(5)临床表现不典型者(如无明显喘息或体征),应至少具备以下 1 项试验阳性:①支气管激发试验或运动激发试验阳性。②支气管舒张试验阳性,第 1 s 用呼气容积增加≥12%,且第 1 s 用呼气容积增加绝对值≥200 mL。③呼气峰值流速日内(或 2 周)变异率≥20%。

符合(1)~(4)条或(4)~(5)条者,可以诊断为哮喘。

(二)哮喘的分期及分级

根据临床表现哮喘可分为急性发作期、慢性持续期和临床缓解期。急性发作是指喘息、气促、咳嗽、胸闷等症状突然发生,或原有症状急剧加重,常有呼吸困难,以呼气流量降低为其特征,常因接触变应原、刺激物或呼吸道感染诱发。哮喘急性发作时病情严重程度可分为轻度、中度、重度、危重四级(表 5-1)。

表 5-1　哮喘急性发作时病情严重程度的分级

临床特点	轻度	中度	重度	危重
气短	步行、上楼时	稍事活动	休息时	
体位	可平卧	喜坐位	端坐呼吸	
谈话方式	连续成句	常有中断	仅能说出字和词	不能说话
精神状态	可有焦虑或尚安静	时有焦虑或烦躁	常有焦虑、烦躁	嗜睡、意识模糊
出汗	无	有	大汗淋漓	
呼吸频率(/min)	轻度增加	增加	>30	
辅助呼吸肌活动及三凹征	常无	可有	常有	胸腹矛盾运动
哮鸣音	散在,呼气末期	响亮、弥漫	响亮、弥漫	减弱、甚至消失

171

续表

临床特点	轻度	中度	重度	危重
脉率(/min)	<100	100～120	>120	脉率变慢或不规则
奇脉(深吸气时收缩压下降,mmHg)	无,<10	可有,10～25	常有,>25	无
使用 β_2 受体激动剂后呼气峰值流速占预计值或个人最佳值%	>80%	60%～80%	<60%或<100 L/min 或作用时间<2 h	
PaO_2(吸空气,mmHg)	正常	≥60	<60	<60
$PaCO_2$(mmHg)	<45	≤45	>45	>45
SaO_2(吸空气,%)	>95	91～95	≤90	≤90
pH				降低

注:1 mmHg≈0.133 kPa。

六、鉴别诊断

(一)左侧心力衰竭引起的喘息样呼吸困难

(1)患者多有高血压、冠状动脉粥样硬化性心脏病、风湿性心脏病和二尖瓣狭窄等病史和体征。

(2)阵发性咳嗽,咳大量粉红色泡沫痰,两肺可闻及广泛的湿啰音和哮鸣音,左心界扩大,心率增快,心尖部可闻及奔马律。

(3)胸部 X 线及心电图检查符合左心病变。

(4)鉴别困难时,可雾化吸入 β_2 受体激动剂或静脉注射氨茶碱缓解症状后,进一步检查,忌用肾上腺素或吗啡,以免造成危险。

(二)慢性阻塞性肺疾病

(1)中老年人多见,起病缓慢、病程较长,多有长期吸烟或接触有害气体的病史。

(2)慢性咳嗽、咳痰,晨间咳嗽明显,气短或呼吸困难逐渐加重。有肺气肿体征,两肺可闻及湿啰音。

(3)慢性阻塞性肺疾病急性加重期和哮喘区分有时十分困难,用支气管扩张药和口服或吸入激素做治疗性试验可能有所帮助。慢性阻塞性肺疾病也可与哮喘合并同时存在。

(三)上气道阻塞

(1)呼吸道异物者有异物吸入史。

(2)中央型支气管肺癌、气管支气管结核、复发性多软骨炎等气道疾病,多有相应的临床病史。

(3)上气道阻塞一般出现吸气性呼吸困难。

(4)胸部 X 线摄片、CT、痰液细胞学或支气管镜检查有助于诊断。

(5)平喘药物治疗效果不佳。

此外,应和变态反应性肺浸润、自发性气胸等相鉴别。

七、急诊处理

哮喘急性发作的治疗取决于发作的严重程度以及对治疗的反应。对于具有哮喘相关死亡高危因素的患者,应给予高度重视。高危患者:①曾经有过气管插管和机械通气的濒于致死性哮喘的病史。②在过去 1 年中因为哮喘而住院或看急诊。③正在使用或最近刚刚停用口服糖皮质激素。④目前未使用吸入糖皮质激素。⑤过分依赖速效 β_2 受体激动剂,特别是每月使用沙丁胺醇(或等效药物)超过 1 支的患者。⑥有心理疾病或社会心理问题,包括使用镇静药。⑦有对哮喘治疗不依从的历史。

(一)轻度和部分中度急性发作哮喘患者可在家庭中或社区中治疗

治疗措施主要为重复吸入速效 β_2 受体激动剂,在第 1 h 每次吸入沙丁胺醇 $100 \sim 200~\mu g$ 或特布他林 $250 \sim 500~\mu g$,必要时每 20 min 重复 1 次,随后根据治疗反应,轻度调整为 $3 \sim 4$ h 再用 $2 \sim 4$ 喷,中度 $1 \sim 2$ h 用 $6 \sim 10$ 喷。如果对吸入性 β_2 受体激动剂反应良好(呼吸困难显著缓解,呼气峰值流速占预计值>80% 或个人最佳值,且疗效维持 $3 \sim 4$ h),通常不需要使用其他药物。如果治疗反应不完全,尤其是在控制性治疗的基础上发生的急性发作,应尽早口服糖皮质激素(泼尼龙 $0.5 \sim 1$ mg/kg 或等效剂量的其他激素),必要时到医院就诊。

(二)部分中度和所有重度急性发作均应到急诊室或医院治疗

1.联合雾化吸入 β_2 受体激动剂和抗胆碱能药物

β_2 受体激动剂通过对气道平滑肌和肥大细胞等细胞膜表面的 β_2 受体的作用,舒张气道平滑肌、减少肥大细胞脱颗粒和介质的释放等,缓解哮喘症状。重症哮喘时应重复使用速效 β_2 受体激动剂,推荐初始治疗时连续雾化给药,随后根据需要间断给药(6 次/天)。雾化吸入抗胆碱药物,如溴化异丙托品(常用剂量为 $50 \sim 125~\mu g$,$3 \sim 4$ 次/天)、溴化氧托品等可阻断节后迷走神经传出支,通过降低迷走神经张力而舒张支气管,与 β_2 受体激动剂联合使用具有协同、互补作用,能够取得更好的支气管舒张作用。

2.静脉使用糖皮质激素

糖皮质激素是最有效的控制气道炎症的药物,重度哮喘发作时应尽早静脉使用糖皮质激素,特别是对吸入速效 β_2 受体激动剂初始治疗反应不完全或疗效不能维持者。如静脉及时给予琥珀酸氢化可的松($400 \sim 1~000$ mg/d)或甲泼尼龙($80 \sim 160$ mg/d),分次给药,待病情得到控制和缓解后,改为口服给药(如静脉使用激素 $2 \sim 3$ d,继之以口服激素 $3 \sim 5$ d),静脉给药和口服给药的序贯疗法有可能减少激素用量和不良反应。

3.静脉使用茶碱类药物

茶碱具有舒张支气管平滑肌作用,并具有强心、利尿、扩张冠状动脉、兴奋呼吸中枢和呼吸肌等作用。临床上在治疗重症哮喘时静脉使用茶碱作为症状缓解药,静脉注射氨茶碱[首次剂量为 $4 \sim 6$ mg/kg,注射速度不宜超过 0.25 mg/(kg·min),静脉滴注维持剂量为 $0.6 \sim 0.8$ mg/(kg·h)],茶碱可引起心律失常、血压下降、甚至死亡,其有效、安全的血药浓度范围应在 $6 \sim 15~\mu g/mL$,在有条件的情况下应监测其血药浓度,及时调整浓度和滴速。发热、妊娠,抗结核治疗可以降低茶碱的血药浓度;而肝疾病、充血性心力衰竭以及合用西咪替丁(甲氰咪胍)、喹诺酮类、大环内酯类药物等可影响茶碱代谢而使其排泄减慢,增加茶碱的毒性作用,应引起重视,并酌情调整剂量。

4.静脉使用 β_2 受体激动剂

平喘作用较为迅速,但因全身不良反应的发生率较高,国内较少使用。

5.氧疗

使 $SaO_2 \geqslant 90\%$，吸氧浓度一般达 30％左右，必要时增加至 50％，如有严重的呼吸性酸中毒和肺性脑病，吸氧浓度应控制在 30％以下。

6.气管插管机械通气

重度和危重哮喘急性发作经过氧疗、全身应用糖皮质激素、β_2 受体激动剂等治疗，临床症状和肺功能无改善，甚至继续恶化，应及时给予机械通气治疗，其指征主要包括意识改变、呼吸肌疲劳、$PaCO_2 \geqslant 6.0$ kPa(45 mmHg)等。可先采用经鼻(面)罩无创机械通气，若无效应及早行气管插管机械通气。哮喘急性发作机械通气需要较高的吸气压，可使用适当水平的呼气末正压治疗。如果需要过高的气道峰压和平台压才能维持正常通气容积，可试用允许性高碳酸血症通气策略以减少呼吸机相关肺损伤。

（李海宁）

第二节　重　症　肺　炎

肺炎是指终末气道、肺泡和肺间质的炎症，可由病原微生物、理化因素、免疫损伤、过敏及药物所致。细菌性肺炎是最常见的肺炎，也是最常见的感染性疾病之一。

目前肺炎按患病环境分成社区获得性肺炎和医院获得性肺炎，社区获得性肺炎是指在医院外罹患的感染性肺实质炎症，包括具有明确潜伏期的病原体感染而在入院后平均潜伏期内发病的肺炎。医院获得性肺炎亦称医院内肺炎，是指患者入院时不存在，也不处于潜伏期，而于入院48 h 后在医院(包括老年护理院、康复院等)内发生的肺炎。医院获得性肺炎还包括呼吸机相关性肺炎和卫生保健相关性肺炎。社区获得性肺炎和医院获得性肺炎年发病率分别约为12/1 000 人口和 5/1 000～10/1 000 住院患者，近年发病率有增加的趋势。肺炎病死率门诊肺炎患者＜1％～5％，住院患者平均为 12％，入住重症监护病房(ICU)者约 40％。发病率和病死率高的原因与社会人口老龄化、吸烟、伴有基础疾病和免疫功能低下有关，如慢性阻塞性肺病、心力衰竭、肿瘤、糖尿病、尿毒症、神经疾病、药瘾、嗜酒、艾滋病、久病体衰、大型手术、应用免疫抑制剂和器官移植等。此外，亦与病原体变迁、耐药菌增加、医院获得性肺炎发病率增加、病原学诊断困难、不合理使用抗生素和部分人群贫困化加剧等有关。

重症肺炎至今仍无普遍认同的定义，需入住 ICU 者可认为是重症肺炎。目前一般认为，如果肺炎患者的病情严重到需要通气支持(急性呼吸衰竭、严重气体交换障碍伴高碳酸血症或持续低氧血症)、循环支持(血流动力学障碍、外周低灌注)及加强监护治疗(肺炎引起的脓毒症或基础疾病所致的其他器官功能障碍)时可称为重症肺炎。

一、病因和发病机制

正常的呼吸道免疫防御机制(支气管内黏液-纤毛运载系统、肺泡巨噬细胞等细胞防御的完整性等)使气管隆凸以下的呼吸道保持无菌。是否发生肺炎决定于两个因素：病原体和宿主因素。如果病原体数量多，毒力强和/或宿主呼吸道局部和全身免疫防御系统损害，即可发生肺炎。病原体可通过下列途径引起社区获得性肺炎：①空气吸入；②血行播散；③邻近感染部位蔓延；

④上呼吸道定植菌的误吸。医院获得性肺炎还可通过误吸胃肠道的定植菌(胃食管反流)和通过人工气道吸入环境中的致病菌引起。病原体直接抵达下呼吸道后,滋生繁殖,引起肺泡毛细血管充血、水肿,肺泡内纤维蛋白渗出及细胞浸润。

二、诊断

(一)临床表现特点

1.社区获得性肺炎

(1)新近出现的咳嗽、咳痰或原有呼吸道疾病症状加重,并出现脓性痰,伴或不伴胸痛。

(2)发热。

(3)肺实变体征和/或闻及湿性啰音。

(4)白细胞$>10\times10^9$/L 或$<4\times10^9$/L,伴或不伴细胞核左移。

(5)胸部 X 线检查显示片状、斑片状浸润性阴影或间质性改变,伴或不伴胸腔积液。

以上 1～4 项中任何 1 项加第 5 项,除外非感染性疾病可作出诊断。社区获得性肺炎常见病原体为肺炎链球菌、支原体、衣原体、流感嗜血杆菌和呼吸病毒(甲、乙型流感病毒,腺病毒、呼吸道合胞病毒和副流感病毒)等。

2.医院获得性肺炎

住院患者 X 线检查出现新的或进展的肺部浸润影加上下列 3 个临床症候中的 2 个或以上可以诊断为肺炎:①发热超过 38 ℃;②血白细胞计数增多或减少;③脓性气道分泌物。

医院获得性肺炎的临床表现、实验室和影像学检查特异性低,应注意与肺不张、心力衰竭和肺水肿、基础疾病肺侵犯、药物性肺损伤、肺栓塞和急性呼吸窘迫综合征等相鉴别。无感染高危因素患者的常见病原体依次为肺炎链球菌、流感嗜血杆菌、金黄色葡萄球菌、大肠埃希菌、肺炎克雷伯杆菌等;有感染高危因素患者为金黄色葡萄球菌、铜绿假单胞菌、肠杆菌属、肺炎克雷伯杆菌等。

(二)重症肺炎的诊断标准

不同国家制订的重症肺炎的诊断标准有所不同,各有优、缺点,但一般均注重对客观生命体征、肺部病变范围、器官灌注和氧合状态的评估,临床医师可根据具体情况选用。以下列出目前常用的几项诊断标准。

1.中华医学会呼吸病学分会 2006 年颁布的重症肺炎诊断标准

(1)意识障碍。

(2)呼吸频率≥30 次/分钟。

(3)$PaO_2<8.0$ kPa(60 mmHg)、氧合指数(PaO_2/FiO_2)<39.9 kPa(300 mmHg),需行机械通气治疗。

(4)动脉收缩压<12.0 kPa(90 mmHg)。

(5)并发脓毒性休克。

(6)X 线胸片显示双侧或多肺叶受累,或入院 48 h 内病变扩大≥50%。

(7)少尿:尿量<20 mL/h,或<80 mL/4 h,或急性肾衰竭需要透析治疗。

符合 1 项或以上者可诊断为重症肺炎。

2.美国感染病学会(IDSA)和美国胸科学会(ATS)2007 年新修订的诊断标准

具有 1 项主要标准或 3 项或以上次要标准可认为是重症肺炎,需要入住 ICU。

(1)主要标准:①需要有创通气治疗。②脓毒性休克需要血管收缩剂。

(2)次要标准:①呼吸频率≥30次/分钟。②PaO_2/FiO_2≤250。③多叶肺浸润。④意识障碍/定向障碍;⑤尿毒症(BUN≥7.14 mmol/L)。⑥白细胞减少(白细胞<4×10^9/L)。⑦血小板减少(血小板<10×10^9/L)。⑧低体温(<36 ℃)。⑨低血压需要紧急的液体复苏。

说明:①其他指标也可认为是次要标准,包括低血糖(非糖尿病患者)、急性酒精中毒/酒精戒断、低钠血症、不能解释的代谢性酸中毒或乳酸升高、肝硬化或无脾。②需要无创通气也可等同于次要标准的①和②。③白细胞减少仅系感染引起。

(三)严重度评价

评价肺炎病情的严重程度对于决定在门诊或入院治疗甚或ICU治疗至关重要。肺炎临床的严重性决定于3个主要因素:局部炎症程度,肺部炎症的播散和全身炎症反应。除此之外,患者如有下列其他危险因素会增加肺炎的严重度和死亡危险。

1.病史

年龄>65岁;存在基础疾病或相关因素,如慢性阻塞性肺疾病(COPD)、糖尿病、充血性心力衰竭、慢性肾功能不全、慢性肝病、一年内住过院、疑有误吸、神志异常、脾切除术后状态、长期嗜酒或营养不良。

2.体征

呼吸频率>30次/分钟;脉搏≥120次/分钟;血压<12.0/8.0 kPa(90/60 mmHg);体温≥40 ℃或≤35 ℃;意识障碍;存在肺外感染病灶如败血症、脑膜炎。

3.实验室和影像学异常

白细胞>20×10^9/L或<4×10^9/L,或中性粒细胞计数<1×10^9/L;呼吸空气时PaO_2<8.0 kPa(60 mmHg)、PaO_2/FiO_2<39.9 kPa(300 mmHg),或$PaCO_2$>6.7 kPa(50 mmHg);血肌酐>106 μmol/L或BUN>7.1 mmol/L;血红蛋白<90 g/L或血细胞比容<30%;血浆清蛋白<25 g/L;败血症或弥散性血管内凝血(DIC)的证据,如血培养阳性、代谢性酸中毒、凝血酶原时间和部分凝血活酶时间延长、血小板减少;X线胸片病变累及一个肺叶以上、出现空洞、病灶迅速扩散或出现胸腔积液。

为使临床医师更精确地作出入院或门诊治疗的决策,近几年用评分方法作为定量的方法在临床上得到了广泛的应用。PORT(肺炎患者预后研究小组)评分系统(表5-2)是目前常用的评价社区获得性肺炎严重度以及判断是否必须住院的评价方法,其也可用于预测社区获得性肺炎患者的病死率。其预测死亡风险分级如下:1~2级,≤70分,病死率0.1%~0.6%;3级,71~90分,病死率0.9%;4级,91~130分,病死率9.3%;5级,>130分,病死率27.0%。PORT评分系统因可以避免过度评价肺炎的严重度而被推荐使用,即其可保证一些没必要住院的患者在院外治疗。

表5-2　PORT评分系统

患者特征	分值	患者特征	分值	患者特征	分值
年龄		脑血管疾病	10	实验室和放射学检查	
男性	−10	肾脏疾病	10	pH<7.35	30
女性	+10	体格检查		BUN>11 mmol/L(>30 mg/dL)	20
住护理院		神志改变	20	Na$^+$<130 mmol/L	20

患者特征	分值	患者特征	分值	患者特征	分值
并存疾病		呼吸频率>30 次/分钟	20	葡萄糖>14 mmol/L(>250 mg/dL)	10
肿瘤性疾病	30	收缩血压<12.0 kPa(90 mmHg)	20	血细胞比容<30%	10
肝脏疾病	20	体温<35 ℃或>40 ℃	15	PaO₂<8.0 kPa(60 mmHg)	10
充血性心力衰竭	10	脉率>12 次/分钟	10	胸腔积液	10

为避免评价社区获得性肺炎肺炎患者的严重度不足,可使用改良的 BTS 重症肺炎标准:呼吸频率≥30 次/分钟,舒张压≤8.0 kPa(60 mmHg),BUN>6.8 mmol/L,意识障碍。四个因素中存在两个可确定患者的死亡风险更高。此标准因简单易用,且能较准确地确定社区获得性肺炎的预后而被广泛应用。

临床肺部感染积分(表 5-3)则主要用于医院获得性肺炎包括呼吸机相关性肺炎的诊断和严重度判断,也可用于监测治疗效果。此积分从 0~12 分,积分 6 分时一般认为有肺炎。

表 5-3　临床肺部感染积分评分表

参数	标准	分值
体温	≥36.5 ℃,≤38.4 ℃	0
	≥38.5 ℃~38.9 ℃	1
	≥39 ℃,或≤36 ℃	2
白细胞计数(×10⁹)	≥4.0,≤11.0	0
	<4.0,>11.0	1
	杆状核白细胞	2
气管分泌物	<14+吸引	0
	≥14+吸引	1
	脓性分泌物	2
氧合指数(PaO₂/FiO₂)	>240 或急性呼吸窘迫综合征	0
	≤240	2
胸部 X 线	无渗出	0
	弥漫性渗出	1
	局部渗出	2
半定量气管吸出物培养 (0,1+,2+,3+)	病原菌≤1+或无生长	0
	病原菌≥1+	1
	革兰氏染色发现与培养相同的病原菌	2

三、治疗

(一)临床监测

1.体征监测

监测重症肺炎的体征是一项简单、易行和有效的方法,患者往往有呼吸频率和心率加快、发绀、肺部病变部位湿啰音等。目前多数指南都把呼吸频率加快(≥30 次/分钟)作为重症肺炎诊断的主要或次要标准。意识状态也是监测的重点,神志模糊、意识不清或昏迷提示重症肺炎可能性。

2.氧合状态和代谢监测

PaO_2、PaO_2/FiO_2、pH、混合静脉血氧分压(PvO_2)、胃张力测定、血乳酸测定等都可对患者的氧合状态进行评估。单次的动脉血气分析一般仅反映患者瞬间的氧合情况;重症患者或有病情明显变化者应进行系列血气分析或持续动脉血气监测。

3.胸部影像学监测

重症肺炎患者应进行系列 X 线胸片监测,主要目的是及时了解患者的肺部病变是进展还是好转,是否合并有胸腔积液、气胸,是否发展为肺脓肿、急性呼吸窘迫综合征等。检查的频度应根据患者的病情而定,如要了解病变短期内是否增大,一般每 48 h 进行一次检查评价;如患者临床情况突然恶化(呼吸窘迫、严重低氧血症等),在不能除外合并气胸或进展至 ARDS 时,应短期内复查;而当患者病情明显好转及稳定时,一般可经 10～14 d 复查。

4.血流动力学监测

重症肺炎患者常伴有脓毒症,可引起血流动力学的改变,故应密切监测患者的血压和尿量。这 2 项指标比较简单、易行,且非常可靠,应作为常规监测的指标。中心静脉压的监测可用于指导临床补液量和补液速度。部分重症肺炎患者可并发中毒性心肌炎或 ARDS,如临床上难于区分时应考虑行漂浮导管检查。

5.器官功能监测

器官功能监测包括脑功能、心功能、肾功能、胃肠功能、血液系统功能等,进行相应的血液生化和功能检查。一旦发现异常,要积极处理,注意防止多器官功能障碍综合征的发生。

6.血液监测

血液监测包括外周血白细胞计数、C 反应蛋白、降钙素原、血培养等。

(二)抗生素治疗

经验性联合应用抗生素治疗重症肺炎的理论依据是联合应用能够覆盖可能的微生物并预防耐药的发生。对于铜绿假单胞菌肺炎,联用 β 内酰胺类和氨基糖苷类具有潜在的协同作用,优于单药治疗;然而氨基糖苷类抗生素的抗菌谱窄,毒性大,特别是对于老年患者,其肾损害的发生率比较高。临床应用氨基糖苷类时要注意其为浓度依赖性抗生素,一般要用足够剂量、提高峰药浓度以提高疗效,同时也应避免与毒性相关的谷浓度的升高。在监测药物的峰浓度时,庆大霉素和妥布霉素>7 $\mu g/mL$,或阿米卡星>28 $\mu g/mL$ 的效果较好。氨基糖苷类的另一个不足是对支气管分泌物的渗透性较差,仅能达到血药浓度的 40%。此外,肺炎患者的支气管分泌物 pH 较低,在这种环境下许多抗生素活性都降低。因此,有时联合应用氨基糖苷类抗生素并不能增加疗效,反而增加了肾毒性。

目前对于重症肺炎,抗生素的单药治疗也已得到临床医师的重视。新的头孢菌素、碳青霉烯类、其他 β 内酰胺类和氟喹诺酮类抗生素由于抗菌效力强、广谱,并且耐细菌 β 内酰胺酶,故可用于单药治疗。即使对于重症医院获得性肺炎,只要不是耐多药的病原体,如铜绿假单胞菌、不动杆菌和耐甲氧西林金黄色葡萄球菌(MRSA)等,仍可考虑抗生素的单药治疗。对重症 VAP 有效的抗生素一般包括亚胺南、美罗培南、头孢吡肟和哌拉西林/他唑巴坦。对于重症肺炎患者来说,临床上的初始治疗常联用多种抗生素,在获得细菌培养结果后,如果没有高度耐药的病原体就可以考虑转为针对性的单药治疗。

临床上一般认为不适合单药治疗的情况包括：①可能感染革兰氏阳性、革兰氏阴性菌和非典型病原体的重症社区获得性肺炎。②怀疑铜绿假单胞菌或肺炎克雷伯杆菌的菌血症。③可能是金黄色葡萄球菌和铜绿假单胞菌感染的医院获得性肺炎。三代头孢菌素不应用于单药治疗，因其在治疗中易诱导肠杆菌属细菌产生β内酰胺酶而导致耐药发生。

对于重症 VAP 患者，如果为高度耐药病原体所致的感染则联合治疗是必要的。目前有3种联合用药方案：①β内酰胺类联合氨基糖苷类：在抗铜绿假单胞菌上有协同作用，但也应注意前面提到的氨基糖苷类的毒性作用。②2个β内酰胺类联合使用：因这种用法会诱导出对两种药同时耐药的细菌，故虽然有过成功治疗的报道，仍不推荐使用。③β内酰胺类联合氟喹诺酮类：虽然没有抗菌协同作用，但也没有潜在的拮抗作用；氟喹诺酮类对呼吸道分泌物穿透性很好，对其疗效有潜在的正面影响。

对于铜绿假单胞菌所致的重症肺炎，联合治疗往往是必要的。抗假单胞菌的β内酰胺类抗生素包括青霉素类的哌拉西林、阿洛西林、氨苄西林、替卡西林、阿莫西林；第三代头孢菌素类的头孢他啶、头孢哌酮；第四代头孢菌素类的头孢吡肟；碳青霉烯类的亚胺培南、美罗培南；单酰胺类的氨曲南（可用于青霉素类过敏的患者）；β内酰胺类/β内酰胺酶抑制剂复合剂的替卡西林/克拉维酸钾、哌拉西林/他唑巴坦。其他的抗假单胞菌抗生素还有氟喹诺酮类和氨基糖苷类。

1.重症社区获得性肺炎的抗生素治疗

重症社区获得性肺炎患者的初始治疗应针对肺炎链球菌（包括耐药肺炎链球菌）、流感嗜血杆菌、军团菌和其他非典型病原体，在某些有危险因素的患者还有可能为肠道革兰氏阴性菌属包括铜绿假单胞菌的感染。无铜绿假单胞菌感染危险因素的社区获得性肺炎患者可使用β内酰胺类联合大环内酯类或氟喹诺酮类（如左氧氟沙星、加替沙星、莫西沙星等）。因目前为止还没有确立单药治疗重症社区获得性肺炎的方法，所以很难确定其安全性、有效性（特别是并发脑膜炎的肺炎）或用药剂量。可用于重症社区获得性肺炎并经验性覆盖耐药肺炎链球菌的β内酰胺类抗生素有头孢曲松、头孢噻肟、亚胺培南、美罗培南、头孢吡肟、氨苄西林/舒巴坦或哌拉西林/他唑巴坦。目前高达40%的肺炎链球菌对青霉素或其他抗生素耐药，其机制不是β内酰胺酶介导而是青霉素结合蛋白的改变。虽然不少β内酰胺类和氟喹诺酮类抗生素对这些病原体有效，但对耐药肺炎链球菌肺炎并发脑膜炎的患者应使用万古霉素治疗。如果患者有假单胞菌感染的危险因素（如支气管扩张、长期使用抗生素、长期使用糖皮质激素）应联合使用抗假单胞菌抗生素并应覆盖非典型病原体，如环丙沙星加抗假单胞菌β内酰胺类，或抗假胞菌β内酰胺类加氨基糖苷类加大环内酯类或氟喹诺酮类。

临床上选取任何治疗方案都应根据当地抗生素耐药的情况、流行病学和细菌培养及实验室结果进行调整。关于抗生素的治疗疗程目前也很少有资料可供参考，应考虑感染的严重程度，菌血症、多器官功能衰竭、持续性全身炎症反应和损伤等。一般来说，根据疾病的严重程度和宿主免疫抑制的状态，肺炎链球菌肺炎疗程为 7～10 d，军团菌肺炎的疗程需要 14～21 d。ICU 的大多数治疗都是通过静脉途径的，但近期的研究表明，只要病情稳定、没有发热，即使在危重患者，3 d 静脉给药后亦可转为口服治疗，即序贯或转换治疗。转换为口服治疗的药物可选择氟喹诺酮类，因其生物利用度高，口服治疗也可达到同静脉给药一样的血药浓度。

由于嗜肺军团菌在重症社区获得性肺炎的相对重要性，应特别注意其的治疗方案。虽然目前有很多体外有抗军团菌活性的药物，但在治疗效果上仍缺少前瞻性、随机对照研究的资料。回顾性的资料和长期临床经验支持使用红霉素 4 g/d 治疗住院的军团菌肺炎患者。在多肺叶病变、器官功能衰竭或严重免疫抑制的患者,在治疗的前 3～5 d 应加用利福平。其他大环内酯类(克拉霉素和阿奇霉素)也有效。除上述之外可供选择的药物有氟喹诺酮类(环丙沙星、左氧氟沙星、加替沙星、莫西沙星)或多西环素。氟喹诺酮类在治疗军团菌肺炎的动物模型中特别有效。

2.重症医院获得性肺炎的抗生素治疗

医院获得性肺炎应根据患者的情况和最可能的病原体而采取个体化治疗。对于早发的(住院 4 d 内起病者)重症肺炎患者而没有特殊病原体感染危险因素者,应针对"常见病原体"治疗。这些病原体包括肺炎链球菌、流感嗜血杆菌、甲氧西林敏感的金黄色葡萄球菌和非耐药的革兰氏阴性细菌。抗生素可选择第二代、第三代、第四代头孢菌素,β 内酰胺类/β 内酰胺酶抑制剂复合剂、氟喹诺酮类或联用克林霉素和氨曲南。

对于任何时间起病、有特殊病原体感染危险因素的轻中症肺炎患者,有感染"常见病原体"和其他病原体危险者,应评估危险因素来指导治疗:如果有近期腹部手术或明确的误吸史,应注意厌氧菌,可在主要抗生素基础上加用克林霉素或单用 β 内酰胺类/β 内酰胺酶抑制剂复合剂;如果患者有昏迷或有头部创伤、肾衰竭或糖尿病史,应注意金黄色葡萄球菌感染,需针对性选择有效的抗生素;如果患者起病前使用过大剂量的糖皮质激素、或近期有抗生素使用史、或长期 ICU 住院史,即使患者的医院获得性肺炎并不严重,也应经验性治疗耐药病原体。治疗方法是联用两种抗假单胞菌抗生素,如果气管抽吸物革兰氏染色见阳性球菌还需加用万古霉素(或可使用利奈唑胺或奎奴普丁/达福普汀)。所有的患者,特别是气管插管的 ICU 患者,经验性用药必须持续到痰培养结果出来之后。如果无铜绿假单胞菌或其他耐药革兰氏阴性细菌感染,则可根据药敏情况使用单一药物治疗。非耐药病原体的重症医院获得性肺炎患者可用任何以下单一药物治疗:亚胺培南、美罗培南、哌拉西林/他唑巴坦或头孢吡肟。

ICU 中医院获得性肺炎的治疗也应根据当地抗生素敏感情况,以及当地经验和对某些抗生素的偏爱而调整。每个 ICU 都有它自己的微生物药敏情况,而且这种情况随时间而变化,因而有必要经常更新经验用药的策略。经验用药中另一个需要考虑的是"抗生素轮换"策略,它是指标准经验治疗过程中有意更改抗生素使细菌暴露于不同的抗生素从而减少抗生素耐药的选择性压力,达到减少耐药病原体感染发生率的目的。"抗生素轮换"策略目前仍在研究之中,还有不少问题未能明确,包括每个用药循环应该持续多久?应用什么药物进行循环?这种方法在内科和外科患者的有效性分别有多高?循环药物是否应该针对革兰氏阳性细菌同时也针对革兰氏阴性细菌等。

在某些患者中,雾化吸入这种局部治疗可用以弥补全身用药的不足。氨基糖苷类雾化吸入可能有一定的益处,但只用于革兰氏阴性细菌肺炎全身治疗无效者。多黏菌素雾化吸入也可用于耐药铜绿假单胞菌的感染。

对于初始经验治疗失败的患者,应该考虑其他感染性或非感染性的诊断,包括肺曲霉感染。对持续发热并有持续或进展性肺部浸润的患者可经验性使用两性霉素 B。虽然传统上应使用开放肺活检来确定其最终诊断,但临床上是否活检仍应个体化。临床上还应注意其他的非感染性肺部浸润的可能性。

(三)支持治疗

支持治疗主要包括液体补充、血流动力学、通气和营养支持,起到稳定患者状态的作用,而更直接的治疗仍需要针对患者的基础病因。流行病学证据显示营养不良影响肺炎的发病和危重患者的预后。同样,临床资料也支持肠内营养可以预防肺炎的发生,特别是对于创伤的患者。对于严重脓毒症和多器官功能衰竭的分解代谢旺盛的重症肺炎患者,在起病48 h后应开始经肠内途径进行营养支持,一般把导管插入到空肠进行喂养以避免误吸;如果使用胃内喂养,最好是维持患者半卧体位以减少误吸的风险。

（四）胸部理疗

拍背、体位引流和振动可以促进黏痰排出的效果尚未被证实。胸部理疗广泛应用的局限在于:①其有效性未被证实,特别是不能减少患者的住院时间。②费用高,需要专人使用。③有时引起 PaO_2 的下降。目前的经验是胸部理疗对于脓痰过多(>30 mL/d)或严重呼吸肌疲劳不能有效咳嗽的患者是最为有用的,例如对囊性纤维化、COPD 和支气管扩张的患者。

使用自动化病床的侧翻疗法,有时加以振动叩击,是一种有效地预防外科创伤及内科患者肺炎的方法,但其地位仍不确切。

（五）促进痰液排出

雾化和湿化可降低痰的黏度,因而可改善不能有效咳嗽患者的排痰,然而雾化产生的大多水蒸气都沉积在上呼吸道并引起咳嗽,一般并不影响痰的流体特性。目前很少有数据支持湿化能特异性地促进细菌清除或肺炎吸收的观点。乙酰半胱氨酸能破坏痰液的二硫键,有时也用于肺炎患者的治疗,但由于其刺激性因而在临床应用上受到一定限制。痰中的 DNA 增加了痰液黏度,重组的 DNA 酶能裂解 DNA,已证实在囊性纤维化患者中有助于改善症状和肺功能,但对肺炎患者其价值尚未被证实。支气管舒张药也能促进黏液排出和纤毛运动频率,对 COPD 合并肺炎的患者有效。

（李海宁）

第三节 肺 栓 塞

肺栓塞是以各种栓子阻塞肺动脉系统为其发病原因的一组疾病或临床综合征的总称。它包括肺血栓栓塞症、脂肪栓塞综合征、羊水栓塞、空气栓塞等。肺血栓栓塞症（PTE）是来自深静脉或右心的血栓堵塞了肺动脉及其分支所致疾病,以肺循环和呼吸功能障碍为其主要临床和病理生理特征。PTE 占肺栓塞的绝大部分,通常在临床上所说的肺栓塞即指 PTE。引起 PTE 的血栓主要来源于深静脉血栓（DVT）形成,PTE 常为 DVT 的并发症。PTE 与 DVT 是静脉血栓栓塞症的两种重要的临床表现形式。

PTE-DVT 一直是国内外医学界非常关注的医疗保健问题,在世界范围内发病率和病死率都很高,临床上漏诊与误诊情况严重。美国 DVT 的年发病率为 1.0%,而 PTE 的年发病率为 0.5%,未经治疗的 PTE 病死率高达 26%~37%,而如果能够得到早期诊断和及时治疗,其病死率会明显下降。我国目前尚无 PTE 发病的准确的流行病学资料。但据国内部分医院的初步统计和依临床经验估计,在我国 PTE 绝非少见病,而且近年来其发病例数有增加趋势。

一、病因

PTE 的危险因素包括任何可以导致静脉血液淤滞、静脉内皮损伤和血液高凝状态的因素,即 Virchow 三要素。这些因素单独存在或者相互作用,对于 DVT 和 PTE 的发生具有非常重要的意义。易发生 VTE 的危险因素包括原发性和继发性两类。

(一)原发性危险因素

由遗传变异引起,包括凝血、抗凝、纤溶在内的各种遗传性缺陷(表 5-4)。如 40 岁以下的年轻患者无明显诱因出现或反复发生 VTE,或呈家族遗传倾向,应考虑到有无易栓症的可能性。

表 5-4　引起 PTE 的原发性危险因素

抗凝血酶缺乏

先天性异常纤维蛋白原血症

血栓调节因子异常

高同型半胱氨酸血症

抗心脂抗体综合征

纤溶酶原激活物抑制因子过量

凝血酶原 20210A 基因变异

Ⅻ因子缺乏

Ⅴ因子 Leiden 突变(活性蛋白 C 抵抗)

纤溶酶原缺乏

纤溶酶原不良血症

蛋白 S 缺乏

蛋白 C 缺乏

(二)继发性危险因素

由后天获得的多种病理生理异常所引起,包括骨折、创伤、手术、妊娠、产褥期、口服避孕药、激素替代治疗、恶性肿瘤和抗磷脂综合征等,其他重要的危险因素还包括神经系统病变或卒中后的肢体瘫痪、长期卧床、制动等。在临床上,可将上述危险因素按照强度分为高危、中危和低危因素(表 5-5)。

表 5-5　引起静脉血栓的危险因素

高危因素(OR 值>10)

　骨折(髋部或大腿)

　髋或膝关节置换

　大型普外科手术

　大的创伤

　脊髓损伤

中危因素(OR 值 2~9)

　关节镜膝部手术

　中心静脉置管

　化疗

　慢性心力衰竭或呼吸衰竭

　雌激素替代治疗

续表

恶性肿瘤
口服避孕药
瘫痪
妊娠/产后
既往 VTE 病史
易栓倾向
低危因素(OR 值小于 2)
卧床＞3 d
长时间旅行静坐不动(如长时间乘坐汽车或飞机旅行)
年龄
腔镜手术(如胆囊切除术)
肥胖
静脉曲张

即使积极地应用较完备的技术手段寻找危险因素,临床上仍有部分病例发病原因不明,称为特发性 VTE。这些患者可能存在某些潜在的异常病变(如恶性肿瘤)促进血栓的形成,应注意仔细筛查。

二、病理生理

PTE 发生后,一方面通过栓子的机械阻塞作用直接影响肺循环、体循环血流动力学状态和呼吸功能;另一方面,通过心脏和肺的反射效应以及神经体液因素(包括栓塞后的炎症反应)等导致多种功能和代谢变化。以上机制的综合和相互作用加上栓子的大小和数量、多个栓子的递次栓塞间隔时间、是否同时存在其他心肺疾病等对 PTE 的发病过程和病情的严重程度均有重要影响。

(一)急性 PTE 后肺循环血流动力学变化

1.肺动脉高压

肺动脉的机械堵塞和神经-体液因素引起的肺血管痉挛是栓塞后形成肺动脉高压的基础。当肺血管床被堵塞 20%～30% 时,开始出现一定程度的肺动脉高压;随着肺血管床堵塞程度的加重,肺动脉压力会相应增加,当肺血管床堵塞达 75% 以上时,由于严重的肺动脉高压,可出现右心室功能衰竭甚至休克、猝死。同时,PTE 时受损的肺血管内皮细胞、血栓中活化的血小板及中性粒细胞等可以释放血栓素 A_2（TXA_2）、5-羟色胺、内皮素、血管紧张素 II 等血管活性物质,这些物质可引起肺血管痉挛,加重肺动脉高压。

2.右心功能障碍

随着肺动脉高压的进展,右心室后负荷增加,导致右心室每搏做功增加,收缩末期压力升高。在栓塞早期,由于心肌收缩力和心率的代偿作用,并不导致心室舒张末期压力升高,不出现右心室扩张,维持血流动力学相对稳定。随着右心室后负荷的进一步增加,心率和心肌收缩力的代偿作用不足以维持有效的心排血量时,心室舒张末期压力开始显著升高,心排血量明显下降,右心室压升高,心房扩大,导致左心回心血量减少,体循环淤血,出现急性肺源性心脏病。

3.左心功能障碍

肺动脉堵塞后,经肺静脉回流至左心房的血液减少,左心室舒张末期充盈压下降,体循环压力趋于下降,通过兴奋交感神经使心率和心肌收缩力增加,以维持心排血量的相对稳定。当通过心率和心肌收缩力的改变不能代偿回心血量的继续下降时,心排血量明显减少,造成血压下降,内脏血管收缩,外周循环阻力增加,严重时出现休克症状。

上述病理生理改变的严重程度和发展速度受到以下因素影响:肺血管阻力升高的幅度、速度和患者基础心肺功能状态。如果肺血管阻力突然升高,且幅度越大时,右心功能损害就越严重,病情发展就越快;如果肺血管阻力极度升高,心脏射血功能接近丧失,会出现电机械分离现象,即心脏可以产生接近正常的电活动,但是心肌细胞的运动状态接近等长收缩,心室内压力虽可随心动周期而变化,却不能产生有效的肺循环血流,甚至可发生猝死。

(二)急性 PTE 后呼吸功能的变化

栓塞部位肺血流减少或阻断,肺泡无效腔量增大;肺梗死、肺水肿、肺出血、肺萎陷和肺不张等因素均可导致通气/血流(V/Q)比例失调;支气管痉挛及过度通气等因素综合存在可产生气体交换障碍,从而发生低氧血症和代偿性过度通气(低碳酸血症)。

(三)急性 PTE 的临床分型

按照 PTE 后病理生理变化,可以将 PTE 分为急性大面积 PTE 和急性非大面积 PTE。

1.急性大面积 PTE

临床上以休克和低血压为主要表现,即体循环动脉收缩压小于 12.0 kPa(90 mmHg),或较基础值下降幅度不低于 5.3 kPa(40 mmHg),持续 15 min 以上。须除外新发生的心律失常、低血容量或感染中毒症所致血压下降。

2.急性非大面积 PTE

不符合以上大面积 PTE 标准的 PTE。此型患者中,一部分人的超声心动图表现有右心功能障碍或临床上出现右心功能不全表现,归为次大面积 PTE 亚型。

三、临床表现

PTE 的临床症状多不典型,表现谱广,从完全无症状到猝死,因而极易造成漏诊与误诊。国家"十五"科技攻关课题——肺栓塞规范化诊治方法的研究中,对 516 例 PTE 患者的临床表现进行了分析,其各种临床症状及发生率见表 5-6。

表 5-6 中国 516 例急性 PET 患者的临床表现

症状	发生率(%)
呼吸困难	88.6
胸痛	59.9
心绞痛样胸痛	30.0
胸膜炎性胸痛	45.2
咳嗽	56.2
咯血	26.0
心悸	32.9
发热	24.0
晕厥	13.0
惊恐、濒死感	15.3

PTE 的体征亦无特异性,最常见的体征是呼吸急促,占 51.7%,可部分反映患者病情的严重程度;心动过速的发生率为 28.1%,主要是缺氧、肺循环阻力增高和右心功能不全等因素引起交感神经兴奋所致;由于严重的低氧血症和体循环淤血可出现周围型发绀。

呼吸系统的体征较少出现,25.4% 的患者存在细湿啰音,可能与炎症渗出或肺泡表面活性物质减少导致肺泡内液体量增加有关。另有 8.5% 的患者存在哮鸣音,程度一般较轻,有的局限于受累部位,也有的波及全肺。若合并胸腔积液,可出现胸膜炎的相应体征,如局部叩诊实音、胸膜摩擦感和摩擦音等。

41.9% 的患者在肺动脉瓣听诊区可闻及第二心音亢进。当存在右心室扩大时,可使三尖瓣瓣环扩张,造成三尖瓣相对关闭不全,出现收缩期反流。在胸骨左缘第四肋间可闻及三尖瓣收缩期反流性杂音,吸气时增强,发生率 7.8%。另有 20.2% 的患者可出现颈静脉充盈或曲张,为右心压力增高在体表的反映。如果患者病情危重,出现急性右心功能衰竭时,可出现肝大、肝颈反流征阳性、下肢水肿等表现。

四、诊断

(一)诊断策略

中华医学会呼吸病学分会在《肺血栓栓塞症的诊断与治疗指南(草案)》中提出的诊断步骤分为临床疑似诊断、确定诊断和危险因素的诊断 3 个步骤。

1.临床疑似诊断(疑诊)

对存在危险因素的病例,如果出现不明原因的呼吸困难、胸痛、晕厥和休克,或伴有单侧或双侧不对称性下肢肿胀、疼痛等对诊断具有重要的提示意义。心电图、X 线胸片、动脉血气分析等基本检查,有助于初步诊断,结合 D-二聚体检测(ELISA),可以建立疑似病例诊断。超声检查对于提示 PTE 诊断和排除其他疾病具有重要价值,若同时发现下肢深静脉血栓的证据则更增加诊断的可能性。

2.PTE 的确定诊断(确诊)

对于临床疑诊的患者应尽快合理安排进一步检查以明确 PTE 诊断。如果没有影像学的客观证据,就不能诊断 PTE。PTE 的确定诊断主要依靠核素肺通气/灌注扫描、CTPA、MRPA 和肺动脉造影等临床影像学技术。如心脏超声发现右心或肺动脉内存在血栓征象,也可确定 PTE 的诊断。

3.PTE 成因和易患因素的诊断(求因)

对于临床疑诊和已经确诊 PTE 的患者,应注意寻找 PTE 的成因和易患因素,并据以采取相应的治疗和预防措施。

(二)辅助检查及 PTE 时的变化

1.动脉血气分析

常表现为低氧血症,低碳酸血症,肺泡-动脉血氧分压差 $[P_{(A-a)}O_2]$ 增大,部分患者的血气结果可以正常。

2.心电图

心电图的改变取决于 PTE 栓子的大小、堵塞后血流动力学变化以及患者的基础心肺储备状况。当栓塞面积较小时,心电图表现可以正常或仅有窦性心动过速。而当出现急性右心室扩大时,在 I 导联可出现 S 波,III 导联出现 Q 波,III 导联的 T 波倒置,即所谓的 $S_I Q_{III} T_{III}$ 征。右心室扩大可以导致右心传导延迟,从而产生完全或不完全右束支传导阻滞。右心房扩大时,可出现肺型 P 波,在 PTE 患者心电图演变过程中,出现肺型 P 波,时间仅为 6 h。当出现肺动脉及右心压力升高时可出现 $V_1 \sim V_4$ 的 T 波倒置和 ST 段异常,电轴右偏及顺钟向转位等。由于肺栓塞心电图的变化有时是非常短暂的,所需及时、动态观察心电图改变。

3.X 线胸片

可显示肺动脉阻塞征(如区域性肺纹理变细、稀疏或消失),肺野透亮度增加;另可表现为右下肺动脉干增宽或伴截断征,肺动脉段膨隆以及右心室扩大等肺动脉高压症及右心扩大征象;部分患者 X 线胸片可见肺野局部片状阴影,尖端指向肺门的楔形阴影,肺不张或膨胀不全等肺组织继发改变。有肺不张侧可见横膈抬高,有时合并少至中量胸腔积液。X 线胸片对鉴别其他胸部疾病有重要帮助。

4.超声心动图

在提示诊断和除外其他心血管疾病方面有重要价值。对于严重的 PTE 病例,可以发现右心室壁局部运动幅度降低;右心室和/或右心房扩大;室间隔左移和运动异常;近端肺动脉扩张;三尖瓣反流速度增快;下腔静脉扩张,吸气时不萎陷。若在右心房或右心室发现血栓,同时患者临床表现符合 PTE,可以作出诊断。超声检查偶可因发现肺动脉近端的血栓而直接确定诊断。

5.血浆 D-二聚体(D-dimer)

酶联免疫吸附法(ELISA)是较为可靠的检测方法。急性 PTE 时血浆 D-二聚体升高,但 D-二聚体升高对 PTE 并无确诊的价值,因为在外伤、肿瘤、炎症、手术、心肌梗死、穿刺损伤甚至心理应激时血浆 D-二聚体均可增高。

(三)确诊检查方法及影像学特点

1.核素肺灌注扫描

PTE 典型征象呈肺段或肺叶分布的肺灌注缺损。当肺核素显像正常时,可以可靠地排除PTE。根据前瞻性诊断学研究,将肺灌注显像的结果分为四类,正常或接近正常、低度可能性、中间可能性和高度可能性。高度可能时约 90% 患者有 PTE,对 PTE 诊断的特异性为 96%;低度和中间可能性诊断不能确诊 PTE,需作进一步检查;正常或接近正常时,如果临床征象不支持PTE,则可以除外 PTE 诊断。

2.CT 肺动脉造影(CTPA)

PIOPED Ⅱ 的结果显示,CTPA 对 PTE 诊断的敏感性为 83%,特异性为 96%,如果联合 CT静脉造影(CTV)检查,则对 PTE 诊断的敏感性可提高到 90%。由于 CTPA 是无创性检查方法,且可以安排急诊检查,已在临床上广泛应用。PTE 的 CT 直接征象是各种形态的充盈缺损,间接征象包括病变部位肺组织有"马赛克"征、肺出血、肺梗死继发的肺炎改变等。

3.磁共振肺动脉造影(MRPA)

在大血管的 PTE,MRPA 可以显示栓塞血管的近端扩张,血栓栓子表现为异常信号,但对外周的 PTE 诊断价值有限。由于扫描速度较慢,故限制其临床应用。

4.肺动脉造影

敏感性和特异性达 95%,是诊断 PTE 的"金标准"。表现为栓塞血管腔内充盈缺损或完全阻塞,外周血管截断或枯枝现象。肺动脉造影为有创性检查,可并发血管损伤、出血、心律失常、咯血、心力衰竭等。致命性或严重并发症的发生率分别为 0.1% 和 1.5%,应严格掌握其适应证。

（四）鉴别诊断

1.肺炎

有部分 PTE 患者表现为咳嗽、咳少量白痰、低中度发热，同时有活动后气短，伴或不伴胸痛症状，化验血周围白细胞增多，X 线胸片有肺部浸润阴影，往往被误诊为上呼吸道感染或肺炎，但经抗感染治疗效果不好，症状迁延甚至加重。肺炎多有明显的受寒病史，急性起病，表现为寒战高热，之后发生胸痛，咳嗽，咳痰，痰量较多，可伴口唇疱疹；查体肺部呼吸音减弱，有湿性啰音及肺实变体征，痰涂片及培养可发现致病菌及抗感染治疗有效有别于 PTE。

2.心绞痛

急性 PTE 患者的主要症状为活动性呼吸困难，心电图可出现Ⅱ、Ⅲ、aVF 导联 ST 段及 T 波改变，甚至广泛性 T 波倒置或胸前导联呈"冠状 T"，同时存在胸痛、气短，疼痛可以向肩背部放射，容易被误诊为冠心病、心绞痛。需要注意询问患者有无高血压、冠心病病史，并注意检查有无下肢静脉血栓的征象。

3.支气管哮喘

急性 PTE 发作时可表现为呼吸困难、发绀、两肺可闻及哮鸣音。支气管哮喘多有过敏史或慢性哮喘发作史，用支气管扩张药或糖皮质激素症状可缓解，病史和对治疗的反应有助于与 PTE 鉴别。

4.血管神经性晕厥

部分 PTE 患者以晕厥为首发症状，容易被误诊为血管神经性晕厥或其他原因所致晕厥而延误治疗，最常见的要与迷走反射性晕厥及心源性晕厥（如严重心律失常、肥厚型心肌病）相鉴别。

5.胸膜炎

PTE 患者尤其是周围型 PTE，病变可累及胸膜而产生胸腔积液，易被误诊为其他原因性胸膜炎，如结核性、感染性及肿瘤性胸膜炎。PTE 患者胸腔积液多为少量、1～2 周间自然吸收，常同时存在下肢深静脉血栓形成，呼吸困难，X 线胸片有吸收较快的肺部浸润阴影，超声心动图呈一过性右心负荷增重表现，同时血气分析呈低氧血症、低碳酸血症等均可与其他原因性胸膜炎鉴别。

五、治疗

（一）一般治疗

胸痛严重者可以适当使用镇痛药物，但如果存在循环障碍，应避免应用具有血管扩张作用的阿片类制剂，如吗啡等；对于有焦虑和惊恐症状者应予安慰并可以适当使用镇静药；为预防肺内感染和治疗静脉炎可使用抗生素。存在发热、咳嗽等症状时可给予相应的对症治疗。

（二）呼吸循环支持治疗

1.呼吸支持治疗

对有低氧血症患者，可经鼻导管或面罩吸氧。吸氧后多数患者的血氧分压可以达到 10.7 kPa(80 mmHg)以上，因而很少需要进行机械通气。当合并严重呼吸衰竭时可使用经鼻（面）罩无创性机械通气或经气管插管机械通气。但注意应避免气管切开，以免在抗凝或溶栓过程中发生局部不易控制的大出血。

2.循环支持治疗

针对急性循环衰竭的治疗方法主要有扩容、应用正性肌力药物和血管活性药物。急性 PTE

时应用正性肌力药物可以使心排血量增加或体循环血压升高,同时也可增加右心室做功。临床上可以使用多巴胺、多巴酚丁胺和去甲肾上腺素治疗,三者通过不同的作用机制,可以达到升高血压、提高心排血量等作用。

(三)抗凝治疗

抗凝治疗能预防再次形成新的血栓,并通过内源性纤维蛋白溶解作用使已经存在的血栓缩小甚至溶解,但不能直接溶解已经存在的血栓。

抗凝治疗的适应证是不伴血流动力学障碍的急性 PTE 和非近端肢体 DVT;进行溶栓治疗的 PTE,溶栓治疗后仍需序贯抗凝治疗以巩固加强溶栓效果避免栓塞复发;对于临床高度疑诊 PTE 者,如无抗凝治疗禁忌证,均应立即开始抗凝治疗,同时进行 PTE 确诊检查。

抗凝治疗的主要禁忌证:活动性出血(肺梗死引起的咯血不在此范畴)、凝血机制障碍、严重的未控制的高血压、严重肝肾功能不全、近期手术史、妊娠头 3 个月以及产前 6 周、亚急性细菌性心内膜炎、心包渗出、动脉瘤等。当确诊有急性 PTE 时,上述情况大多属于相对禁忌证。

目前抗凝治疗的药物主要有普通肝素、低分子肝素和华法林。

1.普通肝素

用药原则应快速、足量和个体化。推荐采用持续静脉泵入法,首剂负荷量 80 U/kg(或 2 000~5 000 U 静脉推注),继之以 18 U/(kg·h)速度泵入,然后根据 APTT 调整肝素剂量(表 5-7)。也可使用皮下注射的方法,一般先予静脉注射负荷量 2 000~5 000 U,然后按 250 U/kg 剂量每 12 h 皮下注射 1 次。调节注射剂量使注射后 6~8 h 的 APTT 达到治疗水平。

表 5-7　根据 APTT 监测结果调整静脉肝素用量的方法

APTT	初始剂量及调整剂量	下次 APTT 测定的间隔时间
治疗前测基础 APTT	初始剂量:80 U/kg 静脉推注,然后按 18 U/(kg·h)静脉滴注	4~6
低于 35 s(大于 1.2 倍正常值)	予 80 U/kg 静脉推注,然后增加静脉滴注剂量 4 U/(kg·h)	6
35~45 s(1.2~1.5 倍正常值)	予 40 U/kg 静脉推注,然后增加静脉滴注剂量 4 U/(kg·h)	6
46~70 s(1.5~2.3 倍正常值)	无须调整剂量	6
71~90 s(2.3~3.0 倍正常值)	减少静脉滴注剂量 2 U/(kg·h)	6
超过 90 s(大于 3 倍正常值)	停药 1 h,然后减少剂量 3 U/(kg·h)后恢复静脉滴注	6

肝素抗凝治疗在 APTT 达到正常对照值的 1.5 倍时称为肝素的起效阈值。达到正常对照值 1.5~2.5 倍时是肝素抗凝治疗的适当范围,若以减少出血危险为目的,将 APTT 维持在正常对照值 1.5 倍的低限治疗范围,将使复发性 VET 的危险性增加。因此,调整肝素剂量应尽量在正常对照值的 2.0 倍而不是 1.5 倍,特别是在治疗的初期尤应注意。

溶栓治疗后,当 APTT 降至正常对照值的 2 倍时开始应用肝素抗凝,不需使用负荷剂量肝素。

肝素可能会引起血小板减少症(heparin-induced thrombocytopenia,HIT),在使用肝素的第 3~5 d 必须复查血小板计数。若较长时间使用肝素,尚应在第 7~10 d 和第 14 d 复查。HIT 很少于肝素治疗的 2 周后出现。若出现血小板迅速或持续降低达 30% 以上。或血小板计数小于 $100×10^9$/L,应停用肝素。一般在停用肝素后 10 d 内血小板开始逐渐恢复。

2.低分子肝素(LMWH)

LMWH 应根据体重给药,每天 1～2 次,皮下注射。对于大多数病例,按体重给药是有效的,不需监测 APTT 和调整剂量,但对过度肥胖者或孕妇宜监测血浆抗 Ｘa 因子活性并据以调整剂量。

3.华法林

在肝素治疗的第 1 d 应口服维生素 K 拮抗药华法林作为抗凝维持阶段的治疗。因华法林对已活化的凝血因子无效、起效慢,因此不适用于静脉血栓形成的急性期。初始剂量为 3.0～5.0 mg/d。由于华法林需要数天才能发挥全部作用,因此与肝素需至少重叠应用 4～5 d,当连续两天测定的国际标准化比率(INR)达到 2.5(2.0～3.0)时,即可停止使用肝素/低分子肝素,单独口服华法林治疗。应根据 INR 或 PT 调节华法林的剂量。在达到治疗水平前,应每天测定 INR,其后 2 周每周监测 2～3 次,以后根据 INR 的稳定情况每周监测 1 次或更少。若行长期治疗,约每 4 周测定 INR 并调整华法林剂量 1 次。

口服抗凝药的疗程应根据 PTE 的危险因素决定:低危人群指危险因素属一过性的(如手术创伤),在危险因素去除后继续抗凝 3 个月;中危人群指存在手术以外的危险因素或初次发病找不到明确的危险因素者,至少治疗 6 个月;高危人群指反复发生静脉血栓形成者或持续存在危险因素的患者,包括恶性肿瘤、易栓症、抗磷脂抗体综合征、慢性血栓栓塞性肺动脉高压者,应该长期甚至终身抗凝治疗,对放置下腔静脉滤器者终身抗凝。

(四)溶栓治疗

溶栓治疗主要适用于大面积 PTE 病例。对于次大面积 PTE,若无禁忌证可以进行溶栓。

溶栓治疗的绝对禁忌证包括活动性内出血和近 2 个月内自发性颅内出血、颅内或脊柱创伤、手术。

相对禁忌证:10～14 d 间的大手术、分娩、器官活检或不能压迫部位的血管穿刺;2 个月之内的缺血性卒中;10 d 内的胃肠道出血;15 d 内的严重创伤;1 个月内的神经外科或眼科手术;难以控制的重度高血压[收缩压大于 24.0 kPa(180 mmHg),舒张压大于 14.7 kPa(110 mmHg)];近期曾进行心肺复苏;血小板计数小于 $100×10^9/L$;妊娠;细菌性心内膜炎;严重的肝肾功能不全;糖尿病出血性视网膜病变;出血性疾病等。

对于大面积 PTE,因其对生命的威胁极大,上述绝对禁忌证亦应视为相对禁忌证。

溶栓治疗的时间窗为 14 d 以内。临床研究表明,症状发生 14 d 之内溶栓,其治疗效果好于 14 d 以上者,而且溶栓开始时间越早治疗效果越好。

目前临床上用于 PTE 溶栓治疗的药物主要有链激酶(SK)、尿激酶(UK)和重组组织型纤溶酶原激活剂(rt-PA)。

目前推荐短疗程治疗,我国的 PTE 溶栓方案如下。①UK:负荷量 4 400 U/kg 静脉注射 10 min,继之以 2 200 U/(kg•h)持续静脉点滴 12 h。另可考虑2 h 溶栓方案,即20 000 U/kg持续静脉点滴2 小时。②SK:负荷量 250 000 U 静脉注射 30 min,继之以 1 000 000 U/h持续静脉点滴 24 h。SK 具有抗原性,故用药前需肌内注射苯海拉明或地塞米松,以防止变态反应。也可使用 1 500 000 U 静脉点滴 2 h。③rt-PA:50 mg 持续静脉滴注2 h。

出血是溶栓治疗的主要并发症,可以发生在溶栓治疗过程中,也可以发生在溶栓治疗结束之后。因此,治疗期间要严密观察患者神志改变、生命体征变化以及脉搏血氧饱和度变化等,注意检查全身各部位包括皮下、消化道、牙龈、鼻腔等是否有出血征象,尤其需要注意曾经进行深部血管穿刺的部位是否有血肿形成。注意复查血常规、血小板计数,出现不明原因血红蛋白、红细胞下降时,要注意是否有出血并发症。溶栓药物治疗结束后每 2～4 h 测 1 次活化的部分凝血激酶时间(APTT),待其将至正常值的 2 倍以下时,开始使用肝素或 LWMH 抗凝治疗。

(五)介入治疗

介入治疗主要包括经导管吸栓碎栓术和下腔静脉滤器置入术。导管吸栓碎栓术的适应证为肺动脉主干或主要分支大面积 PTE 并存在以下情况者:溶栓和抗凝治疗禁忌证;经溶栓或积极的内科治疗无效。

为防止下肢深静脉大块血栓再次脱落阻塞肺动脉,可于下腔静脉安装滤器。适用于下肢近端静脉血栓,而抗凝治疗禁忌或有出血并发症;经充分抗凝而仍反复发生 PTE;伴血流动力学变化的大面积 PTE;近端大块血栓溶栓治疗前;伴有肺动脉高压的慢性反复性 PTE;行肺动脉血栓切除术或肺动脉血栓内膜剥脱术的病例。

(六)手术治疗

适用于经积极的非手术治疗无效的紧急情况。适应证包括大面积 PTE,肺动脉主干或主要分支次全堵塞,不合并固定性肺动脉高压者(尽可能通过血管造影确诊);有溶栓禁忌证者;经溶栓和其他积极的内科治疗无效者。

六、预防

主要的预防措施包括机械性预防和药物预防。机械性预防方法包括逐步加压弹力袜和间歇充气压缩泵,药物预防可以使用 LWMH、低剂量的普通肝素等。机械性预防方法主要用于有高出血风险的患者,也可用于与药物预防共同使用加强预防效果。不推荐单独使用阿司匹林作为静脉血栓的预防方法。

(李海宁)

第四节　自发性气胸

气胸是指气体进入胸膜腔,造成胸腔积气的一种状态。气胸可以自发的发生,也可由于疾病、外伤、手术、诊断或治疗性操作不当等引起。临床上自发性气胸较为常见,自发性气胸是指不明原因或因肺部疾病导致的胸腔脏层胸膜破裂,使肺和支气管内空气进入胸膜腔(并非外伤或人工导致壁层胸膜破裂)而产生的气胸。可分为原发性和继发性自发性气胸。

一、自发性气胸的病因和病理机制

自发性气胸按病因和发病机制可分为以下几点。

(一)原发性自发性气胸

原发性自发性气胸又称为特发性气胸,是指肺部常规 X 线影像检查未能发现原发病变的健康者所发生的气胸,多见于年龄 20～30 岁瘦高体型的青年男性。气胸发生的原因和病理机制尚未十分明确,多数学者认为与胸膜下微小疱和肺大疱破裂有关。

(二)继发性自发性气胸

继发性自发性气胸是指在原有其他肺部疾病的基础上所产生的气胸,其发生的机制是通过形成肺大疱或直接损伤胸膜所致。基础的肺部疾病最常见者为慢性阻塞性肺疾病和肺结核。此外,肺癌、肺脓肿、尘肺、肺间质纤维化、结节病等也可导致气胸。

(三)特殊类型的自发性气胸

1.月经性气胸

鉴于极少数妇女(多见于 20～40 岁),在月经来潮 48 h 内发生的特殊类型自发性气胸,特点是与月经周期有关的反复发作的气胸,在非月经期不发病。气胸以右胸多见,发生机制与脏层胸膜有子宫内膜异位有关,在月经期因内膜充血肿胀、前列腺素分泌增多,使细支气管收缩导致远端肺泡张力增高而发病。

2.妊娠合并气胸

生育年龄女性在妊娠时发生的气胸。

二、自发性气胸的临床评估和诊断

(一)病史

急骤发病,可能诱因有咳嗽、打喷嚏、屏气、抬举重物、大笑、航空和潜水减压、剧烈运动等,多呈一侧出现胸痛,呈刀割样或针刺样,同时伴有胸闷、气短、呼吸困难、刺激性干咳。症状的轻重取决于气胸类型及肺萎陷程度。

1.闭合性气胸的患者

在一侧肺萎陷＜30％时,多无自觉症状或仅感活动后胸闷气短。当一侧肺萎陷＞60％时,在静止状态下即感到胸闷、气短。

2.开放性气胸患者

除胸闷、气短外,有反射性干咳。

3.张力性气胸患者

呈渐进性呼吸困难和胸闷胀感,当胸腔内压达 3.0 kPa(30 cmH$_2$O)以上时,出现发绀、烦躁不安、休克等症状。

(二)体征

视积气量的多少以及是否伴有胸膜腔积液而有所不同,肺萎缩＞30％以上时,才有典型的气胸体征。常见体征有:呼吸频率和心率增快,患侧肺部触诊语颤减弱,叩诊呈过清音或鼓音,听诊呼吸音减弱或消失。右侧气胸可有肝浊音界下移,左侧气胸则心浊音界缩小或消失。当肺萎缩＞60％时,除上述体征外尚可见鼻翼翕动、出汗、发绀,气管向健侧移位,胸廓运动度明显减弱。张力性气胸严重者可伴有纵隔移位,颈前及胸部皮下气肿,血压下降甚至休克。部分气胸病例在发生气胸 24 h 后,患侧胸部可有少量胸腔积液体征。

(三)辅助检查

1.胸部 X 线检查

胸部 X 线检查是诊断气胸最可靠的方法,可显示肺萎缩程度、肺部情况、有无胸膜粘连、胸腔积液以及纵隔移位等。气胸的典型 X 线表现为:肺组织向肺门方向压缩,气体常聚集于胸腔外侧或肺尖,其内透亮度增加,肺纹理消失。萎陷肺边沿的脏层胸膜呈纤细的发线影,随呼吸内外移动。气胸量大时可见纵隔、气管、心脏向健侧移位。

2.胸部 CT 检查

无影像重叠的缺点,诊断非常容易,不易漏诊。气胸的 CT 表现为胸膜腔内出现极低密度的气体影,伴有肺组织不同程度的压缩萎陷改变。

三、自发性气胸的治疗

(一)一般治疗

应卧床休息,减少活动量,尽量少讲话,使肺活动减少,有利于气体吸收。同时给予持续高浓度氧疗,流量 3 L/min,可提高气体吸收速率达 3 倍。有胸痛、咳嗽等症状时给予对症治疗。

(二)排气治疗

1.胸膜腔穿刺抽气法

中等量以下闭合性气胸最常用的治疗方法。局麻下以穿刺针经胸壁进入胸腔,抽出胸腔内的积气而达到治疗目的。胸膜腔穿刺抽气可重复进行,一般一次抽气不宜超过 1 000 mL。

2.胸膜腔闭式引流术

胸膜腔闭式引流术适用于各种类型大量气胸的治疗。分为水封瓶正压引流法和持续负压引流法两种,其中水封瓶正压引流对闭合性和张力性气胸效果好,持续负压引流对开放性气胸效果更好。胸膜腔闭式引流术的优点是可连续排气,避免了胸膜腔穿刺抽气法反复操作的损伤和并发症,同时可引流胸腔积液,促进肺早日复张,破口提前愈合,迅速消灭无效腔,减少感染。缺点是可能因引流气体过快偶有发生急性肺水肿,同时胸腔与外界连通,增加了胸腔内感染的危险。

(三)胸膜粘连术

胸膜粘连术适用于持续性或复发性自发性气胸患者,以及有两侧气胸史者、合并肺大疱者。可经胸腔引流管或经胸腔镜,向胸腔内注入高渗糖溶液、维生素 C、滑石粉、盐酸四环素、自身静脉血等,引起脏层和壁层胸膜间无菌性炎症,使两层胸膜粘连而消除气胸。

(四)外科手术治疗

外科手术的目的首先是控制肺漏气,其次是处理肺部病变,第三是使脏层和壁层胸膜粘连以预防气胸复发。适用于经内科治疗无效或反复发作的患者。外科手术可通过开胸或经外科胸腔镜完成,常见的手术方法有肺大疱缝扎术、肺大疱切开缝合术、肺叶切除术、胸膜剥脱术等。

(五)并发症的治疗

气胸发生及治疗过程中会出现一些并发症,如血气胸、脓气胸、纵隔气肿、皮下气肿等,需要进行相应处理。如给予开胸止血、抗感染、高频射流通气给氧、皮下气肿切开引流等。

(王中焕)

第五节 急 性 脓 胸

一、病因

脓性渗出液积聚于胸膜腔内的化脓性感染,称为脓胸。按照病理发展过程可以分为急性脓胸和慢性脓胸,病程在 4~6 周间为急性脓胸。

（一）急性脓胸

主要是由于胸膜腔的继发性感染所致。常见的原因有以下几种。

1.肺部感染

约有 50% 的急性脓胸继发于肺部炎性病变之后。肺脓肿可直接侵及胸膜或破溃产生急性脓胸。

2.邻近组织化脓性病灶

纵隔脓肿、膈下脓肿或肝脓肿，致病菌经淋巴组织或直接穿破侵入胸膜腔，可形成单侧或双侧脓胸。

3.胸部手术

术后脓胸多与支气管胸膜瘘或食管吻合口瘘合并发生。有较少一部分是由于术中污染或术后切口感染穿入胸腔所致。

4.胸部创伤

胸部穿透伤后，由于弹片、衣服碎屑等异物可将致病菌带入胸膜腔，加之常有血胸，易形成化脓性感染。

5.败血症或脓毒血症

细菌可经血液循环到达胸腔产生脓胸，此类多见于婴幼儿或体弱的患者。

6.其他

如自发性气胸或其他原因所致的胸腔积液，经反复穿刺或引流后并发感染；自发性食管破裂，纵隔畸胎瘤感染，穿入胸腔均可形成脓胸。

（二）慢性脓胸

1.急性脓胸治疗不及时或处理不适当

急性脓胸期间选用抗生素不恰当，或治疗过程中未能及时调整剂量及更换敏感抗生素，脓液生成仍较多，如果此时引流管的位置高低、深浅不合适，管径过细。或者引流管有扭曲及堵塞，引流不畅，均可形成慢性脓胸。

2.胸腔内异物残留

外伤后如果有异物，如金属碎片、骨片、衣服碎条等残留在胸腔内，或手术后异物等残留，则脓胸很难治愈，即使引流通畅彻底也因异物残留而不能清除致病菌的来源而不能治愈。

3.引起脓胸的原发疾病未能治愈

如果脓胸是继发于肺脓肿、支气管瘘、食管瘘、肝脓肿、膈下脓肿、脊椎骨髓炎等疾病，在原发病变未治愈之前，脓胸也很难治愈，易形成慢性脓胸。

4.特异性感染

结核性感染、真菌性感染、阿米巴性脓胸均容易形成慢性脓胸。

二、临床表现

急性脓胸患者常有胸痛、发热、呼吸急促、脉快、周身不适、食欲缺乏等症状，如为肺炎后急性脓胸，多有肺炎后 1～2 周出现胸痛、持续高热的病史。查体可见发热面容，有时不能平卧，患侧胸部语颤减弱，叩诊呈浊音并有叩击痛，听诊呼吸音减弱或消失。白细胞计数增高，中性粒细胞增至 80% 以上，有核左移。胸部 X 线检查因胸膜腔积液的量和部位不同表现各异。少量胸腔积液可见肋膈窦消失的模糊阴影；积液量多时可见肺组织受压萎陷，积液呈外高内低的弧形阴影；

大量积液使患侧胸部呈一片均匀模糊阴影,纵隔向健侧移位;脓液局限于肺叶间,或位于肺与纵隔、横膈或胸壁之间时,局限性阴影不随体位改变而变动,边缘光滑,有时与肺不张不易鉴别。有支气管胸膜瘘或食管吻合口瘘者可见气液平面。

继发于肺部感染的急性脓胸往往是在肺部感染症状好转以后,又再次出现高热、胸痛、呼吸困难、咳嗽、全身乏力、食欲缺乏等症状,患者常呈急性病容,不能平卧或改变体位时咳嗽,严重时可出现发绀。患侧呼吸运动减弱,肋间隙饱满、增宽,叩患侧呈实音并有叩击痛,如为左侧积液心浊音界不清、如为右侧积液则肺肝界不清,纵隔心脏向健侧移位,气管偏向健侧,听诊患侧呼吸音减弱或消失或呈管性呼吸音,语颤减弱。

三、诊断要点

(1)患者常有胸痛、高热、呼吸急促、脉快、周身不适、食欲缺乏。

(2)积脓较多者多有胸闷、咳嗽、咳痰等症状。如为肺炎后急性脓胸,多有肺炎后1～2周出现胸痛、持续高热的病史。

(3)发热面容,有时不能平卧,患侧胸部语颤减弱,叩诊呈浊音并有叩击痛,听诊呼吸音减弱或消失,严重者可伴有发绀或者休克。

(4)白细胞计数增高,中性粒细胞增多,有核左移。

(5)X线检查:少量胸腔积液(100～300 mL)时,可见肋膈窦消失的模糊阴影,中等量积液(300～1 000 mL)时,可见肺组织受压萎陷,积液呈外高内低的弧形阴影;大量积液(大于1 000 mL)时,患侧胸部呈一片均匀模糊阴影,纵隔向健侧移位;脓液局限于肺叶间,或位于肺与纵隔、横膈或胸壁之间时,局限性阴影不随体位改变而变动,边缘光滑,此时应与肺不张相鉴别。

(6)超声波检查可见积液反射波,能明确积液范围并可作出准确定位,并且有助于脓胸的诊断和确定穿刺部位。

(7)胸腔穿刺抽得脓液,可诊断为脓胸。首先,要观察脓液的外观性状,质地,味道。其次,做涂片镜检、细菌培养及抗生素敏感试验,以此指导临床用药。

四、治疗要点

(一)排除脓液

此为治疗脓胸的关键。及早反复的胸腔穿刺抽得脓液,并向胸腔内注入抗生素,如果胸腔内脓液稠厚不易抽出,或者经过治疗脓液量不见减少,患者临床症状无明显改善,或者发现有大量液体,怀疑伴有气管食管瘘或者腐败性脓胸,均宜及早施行胸膜腔闭式引流术,排尽脓液,使肺早日复张。

闭式引流方式有两种:肋间引流术和肋床引流术。

(二)控制感染

根据病原菌及药敏试验选用有效足量的抗生素,以静脉给药为好,观察疗效并及时调整药物和剂量。

(三)全身支持治疗

可给予患者高蛋白、高热量、高维生素饮食,注意水和电解质的平衡,纠正贫血。必要时静脉补液和输血。

脓液排出后,肺逐渐膨胀,两层胸膜靠拢,空腔逐渐闭合,如果空腔闭合缓慢或者不够满意,可早行胸腔扩清及纤维剥除术,若脓腔长期不能闭合,则成为慢性脓胸。

五、药物治疗

(1)对血源性感染脓胸,致病菌主要是葡萄球菌,可考虑头孢唑林(2 g,每 8 h 1 次,静脉滴注)＋阿米卡星(0.2 g,肌内注射,每天 2～3 次)或庆大霉素(80 000 U,每 8 h 1 次,静脉或肌内注射)。

(2)如果继发于肺内感染,参考各种肺内感染情况用药,一般可以选用头孢曲松(2 g,每天 1 次,静脉滴注)＋克林霉素(600 mg,每 8 h 1 次,静脉滴注),抗菌药物疗程为 3～6 周。

六、预后及注意事项

(一)预后
(1)根据血细菌学检查结果和药敏试验结果,指导抗生素选择,处理得当预后良好。
(2)急性脓胸是严重感染,需要积极救治,以免迁延为慢性,影响患者的生活和工作。
(二)注意事项
(1)穿刺引流脓液应做微生物检查,包括培养和细菌涂片检查。
(2)抗菌药物治疗需要根据细菌培养结果进行调整。

(王中焕)

第六节 急性肺脓肿

一、诊疗流程

急性肺脓肿的诊断流程见图 5-1。

二、病因及发病机制

肺脓肿是由于各种病原菌感染产生肺部化脓性炎症、组织坏死、破坏、液化而形成。

正常人呼吸道的鼻腔、口咽部有大量细菌寄殖,据报道每毫升唾液中含有 10^8 个厌氧菌,比需氧菌含量(10^7/mL)高出 10 倍,齿缝中有更多的厌氧菌存在,牙周炎部位厌氧菌含量则更高。肺脓肿的致病菌与口咽部的寄殖菌之间密切相关,且常为多种细菌混合感染,其中厌氧菌感染占重要地位,常见的厌氧菌为产黑色素类杆菌、口腔类杆菌、核酸杆菌、消化球菌、消化链球菌、韦荣球菌、微需氧链球菌等。脆弱类杆菌亦占一定比例,坏死梭杆菌已较少见。需氧菌、兼性厌氧菌主要为金葡菌、化脓链球菌(A 组溶血性链球菌)、肺炎杆菌、铜绿假单胞菌等,由于它们的毒力强、生长繁殖快,容易产生肺组织坏死,形成脓肿。其他如大肠埃希菌、变形杆菌、不动杆菌属、军团菌等亦偶可引起肺脓肿。

肺脓肿的发生途径主要为吸入性感染,占 60％以上;其次为肺外化脓性感染通过血道产生血源性肺脓肿和继发于其他肺部疾病的感染所致继发性肺脓肿。

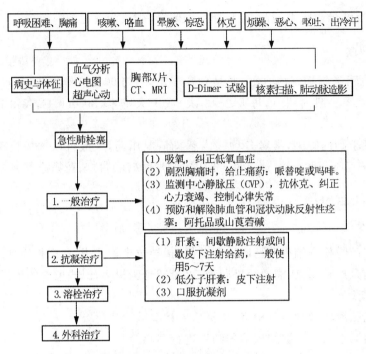

图 5-1 急性肺脓肿的诊断流程

(一)吸入性肺脓肿

深睡时约 50％正常人可将口咽部分泌物吸入肺部,但借咳嗽反射和其他呼吸道正常防御机制,如支气管纤毛活动、肺泡巨噬细胞对细菌的吞噬作用而不致引起疾病。神志改变患者吸入的机会则更多,约占 75％,当咳嗽反射受到抑制和机体免疫功能减退时,若吸入含有大量细菌的上呼吸道分泌物,细菌就可能在肺部生长繁殖,产生化脓性肺炎引起组织坏死,脓肿形成,特别是口腔卫生不良、齿龈炎、牙周炎,齿槽脓溢、上呼吸道手术、全身麻醉、神志不清、食管病变、置鼻饲管、酗酒、体弱有基础疾病的老年人等更易于发病。少数病例可无明显吸入史。医院外感染的吸入性肺脓肿中,厌氧菌感染占重要比例,为 85％～93％,单纯厌氧菌感染占 1/3～3/4;而院内获得性感染肺脓肿中,厌氧菌占 25％左右。

(二)血源性肺脓肿

它是由于肺外部位感染病灶的细菌或脓毒性栓子经血道播散至肺部引起小血管梗死,产生化脓性炎症、组织坏死导致肺脓肿。病原菌以金葡菌最为常见,往往来源于皮肤感染如痈疖,伤口感染、骨髓炎等。泌尿道、腹腔或盆腔感染产生败血症所致肺脓肿的致病菌常为革兰氏阴性杆菌,厌氧菌血行播散引起肺脓肿相对较少发生,其多起源于腹腔和盆腔感染,主要为脆弱类杆菌等类杆菌和厌氧性球菌等。

(三)继发性肺脓肿

其是在某些肺部疾病基础上继发感染所致,常见为支气管囊肿,支气管扩张、癌性空洞、肺结核空洞,支气管肿瘤或异物吸入阻塞支气管引起的远端肺化脓炎症等产生的脓肿。

(四)阿米巴肺脓肿

多继发于阿米巴肝脓肿。由于肝脓肿好发于肝右叶的顶部,易穿破膈肌至右肺下叶,形成阿米巴肺脓肿。

三、临床表现及特征

急性肺脓肿起病急骤、高热、畏寒,部分患者有寒战、咳嗽、咳黏液痰或粘脓性痰,可伴患侧胸痛、气促。1～2周有大量脓性痰咳出,每天量数百毫升,约60%痰带臭味,提示厌氧菌感染。咯血常见,约占80%,常有吸入史。单纯厌氧菌感染肺脓肿的症状有时发病较隐袭,病史常超过2周,开始仅出现乏力、低热、咳嗽,继而有明显中毒症状及咳脓性臭痰或有体重减轻、贫血等表现。血源性肺脓肿常有肺外感染史,先出现畏寒、高热,经1～2周始有咳嗽、咳少量黏痰、胸闷不适等呼吸道症状,少有咳脓臭痰或咯血。继发性肺脓肿起病缓慢,咳脓性痰量相对较少,一般少带臭味,发病前常伴有原发疾病的相应临床表现。初始肺部可无阳性体征发现,或于患侧出现湿啰音。随后出现实变体征,可闻及支气管呼吸音,肺脓腔较大时,支气管呼吸音更为明显,可能有空瓮声。病变累及胸膜可闻及摩擦音,产生脓胸或脓气胸则出现相应体征。

X线表现:早期胸片显示大片边缘模糊的致密阴影,约75%位于右上叶后段或下叶尖段;少数亦可在基底段。病灶多紧贴胸膜或叶间裂。形成脓腔后,于立位可见带有液平的空洞,其周围有炎性浸润阴影;亦可于开始见到多个小透亮区的炎症浸润,而后再融合成一较大空洞,多房空洞则出现多个液平、引流支气管阻塞可产生薄壁、张力性空洞,经治疗空洞缩小、关闭,炎症吸收、消散不留痕迹或仅留少许纤维条索状影,如伴脓胸即出现胸腔积液征象。

血源性肺脓肿开始见两肺多发性片状炎症阴影,边缘模糊,大小不一,主要位于两肺周围部位,以后逐渐边缘清楚呈圆形或椭圆形致密影,并形成含有液平的多个脓腔,治疗后炎症吸收,局部纤维化或形成气囊,以后逐渐消失。经常伴有胸腔积液或液气胸征象。

四、诊断及鉴别诊断

发病急、高热、畏寒、咳嗽、咳大量脓性臭痰为肺脓肿典型症状,有吸入史者对诊断更有帮助,周围血白细胞计数及中性粒细胞增多,胸部X线片显示脓肿或脓腔伴液平为诊断肺脓肿的重要依据。细菌学诊断可作痰或血培养鉴定致病菌,然而痰液检查往往受到口咽部寄居菌的污染,培养结果不能真正代表肺部感染的病原菌,为尽量减少污染,自下呼吸道直接采样的方法最为理想,尤其对厌氧菌感染的诊断更为必要。常用方法为经气管吸引或经纤支镜以防污染标本刷采样并作细菌定量培养,可获较为可靠的结果。

肺脓肿应与下列疾病相鉴别。

(一)细菌性肺炎

早期肺脓肿与细菌性肺炎在症状及X线表现上很相似。细菌性肺炎中肺炎球菌肺炎最常见,常有口唇疱疹、铁锈色痰而无大量黄脓痰。胸部X线片示肺叶或段实变或呈片状淡薄炎性病变,边缘模糊不清,但无脓腔形成。其他有化脓性倾向的葡萄球菌、肺炎杆菌肺炎等。痰或血的细菌分离可作出鉴别。

(二)空洞性肺结核

发病缓慢,病程长,常伴有结核毒性症状,如午后低热、乏力、盗汗、长期咳嗽、咯血等。胸部X线片示空洞壁较厚,其周围可见结核浸润病灶,或伴有斑点、结节状病变,空洞内一般无液平面,有时伴有同侧或对侧的结核播散病灶。痰中可找到结核杆菌。继发感染时,亦可有多量黄脓痰,应结合过去史,在治疗继发感染的同时,反复查痰可确诊。

(三)支气管肺癌

肿瘤阻塞支气管引起远端肺部阻塞性炎症,呈肺叶、段分布。癌灶坏死液化形成癌性空洞。发病较慢,常无或仅有低度毒性症状。胸部 X 线片示空洞常呈偏心、壁较厚、内壁凹凸不平,一般无液平面,空洞周围无炎症反应。由于肿瘤经常发生转移,故常见到肺门淋巴结肿大。通过 X 线体层摄片、胸部 CT 扫描、痰脱落细胞检查和纤维支气管镜检查可确诊。

(四)肺囊肿继发感染

肺囊肿呈圆形、腔壁薄而光滑,常伴有液平面,周围无炎性反应。患者常无明显的毒性症状或咳嗽。若有感染前的 X 线片相比较,则更易鉴别。

五、急救处理

上呼吸道、口腔的感染灶必须加以根治。口腔手术时,应将分泌物尽量吸出。昏迷或全身麻醉患者,应加强护理,预防肺部感染。早期和彻底治疗是根治肺脓肿的关键。

治疗原则为抗炎和引流。

(一)抗生素治疗

急性肺脓肿的感染细菌包括绝大多数的厌氧菌都对青霉素敏感,疗效较佳,故最常用。剂量根据病情,严重者静脉滴注 2 400 000~10 000 000 U/d,一般可用 1 600 000~2 400 000 U,每天分 2~3 次肌内注射。在有效抗生素治疗下,体温 3~10 d 可下降至正常,一般急性肺脓肿经青霉素治疗均可获痊愈。脆性类杆菌对青霉素不敏感,可用林可霉素 0.5 g,每天 3~4 次口服;或 0.6 g 每天 2~3 次肌内注射;病情严重者可用 1.8 g 加于 5% 葡萄糖溶液 500 mL 内静脉滴注,每天一次。或克林霉素 0.15~0.3 g,每天 4 次口服。或甲硝唑 0.4 g,每天 3 次口服。嗜肺军团杆菌所致的肺脓肿,红霉素治疗有良效。抗生素疗程一般为 8~12 周,或直至临床症状完全消失,X 线片显示脓腔及炎性病变完全消散,仅残留条索状纤维阴影为止。在全身用药的基础上,加用局部治疗,如环甲膜穿刺、鼻导管气管内或经纤维支气管镜滴药,常用青霉素 800 000 U(稀释 2~5 mL),滴药后按脓肿部位采取适当体位,静卧 1 h。

血源性肺脓肿为脓毒血症的并发症,应按脓毒血症治疗。

(二)痰液引流

祛痰药如氯化铵 0.3 g、沐舒痰 30 mg、化痰片 500 mg、祛痰灵 10 mL,每天 3 次口服,可使痰液易咳出。痰浓稠者,可用气道湿化如蒸气吸入、超声雾化吸入等以利痰液的引流。患者一般情况较好,发热不高者,体位引流可助脓液的排出。使脓肿部位处于高位,在患部轻拍,2~3 次/天,每次 10~15 min。有明显痰液阻塞征象,可经纤维支气管镜冲洗并吸引。

(王中焕)

第七节 急性呼吸衰竭

一、病因和发病机制

急性呼吸衰竭是指患者既往无呼吸系统疾病,由于突发因素,在数秒或数小时内迅速发生呼吸抑制或呼吸功能突然衰竭,在海平面大气压、静息状态下呼吸空气时,由于通气和/或换气功能障碍,导致缺氧伴或不伴二氧化碳潴留,产生一系列病理生理改变的紧急综合征。

病情危重时,因机体难以得到代偿,如不及时诊断,尽早抢救,会发生多器官功能损害,乃至危及生命。必须注意在实际临床工作中,经常会遇到在慢性呼吸衰竭的基础上,由于某些诱发因素而发生急性呼吸衰竭。

（一）急性呼吸衰竭分类

一般呼吸衰竭分为通气和换气功能衰竭两大类,亦有人分为 3 类,即再加上一个混合型呼吸衰竭。其标准如下。

换气功能衰竭（Ⅰ型呼吸衰竭）以低氧血症为主,$PaO_2 < 8.0$ kPa（60 mmHg）,$PaCO_2 < 6.7$ kPa（50 mmHg）,$P_{(A-a)}O_2 > 3.3$ kPa（25 mmHg）,$PaO_2/PaO_2 < 0.6$。

通气功能衰竭（Ⅱ型呼吸衰竭）以高碳酸血症为主,$PaCO_2 > 6.7$ kPa（50 mmHg）,PaO_2 正常,$P_{(A-a)}O_2 < 3.3$ kPa（25 mmHg）,$PaO_2/PaO_2 > 0.6$。

混合性呼吸衰竭（Ⅲ型呼吸衰竭）:$PaCO_2 < 8.0$ kPa（60 mmHg）,$PaCO_2 > 6.7$ kPa（50 mmHg）,$P_{(A-a)}O_2 > 3.3$ kPa（25 mmHg）。

急性肺损伤和急性呼吸窘迫综合征属于Ⅰ型呼吸衰竭。

（二）急性呼吸衰竭的病因

可以引起急性呼吸衰竭的疾病很多,多数是呼吸系统的疾病。

1.各种导致气道阻塞的疾病

急性病毒或细菌性感染,或烧伤等物理化学性因子所引起的黏膜充血、水肿,造成上气道（指隆突以上至鼻的呼吸道）急性梗阻。异物阻塞也可以引起急性呼吸衰竭。

2.引起肺实质病变的疾病

感染性因子引起的肺炎为此类常见疾病,误吸胃内容物,淹溺或化学毒性物质以及某些药物、高浓度长时间吸氧也可引起吸入性肺损伤而发生急性呼吸衰竭。

3.肺水肿

(1)各种严重心脏病、心力衰竭引起的心源性肺水肿。

(2)非心源性肺水肿,有人称为通透性肺水肿,如急性高山病、复张性肺水肿。急性呼吸窘迫综合征（ARDS）为此种肺水肿的代表。此类疾病可造成严重低氧血症。

4.肺血管疾病

肺血栓栓塞是可引起急性呼吸衰竭的一种重要病因,还包括脂肪栓塞、气体栓塞等。

5.胸部疾病

如胸壁外伤、连枷胸、自发性气胸或创伤性气胸、大量胸腔积液等影响胸廓运动,从而导致通气减少或吸入气体分布不均,均有可能引起急性呼吸衰竭。

6.脑损伤

镇静药和对脑有毒性的药物、电解质平衡紊乱及酸、碱中毒、脑和脑膜感染、脑肿瘤、脑外伤等均可导致急性呼吸衰竭。

7.神经肌肉系统疾病

即便是气体交换的肺本身并无病变,因神经或肌肉系统疾病造成肺泡通气不足也可发生呼吸衰竭。如安眠药物或一氧化碳、有机磷等中毒,颈椎骨折损伤脊髓等直接或间接抑制呼吸中枢。也可因多发性神经炎、脊髓灰质炎等周围神经性病变,多发性肌炎、重症肌无力等肌肉系统疾病,造成肺泡通气不足而呼吸衰竭。

8.睡眠呼吸障碍

睡眠呼吸障碍表现为睡眠中呼吸暂停,频繁发生并且暂停时间显著延长,可引起肺泡通气量降低,导致缺氧和 CO_2 潴留。

二、病理生理

(一)肺泡通气不足

正常成人在静息时有效通气量约为 4 L/min,若单位时间内到达肺泡的新鲜空气量减少到正常值以下,则为肺泡通气不足。

由于每分钟肺泡通气量(VA)的下降,引起缺氧和 CO_2 潴留,PaO_2 下降,$PaCO_2$ 升高。同时,根据肺泡气公式:$PaO_2 = (PB - PH_2O) \cdot FiO_2 - PaCO_2/R$($PaO_2$,PB 和 PH_2O 分别表示肺泡气氧分压、大气压和水蒸气压力,FiO_2 代表吸入气氧浓度,R 代表呼吸商),由已测得的 $PaCO_2$ 值,就可推算出理论的肺泡气氧分压理论值。如 $PaCO_2$ 为 9.3 kPa(70 mmHg),PB 为 101.1 kPa(760 mmHg),37 ℃时 PH_2O 为 6.3 kPa(47 mmHg),R 一般为 0.8,则 PaO_2 理论值为 7.2 kPa(54 mmHg)。假若 $PaCO_2$ 的升高单纯因 VA 下降引起,不存在影响气体交换肺实质病变的因素,则说明肺泡气与动脉血的氧分压差($P_{(A-a)}O_2$)应该在正常范围,一般为 0.4~0.7 kPa(3~5 mmHg),均在 1.3 kPa(10 mmHg)以内。所以,当 $PaCO_2$ 为 9.3 kPa(70 mmHg)时,PaO_2 为 7.2 kPa(54 mmHg),动脉血氧分压应当在 6.7 kPa(50 mmHg)左右,则为高碳酸血症型的呼吸衰竭。

通气功能障碍分为阻塞性和限制性功能障碍。阻塞性通气功能障碍多由气道炎症、黏膜充血水肿等因素引起的气道狭窄导致。由于气道阻力与管径大小呈负相关,故管径越小,阻力越大,肺泡通气量越小,此为阻塞性通气功能障碍缺氧和二氧化碳潴留的主要机制。而限制性通气功能障碍主要机制则是胸廓或肺的顺应性降低导致的肺泡通气量不足,进而导致缺氧或合并二氧化碳潴留。

(二)通气/血流灌流(V/Q)失调

肺泡的通气与其灌注周围的毛细血管血流的比例必须协调,才能保证有效的气体交换。正常肺泡每分通气量为 4 L,肺毛细血管血流量是 5 L,两者之比是 0.8。如肺泡通气量与血流量的比率>0.8,示肺泡灌注不足,形成无效腔,此种无效腔效应多见于肺泡通气功能正常或增加,而肺血流减少的疾病(如换气功能障碍或肺血管疾病等),临床以缺氧为主。肺泡通气量与血流量的比率<0.8,使肺动脉的混合静脉血未经充分氧合进入肺静脉,则形成肺内静脉样分流,多见于通气功能障碍,肺泡通气不足,临床以缺氧或伴二氧化碳潴留为主。通气/血流比例失调,是引起低氧血症最常见的病理生理学改变。

(三)肺内分流量增加(右到左的肺内分流)

在肺部疾病如肺水肿、急性呼吸窘迫综合征(ARDS)中,肺泡无气所致肺毛细血管混合静脉血未经气体交换,流入肺静脉引起右至左的分流增加。动-静脉分流使静脉血失去在肺泡内进行气体交换的机会,故 PaO_2 可明显降低,但不伴有 $PaCO_2$ 的升高,甚至因过度通气反而降低,至病程晚期才出现二氧化碳蓄积。另外用提高吸入氧气浓度的办法(氧疗)不能有效地纠正此种低氧血症。

（四）弥散功能障碍

肺在肺泡-毛细血管膜完成气体交换。它由六层组织构成，由内向外依次为：肺泡表面活性物质、肺泡上皮细胞、肺泡上皮细胞基膜、肺间质、毛细血管内皮细胞基膜和毛细血管内皮细胞。弥散面积减少（肺气肿、肺实变、肺不张）和弥散膜增厚（肺间质纤维化、肺水肿）是引起弥散量降低的最常见原因。因 O_2 的弥散能力仅为 CO_2 的 1/20，故弥散功能障碍只产生单纯缺氧。由于正常人肺泡毛细血管膜的面积大约为 70 m^2，相当于人体表面积的 40 倍，故人体弥散功能的储备巨大，虽是发生呼吸衰竭病理生理改变的原因之一，但常需与其他 3 种主要的病理生理学变化同时发生、参与作用使低氧血症出现。吸氧可使 PaO_2 升高，提高肺泡膜两侧的氧分压时，弥散量随之增加，可以改善低氧血症。

（五）耗氧量增加

耗氧量增加是加重缺氧的原因之一，发热、寒战、呼吸困难和抽搐均将增加耗氧量。寒战耗氧量可达 500 mL，健康者耗氧量为 250 mL/min。耗氧量增加，肺泡氧分压下降，健康者借助增加肺泡通气量代偿缺氧。耗氧量增加的通气功能障碍患者，肺泡氧分压得不到提高，故缺氧也难以缓解。

总之，不同的疾病发生呼吸衰竭的途径不全相同，经常是一种以上的病理生理学改变的综合作用。

（六）缺氧、二氧化碳潴留对机体的影响

1.对中枢神经的影响

脑组织耗氧量占全身耗量的 1/5～1/4。中枢皮质神经原细胞对缺氧最为敏感，缺氧程度和发生的急缓对中枢神经的影响也不同。如突然中断供氧，改吸纯氮 20 s 可出现深昏迷和全身抽搐。逐渐降低吸氧的浓度，症状出现缓慢，轻度缺氧可引起注意力不集中、智力减退、定向障碍；随缺氧加重，PaO_2 低于6.7 kPa(50 mmHg)可致烦躁不安、意识恍惚、谵妄；低于 4.0 kPa (30 mmHg)时，会使意识消失、昏迷；低于 2.7 kPa(20 mmHg)则会发生不可逆转的脑细胞损伤。

二氧化碳潴留使脑脊液氢离子浓度增加，影响脑细胞代谢，降低脑细胞兴奋性，抑制皮质活动；随着二氧化碳的增加，对皮质下层刺激加强，引起皮质兴奋；若二氧化碳继续升高，皮质下层受抑制，使中枢神经处于麻醉状态。在出现麻醉前的患者，往往有失眠、精神兴奋、烦躁不安的先兆兴奋症状。

缺氧和二氧化碳潴留均会使脑血管扩张，血流阻力减小，血流量增加以代偿之。严重缺氧会发生脑细胞内水肿，血管通透性增加，引起脑间质水肿，导致颅内压增高，挤压脑组织，压迫血管，进而加重脑组织缺氧，形成恶性循环。

2.对心脏、循环的影响

缺氧可刺激心脏，使心率加快和每搏输出量增加，血压上升。冠状动脉血流量在缺氧时明显增加，心脏的血流量远超过脑和其他脏器。心肌对缺氧非常敏感，早期轻度缺氧即在心电图上有变化，急性严重缺氧可导致心室颤动或心脏骤停。缺氧和二氧化碳潴留均能引起肺动脉小血管收缩而增加肺循环阻力，导致肺动脉高压和增加右心负荷。

吸入气中二氧化碳浓度增加，可使心率加快，每搏输出量增加，使脑、冠状血管舒张，皮下浅表毛细血管和静脉扩张，而使脾和肌肉的血管收缩，再加每搏输出量增加，故血压仍升高。

3.对呼吸影响

缺氧对呼吸的影响远较二氧化碳潴留的影响为小。缺氧主要通过颈动脉窦和主动脉体化学

感受器的反射作用刺激通气,如缺氧程度逐渐加重,这种反射迟钝。

二氧化碳是强有力的呼吸中枢兴奋剂,吸入二氧化碳浓度增加,通气量成倍增加,急性二氧化碳潴留出现深大快速的呼吸;但当吸入二氧化碳浓度超过 12% 时,通气量不再增加,呼吸中枢处于被抑制状态。而慢性高碳酸血症,并无通气量相应增加,反而有所下降,这与呼吸中枢反应性迟钝;通过肾脏对碳酸氢盐再吸收和 H^+ 排出,使血 pH 无明显下降;还与患者气道阻力增加、肺组织损害严重、胸廓运动的通气功能减退有关。

4.对肝、肾和造血系统的影响

缺氧可直接或间接损害肝功能使谷丙转氨酶上升,但随着缺氧的纠正,肝功能逐渐恢复正常。动脉血氧降低时,肾血流量、肾小球滤过量、尿排出量和钠的排出量均有增加;但当 PaO_2 <5.3 kPa(40 mmHg)时,肾血流量减少,肾功能受到抑制。

组织低氧分压可增加红细胞生成素促使红细胞增生。肾脏和肝脏产生一种酶,将血液中非活性红细胞生成素的前身物质激活成生成素,刺激骨髓引起继发性红细胞增多。有利于增加血液携氧量,但亦增加血液黏稠度,加重肺循环和右心负担。

轻度二氧化碳潴留会扩张肾血管,增加肾血流量,尿量增加;当 $PaCO_2$ 超过 8.7 kPa(65 mmHg),血 pH 明显下降,则肾血管痉挛,血流减少,HCO_3^- 和 Na^+ 再吸收增加,尿量减少。

5.对酸碱平衡和电解质的影响

严重缺氧可抑制细胞能量代谢的中间过程,如三羧酸循环、氧化磷酸化作用和有关酶的活动。这不但降低产生能量效率,还因产生乳酸和无机磷引起代谢性酸中毒。由于能量不足,体内离子转运的钠泵遭损害,使细胞内钾离子转移至血液,而 Na^+ 和 H^+ 进入细胞内,造成细胞内酸中毒和高钾血症。代谢性酸中毒产生的固定酸与缓冲系统中碳酸氢盐起作用,产生碳酸,使组织二氧化碳分压增高。

pH 取决于碳酸氢盐与碳酸的比值,前者靠肾脏调节(1~3 d),而碳酸调节靠肺(数小时)。健康人每天由肺排出碳酸达 15 000 mmol 之多,故急性呼吸衰竭二氧化碳潴留对 pH 影响十分迅速,往往与代谢性酸中毒同时存在时,因严重酸中毒引起血压下降,心律失常,乃至心脏停搏。而慢性呼吸衰竭因二氧化碳潴留发展缓慢,肾碳酸氢根排出减少,不致使 pH 明显降低。因血中主要阴离子 HCO_3^- 和 Cl^- 之和为一常数,当 HCO_3^- 增加,则 Cl^- 相应降低,产生低氯血症。

三、临床表现

因低氧血症和高碳酸血症所引起的症状和体征是急性呼吸衰竭时最主要的临床表现。由于造成呼吸衰竭的基础病因不同,各种基础疾病的临床表现自然十分重要,需要注意。

(一)呼吸困难

呼吸困难是呼吸衰竭最早出现的症状。可表现为频率、节律和幅度的改变。早期表现为呼吸困难,呼吸频率可增加,深大呼吸、鼻翼翕动,进而辅助呼吸肌肉运动增强,呼吸节律紊乱,失去正常规则的节律。呼吸频率增加(30~40 次/分钟)。中枢性呼吸衰竭,可使呼吸频率改变,如陈-施呼吸、比奥呼吸等。

(二)低氧血症

当动脉血氧饱和度低于 90%,PaO_2 低于 6.7 kPa(50 mmHg)时,可在口唇或指甲出现发绀,这是缺氧的典型表现。但患者的发绀程度与体内血红蛋白含量、皮肤色素和心脏功能相关,所以发绀是一项可靠但不特异的诊断体征。因神经与心肌组织对缺氧均十分敏感,在机体出现低氧血症时常出现中枢神经系统和心血管系统功能异常的临床征象。如判断力障碍、运动功能失常、烦躁不安等中枢神经系统症状。缺氧严重时,可表现为谵妄、癫痫样抽搐、意志丧失以致昏迷、死亡。肺泡缺氧时,肺血管收缩,肺动脉压升高,使肺循环阻力增加,右心负荷增加,乃是低氧血症时血流动力学的一项重要变化。在心脏、血管方面常表现为心率增快、血压升高。缺氧严重时则可出现各种类型的心律失常,进而心率减慢,周围循环衰竭,甚至心搏停止。

(三)高碳酸血症

由于急性呼吸衰竭时,二氧化碳蓄积进展很快,因此产生严重的中枢神经系统和心血管功能障碍。高碳酸血症出现中枢抑制之前的兴奋状态,如失眠,躁动,但禁忌给予镇静或安眠药。严重者可出现肺性脑病("CO_2麻醉"),临床表现为头痛、反应迟钝、嗜睡,甚至神志不清、昏迷。急性高碳酸血症主要通过降低脑脊液 pH 而抑制中枢神经系统的活动。扑翼样震颤也是二氧化碳蓄积的一项体征。二氧化碳蓄积引起的心血管系统的临床表现因血管扩张或收缩程度而异。如多汗,球结膜充血水肿,颈静脉充盈,周围血压下降等。

(四)其他重要脏器的功能障碍

严重的缺氧和二氧化碳蓄积损伤肝、肾功能,出现血清转氨酶增高,碳酸酐酶活性增加,胃壁细胞分泌增多,出现消化道溃疡、出血。当 $PaO_2 < 5.3(40 \text{ mmHg})$ 时,肾血流减少,肾功能抑制,尿中可出现蛋白、血细胞或管型,血液中尿素氮、肌酐含量增高。

(五)水、电解质和酸碱平衡的失调

严重低氧血症和高碳酸血症常有酸碱平衡的失调,如缺氧而通气过度可发生急性呼吸性碱中毒;急性二氧化碳潴留可表现为呼吸性酸中毒。严重缺氧时无氧代谢引起乳酸堆积,肾脏功能障碍使酸性物质不能排出体外,二者均可导致代谢性酸中毒。代谢性和呼吸性酸碱失衡又可同时存在,表现为混合性酸碱失衡。

酸碱平衡失调的同时,将会发生体液和电解质的代谢障碍。酸中毒时钾从细胞内逸出,导致高血钾,pH 每降低 0.1 血清钾大约升高 0.7 mmol/L。酸中毒时发生高血钾,如同时伴有肾衰(代谢性酸中毒),易发生致命性高血钾症。在诊断和处理急性呼吸衰竭时均应予以足够的重视。

又如当测得的 PaO_2 的下降明显超过理论上因肺泡通气不足所引起的结果时,则应考虑存着除肺泡通气不足以外的其他病理生理学变化,因在实际临床工作中,单纯因肺泡通气不足引起呼吸衰竭并不多见。

四、诊断

一般说来,根据急慢性呼吸衰竭基础病史,如胸部外伤或手术后、严重肺部感染或重症革兰氏阴性杆菌败血症等,结合其呼吸、循环和中枢神经系统的有关体征,及时作出呼吸衰竭的诊断是可能的。但对某些急性呼吸衰竭早期的患者或缺氧、二氧化碳蓄积程度不十分严重时,单依据上述临床表现作出诊断有一定困难。动脉血气分析的结果直接提供动脉血氧和二氧化碳分压水平,可作为诊断呼吸衰竭的直接依据。而且,它还有助于我们了解呼吸衰竭的性质和程度,指导氧疗,呼吸兴奋剂和机械通气的参数调节,以及纠正电解质、酸碱平衡失调有重要价值故血气分析在呼吸衰竭诊断和治疗上具有重要地位。

急性呼吸衰竭患者,只要动脉血气证实 $PaO_2 < 8.0 \text{ kPa}(60 \text{ mmHg})$,常伴 $PaCO_2$ 正常或 $< 4.7 \text{ kPa}(35 \text{ mmHg})$,则诊断为 Ⅰ 型呼吸衰竭,若伴 $PaCO_2 > 6.7 \text{ kPa}(50 \text{ mmHg})$,即可诊断为 Ⅱ 型呼吸衰竭。若缺氧程度超过肺泡通气不足所致的高碳酸血症,则诊断为混合型或 Ⅲ 型呼吸

衰竭。

应当强调的是不但要诊断呼吸衰竭的存在与否,尚需要判断呼吸衰竭的性质,是急性呼吸衰竭还是慢性呼吸衰竭基础上的急性加重,更应当判别产生呼吸衰竭的病理生理学过程,明确为Ⅰ型或Ⅱ型呼吸衰竭,以利采取恰当的抢救措施。

此外,还应注意在诊治过程中,应当尽快去除产生呼吸衰竭的基础病因,否则患者经氧疗或机械通气后因得到足够的通气量维持氧和二氧化碳分压在相对正常的水平后可再次发生呼吸衰竭。

五、治疗

急性呼吸衰竭是需要抢救的急症。对它的处理要求迅速、果断。数小时或更短时间的犹豫、观望或拖延,可以造成脑、肾、心、肝等重要脏器因严重缺氧发生不可逆性的损害。同时及时、合宜的抢救和处置才有可能为去除或治疗诱发呼吸衰竭的基础病因争取到必要的时间。治疗措施集中于立即纠正低氧血症,急诊插管或辅助通气、足够的循环支持。

(一)氧疗

通过鼻导管或面罩吸氧,提高肺泡氧分压,增加肺泡膜两侧氧分压差,增加氧弥散能力,以提高动脉氧分压和血氧饱和度,是纠正低氧血症的一种有效措施。氧疗作为一种治疗手段使用时,要选择适宜的吸入氧流量,应以脉搏血氧饱和度>90%为标准,并了解机体对氧的摄取与代谢以及它在体内的分布,注意可能产生的氧毒性作用。

由于高浓度($FiO_2>21\%$)氧的吸入可以使肺泡气氧分压提高。若因PaO_2降低造成低氧血症或主因通气/血流失调引起的PaO_2下降,氧疗可以改善。氧疗可以治疗低氧血症,降低呼吸功和减少心血管系统低氧血症。

根据肺泡通气和PaO_2的关系曲线,在低肺泡通气量时,吸入低浓度的氧气,即可显著提高PaO_2,纠正缺氧。所以通气与血流比例失调的患者吸低浓度氧气就能纠正缺氧。

弥散功能障碍患者,因二氧化碳的弥散能力为氧的弥散能力20倍,需要更大的肺泡膜分压差才足以增强氧的弥散能力,所以应吸入更高浓度的氧(35%~45%)才能改善缺氧。

由肺内静脉分流增加的疾病导致的缺氧,因肺泡内充满水肿液,肺萎陷,尤在肺炎症血流增多的患者,肺内分流更多,所以需要增加外源性呼气末正压(PEEP),才可使萎陷肺泡复张,增加功能残气量和气体交换面积,提高PaO_2,SaO_2,改善低氧血症。

(二)保持呼吸道通畅

进行各种呼吸支持治疗的首要条件是通畅呼吸道。呼吸道黏膜水肿、充血,以及胃内容物误吸或异物吸入都可使呼吸道梗阻。保证呼吸道的畅通才能保证正常通气,所以是急性呼吸衰竭处理的第一步。

1.开放呼吸道

首先要注意清除口咽部分泌物或胃内反流物,预防呕吐物反流至气管,使呼吸衰竭加重。口咽部护理和鼓励患者咳痰很重要,可用多孔导管经鼻孔或经口腔负压吸引法,清除口咽部潴留物。吸引前短时间给患者吸高浓度氧,吸引后立即重新通气。无论是直接吸引还是经人工气道(见下节)吸引均需注意操作技术,管径应适当选择,尽量避免损伤气管黏膜,在气道内一次负压吸引时间不宜超过10~15 s,以免引起低氧血症、心律失常或肺不张等因负压吸引造成的并发症。该法亦能刺激咳嗽,有利于气道内痰液的咳出。对于痰多、黏稠难咳出者,要经常鼓励患者咳痰。多翻身拍背,协助痰液排出;给予祛痰药使痰液稀释。对于有严重排痰障碍者可考虑用纤支镜吸痰。同时应重视无菌操作,使用一次性吸引管,或更换灭菌后的吸引管。吸痰时可同时作深部痰培养以分离病原菌。

2.建立人工气道

当以上措施仍不能使呼吸道通畅时,则需建立人工气道。所谓人工气道就是进行气管插管,于是吸入气体就可通过导管直接抵达下呼吸道,进入肺泡。其目的是为了解除上呼吸道梗阻,保护无正常咽喉反射患者不致误吸和进行充分有效的气管内吸引,以及为了提供机械通气时必要的通道。临床上常用的人工气道为气管插管和气管造口术后置入气管导管两种。

气管插管有经口和经鼻插管两种。前者借喉镜直视下经声门插入气管,容易成功,较为安全。后者分盲插或借喉镜、纤维支气管镜等的帮助,经鼻沿后鼻道插入气管。与经口插管比较需要一定的技巧,但经鼻插管容易固定,负压吸引较为满意,与机械通气等装置衔接比较可靠,给患者带来的不适也较经口者轻,神志清醒患者常也能耐受。唯需注意勿压伤鼻翼组织或堵塞咽鼓管、鼻窦开口等,造成急性中耳炎或鼻窦炎等并发症。

近年来已有许多组织相容性较理想的高分子材料制成的导管与插管,为密封气道用的气囊也有低压、大容量的气囊问世,鼻插管可保留的时间也在延长。具体对人工气道方法的选择,各单位常有不同意见,应当根据病情的需要,手术医师和护理条件的可能,以及人工气道的材料性能来考虑。肯定在 3 d(72 h)以内可以拔管时,应选用鼻或口插管,需要超过 3 周时当行气管造口置入气管导管,3~21 d 的情况则当酌情灵活掌握。

使用人工气道后,气道的正常防御机制被破坏,细菌可直接进入下呼吸道;声门由于插管或因气流根本不通过声门而影响咳嗽动作的完成,不能正常排痰,必须依赖气管负压吸引来清除气道内的分泌物;由于不能发音,失去语言交流的功能,影响患者的心理精神状态;再加上人工气道本身存在着可能发生的并发症。因此,人工气道的建立常是抢救急性呼吸衰竭所不可少的,但必须充分认识其弊端,慎重选择,尽力避免可能的并发症,及时撤管。

3.气道湿化

无论是经过患者自身气道还是通过人工气道进行氧化治疗或机械通气,均必须充分注意到呼吸道黏膜的湿化。因为过分干燥的气体长期吸入将损伤呼吸道上皮细胞和支气管表面的黏液层,使黏膜纤毛清除能力下降,痰液不易咳出,肺不张,容易发生呼吸道或肺部感染。

保证患者足够液体摄入是保持呼吸道湿化最有效的措施。目前已有多种提供气道湿化用的温化器或雾化器装置,可以直接使用或与机械通气机连接应用。

湿化是否充分最好的标志,就是观察痰液是否容易咳出或吸出。应用湿化装置后应当记录每天通过湿化器消耗的液体量,以免湿化过量。

(三)改善 CO_2 的潴留

高碳酸血症主要是由于肺泡通气不足引起,只有增加通气量才能更好地排出二氧化碳,改善高碳酸血症。现多采用呼吸兴奋剂和机械通气支持,以改善通气功能。

1.呼吸兴奋剂的合理应用

呼吸兴奋剂能刺激呼吸中枢或周围化学感受器,增强呼吸驱动、呼吸频率,潮气量,改善通气,同时耗氧量和二氧化碳的产出也随之增加。故临床上应用呼吸兴奋剂时要严格掌握适应证。

常用的药物有尼可刹米和洛贝林,用量过大可引起不良反应,近年来在西方国家几乎被淘汰。取而代之的有多沙普仑,对末梢化学感受器和延脑呼吸中枢均有作用,增加呼吸驱动和通气,对原发性肺泡低通气、肥胖低通气综合征有良好疗效,可防止 COPD 呼吸衰竭氧疗不当所致的 CO_2 麻醉。其治疗量和中毒量有较大差距故安全性大,一般用 0.5～2 mg/kg 静脉滴注,开始滴速1.5 mg/min,以后酌情加快,其可致心律失常,长期用有肝毒性及并发消化性溃疡。都可喜通过刺激颈动脉体和主动脉体的化学感受器兴奋呼吸,无中枢兴奋作用,对肺泡通气不良部位的血流重新分配而改善 PaO_2,都可喜不用于哺乳、孕妇和严重肝病,也不主张长期应用以防止发生外周神经病变。

COPD 并意识障碍的呼吸衰竭患者 临床常见大多数 COPD 患者的呼吸衰竭与意识障碍程度呈正相关,患者意识障碍后自主翻身、咳痰动作、对呼吸兴奋剂的反应均迟钝,并易于吸入感染,对此种病情,可明显改善通气外,并有改善中枢神经兴奋和神志作用,因而患者的防御功能增强,呼吸衰竭的病情亦随之好转。

间质性肺疾病、肺水肿、ARDS 等疾病 无气道阻塞但有呼吸中枢驱动增强,这种患者 PaO_2、$PaCO_2$ 常均降低,由于患者呼吸功能已增强,故无应用呼吸兴奋剂的指征,且呼吸兴奋剂可加重呼吸性碱中毒的程度而影响组织获氧,故主要应给予氧疗。

COPD 并膈肌疲劳、无心功能不全、无心律失常,心率≤100 次/分钟的呼吸衰竭 可选用氨茶碱,其有舒张支气管、改善小气道通气、减少闭合气量,抑制炎性介质和增强膈肌、提高潮气量作用,已观察到血药浓度达 13 mg/L 时对膈神经刺激则膈肌力量明显增强,且可加速膈肌疲劳的恢复。以上的茶碱综合作用使呼吸功减少、呼吸困难程度减轻,同时由于呼吸肌能力的提高对咳嗽、排痰等气道清除功能加强,还有助于药物吸入治疗,以及对呼吸机撤离的辅助作用;剂量以 5 mg/kg 于 30 min 静脉滴注使达有效血浓度,继以0.5～0.6 mg/(kg·h)静脉滴注维持有效剂量,在应用中注意对心率、心律的影响,及时酌情减量和停用。

COPD、肺心病呼吸衰竭合并左心功能不全、肺水肿的患者,应先用强心利尿剂使肺水肿消退以改善肺顺应性,用抗生素控制感染以改善气道阻力,再使用呼吸兴奋剂才可取得改善呼吸功能的较好疗效。否则,呼吸兴奋剂虽可兴奋呼吸,但增加 PaO_2 有限,且呼吸功耗氧和生成 CO_2 量增多,反使呼吸衰竭加重。此种患者亦应不用增加心率和影响心律的茶碱类和较大剂量的都可喜,小剂量都可喜(<1.5 mg/kg)静脉滴注后即可达血药峰值,增强通气不好部位的缺氧性肺血管收缩,和增加通气好的部位肺血流,从而改善换气使 PaO_2 增高,且此种剂量很少发生不良反应,但剂量大于 1.5 mg/kg 可致全部肺血管收缩,且使肺动脉压增高、右心负荷增大。

不宜使用呼吸兴奋剂的情况。①使用肌肉松弛药维持机械通气者:如破伤风肌强直时、有意识打掉自主呼吸者。②周围性呼吸肌麻痹者:多发性神经根神经炎、严重重症肌无力、高颈髓损伤所致呼吸肌无力、全脊髓麻痹等。③自主呼吸频率>20 次/分钟,而潮气量不足者:呼吸频率能够增快,说明呼吸中枢对缺氧或 CO_2 潴留的反应性较强,若使用呼吸兴奋剂不但效果不佳,而且加速呼吸肌疲劳。④中枢性呼吸衰竭的早期:如安眠药中毒早期。⑤患者精神兴奋、癫痫频发者。⑥呼吸兴奋剂慎用于缺血性心脏病、哮喘状态、严重高血压及甲亢患者。

2.机械通气

符合下述条件应实施机械通气:①经积极治疗后病情仍继续恶化。②意识障碍。③呼吸形式严重异常,如呼吸频率>35～40 次/分钟或<6～8 次/分钟,或呼吸节律异常,或自主呼吸微弱或消失。④血气分析提示严重通气和/或氧合障碍:PaO_2<6.7 kPa(50 mmHg),尤其是充分氧疗后仍<6.7 kPa(50 mmHg)。⑤$PaCO_2$ 进行性升高,pH 动态下降。

机械通气初始阶段,可给高 FiO_2(100%)以迅速纠正严重缺氧,然后依据目标 PaO_2、PEEP

水平、平均动脉压水平和血流动力学状态,酌情降低 FiO_2 至 50% 以下。设法维持 $SaO_2 > 90\%$,若不能达到上述目标,即可加用 PEEP、增加平均气道压,应用镇静剂或肌肉松弛药。若适当 PEEP 和平均动脉压可以使 $SaO_2 > 90\%$,应保持最低的 FiO_2。

正压通气相关的并发症包括呼吸机相关肺损伤、呼吸机相关肺炎、氧中毒和呼吸机相关的膈肌功能不全。

(四)抗感染治疗

呼吸道感染是呼吸衰竭最常见的诱因。建立人工气道机械通气和免疫功能低下的患者易反复发生感染。如呼吸道分泌物引流通畅,可根据痰细菌培养和药物敏感实验结果,选择有效的抗生素进行治疗。

(五)营养支持

呼吸衰竭患者因摄入能量不足、呼吸做功增加、发热等因素,机体处于负代谢,出现低蛋白血症,降低机体的免疫功能,使感染不宜控制,呼吸肌易疲劳不易恢复。可常规给予高蛋白、高脂肪和低碳水化合物,以及多种维生素和微量元素,必要时静脉内高营养治疗。

(张雪菲)

第八节　慢性呼吸衰竭

一、病因

慢性呼吸衰竭最常见的病因是支气管、肺疾病,如 COPD、重症肺结核、肺间质纤维化等。此外,还有胸廓、神经肌肉病变及肺血管疾病,如胸廓、脊椎畸形,广泛胸膜肥厚粘连、肺血管炎等。

二、发病机制和病理生理

(一)缺氧和二氧化碳潴留的发生机制

1.肺通气不足

在 COPD 时,细支气管慢性炎症所致管腔狭窄的基础上,感染使气道炎性分泌物增多,阻塞呼吸道造成阻塞性通气不足,肺通气量减少,肺泡氧分压下降,二氧化碳排出障碍,最终导致 PaO_2 下降,$PaCO_2$ 升高。

2.通气/血流比例失调

正常情况下肺泡通气量为 4 L/min,肺血流量 5 L/min,通气/血流比值为 0.8。病理状态下,如慢性阻塞性肺气肿,由于肺内病变分布不均,有些区域有通气,但无血流或血流量不足,使通气/血流>0.8,吸入的气体不能与血液进行有效的交换,形成无效腔效应。在另一部分区域,虽有血流灌注,但因气道阻塞,肺泡通气不足,使通气/血流<0.8,静脉血不能充分氧合,形成动脉-静脉样分流。通气/血流比例失调的结果主要是缺氧,而不伴二氧化碳潴留。

3.弥散障碍

由于氧和二氧化碳通透肺泡膜的能力相差很大,氧的弥散力仅为二氧化碳的 1/20。病理状态下,弥散障碍主要影响氧交换产生以缺氧为主的呼吸衰竭。

4.耗氧量增加

发热、寒战、呼吸困难和抽搐等均增加氧耗,正常人此时借助增加通气量以防止缺氧的发生。而 COPD 患者在通气功能障碍基础上,若出现耗氧量增加的因素时,则可出现严重的缺氧。

(二)缺氧对机体的影响

1.对中枢神经系统的影响

缺氧对中枢神经系统影响的程度随缺氧的程度和急缓而不同。轻度缺氧仅有注意力不集中、智力减退、定向力障碍等。随着缺氧的加重可出现烦躁不安、神志恍惚、谵妄,甚至昏迷。各部分脑组织对缺氧的敏感性不一样,以皮质神经元最为敏感,因此临床上缺氧的最早期表现是精神症状。严重缺氧可使血管通透性增加,引起脑间质和脑细胞水肿,颅内压急剧升高,进而加重脑组织缺氧,形成恶性循环。

2.对心脏、循环的影响

缺氧可使心率增加,血压升高,冠状动脉血流量增加以维持心肌活动所必需的氧。心肌对缺氧十分敏感,早期轻度缺氧心电图即有变化,急性严重缺氧可导致心室颤动或心搏骤停。长期慢性缺氧可使心肌纤维化、硬化。肺小动脉可因缺氧收缩而增加肺循环阻力,引起肺动脉高压、右心肥厚,最终导致肺源性心脏病,右心衰竭。

3.对呼吸的影响

轻度缺氧可通过颈动脉窦和主动脉体化学感受器的反射作用刺激通气。但缺氧程度缓慢加重时,这种反射变得迟钝。

4.缺氧对肝、肾功能和造血系统的影响

缺氧直接或间接损害肝细胞,使丙氨酸氨基转移酶升高,缺氧纠正后肝功能可恢复正常。缺氧可使肾血流量减少,肾功能受到抑制。慢性缺氧可引起继发性红细胞增多,在有利于增加血液携氧量的同时,亦增加了血液黏稠度,甚至可加重肺循环阻力和右心负荷。

5.对细胞代谢、酸碱平衡和电解质的影响

严重缺氧使细胞能量代谢的中间过程受到抑制,同时产生大量乳酸和无机磷的积蓄引起代谢性酸中毒。因能量的不足,体内离子转运钠泵受到损害,使钾离子由细胞内转移到血液和组织间液,钠和氢离子进入细胞内,造成细胞内酸中毒及高钾血症。

(三)二氧化碳潴留对人体的影响

1.对中枢神经的影响

轻度二氧化碳潴留,可间接兴奋皮质,引起失眠、精神兴奋、烦躁不安等兴奋症状;随着二氧化碳潴留的加重,皮质下层受到抑制,使中枢神经处于麻醉状态,表现为嗜睡、昏睡,甚至昏迷。二氧化碳潴留可扩张脑血管,严重时引起脑水肿。

2.对心脏和循环的影响

二氧化碳潴留可使心率加快,心排血量增加,脑血管、冠状动脉、皮下浅表毛细血管及静脉扩张,而部分内脏血管收缩,早期引起血压升高,严重时导致血压下降。

3.对呼吸的影响

二氧化碳是强有力的呼吸中枢兴奋剂,随着吸入二氧化碳浓度的增加,通气量逐渐增加。但当其浓度持续升高至 12% 时通气量不再增加,呼吸中枢处于抑制状态。临床上 II 型呼吸衰竭患者并无通气量的增加原因在于存在气道阻力增高、肺组织严重损害和胸廓运动受限等多种因素。

4.对肾脏的影响

轻度二氧化碳潴留可使肾血管扩张,肾血流量增加,尿量增加。严重二氧化碳潴留时,由于pH 的下降,使肾血管痉挛,血流量减少,尿量随之减少。

5.对酸碱平衡的影响

二氧化碳潴留可导致呼吸性酸中毒,血 pH 取决于碳酸氢盐和碳酸的比值,碳酸排出量的调节靠呼吸,故呼吸在维持酸碱平衡中起着十分重要的作用。慢性呼吸衰竭二氧化碳潴留发展较慢,由于肾脏的调节使血 pH 维持正常称为代偿性呼吸性酸中毒。急性呼吸衰竭或慢性呼吸衰竭的失代偿期,肾脏尚未发生代偿或代偿不完全,使 pH 下降称为失代偿性呼吸性酸中毒。若同时有缺氧、摄入不足、感染性休克和肾功能不全等因素使酸性代谢产物增加,pH 下降,则与代谢性酸中毒同时存在,即呼吸性酸中毒合并代谢性酸中毒。若在呼吸性酸中毒的基础上大量应用利尿剂,而氯化钾补充不足,则导致低钾低氯性碱中毒,即呼吸性酸中毒合并代谢性碱中毒,此型在呼吸衰竭中很常见。

三、临床表现

除引起慢性呼吸衰竭原发病的症状体征外,主要是缺氧和二氧化碳潴留引起的呼吸衰竭和多脏器功能紊乱的表现。

(一)呼吸困难

呼吸困难是临床最早出现的症状,主要表现在呼吸节律、频率和幅度的改变。COPD 所致的呼吸衰竭,开始只表现为呼吸费力伴呼气延长,严重时则为浅快呼吸,因辅助呼吸肌的参与可表现为点头或提肩样呼吸。并发肺性脑病,二氧化碳麻醉时,则出现呼吸浅表、缓慢甚至呼吸停止。

(二)发绀

发绀是缺氧的典型症状。由于缺氧使血红蛋白不能充分氧合,当动脉血氧饱和度＜90％时,可在口唇、指端、耳垂、口腔黏膜等血流量较大的部位出现发绀。但因发绀主要取决于血液中还原血红蛋白的含量,故贫血患者即使血氧饱和度明显降低,也可无发绀表现,而 COPD 患者由于继发红细胞增多,即使血氧饱和度轻度减低也会有发绀出现。此外,发绀还受皮肤色素及心功能的影响。

(三)神经精神症状

缺氧和二氧化碳潴留均可引起精神症状。但因缺氧及二氧化碳潴留的程度、发生急缓及机体代偿能力的不同而表现不同。慢性缺氧多表现为记忆力减退,智力或定向力的障碍。急性严重缺氧可出现精神错乱、躁狂、昏迷、抽搐等症状。轻度二氧化碳潴留可表现为兴奋症状,如失眠、烦躁、夜间失眠而白天嗜睡,即昼睡夜醒;严重二氧化碳潴留可导致肺性脑病的发生,表现为神志淡漠、肌肉震颤、抽搐、昏睡甚至昏迷。肺性脑病是典型二氧化碳潴留的表现,在肺性脑病前期,即发生二氧化碳麻醉状态之前,切忌使用镇静、催眠药,以免加重二氧化碳潴留,诱发肺性脑病。

(四)血液循环系统

严重缺氧、酸中毒可引起心律失常、心肌损害、周围循环衰竭、血压下降。二氧化碳潴留可使外周浅表静脉充盈、皮肤红润、潮湿、多汗、血压升高,因脑血管扩张可产生搏动性头痛。COPD因长期缺氧、二氧化碳潴留,可导致肺动脉高压,右心衰竭。严重缺氧可导致循环淤滞,诱发弥散性血管内凝血(DIC)。

（五）消化和泌尿系统

由于缺氧使胃肠道黏膜充血水肿、糜烂渗血，严重者可发生应激性溃疡引起上消化道出血。严重呼吸衰竭可引起肝、肾功能异常，出现丙氨酸氨基转移酶、血尿素氮升高。

四、诊断

根据患者有慢性肺部疾病史或其他导致呼吸功能障碍的疾病，如 COPD、严重肺结核等，新近呼吸道感染史以及缺氧、二氧化碳潴留的临床表现，结合动脉血气分析，不难作出诊断。

血气分析在呼吸衰竭的诊断及治疗中是必不可少的检查项目，不仅可以明确呼吸衰竭的诊断，并有助于了解呼吸衰竭的性质、程度，判断治疗效果，对指导氧疗、机械通气各种参数的调节，纠正酸碱失衡和电解质紊乱均有重要意义。常用血气分析指标如下。

（一）动脉血氧分压（PaO_2）

动脉血氧分压（PaO_2）是物理溶解于血液中的氧分子所产生的分压力，是决定血氧饱和度的重要因素，反映机体氧合状态的重要指标。正常值 $12.7 \sim 13.3$ kPa（$95 \sim 100$ mmHg）。随着年龄增长 PaO_2 逐渐降低。当 $PaO_2 < 7.98$ kPa（60 mmHg）可诊断为呼吸衰竭。

（二）动脉血氧饱和度（SaO_2）

动脉血氧饱和度（SaO_2）是动脉血中血红蛋白实际结合的氧量与所能结合的最大氧量之比，即血红蛋白含氧的百分数，正常值为 $96\% \pm 3\%$。SaO_2 作为缺氧指标不如 PaO_2 灵敏。

（三）pH

pH 是反映体液氢离子浓度的指标。动脉血 pH 是酸碱平衡中最重要的指标，它可反映血液的酸碱度，正常值为 $7.35 \sim 7.45$。pH 低于 7.35 为失代偿性酸中毒，大于 7.45 为失代偿性碱中毒。但 pH 的异常并不能说明酸碱失衡的性质，即是代谢性还是呼吸性；pH 在正常范围，不能说明没有酸碱失衡。

（四）动脉血二氧化碳分压（$PaCO_2$）

动脉血 $PaCO_2$ 是物理溶解于血液中的二氧化碳气体的分压力。它是判断呼吸性酸碱失衡的重要指标，亦是衡量肺泡通气的可靠指标。正常值为 $4.7 \sim 6.0$ kPa（$35 \sim 45$ mmHg），平均为 5.32 kPa（40 mmHg）。$PaCO_2 > 6.0$ kPa（45 mmHg），提示通气不足。如是原发性的，为呼吸性酸中毒；如是继发性的，可以是由于代偿代谢性碱中毒而引起的改变。如 $PaCO_2 < 4.7$ kPa（35 mmHg），提示通气过度，可以是原发性呼吸性碱中毒，也可以是为了代偿代谢性酸中毒而引起的继发性改变。当 $PaCO_2 > 6.7$ kPa（50 mmHg）时，可结合 $PaO_2 < 8.0$ kPa（60 mmHg）诊断为呼吸衰竭（Ⅱ型呼吸衰竭）。

（五）碳酸氢离子（HCO_3^-）

HCO_3^- 是反映代谢方面的指标，但也受呼吸因素的影响，$PaCO_2$ 增加时 HCO_3^- 也略有增加。正常值为 $22 \sim 27$ mmol/L，平均值为 24 mmol/L。

（六）剩余碱（BE）

只反映代谢的改变，不受呼吸因素影响。正常值为 $-3 \sim +3$ mmol/L。血液偏碱时为正值，偏酸时为负值，$BE > +3$ mmol/L 为代谢性碱中毒，$BE < -3$ mmol/L 为代谢性酸中毒。

（七）缓冲碱（BB）

指 1 升全血（以 BBb 表示）或 1 升血浆（以 BBp 表示）中所有具缓冲作用的阴离子总和，正常值：42（$40 \sim 44$）mmol/L。

五、治疗

(一)保持气道通畅

保持气道通畅是纠正呼吸衰竭的重要措施。

1.清除气道分泌物

鼓励患者咳嗽,对于无力咳痰或意识障碍者应加强呼吸道护理,帮助翻身拍背。

2.稀释痰液、化痰祛痰

痰液黏稠不易咳出者给予口服化痰祛痰药(如强利痰灵片1.0每天三次或盐酸氨溴索15 mg,必要时用)或雾化吸入药物治疗。

3.解痉平喘

对有气道痉挛者,可雾化吸入 β_2 受体激动剂或溴化异丙托品,口服氨茶碱(或静脉点滴)、沙丁胺醇、特布他林等。

4.建立人工气道

经以上处理无效或病情危重者,应采用气管插管或气管切开,并给予机械通气辅助呼吸。机械通气的适应证:①意识障碍,呼吸不规则。②气道分泌物多而黏稠,不易排出。③严重低氧血症和/或二氧化碳潴留,危及生命[如 $PaO_2 \leqslant 6.0$ kPa(45 mmHg), $PaCO_2 \geqslant 9.3$ kPa(70 mmHg)]。④合并多器官功能障碍。在机械通气治疗过程中应密切观察病情,监测血压、心率,加强护理,随时吸痰,根据血气分析结果随时调整呼吸机治疗参数,预防并发症的发生。

(二)氧疗

吸氧是治疗呼吸衰竭必需的措施。

1.吸氧浓度

对于Ⅰ型呼吸衰竭,以缺氧为主,不伴有二氧化碳潴留,应吸入较高浓度(>35%)的氧,使 PaO_2 提高到8.0 kPa(60 mmHg)或 SaO_2 在90%以上。对于既有缺氧又有二氧化碳潴留的Ⅱ型呼吸衰竭,则应持续低浓度吸氧(小于35%)。因慢性呼吸衰竭失代偿者缺氧伴二氧化碳潴留是由通气不足所造成,由于二氧化碳潴留,其呼吸中枢化学感受器对二氧化碳反应性差,呼吸的维持主要靠低氧血症对颈动脉窦、主动脉体化学感受器的驱动作用。若吸入高浓度氧,首先 PaO_2 迅速上升,使外周化学感受器丧失低氧血症的刺激,解除了低氧性呼吸驱动从而抑制呼吸中枢。患者的呼吸变浅变慢, $PaCO_2$ 随之上升,严重时可陷入二氧化碳麻醉状态。

2.吸氧的装置

一般使用双腔鼻管、鼻导管或鼻塞吸氧,吸氧浓度%＝21+4×吸入氧流量(L/min)。对于慢性Ⅱ型呼吸衰竭患者,长期家庭氧疗(1～2 L/min,每天16 h以上),有利于降低肺动脉压,改善呼吸困难和睡眠,增强活动能力和耐力,提高生活质量,延长患者的寿命。

(三)增加通气量、减少二氧化碳潴留

除治疗原发病、积极控制感染、通畅气道等治疗外,增加肺泡通气量是有效排出二氧化碳的关键。根据患者的具体情况,若有明显嗜睡,可给予呼吸兴奋剂,常用药物有尼可刹米与洛贝林[如5%或10%葡萄糖液300 mL+尼可刹米0.375×(3～5)支,静脉点滴,每天1～2次]。通过刺激呼吸中枢和外周化学感受器,增加呼吸频率和潮气量以改善通气。需注意必须在气道通畅的基础上应用且患者的呼吸肌功能基本正常,否则治疗无效且增加耗氧量和呼吸功,对脑缺氧、脑水肿、有频繁抽搐者慎用。主要适用于以中枢抑制为主、通气量不足引起的呼吸衰竭,对以肺

炎、弥散性肺病变等以肺换气障碍为主的呼吸衰竭患者不宜应用。近年来尼可刹米与洛贝林两种药物在西方国家几乎被多沙普仑取代。该药对镇静催眠药过量引起的呼吸抑制和 COPD 并发急性呼吸衰竭有显著的呼吸兴奋作用,对于慢性呼吸衰竭患者可口服呼吸兴奋剂,都可喜50～100 mg,每天 2 次,该药通过刺激颈动脉体和主动脉体的化学感受器而兴奋呼吸中枢,从而增加通气量。

(四)水电解质紊乱和酸碱失衡的处理

多种因素均可导致慢性呼吸衰竭患者发生水、电解质紊乱和酸碱失衡。

(1)应根据患者心功能状态酌情补液。

(2)未经治疗的慢性呼吸衰竭失代偿的患者,常表现为单纯性呼酸或呼酸合并代谢性酸中毒,此时治疗的关键是改善通气,增加通气量,促进二氧化碳的排出,同时积极治疗代酸的病因,补碱不必太积极。如 pH 过低,可适当补碱,先一次给予 5% 碳酸氢钠 100～150 mL 静脉点滴,使 pH 升至 7.25 左右即可。因补碱过量有可能加重二氧化碳潴留。

(3)如经利尿剂、糖皮质激素等药物治疗,又未及时补钾、补氯,则易发生呼酸合并代谢性碱中毒,此时除积极改善通气外,应注意补氯化钾,必要时(血 pH 明显增高)可补盐酸精氨酸(10%葡萄糖液500 mL＋盐酸精氨酸 10～20 g),并根据血气分析结果决定是否重复应用。

(五)治疗原发病

呼吸道感染是呼吸衰竭最常见的诱因,故病因治疗首先是根据敏感致病菌选用有效抗生素,积极控制感染。

六、预防

首先应加强慢性胸肺疾病的防治,防止肺功能逐渐恶化和呼吸衰竭的发生。已有慢性呼吸衰竭的患者应注意预防呼吸道感染。

七、预后

取决于慢性呼吸衰竭患者原发病的严重程度及肺功能状态。

(张雪菲)

第九节　急性呼吸窘迫综合征

一、病因

临床上可将急性呼吸窘迫综合征(ARDS)相关危险因素分为 9 类,见表5-8。其中部分诱因易持续存在或者很难控制,是引起治疗效果不好,甚至患者死亡的重要原因。严重感染、DIC、胰腺炎等是难治性 ARDS 的常见原因。

表 5-8 ARDS 的相关危险因素

1.感染	秋水仙碱
细菌(多为革兰氏阴性需氧菌和金黄色葡萄球菌)	三环类抗抑郁药
真菌和肺孢子菌	5.弥散性血管内凝血(DIC)
病毒	血栓性血小板减少性紫癜(TTP)
分枝杆菌	溶血性尿毒症综合征
立克次体	其他血管炎性综合征
2.误吸	热射病
胃酸	6.胰腺炎
溺水	7.吸入
碳氢化合物和腐蚀性液体	来自易燃物的烟雾
3.创伤(通常伴有休克或多次输血)	气体(NO_2、NH_3、Cl_2、镉、光气、氧气)
软组织撕裂	8.代谢性疾病
烧伤	酮症酸中毒
头部创伤	尿毒症
肺挫伤	9.其他
脂肪栓塞	羊水栓塞
4.药物和化学品	妊娠物滞留体内
鸦片制剂	子痫
水杨酸盐	蛛网膜或颅内出血
百草枯(除草剂)	白细胞凝集反应
三聚乙醛(副醛,催眠药)	反复输血
氯乙基戊烯炔醇(镇静药)	心肺分流

二、发病机制

(一)炎症细胞、炎症介质及其作用

1.中性粒细胞

中性粒细胞是 ARDS 发病过程中重要的效应细胞,其在肺泡内大量募集是发病早期的组织学特征。中性粒细胞可通过许多机制介导肺损伤,包括释放活性氮、活性氧、细胞因子、生长因子等放大炎症反应。此外,中性粒细胞还能大量释放蛋白水解酶,尤其是弹性蛋白酶,损伤肺组织。其他升高的蛋白酶包括胶原酶和明胶酶 A、B,同时也可检测到高水平的内源性金属酶抑制剂,如 TI MP,说明蛋白酶/抗蛋白酶平衡在中性粒细胞诱发的蛋白溶解性损伤中具有重要作用。

2.细胞因子

ARDS 患者体液中有多种细胞因子的水平升高,并有研究发现细胞因子之间的平衡是炎症反应程度和持续时间的决定因素。患者体内的细胞因子反应相当复杂,包括促炎因子、抗炎因子以及促炎因子内源性抑制剂等相互作用。在 ARDS 患者 BALF 中,炎症因子如 IL-Iβ、TNF-α 在肺损伤发生前后均有升高,但相关的内源性抑制剂如 IL-I β 受体阻滞剂及可溶性 TNF-α 受体升高更为显著,提示在 ARDS 发病早期既有显著的抗炎反应。

虽然一些临床研究提示 ARDS 患者 BALF 中细胞群 NF-κB 的活性升高,但是后者的活化水平似乎与 BALF 中性粒细胞数量、IL-8 水平及病死率等临床指标并无相关性。而另一项对 15 例败血症患者外周血单核细胞核提取物中 NF-κB 活性的研究表明,NF-κB 的结合活性与 APACHE-Ⅱ评分类似,可以作为评价 ARDS 预后的精确指标。虽然该实验结果提示总 NF-κB 活性水平可能是决定 ARDS 预后的指标,但仍需要大量的研究证实。

3.氧化/抗氧化平衡

ARDS 患者肺部的氧气和抗氧化反应严重失衡。正常情况下,活性氧、活性氮被复杂的抗氧化系统拮抗,如抗氧化酶(超氧化物歧化酶、过氧化氢酶)、低分子清除剂(维生素 E、维生素 C 和谷酰胺),清除或修复氧化损伤的分子(多种 DNA 的蛋白质分子)。研究发现 ARDS 患者体内氧化剂增加和抗氧化剂降低几乎同时发生。

内源性抗氧化剂水平改变会影响 ARDS 的患病风险,如慢性饮酒者在遭受刺激事件如严重创伤、胃内容物误吸后易诱发 ARDS。但易患 ARDS 风险增加的内在机制尚不明确。近来有研究报道,慢性饮酒者 BALF 中谷胱甘肽水平约比健康正常人低 7 倍而氧化谷酰胺比例增高,提示体内抗氧化剂如谷胱甘肽水平发生改变的个体可能在特定临床条件下更易发生 ARDS。

4.凝血机制

ARDS 患者凝血因子异常导致凝血与抗凝失衡,最终造成肺泡内纤维蛋白沉积。ARDS 的高危人群及 ARDS 患者 BALF 中凝血活性增强,组织因子(外源性凝血途径中血栓形成的启动因子)水平显著升高。ARDS 发生 3 d 后凝血活性达到高峰,之后开始下降,同时伴随抗凝活性下降。ARDS 患者 BALF 中促进纤维蛋白溶解的纤溶酶原抑制剂-1 水平降低。败血症患者中内源性抗凝剂如抗凝血酶Ⅲ和蛋白 C 含量降低,其低水平与较差的预后相关。

恢复凝血/抗凝平衡可能对 ARDS 有一定的治疗作用。给予严重败血症患者活化蛋白 C,其病死率从 30.8% 下降至 24.7%,其主要不良反应是出血。活化蛋白 C 还能使 ARDS 患者血浆 IL-6 水平降低,说明它除了抗凝效果外还具有抗炎效应。但活性蛋白 C 是否对各种原因引起的 ARDS 均有效尚待进一步研究。

(二)肺泡毛细血管膜损害

1.肺毛细血管内皮细胞

肺毛细血管内皮细胞损伤是 ARDS 发病过程中的一个重要环节,对其超微结构的变化特征也早有研究。同时测量肺泡渗出液及血浆中的蛋白含量能够反映毛细血管通透性增高的程度,早期 ARDS 中水肿液/血浆蛋白比>0.75,相反压力性肺水肿患者的水肿液/血浆蛋白比<0.65。ARDS 患者肺毛细血管的通透性较压力性肺水肿患者高,并且上皮细胞间形成了可逆的细胞间隙。

2.肺泡上皮细胞

肺泡上皮细胞损伤在 ARDS 的形成过程中发挥了重要作用。正常肺组织中,肺泡上皮细胞是防止肺水肿的屏障。ARDS 发病早期,由于上皮细胞自身的受损、坏死及由其损伤造成的肺间质压力增高可破坏该屏障。肺泡Ⅱ型上皮细胞可产生合成表面活性物质的蛋白和脂质成分。ARDS 患者表面活性物质减少、成分改变及其功能抑制将导致肺泡萎陷及低氧血症。肺泡Ⅱ型上皮细胞的损伤造成表面活性物质生成减少及细胞代谢障碍。此外,肺泡渗出液中存在的蛋白酶和血浆蛋白通过破坏肺泡腔中的表面活性物质使其失活。

肺泡上皮细胞在肺水肿时有主动转运肺泡腔中水、盐的作用。肺泡Ⅱ型上皮细胞通过 Na^+

的主动运输来驱动液体的转运。大多数早期 ARDS 患者肺泡液体主动清除能力下降,且与预后呈负相关。在肺移植后肺再灌注损伤患者中也存在类似的现象。虽然 ARDS 患者肺泡液主动清除能力下降的确切机制尚不明了,但推测其可能与肺泡上皮细胞间紧密连接或肺泡Ⅱ型上皮细胞受损的程度有关。

三、诊断

1967 年 Ashbaugh 等首次报道 ARDS,1994 年北美呼吸病-欧洲危重病学会专家联席评审会议发表了 ARDS 的诊断标准(AECC 标准),但其可靠性和准确性备受争议。2012 年修订的 ARDS 诊断标准(柏林标准)将 ARDS 定义为:①7 d 内起病,出现高危肺损伤、新发或加重的呼吸系统症状。②胸 X 线片或 CT 示双肺透亮度下降且难以完全由胸腔积液、肺(叶)不张或结节解释。③肺水肿原因难以完全由心力衰竭或容量过负荷来解释,如果不存在危险因素,则需要进行客观评估(如超声心动图),以排除静水压增高型水肿。④依据至少 0.49 kPa 呼气末正压机械通气(positive end expiratory pressure,PEEP)下的氧合指数对 ARDS 进行分级,即轻度(氧合指数为 200～300)、中度(氧合指数为 100～200)和重度(氧合指数为≤100)。

中华医学会呼吸病分会也提出了类似的急性肺损伤/ARDS 的诊断标准(草案)。

(1)有发病的高危因素。

(2)急性起病、呼吸频数和/或呼吸窘迫。

(3)低氧血症,急性肺损伤(ALI)时动脉血氧分压(PaO_2)/吸氧浓度(FiO_2)≤40.0 kPa(300 mmHg);ARDS 时 PaO_2/FiO_2≤26.7 kPa(200 mmHg)。

(4)胸部 X 线检查两肺浸润阴影。

(5)肺毛细血管楔压(PCWP)≤2.4 kPa(18 mmHg)或临床上能除外心源性肺水肿。

凡符合以上五项可以诊断为 ALI 或 ARDS。

四、治疗的基本原则

ARDS 治疗的关键在于控制原发病及其病因,如处理各种创伤,尽早找到感染灶,针对病原菌应用敏感的抗生素,制止严重反应进一步对肺的损伤;更紧迫的是要及时改善患者的严重缺氧,避免发生或加重多脏器功能损害。

五、治疗策略

(一)原发病治疗

全身性感染、创伤、休克、烧伤、急性重症胰腺炎等是导致 ALI/ARDS 的常见病因。严重感染患者有 25%～50% 发生 ALI/ARDS,而且在感染、创伤等导致的多器官功能障碍综合征(MODS)中,肺往往也是最早发生衰竭的器官。目前认为,感染、创伤后的全身炎症反应是导致 ARDS 的根本原因。控制原发病,遏制其诱导的全身失控性炎症反应,是预防和治疗 ALI/ARDS 的必要措施。

推荐意见 1:积极控制原发病是遏制 ALI/ARDS 发展的必要措施(推荐级别:E 级)。

(二)呼吸支持治疗

1.氧疗

ALI/ARDS 患者吸氧治疗的目的是改善低氧血症,使动脉血氧分压(PaO_2)达到8.0～10.7 kPa

（60～80 mmHg）。可根据低氧血症改善的程度和治疗反应调整氧疗方式,首先使用鼻导管,当需要较高的吸氧浓度时,可采用可调节吸氧浓度的文丘里面罩或带贮氧袋的非重吸式氧气面罩。ARDS 患者往往低氧血症严重,大多数患者一旦诊断明确,常规的氧疗常常难以奏效,机械通气仍然是最主要的呼吸支持手段。

推荐意见 2:氧疗是纠正 ALI/ARDS 患者低氧血症的基本手段(推荐级别:E 级)。

2.无创机械通气

无创机械通气(NIV)可以避免气管插管和气管切开引起的并发症,近年来得到了广泛的推广应用。尽管随机对照试验(RCT)证实 NIV 治疗 COPD 和心源性肺水肿导致的急性呼吸衰竭的疗效肯定,但是 NIV 在急性低氧性呼吸衰竭中的应用却存在很多争议。迄今为止,尚无足够的资料显示 NIV 可以作为 ALI/ARDS 导致的急性低氧性呼吸衰竭的常规治疗方法。

不同研究中 NIV 对急性低氧性呼吸衰竭的治疗效果差异较大,可能与导致低氧性呼吸衰竭的病因不同有关。2004 年一项荟萃分析显示,在不包括 COPD 和心源性肺水肿的急性低氧性呼吸衰竭患者中,与标准氧疗相比,NIV 可明显降低气管插管率,并有降低 ICU 住院时间及住院病死率的趋势。但分层分析显示 NIV 对 ALI/ARDS 的疗效并不明确。最近 NIV 治疗 54 例 ALI/ARDS 患者的临床研究显示,70%的患者应用 NIV 治疗无效。逐步回归分析显示,休克、严重低氧血症和代谢性酸中毒是 ARDS 患者 NIV 治疗失败的预测指标。一项 RCT 研究显示,与标准氧疗比较,NIV 虽然在应用第 1 h 明显改善ALI/ARDS患者的氧合,但不能降低气管插管率,也不改善患者预后。可见,ALI/ARDS 患者应慎用 NIV。

推荐意见 3:预计病情能够短期缓解的早期 ALI/ARDS 患者可考虑应用无创机械通气(推荐级别:C 级)。

推荐意见 4:合并免疫功能低下的 ALI/ARDS 患者早期可首先试用无创机械通气(推荐级别:C 级)。

推荐意见 5:应用无创机械通气治疗 ALI/ARDS 应严密监测患者的生命体征及治疗反应。神志不清、休克、气道自洁能力障碍的 ALI/ARDS 患者不宜应用无创机械通气(推荐级别:C 级)。

3.有创机械通气

(1)机械通气的时机选择:ARDS 患者经高浓度吸氧仍不能改善低氧血症时,应气管插管进行有创机械通气。ARDS 患者呼吸功明显增加,表现为严重的呼吸困难,早期气管插管机械通气可降低呼吸功,改善呼吸困难。虽然目前缺乏 RCT 研究评估早期气管插管对 ARDS 的治疗意义,但一般认为,气管插管和有创机械通气能更有效地改善低氧血症,降低呼吸功,缓解呼吸窘迫,并能够更有效地改善全身缺氧,防止肺外器官功能损害。

推荐意见 6:ARDS 患者应积极进行机械通气治疗(推荐级别:E 级)。

(2)肺保护性通气:由于 ARDS 患者大量肺泡塌陷,肺容积明显减少,常规或大潮气量通气易导致肺泡过度膨胀和气道平台压过高,加重肺及肺外器官的损伤。

推荐意见 7:对 ARDS 患者实施机械通气时应采用肺保护性通气策略,气道平台压不应超过 3.0 kPa(30 cmH$_2$O)(推荐级别:B 级)。

(3)肺复张:充分复张 ARDS 塌陷肺泡是纠正低氧血症和保证 PEEP 效应的重要手段。为限制气道平台压而被迫采取的小潮气量通气往往不利于 ARDS 塌陷肺泡的膨胀,而 PEEP 维持肺复张的效应依赖于吸气期肺泡的膨胀程度。目前临床常用的肺复张手法包括控制性肺膨胀、PEEP 递增法及压力控制法(PCV 法)。其中实施控制性肺膨胀采用恒压通气方式,推荐吸气压为 3.0～4.4 kPa(30～45 cmH$_2$O),持续时间为 30～40 s。

推荐意见 8:可采用肺复张手法促进 ARDS 患者的塌陷肺泡复张,改善氧合(推荐级别:E 级)。

(4)PEEP 的选择:ARDS 广泛肺泡塌陷不但可导致顽固的低氧血症,而且部分可复张的肺泡周期性塌陷开放而产生剪切力,会导致或加重呼吸机相关性肺损伤。充分复张塌陷肺泡后应用适当水平的 PEEP 防止呼气末肺泡塌陷,改善低氧血症,并避免剪切力,防治呼吸机相关性肺损伤。因此,ARDS 应采用能防止肺泡塌陷的最低 PEEP。

推荐意见 9:应使用能防止肺泡塌陷的最低 PEEP,有条件的情况下,应根据静态 P-V 曲线低位转折点压力+0.2 kPa(2 cmH$_2$O)来确定 PEEP(推荐级别:C 级)。

(5)自主呼吸:自主呼吸过程中膈肌主动收缩可增加 ARDS 患者肺重力依赖区的通气,改善通气血流比例失调,改善氧合。一项前瞻对照研究显示,与控制通气相比,保留自主呼吸的患者镇静剂使用量、机械通气时间和 ICU 住院时间均明显减少。因此,在循环功能稳定、人机协调性较好的情况下,ARDS 患者机械通气时有必要保留自主呼吸。

推荐意见 10:ARDS 患者机械通气时应尽量保留自主呼吸(推荐级别:C 级)。

(6)半卧位:ARDS 患者合并 VAP 往往使肺损伤进一步恶化,预防 VAP 具有重要的临床意义。机械通气患者平卧位易发生 VAP。研究表明,由于气管插管或气管切开导致声门的关闭功能丧失,机械通气患者胃肠内容物易反流误吸进入下呼吸道,导致 VAP。<30°角的平卧位是院内获得性肺炎的独立危险因素。

推荐意见 11:若无禁忌证,机械通气的 ARDS 患者应采用 30°～45°半卧位(推荐级别:B 级)。

(7)俯卧位通气:俯卧位通气通过降低胸腔内压力梯度、促进分泌物引流和促进肺内液体移动,明显改善氧合。

推荐意见 12:常规机械通气治疗无效的重度 ARDS 患者,若无禁忌证,可考虑采用俯卧位通气(推荐级别:D 级)。

(8)镇静镇痛与肌松:机械通气患者应考虑使用镇静镇痛剂,以缓解焦虑、躁动、疼痛,减少过度的氧耗。合适的镇静状态、适当的镇痛是保证患者安全和舒适的基本环节。

推荐意见 13:对机械通气的 ARDS 患者,应制订镇静方案(镇静目标和评估)(推荐级别:B 级)。

推荐意见 14:对机械通气的 ARDS 患者,不推荐常规使用肌肉松弛药(推荐级别:E 级)。

4.液体通气

部分液体通气是在常规机械通气的基础上经气管插管向肺内注入相当于功能残气量的全氟碳化合物,以降低肺泡表面张力,促进肺重力依赖区塌陷肺泡复张。

5.体外膜氧合技术(ECMO)

建立体外循环后可减轻肺负担,有利于肺功能恢复。

(三)ALI/ARDS 药物治疗

1.液体管理

高通透性肺水肿是 ALI/ARDS 的病理生理特征,肺水肿的程度与 ALI/ARDS 的预后呈正相关。因此,通过积极的液体管理,改善 ALI/ARDS 患者的肺水肿具有重要的临床意义。

研究显示,液体负平衡与感染性休克患者病死率的降低显著相关,且对于创伤导致的 ALI/ARDS患者,液体正平衡使患者的病死率明显增加。应用利尿药减轻肺水肿可能改善肺部病理情况,缩短机械通气时间,进而减少呼吸机相关性肺炎等并发症的发生。但是利尿减轻肺水肿的过程可能会导致心排血量下降,器官灌注不足。因此,ALI/ARDS 患者的液体管理必须考虑两者的平衡,必须在保证脏器灌注的前提下进行。

推荐意见 15:在保证组织器官灌注的前提下,应实施限制性的液体管理,有助于改善 ALI/ARDS 患者的氧合和肺损伤(推荐级别:B级)。

推荐意见 16:存在低蛋白血症的 ARDS 患者,可通过补充清蛋白等胶体溶液和应用利尿药,有助于实现液体负平衡,并改善氧合(推荐级别:C级)。

2.糖皮质激素

全身和局部的炎症反应是 ALI/ARDS 发生和发展的重要机制。研究显示,血浆和肺泡灌洗液中的炎症因子浓度升高与 ARDS 的病死率呈正相关。长期以来,大量的研究试图应用糖皮质激素控制炎症反应,预防和治疗 ARDS。早期的三项多中心 RCT 研究观察了大剂量糖皮质激素对 ARDS 的预防和早期治疗作用,结果糖皮质激素既不能预防 ARDS 的发生,对早期 ARDS 也没有治疗作用。但对于变应原因导致的 ARDS 患者,早期应用糖皮质激素经验性治疗可能有效。此外,感染性休克并发 ARDS 的患者,如合并有肾上腺皮质功能不全,可考虑应用替代剂量的糖皮质激素。

推荐意见 17:不推荐常规应用糖皮质激素预防和治疗 ARDS(推荐级别:B级)。

3.一氧化氮(NO)吸入

NO 吸入可选择性地扩张肺血管,而且 NO 分布于肺内通气良好的区域,可扩张该区域的肺血管,显著降低肺动脉压,减少肺内分流,改善通气血流比例失调,并且可减少肺水肿形成。临床研究显示,NO 吸入可使约 60% 的 ARDS 患者氧合改善,同时肺动脉压、肺内分流明显下降,但对平均动脉压和心排血量无明显影响。但是氧合改善效果也仅限于开始 NO 吸入治疗的 24~48 h 间。两个 RCT 研究证实 NO 吸入并不能改善 ARDS 的病死率。因此,吸入 NO 不宜作为 ARDS 的常规治疗手段,仅在一般治疗无效的严重低氧血症时可考虑应用。

推荐意见 18:不推荐吸入 NO 作为 ARDS 的常规治疗(推荐级别:A级)。

4.肺泡表面活性物质

ARDS 患者存在肺泡表面活性物质减少或功能丧失,易引起肺泡塌陷。肺泡表面活性物质能降低肺泡表面张力,减轻肺炎症反应,阻止氧自由基对细胞膜的氧化损伤。目前肺泡表面活性物质的应用仍存在许多尚未解决的问题,如最佳用药剂量、具体给药时间、给药间隔和药物来源等。因此,尽管早期补充肺表面活性物质有助于改善氧合,还不能将其作为 ARDS 的常规治疗手段。有必要进一步研究,明确其对 ARDS 预后的影响。

5.前列腺素 E_1

前列腺素 E_1(PGE$_1$)不仅是血管活性药物,还具有免疫调节作用,可抑制巨噬细胞和中性粒细胞的活性,发挥抗炎作用。但是 PGE$_1$ 没有组织特异性,静脉注射 PGE$_1$ 会引起全身血管舒张,导致低血压。静脉注射 PGE$_1$ 用于治疗 ALI/ARDS 目前已经完成了多个 RCT 研究,但无论是持续静脉注射 PGE$_1$,还是间断静脉注射脂质体 PGE$_1$,与安慰剂组相比,PGE$_1$ 组在 28 d 的病死率、机械通气时间和氧合等方面并无益处。有研究报道吸入型 PGE$_1$ 可以改善氧合,但这需要进一步的 RCT 来研究证实。因此,只有在 ALI/ARDS 患者低氧血症难以纠正时,可以考虑吸入 PGE$_1$ 治疗。

6.N-乙酰半胱氨酸和丙半胱氨酸

抗氧化剂 N-乙酰半胱氨酸(NAC)和丙半胱氨酸通过提供合成谷胱甘肽(GSH)的前体物质半胱氨酸,提高细胞内 GSH 水平,依靠 GSH 氧化还原反应来清除体内氧自由基,从而减轻肺损伤。静脉注射 NAC 对 ALI 患者可以显著改善全身氧合和缩短机械通气时间。而近期在 ARDS 患者中进行的 Ⅱ 临床试验证实,NAC 有缩短肺损伤病程和阻止肺外器官衰竭的趋势,不能减少机械通气时间和降低病死率。丙半胱氨酸的 Ⅱ、Ⅲ 期临床试验也证实不能改善 ARDS 患者预后。因此,尚无足够证据支持 NAC 等抗氧化剂用于治疗 ARDS。

7.环氧化酶抑制剂

布洛芬等环氧化酶抑制剂可抑制 ALI/ARDS 患者血栓素 A2 的合成,对炎症反应有强烈的抑制作用。小规模临床研究发现,布洛芬可改善全身性感染患者的氧合与呼吸力学。对严重感染的临床研究也发现布洛芬可以降低体温、减慢心率和减轻酸中毒,但是亚组分析(ARDS 患者130 例)显示,布洛芬既不能降低危重 ARDS 患者的患病率,也不能改善 ARDS 患者的 30 d 生存率。因此,布洛芬等环氧化酶抑制剂尚不能用于 ALI/ARDS 的常规治疗。

8.细胞因子单克隆抗体或拮抗药

炎症性细胞因子在 ALI/ARDS 发病中具有重要作用。动物实验应用单克隆抗体或拮抗药中和肿瘤坏死因子(TNF)、白细胞介素(IL)-1 和 IL-8 等细胞因子可明显减轻肺损伤,但多数临床试验获得阴性结果。细胞因子单克隆抗体或拮抗药是否能够用于 ALI/ARDS 的治疗,目前尚缺乏临床研究证据。因此,不推荐抗细胞因子单克隆抗体或拮抗药用于 ARDS 治疗。

9.己酮可可碱及其衍化物利索茶碱

己酮可可碱及其衍化物利索茶碱均可抑制中性粒细胞的趋化和激活,减少促炎因子 TNFA、IL-1 和 IL-6 等释放,利索茶碱还可抑制氧自由基释放。但目前尚无 RCT 试验证实己酮可可碱对 ALI/ARDS 的疗效。因此,己酮可可碱或利索茶碱不推荐用于 ARDS 的治疗。

10.重组人活化蛋白 C

重组人活化蛋白 C(rhAPC)具有抗血栓、抗炎和纤溶特性,已被试用于治疗严重感染。Ⅲ 期临床试验证实,持续静脉注射 rhAPC 24 $\mu g/(kg \cdot h) \times 96$ h 可以显著改善重度严重感染患者(APACHE Ⅱ>25)的预后。基于 ARDS 的本质是全身性炎症反应,且凝血功能障碍在 ARDS 发生中具有重要地位,rhAPC 有可能成为 ARDS 的治疗手段。但目前尚无证据表明 rhAPC 可用于 ARDS 治疗,当然在严重感染导致的重度 ARDS 患者。如果没有禁忌证,可考虑应用 rhAPC。rhAPC 高昂的治疗费用也限制了它的临床应用。

11.酮康唑

酮康唑是一种抗真菌药,但可抑制白三烯和血栓素 A2 合成,同时还可抑制肺泡巨噬细胞释放促炎因子,有可能用于 ARDS 的治疗。但是目前没有证据支持酮康唑可用于 ARDS 的常规治疗,同时为避免耐药,对于酮康唑的预防性应用也应慎重。

12.鱼油

鱼油富含 ω-3 脂肪酸,如二十二碳六烯酸(DHA)、二十碳五烯酸(EPA)等,也具有免疫调节作用,可抑制二十烷花生酸样促炎因子释放,并促进 PGE_1 生成。研究显示,通过肠道为 ARDS 患者补充 EPA、γ-亚油酸和抗氧化剂,可使患者肺泡灌洗液内中性粒细胞减少,IL-8 释放受到抑制,病死率降低。对机械通气的 ALI 患者的研究也显示,肠内补充 EPA 和 γ-亚油酸可以显著改善氧合和肺顺应性,明显缩短机械通气时间,但对生存率没有影响。

推荐意见19:补充 EPA 和 γ-亚油酸有助于改善 ALI/ARDS 患者氧合,缩短机械通气时间(推荐级别:C 级)。

(孙新志)

第六章 消化系统急危重症

第一节 消化性溃疡急性发作

消化性溃疡主要指发生于胃和十二指肠的慢性溃疡,是一多发病、常见病。溃疡的形成有各种因素,其中酸性胃液对黏膜的消化作用是溃疡形成的基本因素。酸性胃液接触的任何部位,如食管下段、胃肠吻合术后吻合口、空肠及具有异位胃黏膜的 Meckel 憩室,绝大多数的溃疡发生于十二指肠和胃,故又称胃溃疡(GU)、十二指肠溃疡(DU)。

一、病因及发病机制

消化性溃疡的发生是一种或多种有害因素对黏膜破坏超过黏膜抵御损伤和自我修复的能力所引起的综合结果。本病的病因和发病机制目前尚未完全阐明。1910 年,Schwartz 首次提出"无酸无溃疡"的概念,这是消化性溃疡的病因认识起点,也是治疗消化性溃疡的理论基础之一。1983 年,Marshall 和 warren 从人体胃黏膜火箭标本中找到了幽门螺杆菌(Hp);晚近认为 Hp 与消化性溃疡有密切的关系。

(一)胃酸和胃蛋白酶

胃酸和胃蛋白酶自身消化是形成消化性溃疡的原因之一。胃酸的存在是溃疡发生的决定因素之一。胃酸分泌受神经体液调节,经过不同步骤引起的质子泵泌酸的一个最终的共同环节。引起胃酸分泌的因素有:①壁细胞数量增多;②壁细胞对刺激物质的敏感性增强;③胃酸分泌正常反馈抑制机制的缺陷;④迷走神经张力增高。

(二)幽门螺杆菌

大量研究证实 Hp 感染是引起胃溃疡发作的重要原因。十二指肠溃疡患者 Hp 感染率高达95%~100%,胃溃疡为 70%以上。Hp 感染导致消化性溃疡的发生机制尚未完全阐明。目前有以下几种假设。

1.Hp-促胃液素(胃泌素)-胃酸学说

Hp 感染引起高胃泌素血症,机制如下。

(1)Hp 的尿素酶产生氨,局部的黏膜 pH 增高,破坏胃酸对 G 细胞释放促胃液素(胃泌素)

反馈抑制作用。

（2）Hp引起胃窦黏膜D细胞的数量减少，影响生长抑素的释放，减少促胃液素（胃泌素）的分泌，高促胃液素（胃泌素）刺激胃酸的分泌。

2.屋漏顶学说

Hp感染损害了局部黏膜防御和修复。Hp的某些抗原成分与胃黏膜的某些细胞成分相似，导致胃黏膜细胞免疫原性损伤，胃黏膜的屏障功能减弱，如"漏雨的屋顶"，在胃酸作用下形成溃疡，给予抑酸治疗后，溃疡愈合，只能获得短期疗效，根除Hp后，溃疡不易复发。

3.十二指肠胃上皮化生学说

十二指肠胃上皮化生是十二指肠对酸负荷的一种代偿发硬，Hp感染导致十二指肠炎症，黏膜屏障破坏，最终导致DU发生。

（三）非甾体抗炎药

常见的有阿司匹林、舒林酸、对乙酰氨基酚（扑热息痛）和保泰松等。通过直接局部作用和系统作用损伤黏膜。其是弱酸脂溶性药物，在胃酸环境下溶解成非离子状态，药物使黏膜的通透性增加，破坏黏液碳酸氢盐的屏障稳定性，干扰细胞的修复和重建。非甾体抗炎药（NSAID）进入血液循环后和血浆清蛋白结合，抑制环氧合酶-1（COX-1）活性，导致内源性的前列腺素的合成减少，削弱胃黏膜屏障对侵袭因子的防御能力。

（四）胃黏膜防御机制的障碍

正常的胃黏膜的防御机制包括黏膜屏障的完整性、丰富的黏膜血流、细胞更新、前列腺素、生长因子等。当外界的食物、理化因素和酸性胃液损伤上述屏障后，可导致溃疡的发生。

（五）胃十二指肠运动异常

胃排空加快，十二指肠的酸负荷增加，导致黏膜受损，诱发十二指肠溃疡，胃溃疡患者存在胃排空的延迟和十二指肠-胃反流，影响食糜的推进速度，刺激胃窦部G细胞分泌促胃液素（胃泌素），增加胃酸分泌。

（六）遗传因素

消化性溃疡患者一级亲属中发病率明显高于对照组人群，单卵双生儿患相同溃疡病者占50%，因此遗传特质可能是消化性溃疡的因素之一。

（七）环境因素

本病具有显著地理环境的差异和季节性。在美、英等国，十二指肠溃疡比胃溃疡多见；在日本则相反，秋、冬和冬、春之交是溃疡的好发季节。

（八）精神因素

心理因素可影响胃酸的分泌，例如愤怒使胃酸分泌增加，抑郁使胃酸分泌减少。

（九）与消化性溃疡相关的疾病

有些疾病的胃溃疡的发病率明显增高，密切相关的疾病有胃泌素瘤、系统性肥大细胞储积病、肝硬化、尿毒症、肾结石等。

二、临床表现及特征

（一）临床表现

本病的临床表现不一，多表现为中上腹部反复发作性节律性疼痛，少数患者无症状，或以出血穿孔等并发症为首发症状。

1.疼痛部位

多数以中上腹部疼痛为主要症状。十二指肠溃疡的疼痛多位于中上腹部或在脐上方；胃溃疡的疼痛多位于中上腹部偏高处或在剑突下、剑突下偏左处。胃或十二指肠后壁溃疡,特别是穿透性溃疡可放射致背部。

2.疼痛的程度和性质

多呈隐痛、钝痛、刺痛、灼痛或饥饿样疼痛,一般可以耐受,剧烈疼痛提示溃疡穿透或者穿孔。

3.疼痛的节律性

溃疡疼痛与饮食之间可有明显的关系。十二指肠溃疡的疼痛好发于两餐之间,持续到下次进食时,表现为"饥饿痛",个别患者由于夜间胃酸偏高,可发生"夜间痛"。胃溃疡的疼痛发生不规则,常在餐后 1 小时内发生,经 1～2 h 缓解,下次进餐时再次出现。

4.疼痛的周期性

反复发作时消化性溃疡的特征之一,尤以十二指肠溃疡更为突出。秋末至春初季节常见。

5.影响因素

疼痛受精神刺激、过度劳累、饮食不慎、药物影响、气候变化时加重,休息、进食、服用制酸药、以手按压疼痛部位、呕吐等方法而减轻和缓解。

(二)体征

溃疡发作期,中上腹部可有局限性的压痛,程度不重,其压痛部位多于溃疡的位置基本一致,有消化道出血者可有贫血和营养不良的体征。

(三)辅助检查

1.内镜检查

内镜检查是确诊消化性溃疡的主要方法,在内镜直视下可确定溃疡的部位、大小、形态、数目,结合活检组织病理检查,可以判断溃疡的良恶性以及分期。日本内镜学会将消化性溃疡的内镜表现分为 3 期:活动期(A 期)、愈合期(H 期)、缓解期(S 期)。

2.X 线钡餐检查

钡剂填充溃疡的凹陷部分所造成的龛影是诊断溃疡的直接征象。正面观龛影呈圆形或者椭圆形,边缘整齐。四周皱襞呈放射状向壁龛集中,直达壁龛边缘。

3.Hp 检测

对消化性溃疡进行 Hp 检测已成为消化性溃疡的常规检查项目,但应该在排除近期使用质子泵抑制剂、铋剂、胃黏膜保护剂和抗生素等药物造成的假阴性结果。

三、诊断及鉴别诊断

病史是诊断消化性溃疡的初步依据,根据本病具有的慢性病程,周期性发作、节律性中上腹部疼痛等,可作出初步诊断。内镜检查和 X 线钡餐检查是确诊手段。鉴别诊断如下。

(一)胃癌

两者的鉴别比较困难,除病史和报警症状外,主要依靠内镜活检组织病理学检查。

(二)功能性消化不良

患者常表现为上腹部疼痛、反酸、嗳气、胃灼热、上腹部饱胀不适等。内镜检查呈正常或仅为轻度的胃炎。

(三)慢性胆囊炎并胆结石

疼痛与进食油腻有关,位于右上腹部、并放射致背部,伴发热、黄疸的典型病例不难鉴别,不典型者可通过腹部超声或者 ERCP 鉴别。

(四)促胃液素(胃泌素)瘤

促胃液素(胃泌素)瘤又称 Zollinger-Ellison 综合征,由于胰腺非 B 细胞瘤分泌大量的促胃液素(胃泌素)所致,肿瘤往往较小,生长慢,多为恶性。大量的促胃液素(胃泌素)可致胃酸的分泌量显著增高,引起顽固的多发的溃疡,异位溃疡,易发生出血、穿孔、多伴有腹泻和明显消瘦。胃液分析、血清促胃液素(胃泌素)检查和激发试验有助于促胃液素(胃泌素)瘤的定性诊断。

四、急诊处理

本病的治疗应该采取综合性的措施,治疗目的是在于缓解临床症状,促进溃疡愈合,防止溃疡复发,减少并发症。

(一)基本治疗

避免过度紧张和劳累,溃疡活动期应该卧床休息,少食多餐,戒烟酒,避免食用咖啡、浓茶、辛辣刺激性食物以及损伤胃黏膜的药物;不过饱,防止胃窦部过度扩张而增加胃泌素的分泌,适当镇静,避免服用诱发溃疡的药物,如 NSAIDs、利血平等。若必须使用,应同时服用黏膜保护剂和抑酸剂。

(二)抑酸治疗

常用的降低胃酸的药物如下。

1.碱性制酸药

碱性制酸药能够中和胃酸,降低胃蛋白酶的活性,缓解疼痛,促进溃疡的愈合,包括碳酸氢钠、碳酸钙、氢氧化铝等。

2.H_2受体拮抗剂

选择性竞争结合 H_2 受体,使胃酸的分泌减少,促进溃疡的愈合,现多选用不良反应小的二代药物雷尼替丁 20 mg,2 次/天,维持量 20 mg,1 次/天。一代药物西咪替丁因其不良反应较大而逐渐被淘汰。

3.质子泵抑制剂(PPI)

能减少任何通路引起的酸分泌,有奥美拉唑、兰索拉唑、泮托拉唑、雷贝拉唑等。

(三)保护胃黏膜治疗

1.胶体铋

在酸性环境下铋剂与溃疡表面的粘蛋白形成螯合剂,覆盖于胃黏膜上发挥作用,促进胃上皮细胞分泌黏液,抑制胃蛋白酶的活性,促进前列腺素的分泌,对胃黏膜是保护作用,干扰 Hp 的代谢,使菌体和黏膜上皮失去黏附作用,有杀灭 Hp 的作用。

2.硫糖铝

在酸性胃液中,凝聚成糊状黏稠物,附于黏膜表面,阻止蛋白酶侵袭溃疡面,有利于黏膜上皮细胞的再生和阻止氢离子的向黏膜内弥散,促进溃疡愈合。宜在饭前 1 h 口服,每次 1 g,3 次/天,连服 4～6 周为 1 个疗程。

3.前列腺素

米索前列醇能够抑制胃酸的分泌,增加胃十二指肠黏液-碳酸氢盐分泌,增加黏膜的供血量加强胃黏膜的防护能力,使黏膜免受伤害,加快黏膜的修复。

(四)根除 Hp 治疗

临床上常用的一线方案是质子泵抑制剂或铋剂加两种抗生素,为减少耐药的发生,也可选用铋剂加质子泵抑制剂加两种抗生素的四联治疗方案。

(五)并发症的治疗

消化性溃疡常见的并发症出血、穿孔、幽门梗阻、癌变。

1.大量出血

有休克者,密切观察生命体征,补充血容量,纠正酸中毒;局部应用止血药物;生长抑素和 PPI 抑制胃酸分泌;内镜下止血治疗。

2.急性穿孔

禁食,胃肠减压、防止腹腔继发性感染,饱食后穿孔需在 6～12 h 间实施手术。

3.幽门梗阻

静脉输液,纠正水电解质紊乱和酸价平衡失调,放置胃管、胃肠减压,解除胃潴留,口服 H2RA 或 PPI 制剂;不全肠梗阻可应用促动力药。

(六)外科手术治疗

外科手术治疗主要应用于急性溃疡穿孔、穿透性溃疡、大量反复出血、内科治疗无效、器质性肠梗阻、胃溃疡癌变或者癌变不能排除、顽固性或难治性溃疡。

（王中焕）

第二节　消化性溃疡急性穿孔

急性穿孔是胃十二指肠溃疡的严重并发症,也是外科常见的急腹症之一。起病急、病情重、变化快是其特点,常需紧急处理。若诊治不当,可危及患者生命。

一、流行病学调查

近年来,胃十二指肠溃疡的发生率下降,住院治疗的胃十二指肠溃疡患者数量明显减少,特别是胃十二指肠溃疡的选择性手术治疗数量尤为减少,但溃疡的急性并发症(穿孔、出血和梗阻)的发生率和需要手术率近 20 年并无明显改变。

溃疡穿孔每年的发病率为 0.7/万～1/万;穿孔病住院患者占溃疡病住院患者的 7%;穿孔多发生在30～60 岁人群,占 75%。约有 2%的十二指肠溃疡患者中穿孔为首发症状。估计在诊断十二指肠溃疡后,在第 1 个 10 年中,每年约 0.3%患者发生穿孔。十二指肠溃疡穿孔多位于前壁,"前壁溃疡穿孔,后壁溃疡出血"。胃溃疡急性穿孔大多发生在近幽门的胃前壁,偏小弯侧,胃溃疡的穿孔一般较十二指肠溃疡略大。

二、病因及发病机制

胃十二指肠溃疡穿孔发生在慢性溃疡的基础上,患者有长期溃疡病史,但在少数情况下,急性溃疡也可以发生穿孔。下列因素可促进穿孔的发生。

（1）精神过度紧张或劳累，增加迷走神经兴奋程度，溃疡加重而穿孔。

（2）饮食过量，胃内压力增加，使溃疡穿孔。

（3）应用非甾体抗炎药（NSAIDs）和十二指肠溃疡、胃溃疡的穿孔密切相关，现在研究显示，治疗患者时应用这类药物是主要的促进因素。

（4）免疫抑制，尤其在器官移植患者中应用激素治疗。

（5）其他因素包括患者年龄增加、慢性阻塞性肺疾病、创伤、大面积烧伤和多器官功能障碍。

三、病理生理

急性穿孔后，有强烈刺激性的胃酸、胆汁、胰液等消化液和食物溢入腹腔，引起化学性腹膜炎，导致剧烈的腹痛和大量腹腔渗出液，甚至可致血容量下降，低血容量性休克。经 $6\sim8$ h，细菌开始繁殖，并逐渐转变为化脓性腹膜炎，病原菌以大肠埃希菌及链球菌多见。在强烈的化学刺激，细胞外液丢失的基础上，大量毒素被吸收，可导致感染中毒性休克的发生。胃、十二指肠后壁溃疡可穿透全层，并与周围组织包裹，形成慢性穿透性溃疡。

四、临床表现

（一）症状

患者以往多有溃疡病症状或肯定溃疡病史，而且近期常有溃疡病活动的症状。可在饮食不当后或在清晨空腹时发作。典型的溃疡急性穿孔表现为骤发腹痛，十分剧烈，如刀割或烧灼样，为持续性，但也可有阵发加重。由于腹痛发作突然而猛烈，患者甚至有一时性昏厥感。疼痛初起部位多在上腹或心窝部，迅即延及全腹面，以上腹为重。由于腹后壁及膈肌腹膜受到刺激，有时可引起肩部或肩胛部牵涉性疼痛，可有恶心感及反射性呕吐，但一般不重。

（二）体征

患者仰卧拒动，急性痛苦病容，由于腹痛严重而致面色苍白、四肢凉、出冷汗、脉率快、呼吸浅。腹式呼吸因腹肌紧张而消失。在发病初期，血压仍正常，腹部有明显腹膜炎体征，全腹压痛明显，上腹更重，腹肌高度强直，即所谓板样强直。肠鸣音消失。如腹腔内有较多游离气体，则叩诊时肝浊音界不清楚或消失。随着腹腔内细菌感染的发展，患者的体温、脉搏、血压、血常规等周身感染中毒症状以及肠麻痹、腹胀、腹水等腹膜炎症也越来越重。

溃疡穿孔后，临床表现的轻重与漏出至游离腹腔内的胃肠内容物的量有直接关系，亦即与穿孔的大小，穿孔时胃内容物的多少（空腹或饱餐后）以及孔洞是否很快被邻近器官或组织粘连堵塞等因素有关。穿孔小或漏出的胃肠内容物少或孔洞很快即被堵塞，则漏出的胃肠液可限于上腹，或顺小肠系膜根部及升结肠旁沟流至右下腹，腹痛程度可以较轻，腹膜刺激征也限于上腹及右侧腹部。

五、辅助检查

如考虑为穿孔，应做必要的实验室检查，检查项目包括血常规、血清电解质和淀粉酶，穿孔时间较长的需检查肾功能、血清肌酐、肺功能并进行动脉血气分析、监测酸碱平衡。常见白细胞升高及核左移，但在免疫抑制和老年患者中有时没有。血清淀粉酶一般是正常的，但有时升高，通常小于正常的 3 倍。肝功能一般是正常的。除非就诊延迟，血清电解质和肾功能是正常的。

胸部 X 线片和立位及卧位腹部 X 线片是必需的。约70％的患者有腹腔游离气体，因此无游离气体的不能排除穿孔。当疑为穿孔但无气腹者,可做水溶性造影剂上消化道造影检查,确立诊断腹膜炎体征者,这种 X 线造影是不需要的。

诊断性腹腔穿刺在部分患者是有意义的,若抽出液中含有胆汁或食物残渣常提示有消化道穿孔。

六、诊断及鉴别诊断

(一)诊断标准

胃十二指肠溃疡急性穿孔后表现为急剧上腹痛,并迅速扩展为全腹痛,伴有显著的腹膜刺激征,结合 X 线检查发现腹部膈下游离气体,诊断性腹腔穿刺抽出液含有胆汁或食物残渣等特点,正确诊断一般不困难。在既往无典型溃疡病者,位于十二指肠及幽门后壁的溃疡小穿孔,胃后壁溃疡向小网膜腔内穿孔,年老体弱反应性差者的溃疡穿孔及空腹时发生的小穿孔等情况下,症状、体征不太典型,较难诊断。另需注意的是,X 线检查未发现膈下游离气体并不能排除溃疡穿孔的可能,因约有 20% 患者穿孔后可以无气腹表现。

(二)鉴别诊断

1.急性胰腺炎

溃疡急性穿孔和急性胰腺炎都是上腹部突然受到强烈化学性刺激而引起的急腹症,因而在临床表现上有很多相似之处,在鉴别诊断上可能造成困难。急性胰腺炎的腹痛发作虽然也较突然,但多不如溃疡穿孔者急骤,腹痛开始时有由轻而重的过程,疼痛部位趋向于上腹偏左及背部,腹肌紧张程度也略轻。血清及腹腔渗液的淀粉酶含量在溃疡穿孔时可以有所增高,但其增高的数值尚不足以诊断。急性胰腺炎 X 线检查无膈下游离气体,B 超及 CT 提示胰腺肿胀。

2.胆石症、急性胆囊炎

胆绞痛发作以阵发性为主,压痛较局限于右上腹,而且压痛程度也较轻,腹肌紧张远不如溃疡穿孔者显著。腹膜炎体征多局限在右上腹,有时可触及肿大的胆囊,Murphy 征阳性,X 线检查无膈下游离气体,B 超提示有胆囊结石,胆囊炎,如血清胆红素有增高,则可明确诊断。

3.急性阑尾炎

溃疡穿孔后胃、十二指肠内容物可顺升结肠旁沟或小肠系膜根部流至右下腹,引起右下腹腹膜炎症状和体征,易被误诊为急性阑尾炎穿孔。仔细询问病史当能发现急性阑尾炎开始发病时的上腹痛一般不十分剧烈,阑尾穿孔时腹痛的加重也不以上腹为主,腹膜炎体征则右下腹较上腹明显。

4.胃癌穿孔

胃癌急性穿孔所引起的腹内病理变化与溃疡穿孔相同,因而症状和体征也相似,术前难以鉴别。老年患者,特别是无溃疡病既住史而近期内有胃部不适或消化不良及消瘦、体力差等症状者,当出现溃疡急性穿孔的症状和体征时,应考虑到胃肠穿孔的可能。

七、治疗

对胃十二指肠溃疡急性穿孔的治疗原则首先是终止胃肠内容物继续漏入腹腔,使急性腹膜炎好转,以挽救患者的生命。经常述及的 3 个高危因素是:①术前存在休克;②穿孔时间超过 24 h;③伴随严重内科疾病。这 3 类患者病死率高,可达 5%～20%;而无上述高危因素者病死率<1%。故对此三类患者的处理更要积极、慎重。具体治疗方法有 3 种,即非手术治疗、手术修补

穿孔以及急症胃部分切除和迷走神经切断术,现在认为后者(胃部分切除术和迷走神经切断术)不是溃疡病的合理手术方式,已很少采用。术式选择主要依赖于患者一般状况、术中所见、局部解剖和穿孔损伤的严重程度。

(一)非手术治疗

近年来,特别是在我国,对溃疡急性穿孔采用非手术治疗累积了丰富经验,大量临床实践经验表明,连续胃肠吸引减压可以防止胃肠内容物继续漏向腹腔,有利于穿孔自行闭合及急性腹膜炎好转,从而使患者免遭手术痛苦。其病死率与手术缝合穿孔者无显著差别。为了能够得到满意的吸引减压,鼻胃管在胃内的位置要恰当,应处于最低位。非手术疗法的缺点是不能去除已漏入腹腔内的污染物,因此只适用于腹腔污染较轻的患者。其适应证如下。

(1)患者无明显中毒症状,急性腹膜炎体征较轻,或范围较局限,或已趋向好转,表明漏出的胃肠内容物较少,穿孔已趋于自行闭合。

(2)穿孔是在空腹情况下发生的,估计漏至腹腔内的胃肠内容物有限。

(3)溃疡病本身不是根治性治疗的适应证。

(4)有较重的心肺等重要脏器并存病,致使麻醉及手术有较大风险。但在70岁以上、诊断不能肯定、应用类固醇激素和正在进行溃疡治疗的患者,不能采取非手术治疗方法。

因为手术治疗的效果确切,非手术治疗的风险并不低(腹内感染、脓毒症等),一般认为非手术治疗要极慎重。在非手术治疗期间,需动态观察患者的全身情况和腹部体征,若病情无好转或有所加重,即需及时改用手术治疗。

(二)手术治疗

手术治疗包括单纯穿孔缝合术和确定性溃疡手术。

1.单纯穿孔缝合术

单纯穿孔缝合术是目前治疗溃疡病穿孔主要的手术方式。只要闭合穿孔不至引起胃出口梗阻,就应首先考虑。缝闭瘘口、中止胃肠内容物继续外漏后,彻底清除腹腔内的污染物及渗出液。术后须经过一段时期内科治疗,溃疡可以愈合。缝合术的优点是操作简便,手术时间短,安全性高,一般认为,以下为单纯穿孔缝合术的适应证。穿孔时间超过8 h,腹腔内感染及炎症水肿较重,有大量脓性渗出液;以往无溃疡病史或有溃疡病史未经正规内科治疗,无出血、梗阻并发症,特别是十二指肠溃疡;有其他系统器质性疾病而不能耐受彻底性溃疡手术。单纯穿孔缝合术通常采用经腹手术,穿孔以丝线间断横向缝合,再用大网膜覆盖,或以网膜补片修补;也可经腹腔镜行穿孔缝合大网膜覆盖修补。一定吸净腹腔内渗液,特别是膈下及盆腔内。吸除干净后,腹腔引流并非必须。对所有的胃溃疡穿孔患者,需做活检或术中快速病理学检查,若为恶性,应行根治性手术。单纯溃疡穿孔缝合术后仍需内科治疗,Hp感染者需根除Hp,以减少复发的机会,部分患者因溃疡未愈合仍需行彻底性溃疡手术。

利用腹腔镜技术缝合十二指肠溃疡穿孔为Nathanson等于1990年首先报道。后来Mouret等描述一种无缝合穿孔修补技术:以大网膜片和纤维蛋白胶封闭穿孔。以后相继报道了明胶海绵填塞、胃镜引导下肝圆韧带填塞等技术。无缝合技术效果不确切,其术后再漏的机会很大(10%左右),尤其是在穿孔>5 mm者,因此应用要慎重。缝合技术有单纯穿孔缝合、缝合加大网膜补片加强和以大网膜补片缝合修补等。虽然腔镜手术具有微创特点,而且据报道术后切口的感染发生率较开腹手术低,但并未被广大外科医师普遍接受,原因是手术效果与开腹手术比较仍有争议,术后发生再漏需要手术处理者不少见,手术时间较长和花费高。以下情况不宜选择腹腔镜手术:①存在前述高危因素(术前存在休克、穿孔时间>24 h和伴随内科疾病)。②有其他溃疡并发症如出血和梗阻。③较大的穿孔(>10 mm)。④腹腔镜实施技术上有困难(上腹部手术史等)。

2.部分胃切除和迷走神经切断术

随着对溃疡病病因学的深入理解和内科治疗的良好效果,以往所谓的"确定"性手术方法——部分胃切除和迷走神经切断手术已经很少采用。尤其在急性穿孔有腹膜炎的情况下进行手术,其风险显然较穿孔修补术为大,因此需要严格掌握适应证。仅在以下情况时考虑所谓"确定性"手术。

(1)需切除溃疡本身以治愈疾病。如急性穿孔并发出血;已有幽门瘢痕性狭窄等,在切除溃疡时可根据情况考虑做胃部分切除手术。

(2)较大的胃溃疡穿孔,有癌可能,做胃部分切除。

(3)Hp感染阴性、联合药物治疗无效或胃溃疡复发时,仍有做迷走神经切断术的报道。

(王中焕)

第三节　急性上消化道出血

一、概论

急性上消化道出血是指屈氏韧带以上的食管、胃、十二指肠和胰管、胆管病变引起的急性出血,胃空肠吻合术后吻合口附近的空肠上段病变所致出血也属这一范围。临床表现为呕血、黑便、血便等。当出血量在短时间内超过1 000 mL或超过循环血量的20%时,可引起周围循环障碍,严重者可危及生命。

(一)病因

上消化道疾病和全身性疾病均可引起上消化道出血,临床上最常见的病因是消化性溃疡、食管胃底静脉曲张破裂、急性胃黏膜损害及胃癌。糜烂性食管炎、食管贲门黏膜撕裂综合征引起的出血也不少见。

1.食管疾病

食管静脉曲张、食管贲门黏膜撕裂症(Mallory-Weiss综合征)、糜烂性食管炎、食管癌。

2.胃部疾病

胃溃疡、急性胃黏膜损害、胃底静脉曲张、门脉高压性胃黏膜损害、胃癌、胃息肉。

3.十二指肠疾病

溃疡、十二指肠炎、憩室。

4.邻近器官疾病

胆管出血(胆石症、肝胆肿瘤等)、胰腺疾病(假性囊肿、胰腺癌等)、主动脉瘤破裂入上消化道。

5.全身性疾病

血液病(白血病、血小板减少性紫癜等)、尿毒症、血管性疾病(遗传性出血性毛细血管扩张症等)。

(二)诊断

1.临床表现特点

(1)呕血与黑便:是上消化道出血的直接证据。幽门以上出血且出血量大者常表现为呕血。呕出鲜红色血液或血块者表明出血量大、速度快,血液在胃内停留时间短。若出血速度较慢,血液在胃内经胃酸作用后变性,则呕吐物可呈咖啡样。幽门以下出血表现为黑便,但如出血量大而迅速,幽门以下出血也可以反流到胃腔而引起恶心、呕吐,表现为呕血。黑便的颜色取决于出血的速度与肠道蠕动的快慢。粪便在肠道内停留的时间短,可排出暗红色的粪便。反之,空肠、回肠,甚至右半结肠出血,如在肠道中停留时间长,也可表现为黑便。

(2)失血性外周循环衰竭:急性外周循环衰竭是急性失血的后果,其程度的轻重与出血量及速度有关。少量出血可因机体的代偿机制而不出现临床症状。中等量以上出血常表现为头晕、心悸、口渴、冷汗、烦躁及昏厥。体检可发现面色苍白、皮肤湿冷、心率加快、血压下降。大量出血者可在黑便排出前出现晕厥与休克,应与其他原因引起的休克鉴别。老年人大量出血可引起心、脑方面的并发症,应引起重视。

(3)氮质血症:上消化道出血后常出现血中尿素氮浓度升高,24～28 h 达高峰,一般不超过 14.3 mmol/L(40 mg/dL),3～4 d 降至正常。若出血前肾功能正常,出血后尿素氮浓度持续升高或下降后又再升高,应警惕继续出血或止血后再出血的可能。

(4)发热:上消化道出血后,多数患者在 24 h 内出现低热,但一般不超过 38 ℃,持续 3～5 d 降至正常。引起发热的原因尚不清楚,可能与出血后循环血容量减少,周围循环障碍,导致体温调节中枢的功能紊乱,再加以贫血的影响等因素有关。

2.实验室及其他辅助检查特点

(1)血常规:红细胞及血红蛋白在急性出血后 3～4 h 开始下降,血细胞比容也下降。白细胞稍有反应性升高。

(2)隐血试验:呕吐物或黑便隐血反应呈强阳性。

(3)血尿素氮:出血后数小时内开始升高,24～28 h 内达高峰,3～4 d 降至正常。

3.诊断与鉴别诊断

根据呕血、黑便和血容量不足的临床表现,以及呕吐物、黑便隐血反应呈强阳性,红细胞计数和血红蛋白浓度下降的实验室证据,可作出消化道出血的诊断。下面几点在临床工作中值得注意。

(1)上消化道出血的早期识别:呕血及黑便是上消化道出血的特征性表现,但应注意部分患者在呕血及黑便前即出现急性周围循环衰竭的征象,应与其他原因引起的休克或内出血鉴别。及时进行直肠指检可较早发现尚未排出体外的血液,有助于早期诊断。

呕血和黑便应和鼻出血、拔牙或扁桃体切除术后吞下血液鉴别,通过询问发病过程与手术史不难加以排除。进食动物血液、口服铁剂、铋剂及某些中药,也可引起黑色粪便,但均无血容量不足的表现与红细胞、血红蛋白降低的证据,可以借此加以区别。呕血有时尚需与咯血鉴别,支持咯血的要点是:①患者有肺结核、支气管扩张、肺癌、二尖瓣狭窄等病史。②出血方式为咯出,咯出物呈鲜红色,有气泡与痰液,呈碱性。③咯血前有咳嗽、喉痒、胸闷、气促等呼吸道症状。④咯血后通常不伴黑便,但仍有血丝痰。⑤胸部X线片通常可发现肺部病灶。

(2)出血严重程度的估计:由于出血大部分积存于胃肠道,单凭呕出或排出量估计实际出血量是不准确的。根据临床实践经验,下列指标有助于估计出血量。出血量每天超过 5 mL 时,粪便隐血试验则可呈阳性;当出血量超过 60 mL,可表现为黑便;呕血则表示出血量较大或出血速度快。若出血量在 500 mL 以内,由于周围血管及内脏血管的代偿性收缩,可使重要器官获得足够的血液供应,因而症状轻微或者不引起症状。若出血量超过 500 mL,可出现全身症状,如头晕、心悸、乏力、出冷汗等。若短时间内出血量>1 000 mL,或达全身血容量的 20% 时,可出现循环衰竭表现,如四肢厥冷、少尿、晕厥等,此时收缩压可<12.0 kPa(90 mmHg)或较基础血压下降 25%,心率>120 次/分钟,血红蛋白<70 g/L。事实上,当患者体位改变时出现血压下降及心率加快,说明患者血容量明显不足、出血量较大。因此,仔细测量患者卧位与直立位的血压与心率,对估计出血量很有帮助。另外,应注意不同年龄与体质的患者对出血后血容量不足的代偿功能相差很大,因而相同出血量在不同患者引起的症状也有很大差别。

(3)出血是否停止的判断:上消化道出血经过恰当的治疗,可于短时间内停止出血。但由于肠道内积血需经数天(约 3 d)才能排尽,因此不能以黑便作为判断继续出血的指征。临床上出现以下情况应考虑继续出血的可能:①反复呕血,或黑便次数增多,粪质转为稀烂或暗红。②周围循环衰竭经积极补液输血后未见明显改善。③红细胞计数、血红蛋白测定与血细胞比容继续下降,网织红细胞持续增高。④在补液与尿量足够的情况下,血尿素氮持续或再次增高。

一般来讲,一次出血后 48 h 以上未再出血,再出血的可能性较小。而过去有多次出血史,本次出血量大或伴呕血,24 h 内反复大出血,出血原因为食管胃底静脉曲张破裂、有高血压病史或有明显动脉硬化者,再出血的可能性较大。

(4)出血的病因诊断:过去病史、症状与体征可为出血的病因诊断提供重要线索,但确诊出血原因与部位需靠器械检查。①内镜检查:是诊断上消化道出血最常用与准确的方法。出血后 24~48 h 间的紧急内镜检查价值更大,可发现十二指肠降部以上的出血灶,尤其是对急性胃黏膜损害的诊断更具意义,因为该类损害可在几日内愈合而不留下痕迹。有报道,紧急内镜检查可发现约 90% 的出血原因。在紧急内镜检查前需先补充血容量,纠正休克。一般认为患者收缩压≥12.0 kPa(90 mmHg)、心率<110 次/分钟、血红蛋白浓度≥70 g/L 时,进行内镜检查较为安全。若有活动性出血,内镜检查前应先插鼻胃管,抽吸胃内积血,并用生理盐水灌洗至抽吸物清亮,然后拔管行胃镜检查,以免积血影响观察。②X 线钡餐检查:上消化道出血患者何时行钡餐检查较合适,各家有争论。早期活动性出血期间胃内积血或血块影响观察且患者处于危急状态,需要进行输血、补液等抢救措施而难以配合检查。早期行 X 线钡餐检查还有引起再出血之虞,因此目前主张 X 线钡餐检查最好的出血停止和病情稳定数天后进行。③选择性腹腔动脉造影:若上述检查未能发现出血部位与原因,可行选择性肠系膜上动脉造影。若有活动性出血且出血速度>0.5 mL/min 时,可发现出血病灶。可同时行栓塞治疗而达到止血的目的。④胶囊内镜:用于常规胃、肠镜检查无法找到出血灶的原因未明消化道出血患者,是近年来主要用于小肠疾病检查的新技术。国内外已有较多胶囊内镜用于不明原因消化道出血检查的报道,病灶检出率在 50%~75%,显性出血者病变检出率高于隐性出血者。胶囊内镜检查的优点是无创、患者容易接受,可提示活动性出血的部位。缺点是胶囊内镜不能操控,对病灶的暴露有时不理想,也不能取病理活检。⑤小肠镜:推进式小肠镜可窥见 Treitz 韧带远端约 100 cm 的空肠,对不明原因消化道出血的病因诊断率可达 40%~65%。该检查需用专用外套管,患者较痛苦,有一定的并发症发生率。近年应用于临床的双气囊小肠镜可检查全小肠,大大提高了不明原因消化道出血的病因诊断率。据国内外报道双气囊全小肠镜对不明原因消化道出血的病因诊断率为 60%~77%。

双气囊全小肠镜的优势在于能够对可疑病灶进行仔细观察、取活检,且可进行内镜下止血治疗,如氩离子凝固术、注射止血术或息肉切除术等。对原因未明的消化道出血患者有条件的医院应尽早行全小肠镜检查。⑥放射性核素^{99m}Tc:标记红细胞扫描注射^{99m}Tc标记红细胞后,连续扫描$10\sim60$ min,如发现腹腔内异常放射性浓聚区则视为阳性。可依据放射性浓聚区所在部位及其在胃肠道的移动来判断消化道出血的可能部位,适用于怀疑小肠出血的患者,也可作为选择性腹腔动脉造影的初筛方法,为选择性动脉造影提供依据。

(三)治疗

上消化道出血病情急,变化快,严重时可危及患者生命,应采取积极措施进行抢救。这里叙述各种病因引起的上消化道出血的治疗的共同原则,其不同点在随后各节中分别叙述。

1.抗休克

上消化道出血的初步诊断一经确立,则抗休克、迅速补充血容量应放在一切医疗措施的首位,不应忙于进行各种检查。可选用生理盐水、林格液、右旋糖酐或其他血浆代用品。出血量较大者,特别是出现循环衰竭者,应尽快输入足量同型浓缩红细胞或全血。出现下列情况时有紧急输血指征:①患者改变体位时出现晕厥;②收缩压<12.0 kPa(90 mmHg);③血红蛋白浓度<70 g/L。对于肝硬化食管胃底静脉曲张破裂出血者应尽量输入新鲜血且输血量适中,以免门静脉压力增高导致再出血。

2.迅速提高胃内酸碱度

当胃内 pH 提高至 5 时,胃内胃蛋白酶原的激活明显减少,活性降低。而 pH 升高至 7 时,则胃内的消化酶活性基本消失,对出血部位凝血块的消化作用消失,起到协助止血的作用。自身消化作用的减弱或消失,对溃疡或破损部位的修复也起促进作用,有利于出血病灶的愈合。

3.止血

根据不同的病因与具体情况,因地制宜选用最有效的止血措施。

4.监护

严密监测病情变化,患者应卧床休息,保持安静,保持呼吸道通畅,避免呕血时血阻塞呼吸道而引起窒息。严密监测患者的生命体征,如血压、脉搏、呼吸、尿量及神志变化。观察呕血及黑便情况,定期复查红细胞数、血红蛋白浓度、血细胞比容。必要时行中心静脉压测定。对老年患者根据具体情况进行心电监护。

留置鼻胃管可根据抽吸物颜色监测胃内出血情况,也可通过胃管注入局部止血药物,有助于止血。

二、消化性溃疡出血

胃及十二指肠溃疡出血占全部上消化道出血病因的 50% 左右。

(一)诊断

(1)根据本病的慢性过程、周期性发作及节律性上腹痛,一般可作出初步诊断。出血前上腹部疼痛常加重,出血后可减轻或缓解。应注意约有 15% 的患者可无上腹痛病史,而以上消化道出血为首发症状。也有部分患者虽有上腹部疼痛症状,但规律性并不明显。

(2)胃镜检查常可发现溃疡灶。对无明显病史、诊断疑难或有助于治疗时,应争取行紧急胃镜检查。若有胃镜检查禁忌证或无条件行胃镜检查,可于出血停止后数天行 X 线钡餐检查。

(二)治疗

治疗原则与上述相同。一般少量出血经适当内科治疗后可于短期内止血,大量出血则应引起高度重视,宜采取综合治疗措施。

1.饮食

目前不主张过分严格的禁食。若患者无呕血或明显活动性出血的征象,可予流质饮食,并逐渐过渡到半流质饮食。但若患者有频繁呕血或解稀烂黑便,甚至暗红色血便,则主张暂时禁食,直至活动性出血停止才予以进食。

2.提高胃内 pH 的措施

主要措施是静脉内使用抑制胃酸分泌的药物。静脉使用质子泵抑制剂如奥美拉唑首剂 80 mg,然后每 12 h 40 mg 维持。国外有报道首剂注射 80 mg 后以每小时 8 mg 的速度持续静脉滴注,认为可稳定提高胃内 pH,提高止血效果。当活动性出血停止后,可改口服治疗。

3.内镜下止血

内镜下止血是溃疡出血止血的首选方法,疗效肯定。常用方法包括注射疗法,在出血部位附近注射 1:10 000 肾上腺素溶液,热凝固方法(电极、热探头、氩离子凝固术等)。目前主张首选热凝固疗法或联合治疗,即注射疗法加热凝固方法或止血类加注射疗法。可根据条件及医师经验选用。

4.手术治疗

经积极内科治疗仍有活动性出血者,应及时邀请外科医师会诊。手术治疗仍是消化性溃疡出血治疗的有效手段,其指征为:①严重出血经内科积极治疗仍不止血,血压难以维持正常,或血压虽已正常,但又再次大出血的。②以往曾有多次严重出血,间隔时间较短后又再次出血的。③合并幽门梗阻、穿孔,或疑有癌患者。

三、食管胃底静脉曲张破裂出血

食管胃底静脉曲张破裂出血为上消化道出血常见病因,出血量往往较大,病情凶险,病死率较高。

(一)诊断

(1)起病急,出血量往往较大,常有呕血。

(2)有慢性肝病史。若发现黄疸、蜘蛛痣、肝掌、腹壁静脉曲张、脾大、腹水等有助于诊断。

(3)实验室检查可发肝功能异常,特别是白/球蛋白比例倒置、凝血酶原时间延长、血清胆红素增高。血常规检查有红细胞、白细胞及血小板减少等脾功能亢进表现。

(4)胃镜检查或食管吞钡检查发现食管静脉曲张。

值得注意的是,有不少的肝硬化消化道出血原因不是食管胃底静脉曲张破裂出血所致,而是急性胃黏膜糜烂或消化性溃疡。急诊胃镜检查对出血原因部位的诊断具有重要意义。

(二)治疗

除按前述紧急治疗、输液及输血抗休克、使用抑制胃酸分泌药物外,下列方法可根据具体情况选用。

1.药物治疗

药物治疗是各种止血治疗措施的基础,在建立静脉通路后即可使用,为后续的各种治疗措施创造条件。

（1）生长抑素及其类似品：可降低门静脉压力。国内外临床试验表明，该类药物对控制食管胃底曲张静脉出血有效，止血有效率为70％～90％，与气囊压迫相似。目前供应临床使用的有14肽生长抑素，用法是首剂250 μg静脉注射，继而3 mg加入5％葡萄糖液500 mL中，250 μg/h连续静脉滴注，连用3～5 d。因该药半减期短，若输液中断超过3 min，需追加250 μg静脉注射，以维持有效的血药浓度。奥曲肽是一种合成的8肽生长抑素类似物，具有与14肽相似的生物学活性，半减期较长。其用法是奥曲肽首剂100 μg静脉注射，继而600 μg，加入5％葡萄糖液500 mL中，以25～50 μg/h速度静脉滴注，连用3～5 d。生长抑素治疗食管静脉曲张破裂出血止血率与气囊压迫相似，其最大的优点是无明显的不良反应。在硬化治疗前使用有利于减少活动性出血，使视野清晰，便于治疗。硬化治疗后再静脉滴注一段时间可减少再出血的机会。

（2）血管升压素：作用机制是通过对内脏血管的收缩作用，减少门静脉血流量，降低门静脉及其侧支的压力，从而控制食管、胃底静脉曲张破裂出血。目前推荐的疗法是0.2 U/min，持续静脉滴注，视治疗反应，可逐渐增加剂量，至0.4 U/min。如出血得到控制，应继续用药8～12 h，然后停药。如果治疗经4～6 h仍不能控制出血，或出血一度中止而后又复发，应及时改用其他疗法。由于血管升压素具有收缩全身血管的作用，其不良反应包括血压升高、心动过缓、心律失常、心绞痛、心肌梗死、缺血性腹痛等。

目前主张在使用血管升压素同时使用硝酸甘油，以减少前者引起的全身不良反应，取得良好效果，尤以有冠心病、高血压病史者效果更好。具体用法是在应用血管升压素后，舌下含服硝酸甘油0.6 mg，每30分钟1次。也有主张使用硝酸甘油40～400 μg/min静脉滴注，根据患者血压调整剂量。

2.内镜治疗

（1）硬化栓塞疗法（EVS）：在有条件的医疗单位，EVS为当今控制食管静脉曲张破裂出血的首选疗法。多数报道EVS紧急止血成功率超过90％，EVS治疗组出血致死率较其他疗法明显降低。

适应证：一般来说，不论什么原因引起的食管静脉曲张破裂出血，均可考虑行EVS，下列情况下更是EVS的指征：重度肝功能不全、储备功能低下如Child C级、低血浆蛋白质、血清胆红素升高的病例；合并有心、肺、脑、肾等重要器官疾病而不宜手术者；合有预后不良或无法切除之恶性肿瘤者，尤以肝癌为常见；已行手术治疗而再度出血，不可再次手术治疗，而常规治疗无效者；经保守治疗（包括三腔二囊管压迫）无效者。

禁忌证：有效血容量不足，血液循环状态尚不稳定者；正在不断大量呕血者，因为行EVS可造成呼吸道误吸，加上视野不清也无法进行治疗操作；已濒临呼吸衰竭者，由于插管可加重呼吸困难，甚至呼吸停止；肝性脑病或其他原因意识不清无法合作者；严重心律失常或新近发生心肌梗死者；出血倾向严重，虽然内科纠正治疗，但仍远未接近正常者；长期用三腔二囊管压迫，可能造成较广泛的溃疡及坏死者，EVS疗效常不满意。

硬化剂的选择：常用的硬化剂有下列几种。①乙氧硬化醇（AS）：主要成分为表面麻醉剂polidocanol与乙醇。AS的特点是对组织损伤作用小，有较强的致组织纤维作用，黏度低，可用较细的注射针注入，是一种比较安全的硬化剂。AS可用于血管旁与血管内注射，血管旁每点2～3 mL，每条静脉内4～5 mL，每次总量不超过30 mL。②乙醇胺油酸酯（EO）：以血管内注射为主，因可引起较明显的组织损害，每条静脉内不超过5 mL，血管旁每点不超过3 mL，每次总量不超过20 mL。③十四羟基硫酸钠（TSS）：据报道硬化作用较强，止血效果好，用于血管内注射。

④纯乙醇：以血管内注射为主，每条静脉不超过 1 mL，血管外每点不超过 0.6 mL。⑤鱼肝油酸钠：以血管内注射为主，每条静脉 2～5 mL，总量不超过 20 mL。

术前准备：补充血容量，纠正休克，配血备用；带静脉补液进入操作室；注射针充分消毒，检查内镜、注射针、吸引器性能良好；最好使用药物先控制出血，使视野清晰，便于选择注射点。

操作方法：按常规插入胃镜，观察曲张静脉情况，确定注射部位。在齿状线上 2～3 cm 穿刺出血征象和出血最明显的血管，注入适量（根据不同硬化剂决定注射量）硬化剂。每次可同时注射 1～3 条血管，但应在不同平面注射（相隔 3 cm），以免引起术后吞咽困难。也有人同时在出血静脉或曲张最明显的静脉旁注射硬化剂，以达到直接压迫作用，继而化学性炎症、血管旁纤维结缔组织增生，使曲张静脉硬化。每次静脉注射完毕后退出注射针，用附在镜身弯曲部的止血气囊或直接用镜头压迫穿刺点 1 min，以达到止血的目的。若有渗血，可局部喷洒凝血酶或 25% 孟氏液，仔细观察无活动性出血后出镜。

术后治疗：术后应继续卧床休息，密切注意出血情况，监测血压等生命指征，禁食 24 h，补液，酌情使用抗生素，根据病情继续使用降低门静脉压力的药物。首次治疗止血成功后，经 1～2 周应进行重复治疗，直至曲张静脉完全消失或只留白色硬索状血管，多数病例经施行 3～5 次治疗可达到此目的。

并发症：较常见的并发症如下。出血：在穿刺部位出现渗血或喷血，可在出血处再补注 1～2 针，可达到止血作用；胸痛、胸腔积液和发热：可能与硬化剂引起曲张静脉周围炎症、管溃疡、纵隔炎、胸膜炎的发生有关；食管溃疡和狭窄；胃溃疡及出血性胃炎：可能与 EVS 后胃血流淤滞加重、应激、从穿刺点溢出的硬化剂对胃黏膜的直接损害有关。

（2）食管静脉曲张套扎术（EVL）：适应证、禁忌证与 EVS 大致相同。其操作要点是在内镜直视下把曲张静脉用负压吸引入附加在内镜前端特制的内套管中，然后通过牵拉引线，使内套管沿外套管回缩，把原放置在内套管上的特制橡皮圈套入已被吸入内套管内的静脉上，阻断曲张静脉的血流，起到与硬化剂栓塞相同的效果。每次可套扎 5～10 个部位。和 EVS 相比，两者止血率相近，可达 90% 左右。其优点是 EVL 不引起注射部位出血和系统并发症，值得进一步推广。

3.三腔二囊管

三腔二囊管压迫是传统的有效止血方法，其止血成功率为 44%～90%，由于存在一定的并发症，目前大医院已较少使用。主要用于药物效果不佳，暂时无法进行内镜治疗者，也适用于基层单位不具备内镜治疗的技术或条件者。

（1）插管前准备：①向患者说明插管的必要性与重要性，取得其合作。②仔细检查三腔管各通道是否通畅，气囊充气后作水下检查有无漏气，同时测量气囊充气量，一般胃囊注气 200～300 mL［用血压计测定内压，以 5.3～6.7 kPa（40～50 mmHg）为宜］，食管囊注气 150～200 mL［压力以 4.0～5.3 kPa（30～40 mmHg）为宜］，同时要求注气后气囊膨胀均匀，大小、张力适中，并做好各管刻度标记。③插管时若患者能忍受，最好不用咽部麻醉剂，以保存喉头反射，防止吸入性肺炎。

（2）正确的气囊压迫：插管前先测知胃囊上端至管前端的距离，然后将气囊完全抽空，气囊与导管均外涂液状石蜡，通过鼻孔或口腔缓缓插入。当至 50～60 cm 刻度时，套上 50 mL 注射器从胃管作回抽。如抽出血性液体，表示已到达胃腔，并有活动性出血。先将胃内积血抽空，用生理盐水冲洗。然后用注射器注气，将胃气囊充气 200～300 mL，再将管轻轻提拉，直到感到管子有弹性阻力时，表示胃气囊已压至胃底贲门部，此时可用宽胶布将管子固定于上唇一侧，并用滑车加重量 500 g(如 500 mL 生理盐水瓶加水 250 mL)牵引止血。定时抽吸胃管,若不再抽出血性液体,说明压迫有效,此时可继续观察,不用再向食管囊注气。否则应向食管囊充气 150~200 mL,使压力维持在 4.0~5.3 kPa(30~40 mmHg),压迫出血的食管曲张静脉。

(3)气囊压迫时间:第一个 24 h 可持续压迫,定时监测气囊压力,及时补充气体。每 1~2 h 从胃管抽吸胃内容物,观察出血情况,并可同时监测胃内 pH。压迫 24 h 后每间隔6 h 放气 1 次,放气前宜让患者吞入液状石蜡 15 mL,润滑食管黏膜,以防止囊壁与黏膜黏附。先解除牵拉的重力,抽出食管囊气体,再放胃囊气体,也有人主张可不放胃囊气体,只需把三腔管向胃腔内推入少许则可解除胃底黏膜压迫。每次放气观察经 15~30 min 再注气压迫。间歇放气的目的在于改善局部血液循环,避免发生黏膜坏死糜烂。出血停止 24 h 后可完全放气,但仍将三腔管保留于胃内,再观察 24 h,如仍无再出血方可拔出。一般三腔二囊管放置时间以不超过 72 h 为宜,也有报道长达 7 d 而未见黏膜糜烂者。

(4)拔管前后注意事项:拔管前先给患者服用液状石蜡 15~30 mL,然后抽空 2 个气囊中的气体,慢慢拔出三腔二囊管。拔管后仍需禁食 1 d,然后给予温流质饮食,视具体情况再逐渐过渡到半流质和软食。

三腔二囊管如使用不当,可出现以下并发症。①曲张静脉糜烂破裂。②气囊脱出阻塞呼吸道引起窒息。③胃气囊进入食管导致食管破裂。④食管和/或胃底黏膜因受压发生糜烂。⑤呕吐反流引起吸入性肺炎。⑥气囊漏气使止血失败,若不注意观察可继续出血引起休克。

4.经皮经颈静脉肝穿刺肝内门体分流术(TIPS)

TIPS 是影像学 X 线监视下的介入治疗技术。通过颈静脉插管到达肝静脉,用特制穿刺针穿过肝实质,进入门静脉。放置导线后反复扩张,最后在这个人工隧道内置入 1 个可扩张的金属支架,建立人工瘘管,实施门体分流,降低门静脉压力,达到治疗食管胃底曲张静脉破裂出血的目的。TIPS 要求有相当的设备与技术,费用昂贵,推广普及尚有困难。

5.手术治疗

大出血时有效循环血量骤降,肝供血量减少,可导致肝功能进一步恶化,患者对手术的耐受性低,急症分流术死亡率达 15%~30%,断流术死亡率达 7.7%~43.3%。因此,在大出血期间应尽量采用各种非手术治疗,若不能止血才考虑行外科手术治疗。急症手术原则上采取并发症少、止血效果确切及简易的方法,如食管胃底曲张静脉缝扎术、门-奇静脉断流术等。待出血控制后再行择期手术,如远端脾-肾静脉分流术等,以解决门静脉高压问题,预防再出血。

四、其他原因引起的上消化道出血

(一)急性胃黏膜损害

本病是以一组胃黏膜糜烂或急性溃疡为特征的急性胃黏膜表浅性损害,常引起急性出血。主要包括急性出血性糜烂性胃炎和应激性溃疡,是上消化道出血的常见病因。

1.病因

(1)服用非甾体抗炎药(阿司匹林、吲哚美辛等)。

(2)喝大量烈性酒。

(3)应激状态(大面积烧伤、严重创伤、脑血管意外、休克、败血症、心肺功能不全等)。

2.诊断

(1)具备上述病因之一者。

(2)出血后 24～48 h 间急诊胃镜检查发现胃黏膜(以胃体为主)多发性糜烂或急性浅表小溃疡;有时可见活动性出血。

3.治疗

本病以内科治疗为主。一般急救措施及补充血容量、抗休克与前述相同。本病的治疗要点如下。

(1)迅速提高胃内 pH,以减少 H^+ 反弥散,降低胃蛋白酶活力,防止胃黏膜自身消化,帮助凝血。可选用质子泵抑制剂如奥美拉唑或潘妥拉唑,具体用法见"消化性溃疡出血"。

(2)内镜下直视止血:包括出血部位的注射疗法、电凝止血或局部喷洒止血药(凝血酶或去甲肾上腺素溶液等)。

(3)手术治疗:应慎重考虑,因本病病变范围广泛,加上手术本身也是一种应激。对经内科积极治疗无效、出血量大者可考虑手术治疗。

(二)胃癌出血

胃癌一般为持续小量出血,急性大量出血者占 20%～25%,对中年以上男性患者,近期内出现上腹部疼痛或原有疼痛规律消失,食欲下降,消瘦,贫血程度与出血量不符者,应警惕胃癌出血的可能。内镜、活检或 X 线钡餐检查可明确诊断。治疗方法是补充血容量后及早手术治疗。

(三)食管贲门黏膜撕裂综合征

由于剧烈干呕、呕吐或可致腹腔内压力骤增的其他原因,造成食管贲门部黏膜及黏膜下层撕裂并出血。为上消化道出血的常见病因之一,约占上消化道出血病因的 10%,部分患者可致严重出血。急诊内镜检查是确诊的最重要方法,镜下可见纵形撕裂,长 3～20 mm,宽 2～3 mm,大多为单个裂伤,以右侧壁最多,左侧壁次之,可见到病灶渗血或有血痂附着。

治疗上除按一般上消化道出血原则治疗外,可在内镜下使用钛夹、电凝、注射疗法等。使用抑制胃酸分泌药物可减少胃酸反流,促进止血与损伤组织的修复。

(四)胆管出血

本病是指胆管或流入胆管的出血,可分为肝内型和肝外型出血。肝内型出血多为肝外伤、肝脏活检、PTC、感染和中毒后肝坏死、血管瘤、恶性肿瘤、肝动脉栓塞等病因所致。肝外型出血多为胆结石、胆管蛔虫、胆管感染、胆管肿瘤、经内镜胆管逆行造影下十二指肠乳头括约肌切开术后、T 管引流等引起。

1.诊断

(1)有上述致病因素存在,临床上出现三大症状:消化道出血、胆绞痛及黄疸。

(2)经内镜检查未发现食管和胃内的出血病变,而十二指肠乳头部有血液或血块排出,即可确认胆管出血。必要时可行 ERCP、PTC、选择性动脉造影、腹部探查中的胆管造影、术中胆管镜直视检查等,均有助于确诊。

2.治疗

首先要查明原发疾病,只有原发病查明后才能制定正确的治疗方案。轻度的胆管出血,一般可用保守疗法止血,急性胆管大出血则应及时手术治疗。除按上述一般紧急治疗、输液及输血、止血药物使用外,以下措施应着重进行。

(1)病因治疗。①控制感染:由于肝内或胆管内化脓性感染所引起的出血,控制感染至关重要,可选用肝胆管系统内浓度较高的抗生素,如头孢菌素类、喹诺酮类等抗生素静脉滴注,可联合两种以上抗生素。②驱蛔治疗:由胆管蛔虫引起者,主要措施是驱蛔、防治感染、解痉镇痛。在内镜直视下钳取嵌顿在壶腹内的蛔虫是一种有效措施。

(2)手术治疗:有下列情况可考虑手术治疗。①持续胆管大出血,经各种治疗仍血压不稳,休克未能有效控制者。②反复的胆管出血,经内科积极治疗无效者。③肝内或肝外有需要处科手术治疗的病变存在者。

(王中焕)

第四节　急性胃扩张

急性胃扩张是指在短期内胃和十二指肠上段的极度扩张,胃腔内大量气体、液体和食物潴留而致的一种综合征。通常为某些内、外科疾病或麻醉手术的严重并发症。它可以造成腹胀、腹痛及呕吐,体内严重脱水和电解质丢失,酸碱失衡,以及血容量缩减和周围循环衰竭。胃壁因过度伸张变薄或因炎性水肿而增厚,或因血运障碍致胃壁坏死穿孔引起腹膜炎,甚至休克。十二指肠横部受肠系膜上动脉的压迫,可能发生压迫性溃疡。任何年龄均可发病,但以 21～40 岁男性多见。病死率为 18%～20%。

一、病因与发病机制

器质性疾病和功能性因素均可引发急性胃扩张。常见有以下原因。

(一)外科手术

外科手术以腹部大手术和迷走神经切断术后常见。这类手术可直接刺激躯体或内脏神经,引起胃自主神经功能失调,胃动力神经反射被抑制,造成胃平滑肌功能失常,胃壁张力减弱而形成扩张。术后给氧、鼻饲物可使大量气体进入胃腔;或未能有效的胃肠减压和过早拔管;或过早、过量进食等因素而发生扩张。由于麻醉的因素造成食管上段括约肌松弛,大量气体进入胃内形成扩张。

(二)压迫、梗阻

各种原因引起的胃肠扭转、嵌顿性食管裂孔疝以及各种原因所致的十二指肠壅积症、十二指肠肿瘤及异物、小肠梗阻、股疝等均可引起急性胃扩张;幽门附近的病变,如脊柱畸形、环状胰腺、胰腺癌等偶可压迫胃的输出道而引起急性胃扩张;躯体部位上石膏套后 1～2 d 引起的"石膏套综合征",可引起脊柱伸展过度,十二指肠受肠系膜上动脉压迫引起急性胃扩张。

(三)创伤

尤以上腹部急性挫伤,致使腹腔神经丛受到强烈刺激所产生的一种应激状态。

(四)暴饮暴食

以进食大量干缩食品和过量饮食后立即劳动或剧烈运动时较常见。它可导致胃壁肌肉过度牵拉而引发反射性麻痹,产生扩张。

(五)其他因素

情绪紧张、精神抑郁、营养不良均可引起自主神经功能紊乱,使胃的张力减低和排空延迟;糖尿病神经病变、抗胆碱能药物的应用;水、电解质代谢失调,严重感染性与代谢性疾病如急性胰腺炎、急性梗阻性化脓性胆管炎、急性腹膜炎、糖尿病酮症酸中毒、尿毒症等,均可影响胃的张力和胃的排空,导致急性胃扩张。某些急性中毒时,过量洗胃同样可导致急性胃扩张。

发病机制目前有两种学说:一种学说认为是由于肠系膜上动脉和小肠系膜将十二指肠横部压迫于脊柱和主动脉之间所致;另一种学说认为是由于胃、十二指肠壁原发性麻痹所致。麻痹原因为手术时牵拉、腹膜后引流物的刺激和血肿形成或胃迷走神经切断,或全身中毒,或大量食物过度撑张胃壁所引起的神经反射作用;重体力劳动后疲劳、腹腔内炎症和损伤、剧烈疼痛和情绪波动都可能是促使胃壁肌肉麻痹的因素。"压迫"和"麻痹"可能同时存在,互为因果,而"麻痹"可能起主导作用。胃扩张后将系膜及小肠挤向盆腔,导致肠系膜上动脉压迫十二指肠,造成幽门远端的梗阻,食物和咽下的空气、胃、十二指肠液、胆汁、胰液、肠液大量积存于胃内。这些液体的滞留又可以刺激胃、十二指肠黏膜,导致更多的液体分泌亢进,加重胃扩张,形成恶性循环。胃和十二指肠高度扩张,占据大部分腹腔,胃壁因过度扩张而变得极薄,胃黏膜也被拉平失去其皱襞。由于胃腔内压力不断增高,>1.96 kPa(20 cmH$_2$O)并超过胃静脉压力,进一步引起胃内血管灌注不足,严重影响胃黏膜的血液循环,胃黏膜可出现多数出血点及糜烂面,最后胃壁可发生坏死和穿孔,继而发生腹膜炎和中毒性休克,此为罕见,但是急性胃扩张最为严重的后果。扩张的胃还可机械地压迫门静脉,使血液淤滞于腹腔内脏,亦可压迫下腔静脉,使回心血量减少,最后导致周围循环衰竭。多次呕吐和胃肠减压还造成脱水和电解质紊乱。

二、诊断

(一)临床表现特点

起病时间不一,一些手术患者常于术后 $3\sim4$ d 或第 2 周开始进食流质后发病,而暴食者,则多在餐后 $1\sim2$ h 间起病。症状有上腹部饱胀,上腹或脐周隐痛,可呈阵发性加剧,超过 90% 的患者出现反复呕吐或持续性呕吐伴恶心。开始量小,次数频繁,表现为不自主及无力的呕吐,实际上为胃内容物自口中溢出,这对急性胃扩张具有诊断意义。随着病情发展,腹部胀痛加重,呕吐量逐渐增多并嗳出大量的气体。呕吐物初为胃液和食物,以后混有胆汁,逐渐变为棕绿色、黑棕色或咖啡样液体,有酸臭味。纵然多次呕吐,但腹胀、腹痛并不减轻。因失水及电解质丢失,口渴多饮,随饮随吐。全身情况呈进行性恶化,烦躁不安,呼吸浅表急促,手足搐搦,表情痛苦,血压下降和休克,甚至昏迷。体检除有一般衰弱和脱水征外,突出体征为上腹部膨胀隆起,可见无蠕动的胃轮廓,局部有压痛,无反跳痛,叩诊为高度鼓音,有振水音,肠鸣音减弱甚至消失。在部分患者可出现典型的"巨胃窦"征,即在患者脐右偏上出现极度膨大的胃窦,它是急性胃扩张所特有的重要体征,可作为临床诊断的有力佐证。若在病程中突然出现剧烈腹痛,全腹有压痛及反跳痛,腹部移动性浊音阳性,则表示胃壁坏死后发生急性胃穿孔和急性腹膜炎。

(二)辅助检查

1.实验室检查

可见血液浓缩,红细胞计数和血红蛋白显著增高,血钠、血钾、血氯均降低,出现氮质血症。白细胞总数和中性粒细胞升高。

2.X 线检查

立位腹部 X 线平片或 CT 显示左上腹巨大液平和充满腹腔的巨大胃影及左膈肌抬高。B 超可见胃高度扩张,胃壁变薄,可测量出胃内潴留液的量和在体表的投影,但气体则不易与肠胀气区分。

(三)诊断注意事项

对暴饮暴食后或手术后初期的患者,出现腹胀、恶心及呕吐,吐后腹胀不减轻,并有腹部高度膨隆,振水音阳性,插入胃管后,吸引出大量的液体,即可诊断为急性胃扩张。在诊断时,须注意与以下疾病相鉴别。

1.弥漫性腹膜炎

常有原发病灶可寻,全身感染中毒症状较重,体温常升高,腹膜刺激征明显,肠腔呈普遍性胀气,胃肠减压后并不消失,肠鸣音消失,腹部诊断性穿刺吸出脓液。

2.高位机械性肠梗阻

有阵发性绞痛,肠鸣音亢进,呕吐次数较多并为喷射状,含小肠内容物(有粪臭),胃肠减压抽出胃液量不多且抽出胃内容物后症状仍不缓解。腹部 X 线平片可见多个扩大的梯形液平面。

3.消化性溃疡合并幽门梗阻

有溃疡病典型病史,发病不如急性胃扩张迅速,可见胃型和逆蠕动波,胃扩张程度较轻,呕吐内容物为食物和胃液,不含胆汁或血液。X 线钡餐或胃镜检查可见溃疡所致的器质性狭窄。

4.急性胃肠炎

呕吐及腹泻,腹胀不明显,呕吐后腹胀减轻。

5.十二指肠慢性梗阻综合征

有长期反复发作呕吐病史,餐后发病,呈自限性。X 线检查见有十二指肠扩张和壅滞,进食后站立位与坐位易诱发,而卧位可缓解或减轻。

三、治疗

(一)非手术疗法

对于急性胃扩张,尤其是手术后或暴饮暴食所致的急性胃扩张,预防很重要。一旦发生,除并发胃壁坏死或穿孔者外,一般均应采用非手术疗法。

(1)胃肠减压:放置胃肠减压管,吸出全部积液,用温等渗盐水洗胃,并持续胃肠减压,一般胃肠减压一次性就能引流出 3～4 L 胃内容物,有时达 6 L。可随意饮水,饮入后即刻吸出,吸出的液量逐一记录,当吸出的液量逐渐减少并清晰时,可在饮水后夹住 1～2 h,如无不适或饱胀,可考虑拔出胃管,但一般应 36 小时左右。对暴饮暴食所致的急性胃扩张,因胃内有大量的食物和黏稠的液体,用一般的胃肠减压管吸出,常需要用较粗的胃管洗胃,但应注意不要用水量过多或过猛,防止胃穿孔的发生。手术后急性胃扩张内容物以液体为主,胃肠减压效果好,常能获得有效地缓解,不需再次手术。

(2)体位:患者应经常改变卧位姿势,以解除十二指肠横部的压迫,促进胃内容物流动。病情允许时,可采用俯卧位或膝胸卧位。

(3)饮食:在持续胃肠减压期间应禁食。吸出的胃液变为正常,腹胀显著减轻且蠕动恢复后,可开始给予少量流质饮食。

(4)维持水与电解质平衡。

(5)加强对原发疾病的治疗。

(6)禁用阿托品、丙胺太林等胆碱能阻滞剂。

(二)手术疗法

胃神经调节功能紊乱、腹部损伤、十二指肠梗阻压迫等,经过 8～12 h 非手术治疗,腹部或全身情况无好转或恶化者,应及时手术治疗。暴饮暴食后发生者或其他原因引起,同时伴有胃内大量食物积聚,通过胃肠减压,洗胃难以清除,仍需采用手术治疗,可行单纯胃切开减压、胃修补及胃造瘘术。对有腹腔内感染、气腹或疑有胃壁坏死导致胃穿孔或大量胃出血的患者需行胃部分或全部切除加食管空肠吻合术。

(王中焕)

第五节　急性出血性坏死性肠炎

急性出血性坏死性肠炎(AHNE)是一种危及生命的暴发性疾病,病因不清,其发病与肠道缺血、感染等因素有关,以春、秋季节发病为多。病变主要累及小肠,呈节段性,但少数病例可有全部小肠及结肠受累,以出血、坏死为特征。主要临床表现为腹痛、腹胀、呕吐、腹泻、便血,重症可出现败血症和中毒性休克。

一、病因与发病机制

急性出血坏死性肠炎的病因仍不十分清楚,目前认为可能是感染、免疫、饮食不当等因素共同作用、相互影响的结果。其中,产气荚膜杆菌感染在本病发病中的作用受到相当的关注,被认为可能起重要作用。

产气荚膜杆菌感染假说认为,当产气荚膜杆菌感染时,此菌产生 β 毒素,由于机体肠腔内缺乏能破坏 β 毒素的蛋白酶,致 β 毒素使肠绒毛麻痹破坏肠道的保护屏障,使细菌引起肠黏膜的变态反应,肠黏膜微循环发生障碍,进而引起肠黏膜的坏死性改变。

二、病理

本病病理表现以累及小肠,多以空肠下段为重,也可出现胃、十二指肠、结肠受累。病变多呈节段性分布,可融合成片。病变多自黏膜下层发生,向黏膜层发展,出现黏膜肿胀增厚、黏膜粗糙呈鲜红色或暗褐色,可见片状坏死和散在溃疡,黏膜下层水肿。患者则表现以腹泻为主,出现黏膜广泛坏死脱落则有大量便血。病变向浆肌层发展时,可出现肠蠕动障碍,患者出现麻痹性肠梗阻,肠壁肌层或全层炎症、坏死,肠内细菌或毒素外渗,甚而肠壁穿孔,出现严重的腹膜炎和中毒性休克。

三、诊断要点

(一)症状

1.腹痛、腹胀

腹痛、腹胀多为急性起病,起初较轻,渐加重,腹痛以脐周或上腹部多见,也可表现为左下腹或右下腹,甚至全腹,腹痛渐呈持续性,剧烈,难以忍受,可有阵发性加剧。疼痛部位常有压痛,可有反跳痛提示存在腹膜炎,病情较重。

2.腹泻、便血

病初常为黄色稀水样便或蛋花样便,每天 2～10 余次,不久出现血便,可以为鲜血、果酱样或黑便,有恶臭。多无里急后重。轻症只表现腹泻无便血,但大便潜血多为阳性。

3.恶心、呕吐

与腹痛、腹泻常同时出现。呕吐物可有胆汁或咖啡样胃内容物。

4.中毒症状

早期发热在 38 ℃左右,有时可达 40 ℃以上并出现四肢厥冷、皮肤花纹、血压下降等中毒性休克症状,及抽搐、昏迷、贫血、腹水、电解质紊乱、DIC 等表现。

(二)体征

查体可见腹部饱满,有时可见肠型,腹部有压痛。有腹肌紧张和反跳痛时,提示有急性腹膜炎。渗出液较多时可叩出移动性浊音,腹水可呈血性。早期肠鸣音亢进,有肠梗阻时可有气过水声、或金属音,腹膜炎加重时肠鸣音减弱或消失。

(三)辅助检查

1.血常规检查

可有不同程度的贫血,中性粒细胞可正常或升高,肠坏死明显时可出现类白血病反应,核左移明显,部分患者可出现中毒性颗粒。

2.大便常规检查

粪便呈血水样或果酱样,镜检可见发现大量红细胞,中等量白细胞,大便潜血实验阳性。部分病例大便培养可获得产气荚膜梭状芽孢杆菌可确诊。

3.X 线检查

早期可发现局限性小肠积气和胃泡胀气,部分患者可有胃内液体潴留。其后可见肠管扩张、黏膜皱襞、模糊、粗糙,肠腔内有大小不等的液平面,肠壁水肿增厚,肠间隙增宽。坏死肠段可显示规则致密阴影,肠穿孔时可有膈下游离气体。急性期为避免加重出血和肠穿孔,一般不做钡灌肠检查。

四、分型

临床一般分为 5 型。各型之间无严格界限,以临床表现特点突出为主,病程中可发生转化。

(一)肠炎型

临床最常见,以腹痛、腹泻、恶心、呕吐等症状为主要表现。病变常侵犯黏膜和黏膜下层,以渗出性炎症为主。

(二)便血型

本型以便血为主要表现。是由于肠黏膜及黏膜下层的严重出血坏死所致。

(三)肠梗阻型

患者恶心、呕吐、腹胀、腹痛,伴停止排气、排便,肠鸣音消失。腹透有肠梗阻表现。肠壁肌层受累导致麻痹性肠梗阻所致。

(四)腹膜炎型

本型主要表现为腹痛较重,有腹膜刺激征表现。与肠壁缺血坏死炎症反应较强及肠壁穿孔有关。

(五)中毒休克型

本型患者全身症状较重,发热、谵妄、昏迷、低血压、休克表现突出。其发生与病变广泛,大量毒素和血管活性物质吸收有关。本型最为凶险、病死率很高。

五、病情判断

本病肠炎型、便血型,病情多轻、预后好。肠梗阻型、腹膜炎型、中毒休克型,病情多重,预后差,病死率可达30%。

六、治疗

(一)内科治疗

1.禁食

轻症患者可进食流质易消化的碳水化合物。病情较重腹胀、腹痛、恶心、呕吐明显者应禁食,并行胃肠减压。经治疗病情好转可逐渐由流质、半流质、软饭过渡到普通饮食。

2.支持治疗

急性出血坏死性肠炎发病后,由于经消化道进食摄入营养受限,机体消耗增加,应注意加强静脉补液及能量和营养物质的补偿。一般成人每天补液为 2 000~3 000 mL,使尿量维持在1 000 mL 以上。能量补给注意葡萄糖、氨基酸、脂肪乳剂的合理搭配,注意微量元素、维生素的补充。重症患者适当补充悬浮红细胞,血浆或清蛋白。有休克表现的应积极抗休克治疗。包括补足血容量,适当补充胶体液,对血压恢复不好的可应用血管活性药物。

3.抗生素治疗

应针对病原菌选用抗生素,常用抗生素有氨基苷类、青霉素类、头孢类、喹诺酮类及硝咪唑类。抗生素宜早期、足量联合应用。多主张两种作用机制不同的药物联合应用,可得到较好的疗效。

4.肾上腺皮质激素治疗

肾上腺皮质激素可抑制炎症反应,改善和提高机体的应激能力,减轻中毒症状。一般可每天用地塞米松 10~20 mg 或氢化可的松 200~400 mg 静脉滴注。一般用药 3~5 d,不宜过长。

5.对症治疗

腹痛可用阿托品、山莨菪碱,如效果不佳可在严密观察下用布桂嗪(强痛定)、曲马多,甚至哌替啶。

便血可用维生素 K、酚磺乙胺(止血敏)、巴曲酶(立止血)等,大出血可用善宁或施他宁静脉滴注,有输血指征者可输血治疗。

(二)外科治疗

本病经内科积极治疗,大多可痊愈。对积极治疗,病情无明显好转。有以下情况者,应积极考虑手术治疗:①有明显肠坏死倾向;②疑有肠穿孔;③疑有绞窄性肠梗阻及不能排除其他急腹症者;④便血或休克经内科积极保守治疗无效者。

(韩伟华)

第六节　急性肠梗阻

急性肠梗阻是由于各种原因使肠内容物通过障碍而引起一系列病理生理变化的临床综合

征。由于病因多种多样,临床表现复杂,病情发展迅速,使诊断比较困难,处理不当可导致不良后果。中医学对肠梗阻也早有记载,如关格、肠结、吐粪等均指此病。近年来对该病的认识虽然有了提高,但绞窄性肠梗阻的死亡率仍高达10%以上,是死亡率较高的急腹症之一。

一、病因及分类

(一)病因分类

肠梗阻是由不同原因引起,根据发病原因可分为三大类。

1.机械性肠梗阻

在临床中最为常见,是由于肠道的器质性病变,形成机械性的压迫或堵塞肠腔而引起的肠梗阻。机械性肠梗阻的常见原因有肠粘连、肿瘤、嵌顿疝、肠套叠、肠扭转、炎症狭窄、肠内蛔虫团或粪块、先天性肠畸形(旋转不良、肠道闭锁)等。

2.动力性肠梗阻

这是由于神经抑制或毒素作用使肠蠕动发生暂时性紊乱,使肠腔内容物通过障碍。根据肠功能紊乱的特点,又有麻痹性和痉挛性之分。麻痹性是由于肠管失去蠕动功能以致肠内容物不能运行,常见于急性弥漫性腹膜炎、腹部创伤或腹部手术后,当这些原因去除后,肠麻痹仍持续存在即形成麻痹性肠梗阻。痉挛性是由于肠壁肌肉过度收缩所致,在急性肠炎、肠道功能紊乱或慢性铅中毒时可以见到。

3.血运性肠梗阻

由于肠系膜血管血栓形成而发生肠管血液循环障碍,肠腔内虽无梗阻,但肠蠕动消失,使肠内容物不能运行。

在临床上,以机械性肠梗阻最多见,麻痹性肠梗阻也有见及,而其他类型的肠梗阻少见。

(二)其他分类

(1)根据是否有肠管血运障碍,肠梗阻可以分为单纯性、绞窄性肠梗阻两种。肠梗阻的同时不合并有肠管血液循环障碍者称为单纯性肠梗阻,如肠腔堵塞、肠壁病变引起的狭窄或肠管压迫等一般无血运障碍,都属于单纯性肠梗阻。肠梗阻同时合并有血液循环障碍者称为绞窄性肠梗阻,如嵌顿疝、肠套叠、肠扭转等随着病情发展,均可发生肠系膜血管受压,都属于绞窄性肠梗阻。在临床上鉴别是单纯性还是绞窄性对治疗有重要意义。绞窄性肠梗阻如不及时解除,可以很快导致肠坏死、穿孔,以致发生严重的腹腔感染和中毒性休克,死亡率很高。但有时鉴别困难,粘连性肠梗阻可能是单纯性的,也可能是绞窄性的。

(2)根据肠梗阻的部位,可分为高位小肠梗阻、低位小肠梗阻和结肠梗阻。梗阻部位不同,临床表现也有不同之处。如果一段肠襻两端受压,如肠扭转,则称为闭襻性肠梗阻,结肠梗阻时回盲瓣可以关闭防止逆流.也形成闭襻性肠梗阻。这类梗阻时,肠腔往往高度膨胀,容易发生肠壁坏死和穿孔。

(3)根据肠梗阻的程度,分为完全性肠梗阻和不完全性肠梗阻。

(4)根据梗阻发生的缓急,分为急性与慢性肠梗阻。

肠梗阻的这些分类主要是为了便于对疾病的了解及治疗上的需要,而且肠梗阻是处于不断变化的过程中。各类肠梗阻在一定条件下是可以转化的。如单纯性肠梗阻治疗不及时,可能发展为绞窄性肠梗阻。机械性肠梗阻,梗阻以上的肠管由于过度扩张,到后来也可发展为麻痹性肠梗阻。慢性不完全性肠梗阻,也可由于炎症水肿加重而变为急性完全性肠梗阻。

二、病理生理

肠梗阻急性发生后,肠管局部和机体全身都将出现一系列复杂的病理生理变化。

(一)局部变化

主要是肠蠕动增加,肠腔膨胀、积气积液、肠壁充血水肿、通透性增加而引起变化。

1.肠蠕动增加

正常时肠蠕动由自主神经系统、肠管本身的肌电活动和多肽类激素的调节来控制。当发生肠梗阻时各种刺激增加而使肠管活动增加,梗阻近端肠管肠蠕动的频率和强度均增加,这是机体企图克服障碍的一种抗病反应。在高位肠梗阻时肠蠕动频率较快,每 3~5 min 即可有一次,低位小肠梗阻时间隔较长,可 10~15 min 1 次。因此,在临床上可以出现阵发性腹痛、反射性呕吐、肠鸣音亢进、腹壁可见肠型等。如梗阻长时间不解除,肠蠕动又可逐渐变弱甚至消失,出现肠麻痹。

2.肠腔膨胀、积气积液

肠梗阻的进一步发展,在梗阻以上肠腔出现大量积气积液,肠管也随之逐渐扩张、肠壁变薄。梗阻以下肠管则塌陷空虚。肠腔内气体 70% 是咽下的空气,30% 是血液弥散至肠腔内和肠腔内细菌发酵所产生。这些气体大部分为氮气,很少能向血液内弥散,因而易引起肠腔膨胀。肠腔内的液体,一部分是饮入的液体,大部分则是胃肠道的分泌液。肠腔膨胀及各种刺激使分泌增加,但扩张、壁薄的肠管吸收功能障碍,因而使肠腔积液不断增加。

3.肠壁充血水肿、通透性增加

若肠梗阻再进一步发展,则出现肠壁毛细血管和小静脉的淤血、肠壁水肿、肠壁通透性增加、液体外渗,肠腔内液体可渗透至腹腔,血性渗液可进入肠腔。如肠腔内压力增高,使小动脉血流受阻,肠壁上出现小出血点,严重者,可出现点状坏死和穿孔。此时肠壁血运障碍,细菌和毒素可以透过肠壁渗至腹腔内,引起腹膜炎。

(二)全身性病理生理变化

由于不能进食、呕吐、脱水、感染而引起的体液、电解质和酸碱平衡失调以致中毒性休克等。

1.水和电解质缺失

大量体液丧失是急性肠梗阻引起的一个重要的病理生理变化。正常时胃肠道分泌液每天约为 8 000 mL,绝大部分在小肠吸收回到血液循环,仅约 500 mL 通过回盲瓣到达结肠。肠梗阻时回吸收障碍而液体自血液向肠腔继续渗出,于是消化液不断地积聚于肠腔内,形成大量的第三间隙液,实际上等于丧失到体外。再加上梗阻时呕吐丢失,可以迅速导致血容量减少和血液浓缩。体液的丢失也伴随大量电解质的丢失,高位肠梗阻时更为显著,低位肠梗阻时,积存在肠管内的胃肠液可达 5~10 L。这些胃肠液约与血浆等渗,所以在梗阻初期是等渗性的脱水。胆汁、胰液及肠液均为碱性,含有大量的 HCO_3^-,加上组织灌注不良,酸性代谢产物增加,尿量减少,很容易引起酸中毒。胃液中钾离子浓度约为血清钾离子的两倍,其他消化液中钾离子浓度与血清钾离子浓度相等,因此,肠梗阻时也丧失大量钾离子,血钾浓度降低,引起肠壁肌张力减退,加重肠腔膨胀。

2.对呼吸和心脏功能的影响

由于肠梗阻时肠腔膨胀使腹压增高,横膈上升,腹式呼吸减弱,可影响肺泡内气体交换。同时可影响下腔静脉血液回流,使心排血量明显减少,出现呼吸循环功能障碍,甚至加重休克。

3.感染和中毒性休克

梗阻以上的肠内容物郁积、发酵、细菌繁殖并生成许多毒性产物,肠管极度膨胀,肠壁通透性增加,在肠管发生绞窄,失去活力时,细菌和毒素可透过肠壁到腹腔内引起感染,又经过腹膜吸收进入血液循环,产生严重的毒血症状甚至中毒性休克。这种感染性肠液在手术时如不经事先减压清除,梗阻解除后毒素可经肠道吸收迅速引起中毒性休克。再由于肠梗阻时,大量失水引起血容量减少,一旦发生感染和中毒,往往造成难复性休克,既有失液、失血,又有中毒因素的严重休克,可致脑、心、肺、肝、肾及肾上腺等重要脏器的损害,休克难以纠正。

总之,肠梗阻的病理生理变化程度随着梗阻的性质和部位不同而有所差别。高位小肠梗阻容易引起脱水和电解质失衡,低位肠梗阻容易引起肠膨胀和中毒症状,绞窄性肠梗阻容易引起休克,结肠梗阻或闭襻性肠梗阻容易引起肠坏死、穿孔和腹膜炎。梗阻晚期,机体抗病能力明显低下,各种病理生理变化均可出现。

三、临床表现

(一)症状

由于肠梗阻发生的急缓、病因不同、部位的高低以及肠腔堵塞的程度不同而有不同的临床表现,但肠内容物不能顺利通过肠腔而出现腹痛、呕吐、腹胀和停止排便排气的四大症状是共同的临床表现。

1.腹痛

腹痛是肠梗阻最先出现的症状。腹痛多在腹中部脐周围,呈阵发性绞痛,伴有肠鸣音亢进,这种疼痛是由于梗阻以上部位的肠管强烈蠕动所致。腹痛是间歇性发生,在每次肠蠕动开始时出现,由轻微疼痛逐渐加重,达到高峰后即行消失,间隔一段时间后,再次发生。腹痛发作时,患者常可感觉有气体在肠内窜行,到达梗阻部位而不能通过时,疼痛最重,如有不完全性肠梗阻时,气体通过后则感疼痛立即减轻或消失。如腹痛的间歇期不断缩短,或疼痛呈持续性伴阵发性加剧,且疼痛较剧烈时,则肠梗阻可能是单纯性梗阻发展至绞窄性梗阻的表现。腹痛发作时,还可出现肠型或肠蠕动波,患者自觉似有包块移动,此时可听到肠鸣音亢进。当肠梗阻发展至晚期,梗阻部位以上肠管过度膨胀,收缩能力减弱,则阵痛的程度和频率都减低,当出现肠麻痹时,则不再出现阵发性绞痛,而呈持续性的胀痛。

2.呕吐

呕吐的程度和呕吐的性质与梗阻程度和部位有密切关系。肠梗阻的早期呕吐是反射性的,呕吐物为食物或胃液。然后有一段静止期,再发呕吐时间视梗阻部位而定,高位小肠梗阻,呕吐出现较早而频繁,呕吐物为胃液、十二指肠液和胆汁,大量丢失消化液,短期内出现脱水、尿少、血液浓缩,或代谢性酸中毒。如低位小肠梗阻时呕吐出现较晚,多为肠内容物在梗阻以上部位郁积到相当程度后,肠管逆蠕动出现反流性呕吐,吐出物可为粪样液体,或有粪臭味。如有绞窄性梗阻,呕吐物为血性或棕褐色。结肠梗阻仅在晚期才出现呕吐。麻痹性肠梗阻的呕吐往往为溢出样呕吐。

3.腹胀

腹部膨胀是肠腔内积液、积气所致。一般在梗阻发生一段时间后才出现,腹胀程度与梗阻部位有关。高位小肠梗阻由于频繁呕吐,腹胀不显著,低位小肠梗阻则腹胀较重,可呈全腹膨胀或伴有肠型。闭襻性肠梗阻可以出现局部膨胀,叩诊鼓音。而结肠梗阻如回盲部关闭可以显示腹部高度膨胀而且不对称。慢性肠梗阻时腹胀明显,肠型与蠕动波也较明显。

4.停止排便排气

有无大便和肛门排气,与梗阻程度有关。在完全性梗阻发生后排便排气即停止。少数患者因梗阻以下的肠管内尚有残存的粪便及气体,由于梗阻早期,肠蠕动增加,这些粪便及气体仍可排出,不能因此而否定肠梗阻的存在。在某些绞窄性肠梗阻如肠套叠、肠系膜血管栓塞,患者可自肛门排出少量血性黏液或果酱样便。

(二)体征

1.全身情况

单纯性肠梗阻早期多无明显全身变化。但随梗阻后症状的出现,呕吐、腹胀、丢失消化液,可发生程度不等的脱水。若发生肠绞窄、坏死穿孔,出现腹膜炎时,则出现发热、畏寒等中毒表现。

一般表现为急性痛苦病容,神志清楚,当脱水或有休克时,可出现神志萎靡、淡漠、恍惚、甚至昏迷。肠梗阻时由于腹胀使膈肌上升,影响心肺功能,呼吸受限、急促,有酸中毒时,呼吸深而快。体温在梗阻晚期或绞窄性肠梗阻时,由于毒素吸收,体温升高,伴有严重休克时体温反而下降。由于水和电解质均有丢失,多属等渗性脱水,表现全身乏力,眼窝、两颊内陷,唇舌干燥,皮肤弹性减弱或消失。急性肠梗阻患者必须注意血压变化,可由于脱水、血容量不足或中毒性休克发生,而使血压下降。患者有脉快、面色苍白、出冷汗、四肢厥冷等末梢循环衰竭时,血压多有下降,表示有休克存在。

2.腹部体征

腹部体征可按视、触、叩、听的顺序进行检查。

(1)急性肠梗阻的患者,一般都有不同程度的腹部膨胀,高位肠梗阻多在上腹部,低位小肠梗阻多在脐区,麻痹性肠梗阻呈全腹性膨隆。闭襻性肠梗阻可出现不对称性腹部膨隆。机械性梗阻时,常可见到肠型及蠕动波。

(2)腹部触诊时,可了解腹肌紧张的程度、压痛范围和反跳痛等腹膜刺激征,应常规检查腹股沟及股三角,以免漏诊嵌顿疝。单纯性肠梗阻时腹部柔软,肠管膨胀可出现轻度压痛,但无其他腹膜刺激征。绞窄性肠梗阻时,可有固定性压痛和明显腹膜刺激征,有时可触及绞窄的肠襻或痛性包块。压痛明显的部位,多为病变所在,痛性包块常为受绞窄的肠襻。回盲部肠套叠时,腊肠样平滑的包块常在右中上腹;蛔虫性肠梗阻时可为柔软索状团块,有一定移动度;乙状结肠梗阻扭转时包块常在左下腹或中下腹;癌性包块多较坚硬而疼痛较轻;腹外疝嵌顿多为圆形突出腹壁的压痛性肿块。

(3)腹部叩诊时,肠管胀气为鼓音,绞窄的肠襻因水肿、渗液为浊音。因肠管绞窄腹腔内渗液,可出现移动性浊音,必要时腹腔穿刺检查。若有血性腹水,则为肠绞窄证据。

(4)腹部听诊主要是了解肠鸣音的改变。机械性肠梗阻发生后,腹痛发作时肠鸣音亢进,随着肠腔积液增加,可出现气过水声,肠管高度膨胀时可听到高调金属音。麻痹性肠梗阻或机械性肠梗阻的晚期,则肠鸣音减弱或消失。正常肠鸣音一般为 3～5 次/分钟,5 次/分钟以上为肠鸣音亢进,少于 3 次为减弱,3 min 内听不到肠鸣音为消失。

(三)实验室检查

单纯性肠梗阻早期各种化验检查变化不明显。梗阻晚期或有绞窄时,由于失水和血液浓缩,化验检查为判断病情及疗效可提供参考。

(1)血常规:血红蛋白、血球压积因脱水和血液浓缩而升高,与失液量成正比。尿比重升高,多在1.025～1.030。白细胞计数对鉴别肠梗阻的性质有一定意义,单纯性肠梗阻正常或轻度增高,绞窄性肠梗阻可达$(15\sim20)\times10^9$/L,中性粒细胞亦增加。

(2)血 pH 及二氧化碳结合力下降,说明有代谢性酸中毒。

(3)血清 Na^+、K^+、Cl^- 等离子在早期无明显变化,但随梗阻存在,自身代谢调节的作用,内生水和细胞内液进入循环而稀释,使 Na^+、Cl^- 等逐渐下降,在无尿或酸中毒时,血清 K^+ 可稍升高,随着尿量的增加和酸中毒的纠正而大量排 K^+,血清 K^+ 可突然下降。

(四)X 线检查

这是急性肠梗阻常用的检查方法,常能对明确梗阻是否存在、梗阻的位置、性质以及梗阻的病因提供依据。

1.腹部平片检查

肠管的气液平面是肠梗阻特有的 X 线表现。摄片时最好取直立位,如体弱不能直立时可取侧卧位。在梗阻发生 4～6 h 后,由于梗阻近端肠腔内积存大量气体和液体,肠管扩张,小肠扩张在 3 cm 以上,结肠扩张在 6 cm 以上,黏膜皱襞展平消失,小肠皱襞呈环形伸向腔内,呈“鱼骨刺”样的环形皱襞,多见于空肠梗阻。而回肠梗阻时,黏膜皱襞较平滑,至晚期时小肠肠襻内有多个液平面出现,典型的呈阶梯状。根据 Mall 描述将小肠分布位置分为五组:空肠上段为第一组,位于左上腹;第二组为空肠下段,在左下腹;第三组为回肠上段在脐周围;第四组为回肠中段,在右上腹;第五组为回肠下段,在右下腹。这样可以判断梗阻在小肠的上段、中段还是下段。结肠梗阻与小肠梗阻不同,因梗阻结肠近端肠腔内充气扩张,回盲瓣闭合良好时,形成闭襻性梗阻,结肠扩张十分显著,尤以壁薄的右半结肠为著,盲肠扩张超过 9 cm。结肠梗阻时的液平面,多见于升、降结肠或横结肠的凹下部分。由于结肠内有粪块堆积,液平面可呈糊状。如结肠梗阻时回盲瓣功能丧失,小肠内也可出现气液平面,此时应注意鉴别。

2.肠梗阻的造影检查

考虑有结肠梗阻时,可作钡剂灌肠检查。检查前清洁灌肠,以免残留粪块造成误诊。肠套叠、乙状结肠扭转和结肠癌等,可明确梗阻部位、程度及性质。多数为肠腔内充盈缺损及狭窄。在回结肠或结肠套叠时,可见套入的肠管头部呈新月形或杯口状阴影。乙状结肠扭转时,钡柱之前端呈圆锥形或鹰嘴状狭窄影像。另外钡剂或空气灌肠亦有治疗作用。早期轻度盲肠或乙状结肠扭转,特别是肠套叠,在钡(或空气)灌肠的压力下,就可将扭转或套叠复位,达到治疗目的。

肠梗阻时的钡餐检查,由于肠道梗阻,通过时间长,可能加重病情或延误治疗,多不宜应用。而水溶性碘油造影,视梗阻部位,特别是高位梗阻时,可以了解梗阻的原因及部位。

(五)B 超检查

B 超检查有助于了解肠管积液扩张的情况,判断梗阻的性质和部位,观察腹水及梗阻原因。肠梗阻患者 B 超常见到梗阻部位以上的肠管有不同程度的扩张,管径增宽,肠腔内有形态不定的强回声光团和无回声的液性暗区。如为实质性病变显示更好,在肠套叠时 B 超横切面可见“靶环”状的同心圆回声,纵切面可显示套入肠管的长度,蛔虫团引起的肠梗阻可见局部平行旋涡状光带回声区。如肠管扩张明显,大量腹水,肠蠕动丧失,可能发生绞窄性肠梗阻或肠坏死。

四、诊断与鉴别诊断

急性肠梗阻的诊断,首先需要确定是否有肠梗阻存在,还必须对肠梗阻的程度、性质、部位及原因作出较准确的判断。

(一)肠梗阻是否存在

典型的肠梗阻具有阵发性腹部绞痛、呕吐、腹胀、停止排气排便四大症状以及肠型、肠鸣音亢进等表现,诊断一般并不困难。但对于不典型病例、早期病例及不完全性肠梗阻,诊断时有一定困难,可借助X线检查给予帮助。一时难以确诊者,可一边治疗,一边观察,以免延误治疗。诊断时应特别注意与急性胰腺炎、胆绞痛、泌尿系结石、卵巢囊肿扭转等鉴别,应作相关疾病的有关检查,以排除这些疾病。

(二)肠梗阻的类型

鉴别是机械性肠梗阻还是动力性肠梗阻(尤以麻痹性肠梗阻)。机械性肠梗阻往往有肠管器质性病变,如粘连、压迫或肠腔狭窄等,晚期虽可出现肠麻痹,但X线平片检查有助于鉴别。动力性肠梗阻常继发于其他原因,如腹腔感染、腹部外伤、腹膜后血肿、脊髓损伤或有精神障碍等,麻痹性肠梗阻虽有腹部膨胀,但肠型不明显、无绞痛、肠鸣音减弱或消失,这些与机械性梗阻的表现不同。

(三)肠梗阻的性质

鉴别是单纯性还是绞窄性肠梗阻。在急性肠梗阻的诊断中,这两者的鉴别极为重要。因为绞窄性肠梗阻肠壁有血运障碍,随时有肠坏死和腹膜炎、中毒性休克的可能,不及时治疗可危及生命。但两者的鉴别有时有一定困难,有以下表现时应考虑有绞窄性肠梗阻的可能。

(1)腹痛剧烈:阵发绞痛转为持续性痛伴阵发性加重。

(2)呕吐出现较早且频繁,呕吐物呈血性或咖啡样。

(3)腹胀不对称,有局部隆起或有孤立胀大的肠襻。

(4)出现腹膜刺激征或有固定局部压痛和反跳痛,肠鸣音减弱或消失。

(5)腹腔有积液,腹穿为血性液体。

(6)肛门排出血性液体或肛指检查发现血性黏液。

(7)全身变化出现早,如体温升高,脉率增快,白细胞计数升高,很快出现休克。

(8)X线腹部平片显示有孤立胀大的肠襻,位置固定不变。

(9)B超提示肠管扩张显著,大量腹水。

单纯性与绞窄性梗阻的预后不同,有人主张在两者不能鉴别时,在积极准备下以手术探查为妥,不能到绞窄症状很明显时才手术探查,以免影响预后。

(四)肠梗阻的部位

鉴别高位小肠梗阻还是低位小肠梗阻或是结肠梗阻。由于梗阻部位不同,临床表现也有所差异。高位小肠梗阻呕吐早而频,腹胀不明显;低位小肠梗阻呕吐出现晚而次数少,呕吐物呈粪样,腹胀显著;结肠梗阻,由于回盲瓣作用,阻止逆流,以致结肠高度膨胀形成闭襻性梗阻,其特点是进行性结肠胀气,可导致盲肠坏死和破裂,而腹痛较轻,呕吐较少,腹胀不对称,必要时以钡灌肠明确诊断。

(五)梗阻的程度

鉴别完全性还是不完全性肠梗阻。完全性肠梗阻发病急,呕吐频,停止排便排气,X线腹部平片显示小肠内有气液平面呈阶梯状,结肠内无充气;不完全性肠梗阻发病缓,病情较长,腹痛轻,间歇较长,可无呕吐或偶有呕吐,每有少量排便排气,常在腹痛过后排少量稀便,腹部平片示结肠内少量充气。

(六)肠梗阻的原因

肠梗阻的病因要结合年龄、病史、体检及 X 线检查等综合分析,尽可能作出病因诊断,以便进行正确的治疗。

1.年龄因素

新生儿肠梗阻以肠道先天性畸形为多见,1 岁以内小儿以肠套叠最为常见,1~2 岁嵌顿性腹股沟斜疝的发生率较高,3 岁以上的儿童应注意蛔虫团引起的肠梗阻,青壮年以肠扭转、肠粘连、绞窄性腹外疝较多,老年人则以肿瘤、乙状结肠扭转、粪便堵塞等为多见。

2.病史

如有腹部手术史、外伤史或腹腔炎症疾病史多为肠粘连或粘连带压迫所造成的肠梗阻;如患者有结核病史,或有结核病灶存在,应考虑有肠结核或腹腔结核引起的梗阻;如有长期慢性腹泻、腹痛应考虑有节段性肠炎合并肠狭窄;饱餐后剧烈活动或劳动考虑有肠扭转;如有心血管疾病,突然发生绞窄性肠梗阻,应考虑肠系膜血管病变的可能。

3.根据检查结果

肠梗阻患者除了腹部检查外,一定要注意腹股沟部检查,除外腹股沟斜疝、股疝嵌顿引起的梗阻,直肠指诊应注意有无粪便堵塞及肿瘤等,指套有果酱样大便时应考虑肠套叠。腹部触及肿块应多考虑为肿瘤性梗阻。大多数肠梗阻的原因比较明显,少数病例一时找不到梗阻的原因,需要在治疗过程中反复检查,再结合 X 线表现,或者在剖腹探查中才能明确。

五、治疗

肠梗阻的治疗要根据病因、性质、部位、程度和患者的全身性情况来决定,包括非手术治疗和手术治疗。不论是否采取手术治疗,总的治疗原则:①纠正肠梗阻引起的全身生理紊乱,纠正水、电解质及酸碱平衡紊乱;②去除造成肠梗阻的原因,采用非手术治疗或手术治疗。

(一)非手术治疗

非手术治疗措施也适用于每一个肠梗阻的患者,部分单纯性肠梗阻患者,经非手术疗法症状完全解除可免予手术,麻痹性肠梗阻,主要采用非手术疗法。对于需要手术的患者,这些措施为手术治疗创造条件也是必不可少的。

1.禁食、胃肠减压

这是治疗肠梗阻的重要措施之一。肠梗阻患者应尽早给予胃肠减压,有效的胃肠减压可减轻腹胀,改善肠管的血运,有利于肠道功能的恢复。腹胀减轻还有助于改善呼吸和循环功能。胃肠减压的方法是经鼻将减压管放入胃或肠内,然后利用胃肠减压器的吸引或虹吸作用将胃肠中气体和液体抽出,由于禁饮食,下咽的空气经过有效的减压,可使扭曲的肠襻得以复位,肠梗阻缓解。减压管有较短的单腔管(Levin 管),可以放入胃或十二指肠内,这种减压管使用简便,对预防腹胀和高位小肠梗阻效果较好,另一种为较长的单腔或双腔管(Miller-Abbot 管),管头端附有薄囊,待通过幽门后,囊内注入空气,利用肠蠕动,可将管带至小肠内梗阻部位,对低位小肠梗阻可能达到更有效的减压效果。缺点是插管通过幽门比较困难,有时需在透视下确定管的位置,比较费时。

2.纠正水、电解质和酸碱平衡紊乱

失水和电解质酸碱平衡紊乱是肠梗阻的主要生理改变,必须及时给予纠正。补给的液体应根据病史、临床表现及必要的化验结果来决定,掌握好"缺什么,补什么;缺多少,补多少"和"边治疗、边观察、边调整"的原则。

（1）补充血容量：由于大量体液的丧失，引起血容量不足，甚至休克。应快速按"先快后慢"来补充液体。失水的同时有大量电解质的丧失，也应按"先盐后糖"（先补充足够的等渗盐水，然后再补充葡萄糖溶液）来补给，绞窄性肠梗阻患者有大量血浆和血液的丢失，还需补充血浆或全血。一般按下列方法来决定补液量：当天补液量＝当天正常需要量＋当天额外丧失量＋既往丧失量的一半。

当天正常需要量：成人每天 2 000～2 500 mL，其中等渗盐水 500 mL，余为 5％或 10％葡萄糖液。

当天额外丧失量：指当天因呕吐、胃肠减压等所丧失的液体。胃肠液一般按等渗盐水：糖＝2∶1 补给。

既往丧失量：指发病以来，因呕吐、禁食等所欠缺的液体量，可按临床症状来估计。

在补液过程，必须注意血压、脉搏、静脉充盈程度、皮肤弹性及尿量和尿比重的变化，必要时监测中心静脉压（CVP）变化，在 CVP 不超过 1.18 kPa（12 cmH$_2$O）时认为是安全的。

肠梗阻时，一般都缺钾，待尿量充分时可适量补充钾盐。

（2）纠正酸中毒：肠梗阻患者大多伴有代谢性酸中毒，患者表现为软弱、嗜睡、呼吸深快，血液 pH、HCO$_3^-$、BE 均降低。估计碱量补充的常用方法。

补充碱量（mmol）＝（正常 CO$_2$－CP－测得患者 CO$_2$－CP）mmol×患者体重（kg）

1 克 NaHCO$_3$ 含 HCO$_3^-$ 12 mmol，1 克乳酸钠含 HCO$_3^-$ 9 mmol。

补碱时可先快速给予 1/2 计算量，以后再作血气分析结果及患者呼吸变化情况决定是否继续补充。

3.抗生素的应用

应用抗生素可以减低细菌性感染，抑制肠道细菌，减少肠腔内毒素的产生和吸收，减少肺部感染等。一般单纯性肠梗阻不需应用抗生素，但对绞窄性肠梗阻或腹腔感染者，需应用抗生素以控制感染。抗生素选择应针对肠道细菌，以广谱抗生素及对厌氧菌有效的抗生素为好。

4.中医中药治疗

（1）针刺治疗：针刺疗法具有增强和调整胃肠蠕动作用，对较轻病例可达治疗目的，特别对麻痹性肠梗阻效果较好。常用主穴：足三里、合谷、天枢、中脘。呕吐者加上脘，腹胀重者加大肠俞，腹痛加内关。可用强刺激手法，或用电针，留针半小时至 1 h。还可用耳针：交感、大肠、小肠。也有水针穴位注射，可选用新斯的明，足三里各注射 0.25 mg，或 10％葡萄糖各注射 10 mL。

（2）其他疗法。①颠簸疗法：适用于早期肠扭转的患者。②推拿、按摩疗法：适用于腹胀不重，无腹膜刺激症状的单纯性肠梗阻、肠粘连、肠扭转、蛔虫性肠梗阻时。③总攻疗法：在一段时间内，综合各种中西医有效措施，发挥协同作用，产生最大的通下作用，以克服肠内容物通过障碍，缩短疗程。但总攻疗法应慎重，时间应控制在 20 h 之内。

5.中转手术治疗

在非手术治疗过程中，要严格观察患者的全身和腹部变化，必要时进行 X 线检查，随时判断梗阻是否解除，或是否需要中转手术。

肠梗阻解除的指征：全身情况改善，患者安静入睡；自觉腹痛明显减轻或基本消失；腹胀明显减轻或消失，肠型包块消散；高调肠鸣音消失；通畅的排气排便；X 线腹部平片液平面消失。

在非手术治疗过程中，观察不宜过长，一般单纯性肠梗阻可观察 24～48 h，而绞窄性肠梗阻不宜超过 4～6 h,根据情况及时中转手术。

中转手术指征:全身情况恶化,神志恍惚,烦躁甚至昏迷,脉率增快,体温升高;腹痛加重,由阵发性疼痛转为持续性疼痛,或腹痛很重转为无腹痛反应;腹软或轻压痛变为腹肌紧张及反跳痛,肠鸣音亢进转为减弱或消失;出现移动性浊音,腹腔穿刺有血性液体;白细胞及中性粒细胞计数增多;X 线腹部平片显示肠管膨胀加重,横径增宽,液平面增大;粘连性肠梗阻或反复发作的肠梗阻,梗阻缓解不满意,有复发因素存在者;老年肠梗阻患者,有肿瘤可能时亦应考虑中转手术。

(二)手术治疗

手术是急性肠梗阻的重要治疗方法,大多数急性肠梗阻需要手术解除。手术治疗原则:争取较短时间内以简单可靠的方法解除梗阻,恢复肠道的正常功能。手术大致有四种:①解决引起梗阻的原因。②肠切除肠吻合术。③短路手术。④肠造瘘或肠外置术。肠梗阻的手术方式应根据梗阻的性质、原因、部位及患者的具体情况决定,各种术式有其不同的适应证和要求,选择得当则可获得最佳临床效果。

1.肠切除术

由于某种原因使一段肠管失去生理功能或存活能力,如绞窄性肠坏死、肠肿瘤、粘连性团块、先天性肠畸形(狭窄、闭锁)需要行肠段切除术。切除范围要视病变范围而决定。

在绞窄性肠梗阻行肠切除时要根据肠襻的血运情况而决定部分肠切除术,合理判断肠壁生机是否良好,这是正确处理绞窄性肠梗阻的基础,如将可以恢复生机的肠襻行不必要的切除,或将已丧失活力的肠襻纳回腹腔,均会给患者带来损害,甚至危及生命。首先应正确鉴定肠壁生机,在肠襻的绞窄已经解除以后,用温热盐水纱布包敷 5～10 min,或在肠系膜根部用 0.5% 奴夫卡因行封闭注射以解除其可能存在的血管痉挛现象。如仍有下列现象存在,可作为判断肠管坏死的依据。①肠管颜色仍为暗紫色或发黑无好转。②肠管失去蠕动能力,可用血管钳等稍加挤压刺激仍无收缩反应者。③肠管终末动脉搏动消失。根据这些特点,受累肠襻不长,应将肠及其内容物立即予以切除并行肠吻合术。但有时虽经上述处理,仔细观察,肠管生机界限难以判断,且受累肠襻长度较长时,应延长观察时间,可用布带穿过系膜并将肠管放回腹腔,维持观察半小时、一小时乃至更长时间,同时维持血容量及正常血压,充分供氧,对可疑肠襻是否坏死失去生机作出肯定的判断,再进行适当处理。如患者情况极为严重,血压不易维持,可将坏死及可疑失去生机的肠襻做肠外置术,如以后肠管的色泽转佳,生机已恢复时,或坏死分界更加明确后,再做适当的肠切除吻合术。

肠切除术大致可分 3 步。①处理肠系膜,在预定切除肠曲的相应肠系膜上做扇形切口,切断并结扎系膜血管,注意不要损伤切除区邻近肠管的供应血管,肠管在切除线以外清除其系膜约 1 cm,确保系膜缘做浆肌层缝合。②切除肠曲的两端各置有齿钳两把,可适当斜行钳夹,保证对系膜缘有较好的血供,并可加大吻合口。离两侧钳夹约 5 cm 处,各放置套有橡胶管的肠钳一把,以阻断两侧肠内容物,切除病变肠段,吸去两端间肠内容物,肠壁止血。③将两断端靠拢,1 号丝线做间断全层内翻吻合,然后在前后壁做间断浆肌层缝合,缝闭肠系膜缺口,以防内疝。

2.肠短路术

肠短路术又称肠捷径手术适用于急性炎症期的粘连、充血水肿严重、组织脆弱易撕裂、不能切除的粘连性肿块或肿瘤晚期不能切除而仅为解除梗阻的一种姑息性手术。其方法是在梗阻部位上下方无明显炎症、肠壁柔软的肠管间行短路吻合。肠短路手术有两种方式:一是侧侧式,即在梗阻部位近、远端的肠管间做侧侧吻合;二是端侧式,即先将梗阻近侧胀大肠襻切除,远切端予以缝合关闭,近侧端与梗阻远端萎陷的肠襻做端侧吻合。两种术式的优劣各异,可根据病变的情况决定。如患者情况较差,手术以解除梗阻而病变不能再切除者或为完全性梗阻者,则以简单有效的侧侧吻合术为宜,以免在端侧吻合后梗阻近端的肠襻盲端有胀破的可能。如需做二期手术且能根除梗阻病变者,作为二期病灶切除术前的准备手术,可行端侧式吻合。

3.肠造瘘术

肠造瘘术肠造瘘术包括小肠造瘘及结肠造瘘,主要用于危重患者,由于患者周身状况危急不能耐受更大手术操作时仍不失为一种有效地解除梗阻的外科疗法。但在小肠梗阻时,因术后营养、水电解质平衡都不易维持,造瘘口周围皮肤护理也甚麻烦,因此,应竭力避免小肠造瘘术。对不能切除的结肠肿瘤或直肠肿瘤所致梗阻,或肿瘤虽能切除但因肠道准备不足,患者情况较差等情况下,适宜行结肠造瘘术或永久性人工肛门手术。肠造瘘术分为3种。

(1)断端造瘘,如为绞窄性肠梗阻、肠管已坏死,则须将坏死肠段切除,近端肠管从侧腹壁造瘘口处拖出并缝合固定,远端缝闭,待病情许可时再行二期手术。

(2)双口造瘘:将梗阻上方肠管提出行双口造瘘,主要适用于结肠梗阻或粘连性梗阻,肠管虽无坏死但无法分离,造瘘目的为单纯减压。

(3)插管造瘘:单纯插管造瘘作为解除肠道梗阻效果不理想,只有在坏死肠管切除后一期吻合,预防术后发生吻合口瘘时,可在吻合口上端肠管内插入减压管,并包埋固定在侧腹壁的腹膜上,戳孔引出,术后减压,避免吻合口瘘的发生。小肠高位插管造瘘又可作为供给肠内营养的备用通道。

4.其他手术

(1)肠粘连松解术及肠管折叠或肠排列。

(2)肠套叠复位术:使套叠的肠管退出并恢复原位。手术要求尽量在腹腔内操作,术者用手挤压套入部远端,轻柔地将套入部挤出。待完全复位后,仔细观察肠壁血运及蠕动情况,确认有无坏死表现。如为回结肠套叠,可将末端回肠与升结肠内侧壁稍予固定,以免再发生套叠。

(3)肠扭转复位术:将扭转的肠管复位后,恢复原来的功能位置。复位前应注意肠管血运情况及肠腔内容物多少,当肠腔内积存大量液体气体时,应先行减压后再复位,以免突然复位而使大量毒素吸收导致中毒性休克。

(4)肠减压术:如果术中见肠管极度扩张致手术有困难时,可先行肠管减压。常用减压方法有以下几种。①穿刺减压:用一粗针头接上吸引装置,直刺入膨胀的肠管,尽可能吸出肠内气体和液体,拔针后缝合针眼。因针头易堵塞,减压不满意。②橡皮管减压:在肠壁上做一小切口,置入橡皮管或导尿管,还可接上三通管,管周固定后进行吸引减压,可用生理盐水灌洗肠腔,减少中毒机会。③切开减压:对较游离肠管可提至切口外,周围保护好后可直接切开肠管进行减压,这种方法减压效果好,但易污染腹腔。

总之,肠梗阻的手术治疗应视患者梗阻情况而定。单纯性肠梗阻可采用解除引起梗阻机制的手术,如粘连松解术、肠切开取出堵塞异物术等,如肠管的病变为肿瘤、炎症可行肠切除、肠吻合术,狭窄病变不能切除时可做肠短路术。绞窄性肠梗阻应尽快采取解除梗阻机制的手术,如肠套叠或肠扭转的复位术、肠管坏死应行肠切除吻合术等。结肠梗阻时由于回盲瓣关闭作用,形成闭襻型肠梗阻,结肠血供也不如小肠丰富,单纯性肠梗阻也容易发生局部坏死和穿孔,应早期进行手术治疗。如患者全身情况差,腹胀严重,梗阻位于左半结肠时,可先以横结肠造瘘,待情况好转再行肠切除吻合。如肠管坏死,应将坏死肠段切除,做肠造瘘术,待全身情况好转后二期手术。

由于结肠梗阻时出现的问题较多,手术治疗时需审慎的处理。

急性肠梗阻的预后与梗阻的病因、性质、诊治的早晚、术前后的处理及手术选择是否得当有关,多数良性梗阻效果较好,但单纯性肠梗阻的死亡率仍在 3% 左右,绞窄性肠梗阻的死亡率在 8% 左右,如诊治过晚死亡率可达 25% 以上。死亡多见于老年患者,主要原因是难复性休克、腹膜炎、肺部并发症、肠道术后并发症及全身衰竭等,因此应及时诊断、恰当的处理,减少死亡率。

急性肠梗阻的预防在某些类型的肠梗阻是可能的。如术后粘连性肠梗阻,在进行腹部手术时,操作轻柔,尽量减少脏器浆膜和腹膜的损伤,防止或减少术中胃肠道内容物对腹腔的污染,术后尽早恢复胃肠道蠕动功能,对预防粘连性肠梗阻有积极作用。有报道近年来在腹部手术后,腹腔内置入透明质酸酶可有效减少肠粘连的发生。积极防治肠蛔虫病是预防蛔虫团堵塞性肠梗阻的有效措施。避免饱食后强体力劳动或奔跑,可减少肠扭转的发生。腹腔内炎症及结核等病变,应积极治疗避免发展成粘连或狭窄。如患者存在发生肠梗阻的因素,应嘱患者注意饮食,以防止或减少肠梗阻的发病。

（韩伟华）

第七节　肝　衰　竭

肝衰竭是由多种因素引起的严重肝脏损害,导致其合成、解毒、排泄和生物转化等功能发生严重障碍或失代偿,出现以凝血功能障碍、黄疸、肝性脑病、腹水等为主要表现的一组临床综合征。根据中华医学会感染病学分会肝衰竭与人工肝学组和中华医学会肝病学分会重型肝病与人工肝学组制定的我国《肝衰竭诊疗指南》建议,按照肝衰竭病程进展速度,肝衰竭可被分为四类:急性肝衰竭、亚急性肝衰竭、慢加急性(亚急性)肝衰竭和慢性肝衰竭。急性肝衰竭的特征是起病急,发病 2 周内出现以Ⅱ度以上肝性脑病为特征的肝衰竭综合征;亚急性肝衰竭起病较急,发病15 d至 26 周出现肝衰竭综合征;慢加急性(亚急性)肝衰竭是在慢性肝病基础上出现的急性肝功能失代偿;慢性肝衰竭是在肝硬化基础上,肝功能进行性减退导致的以腹水或门静脉高压、凝血功能障碍和肝性脑病等为主要表现的慢性肝功能失代偿。本章主要讨论重症医学中常见的除慢性肝衰竭外的急性肝衰竭、亚急性肝衰竭和慢加急性(亚急性)肝衰竭等相对急性进展的肝衰竭。

一、病因

急性肝衰竭可以由病毒性肝炎、药物或中毒、外伤、低灌注、多器官功能障碍综合征、胆道梗阻、胆汁性肝硬化等引起。在我国,乙型肝炎病毒感染仍是急性肝衰竭的首要病因,但是,随着饮酒、用药的增多,非病毒因素所致肝衰竭呈上升趋势。在西欧和美国,随着病毒性肝炎发病率近年来的下降,药物性肝损伤(非甾体抗炎药)导致的急性肝衰竭发病率正在升高。

二、发病机制

(一)宿主因素

(1)目前有证据显示宿主的遗传背景在乙型肝炎重症化过程中的重要性。来自基于亚洲人群的一些研究,采用候选基因与疾病关联研究策略。主要针对涉及乙型肝炎免疫反应通路的几个基因,如肿瘤坏死因子包括肿瘤坏死因子-α 及肿瘤坏死因子-β,白细胞介素-10、干扰素诱生蛋白 10、维生素 D 受体、人白细胞抗原等。

(2)宿主免疫在肝衰竭发病中的作用已被广泛认可,以细胞毒性 T 细胞为核心的细胞免疫在清除细胞内病毒方面起关键作用,同时也是造成细胞凋亡或坏死的主要因素。

(二)病毒因素

(1)病毒对肝脏的直接损伤。研究表明,细胞内过度表达的乙肝表面抗原可导致肝细胞损伤及功能衰竭。乙型肝炎病毒的 X 蛋白也可引起肝脏损伤。在感染早期,X 蛋白使肝细胞对肿瘤坏死因子-α 等炎性介质更敏感而诱导细胞凋亡,这可能与重型乙型肝炎发病有关。

(2)研究还显示,乙型肝炎病毒基因变异可引起细胞坏死,从而导致严重的肝功能损害。

(三)毒素因素

严重肝病患者,由于库普弗细胞功能严重受损,来自门静脉的大量内毒素未经解毒而进入体循环。内毒素可直接或通过激活库普弗细胞释放的化学介质引起肝坏死,且是其他肝毒物质(如半乳糖胺、四氯化碳和乙醇等)致肝坏死的辅助因素,进而导致肝衰竭。

(四)代谢因素

在慢加急性(亚急性)肝衰竭,各类慢性肝病患者皆存在不同程度的肝脏微循环障碍,肝脏灌注不足,无法保证对肝细胞的营养供应。胃肠道吸收的营养成分难以进入肝脏,消化不良;吸收在血液中的药物难以进入肝脏与肝细胞接触,无法有效发挥药物疗效;代谢废物难以排出肝脏,导致肝细胞损伤,而加快肝病进展。

(五)灌注的因素

重症患者由于休克,组织低灌注会导致肝脏缺血坏死,如长时间肝脏低灌注导致严重肝缺血时可以继发急性肝衰竭。

(六)其他因素

创伤或手术直接损伤、胆道梗阻包括胆道肿瘤或毛细胆管阻塞等导致胆汁淤积等也可以引起急性或亚急性肝衰竭。

三、临床表现

(一)一般症状

健康状况全面衰退,虚弱、极度乏力、生活不能自理,反映患者细胞能量代谢障碍。患者食欲极差,厌食、恶心呕吐、呃逆,明显腹胀,这是由于肝脏灭活肠源性毒性物质的功能障碍导致胃肠功能抑制的结果。

(二)消化道症状

消化道症状日渐加重,表现为食欲严重下降,不思饮食,可出现恶心呕吐与呃逆,腹胀明显,闷胀不适。黄疸出现后消化道症状进行性加重。消化道症状的出现与胆盐和消化酶的减少、毒性产物的蓄积、肠源性内毒素血症及胆道运动功能的改变有关。伴随胆道运动功能障碍时可出现腹痛,偶见剧烈腹痛,易误诊为胆囊炎等急腹症,但无急腹症的体征;当胆道痉挛时可诱发剧烈腹痛。

(三)黄疸

绝大多数急性肝衰竭患者会发生黄疸,并呈进行性加重,极少数患者黄疸较轻甚至完全缺如,后者往往见于Ⅱ型暴发性肝衰竭。急性肝衰竭黄疸具有 3 个特点:①黄疸出现后在短期内迅速加深,如总胆红素＞171 μmol/L,同时具有肝功能严重损害的其他表现,如出血倾向、凝血酶原时间延长、谷丙转氨酶升高等。②黄疸持续时间长,一般黄疸消长规律为加深、持续、消退 3 个阶段,若经 2～3 周黄疸仍不退,提示病情严重。③急性肝衰竭时黄疸出现后病情无好转,而一般急性黄疸型肝炎,当黄疸出现后,食欲逐渐好转,恶心呕吐减轻。如黄疸出现后 1 周症状无好转,需警惕为重型肝炎。

(四)肝性脑病

肝性脑病是急性肝衰竭最突出并具有诊断意义的早期临床表现,通常于起病 10 d 内迅速出现的精神神经症状。特点为进行性精神神经变化。最早出现为多性格的改变,如情绪激动、精神错乱、嗜睡等,以后可有扑翼样震颤、阵发性抽搐、逐渐进入昏迷,最后各种反射消失。癫痫发作、肌痉挛在急性肝衰竭脑病中多于慢性肝性脑病。肝性脑病的发病机制很复杂,多年来提出了若干学说且各有据,但均不能全面解释临床和实验研究中的问题。但其中蛋白质代谢障碍可能是核心因素。已知氨中毒是氮性或外源性肝性脑病的重要原因,对血氨不增高的肝性脑病患者,经研究证实多数有红细胞内氨量增高,所以氨在导致脑病中作用值得重视。近年来对血中氨基酸检测研究,发现色氨酸增高可致脑病,同时有蛋氨酸、苯丙氨酸和酪氨酸增高。支链氨基酸却表现正常或减低。肝性脑病时支/芳比值可由正常的 3～3.5 下降至 1.0 以下。近年来有认为氨基酸的变化可能与血氨增高有关,提出血氨与氨基酸的统一学说。假性神经递质(酰胺)致肝性脑病,经重复试验未能证实,只有同时并有氨基酸代谢失平衡时,芳香族氨基酸通过血-脑屏障,使5-羟色胺等抑制性神经递质增加并致去甲肾上腺素和多巴胺减少,而抑制大脑,出现意识障碍。实验表明在脑内递质浓度无变化时,通过神经递质受体的变化也可致脑病,因而又提出神经递质受体功能紊乱学说。总之,肝性脑病的发生,是由多种毒性物质联合协同作用、多种致病因素致神经传导结构及功能失常,是多因素连锁反应综合作用的结果,引起临床上的综合征。

(五)凝血功能障碍和出血

急性肝衰竭常常合并出血的并发症,出血部位以皮肤、齿龈、鼻黏膜、球结膜及胃黏膜等常见,颅内出血也可以发生,往往后果严重。急性肝衰竭时引起出血的原因:①凝血因子合成障碍:血浆内肝脏合成的凝血因子水平会明显降低,而在肝外合成的Ⅷ因子可能反而增高,凝血酶原时间明显延长。②血小板质与量异常:急性肝衰竭时骨髓抑制、脾功能亢进、被血管内凝血所消耗,可致血小板减少。同时,血小板形态较正常小,电镜可见空泡、伪足、浆膜模糊。③弥散性血管内凝血伴继发性纤溶:血浆内血浆素和其激活物质均降低,而纤维蛋白/纤维蛋白原降解产物增加。

(六)肾功能不全

急性肝衰竭时,肾功能异常者达 50%～80%,其中肾功能不全占 40%,半数为功能性肾衰竭,而其中又有半数为急性肾小管坏死。有高尿钠、等渗尿及肾小管坏死。急性肾小管坏死与肝细胞坏死、内毒素血症、利尿剂应用不当、胃肠出血致低血容量及低血压等因素有关。有报道肾衰竭在急性肝衰竭死因中占首位,值得注意。急性肝衰竭时因尿素氮合成降低,血尿素氮常不高,因此唯有血清肌酐水平高低才能反映肾衰竭的严重程度。

(七)感染

肠道是机体最大的细菌和内毒素储存库。肠道内革兰氏阴性杆菌过度生长繁殖产生大量的内毒素或由于肠壁通透性增加而吸收过多或由于肝内单核-巨噬细胞系统清除功能降低,可导致肠源性内毒素血症。大多数急性肝衰竭患者由于肝脏单核-巨噬细胞系统清除肠源性内毒素的功能急剧降低可发生肠源性内毒素血症,而肠源性内毒素血症又可进一步损害肝脏,形成恶性循环,严重者可导致多脏器功能衰竭。

由于急性肝衰竭患者免疫功能低下常易并发感染;而重症监护室中侵袭性操作、广谱抗菌药物及免疫抑制剂的应用会增加继发感染的机会。主要感染部位为呼吸系统及泌尿系统,其次为胆道、肠道等。一般来说,继发感染的诊断主要依靠临床诊断和病原学诊断。临床诊断主要包括各种感染征象,如发热、外周血白细胞计数升高、原有病情急剧恶化以及各系统感染所出现的特有症状。约有30%的急性肝衰竭并发感染者无临床表现,仅部分患者有发热及白细胞升高,但肝坏死也可发生此种现象。有的患者体温上升达41 ℃～42 ℃,但找不到细菌感染的证据。出现以下情况时应怀疑感染的存在:①不明原因的血压降低;②全身血管阻力降低;③不明原因的尿量减少,而循环容量正常;④肝性脑病恶化而颅内压不升高;⑤发生严重酸中毒⑥合并弥散性血管内凝血。另外,约有30%的急性肝衰竭患者会并发真菌感染,致病菌常为白念珠菌,曲霉菌不常见。当经长时间的抗菌治疗,出现菌群紊乱或患者免疫功能极度低下,出现急性肾衰竭、病情迅速恶化(肝性脑病进行性加深)、外周血白细胞计数升高、发热不退,而用一般抗细菌药物治疗无效时常提示真菌感染。

(八)电解质及酸碱平衡紊乱

1.水代谢障碍

急性肝衰竭时,肝组织结构紊乱,造成门静脉高压,产生大量淋巴液,促进腹水产生。同时,肝脏合成清蛋白减少,胶体渗透压降低,导致水向血管外流动。由于腹水的形成和内脏淤血使循环血容量减少,导致血醛固酮和血管升压素分泌增多,同时肝对血醛固酮和血管升压素降解减少,造成水钠潴留。最早且突出的表现为腹水伴有体重增加。病情加重可出现肝肾综合征,表现为尿量减少、水肿。若血容量过多可出现高血容量综合征,表现为脉搏洪大,心音增强,脉压增大,严重时可诱发肺或脑水肿。另外,因禁食、呕吐、腹泻、持续胃肠减压等可引起失水。

2.低钠血症

急性肝衰竭时,水钠潴留,但肾脏水潴留多于钠潴留,因此多表现为稀释性低钠血症。由于钠泵功能障碍导致钠离子分布异常,细胞内液钠离子增加,而细胞外液钠离子相对减少,故稀释性低钠血症是细胞能量衰竭的表现。一般情况下,稀释性低钠血症病情进展缓慢,临床表现不突出或被其他症状掩盖。若不适当利尿、放腹水、大量长期滴注无钠或低钠溶液、腹泻、持续胃肠减压等可使血清钠离子在短期内急剧下降,导致急性低钠血症。血清钠<120 mmol/L 时,提示病情已发展至终末期。

3.钾代谢失调

早期可出现低钾血症,晚期因肾功不全等可出现高钾血症。

(1)低钾血症。常见原因为:①钾摄入不足。患者长期食欲缺乏、进食不足。②肾排泄增加。应用排钾性利尿剂、肾小管性酸中毒、急性肾衰竭的多尿期以及醛固酮分泌过多等,使肾排泄增加。③钾补充不足。补液患者长期接受不含钾盐的液体或钾盐补充不足。④肾外途径丢失。持续胃肠减压、呕吐、肠瘘等。⑤钾离子分布异常。钾向细胞内转移,常见于大量输注葡萄糖和胰岛素,或代谢性碱中毒、呼吸性碱中毒。

(2)高钾血症。常见原因为:①钾摄入过多。口服或静脉输入含钾的药物,以及大量输入保存期较久的库血等。②肾排泄功能减退。合并肾衰竭、应用保钾性利尿剂以及醛固酮分泌减少等。③钾离子分布异常。钾向细胞外转移。急性肝衰竭晚期常合并代谢性酸中毒或使用过多的精氨酸、复方氨基酸等导致酸中毒,促使细胞内钾外移。此时病情危重,进展迅速,症状易被掩盖和忽视,常突发致命性心律失常。值得注意的是,在多尿或非少尿时也可出现高钾血症,这在临床上易被忽视。

4.低氯血症

急性肝衰竭患者不能进食、呕吐或持续胃肠减压时丢失大量氯离子。应用排钠、排钾性利尿药时,氯离子伴随钠、钾的排出更多。因此,低钾血症常伴有低氯血症。另外,低氯血症可加重代谢性碱中毒,继而可诱发肝性脑病。

5.低镁血症

镁具有多种生理功能,对神经活动的控制、神经肌肉兴奋性的传递、肌收缩、心脏激动性及血管张力等方面均具有重要作用。摄入不足、胃肠吸收障碍、长期的消化液丢失、腹泻,可导致低镁血症。临床上镁缺乏者常伴有钾和钙的缺乏。若补充钾及钙使低钾和低钙血症得到纠正之后,临床症状仍未缓解,应考虑低镁血症的存在,应需及时补充镁。

6.低血钙及低血磷

急性肝衰竭时血清中降钙素的活性增强,低镁血症可加强降钙素的活性和抑制甲状旁腺素的作用,使钙向骨骼转移,导致低钙血症。故低钙血症补钙而不能纠正时,只有同时补镁才能纠正。急性肝衰竭时常有呼吸性碱中毒,细胞外磷进入细胞内;患者糖无氧酵解增强,消耗更多的磷;输入大量葡萄糖及胰岛素使磷进入细胞内等均可导致低磷血症。

7.酸碱失衡

急性肝衰竭时可发生各种酸碱失衡,其中常见的是代谢性碱中毒、呼吸性碱中毒或呼吸性碱中毒合并代谢性碱中毒,晚期患者可以出现混合性酸碱失衡(如呼吸性碱中毒+代谢性碱中毒+代谢性酸中毒),单纯代谢性酸中毒和呼吸性酸中毒相对少见。在病程的各个阶段均可出现碱中毒。其中低钾、低氯血症所致的代谢性碱中毒颇为常见且易诱发肝性脑病,应特别提高警惕。肝性脑病时,由于毒性物质(如血氨)刺激呼吸中枢,常有通气过度,呼吸增快,$PaCO_2$下降,血 pH 升高,出现呼吸性碱中毒。急性肝衰竭患者由于低血压及低氧血症/组织缺氧,或由于肾功能不全,体内大量酸性代谢产物堆积,可致代谢性酸中毒,最后由于内毒素、脑水肿或并发呼吸道感染等原因引起呼吸中枢抑制,出现高碳酸血症时,则引起呼吸性酸中毒。

四、病理

组织病理学检查在肝衰竭的诊断、分类及预后判定中具有重要价值,但由于肝衰竭患者的凝血功能严重低下,实施肝穿刺具有一定的风险,在临床工作中应特别注意。

肝衰竭发生时(慢性肝衰竭除外),肝脏组织学检查可观察到广泛的肝细胞坏死,坏死的部位和范围因病因和病程不同而不同。按照坏死的范围程度,可分为大块坏死(坏死范围超过肝实质的 2/3),亚大块坏死(占肝实质的 1/2~2/3),融合性坏死(相邻成片的肝细胞坏死)及桥接坏死(较广泛的融合性坏死并破坏肝实质结构)。在不同病程肝衰竭肝组织中,可观察到一次性或多次性新旧不一的肝细胞坏死病变。目前,肝衰竭的病因、分类和分期与肝组织学改变的关联性尚未取得共识。以乙型肝炎病毒感染所致的肝衰竭为例,不同类型肝衰竭的典型病理表现如下。

(一)急性肝衰竭

肝细胞呈一次性坏死,可呈大块或亚大块坏死,或桥接坏死,伴存活肝细胞严重变性,肝窦网状支架塌陷或部分塌陷。

(二)亚急性肝衰竭

肝组织呈新旧不等的亚大块坏死或桥接坏死；较陈旧的坏死区网状纤维塌陷，或有胶原纤维沉积；残留肝细胞有程度不等的再生，并可见细、小胆管增生和胆汁淤积。

(三)慢加急性(亚急性)肝衰竭

在慢性肝病病理损害的基础上，发生新的程度不等的肝细胞坏死性病变。

五、实验室检查

(一)血清胆红素测定

常呈进行性增高。

(二)血清转氨酶

谷丙转氨酶和谷草转氨酶常明显升高，尤以后者升高明显。谷草转氨酶/谷丙转氨酶比值对估计预后有意义，存活者比值位于0.31～2.26，平均为1.73。当血清胆红素明显上升而转氨酶下降，这就是所谓的胆酶分离现象，对暴发性肝衰竭的诊断及预后有重要意义。

(三)血清胆固醇与胆固醇脂

胆固醇与胆固醇脂主要在肝细胞内合成，合成过程需多次酶促反应。正常血清胆固醇浓度为2.83～6.00 mmol/L，如<2.6 mmol/L则提示预后不良，暴发性肝衰竭时胆固醇脂也常明显下降。

(四)血清胆碱酯酶活力

胆碱酯酶有两种，乙酰胆碱酯酶和丁酰胆碱酯酶。后者在肝细胞内合成，暴发性肝衰竭时此酶活力常明显下降。

(五)清蛋白

最初可在正常范围内，如清蛋白逐渐下降则预后不良。

(六)凝血酶原时间及凝血酶原活动度

暴发性肝衰竭时，发病数天内即可凝血酶原时间延长及凝血酶原活动度降低。凝血酶原时间测定是目前最常见的估价肝细胞功能指标之一，但需排除因维生素K缺乏所致的凝血酶原时间延长。

(七)凝血因子测定

Ⅱ、Ⅴ、Ⅶ、Ⅸ、Ⅹ等因子明显减少。

(八)其他检查

肝炎病毒标志物包括甲、乙、丙、戊及其他病毒抗体的检查有助于病因的诊断。血氨、血浆氨基酸测定有助于肝性脑诊断及处理。细菌学检查及鲎试验有利于确定感染的存在。电解质检查对监测患者病情极为重要。

六、诊断

(一)临床诊断

肝衰竭的临床诊断需要依据病史、临床表现和辅助检查等综合分析而确定。

1.急性肝衰竭

急性起病，2周内出现Ⅱ度及以上肝性脑病(按Ⅳ度分类法划分)并有以下表现者：①极度乏力，有明显厌食、腹胀、恶心、呕吐等严重消化道症状；②短期内黄疸进行性加深；③出血倾向明显,血浆凝血酶原活动度≤40%(或国际标准化比值≥1.5)且排除其他原因;④肝脏进行性缩小。

2.亚急性肝衰竭

起病较急,2~26周出现以下表现者:①极度乏力,有明显的消化道症状;②黄疸迅速加深,血清总胆红素大于正常值上限10倍或每天上升≥17.1 μmol/L;③伴或不伴有肝性脑病;④出血倾向明显,血浆凝血酶原活动度≤40%(或国际标准化比值≥1.5)并排除其他原因者。

3.慢加急性(亚急性)肝衰竭

在慢性肝病基础上,短期内发生急性或亚急性肝功能失代偿的临床综合征,表现为:①极度乏力,有明显的消化道症状;②黄疸迅速加深,血清总胆红素大于正常值上限10倍或每天上升≥17.1 μmol/L;③出血倾向,血浆凝血酶原活动度≤40%(或国际标准化比值≥1.5),并排除其他原因者;④失代偿性腹水;⑤伴或不伴有肝性脑病。

4.慢性肝衰竭

在肝硬化基础上,肝功能进行性减退和失代偿。

(1)血清胆红素明显升高。

(2)血浆清蛋白明显降低。

(3)出血倾向明显,血浆凝血酶原活动度≤40%(或国际标准化比值≥1.5),并排除其他原因者。

(4)有腹水或门静脉高压等表现。

(5)肝性脑病。

(二)分期

根据临床表现的严重程度,亚急性肝衰竭和慢加急性(亚急性)肝衰竭可分为早期、中期和晚期。

1.早期

(1)有极度乏力,并有明显厌食、呕吐和腹胀等严重消化道症状。

(2)黄疸进行性加深(血清总胆红素≥171 μmol/L或每天上升≥17.1 μmol/L)。

(3)有出血倾向,30%<血浆凝血酶原活动度≤40%,(或1.5<国际标准化比值≤1.9)。

(4)未出现肝性脑病或其他并发症。

2.中期

在肝衰竭早期表现基础上,病情进一步发展,出现以下两条之一者。

(1)出现Ⅱ度以下肝性脑病和/或明显腹水、感染。

(2)出血倾向明显(出血点或瘀斑),20%<血浆凝血酶原活动度≤30%,(或1.9<国际标准化比值≤2.6)。

3.晚期

在肝衰竭中期表现基础上,病情进一步加重,有严重出血倾向(注射部位瘀斑等),血浆凝血酶原活动度≤20%,(或国际标准化比值≥2.6),并出现以下4条之一者:肝肾综合征、上消化道大出血、严重感染、Ⅱ度以上肝性脑病。

考虑到一旦发生肝衰竭治疗极其困难,病死率高,故对于出现以下肝衰竭前期临床特征的患者,须引起高度的重视,进行积极处理。

(1)极度乏力,并有明显厌食、呕吐和腹胀等严重消化道症状。

(2)黄疸升高(总胆红素≥51 μmol/L,但≤171 μmol/L),且每天上升≥17.1 μmol/L。

(3)有出血倾向,40%＜血浆凝血酶原活动度≤50%或1.5＜国际标准化比值≤1.6。

七、肝衰竭的治疗

(一)一般治疗

目前肝衰竭的内科治疗尚缺乏特效药物和手段。原则上强调早期诊断、早期治疗,针对不同病因采取相应的病因治疗措施和综合治疗措施,并积极防治各种并发症。肝衰竭患者诊断明确后,应进行病情评估,必要时转重症监护室治疗。有条件者早期进行人工肝治疗,视病情进展情况进行肝移植前准备。

1.支持治疗

(1)卧床休息,减少体力消耗,减轻肝脏负担。

(2)加强病情监测;建议完善血浆凝血酶原活动度/国际标准化比值,血氨及血生化的监测,动脉血乳酸,内毒素,嗜肝病毒标志物,铜蓝蛋白,自身免疫性肝病相关抗体检测,以及腹部B超(肝胆脾胰、腹水),胸部X线检查,心电图等相关检查。

(3)推荐肠道内营养,包括高碳水化合物、低脂、适量蛋白饮食,提供每千克体质量146.5～167.4 kJ(35～40 kcal)总热量,肝性脑病患者需限制经肠道蛋白摄入,进食不足者,每天静脉补给足够的热量、液体和维生素。

(4)积极纠正低蛋白血症,补充清蛋白或新鲜血浆,并酌情补充凝血因子。

(5)密切血气监测,注意纠正水电解质及酸碱平衡紊乱,特别要注意纠正低钠、低氯、低镁、低钾血症。

(6)注意消毒隔离,加强口腔护理及肠道管理,预防医院感染发生。

2.病因治疗

肝衰竭病因对指导治疗及判断预后具有重要价值,包含发病原因及诱因两类。对其尚不明确者应积极寻找病因以期达到正确处理的目的。

(1)病毒性肝炎:对病毒性肝炎肝衰竭的病因学治疗,目前主要针对乙型肝炎病毒感染所致的患者。对乙型肝炎病毒DNA阳性的肝衰竭患者,不论其检测出的乙型肝炎病毒DNA滴度高低,建议立即使用核苷(酸)类药物抗病毒治疗,应注意晚期肝衰竭患者因残存肝细胞过少、再生能力严重受损,抗病毒治疗似难以改善肝衰竭的结局。在我国上市的核苷(酸)类药物中,拉米夫定、恩替卡韦、替比夫定、阿德福韦酯等均可有效降低乙型肝炎病毒DNA水平,降低肝衰竭患者的病死率。其中前三种更加强效快速,而阿德福韦酯则较为慢速,但对于高病毒载量且过去有过核苷(酸)类药耐药者,阿德福韦酯则为不可或缺的药物。今后,随着替诺福韦的上市,将可增加一种良好选择。考虑到慢性乙型肝炎病毒相关肝衰竭常为终身用药,应坚持足够的疗程,避免病情好转后过早停药导致复发;应注意后续治疗中病毒耐药变异,并作出及时处理。对免疫抑制剂所致乙型肝炎病毒再激活者应以预防为主,放宽核苷(酸)类药物的适应证(乙型肝炎病毒血清学标志物阳性即可)。

甲型、戊型病毒性肝炎引起的急性肝衰竭,目前尚未证明病毒特异性治疗有效。对确定或疑似疱疹病毒或水痘—带状疱疹病毒感染引发的急性肝衰竭患者,可使用阿昔洛韦(5～10 mg/kg,每8 h静脉滴注)治疗,并应考虑进行肝移植。

(2)药物性肝损伤所致急性肝衰竭:应停用所有可疑的药物,追溯过去6个月服用的处方药、中草药、非处方药、膳食补充剂的详细信息(包括服用、数量和最后一次服用的时间)。尽可能确定非处方药的成分。已有研究证明,N-乙酰半胱氨酸对药物性肝损伤所致急性肝衰竭有益。其中,确诊或疑似对乙酰氨基酚过量引起的急性肝衰竭患者,如摄入对乙酰氨基酚在 4 h 之内,在给予 N-乙酰半胱氨酸之前应先口服活性肽。摄入大量对乙酰氨基酚的患者,血清药物浓度或转氨酶升高提示即将或已经发生了肝损伤,应立即给予 N-乙酰半胱氨酸。怀疑对乙酰氨基酚中毒的急性肝衰竭患者也可应用 N-乙酰半胱氨酸。必要时给予人工肝吸附治疗。对于非对乙酰氨基酚引起的急性肝衰竭患者,应用 N-乙酰半胱氨酸亦可改善结局。

(3)确诊或疑似毒蕈中毒的急性肝衰竭患者,可考虑应用青霉素 G 和水飞蓟素。

(4)妊娠急性脂肪肝/溶血肝功能异常血小板减少综合征所导致的肝衰竭建议立即终止妊娠,如果终止妊娠后病情仍继续进展,须考虑人工肝和肝移植治疗。

(5)由于组织低灌注导致的急性肝衰竭应积极循环复苏,纠正休克,纠正组织缺氧从而尽快改善肝脏灌注,以改善肝脏功能。

3.其他治疗

(1)肾上腺皮质激素在肝衰竭中的使用:目前对于肾上腺皮质激素在肝衰竭治疗中的应用尚存在不同意见。非病毒感染性肝衰竭,如自身免疫性肝炎是其适应证,可考虑使用泼尼松,40～60 mg/d。其他原因所致肝衰竭前期或早期,若病情发展迅速且无严重感染、出血等并发症者,也可酌情使用。

(2)促肝细胞生长治疗:为减少肝细胞坏死,促进肝细胞再生,可酌情使用促肝细胞生长素和前列腺素 E_1 脂质体等药物,但疗效尚需进一步确定。

(3)微生态调节治疗:肝衰竭患者存在肠道微生态失衡,肠道益生菌减少,肠道有害菌增加,而应用肠道微生态制剂可改善肝衰竭患者预后。根据这一原理,可应用肠道微生态调节剂、乳果糖或拉克替醇,以减少肠道细菌易位或降低内毒素血症及肝性脑病的发生。

4.防治并发症

(1)脑水肿:①有颅内压增高者,给予甘露醇 0.5～1.0 g/kg;②襻利尿剂,一般选用呋塞米,可与渗透性脱水剂交替使用;③人工肝支持治疗;④不推荐肾上腺皮质激素用于控制颅内高压;⑤急性肝衰竭患者使用低温疗法可防止脑水肿,降低颅内压。

(2)肝性脑病:①去除诱因,如严重感染、出血及电解质紊乱等;②限制蛋白饮食;③应用乳果糖或拉克替醇,口服或高位灌肠,可酸化肠道,促进氨的排出,调节微生态,减少肠源性毒素吸收;④视患者的电解质和酸碱平衡情况酌情选用精氨酸、鸟氨酸-门冬氨酸等降氨药物;⑤对慢性肝衰竭或慢加急性肝衰竭患者可酌情使用支链氨基酸或支链氨基酸与精氨酸混合制剂以纠正氨基酸失衡;⑥对Ⅲ度以上的肝性脑病建议气管插管;⑦抽搐患者可酌情使用半衰期短的苯妥英钠或苯二氮䓬类镇静药物,但不推荐预防用药;⑧人工肝支持治疗。

(3)合并细菌或真菌感染:①推荐常规进行血液和其他体液的病原学检测;②除了慢性肝衰竭时可酌情口服喹诺酮类作为肠道感染的预防以外,一般不推荐常规预防性使用抗菌药物;③一旦出现感染,应首先根据经验选择抗菌药物,并及时根据培养及药敏试验结果调整用药。使用强效或联合抗菌药物、激素等治疗时,应同时注意防治真菌二重感染。

(4)低钠血症及顽固性腹水:低钠血症是失代偿肝硬化的常见并发症,而低钠血症、顽固性腹水与急性肾损伤等并发症常见相互关联及连续发展。从源头上处理低钠血症是预防后续并发症的关键措施。水钠潴留所致稀释性低钠血症是其常见原因,而现有的利尿剂均导致血钠排出,且临床上传统的补钠方法不仅疗效不佳,反而易导致脑桥髓鞘溶解症。托伐普坦作为精氨酸加压

素 V_2 受体阻滞剂,可通过选择性阻断集合管主细胞 V_2 受体,促进自由水的排泄,已成为治疗低钠血症及顽固性腹水的新途径。

(5)急性肾损伤及肝肾综合征:①保持有效循环血容量,低血压初始治疗建议静脉输注生理盐水;②顽固性低血容量性低血压患者可使用系统性血管活性药物,如特利加压素或去甲肾上腺素加清蛋白静脉输注,但在有颅内高压的严重脑病患者中应谨慎使用,以免因脑血流量增加而加重脑水肿;③保持平均动脉压≥7.4 kPa(75 mmHg);④限制液体入量,24 h 总入量不超过尿量加 700 mL;⑤人工肝支持治疗。

(6)出血:①推荐常规预防性使用 H_2 受体拮抗剂或质子泵抑制剂。②对门静脉高压性出血患者,为降低门静脉压力,首选生长抑素类似物,也可使用垂体后叶素(或联合应用硝酸酯类药物);食管胃底静脉曲张所致出血者可用三腔二囊管压迫止血;或行内镜下硬化剂注射或套扎治疗止血;可行介入治疗。③对显著凝血障碍患者,可给予新鲜血浆、凝血酶原复合物和纤维蛋白原等补充凝血因子,血小板显著减少者可输注血小板;对弥散性血管内凝血者可酌情给予小剂量低分子肝素或普通肝素,对有纤溶亢进证据者可应用氨甲环酸或止血芳酸等抗纤溶药物。④肝衰竭患者常合并维生素 K 缺乏,故推荐常规使用维生素 K(5~10 mg)。

(7)肝肺综合征: PaO_2 <8.0 kPa(80 mmHg)时应给予氧疗,通过鼻导管或面罩给予低流量氧(2~4 L/min),对于氧气需要量增加的患者,可行加压面罩给氧或者行气管插管后上同步呼吸机。

(二)人工肝支持治疗

1.治疗机制和方法

人工肝支持系统是治疗肝衰竭有效的方法之一,其治疗机制是基于肝细胞的强大再生能力,通过一个体外的机械、理化和生物装置,清除各种有害物质,补充必需物质,改善内环境,暂时替代衰竭肝脏的部分功能,为肝细胞再生及肝功能恢复创造条件或等待机会进行肝移植。

人工肝支持系统分为非生物型、生物型和混合型 3 种。非生物型人工肝已在临床广泛应用并被证明确有一定疗效。在临床实践中,血液净化常用方法有血浆置换、血液/血浆灌流、血液滤过、血浆胆红素吸附、连续性血液透析滤过等,我国学者创建了新一代个体化的非生物型人工肝支持系统:血浆置换、血浆置换联合持续血液滤过、血浆置换联合持续血液滤过、血浆置换联合体外血浆吸附和血液滤过。上述技术针对不同病因、不同病情、不同分期的肝衰竭患者均有较显著疗效,统称为李氏人工肝系统。临床上应根据患者的具体情况合理选择不同方法进行个体化治疗:在药物和毒物相关性的肝衰竭应用血浆胆红素吸附/血浆置换联合持续血液滤过/血浆置换联合持续血液滤过/血浆置换联合体外血浆吸附和血液滤过治疗,在严重感染所致的肝衰竭应用血浆置换联合持续血液滤过治疗,在病毒性肝炎肝衰竭早期应用血浆置换治疗,在病毒性肝炎肝衰竭中期应用血浆置换联合持续血液滤过或血液透析治疗,伴有脑水肿或肾衰竭时,可选用血浆置换联合持续血液滤过或血浆置换联合持续血液滤过治疗;伴有水电解质紊乱时,可选用血浆置换联合持续血液滤过或血浆置换联合持续血液滤过治疗,对伴有显著淤胆症状者可用血浆胆红素吸附。其他原因所致肝衰竭治疗亦可参照应用该系统进行治疗。应注意人工肝支持系统治疗操作的规范化。

生物型及混合生物型人工肝支持系统不仅具有解毒功能,而且还具备部分合成和代谢功能,是人工肝发展的方向。国内外生物型/混合型人工肝尚处于临床试验阶段,部分系统完成了Ⅱ/Ⅲ期临床试验并证明了其对部分肝衰竭患者的有效性。现在生物型/混合型人工肝研究的方向是确认其生物安全性,同时提高疗效,在此基础上扩大临床试验的规模进行验证。干细胞治疗肝衰竭是具有应用前景的研究方向,但其机制仍未阐明。虽然干细胞治疗在动物实验中获得了较好疗效,但在临床应用中尚缺乏足够的经验及证据。

2.适应证

(1)各种原因引起的肝衰竭早、中期,国际标准化比值在 $1.5\sim2.5$ 和血小板 $>50\times10^9/L$ 的患者为宜;晚期肝衰竭患者亦可进行治疗,但并发症多见,治疗风险大,临床医师应评估风险及利益后作出治疗决定;未达到肝衰竭诊断标准,但有肝衰竭倾向者,亦可考虑早期干预。

(2)晚期肝衰竭肝移植术前等待供体、肝移植术后排异反应、移植肝无功能期的患者。

3.相对禁忌证

(1)严重活动性出血或并发弥散性血管内凝血者。

(2)对治疗过程中所用血制品或药品如血浆、肝素和鱼精蛋白等高度过敏者。

(3)循环功能衰竭者。

(4)心脑梗死非稳定期者。

(5)妊娠晚期患者。

4.并发症

人工肝支持系统治疗的并发症有出血、凝血、低血压、继发感染、变态反应、低血钙、失衡综合征等,需要在人工肝支持系统治疗前充分评估并预防并发症的发生,在人工肝支持系统治疗中和治疗后要严密观察并发症,随着人工肝技术的发展,并发症发生率将进一步下降。

(三)肝移植

肝移植是治疗中晚期肝衰竭最有效的挽救性治疗手段。当前可用的预后评分系统有终末期肝病模型等对终末期肝病的预测价值较高,但对急性肝衰竭意义有限,因此,不建议完全依赖这些模型选择肝移植候选人。

1.适应证

(1)各种原因所致的中晚期肝衰竭,经积极内科综合治疗/或人工肝治疗疗效欠佳,不能通过上述方法好转或恢复者。

(2)各种类型的终末期肝硬化。

2.禁忌证

(1)绝对禁忌证:①难以控制的感染,包括肺部感染、脓毒血症、腹腔感染、颅内感染、活动性结核病;②肝外合并难以根治的恶性肿瘤;③合并心、脑、肺、肾等重要脏器的器质性病变,需要基本生命支持,包括重度心功能不全、颅内出血、脑死亡、肾功能不全行肾脏替代治疗时间 >1 个月;④人类免疫缺陷病毒感染;⑤难以戒除的酗酒或吸毒;⑥难以控制的精神疾病。

(2)相对禁忌证:①年龄 >65 岁;②合并心、脑、肺、肾等重要脏器功能性病变;③肝脏恶性肿瘤伴门静脉主干癌栓形成;④广泛门静脉血栓形成、门静脉海绵样变等导致无法找到合适的门静脉流入道者。

3.移植肝再感染肝炎病毒的预防和治疗

(1)乙型肝炎病毒再感染:肝移植术后乙型肝炎病毒再感染的预防方案是术前即开始使用核苷(酸)类药物;术中和术后长期应用高效价乙型肝炎免疫球蛋白,并联合核苷(酸)类药物长期治疗,包括拉米夫定、阿德福韦酯、恩替卡韦、替比夫定、替诺福韦酯等。近年发现对成功预防术后乙型肝炎病毒再感染者可单用核苷(酸)类药物治疗,且部分患者通过接种乙型肝炎疫苗获得持久性抗体(抗-HBs)。

(2)丙型肝炎病毒再感染:目前对于丙型肝炎病毒感染患者肝移植术后肝炎复发,建议肝移植术前开始进行 α-干扰素及利巴韦林联合抗病毒治疗,以降低术后再感染率,但相应的严重药物相关不良事件发生概率增高。术后是否需要进行抗病毒药物预防,尚无定论。小分子物质如蛋白酶抑制剂的上市为其提供了新的选择,但仍待研究证实。

(刘　燕)

第八节　门静脉高压症

门静脉高压症是由不同原因所致肝硬化,以及一些非肝硬化病因造成的门静脉系统回流受阻、内脏血流量增加、内脏血管床扩张、血流淤滞使门静脉压力超过正常范围[1.3~2.4 kPa(13~24 cmH$_2$O),一般可为 3.0~5.0 kPa(30~50 cmH$_2$O)]而表现出来的一组综合征,临床上主要表现为门体循环间侧支循环大量开放形成静脉曲张、腹水、脾大、脾功能亢进,最主要的并发症是食管胃底静脉曲张破裂出血,常因此导致患者死亡,这也是目前外科治疗门脉高压症重点要解决的问题。

造成门静脉高压症患者食管胃底静脉曲张破裂出血的因素是多方面的,即与门脉压力升高的程度有关,也与反流性食管炎等因素有关,目前尚不能准确预测哪部分患者将发生曲张静脉破裂出血,但普遍认为门静脉压力低于 2.5 kPa(25 cmH$_2$O)时一般不会发生曲张静脉破裂出血。另有研究表明:门静脉与腔静脉系统压力梯度低于 1.6 kPa(12 mmHg)时,不会形成食管胃底静脉曲张;即使压力梯度高于1.6 kPa(12 mmHg)时,这种压力梯度与食管胃底静脉曲张的形成和破裂出血之间也没有很强的相关性。

一、肝硬化门静脉高压症

(一)病因及分类

按门静脉血流受阻部位不同,门静脉高压症可分为肝前型、肝内型和肝后型 3 类。肝内型在我国最常见,占 95% 以上。在肝内型,按病理形态的不同又可分为窦前阻塞、肝窦和窦后阻塞三种。窦前型以及窦后型梗阻可以发生在肝内或肝外。这种分类方法的实用价值在于将非肝硬化性门脉高压症(窦前型)与肝细胞损害造成的门脉高压症(窦型和窦后型)区别开来。

1.肝前型

肝前型主要病因是门静脉主干的血栓形成(或同时有脾静脉血栓形成存在),在儿童约占50%,这种肝前阻塞同样使门静脉系的血流受阻,门静脉压增高。

(1)腹腔内的感染如阑尾炎、胆囊炎等或门静脉、脾静脉附近的创伤都可引起门静脉主干的血栓形成。门静脉血栓形成后,在肝门区形成大量侧支循环血管丛,加之门静脉主干内的血栓机化、再通,状如海绵,因而称为门静脉海绵样变。

(2)先天性畸形,如门静脉主干的闭锁、狭窄或海绵窦样病变,也是肝前型门静脉高压症的常见原因。

(3)单纯脾静脉血栓形成常继发于胰腺炎症或肿瘤,结果是胃脾区的静脉压力增高,而此时肠系膜上静脉和门静脉压力正常,左侧胃网膜静脉成为主要侧支血管,胃底静脉曲张较食管下段静脉曲张更为显著,单纯脾切除即可消除门静脉高压,这是一种特殊类型的门静脉高压症,称为左侧门静脉高压症。

这种肝外门静脉阻塞的患者,肝功能多正常或轻度损害,预后较肝内型好。在成年人,最常见的原因是恶性肿瘤引起的门静脉内血栓形成。其他引起门静脉内血栓形成的原因有红细胞增多症、胰腺炎、门脉周围淋巴结病。这种患者直接门静脉压升高,而肝静脉楔压正常,肝实质无损害。另外,由于凝血机制未受损害,这种患者如发生食管静脉曲张破裂出血,往往可以通过非手术治疗得到控制。

2.肝后型

肝后型是由于肝静脉和/或其开口以及肝后段下腔静脉阻塞性病变引起的,其典型代表就是巴德-吉利亚综合征,这是由肝静脉、下腔静脉直至下腔静脉汇入右心房处任何水平的梗阻引起的一组综合征。其病因不明,但往往与肾上腺和肾肿瘤、创伤、妊娠、口服避孕药、肝细胞瘤、静脉阻塞性疾病、急性酒精性肝炎以及肝静脉内膜网状组织形成有关。临床上首先表现为腹水,伴有轻度肝功能异常。由于肝尾叶静脉多独立于肝内其他静脉汇入下腔静脉,病变往往不累及此静脉,所以肝扫描仅见肝尾叶放射性密集。血管造影可以发现肝静脉或下腔静脉内血栓。肝活检表现为特征性的中央静脉扩张伴小叶中心性坏死。

3.肝内型

肝内型包括窦前、肝窦和窦后阻塞 3 种。

(1)肝内窦前型梗阻:①最主要的病因是血吸虫病(世界范围内门脉高压症最常见的病因)。血吸虫病患者血吸虫卵沉积在肝内门静脉,引起门静脉壁肉芽肿性炎症反应,进而发生纤维化及瘢痕化,最终导致终末门静脉梗阻。而患有骨髓增生性疾病时,原始细胞物质在门静脉区的沉积也可以造成窦前型门脉高压症。也表现为直接门静脉压升高,肝静脉楔压正常,肝实质无损害。食管静脉曲张破裂出血,也往往可以通过非手术治疗得到控制。②造成窦前型门脉高压症的另一个常见原因是先天性肝纤维化,这是由于广泛浓密的纤维索条包绕、压迫门静脉,导致其梗阻造成的。③慢性的氯乙烯和砷化物中毒也可以引起肝内门静脉纤维化、肉芽肿形成,压迫门静脉,导致窦前型梗阻。④原发性胆汁性肝硬化在形成再生结节以前,也是由肝内门静脉纤维化造成的窦前型梗阻。

(2)肝内窦型梗阻:肝内窦型梗阻往往是由乙型、丙型病毒性肝炎和急性酒精中毒引起的肝硬化发展而来,一般不仅仅是窦型梗阻,多表现为窦前型、窦型、窦后型的复合型梗阻,只是为区别于单独的窦前型梗阻和窦后型梗阻而称为窦型梗阻。主要病变是肝小叶内纤维组织增生和肝细胞再生。由于增生纤维索和再生肝细胞结节(假小叶)的挤压,使肝小叶内肝窦变或闭塞,以致门静脉血不易流入肝小叶的中央静脉或小叶下静脉,血流淤滞,门静脉压就增高。又由于很多肝小叶内的肝窦变窄或闭塞,导致部分压力高的肝动脉血流经肝小叶间汇管区的动静脉交通支而直接反注入压力低的门静脉小分支,使门静脉压增高。由于患者往往表现为不同程度的肝损害以及凝血机制障碍,食管静脉曲张破裂出血,故一般较难通过非手术治疗控制。

(3)肝内窦后型梗阻:肝内窦后型梗阻往往不是一个独立的现象,其处理也往往很困难。其病因包括酒精性和坏死后性肝硬化以及血红蛋白沉着症。病理表现主要是酒精性肝炎引起中心玻璃样硬化以及再生结节压迫肝实质导致小叶内肝小静脉消失。

另外,肝内淋巴管网同样可被增生纤维索和再生肝细胞结节压迫而扭曲、狭窄,导致肝内淋巴回流受阻。肝内淋巴管网的压力显著增高,这对门静脉压的增高也有影响。

(二)病理

门静脉高压症形成后,可以发生下列病理变化。

1.脾大、脾功能亢进

门静脉系压力增高,加之其本身无静脉瓣,血流淤滞,可出现充血性脾大。长期的脾窦充血引起脾内纤维组织增生和脾组织再生继而发生不同程度的脾功能亢进。长期的充血还可引起脾周围炎,发生脾与膈肌间的广泛粘连和侧支血管形成。

2.交通支扩张

由于正常的肝内门静脉通路受阻,门静脉又无瓣膜,为了疏通淤滞的门静脉血到体循环去,门静脉系和腔静脉系间存在的上述4个交通支(胃底、食管下段交通支,直肠下端、肛管交通支,前腹壁交通支,腹膜后交通支)大量开放,并扩张、扭曲形成静脉曲张。临床上特别重要的是胃冠状静脉、胃短静脉与奇静脉分支间的交通支,也就是食管胃底静脉丛的曲张。它离门静脉和腔静脉主干最近,压力差最大,因而受门静脉高压的影响也最早、最显著。由于静脉曲张导致黏膜变薄,所以易被粗糙食物所损伤;又由于胃液反流入食管,腐蚀已变薄的黏膜;特别是在恶心、呕吐、咳嗽等使腹腔内压突然升高,门静脉压也随之突然升高时,就有可能引起曲张静脉的突然破裂,导致急性大出血。其他交通支也可以发生扩张,如直肠上、下静脉丛的扩张可以引起继发性痔;脐旁静脉与腹上、下深静脉交通支的扩张,可以引起腹壁脐周静脉曲张,所谓海蛇头症;腹膜后静脉丛也明显扩张、充血。

3.腹水

门静脉压力升高,使门静脉系统毛细血管床的滤过压增加,组织液吸收减少并漏入腹腔而形成腹水。特别是在肝窦和窦后阻塞时,肝内淋巴液产生增多,而输出不畅,因而促使大量肝内淋巴自肝包膜表面漏入腹腔,是形成腹水的另一原因。但造成腹水的主要原因还是肝损害,血浆清蛋白的合成减少,引起血浆胶体渗透压降低,而促使血浆外渗。肝损害时,肾上腺皮质的醛固酮和垂体后叶的抗利尿激素在肝内分解减少,血内水平升高,促进肾小管对钠和水的再吸收,因而引起钠和水的潴留。以上多种因素的综合,就会形成腹水。

4.门静脉高压性胃病

约20%的门静脉高压症患者并发门静脉高压性胃病,并且占门静脉高压症上消化道出血的5%。在门静脉高压时,胃壁淤血、水肿,胃黏膜下层的动-静脉交通支广泛开放,胃黏膜微循环发生障碍,导致胃黏膜防御屏障的破坏,形成门静脉高压性胃病。

5.肝性脑病

门静脉高压症是由于自身门体血流短路或手术分流,造成大量门静脉血流绕过肝细胞或因肝实质细胞功能严重受损,导致有毒物质(如氨、硫醇和 γ-氨基丁酸)不能代谢与解毒而直接进入人体循环,从而对脑产生毒性作用并出现精神神经综合征,称为肝性脑病,或称门体性脑病。门静脉高压症患者自然发展成为肝性脑病的不到10%,常因胃肠道出血、感染、过量摄入蛋白质、镇静药、利尿药而诱发。

(三)临床表现

门静脉高压症多见于中年男子,病情发展缓慢。症状因病因不同而有所差异,但主要是脾大和脾功能亢进、呕血或黑便、腹水。

1.脾大和脾功能亢进

所有患者都有不同程度的脾大,大者脾可达盆腔。巨型脾大在血吸虫病性肝硬化中尤为多见。早期,脾质软、活动;晚期,由于纤维组织增生而脾的质地变硬,如脾周围发生粘连可使其活动度减少。脾大常伴有脾功能亢进,白细胞计数降至 3×10^9/L 以下,血小板计数减少至(70～80)$\times 10^9$/L,逐渐出现贫血。

2.食管静脉曲张、破裂出血

呕血和/或黑便,半数患者有呕血或黑便史,出血量大且急。由于肝损害使凝血酶原合成发生障碍,又由于脾功能亢进使血小板减少,以致出血不易自止。患者耐受出血能力远较正常人差,约25%患者在第 1 次大出血时可直接因失血引起严重休克或因肝组织严重缺氧引起肝急性衰竭而死亡。由于大出血引起肝组织严重缺氧,容易导致肝性脑病。部分患者出血虽然自止,但常又复发,约半数患者在第 1 次出血后 1～2 年间,约半数患者可再次大出血。

3.腹水

约 1/3 患者有腹水,腹水是肝损害的表现。大出血后,往往因缺氧而加重肝组织损害,常引起或加剧腹水的形成。有些"顽固性腹水"很难消退。此外,部分患者还有黄疸、肝大等症状。

体检时如能触及脾,就可能提示有门静脉高压。如有黄疸、腹水和前腹壁静脉曲张等体征,表示门静脉高压严重。如果能触到质地较硬、边缘较钝而不规整的肝脏,肝硬化的诊断即能成立,但有时肝硬化缩小而难以触到。还可有慢性肝病的其他征象如蜘蛛痣、肝掌、男性乳房发育、睾丸萎缩等。

(四)诊断及鉴别诊断

根据病史(肝炎或血吸虫)和 3 个主要临床表现:脾大和脾功能亢进,呕血或黑便以及腹水,一般诊断并不困难。但由于个体反应的差异和病程的不同,实验室检查和其他辅助检查有助于确定诊断。下列辅助检查有助于诊断。

1.血液学检查

脾功能亢进时,血细胞计数减少,以白细胞和血小板计数减少最为明显。出血、营养不良、溶血或骨髓抑制都可以引起贫血。

2.肝功能检查

常反映在血浆清蛋白降低而球蛋白增高,清蛋白、球蛋白比例倒置。由于许多凝血因子在肝合成,加上慢性肝病患者有原发性纤维蛋白溶解,所以凝血酶原时间可以延长。天冬氨酸转氨酶和丙氨酸转氨酶超过正常值的 3 倍,表示有明显肝细胞坏死。碱性磷酸酶和 γ-谷氨酸转肽酶显著增高,表示有淤胆。在没有输血因素影响的情况下,血清总胆红素超过 51 μmol/L(3 mg/dL),血浆清蛋白低于 30 g/L,说明肝功能严重失代偿。

肝功能检查并进行分级,可评价肝硬化的程度和肝储备功能,还应做乙型肝炎病原免疫学和甲胎蛋白检查。肝炎后肝硬化患者,HBV 或 HCV 常为阳性。

3.B 超和多普勒超声

B 超和多普勒超声可以帮助了解肝硬化的程度、脾是否增大、有无腹水以及门静脉内有无血栓等。门静脉高压时,门静脉内径通常不小于 1.3 cm,半数以上患者肠系膜上静脉和脾静脉内径不小于1 cm。通过彩色多普勒超声测定门静脉血流量是向肝血流还是逆肝血流,对确定手术方案有重要参考价值。Child 肝功能分级 ABC;血清胆红素(μmol/L)低于 34.2、34.2～51.3、超过51.3;血浆清蛋白(g/L)高于 35、30～35、低于 30;腹水无、易控制、难控制;肝性脑病无、轻昏迷、重昏迷；营养状态优、良、差。

4.食管钡剂 X 线造影检查

在食管为钡剂充盈时，曲张的静脉使食管的轮廓呈虫蚀状改变；排空时，曲张的静脉表现为蚯蚓样或串珠状负影，阳性发现率为 70%～80%。

5.腹腔动脉造影的静脉相或直接肝静脉造影

腹腔动脉造影的静脉相或直接肝静脉造影可以使门静脉系统和肝静脉显影，确定静脉受阻部位及侧支回流情况，对于预备和选择分流手术术式等有参考价值。

6.胃镜检查

胃镜检查能直接观察到曲张静脉情况以及是否有胃黏膜病变或溃疡等，并可拍照或录影。

7.CT、MRI 和门静脉造影

如病情需要，患者经济情况许可，可选择 CT、MRI 和门静脉造影检查。

(1)螺旋 CT：螺旋 CT 可用于测定肝的体积，肝硬化时肝体积明显缩小，如小于 750 cm³，分流术后肝性脑病发生率比肝体积大于 750 cm³ 者高 4.5 倍。

(2)MRI：MRI 不仅可以重建门静脉、准确测定门静脉血流方向及血流量，还可将门静脉高压患者的脑生化成分做出曲线并进行分析，为制订手术方案提供依据。

(3)门静脉造影及压力测定：经皮肝穿刺门静脉造影，可以确切地了解门静脉及其分支情况，特别是胃冠状静脉的形态学变化，并可直接测定门静脉压。经颈内静脉或股静脉穿刺，将导管置入肝静脉测定肝静脉楔入压(WHVP)，同时测定下腔静脉压(IVP)，计算肝静脉压力梯度(HVPG)。由于肝窦和门静脉均无瓣膜，因此肝静脉 WHVP 可以较准确地反映门静脉压，而 HVPG 则反映门静脉灌注压。

当急性大出血时，应与胃十二指肠溃疡大出血等鉴别。

(五)治疗

治疗门静脉高压症，主要是针对门静脉高压症的并发症进行治疗。

1.非外科治疗

肝硬化患者中仅有 40%出现食管胃底静脉曲张，而有食管胃底静脉曲张的患者中有 50%～60%并发大出血。这说明有食管胃底静脉曲张的患者不一定发生大出血。临床上还看到，本来不出血的患者，在经过预防性手术后反而引起大出血。尤其鉴于肝炎后肝硬化患者的肝损害多较严重，任何一种手术对患者来说都有伤害，甚至引起肝衰竭。因此，对有食管胃底静脉曲张但并没有出血的患者，不宜做预防性手术，重点是内科的护肝治疗。外科治疗的主要目的在于紧急制止食管胃底静脉曲张破裂所致的大出血，而决定食管胃底曲张静脉破裂出血的治疗方案，要依据门静脉高压症的病因、肝功能储备、门静脉系统主要血管的可利用情况和医师的操作技能及经验。评价肝功能储备，可预测手术的后果和非手术患者的长期预后。目前常用 Child 肝功能分级来评价肝功能储备。Child A 级、B 级和 C 级患者的手术死亡率分别为 0～5%、10%～15%和超过 25%。

(1)非手术治疗的禁忌证和适应证：①对于有黄疸、大量腹水、肝严重受损的患者发生大出血，如果进行外科手术，死亡率可为 60%～70%。对这类患者应尽量采用非手术疗法。②上消化道大出血一时不能明确诊断者，要一边进行积极抢救，一边进行必要的检查，以明确诊断。③作为手术前的准备工作。食管胃底静脉曲张破裂出血，尤其是对肝功能储备 Child C 级的患者,尽可能采用非手术治疗。

(2)初步处理:具体内容如下。

输血、输液、防止休克:严密观测血压、脉搏变化。如果收缩压低于 10.7 kPa(80 mmHg),估计失血量以达 800 mL 以上,应立即快速输血。适当地输血是必要的,但切忌过量输血,更不能出多少输多少,绝不能认为输血越多越好,因为过多过快地输血,使血压迅速恢复到出血前水平,常可使因低血压已暂时停止出血的曲张静脉再次出血。必要时可输入新鲜冷冻血浆、血小板,但应避免使用盐溶液,这是因为肝硬化患者多表现为高醛固酮血症,水盐代谢紊乱,盐溶液的输入可以促进腹水的产生。患者如在加强监护病房(ICU)监护及处理,必要时放置 Swan-Ganz 管,以监测患者的循环状态,指导输液。

血管升压素:可使内脏小动脉收缩,血流量减少,从而减少了门静脉血的回流量,短暂降低门静脉压,使曲张静脉破裂处形成血栓,达到止血作用。常用剂量:每分钟 0.2~0.4 U 持续静脉滴注,出血停止后减至每分钟 0.1 U,维持 24 h。使门静脉压力下降约 35%,一半以上的患者可控制出血。对高血压和有冠状血管供血不足的患者不适用。如必要,可联合应用硝酸甘油以减轻血管升压素的不良反应。特利加压素的不良反应较轻,近年来较多采用。生长抑素能选择性地减少内脏血流量,尤其是门静脉系的血流量,从而降低门静脉压力,有效地控制食管胃底曲张静脉破裂大出血,而对心排血量及血压则无明显影响。首次剂量为 250 μg 静脉冲击注射,以后每小时 250 μg 持续滴注,可连续用药 3~5 d。生长抑素的止血率(80%~90%)远高于血管升压素(40%~50%),不良反应较少,是目前治疗食管胃底静脉破裂出血的首选药物。

三腔管压迫止血:原理是利用充气的气囊分别压迫胃底和食管下段的曲张静脉,以达止血目的。通常用于对血管升压素或内镜治疗食管胃底曲张静脉出血无效的患者。该管有三腔,一通圆形气囊,充气150~200 mL 后压迫胃底;一通椭圆形气囊。充气 100~150 mL 后压迫食管下段;一通胃腔,经此腔可行吸引、冲洗和注入止血药。Minnesota 管还有第 4 个腔,用以吸引充气气囊以上口咽部的分泌物。

三腔管压迫止血法:先将 2 个气囊各充气约 150 mL,气囊充盈后,应是膨胀均匀,弹性良好。将气囊置于水下,证实无漏气后,即抽空气囊,涂上液状石蜡,从患者鼻孔缓慢地把管送入胃内;边插边让患者做吞咽动作,直至管已插入 50~60 cm,抽到胃内容物为止。先向胃气囊充气150~200 mL 后,将管向外提拉,感到管子不能再被拉出并有轻度弹力时予以固定,或利用滑车装置,在管端悬以重量约 0.5 kg 的物品,做牵引压迫。接着观察止血效果,如仍有出血,再向食管气囊注气 100~150 mL[压力 1.3~5.3 kPa(10~40 mmHg)]。放置三腔管后,应抽除胃内容物,并用生理盐水反复灌洗,观察胃内有无鲜血吸出。如能清除胃内积血及血凝块,则可利于早期的内镜检查和采取进一步的止血治疗。如无鲜血,同时脉搏、血压渐趋稳定,说明出血已基本控制。有人认为洗胃时加用冰水或血管收缩药,但近来普遍认为这并不能起到止血作用。

三腔管压迫可使 80% 的食管胃底曲张静脉出血得到控制,但约一半的患者排空气囊后又立即再次出血。再者,即使技术熟练的医师使用气囊压迫装置,其并发症的发生率也有 10%~20%,并发症包括吸入性肺炎、食管破裂及窒息。故应用三腔管压迫止血的患者,应放在监护室里监护,要注意下列事项:患者应侧卧或头部侧转,便于吐出唾液,吸尽患者咽喉部分泌物,以防发生吸入性肺炎;要严密观察,谨防气囊上滑堵塞咽喉引起窒息;三腔管一般放置 24 h,如出血停止,可先排空食管气囊,后排空胃气囊,再观察 12~24 h,如确已止血,才将管慢慢拉出。放置三腔管的时间不宜持续超过 5 d,否则,可使食管或胃底黏膜因受压迫太久而发生溃烂、坏死、食管破裂。因此,每隔 12 h 应将气囊放空 10～20 min;如有出血,即再充气压迫。

(3)内镜治疗:经纤维内镜将硬化剂(国内多选用鱼肝油酸钠)直接注射到曲张静脉腔内,使曲张静脉闭塞,其黏膜下组织硬化,以治疗食管静脉曲张出血和预防再出血。纤维内镜检查时可以见到不同程度的食管静脉曲张。曲张静脉表面黏膜极薄、有多个糜烂点处极易发生破裂大出血。硬化剂的注射可在急性出血期或在出血停止后 2～3 d 间进行。注射后如出血未止,24 h 内可再次注射。注射疗法只有短暂的止血效果,近期效果虽较满意,但再出血率较高,可高达 45%且多发生在治疗后 2 个月内。对于急性出血的疗效与药物治疗相似,长期疗效优于血管升压素和生长抑素。主要并发症是食管溃疡、狭窄或穿孔。食管穿孔是最严重的并发症,虽然发生率仅1%,但病死率却高达 50%。比硬化剂注射疗法操作相对简单和安全的是经内镜食管曲张静脉套扎术。方法是经内镜将要结扎的曲张静脉吸入到结扎器中,用橡皮圈套扎在曲张静脉基底部。最近发现,此法治疗后近期再出血率也较高。硬化剂注射疗法和套扎术对胃底曲张静脉破裂出血无效。

(4)经颈静脉肝内门体分流术:经颈静脉肝内门体分流术(TIPS)是采用介入放射方法,经颈静脉途径在肝内肝静脉与门静脉主要分支间建立通道,置入支架以实现门体分流,展开后的支架口径通常为 7～10 mm。TIPS 实际上与门静脉-下腔静脉侧-侧吻合术相似,只是操作较后者更容易、更安全,能显著地降低门静脉压,控制出血,特别对顽固性腹水的消失有较好的效果。TIPS 适用于食管胃底曲张静脉破裂出血经药物和内镜治疗无效,肝功能失代偿(Child C 级)不宜行急诊门体分流手术的患者。TIPS 最早用于控制食管胃底曲张静脉破裂出血和防止复发出血。特别适用于出血等待肝移植的患者。

TIPS 的绝对禁忌证包括右心衰竭中心静脉压升高、严重的肝衰竭、没有控制的肝性脑病、全身细菌或真菌感染以及多囊肝。TIPS 的相对禁忌证包括肝肿瘤和门静脉血栓。

对于经内镜硬化或结扎治疗效果不满意,肝功能储备较差(Child B 或 C 患者)或不能耐受手术治疗的患者,可采用 TIPS 治疗。TIPS 治疗的目的是:控制出血和作为将来肝移植的过渡治疗。

TIPS 用于控制出血的目的主要是改善患者的生存质量,对于延长生存期并没有帮助。其存在的问题主要是再出血率较高,原因主要是支架管堵塞或严重的狭窄。TIPS 1 年内支架狭窄和闭塞发生率高达 50%。为什么在有些患者支架管可长期保持通畅,而在有些患者很快堵塞?因此,研究方向主要是如何改进支架管以及放置技术,保证其长期通畅。

对于适合进行肝移植的患者,作为过渡性治疗方法,TIPS 可以使患者有机会等待供体,同时由于降低了门脉压力可减少肝移植术中出血。但为这部分患者进行 TIPS,技术要求更高,应当保证支架管位于肝实质内,避免其游走进入肝上下腔静脉、门静脉甚至肠系膜上静脉内,否则将对日后的肝移植带来很大的困难。

2.手术疗法

对于没有黄疸和明显腹水的患者(Child A、B 级)发生大出血,应争取及时手术;或经非手术治疗 24～48 h 无效者即行手术。因为,食管胃底曲张静脉一旦破裂引起出血,就会反复出血,而每次出血必将给肝带来损害。积极采取手术止血,不但可以防止再出血,而且是预防肝性脑病的有效措施。可在食管胃底曲张静脉破裂出血时急诊施行,也可为预防再出血择期手术。手术治疗可分为分流术和断流术,目前仍是国内治疗门静脉高压症最为常用和经典的 2 种手术方法。通过各种不同的分流手术,以降低门静脉压力;通过阻断门奇静脉间的反常血流,从而达到止血目的。

(1)门体分流术:门体分流术可分为非选择性分流、选择性分流和限制性分流 3 类。①非选择性门体分流术:是将入肝的门静脉血完全转流入体循环,代表术式是门静脉与下腔静脉端侧分流术,将门静脉肝端结扎,防止发生离肝门静脉血流;门静脉与下腔静脉侧侧分流术是离肝门静脉血流一并转流入下腔静脉,减低肝窦压力,有利于控制腹水形成。非选择性门体分流术治疗食管胃底曲张静脉破裂出血效果好,但肝性脑病发生率为 30%～50%,易形成肝衰竭。由于破坏了第一肝门的结构,为日后肝移植造成了困难。非选择性门体分流术还包括肠系膜上静脉与下腔静脉"桥式"(H 形)分流术和中心性脾-肾静脉分流术(切除脾,将脾静脉近端与左肾静脉端侧吻合)等,但术后血栓形成发生率高。上述任何一种分流术,虽然一方面降低了门静脉的压力,但另一方面也会影响门静脉血向肝的灌注,术后肝性脑病的发生率仍达 10% 左右。现已明确,肝性脑病与血液中氨、硫醇和 γ-氨基丁酸等毒性物质升高有关。例如,分流术后由于肠道内的氨(蛋白质的代谢产物)被吸收后部分或全部不再通过肝进行解毒、转化为尿素,而直接进入血液循环,影响大脑的能量代谢,从而引起肝性脑病且病死率高。②选择性分流术:选择性门体分流术旨在保存门静脉的入肝血流,同时降低食管胃底曲张静脉的压力,以预防或治疗出血。以远端脾-肾静脉分流术为代表,即将脾静脉远端与左肾静脉进行端侧吻合,同时离断门-奇静脉侧支,包括胃冠状静脉和胃网膜静脉。但国内外大量临床应用结果表明这种术式的治疗之良好效果难以被重复,故已极少应用。并且有大量腹水及脾静脉口径较小的患者,一般不选择这一术式。③限制性门体分流术:目的是充分降低门静脉压力,制止食管胃底曲张静脉出血,同时保证部分入肝血流。代表术式是限制性门-腔静脉分流(侧侧吻合口控制在 10 mm)和门-腔静脉"桥式"(H 形)分流(桥式人造血管口径为 8～10 mm)。前者随着时间的延长,吻合口径可扩大,如同非选择性门体分流术;后者,近期可能形成血栓,需要取出血栓或溶栓治疗。

附加限制环、肝动脉强化灌注的限制性门腔静脉侧侧分流术是限制性门体分流术的改进与发展,有保持向肝血流、防止吻合口扩大、降低门静脉压、保肝作用和肝性脑病发生率均较低等多种效果。

(2)断流术:手术阻断门奇静脉间的反常血流,同时切除脾,以达到止血的目的。手术的方式也很多,阻断部位和范围也各不相同,如:食管下端横断术、胃底横断术、食管下端胃底切除术以及贲门周围血管离断术等。在这些断流术中,食管下端横断术、胃底横断术,阻断门奇静脉间的反常血流不够完全,也不够确切;而食管下端胃底切除术的手术范围大,并发症多,死亡率较高。其中以贲门周围血管离断术开展的较为普遍,近期效果不错。这一术式还适合于门静脉循环中没有可供与体静脉吻合的通畅静脉,肝功能差(Child C 级),既往分流手术和其他非手术疗法失败而又不适合分流手术的患者。在施行此手术时,了解贲门周围血管的局部解剖十分重要。贲门周围血管可分为 4 组。①冠状静脉:包括胃支、食管支及高位食管支。胃支较细,沿着胃小弯行走,伴行着胃右动脉。食管支较粗,伴行着胃左动脉,在腹膜后注入脾静脉;其另一端在贲门下方和胃支汇合而进入胃底和食管下段。高位食管支源自冠状静脉食管支的凸起部,距贲门右侧 3～4 cm 处,沿食管下段右后侧行走,于贲门上方 3～4 cm 或更高处进入食管肌层。特别需要提出的,有时还出现"异位高位食管支",它与高位食管支同时存在,起源于冠状静脉主干,也可直接起源于门静脉左干,距贲门右侧更远,在贲门以上 5 cm 或更高处才进入食管肌层。②胃短静脉:一般胃有 3 或 4 支,伴行着胃短动脉,分布于胃底的前后壁,注入脾静脉。③胃后静脉:起始于胃底后壁,伴着同名动脉下行,注入脾静脉。④左膈下静脉:可单支或分支进入胃底或食管下段左侧肌层。

门静脉高压症时，上述静脉都显著扩张，高位食管支的直径常为 0.6～1 cm，彻底切断上述静脉，包括高位食管支或同时存在的异位高位食管支，同时结扎、切断与静脉伴行的同名动脉，才能彻底阻断门奇静脉间的反常血流，达到即刻而确切的止血，这种断流术称为"贲门周围血管离断术"。

贲门周围血管离断术后再出血发生率较高，主要原因有二：首先是由于出血性胃黏膜糜烂引起，这种患者，大多有门静脉高压性胃病。手术后患者处于应激状态，导致胃黏膜的缺血、缺氧、胃黏膜屏障破坏，门静脉高压性胃病加重，发生大出血。对于这一类的出血，原则上采用非手术疗法止血；其次是第 1 次手术不彻底，遗漏了高位食管支或异位高位食管支，又引起了食管胃底静脉的曲张破裂。对于这种情况要争取早期手术，重新离断遗漏了的高位食管支或异位高位食管支。最重要的是断流后门静脉高压仍存在，但交通支出路已断，没有出路，这就必然发生离断后的再粘连、交通血管再生。另外需要指出的是，在选择手术方式时还要考虑到每个患者的具体情况以及手术医师的经验和习惯。

（3）分流加断流的联合术：由于分流术和断流术各有特点，治疗效果因人而异，难以判断孰优孰劣。不同学者各有偏好，也存在着争议。近年来，分流加断流的联合术式，如贲门周围血管离断加肠腔静脉侧侧分流术，脾次全切除腹膜后移位加断流术等，正引起人们的浓厚兴趣。初步的实验研究和临床观察显示，联合术式既能保持一定的门静脉压力及门静脉向肝的血供，又能疏通门静脉系统的高血流状态，是一种较理想的治疗门静脉高压症的手术方法。

既往对于术式的改进一直囿于在确切止血的基础上尽可能地保留门静脉的向肝血流方面，未能取得突破性的进展。近年来，有学者基于"门脉高压症的本在于肝硬化"的认识，并提出应注意增加肝动脉血流，提高肝供氧量以达到保护肝的目的，为门脉高压症术后肝功能保护提供了一种新的思路。而单纯的分流术或断流术很难满足上述要求，故有关单一术式的研究报道已相对减少，而分流加断流的联合术式正引起人们的浓厚兴趣。常见的术式有贲门周围血管离断加肠腔静脉侧侧分流术、脾次全切除腹膜后移位加断流术、门腔静脉侧侧分流加肝动脉强化灌注术等。

附加限制环、肝动脉强化灌注的门腔静脉侧侧分流术就是一个很好的开端。通过附加限制环的门腔静脉侧侧分流，取得理想的门脉减压效果并可防止吻合口扩大；而通过结扎胃左、右动静脉、胃十二指肠动脉和脾动脉（脾切除），使腹腔动脉的全部血流都集中供给肝动脉。这就增加了肝血、氧供给而起到了保肝作用。因此，它在一定程度上克服了传统门腔分流术的不足。它在集分流术和断流术优点的同时，使其对于肝血流动力学的改变趋于合理。通过强化肝动脉血流灌注改善肝血供，益于术后恢复，又不影响肠系膜静脉区向肝血流，相对增加了来自胰腺和胃肠道的营养物质对肝的供给；对肝功能起到一定的维护作用，能明显改善术后肝纤维化的程度。另外，本术式在分流术基础上，结扎胃左、右动静脉、胃十二指肠动脉，没有增加手术难度。

（4）肝移植：上述的各种治疗方法均是针对门静脉高压症食管胃底曲张静脉破裂出血的措施，对导致门静脉高压症的根本原因肝硬化则无能为力，甚至可能导致进一步的肝损害。肝移植手术无疑是治疗门静脉高压症最为彻底的治疗方法，既替换了病肝，又使门静脉系统血流动力学恢复到正常。在过去的几十年，肝移植已经极大地改变了门静脉高压症患者的治疗选择。同其他器官移植所面临问题一样，目前影响肝移植发展的主要障碍是供肝严重不足，尽管劈离式肝移植技术可以部分缓解肝供需间的矛盾,但仍难以彻底解决供肝紧张的局面。目前,全球等待肝移植的患者每年增加达 15 倍之多,而实施肝移植者只增加 3 倍,供肝严重缺乏。活体肝移植虽然也有较大发展,仅我国自 1995 年 1 月至 2008 年 8 月,活体肝移植已达 925 例,但也只是杯水车薪。亲属部分肝移植由于存在危及供者健康和生命的危险,病例选择不得不慎之又慎。利用转基因动物进行异种肝移植的研究虽有希望彻底解决供肝来源的问题,但由于涉及技术和伦理学方面的问题,短时间内难以应用于临床。

影响肝移植术对肝硬化门静脉高压症治疗效果的另一因素是移植肝病毒性肝炎复发。尽管近年来抗病毒药物研究的进展已使病毒性肝炎的复发率明显降低,但其仍是每一个从事肝移植工作的外科医师必须认真对待的问题。

肝移植手术高昂的治疗费用也是影响其广泛应用的因素之一。即使在一些发达国家,肝移植手术的费用亦非普通患者个人所能轻易负担。在我国目前的经济发展水平下,这一因素甚至已成为影响肝移植手术临床应用的首要因素。肝移植手术无疑是治疗门脉高压症最为彻底的治疗方法,是今后发展的方向。但在目前情况下,是否将我们有限的医疗卫生资源用于肝硬化的预防上,值得认真思考。

综上所述,我们不难发现,门静脉高压症的外科治疗取得了很大进展,但仍存在诸多不足之处。保护肝功能、微创外科的应用以及肝移植的研究将是门静脉高压症外科在今后相当一个时期内研究的难点和重点。必须指出的是,事实上我国人口众多,肝炎患者多乃至肝硬化、门静脉高压症、食管静脉曲张破裂出血的患者也相应地多。相比之下肝源极少,因此今后在相当长的时期内,非肝移植的上述治疗诸法仍然是主要治疗的手段。

(5)严重脾大,合并明显的脾功能亢进的外科治疗:最多见于晚期血吸虫病,也见于脾静脉栓塞引起的左侧门静脉高压症。对于这类患者单纯行脾切除术效果良好。

(6)肝硬化引起的顽固性腹水的外科治疗:有效的治疗方法是肝移植。其他疗法包括 TIPS 和腹腔-静脉转流术。放置腹腔-静脉转流管,有窗孔的一端插入腹腔,通过一个单向瓣膜,使腹腔内的液体向静脉循环单一方向流动,管的另一端插入上腔静脉。尽管放置腹腔静脉转流管并不复杂,然而有报道手术后的死亡率高达 20%。放置腹腔-静脉转流管后腹水再度出现说明分流闭塞。如果出现弥散性血管内凝血、曲张静脉破裂出血或肝衰竭,就应停止转流。

3.食管胃底静脉曲张破裂大出血非手术治疗失败的治疗原则

食管胃底静脉曲张破裂大出血非手术治疗包括狭义的内科药物、物理等方法治疗;广义还包括了内镜下套扎、注射,经股动脉、颈静脉置管介入等治疗。

食管胃底静脉曲张破裂大出血非手术治疗失败,也就是又发生了无法控制的大出血时就必须实施紧急止血手术或于静止期择期手术。

急诊手术的死亡率要高出择期手术数倍,我们 20 世纪 80 年代经统计发现急诊手术死亡率是择期手术的 10 倍。因此,还是尽可能地选择择期手术治疗。

主要手术方式有分流手术、断流术和肝移植。

(1)分流手术:分流手术是采用门静脉系统主干及其主要分支与下腔静脉及其主要分支血管吻合,使较高压力的门静脉血液分流入下腔静脉中去,由于能有效地降低门静脉压力,是防治大出血的较为理想的方法。

分流的方式很多,如较为经典的门腔静脉吻合术、脾肾静脉吻合术、肠系膜上静脉下腔静脉吻合术。目前应该说既有止血效果好又有一定保肝作用的"附加限制环及肝动脉强化灌注的门腔静脉侧侧吻合术"的效果最为满意。

（2）断流术：一般包括腔内食管胃底静脉结扎术、贲门周围血管离断术、冠状静脉结扎术。因一般只要能够掌握胃大部切除术的外科医师既能实施贲门周围血管离断术，故此，目前此种手术的开展最为普及。

（3）肝移植：这是治疗终末期肝病的（不包括晚期肿瘤）好办法，在西方已被普遍采用。但在我国，因乙、丙型肝炎后肝硬化、门静脉高压症、食管胃底静脉曲张破裂出血的患者较多，而供肝者少，故不能广泛开展，仍以分流术及断流术为主。

内镜下套扎、注射，经股动脉、颈静脉置管介入等治疗属非手术治疗范畴，这里不予赘述。

二、肝后型门静脉高压症

肝后型门静脉高压症又称巴德-吉利亚综合征，由先天或后天性原因引起肝静脉和/或其开口以上的下腔静脉段狭窄或阻塞所致。1845 年和 1899 年 Budd 和 Chiari 分别描述了本病，故称 Budd-Chiari syndrome。在欧美国家，多因血液高凝状态导致肝静脉血栓形成所致，常不涉及下腔静脉。在亚洲国家，则以下腔静脉发育异常为多见。其他原因尚有真性红细胞增多症、非特异性血管炎、腔外肿瘤、肥大的肝尾叶压迫等。我国河南、山东两省发病率较高，个别地区高达6.4/10 万。

本病分为 3 种类型：Ⅰ 型约占 57%，以下腔静脉隔膜为主的局限性狭窄或阻塞；Ⅱ 型约 38%，下腔静脉弥漫性狭窄或阻塞；Ⅲ 型仅占 5%，主要为肝静脉阻塞。以男性患者多见，男、女比例约为 2∶1。单纯的肝静脉阻塞者，以门静脉高压的症状为主；合并下腔静脉阻塞者，同时可有门静脉高压症和下腔静脉阻塞综合征的临床表现。下腔静脉回流受阻可引起双侧下腔静脉曲张、色素沉着，甚至经久不愈的溃疡；严重者双侧小腿皮肤成树皮样改变。下腔静脉阻塞后，胸、腹壁及腰部静脉扩张扭曲，以部分代偿下腔静脉的回流。晚期患者出现顽固性腹水、食管胃底曲张静脉破裂出血或肝、肾衰竭。

有上述临床表现者，应高度怀疑为布加综合征，并做进一步检查。B 型超声或彩色多普勒检查，诊断准确率达 90% 以上。诊断本病的最好方法为下腔静脉造影，可清楚地显示病变部位、梗阻的程度、类型及范围，对治疗具有指导意义。经皮肝穿刺肝静脉造影可显示肝静脉有无梗阻。CT 及 MRI 也可采用，但不如上述方法准确。

关于治疗，如果同时有下腔静脉阻塞的临床表现，原则上应采用同时缓解门静脉和下腔静脉高压的方案。当两者不能兼顾时，则首先治疗门静脉高压症，然后再解决下腔静脉阻塞问题。治疗方法选择上，现在主张首选介入法，或介入与手术联合治疗。例如，对于下腔静脉局限性阻塞或狭窄者，可做经皮球囊导管扩张，如有必要，可同时安装内支撑架。当阻塞不能通过介入法穿破时，不要强行穿破，应联合采用手术方式经右心房破膜。治疗本病常用的手术有贲门周围血管离断术、脾肺固定术、肠系膜上静脉和/或下腔静脉与右心房之间的转流术、局部病变根治性切除术等。

（韩伟华）

第九节　急性重症胆管炎

急性重症胆管炎（ACST）过去称为急性梗阻性化脓性胆管炎（AOSC），是由于胆管梗阻和细菌感染，胆管内压升高，肝脏胆血屏障受损，大量细菌和毒素进入血液循环，造成以肝胆系统病损为主，合并多器官损害的全身严重感染性疾病，是急性胆管炎的严重形式。

一、病因及发病机制

其病因及发病机制主要与以下因素有关。

（一）胆管内细菌感染

正常人胆汁中无细菌。当胆管系统发生病变时（如结石、蛔虫、狭窄、肿瘤和胆管造影等），可引起胆汁含菌数剧增，并在胆管内过度繁殖，形成持续菌胆症。细菌的种类绝大多数为肠源性细菌，以需氧革兰氏阴性杆菌阳性率最高，其中以大肠埃希菌最多见，也可见大肠埃希菌、副大肠埃希菌、产气杆菌、铜绿假单胞菌、变形杆菌和克雷伯杆菌属等。需氧和厌氧多菌种混合感染是ACST细菌学特点。细菌产生大量强毒性毒素是引起本病全身严重感染综合征、休克和多器官衰竭的重要原因。

（二）胆管梗阻和胆压升高

导致胆管梗阻的原因有多种，常见的病因依次为结石、寄生虫感染（蛔虫、中华分支睾吸虫）、纤维性狭窄。较少见的梗阻病因有胆肠吻合术后吻合口狭窄、医源性胆管损伤狭窄、先天性肝内外胆管囊性扩张症、先天性胰胆管汇合畸形、十二指肠乳头旁憩室、原发性硬化性胆管炎、各种胆管器械检查操作等。胆管梗阻所致的管内高压是ACST发生、发展和恶化的首要因素。

（三）内毒素血症和细胞因子的作用

内毒素是革兰氏阴性菌细胞壁的一种脂多糖成分，其毒性存在于类脂A中。内毒素具有复杂的生理活性，在ACST的发病机制中发挥重要作用。

（四）高胆红素血症

当胆管压力超过 3.4 kPa（25.7 mmHg）时，肝毛细胆管上皮细胞坏死、破裂，胆汁经肝窦或淋巴管逆流入血，即胆小管静脉反流，胆汁内结合和非结合胆红素大量进入血液循环，引起以结合胆红素升高为主的高胆红素血症。

（五）机体应答反应

1.机体应答反应异常

各种损伤因所触发的体内多种内源性介质反应，在脓毒症和多器官功能障碍的发病中所起的介导作用也非常重要。

2.免疫防御功能减弱

本病所造成的全身和局部免疫防御系统的损害是感染恶化的重要影响因素。

二、分型

(一)病理分型

1.胆总管梗阻型胆管炎

主要由于胆总管的梗阻而发生的 ACST,此型占 80%以上。病理范围波及整个胆管系统,较早出现胆管高压和梗阻性黄疸,病情发展迅速,很快成为全胆管胆管炎。

2.肝内胆管梗阻型胆管炎

主要是肝内胆管结石合并胆管狭窄发生的胆管炎。因病变常局限于肝内的一叶或一段,虽然有严重感染存在,可无明显腹部疼痛,黄疸也往往较少发生。此型胆管炎的临床症状比较隐蔽,同时由于肝内感染灶因胆管梗阻,得不到通畅引流,局部胆管扩张,很快出现胆管高压,胆血屏障被破坏,大量细菌内毒素进入血内,发生败血症。

3.胰源性胆管炎

胆管急性感染时,可发生急性胰腺炎。反之,胰腺炎时,胰液反流入胆管引起胰源性胆管炎或胆囊炎。此型患者往往是胰腺炎与胆管炎同时存在,增加了病理的复杂性与严重性。

4.胆管反流性胆管炎

在胆管肠道瘘或胆肠内引流术后,特别是胆总管十二指肠吻合术后,由于肠道内容物和细菌进入胆管,尤其当胆管有梗阻时,可引起复发性反流性胆管炎。

5.寄生虫性胆管炎

临床上常见的寄生虫性胆管炎,多由胆管蛔虫所引起,占胆管疾病的 8%~12%。中华分支睾吸虫被人体摄入,寄生于肝胆管和胆囊内。如引起胆管梗阻和感染,可发生急性胆管炎,严重病例可出现梗阻性黄疸和肝脓肿。肝包囊虫破入胆管后,也可发生急性胆管炎。严重的胆管感染可引起中毒性休克。

6.医源性胆管炎

内镜技术和介入治疗的发展,相应一些操作如 PTC、PTCD、ERCP、EST、经"T"形管进行胆管造影、经"T"形管窦道胆管镜取石等,术后发生急性胆管炎的概率越来越多,特别是在胆管梗阻或感染的情况下更易发生。

(二)临床分型

1.暴发型

有些 ACST 可迅速发展为感染性休克和胆源性败血症,进而转变为弥散性血管内凝血(DIC)或多器官系统衰竭(MODS)。肝胆系统的病理改变呈急性蜂窝织炎,患者很快发展为致命的并发症。

2.复发型

若胆管由结石或蛔虫形成活塞样梗阻或不完全梗阻,感染胆汁引流不畅,肝胆系统的急性、亚急性和慢性病理改变可交替出现并持续发展。胆管高压使毛细胆管和胆管周围发生炎症、局灶性坏死和弥漫性胆源性肝脓肿。感染也可扩散到较大的肝内、外胆管壁,引起胆管壁溃疡以及全层坏死穿孔,形成膈下或肝周脓肿。肝内或肝周脓肿可能是化脓性细菌的潜在病灶,使急性胆管炎呈多次复发的病理过程。感染灶内血管胆管瘘,可导致胆管感染和周期性大出血。

3.迁延型

在胆管不全性梗阻和慢性炎症情况下,胆管壁发生炎性肉芽肿和纤维性愈合,继而发展为瘢痕性胆管狭窄、胆汁性肝硬化和局灶性肝萎缩等病理改变。这些改变又常合并肝内隐匿性化脓性病灶,在肝功能逐渐失代偿情况下,致使急性化脓性胆管炎的临床经过呈迁延性,最终发展为整个肝胆系统多种不可逆性病理损害,预后不良。

4.弥漫型

ACST 的感染成为全身性脓毒血症。由于感染的血液播散,引起肝、肺、肾、脾、脑膜等器官的急性化脓性炎症或脓肿形成。在急性化脓性胆管炎反复发作的同时,出现多器官和系统的功能衰竭。

三、临床表现

(一)原发胆管疾病

多数患者有长期胆管感染病史,部分患者有过 1 次以上胆管手术史。原发胆管疾病不同,临床表现也有所不同。

1.胆管蛔虫病和先天性胆管病

胆管蛔虫病和先天性胆管病多见于儿童和青年,胆管蛔虫症多为剑突下阵发性钻头顶样绞痛,症状与体征分离。

2.胆管结石

胆管结石多于青壮年起病,持续而呈阵发性加剧的剑突下或右上腹绞痛,可伴不同程度的发热和黄疸。

3.胆管肿瘤

胆管肿瘤以中老年最为常见,多表现为持续性上腹胀痛,放射至同侧肩背部,常伴有进行性重度梗阻性黄疸。可在胆管造影或介入治疗后出现腹痛加剧、寒战发热和全身中毒症状。接受过胆管手术治疗的患者,多在反复发作急性胆管炎后出现 AOSC。

(二)急性胆管感染和全身脓毒性反应

急性胆管感染的症状为各类胆管炎所共有。典型表现为右上腹痛、发热和黄疸的 Charcot 三联征,临床表现因原发病不同而异。根据梗阻部位不同,将其分为肝内梗阻和肝外梗阻两型。

1.肝外胆管梗阻型

肝外胆管梗阻型一般起病较急骤,腹上区较剧烈疼痛、畏寒发热及黄疸,即 Charcot 三联征,这是肝外梗阻型 AOSC 的典型临床表现。腹痛多为持续性,并有阵发性加剧。高热是此症的特点,热型多为弛张热,常是多峰型,体温一般持续在 39 ℃以上,不少患者可达 41 ℃。发热前常有畏寒或寒战,有时每天可能有多次寒战及弛张高热。

(1)恶性胆管梗阻:多有深度黄疸和高胆红素血症,尿黄如茶、大便秘结,少数患者胆管完全阻塞,黄疸在不断加深的同时粪便变成灰白色,常伴恶心、呕吐。腹部检查时发现腹上区饱满,腹式呼吸减弱,右上腹及剑突下有明显压痛及肌紧张,肝呈一致性增大,并有明显的压痛和叩击痛,肋下触及肿大的胆囊。

(2)合并肝脓肿时:该处的肋间饱满,凹陷性水肿,并有定点压痛。炎症波及周围者,腹上区压痛及肌紧张更明显。胆管、胆囊发生坏疽穿孔后,则表现局限性或弥漫性腹膜炎刺激征,即有明显压痛、反跳痛和肌紧张。

2.肝内胆管梗阻型

肝内胆管梗阻型指左右肝胆管汇合以上的梗阻,在我国最常见。其主要特点是阻塞部位越高腹痛越轻,甚至可无疼痛,仅以寒热为主诉而就诊者并不罕见。若非双侧一级胆管同时受阻,则无黄疸或轻度黄疸。缺乏上腹压痛和腹膜刺激征,肝脏常呈不均匀的肿大,以患侧肿大为著,并有明显压痛和叩击痛,胆囊一般不肿大。病变侧肝脏可因长期或反复梗阻致肝纤维化、萎缩。由于梗阻部位高而局限,胆管内高压缺乏缓冲余地,更易发生胆管周围炎以及败血症,故全身感染症状常更突出。由于临床症状不典型,易延误诊治。

(三)感染性休克和多器官功能衰竭(MODS)

ACST 常起病急骤,多在腹痛和寒战之后出现低血压,病情严重者可发生于发病后数小时内。出现低血压之前,患者常烦躁不安,脉搏增快,呼吸急促,血压可短暂上升,随后迅速下降,脉搏细弱。随着病情加重发生神志障碍,以反应迟钝、神志恍惚、烦躁不安、谵妄、嗜睡多见,重者可发展至昏迷状态。过去曾认为,低血压和肝性脑病是主要表现,事实上脓毒性反应可累及、循环、呼吸、中枢神经系统及肝脏、肾脏等全身各重要系统及器官而出现相应的症状,因而其临床表现是复杂多样的。

四、辅助检查

(一)实验室检查

除年老体弱和机体抵抗力很差者外,多有血白细胞计数显著增高,其上升程度与感染严重程度成正比,分类可见核左移;胆管梗阻和肝细胞坏死可引起血清胆红素、尿胆红素、尿胆素、碱性磷酸酶、血清转氨酶、γ-谷氨酰转肽酶、乳酸脱氢酶等升高。如同时有血清淀粉酶升高,表示伴有胰腺炎。血小板计数降低和凝血酶原时间延长,提示有 DIC 倾向。此外,常可有低氧血症、代谢性酸中毒、低血钾、低血糖等。血细菌培养阳性,细菌种类与胆汁中培养所得一致。

(二)B 超检查

B 超检查是最常应用的简便、快捷、无创伤性辅助诊断方法,可显示胆管扩大范围和程度以估计梗阻部位,可发现结石、蛔虫、直径大于 1 cm 的肝脓肿、膈下脓肿等。可见胆总管甚至肝内胆管均有明显扩大(一般直径为 1.5~2.5 cm),胆管内有阻塞因子存在(主要是胆石和胆管蛔虫,偶可为胆管癌或壶腹部癌),肝脏或胆囊也常有增大。

(三)胸、腹部 X 线检查

胸、腹部 X 线检查有助于诊断脓胸、肺炎、肺脓肿、心包积脓、膈下脓肿、胸膜炎等。胆肠吻合手术后反流性胆管炎的患者,腹部 X 线平片可见胆管积气。上消化道钡餐示肠胆反流。腹部 X 线平片还可同时提供鉴别诊断,可排除肠梗阻和消化道穿孔等。

(四)CT 检查

ACST 的 CT 图像,不仅可以看到肝胆管扩张、结石、肿瘤、肝脏增大、萎缩等的征象,有时尚可发现肝脓肿。若怀疑急性重症胰腺炎,可做 CT 检查。

(五)经内镜逆行胆管引流(ERBD)、经皮肝穿刺引流(PTCD)

ERBD、PTCD 既可确定胆管阻塞的原因和部位,又可做应急的减压引流,但有加重胆管感染或使感染淤积的胆汁漏入腹腔的危险。如果 B 超检查发现肝内胆管有扩张,进一步做经皮胆管穿刺(PTC),更可以明确真相,抽出的胆汁常呈脓性,细菌培养结果阳性者往往达 90% 以上;胆管内压也明显增高,一般均在 2.5 kPa(250 mmH$_2$O)以上,有时可高达 3.9 kPa(400 mmH$_2$O)。

(六)磁共振胆胰管成像(MRCP)

MRCP 可以详尽地显示肝内胆管树的全貌、阻塞部位和范围。图像不受梗阻部位的限制,是一种无创伤性的胆管显像技术,已成为目前较理想的影像学检查手段。MRCP 比 PTC 更清晰,它可通过三维胆管成像(3DMRC)进行多方位不同角度扫描观察,弥补平面图上由于组织影像重叠遮盖所造成的不足,对梗阻部位的确诊率达 100%,对梗阻原因确诊率达 95.8%。

五、诊断

(一)诊断标准

除根据病史、体征和辅助检查外,可参照全国座谈会制订的标准诊断,即有胆管梗阻,出现休克(动脉收缩压低于 9.3 kPa)或有以下两项者,即可诊断为重症急性胆管炎:①精神症状;②脉搏大于 120 次/分钟;③白细胞计数 20×10⁹/L;④体温 39 ℃或低于 36 ℃;⑤胆汁为脓性伴有胆管压力明显增高;⑥血培养阳性或内毒素升高。

ACST 可因胆管穿孔、肝脓肿溃破引起脓毒败血症、胆管出血、邻近体腔脓肿及多脏器化脓性损害和功能障碍,故可出现相应的多种症状,须密切观察,及时检查确诊。但是,重症急性胆管炎的病理情况复杂,不能待所有症状全部出现。肝外胆管梗阻型患者,术中探查见胆总管压力较高,内有脓性胆汁,常伴有结石和蛔虫等,胆汁细菌培养常为阳性。肝内胆管梗阻型,则手术中可见肝外胆管内压不高,胆汁也可无脓性改变,但当松动肝内胆管的梗阻后,即有脓性胆汁涌出,便可确定哪侧肝胆管梗阻。

(二)临床分期

ACST 的病理情况复杂,临床过程也不一致,根据疾病发展的基本规律,按"华西分级标准"可以归纳为四级。

1.Ⅰ级(单纯 ACST)

胆管有梗阻和感染的因素,并出现急性胆管炎的症状,病变局限于胆管范围内。

2.Ⅱ级(ACST 伴感染性休克)

胆管梗阻和感染发展,产生胆管高压,胆管积脓,出现内毒素血症、败血症和感染性休克。

3.Ⅲ级(ACST 伴胆源性肝脓肿)

胆管压力进一步增高,肝脏的病理损伤加重,继发肝脓肿,患者表现为顽固性败血症、脓毒血症和感染性休克,内环境紊乱难以纠正。

4.Ⅳ级(ACST 伴多器官衰竭)

患者休克进一步发展,引起多器官系统衰竭,危及患者生命。

分级是病情程度的划分,但病情恶化并不一定按顺序逐级加重,患者可因暴发性休克而迅速死亡,也可不经休克或肝脓肿而发生多器官功能衰竭。经有效的治疗后,病情又可出现不同程度的缓解,甚至痊愈。

六、治疗

(一)处理原则

ACST 一经诊断,应迅速采用强有力的非手术治疗措施。根据患者对治疗的早期反应来决定进一步采取何种治疗对策。如经过数小时的非手术治疗和观察,病情趋于稳定,全身脓毒症表现减轻,腹部症状和体征开始缓解,则继续采用非手术疗法。一旦非手术治疗反应不佳,即使病情没有明显恶化或病情一度好转后再度加重,则应积极地进行胆管减压引流。早期有效地解除胆管梗阻、降低胆压是急性重症胆管炎治疗的基本着眼点和关键环节。长期实践证明,外科手术是最迅速、最确切的胆管减压方法。但急症手术也存在一些不足之处。

首先,患者处于严重感染中毒状态下,对手术和麻醉的耐受能力均差,手术死亡率和并发症发生率较择期手术高。

其次,局部组织因急性炎症,有时合并凝血功能障碍甚至伴有肝硬化、门静脉高压,加上过去胆管手术所形成的瘢痕性粘连等,常给手术带来很大困难,少数极困难者亦有由于渗血不止或找不到胆管而被迫终止手术的。

最后,由于此症常发生在合并有复杂胆管病理改变的基础上,如广泛的肝内胆管结石或肝胆管狭窄,在全身和局部恶劣条件下,不允许较详细探查和处理肝内胆管和肝脏病变,常需再次手术解决。

近年来,非手术胆管减压术已成为急性重症胆管炎急症处理方法之一,对胆管起到一定的减压作用,使患者度过急性期,经充分检查和准备后,行计划性择期手术,从而避免因紧急手术时可能遗留的病变而需二期手术处理。但是,各种非手术胆管减压方法的治疗价值是有限的,有其特定的适应证,并且存在一定的并发症,不能完全取代传统的手术引流。因此,外科医师应根据患者的具体病情、梗阻病因及可能的肝胆系统病变范围来选择有利的胆管减压方式和时机,并处理好全身治疗和局部治疗、手术与非手术治疗的关系。

(二)全身治疗

全身治疗的目的是有效地控制感染、恢复内环境稳定、纠正全身急性生理紊乱、积极防治休克以及维护重要器官功能,为患者创造良好的手术时机,是急性重症胆管炎治疗的基本措施,也是胆管减压术围术期处理的重要内容。

1.一般处理措施

(1)全面检查,了解患者的主要脏器功能。

(2)改善全身状态。

(3)禁食及胃肠减压;保持呼吸道通畅,给予吸氧;高热者采取物理降温,因应用药物降温常对肝脏不利,故应慎用;解痉止痛。

2.纠正全身急性生理紊乱

(1)补充血容量和纠正脱水应在动脉压、中心静脉压、尿量、血气和电解质、心肺功能等监测下补充血容量,纠正脱水。

(2)纠正电解质紊乱和代谢性酸中毒。

(3)营养和代谢支持急性重症胆管炎患者处于全身高代谢状态,同时由于肝脏首先受累而易于发生代谢危机。因此,当循环稳定后,应即经胃肠外途径给予营养和代谢支持。

3.抗菌药物治疗合理的选择

抗菌药物是有效的控制感染的重要环节之一。急性重症胆管炎的细菌大多来自肠道,最常见的是混合细菌感染。在选用药物时,应首先选用对细菌敏感的广谱抗菌药物,既要注意能控制需氧菌,又要注意控制厌氧菌,同时强调要足量和联合用药,这既可扩大抗菌谱、增强抗菌效果,又可降低和延缓耐药性的产生。

4.防治休克

出现休克时,要严密监护,做好中心静脉压的测定、监护和动态分析。留置导尿管,记录每小时的尿量和密度。防治休克主要包括以下几个方面。

(1)扩充血容量:维持每小时尿量在 30 mL 以上。

(2)纠正酸中毒:纠正酸中毒可以改善微循环,防止弥散性血管内凝血的发生和发展,并可使心肌收缩力加强和提高血管对血管活性药物的效应。

(3)血管活性药物的应用:血管活性药物包括扩血管和缩血管两类药物。无论应用何种血管活性药物,必须补足有效血容量,纠正酸中毒,这对扩血管药物来讲尤为重要。除早期轻型休克或高排低阻型可单独应用缩血管药物外,晚期病例或低排高阻型宜应用扩血管药物,如山莨菪碱、阿托品、苄胺唑啉等。也可将扩血管药物和缩血管药物联合应用,常用的药物为多巴胺或多巴酚丁胺与间羟胺联用,既可增加心排血量,又不增加外围血管阻力,并扩张肾动脉,以维护肾功能。缩血管药物单独应用时以选用间羟胺或新福林为宜。

(4)肾上腺糖皮质激素:能抑制脓毒症时活化巨噬细胞合成、释放促炎性细胞因子,以及改善肝脏代谢,因而有助于控制急性重症胆管炎时肝内及全身炎症反应。能使血管扩张以改善微循环,增强对血管活性药物的反应,在一定程度上具有稳定细胞溶酶体膜的作用,减轻毒血症症状。强调早期、大剂量、短程使用。常用剂量为氢化可的松每天 200~400 mg,地塞米松每天 10~20 mg,待休克纠正后即应停用。

(5)防治弥散性血管内凝血:可用复方丹参注射液 20~40 mL 加入 10% 葡萄糖液 250 mL 中静脉滴注,每天 1~2 次。亦可用短程小量肝素治疗,剂量为 0.5~1.0 mg/kg,每 4~6 h 静脉滴注 1 次,使凝血时间(试管法)延长至正常的 2~3 倍。

(6)强心剂的应用:急性重症胆管炎时,多为低排高阻型休克,故宜早期使用毛花武丙0.4 mg 加入 5% 葡萄糖溶液 40 mL 中静脉滴注,以增强心肌功能,使肺循环及体循环得以改善。如发生心功能衰竭,4~6 h 可重复 1 次。

5.积极支持各器官系统功能和预防多器官功能衰竭

(1)注意肝脏功能变化:ACST 往往引起肝脏功能的严重损害,目前监测方法尚不能及早发现肝衰竭,多在出现精神症状、肝昏迷后作出诊断,因此必须高度重视肝脏功能的保护。

(2)防止肾衰竭:肾衰竭的临床判定指标虽然明确,多能及早发现,但肾脏不像肝脏那样具有较大储备力,一旦发生衰竭,救治亦比较困难,因此应注意预防肾衰竭和对肾脏的监护。应在充分补足液体量的同时间断应用利尿剂,以利于排除毒性物质、"冲洗"沉积于肾小管内的胆栓。当少尿或无尿时,应给予大剂量呋塞米(400~500 mg/d)以及苄胺唑啉、普萘洛尔,也可用微量泵持续静脉泵入多巴胺。

(3)预防呼吸功能衰竭:呼吸功能衰竭早期临床上也无简便易行的观察指标,一旦症状明显,肺功能障碍处于不可逆状态,往往缺乏有效治疗措施。必要时可用呼吸道持续加压呼吸(PEEP),以提高组织的氧供应。

(三)非手术胆管减压

胆管梗阻所致的胆管内高压是炎性病变发展和病情加重的基本原因,不失时机的有效胆管减压,是缓解病情和降低死亡率的关键。近年来,非手术性胆管减压术已用于 ACST 的治疗,并获得了一定的疗效。

1.内镜鼻胆管引流(ENBD)

ENBD 是通过纤维十二指肠镜,经十二指肠乳头向胆管内置入 7 F 鼻胆管引流管,由十二指肠、胃、食管、鼻引出体外。该法具有快捷、简便、经济、创伤小、患者痛苦小、并发症少、恢复快、不用手术和麻醉等特点,是一种安全可靠的非手术引流减压方法。ENBD 可重复行胆管造影,具有诊断价值,能明确胆管梗阻的原因和程度,可抽取胆汁进行细菌培养、取出胆管蛔虫,对于泥沙样结石、胆泥或结石小碎片,可经鼻胆管冲洗引流。通过胆管口括约肌切开,用气囊导管或取石篮将结石取出,如胆管内的结石太大,取出困难,可用特制的碎石篮先将结石夹碎。部分病例经单用此法可得到治愈。但这一积极措施只适用于部分胆管病变,如胆总管下端结石的病例,而在高位胆管阻塞时引流常难达到目的。对于胆总管多发结石包括需机械碎石的大结石,在紧急情况下完全清除胆管病变,建立满意胆管减压并非必要,并具有潜在的危险性。通过胆管口括约肌切开还有利于胰液的引流,降低胰管压力,减少胰腺炎的发生。影响其治疗效果的主要因素是鼻导管管径较细,易为黏稠脓性胆汁、色素性结石沉渣和胆泥所堵塞。

因此,泥沙样胆结石引起者,不宜采用 ENBD。最常见的并发症是咽部不适、咽炎及导管脱出。导管反复插入胰管,也有感染扩散,可诱发胰腺炎,甚至发生急性重症胰腺炎。ENBD 前后应用生长抑素以及直视下低压微量注射造影剂可降低胰腺炎的发生。

2.内镜下乳头切开术(EST)

这是一项在 ERCP 基础上发展而来的治疗性新技术,随着该项技术的不断改良,其安全性和成功率也在提高,乳头括约肌切开以后,胆管内的结石可以随即松动、排出,胆管内的高压脓性胆汁也可以向下引流而达到胆管减压的目的。

3.内镜胆管内支撑管引流

经纤维内镜置入胆管内支撑管引流,它不仅可以解除胆管梗阻,通畅胆汁引流,排出淤滞的胆汁,而且保证了胆肠的正常循环,是一种比较理想的、符合生理的非手术引流方法。内支撑管分别由聚乙烯、聚四氟乙烯制成。现多采用一种有许多侧孔且两端各有侧瓣的直的内支撑管(5~9 F)。最常见的并发症是胆汁引流不通畅引起胆管炎。缺点是不能重复造影,支撑管堵塞时不能冲洗,只有在内镜下换管。

4.经皮经肝穿刺胆管引流(PTCD)

PTCD 是在 PTC 的基础上,经 X 线透视引导将 4~6 F 导管置入阻塞以上胆管的适当位置,可获得满意的引流效果。它既可以引流肝外胆管,也可以引流单侧梗阻的肝内胆管。本法适用于肝内胆管扩张者,特别适用于肝内阻塞型。具有操作方便、成功率高、疗效显著等特点。可常规作为此症的初期治疗措施,为明确胆管病变的诊断及制订确定性治疗对策赢得时间。

PTCD 内引流是使用导丝通过梗阻部位进入梗阻下方,再将有多个侧孔的引流管沿导丝送入梗阻下方,使胆汁经梗阻部位进入十二指肠。若肝门部梗阻,需要在左、右肝管分别穿刺置管。PTCD 本身固有的并发症包括出血、胆瘘、诱发加重胆管感染及脓毒症。进行完善的造影,应在 PTCD 后数天病情确已稳定后进行。当肝内结石致肝内胆管系统多处梗阻,或肝内不同区域呈分隔现象,以及色素性结石沉渣和胆泥易堵塞引流管时,引流出来的胆汁量常不能达到理想程度。

因此,应选择管径足够大的导管,在超声引导下有目的的做选择性肝内胆管穿刺。PTCD 后每天以抗菌药物溶液常规在低压下冲洗导管和胆管 1~2 次。引流过程中,一旦发现 PTCD 引流不畅或引流后病情不能改善时,应争取中转手术。经皮肝穿刺后,高压脓性胆汁可经穿刺孔或导管脱落后的窦道发生胆管腹腔漏,形成局限性或弥漫性腹膜炎,还可在肝内形成胆管血管漏而导致脓毒败血症、胆管出血等并发症,故仍须谨慎选用,不能代替剖腹手术引流。在老年、病情危重不能耐受手术者,可作为首选对象。对于凝血机制严重障碍、有出血倾向或肝、肾功能接近衰竭者,应视为禁忌证。

以上几种非手术的胆管引流法各有其适应证:①对于胆管结石已引起肝内胆管明显扩张者,

一般以 PTCD 最为相宜。②对嵌顿在壶腹部的胆石,可考虑做内镜括约肌切开。③对壶腹部癌或胆管癌估计不可能根治者,可通过内镜做内引流术作为一种姑息疗法。总之,胆石症患者一旦急性发作后引起急性胆管炎,宜在患者情况尚未恶化以前及时做手术治疗,切开胆管、取尽胆石并设法使胆管通畅引流,这是防止病变转化为 AOSC 的关键措施。

(四)手术治疗

近年来由于强有力的抗菌药物治疗和非手术胆管减压措施的应用,使需要急症手术处理的 ACST 病例有减少趋势。然而,各种非手术措施并不能完全代替必要的手术处理,急症手术胆管减压仍是降低此病死亡率的基本措施。目前,摆在外科医师面前的是手术的适应证和时机的选择。因此,应密切观察病情变化,以及对全身支持治疗和非手术胆管减压的反应,在各器官功能发生不可逆损害病变之前,不失时机的手术行胆管引流。

1.手术治疗的目的

手术治疗的目的是解除梗阻,去除病灶,胆管减压,通畅引流。

2.手术适应证

手术时机应掌握在 Charcot 三联征至 Reynold 五联征之间,如在已发生感染性休克或发生多器官功能衰竭时手术,往往为时已晚。恰当的掌握手术时机是提高疗效的关键,延误手术时机则是患者最主要的死亡因素。若出现下列情况时应及时手术。

(1)经积极非手术治疗,感染不易控制,病情无明显好转,黄疸加深、腹痛加剧、体温在 39 ℃以上,胆囊胀大并有持续压痛。

(2)出现精神症状或预示出现脓毒性休克。

(3)肝脓肿破裂、胆管穿孔引起弥漫性腹膜炎。对于年老体弱或有全身重要脏器疾病者,因代偿功能差,易引起脏器损害,一旦发生,难以逆转,故应放宽适应证,尽早手术。

3.手术方法

手术方法主要根据患者的具体情况而定,其基本原则是以抢救生命为主,关键是行胆管减压,解除梗阻,通畅引流。手术方法应力求简单、快捷、有效,达到充分减压和引流的目的即可。有时为了避免再次手术而追求一次性彻底解决所有问题,在急症手术时做了过多的操作和过于复杂的手术,如术中胆管造影、胆囊切除、胆肠内引流术等,对患者创伤大,手术时间延长,反而可加重病情。对于复杂的胆管病变,难以在急症情况下解决者,可留做二期手术处理。分期分阶段处理,适应病情的需要,也是正常、合理的治疗过程。强调应根据患者具体情况采用个体化的手术方法。

(1)急诊手术:急诊手术并非立即施行手术、在实施手术前,需要 4~8 h 的快速准备,以控制感染、稳定血压及微循环的灌注,保护重要器官,使患者更好地承受麻醉和手术,以免发生顽固性低血压及心搏骤停,更有利于手术后恢复。①胆总管切开减压、解除梗阻及"T"形管引流是最直接而有效的术式,可以清除结石和蛔虫,但必须探查肝内胆管有无梗阻,尽力去除肝胆管主干即 1~2 级分支内的阻塞因素,以达到真正有效的减压目的。胆管狭窄所致梗阻常不允许在急症术中解除或附加更复杂的术式,但引流管必须置于狭窄以上的胆管内。遗漏肝内病灶是急诊手术时容易发生的错误。怎样在手术中快速和简便了解胆系病变和梗阻是否完全解除,应引起足够重视。术中胆管造影时,高压注入造影剂会使有细菌感染的胆汁逆流进入血液循环而使感染扩散,因而不适宜于急诊手术时应用。术中 B 超受人员和设备的限制,术中纤维胆管镜检查快捷安全,图像清晰,熟练者 5~10 min 即可全面观察了解肝内外胆管系统,尚有助于肝内外胆管取石及病灶活组织检查,值得推广。若病情允许,必要时可劈开少量肝组织,寻找扩大的胆管置管引流。失败者可在术中经肝穿刺近侧胆管并置管引流,也可考虑"U"形管引流。术后仍可用胆管镜经"T"形管窦道取出残留结石,以减少梗阻与感染的发生。②胆囊造瘘:胆囊管细而弯曲还可有炎性狭窄或阻塞因素,故一般不宜以胆囊造瘘代替胆管引流,在肝内胆管梗阻更属禁忌。肝外胆管梗阻者,若寻找胆管非常艰难,病情又不允许手术延续下去,亦可切开肿大的胆囊,证实其与胆管相通后行胆囊造瘘术。③胆囊切除术:胆管减压引流后可否同时切除胆囊,须慎重考虑。对一般继发性急性胆囊炎,当胆管问题解决后,可恢复其形态及正常功能,故不应随意切除。严重急性胆囊炎症如坏疽、穿孔或合并明显慢性病变,可行胆囊切除术。有时也要根据当时病情具体对待,如全身感染征象严重、休克或生命体征虽有好转但尚不稳定者,均不宜切除胆囊,以行胆囊造瘘更恰当。④胆肠内引流术:胆肠内引流术应慎重,我国肝内胆管结石、狭窄多见,在不了解肝内病变情况下,即使术中病情允许,加做胆肠内引流术也带有相当盲目性,可因肝内梗阻存在而发生术后反复发作的反流性化脓性胆管炎,给患者带来更多痛苦及危险。但是,对于部分无全身严重并发症,主要是由于胆管高压所致神经反射性休克,在解除梗阻,大量脓性胆汁涌出后,病情有明显好转,血压等重要生命体征趋于平稳。梗阻病变易于一次彻底解决的年轻患者,可适当扩大手术范围,包括对高位胆管狭窄及梗阻的探查如狭窄胆管切开整形和胆肠内引流术。

胆肠内引流术除能彻底解除梗阻外,还有以下优点。①内引流术使胆汁中的胆盐、胆酸直接进入肠道,可迅速将肠道内细菌产生的内毒素灭活并分解成无毒的亚单位或微聚物,降低血中内毒素浓度,减轻内毒素对心、肺、肝、肾及全身免疫系统的损害,起到阻断病情发展的作用。②有益于营养物质消化吸收,胆汁进入肠道有利于脂肪及脂溶性维生素消化吸收,改善患者营养状况。③避免水、盐、电解质及蛋白质的丢失,有益于内环境稳定。④缩短住院时间。⑤避免再次手术。

(2)择期手术:ACST 患者急性炎症消退后,为了去除胆管内结石及建立良好的胆汁引流通道,需要进行择期手术疗。①胆总管切开后取结石"T"形管引流是最常用的方法,术中运用纤维胆管镜有助于发现及取出结石。②胆总管十二指肠侧侧吻合术是简单、快速和有效的胆肠内引流术,但因术后容易产生反流性胆管炎和"漏斗综合征"等并发症,已很少被采用。③胆肠Rouxen-Y 式吻合术有肝内胆管狭窄及结石存在时,可经肝膈面或脏面剖开狭窄胆管,取除肝内结石。胆管整形后与空肠做 Rouxen-Y 式吻合术。该手术被认为是较少引起胆内容物反流的可靠内引流手术方法。有人提出,将空肠襻的盲端置入皮下,术后如有复发结石或残留结石,可在局麻下切开皮肤,以空肠襻盲端为进路,用手指或胆管镜取石。④间置空肠胆管十二指肠的吻合术既能预防反流性胆管炎和十二指肠溃疡,又能保证肠道的正常吸收功能,是目前较为理想的胆肠内引流方法。⑤肝叶切除手术病变局限于一叶、段肝脏或因长期胆管梗阻而导致局限性肝叶萎缩及纤维化者,可做病变肝叶切除术。

(冯顺易)

第十节　急性腹膜炎

急性腹膜炎是常见的外科急腹症,其病理基础是腹膜壁层和/或脏层因各种原因受到刺激或损害发生急性炎性反应,多由细菌感染、化学刺激或物理损伤所引起。大多数为继发性腹膜炎、源于腹腔的脏器感染、坏死穿孔、外伤等。其典型临床表现为腹膜炎三联征——腹部压痛、腹肌紧张和反跳痛,以及腹痛、恶心、呕吐,发热,白细胞计数升高等,严重时可致血压下降和全身中毒性反应,如未能及时治疗可死于中毒性休克。部分患者可并发盆腔脓肿,肠间脓肿、膈下脓肿、髂窝脓肿以及粘连性肠梗阻等并发症。

一、病因及分类

(一)病因

1.原发性腹膜炎

原发性腹膜炎是指腹腔内并无明显的原发感染病灶,病原体经血行、淋巴或经肠壁、女性生殖系统进入腹腔而引起的腹膜炎,较继发性腹膜炎少见。

(1)常发病的患者:①婴儿和儿童;②患肾病综合征的儿童;③肝硬化腹水患者;④免疫功能抑制的患者,如肾移植或用皮质类固醇治疗的血液病患者;⑤全身性红斑狼疮患者。

(2)致病因素:儿童期原发性腹膜炎的主要致病菌是肺炎球菌和链球菌,可能经呼吸道或泌尿道侵入,经血行播散到达腹膜腔;在成人则多为肠道的内源性细菌所致,经女性生殖道上行性感染的细菌种类较多。

2.继发性脓性腹膜炎

(1)腹内脏器穿孔以急性阑尾炎穿孔最为常见,其次是胃十二指肠溃疡穿孔,其他还有胃癌、结肠癌穿孔、胆囊穿孔、炎症性肠病和伤寒溃疡穿孔等。

(2)肠道和腹内脏器炎症:如阑尾炎、憩室炎、坏死性肠炎、克罗恩病、胆囊炎、胰腺炎和女性生殖器官的化脓性炎症等。

(3)腹部钝性或穿透性损伤致腹内脏器破裂或穿孔。

(4)手术后腹腔污染或吻合瘘。

(5)机械性绞窄性肠梗阻和血运性肠梗阻:如肠扭转、肠套叠、闭襻性肠梗阻、肠坏死、肠系膜血管栓塞或血栓形成等。

(6)医源性损伤:如结肠镜检查时结肠穿孔、肝活检或经皮肝穿刺、胆管造影的胆管瘘、腹腔穿刺后小肠损伤等。

(二)分类

将腹膜炎分为不同类型,主要是为了治疗上的需要。然而,这些类型在一定条件下是可以互相转化的,如溃疡穿孔早期为化学性腹膜炎,经6～12 h可转变成为细菌性化脓性腹膜炎;弥漫性腹膜炎可发展为局限性腹膜炎。相反,局限性腹膜炎也可发展为弥漫性腹膜炎。

1.根据腹膜炎的发病机制分类

(1)原发性腹膜炎:临床上较少见,是指腹腔内无原发病灶,病原菌是经由血液循环、淋巴途径或女性生殖系统等而感染腹腔所引起的腹膜炎。

(2)继发性腹膜炎:是临床上最常见的急性腹膜炎,继发于腹腔内的脏器穿孔,脏器的损伤破裂,炎症和手术污染。常见病因有:阑尾炎穿孔,胃及十二指肠溃疡急性穿孔,急性胆囊炎透壁性感染或穿孔,伤寒肠穿孔,以及急性胰腺炎,女性生殖器官化脓性炎症或产后感染等含有细菌的渗出液进入腹腔引起的腹膜炎。

2.根据病变范围分类

(1)局限性腹膜炎:腹膜炎局限于病灶区域或腹腔的某一部分,如炎症由于大网膜和肠曲的包裹形成局部脓肿,如阑尾周围脓肿、膈下脓肿、盆腔脓肿等。

(2)弥漫性腹膜炎:炎症范围广泛而无明显界限,临床症状较重,若治疗不及时可造成严重后果。

3.根据炎症性质分类

(1)化学性腹膜炎:是由于胃酸、十二指肠液、胆盐、胆酸、胰液的强烈刺激而致化学性腹膜炎,见于溃疡穿孔、急性出血坏死性胰腺炎等,此时腹腔渗液中无细菌繁殖。

(2)细菌性腹膜炎:是由细菌及其产生的毒素刺激引起的腹膜炎。如空腔脏器穿孔 8 h 后多菌种的细菌繁殖化脓,产生毒素。

二、病理生理

(1)腹膜受细菌侵犯或消化液(胃液、肠液、胆汁、胰液)刺激后,腹膜充血,由肥大细胞释放组胺和其他渗透因子,使血管通透性增加,渗出富于中性粒细胞、补体、调理素和蛋白质的液体。细菌和补体及调理素结合后就被吞噬细胞在局部吞噬,或进入区域淋巴管。间皮细胞受损伤可释放凝血活酶,使纤维蛋白原变成纤维素。纤维素在炎症病灶的周围沉积,使病灶与游离腹腔隔开,阻碍细菌和毒素的吸收。如果感染程度轻,机体抵抗力强,治疗及时,腹膜炎可以局限化,甚至完全吸收消退。反之,局限性腹膜炎亦可发展成为弥漫性腹膜炎。由于大量中性粒细胞的死亡、组织坏死、细菌和纤维蛋白凝固,渗出液逐渐由清变浊,呈脓性。大肠埃希菌感染的脓液呈黄绿色,稍稠,如合并厌氧菌混合感染,脓液有粪臭味。

(2)肠道浸泡在脓液中,可发生肠麻痹。肠管内积聚大量空气和液体,使肠腔扩张。肠腔内积液、腹腔内大量炎性渗液、腹膜和肠壁以及肠系膜水肿,使水、电解质和蛋白质丢失在第三间隙,细胞外液锐减,加上细菌和毒素吸入血,导致低血容量和感染中毒性休克,引起内分泌、肾、肺、心、脑代谢等一系列改变。常发生代谢性酸中毒、急性肾衰竭和成人型呼吸窘迫综合征,最终导致不可逆性休克和患者死亡。

三、临床表现

(一)症状

急性腹膜炎的主要临床表现,早期为腹膜刺激症状如(腹痛、压痛、腹肌紧张和反跳痛等)。后期由于感染和毒素吸收,主要表现为全身感染中毒症状。

1.腹痛

腹痛是腹膜炎最主要的症状。疼痛的程度随炎症的程度而异,但一般都很剧烈,不能忍受,且呈持续性。深呼吸、咳嗽,转动身体时都可加剧疼痛,故患者不易变动体位。疼痛多自原发灶开始,炎症扩散后蔓延及全腹,但仍以原发病变部位较为显著。

2.恶心、呕吐

此为早期出现的常见症状。开始时因腹膜受刺激引起反射性的恶心呕吐,呕吐物为胃内容物。后期出现麻痹性肠梗阻时,呕吐物转为黄绿色的含胆汁液,甚至为棕褐色粪样肠内容物。由于呕吐频繁可出现严重脱水和电解质紊乱。

3.发热

突然发病的腹膜炎,开始时体温可以正常,之后逐渐升高。老年衰弱的患者,体温不一定随病情加重而升高。脉搏通常随体温的升高而加快。如果脉搏增快而体温下降,多为病情恶化的征象,必须及早采取有效措施。

4.感染中毒

当腹膜炎进入严重阶段时,常出现高热、大汗口干、脉快、呼吸浅促等全身中毒表现。后期由于大量毒素吸收,患者则处于表情淡漠,面容憔悴,眼窝凹陷,口唇发绀,肢体冰冷,舌黄干裂,皮肤干燥、呼吸急促、脉搏细弱,体温剧升或下降、血压下降、休克、酸中毒。若病情继续恶化,终因肝肾功能衰弱及呼吸循环衰竭而死亡。

(二)体征

由于致病原因的不同,腹膜炎可以突然发生,也可以逐渐发生。例如,胃十二指肠溃疡急性穿孔或空腔脏器损伤破裂所引起的腹膜炎,常为突然发生;而急性阑尾炎等引起者,则多先有原发病的症状,而后再逐渐出现腹膜炎征象。

1.腹胀

腹部体征表现为腹式呼吸减弱或消失,并伴有明显腹胀。腹胀加重常是判断病情发展的一个重要标志。

2.压痛及反跳痛

压痛及反跳痛是腹膜炎的主要体征,始终存在,通常是遍及全腹而以原发病灶部位最为显著。

3.腹肌紧张程度

随病因和患者全身情况的不同而轻重不一。突发而剧烈的刺激,胃酸和胆汁这种化学性的刺激,可引起强烈的腹肌紧张,甚至呈"木板样"强直,临床上称"板样腹"。而老年人、幼儿或极度虚弱的患者,腹肌紧张可以很轻微而被忽视。

4.腹部叩诊

当全腹压痛剧烈而不易用叩诊的方法去辨别原发病灶部位时,轻轻叩诊全腹部常可发现原发病灶部位有较显著的叩击痛,对定位诊断很有帮助。腹部叩诊可因胃肠胀气而呈鼓音。

5.腹部听诊

胃肠道穿孔时,因腹腔内有大量游离气体平卧位叩诊时常发现肝浊音界缩小或消失。腹腔内积液多时,可以叩出移动性浊音,也可以用来为腹腔穿刺定位。听诊常发现肠鸣音减弱或消失。

6.直肠指诊

若直肠前窝饱满及触痛,则表示有盆腔感染存在。

四、辅助检查

(一)化验检查

血常规检查示白细胞计数增高,但病情严重或机体反应低下时,白细胞计数并不高,仅有中性粒细胞比例升高或毒性颗粒出现。

(二)X线检查

腹部X线检查可见肠腔普遍胀气并有多个小气液面等肠麻痹征象,胃肠穿孔时,多数可见膈下游离气体存在(应立位透视),这在诊断上具有重要意义。体质衰弱的患者,或因有休克而不能站立透视的患者,可行侧卧摄片也能显示有无游离气体存在。

五、诊断

根据腹痛病史,结合典型体征,白细胞计数及腹部 X 线检查等,诊断急性腹膜炎一般并不困难。

(一)致病菌

一般空腔脏器穿孔引起的腹膜炎多是杆菌为主的感染,只有原发性腹膜炎是球菌为主的感染。

(二)病因诊断

病因诊断是诊断急性腹膜炎的重要环节。在诊断时需要做进一步的辅助检查,如肛指检查、盆腔检查、低半卧位下诊断性腹腔穿刺和女性后穹隆穿刺检查。

1.诊断性腹腔穿刺

(1)如果腹腔液体在 100 mL 以下,诊断性腹穿不易成功。

(2)根据穿刺所得液体颜色、气味、性质及涂片镜检,或淀粉酶值的定量测定等来判定病因,也可做细菌培养。

(3)腹腔抽出的液体大致有透明、混浊、脓性、血性和粪水样几种。

(4)结核性腹膜炎为草黄色透明的黏性液,上消化道穿孔为黄绿色混浊液含有胃液、胆汁。

(5)急性阑尾炎穿孔为稀薄带有臭味的脓液。

(6)而绞窄性肠梗阻肠坏死,可抽出血性异臭的液体。

(7)急性出血坏死性胰腺炎,可抽出血性液而且胰淀粉酶含量很高。

(8)若腹穿为完全的新鲜不凝血,则考虑为腹腔内实质性脏器损伤。

2.诊断性腹腔冲洗

为明确诊断,可行诊断性腹腔冲洗,在无菌下注入生理盐水后再抽出,进行肉眼检查和镜检,给明确诊断提供可靠资料。

3.剖腹探查

对病因实在难以确定而又有肯定手术指征的病例,则应尽早进行剖腹探查以便及时发现和处理原发病灶,不应为了等待确定病因而延误手术时机。

(三)根据腹膜炎的类型诊断

1.原发性腹膜炎

常发生于儿童呼吸道感染期间。患儿突然腹痛呕吐、腹泻并出现明显的腹部体征。病情发展迅速。

2.继发性腹膜炎

病因很多,只要仔细询问病史结合各项检查和体征进行综合分析即可诊断,腹肌的紧张程度并不一定反应腹内病变的严重性。例如,儿童和老人的腹肌紧张度不如青壮年显著;某些疾病如伤寒肠穿孔或应用肾上腺皮质激素后,腹膜刺激征往往有所减轻。故不能单凭某一项重要体征的有无而下结论,要进行全面分析。

六、鉴别诊断

(一)内科疾病

有不少内科疾病具有与腹膜炎相似的临床表现,必须严加区别,以免错误治疗。

1.肺炎、胸膜炎、心包炎、冠心病等

以上疾病都可引起反射性腹痛,疼痛也可因呼吸活动而加重。因此,呼吸短促、脉搏变快,有时出现腹上区腹肌紧张而被误认为腹膜炎,但详细追问疼痛的情况,细致检查胸部,以及腹部缺乏明显和肯定的压痛及反跳痛,即可作出判断。

2.急性胃肠炎、痢疾等

也有急性腹痛、恶心、呕吐、高热、腹部压痛等,易误认为腹膜炎。但急性胃肠炎及痢疾等有饮食不当的病史、腹部压痛不重、无腹肌紧张、听诊肠鸣音增强等,均有助于排除腹膜炎的存在。

3.其他

如急性肾盂肾炎、糖尿病酮中毒、尿毒症等,也均可有不同程度的急性腹痛、恶心、呕吐等症状,而无腹膜炎的典型体征,只要加以分析,即可鉴别。

(二)外科疾病

1.急性肠梗阻

多数急性肠梗阻具有明显的阵发性腹部绞痛、肠鸣音亢进、腹胀,而无肯定压痛及腹肌紧张,易与腹膜炎鉴别。但如梗阻不解除,腹壁水肿淤血,肠蠕动由亢进转为麻痹,临床可出现肠鸣音减弱或消失,易与腹膜炎引起肠麻痹混淆。除细致分析症状及体征,并通过腹部 X 线摄片和密切观察等予以区分外,必要时需做剖腹探查,才能明确。

2.急性胰腺炎

急性胃肠炎、痢疾等水肿性或出血坏死性胰腺炎均有轻重不等的腹膜刺激症状与体征,但并非腹膜感染;在鉴别时,血清或尿淀粉酶升高有重要意义,从腹腔穿刺液中测定淀粉酶值有时能确定诊断。

3.腹腔内或腹膜后积血

各种病因引起腹内或腹膜后积血,均可出现腹痛、腹胀、肠鸣音减弱等临床表现,但缺乏压痛、反跳痛、腹肌紧张等体征。腹部 X 线摄片、腹腔穿刺和观察往往可以明确诊断。

4.其他

泌尿系统结石症、腹膜后炎症等均各有其特征,只要细加分析,诊断并不困难。

七、治疗

治疗原则上应积极消除引起腹膜炎的病因,并彻底清洗吸尽腹腔内存在的脓液和渗出液,或促使渗出液尽快吸收或通过引流而消失。为了达到上述目的,应根据不同的病因、不同的病变阶段、不同的患者体质,采取不同的治疗措施。总的来说,急性腹膜炎的治疗可分为非手术治疗和手术治疗两种。

(一)适应证

1.非手术治疗的适应证

非手术治疗应在严密观察及做好手术准备的情况下进行,其指征如下所述。

(1)原发性腹膜炎或盆腔器官感染引起的腹膜炎,前者的原发病灶不在腹腔内,后者对抗生素有效一般不需手术,但在非手术治疗的同时,应积极治疗其原发病灶。

(2)急性腹膜炎的初期尚未遍及全腹,或因机体抗病力强,炎症已有局限化的趋势,临床症状也有好转,可暂时不急于手术。

(3)急性腹膜炎病因不明病情也不严重,全身情况也较好,腹水不多,腹胀不明显,可以进行短期的非手术治疗进行观察(一般 4~6 h)。观察其症状、体征、化验以及特殊检查结果等,根据检查结果和发展情况决定是否需要手术。

2.手术治疗的适应证

手术治疗通常适用于病情严重,非手术治疗无效者,其指征如下所述。

(1)腹腔内原发病灶严重者,如腹内脏器损伤破裂、绞窄性肠梗阻、炎症引起的肠坏死、肠穿孔、胆囊坏疽穿孔、术后胃肠吻合口瘘所致的腹膜炎。

(2)弥漫性腹膜炎较重而无局限趋势者。

(3)患者一般情况差,腹水多,肠麻痹重,或中毒症状明显,尤其是有休克者。

(4)经保守治疗(一般不超过 12 h),如腹膜炎症状与体征均不见缓解,或反而加重者。

(5)原发病必须手术解决的,如阑尾炎穿孔、胃及十二指肠穿孔等。

(二)非手术治疗

1.体位

在无休克时,患者应取半卧位,有利于腹内的渗出液积聚在盆腔,因为盆腔脓肿中毒症状较轻,也便于引流处理。半卧位时要经常活动双下肢,改变受压部位,以防发生静脉血栓和褥疮。

2.禁食

对胃肠道穿孔患者必须绝对禁食,以减少胃肠道内容物继续漏出。对其他病因引起的腹膜炎已经出现肠麻痹者,进食则使肠内积液积气腹胀加重,必须待肠蠕动恢复正常后,才可开始进饮食。

3.胃肠减压

胃肠减压可以减轻胃肠道膨胀,改善胃肠壁血运,减少胃肠内容物通过破口漏入腹腔,是腹膜炎患者不可少的治疗,但长期胃肠减压妨碍呼吸和咳嗽,增加体液丢失,可造成低氯低钾性碱中毒,故一旦肠蠕动恢复正常应及早拔去胃管。

4.静脉输液

腹膜炎禁食患者必须通过输液以纠正水、电解质和酸碱失调。对严重衰竭患者应增加血和血浆的输入量,清蛋白以补充因腹腔渗出而丢失的蛋白,防止低蛋白血症和贫血。对轻症患者可输注葡萄糖液或平衡盐,对有休克的患者在输入晶胶体液的同时要有必要的监护,包括血压、脉率、心电、血气、中心静脉压,尿相对密度和酸碱度,血细胞比容、电解质定量观察、肾功能等,以便及时修正液体的内容和速度,增加必要的辅助药物,也可给予一定量的激素治疗。在基本扩容后可酌情使用血管活性药,其中以多巴胺较为安全,确诊后可边抗休克边进行手术。

5.补充热量与营养

急性腹膜炎需要大量的热量与营养以补其需要,其代谢率为正常的 140%,每天需要热量达 12 558~16 744 kJ。当不能补足所需热量时,机体内大量蛋白质被消耗,则患者承受严重损害,目前除输入葡萄糖供给部分热量外,尚需输注复方氨基酸液以减轻体内蛋白的消耗,对长期不能进食的患者应考虑深静脉高营养治疗。

6.抗生素的应用

由于急性腹膜炎病情危重且多为大肠埃希菌和粪链菌所致的混合感染,早期即应选用大量广谱抗生素,再根据细菌培养结果加以调整,给药途径以静脉滴注较好,除大肠埃希菌、粪链球菌外,要注意有耐药的金黄色葡萄球菌和无芽孢的厌氧菌(如粪杆菌)的存在,特别是那些顽固的病例,适当地选择敏感的抗生素,如氯霉素、氯林可霉素、甲硝唑、庆大霉素、氨基青霉素等。对革兰氏阴性杆菌败血症者可选用第三代头孢菌素如头孢曲松钠(菌必治)等。

7.镇痛

为减轻患者痛苦,适当地应用镇静止痛剂是必要的。对于诊断已经明确,治疗方法已经决定的患者,用哌替啶或吗啡来制止剧痛也是允许的,而且在增强肠壁肌肉张力和防止肠麻痹有一定作用。但如果诊断尚未确定,患者还需要观察时,不宜用止痛剂以免掩盖病情。

(三)手术治疗

1.病灶处理

清除腹膜炎的病因是手术治疗的主要目的。感染源消除的越早,则预后越好,原则上手术切口应该越靠近病灶的部位越好,以直切口为宜,便于上下延长,并适合于改变手术方式。

(1)探查应轻柔细致,尽量避免不必要的解剖和分离,防止因操作不当而引起感染扩散,对原发病灶要根据情况作出判断后再行处理,坏疽性阑尾炎和胆囊炎应予切除,若局部炎症严重,解剖层次不清或病情危重而不能耐受较大手术时可简化操作,只做病灶周围引流或造瘘术。待全身情况好转、炎症愈合后3～6个月择期行胆囊切除或阑尾切除术。

(2)对于坏死的肠段必须切除,条件不允许时可做坏死肠段外置术。一边抗休克一边尽快切除坏死肠段以挽救患者,此为最佳手术方案。

(3)对于胃十二指肠溃疡穿孔在患者情况允许下,如穿孔时间短,处在化学性腹膜炎阶段,空腹情况下穿孔、腹腔污染轻,病变需切除时应考虑行胃大部切除术。若病情严重,患者处于中毒性休克状态,且腹腔污染重,处在化脓性腹膜炎阶段,则只能行胃穿孔修补术,待体质恢复,经3～6个月住院择期手术。

2.清理腹腔

在消除病因后,应尽可能地吸尽腹腔内脓汁、清除腹腔内的食物和残渣、粪便、异物等,清除最好的办法是负压吸引,必要时可以辅以湿纱布擦拭,应避免动作粗糙而伤及浆膜表面的内皮细胞。

(1)若有大量胆汁,胃肠内容物严重污染全腹腔时,可用大量生理盐水进行腹腔冲洗,一边洗一边吸引,为防止冲洗时污染到膈下,可适当将手术床摇为头高的斜坡位,冲洗到水清亮为止,若患者体温高时,亦可用4℃～10℃的生理盐水冲洗腹腔,也能收到降温效果。

(2)当腹腔内大量脓液已被形成的假膜和纤维蛋白分隔时,为达到引流通畅的目的,必须将假膜和纤维蛋白等分开、去除,虽有一定的损伤,但效果较好。

3.引流

引流的目的是使腹腔内继续产生的渗液通过引流物排出体外,以便残存的炎症得到控制、局限和消失,防止腹腔脓肿的发生。弥漫性腹膜炎手术后,只要清洗干净,一般不需引流。

(1)必须放置腹腔引流的病例:①坏疽病灶未能切除,或有大量坏死组织未能清除时。②坏疽病灶虽已切除,但因缝合处组织水肿影响愈合有漏的可能时。③腹腔内继续有较多渗出液或渗血时。④局限性脓肿。

(2)腹腔引流的方式:通常采用的引流物有烟卷引流、橡皮管引流、双套管引流、潘氏引流管、橡皮片引流,引流物一般放置在病灶附近和盆腔底部。

(冯顺易)

第七章 泌尿系统急危重症

第一节 急性肾小球肾炎

急性肾小球肾炎是一组病因及发病机制不明,临床以血尿、水肿、高血压三大主征为特点的肾小球疾病。多发于链球菌感染后,故临床上以急性链球菌感染后肾小球肾炎相称。大部分预后良好,少数患者在急性期死亡,多与重症并发症相关,部分患者病程迁延转为慢性肾小球肾炎。

一、病因

(1)β溶血性链球菌A族致肾炎菌株感染,引起急性链球菌感染后肾小球肾炎。

(2)非链球菌感染后肾炎可由葡萄球菌、肺炎链球菌、伤寒沙门菌、淋病奈瑟菌、脑膜炎奈瑟菌、病毒、疟原虫感染引起。

(3)系统性疾病:系统性红斑狼疮、过敏性紫癜性肾炎、自发性冷球蛋白血症等。

二、病理

(一)大体标本

肾脏肿大,色灰白光滑,表面可有出血点,切面皮髓境界分明,锥体充血,肾小球呈灰色点状。

(二)显微镜检查

1.光镜

内皮细胞增殖、肿胀、系膜细胞及基质增生,呈毛细血管内增生或系膜增殖样改变。

2.荧光或酶标记

上皮下细颗粒沉积物,沉积物为 IgG、C_3、备解素。

3.电镜

上皮侧驼峰样沉积物。

肾间质水肿伴白细胞浸润,肾小管上皮细胞肿胀和脂肪变,管腔内红细胞、白细胞和管型。

三、临床表现

(一)病前多有前驱感染史

咽颊炎潜伏期 1~2 周,皮肤感染潜伏期 1~4 周。

(二)肉眼血尿

常为初始症状,呈洗肉水样,酸性尿中呈酱油色,多半数天消失,也有镜下血尿达 1~3 年消失者。

(三)少尿

肾小球滤过率下降、球管失衡。1~2 周间尿量渐增加。

(四)水肿

常为初始症,晨起有睑面部水肿,重者波及全身,甚至出现胸腔积液、腹水。

(五)高血压

中等度高血压,18.7~22.7/12.0~14.7 kPa,表现为头痛、头晕,严重者可发生高血压脑病。

(六)全身表现

疲乏、厌食、恶心、呕吐、腰痛等。

四、诊断

病前有前驱感染,起病表现为血尿、水肿、少尿、高血压。实验室检查示蛋白尿,镜检红细胞及其管型、白细胞;一过性氮质血症;链球菌感染后肾炎 ASO 增高,血 C_3 降低,血液中查到免疫复合物。

五、治疗

(一)一般治疗

卧床休息至肉眼血尿消失,血压恢复正常,水肿减退。合并心力衰竭、肾功衰竭、高血压脑病是绝对卧床休息的指征。

水肿严重、高血压者须限水、限盐,氯化钠摄入限制在每天 0.3 g,液体摄入为尿量与不显性失水之和。不显性失水量=摄入液体量-排出液体量-体重增减数。

氮质血症者应限制蛋白质摄入量,成人每天 20 g,小儿以 0.5 g/kg 计,并选用优质蛋白。

(二)药物治疗

1.抗生素

本病多于链球菌感染后发病,应用抗生素控制感染,阻断抗原物质进入体内,以达阻断抗原抗体复合物形成。故主张全部病例均使用 10~14 d 青霉素(640 万~960 万 U,静脉滴注,每天 1 次),生理盐水量依患者水肿、高血压情况选用 200~500 mL。

2.利尿剂

利尿剂适用于少尿、水肿、高血压、心力衰竭者。双氢氯噻嗪 50 mg,每天 3 次;低钾者合用螺内酯 40 mg,每天 3 次;内生肌酐清除率<30 mL/min 者,应用呋塞米 40~100 mg,生理盐水 20 mL,静脉注射,无效者呋塞米 200~1 000 mg,生理盐水 100~200 mL,静脉滴注。

3.降压药

降压药适用于高血压、高血压脑病者,可选用硝苯地平 10~20 mg,每天 3~4 次;卡托普利

25～50 mg,每天 3 次。高血压脑病时,用硝普钠 50 mg 溶于 5％～10％葡萄糖溶液 250 mL 中,以0.5 μg/(kg·min)速度,静脉滴注并随血压调整剂量。

4.酚妥拉明

10～20 mg 溶于 5％或 10％葡萄糖溶液 250～500 mL,以 1～2 μg/min 速度静脉滴注,用于急性心力衰竭,以减轻心脏前后负荷。

（孙新志）

第二节　急进性肾小球肾炎

急进性肾小球肾炎指迅速进行性肾小球肾炎。临床表现同急性肾小球肾炎,但症状重且日益加剧,肾功能急剧进行性恶化,未经治疗多数患者于数周或数月内发展成终末期肾功衰竭,死于尿毒症。病理上表现为新月体形成,即毛细血管外增生,故亦称新月体性肾小球肾炎。

一、病因

(一)原发性肾小球疾病
原发性弥漫增生性新月体肾炎及其他原发性肾小球疾病伴广泛新月体形成。

(二)感染
细菌、病毒。

(三)多系统疾病
风湿类疾病、冷球蛋白血症、复发性多发性软骨炎、肺癌、淋巴瘤等。

二、病理

免疫病理分 3 型:Ⅰ型即抗基膜抗体肾炎;Ⅱ型即免疫复合物性肾炎;Ⅲ型即细胞免疫介导急进性肾炎。

三、临床表现

(一)青壮年多见
男女比 2∶1,具急性肾炎综合征表现,起病急,尿量显著减少,蛋白尿、血尿、水肿及高血压,进行性肾衰竭,半数患者有前驱感染史。

(二)尿改变
尿量减少甚至尿闭,肉眼血尿及持续性镜下血尿,中等量蛋白尿,2/3 表现为肾病综合征。

(三)水肿
程度不一,可无水肿,亦可表现为肾病综合征样全身水肿。

(四)高血压
早期无或轻微升高,后期持续性增高,短期内出现心脑并发症。

(五)肾功能
进行性持续性肾功损害,至肾功能恶化、尿毒症终末期,表现为尿少、恶心、呕吐,严重者出现消化道出血、肺水肿、心包炎、高钾血症、酸中毒、脑水肿。

四、诊断

(1)成年人具典型急性肾炎综合征表现,尿量极度减少甚至无尿,持续性进行性肾功恶化。

(2)特发性急进性肾小球肾炎,血 C3 正常,尿 FDP 增加。

(3)肾活检:可靠诊断有赖于肾活组织病理检查。

五、治疗

(一)一般治疗

绝对卧床休息;低盐或无盐、优质低蛋白饮食。

(二)药物治疗

1.抗凝及抗血小板聚集药物

肝素 5 000 U 加入 5% 或 10% 葡萄糖溶液 500 mL,静脉滴注,凝血时间延长至用药前 1 倍后以维持量滴注;双密达莫 50 mg,每天 3 次,渐加至 100 mg。

2.肾上腺皮质激素及免疫抑制剂

(1)肾上腺皮质激素与细胞毒药物联合应用:泼尼松 1.0～1.5 mg/kg,每天 1 次,8 周后逐渐减量,并辅以环磷酰胺 2～3 mg/kg 加入生理盐水 20 mL,静脉注射,隔天 1 次,累计总量应<150 mg/kg。

(2)甲泼尼龙冲击疗法:甲泼尼松龙 10～30 mg/kg 加入 5% 或 100% 葡萄糖溶液 500 mL,静脉滴注,每天 1 次,3～5 d 为 1 个疗程。1 个月后可重复冲击 1 个疗程,冲击治疗之间服泼尼松 1.0～1.5 mg/kg,每天1 次,6 周后逐渐减量,总疗程 1～5 年。必要时可重复冲击,激素撤减前可加用细胞毒药物,用法同上,可减少复发。

(3)四联疗法:泼尼松、环磷酰胺、肝素、双密达莫联合应用,用法用量参上。

(三)其他治疗

1.血浆置换

每天或隔天置换 1 次,3～5 次后改为每周 3 次,12 次为 1 个疗程,每次置换容量 50 mL/kg。

2.透析及肾移植

上述诸治疗无效者,应予以透析治疗,半年后可行肾移植,移植前须行双肾切除,可降低急进性肾小球肾炎的复发率。

(孙新志)

第三节 急性肾衰竭

急性肾衰竭(acute renal failure,ARF)是由于各种病因引起肾功能急骤、进行性减退而出现的临床综合征。临床主要表现为肾小球滤过率明显降低所致的氮质血症,以及肾小管重吸收和分泌功能障碍所致的水、电解质和酸碱平衡失调。根据尿量减少与否分为少尿型和非少尿型。

一、病因及发病机制

导致急性肾衰的原发疾病涉及临床多个学科;肾毒物质亦有药物及毒物之分。为便于诊断、治疗,常将急性肾衰的病因分为3类:肾前性、肾实质性、肾后性(梗阻性)。

(一)肾前性

多种疾病引起的血容量不足或心脏排出量减少,导致肾血流量减少,灌注不足,肾小球滤过率下降,出现少尿。这方面的原发病有:胃肠道疾病(吐、泻)、大面积创伤(渗出液)、严重感染性休克(如败血症)、重症心脏病(如心肌梗死、心律失常、心力衰竭)等。

此型肾衰有可逆性,如能及时识别,经积极处理,肾缺血得到及时改善,肾脏功能恢复,则少尿症状随之消失。反之,可因病情恶化,演变成肾实质性肾衰。

(二)肾实质性

本病中的急性肾小管坏死占全部肾衰的75%以上,其原发病因有:严重感染性休克(如败血症)、大面积创伤、挤压伤、大手术、妊娠毒血症等;肾毒物质有:抗生素类(如庆大霉素、头孢菌素)、金属类(如铜、汞)、生物毒类(如鱼胆、蕈类)等。上述病因引起肾脏急性缺血、灌注不足、肾小球滤过率下降;同时肾小管上皮细胞因缺血、缺氧、或肾毒物质的直接作用,发生变性坏死,管腔堵塞、溃破,肾间质广泛炎症、水肿,从而导致肾功能急剧下降,临床出现少尿,氮质潴留,水盐、酸碱代谢紊乱等急性肾衰的典型表现。此外,引起本型肾衰的疾病还有重症急性肾炎、急进性肾炎、恶性高血压、肾血管栓塞等。

(三)肾后性(梗阻性)

主要由于下尿路梗阻致肾盂积水、肾间质损害,久之肾小球滤过率亦下降。此类原发病有尿路结石、肿瘤、肾外压迫如前列腺肥大等。患者常突然无尿为本型特点,如能及时解除梗死常可迅速恢复排尿功能。反之也可演变成肾实质性肾衰。

关于急性肾衰的发病机制有如下几方面的理论:肾血流动力学改变(主要指急性肾衰早期肾内血管痉挛,继之缺血损伤),肾小管堵塞、反漏,肾小管上皮细胞的黏附改变、能量代谢紊乱、钙离子内流,以及表皮生长因子对急性肾衰修复的重要作用等。

为便于理解和指导临床诊疗,以下简述肾小管坏死所致急性肾衰。在发病的初期(初发期)和持续进展期(持续期)其发病机制与病理改变各有其特点。当原发病因(如肾缺血)作用于肾脏后6 h以内,主要病理改变是肾血管收缩(特别是入球小动脉)、肾血流量减少,肾小球滤过率下降,临床出现少尿,此时肾小管上皮细胞虽有损伤,但尚无严重器质性病变。如原始病因未消除,肾血管持续收缩的结果,导致严重缺血、缺氧,肾小球滤过率进一步下降的同时肾小管上皮细胞发生变性、坏死、脱落,管腔被堵塞、管壁溃破、尿液回漏、溢流于外、间质炎症、淤血,形成尿流障碍。此发病机制对临床诊断治疗及预后均有重要意义。为防止器质性肾损害。保护肾功能,从而改善预后,关键是及早发现肾内血流动力学变化,及早进行有效处理。

二、临床表现

起病急骤,常在各种原发病的基础上或肾毒物质的作用下出现少尿、血尿素氮及血肌酐升高。临床症状包括原发病的表现、急性肾衰的表现及并发症3方面。根据本病病情的演变规律,分为3期,即少尿期、多尿期、恢复期。

部分患者发生急性肾衰时,其尿量并无减少,24 h尿量可超过500 mL以上,称为"非少尿型急性肾衰"。

(一)少尿期

1.尿量减少

尿量明显减少,24 h少于400 mL者为少尿,少于100 mL者为无尿。一般少尿期持续时间平均为10 d左右,短则2 d,长则4周;如超过4周,提示肾实质损害严重。

2.氮质血症

由于代谢产物在体内滞留,血液中尿素氮(BUN)和肌酐(Scr)逐渐升高,其升高速度与患者体内蛋白质分解状态有关。一般情况下,每天BUN上升为3.6～7.1 mmol/L、肌酐44.2～88.4 μmol/L;若有继发感染发热、广泛组织创伤、胃肠道出血等,则蛋白质分解加速,每天BUN上升10.1～17.9 mmol/L、肌酐176.8μmol/L,此为高分解代谢型肾衰,提示病情严重。与此同时出现各系统器官受损症状:消化系统可有厌食、恶心、呕吐,严重时不同程度消化道出血、黄疸等;心血管系统可有血压升高、心律失常、心力衰竭、心包积液等;神经系统表现为定向障碍、淡漠,严重者嗜睡、抽搐、昏迷;血液系统可有轻度贫血,皮肤黏膜出血,严重者可发生弥散性血管内凝血。

3.水、电解质紊乱及酸碱平衡失调

(1)水潴留过多由于肾缺血,肾小球滤过率下降,肾小管损害等排尿减少,水在体内积聚,如此时进液未予控制可发生"高血容量"危象,并由此导致脑水肿、肺水肿及充血性心力衰竭等严重并发症,为死亡原因之一。

(2)高钾血症由于肾排钾减少、感染、创伤、出血、输入库存血液、进食含钾丰富的食物以及酸中毒等,血钾浓度可在短期内迅速升高,且临床症状不明显。高血钾对心脏有毒性作用,如不及时发现,进行有效处理(透析等),常可因心室颤动或心搏骤停而迅速导致死亡。

(3)代谢性酸中毒由于酸性代谢产物在体内滞留所致。

4.继发感染

常见有肺部及尿路感染、皮肤感染等。

5.急性肾衰并发其他脏器衰竭,或多脏器衰竭中存在急性肾衰竭

此等重症常发生于严重败血症(最多见于革兰氏阴性杆菌败血症)、感染性休克、创伤、战伤、手术后、病理性妊娠等。临床除具备急性肾衰竭表现外,同时并存其他脏器衰竭危象,如呼吸衰竭、循环衰竭、肝衰竭、弥散性血管内凝血、广泛小血管栓塞等,预后恶劣。

(二)多尿期

经过少尿期后,排尿逐渐增加,当每天排尿量超过400 mL时,进入多尿期。平均持续10 d左右,此期尿量逐日增加,一般为3 000 mL/d左右,也可高达5 000 mL/d以上。如补液不及时,可发生脱水、电解质丢失。此期尿素氮、肌酐经过短时间上升后,随之下降到正常范围。此时患者虚弱,抵抗力差,容易并发感染和发生水盐代谢紊乱等,不及时处理,也可引起严重后果。

(三)恢复期

排尿量进入正常,尿素氮、肌酐正常,患者症状改善,一般情况好转。此期长期因病情及肾损害程度而异,一般半年至1年肾功能可完全恢复,损害严重者,恢复期可超过1年,个别可遗留永久性损害。

非少尿型肾衰:排尿量每天超过400 mL,甚至如常人,但其尿素氮和肌酐仍随病情进展而升高。其病因多与肾毒物质有关,其中又以庆大霉素的不合理使用最为常见,其发病与该类抗生素使用剂量过大或使用后抗体产生变态反应等有关。由于此型肾衰症状不典型,容易为临床忽略或为原发病掩盖而延误诊断。非少尿型肾衰经及时发现,正确处理,一般预后较好,病死率比少尿型低。

三、实验室检查

(1)尿常规检查:是早期发现肾损害的重要指标之一。少尿期、无尿期尿颜色多呈酱油色或混浊,镜检有蛋白、红细胞、白细胞及管型。多尿期尿色清白。

(2)尿比重测定:少尿期尿比重常>1.025;多尿期和恢复期尿比重多在 1.010～1.016 范围,尿渗透压下降,接近血浆水平,多在 300～400 mmol/L 范围。

(3)尿钠浓度测定:尿钠浓度常>400 mmol/L,尿钠和血浆尿素氮之比<20,有助于急性肾衰竭的早期诊断。

(4)血生化检查:血尿素氮、肌酐、钾、磷进行性升高,二氧化碳结合力、血钠、钙降低,内生肌酐清除率明显下降,多在 5 mL/min,血肌酐/尿肌酐<15。

(5)肾衰指数=血钠浓度/尿肌酐或血肌酐>2。

(6)其他:B 超、肾图、腹部 X 线平片有助于本病的诊断和鉴别诊断,可酌情选用。

四、鉴别诊断

(一)肾前性氮质血症

肾脏本身无器质性病变,有循环衰竭和血容量不足病史,尿诊断指标可资鉴别。偶有休克患者收集不到尿标本,可测定中心静脉压,肾前性氮质血症常<0.49 kPa(50 mmH$_2$O)。而急性肾小管坏死则正常或偏高。对难于鉴别的患者,可行补液试验,用 5％葡萄糖液或生理盐水 500 mL,在 30～40 min 内输入,若血压升高,尿量增多,血尿素氮下降,提示为肾前性氮质血症。如果血容量已纠正,血压恢复正常,而尿量仍少,可予 20％甘露醇 200～500 mL,20 min 内静脉滴注,或呋塞米 200～300 mg 静脉注射,如尿量增加,提示为肾前性氮质血症,如尿量不增加,则支持肾小管坏死的诊断。

(二)肾后性氮质血症

尿路梗阻多有原发病史(如结石、盆腔肿瘤、前列腺肥大等),膀胱触诊和叩诊可发现膀胱因积尿而膨胀。直肠指诊和妇科检查也有助于发现梗阻原因。腹部平片对诊断阳性尿路结石有帮助,B 超和静脉肾盂造影可发现双肾增大,有肾盏、输尿管扩张。同位素肾图示梗阻图形。CT、磁共振检查对诊断肾盂积水和发现结石、肿瘤均有帮助。

(三)肾实质疾病

急进性肾炎、重症链球菌感染后肾炎、肾病综合征大量蛋白尿期、系统性红斑狼疮肾炎、过敏性紫癜肾炎等均可引起急性肾衰。患者均有原发病的病史、症状和体征,尿蛋白多超过 2 g/d,多伴血尿、红细胞管裂、高血压及水肿。鉴别诊断有困难时,应行肾活检。

急性间质性肾炎多由药物过敏引起,突然发生少尿和急剧,肾功能减退,伴发热、皮疹、淋巴结肿大,血嗜酸性粒细胞及 IgE 增高,尿沉渣中有较多嗜酸性粒细胞,轻度蛋白尿,血尿及红细胞管型少见。

五、治疗

(一)少尿期的治疗

1.饮食与维持水平衡

应严格限制蛋白质,可给优质蛋白 0.5 g/kg,大量补充氨基酸,补充足够热量,$>8\,368$ kJ/d(2\,000 kcal/d),以减轻高分解代谢状态。控制液体入量,每天液体入量应≤前一天排尿量＋大便、呕吐、引流液量及创面渗液＋500 mL(为不显性失水量－内生水量)。一般认为体温每升高 1 ℃,每小时不显性失水量增多 0.1 mg/kg。少尿期应严密监测体重、液体出入量、血钠、血钾、中心静脉压、心率、血压、血尿素氮和肌酐。

2.早期解除肾血管痉挛

(1)小剂量多巴胺每 $1\sim4$ μg/kg,能扩张肾血管,其单用或与呋塞米合用能有效增加尿量。

(2)静脉滴注甘露醇亦能扩张血管,增加肾血流量和肾小球静脉压,并有助于维持肾小管液流量,防止细胞和蛋白质碎片堵塞肾小管。20％甘露醇 60 mL 于 3 min 内静脉注射或 20％甘露醇 200 mL 于 15 min 内静脉滴注。

(3)应用利尿合剂:普鲁卡因 0.5 g、维生素 C 3 g、咖啡因 0.25 g、氨茶碱 0.25 g 加入 20％葡萄糖 200 mL 中静脉滴注,也可在此基础上加用罂粟碱 0.03 g 或甘露醇 20～30 g,加强其解痉利尿作用。

(4)苄胺唑啉 20～40 mg 加入 5％葡萄糖 500 mL 中静脉滴注,滴速以 0.1～0.3 mg/min 为宜。

3.防止和治疗高钾血症

应严格限制摄入含钾过高的食物,包括橘子、香蕉、海带、紫菜、巧克力、豆类制品等。禁用含钾的药物(如青霉素钾盐、潘南金等)和保钾利尿剂。避免输注陈旧库存血液和清除体内感染病灶和坏死组织。当血钾高于 6 mmol/L 时,可应用高渗葡萄糖和胰岛素滴注维持,每 3～5 g 葡萄糖加 1 U 胰岛素;伴有酸中毒者给予碳酸氢钠溶液;钙剂可拮抗高血钾对心肌的毒性;同时可予钠型离子交换树脂口服或灌肠。血钾 >7 mmol/L,应采用透析治疗,以血透为宜。

4.纠正酸中毒

轻度酸中毒(血 HCO_3^- <15 mmol/L)不必特殊治疗。高分解代谢者酸中毒程度严重,并加重高钾血症,应及时治疗,常予 5％碳酸氢钠 100～250 mL 静脉滴注,并动态监测血气分析,以调整碳酸氢钠用量,如有心功能不全,不能耐受碳酸氢钠者,则应进行透析治疗。

5.营养支持

营养补充尽可能部分利用胃肠道,重危患者多需要静脉营养,以提供足够热量,使尿素氮升高速度减慢,增强机体抵抗力,降低少尿期病死率,产能减少透析次数。静脉营养液内含 8 种必需氨基酸、高渗葡萄糖、脂肪乳、各种微量元素及维生素。由于其高渗性须由腔静脉插管输入,为避免容量过多致心力衰竭,常需先施行连续性静脉-静脉血液滤过。

6.抗感染治疗

感染是急性肾衰竭的常见并发症,多见于血液、肺部、尿路、胆管等部位感染,应根据细菌培养和药物敏感试验,选用那些对肾无毒性或毒性低的抗生素,并按肌酐清除率调整药物剂量。

7.透析疗法

为抢救急性肾衰的最有效措施,可迅速清除体内过多代谢产物,维持水、电解质和酸碱平衡,防止发生各种严重并发症,使患者度过少尿期。透析指征为:①少尿或无尿 2 d 以上。②血钾 >6.5 mmol/L(6.5 mRq/L),内科处理无效者。③血尿素氮 > 21 ～ 28.7 mmol/L(60 ～ 80 mg/dL)或血 Cr>530.4 μmol/L(6 mg/dL)。④体液过多,有急性肺水肿、难控制的高血压、脑水肿和充血性心力衰竭征兆。⑤严重代谢性酸中毒,血 HCO_3^- <12 mmol/L(12 mEq/L)。

血液透析适用于:高分解代谢型危重患者,心功能尚稳定,腹膜脏器损伤或近期腹部手术者。腹膜透析适用于:非高分解代谢型,心功能欠佳,有心律失常和血压偏低,血管通道建立有困难,有活动性出血或创伤,老年或儿童患者。连续性动(静)脉-静脉血液滤过对心血管系统影响小,脱水效果好,可有效防止少尿期体液潴留导致肺水肿,并可保证静脉内高营养疗法进行。

(二)多尿期治疗

治疗重点仍为维持水、电解质和酸碱平衡,防止各种并发症。须注意防止脱水、低血钾和低血钙。患者每天尿量多在 4 L 以上,补充液体量应比出量少 500～1 000 mL,尽可能经胃肠道补充。在多尿期经4～7 d,患者可逐渐恢复正常饮食,仍适当地限制蛋白质,直至血尿素氮和肌酐恢复正常。

(三)恢复期治疗

可增加活动量,补充营养,服用中药调治以促进肾功能恢复,避免使用对肾脏有害药物,定期随访肾功能。一般经 3～6 个月可恢复到原来的健康水平。个别患者遗留下永久性肾小球或肾小管功能损害,极少数患者可发展为慢性肾衰。

(孙新志)

第四节　肝肾综合征

肝肾综合征(HRS)是严重肝病并发的、无其他原因可解释的进行性肾衰竭,以肾功能不全、内源性血管性物质异常和血流动力学异常为特征。患者可突然出现少尿或无尿、氮质血症、稀释性低钠血症和低尿钠。常继发于胃肠道出血、感染、电解质紊乱、大量放腹水、剧烈呕吐、严重腹泻。在肝衰竭患者中,HRS 发生率为 60%～80%。一旦发生,治疗相当困难,预后差,3 个月病死率高达 80%～100%。

一、发病机制

HRS 发生的基本过程:通常认为,肝硬化合并腹水的患者存在典型的"高动力型血液循环",即外周及内脏动脉系统的广泛舒张,从而造成动脉血压和系统血管阻力下降。这种血流动力学改变的直接后果就是有效血容量的不足。作为代偿,机体增强内源性血管收缩反应,如激活肾素-血管紧张素-醛固酮系统(RAS)和交感神经系统,分泌抗利尿激素和各种血管活性因子等,以代偿外周阻力及动脉压下降趋势;机体增强心排血量以代偿中心血容量下降。肾脏血管对这种代偿机制尤为敏感,从而引起肾血管的广泛收缩和钠水潴留,引起肾功能障碍。上述过程既可以在肝硬化腹水的患者中自然发生,也可以在某种(些)诱因(即所谓的"二次打击")的作用下出现(尤其是Ⅰ型 HRS),如自发性细菌性腹膜炎、上消化道出血和大量放腹水后未扩容等。参与这种功能改变的因素主要包括以下几个方面。

(一)代偿机制

肝硬化初期,全身血管阻力下降,心率增快,心排血量增加。当疾病进展、内脏小动脉进一步扩张时,有效血容量的下降和动脉低血压状态刺激压力感受器,激活 RAS 和交感神经系统,刺激抗利尿激素的分泌以尽量维持血流动力学的稳定,但同时也造成水钠潴留、稀释性低钠血症,成为 HRS 典型的临床特征。除此之外,机体也通过分泌一些其他的缩血管因子来代偿有效血容量的下降,如内皮素-1(ET-1)。但由于内脏循环局部产生大量的扩血管因子如 NO 等,通过旁分泌方式加重内脏小动脉的扩张及局部高浓度的扩血管因子,使内脏血管对代偿性缩血管机制的"反应迟钝"。上述代偿性反应并不能很好地纠正内脏循环小动脉的广泛性扩张,形成从内脏小动脉扩张到代偿性缩血管及钠水潴留的一种恶性循环,从而造成肾脏、脑及肝脏等脏器的血管床进一步收缩,诱发相应器官的功能障碍。在失代偿期肝硬化早期,由于肾内局部产生扩血管因子(主要是前列腺素),使肾脏灌注得以勉强维持。但随着疾病的进展,肾脏灌注进一步减少,肾脏内部代偿性分泌大量缩血管因子,促使肾灌注明显减少和肾小球滤过率的下降。

(二)内脏小动脉的舒张状态

在严重肝病时,内脏血管局部扩血管因子,包括一氧化氮、一氧化碳、胰高血糖素、前列环素、心房利钠钛等产生过多;同时,肝脏对这些因子的灭活减弱或摄取减少,引发扩血管的效应增大。内脏血管缩血管因子的产量也相对不足,并在各种扩血管因子的作用下,对缩血管因子的敏感性明显下降。以上两方面作用的结果最终使内脏小动脉广泛舒张。

(三)HRS 时心排血量的改变

血容量减少可能是心排血量下降的主要原因。当患者并发感染、出血或经历大量放腹水而没有及时补液时,血容量进一步减少,结果使心排血量的下降更为显著。心肌本身的损伤也可能是造成心排血量下降的另一个原因。此外,如患者合并感染,则感染本身也可以影响到心肌的收缩功能使心排血量下降。

二、诊断

1996 年,国际腹水俱乐部(the International Ascites Club,IAC)首次提出了 HRS 的诊断标准,2007 年 IAC 再次进行了修订。2009 年,《美国肝病学会成人肝硬化腹水处理指南》及《2010 年欧洲肝病学会肝硬化腹水、自发性细菌性腹膜炎、肝肾综合征临床实践指南》中均引用 IAC 修订后的诊断标准。其诊断的主要依据为:①肝硬化合并腹水。②肌酐>133 μmol/L。③排除休克。④停利尿剂至少 2 d 以上,并经清蛋白扩容后肌酐值没有改善(未降至133 μmol/L以下),清蛋白推荐剂量为 1 g/(kg·d),最大量可达 100 g/d。⑤目前或近期没有应用肾毒性药物。⑥排除肾实质性疾病:尿蛋白<0.5 g/d、尿红细胞<50 个/HP 和/或超声下无肾实质病变。

三、临床分型

(一)肝肾综合征Ⅰ型

肝肾综合征Ⅰ型为急性型,以肾功能急剧恶化为主要临床特征,其标准为 2 周内肌酐超过原水平2 倍至>226 μmol/L(2.5 mg/dL)。常发生于大量应用利尿剂、消化道出血、大量排放腹水(未补充清蛋白)、感染特别是自发性细菌性腹膜炎(SBP)后,也可发生于严重的肝脏疾病患者,进展快速,预后险恶。

(二)肝肾综合征Ⅱ型

呈现中等程度的肾功能损害,肌酐为 $133\sim226\ \mu mol/L$。进展较缓慢,较长时间内可保持稳定,常常自发性发生,SBP 等亦可为诱发因素。通常见于肝功能相对稳定,但应用利尿剂无效的肝硬化难治性腹水患者。尽管 HRSⅡ型患者平均存活时间长于Ⅰ型患者,为 $4\sim6$ 个月,但预后仍十分险恶。

四、鉴别诊断

HRS 需与下列疾病鉴别。

(一)急性肾小管坏死

肝硬化患者合并低血容量性或感染性休克、大手术、使用肾毒性药物时可发生急性肾小管坏死。特征为突发的肾功能损害,表现为高尿钠浓度、尿/血浆渗透压比小于1、异常尿沉淀等。

(二)肾小球疾病

若有明显的蛋白尿、镜下血尿或经超声证实肾脏大小异常,则应怀疑器质性肾脏疾病。肾脏活组织检查有助于拟定进一步治疗方案,包括评价肝肾联合移植的潜在需要。

(三)肾前性氮质血症

肾前性氮质血症的原因包括应用利尿剂、呕吐、腹泻、放腹水等,充分扩容后能改善肾功能,对扩容缺乏反应是 HRS 的一个主要诊断依据。

(四)药物诱发的肾衰竭

氨基糖苷类抗生素和非甾体抗炎药是导致肝硬化患者肾衰竭的最常见药物,临床表现类似急性肾小管坏死。

五、治疗

(一)一般支持疗法

食用低蛋白、高糖和高热量饮食,以降低血氨、减轻氮质血症,并使机体组织蛋白分解降至最低限度。肝性脑病患者应严格限制蛋白摄入,并给予泻剂、清洁灌肠以清洁肠道内含氮物质。积极治疗肝脏原发病及其他并发症如上消化道出血、肝性脑病,维持水、电解质、酸碱平衡。如继发感染,应积极控制感染,宜选用第三代头孢菌素,避免使用氨基糖苷类等肾毒性较大的抗生素。应密切监测尿量、液体平衡、动脉压以及生命体征。

(二)药物治疗

1.特利加压素

2010 年欧洲肝病学会关于腹水、自发腹膜炎以及肝肾综合征的指南建议特利加压素（1 mg/4~6 h,静脉推注）联合清蛋白作为Ⅰ型 HRS 的一线用药,对于改善患者的短期生存率有较好疗效。其治疗目标是:充分改善肾功能至肌酐<133 $\mu mol/L$(1.5 mg/dL)（完全应答)。若治疗3 d后肌酐未能下降 25%,则应将特利加压素的剂量逐步增加,直至最大剂量（2 mg/4~6 h）。对于部分应答患者(肌酐未降至133 $\mu mol/L$以下)或肌酐未降低的患者,应在 14 d 内终止治疗。特利加压素联合清蛋白治疗对Ⅱ型 HRS 患者的有效率达 60%~70%,但尚无足够数据评价该治疗对临床转归的影响。特利加压素治疗的禁忌证包括缺血性心血管疾病。对于应用特利加压素治疗的患者应密切监测心律失常的发生、内脏或肢端缺血体征以及液体超负荷。治疗后复发的Ⅰ型 HRS 相对少见,可再次给予特利加压素治疗,且通常仍有效。

2.米多君、奥曲肽、去甲肾上腺素

2009年美国肝病学会成人肝硬化腹水处理指南关于 HRS 部分建议Ⅰ型 HRS 可应用米多君加奥曲肽，并联合清蛋白治疗。该指南同时指出去甲肾上腺素联合清蛋白在一些研究中同样有效。米多君初始剂量为 2.5～7.5 mg/8 h，口服，可增大至 12.5 mg/8 h。去甲肾上腺素使用剂量为 0.5～3 mg/h 持续静脉滴注。奥曲肽初始剂量为 100 μg/8 h，皮下注射，剂量可增大至 200 μg/8 h。

3.其他药物

持续应用小剂量多巴胺 3～5 μg/(kg·min)可直接兴奋肾小球多巴胺受体，扩张肾血管，增加肾血流灌注，使尿量增多，单独应用多巴胺并不能使肾小球滤过率显著改善，与清蛋白和缩血管药物联合应用才可使肾功能得到一定改善。

（三）控制腹水

支持Ⅰ型 HRS 患者应用腹腔穿刺放液的数据尚少，但如果存在张力性腹水，腹腔穿刺放液联合清蛋白输注有助于缓解患者症状。对于Ⅱ型 HRS 患者，适度腹腔穿刺放液可减轻腹内压、肾静脉压力和暂时改善肾血流动力学。但大量放腹水，特别是不补充清蛋白或血浆扩容，可诱发或加重肾衰。

（四）经颈静脉肝内门体分流术

经颈静脉肝内门体分流术（TIPS）是应用介入放射技术建立门静脉-肝静脉分流，对于提高肾小球滤过率，改善肾功能有肯定疗效。虽然 TIPS 支架置入可改善部分患者的肾功能，但目前尚无足够证据支持 TIPS 用于Ⅰ型 HRS 的治疗。而有研究表明在Ⅱ型 HRS 患者中 TIPS 可改善肾功能并控制腹水。由于 TIPS 可使肝窦血流减少、诱发肝性脑病、并发门静脉和肝静脉狭窄或栓塞等严重并发症，限制了其在临床的应用。

（五）连续性肾脏替代治疗

连续性肾脏替代治疗是近年在血液透析基础上发展起来的一种新型血液净化技术。CRRT 具有稳定血流动力学，精确控制容量，维持水、电解质酸碱平衡，改善氮质血症作用的血液净化技术，是治疗急、慢性肾衰竭的有效方法。CRRT 对 HRS 可能有一定疗效，但它仅起到血液净化作用，不能改善肝脏的合成和代谢功能。

（六）分子吸附再循环系统

分子吸附再循环系统是改良的血液透析系统，含有清蛋白的透析液和活性炭-离子交换柱，可选择性清除与清蛋白结合的各种毒素及过多水分和水溶性毒素。目前认为，MARS 可以清除肿瘤坏死因子、白细胞介素-6 等细胞因子，对减轻炎性反应和改善肾内血液循环有益。一些患者经 MARS 治疗可改善肝肾功能，提高短期生存率。由于 MARS 只是一种过渡性治疗，多用于等待肝移植的患者。

（七）肝移植

肝移植是Ⅰ型和Ⅱ型 HRS 最有效的治疗方法。2009年美国肝病学会成人肝硬化腹水处理指南推荐存在肝硬化、腹水、Ⅰ型 HRS 患者应尽快转诊行肝移植。HRS 患者的肝移植效果比无 HRS 的患者差。因此，在肝移植前应采用前述手段治疗，尽量恢复肾功能，以达到无 HRS 患者的疗效。对血管收缩剂有应答的 HRS 患者，可仅给予肝移植治疗；对血管收缩剂无应答且需要肾脏支持治疗的 HRS 患者，一般亦可仅给予肝移植治疗，因为大多数患者的肾功能在肝移植后可完全恢复。需长期肾脏支持治疗（＞12周）的患者，应考虑肝肾联合移植。随着器官移植术的发展和术后抗排斥措施的完善，目前肝移植术已趋向成熟，但因供体肝源不足，使其应用受到限制。

六、预防

HRS防治措施包括避免大量放腹水和过度利尿；避免使用或慎用肾毒药物；同时防治消化道出血、感染、低血压、低血容量及电解质紊乱等。部分肾衰的诱因，如早期发现并得到合理治疗，常可改善预后。2010年欧洲肝病学会肝硬化腹水、自发性细菌性腹膜炎、肝肾综合征临床实践指南建议对于存在SBP的患者，应给予静脉清蛋白治疗，可使HRS的发生率下降，并改善生存率。有数据表明，己酮可可碱(400 mg,3次/天)可降低严重酒精性肝炎和晚期肝硬化患者的HRS发生率，诺氟沙星也可降低晚期肝硬化患者的HRS发生率，但尚需进一步研究。

（韩伟华）

第八章 内分泌系统急危重症

第一节 垂体危象

垂体危象是指垂体功能减退症的应激危象,又称为垂体卒中。遇到应激状态(感染、创伤、手术等)而未经正规治疗或治疗不当,则可能诱发代谢紊乱和器官功能障碍。

临床表现多样。垂体分为腺垂体、神经垂体或前叶后叶,分泌多种激素,调节神经内分泌网络,故影响是全身性的,因受损部位和程度不同而产生多种类型。腺垂体分泌多种促激素,如促甲状腺素(TSH)、促肾上腺皮质激素(ACTH)、促性腺激素(GnH),及生长激素(GH)。神经垂体贮存和释放神经内分泌激素如抗利尿激素(ADH)、缩宫素(OXT)。以上激素的减少则影响应激反应、生长生殖、身心发育、物质与能量代谢。

一、病因

主要病因依次为垂体肿瘤、席汉综合征、颅咽管肿瘤、松果体瘤,以及脑瘤手术或放疗以后。

(一)垂体肿瘤

垂体肿瘤占颅内肿瘤的 10% 以上,多为良性,但瘤体生长、浸润损伤正常脑组织。垂体瘤多位于腺垂体部分,可分为功能性、非功能性两大类,功能性者如嗜酸细胞瘤,因生长激素增多而引起巨人症、肢端肥大症,催乳素腺瘤引起闭经泌乳症或男性阳痿,促肾上腺皮质激素腺瘤引起库欣综合征,促甲状腺激素腺瘤引起垂体性甲亢。当垂体腺瘤破坏、挤压正常垂体腺或手术、出血、坏死时则致垂体危象或垂体卒中。无功能垂体瘤压迫正常脑组织产生多种功能低下症,如垂体性侏儒症、尿崩症、视交叉损害的偏盲、癫痫、脑积水等。

(二)颅咽管瘤

颅咽管瘤为较常见的先天性肿瘤,好发于蝶鞍之上,囊性,压迫视神经交叉而发生偏盲,压迫下丘脑或第三脑室引起脑积水、尿崩症或其他垂体功能障碍,是儿童期垂体危象的常见原因。

(三)席汉综合征

席汉综合征见于产科大出血、DIC。产科大出血常因胎盘前置、胎盘残留、羊水栓塞、产后宫缩无力、产褥热(感染)所致,此时继发垂体门脉系统缺血、血管痉挛,从而使得孕期增大的垂体梗死,功能减退,表现为乏力、怕冷、低血压、性器官和乳房萎缩等。若遇诱因,则可能出现急性垂体卒中(垂体危象)或典型席汉综合征。本症常有基础病或伴发病如糖尿病、系统性红斑狼疮、某些贫血、高凝状态、下丘脑-垂体发育异常,也见于甲状腺炎,萎缩性胃炎等自身免疫疾病。

(四)其他病因

如中枢神经系统感染,颅脑外伤、脑卒中等疾病引起垂体功能减退或衰竭。

二、临床表现

患者在发病前多已有性腺、甲状腺、肾上腺皮质功能减退的症状与体征,如面色苍白,皮肤色素减少,消瘦。产后缺乳,头发及阴毛、腋毛脱落,闭经,性欲减退,生殖器及乳房萎缩,怕冷,反应迟钝,虚弱乏力,厌食、恶心,血压降低等。本病起病急骤,大多数患者则在应激或服用安眠镇静药情况下发病,少数患者则可由于使用甲状腺激素治疗先于肾上腺皮质激素,代谢率增加使肾上腺皮质功能减退进一步加重。在诱发因素作用下,患者易于发生意识不清和昏迷。临床表现有多种类型,其中以低血糖型为多见,患者每于清晨空腹时发病,感头晕、出汗、心慌,精神失常,癫痫样发作,最后进入昏迷。感染引起者,患者高热,瞬即显现神志不清、昏迷,多伴有血压降低甚至休克。低体温型,多发生于冬季,严重者体温可低于30℃,系由于甲状腺功能减退所致。患者皮质醇不足,对水负荷后的利尿反应较差,因此在饮水过多或进行水试验时容易引起水中毒,表现恶心、呕吐、烦躁不安、抽搐、昏迷等。垂体卒中起病突然,患者感剧烈头痛,恶心、呕吐,视力减退甚至失明,继而意识障碍甚至昏迷,多有脑膜刺激征,脑脊液检查可发现红细胞、含铁血黄素、蛋白质增高等;患者在起病前已有肢端肥大症、库欣综合征、纳尔逊综合征等临床表现与体征,但在无功能的垂体肿瘤则可缺如。垂体肿瘤或糖尿病视网膜病变等需作垂体切除治疗的患者,术后可因局部损伤、出血和垂体前叶功能急剧减退以致昏迷不醒,患者可有大小便失禁,对疼痛刺激仍可有反应,血压可以正常或偏低,如术前已有垂体前叶功能不全和/或手术前后有水、电解质平衡紊乱者则更易发生。

三、实验室检查

本病涉及多种内分泌功能改变,个体临床表现不同,故实验室检查也因人因病而异,但总以血液检验和影像检查为主。颅脑CT、MRI可见垂直肿瘤或其他占位性病变,席汉综合征者可见垂体坏死、萎缩,以蝶鞍部明显(表8-1)。

表 8-1 垂体危象综合征鉴别简表

激素缺乏类型	临床特点	实验室检查
促甲状腺激素(TSH)	怕冷、呆滞、黏液水肿	血 TSH↓,CRH 负荷试验无反应
促肾上腺皮质激素(ACTH)	低血糖、低血压、乏力	血 ACTH,皮质醇,尿 17-OH、17-KS
促性腺激素(GnH)	性器官萎缩、性功能低下	血酮、雌二醇、孕酮↓、PRL↓、FSH、LH↓、PRL↓
生长激素(GH)	低血糖、发育迟滞	血 GH↓
抗利尿激素(ADH)	烦渴、多饮、多尿、低比重尿,继发脱水、电解质紊乱	血 ADH↓,血、尿的渗透压↓

注:17-OH:17-羟皮质醇;17-KS 酮皮质醇;PRL:催乳素;LH:黄体生成素;FSH:卵泡刺激素;CRH:促肾上腺皮质素释放激素。

四、治疗

(一)一般治疗

防治感染、创伤,心理调节,劳逸适度,饮食平衡、二便通畅,防治并发症,处理相关疾病。

(二)垂体功能不足的替代疗法

酌情补充靶组织激素,尤其注意防止肾上腺皮质功能减退或肾上腺危象。①肾上腺皮质激素替代:常用氢化可的松:5 mg/d,一般于早晨 8 时口服,并注意昼夜曲线,应激状态时加量,严重低血压者可加用醋酸去氧皮质酮(DOCA)1 mg/d;②甲状腺激素替代:选用干甲状腺片,小量开始,首日 4~10 mg,逐渐增至最佳量 60~120 mg/d;③性激素替代,育龄妇女可用雌激素-孕激素人工周期疗法,男性用丙睾酮 25 mg 每周 1~2 次,或 11 酸睾酮(长效)250 mg,每月肌内注射一次,促性腺释放激素戈那瑞林(促黄体生成素释放激素 LRH),每次 0.1~0.2 mg,静脉滴注或喷鼻;④其他激素替代,儿童生长激素缺乏,可用基因重组生长素0.10 U/kg皮下注射,治疗持续1 年左右。尿崩症则要补充抗利尿激素,长效尿崩停0.2~0.5 mL,每周肌内注射一次。

(三)垂体危象的抢救

常用肾上腺皮质激素和甲状腺素,经 1 周病情稳定,继续激素维持治疗,同时治疗原发病(如脑瘤)、诱因(如感染)、相关病(贫血、风湿性疾病、甲状腺炎、糖尿病、下丘脑-垂体发育异常)。垂体危象一般勿用加重病情的药物如中枢神经抑制药、胰岛素、降糖药。因感染诱发者,于抗感染同时加大肾上腺皮质激素用量。具体措施:①静脉注射高渗葡萄糖,以纠正低血糖。50%葡萄糖溶液 40~60 mL静脉注射,继以 10%葡萄糖盐水静脉滴注维持,并依病情调整滴速;②静脉滴注氢化可的松或其他肾上腺皮质激素,氢化可的松用量可达 300 mg 以上,适用于肾上腺皮质功能不足、水中毒、体温过低等多种类型;③甲状腺素口服、鼻饲或保留灌肠,尤适于水中毒型、低温型、低钠型或混合型。常用甲状腺干片每天 3~5 片。左甲状腺素(L-T$_4$)为人工合成品,可供口服或静脉滴注,首剂 200~500 mg;④维持水与电解质平衡,失钠型常用生理盐水纠正脱水、补充钠盐;水中毒型补充甲状腺素、利尿、脱水,同时酌情补充糖和多种激素;⑤高热型,常有感染、创伤等诱因,或在激素替代时发生,应紧急处理,包括物理降温,正确补充多种激素等综合措施。

(韩伟华)

第二节　甲状腺功能减退危象

甲状腺功能减退危象又叫甲减危象、黏液性水肿昏迷,是甲状腺功能减退失代偿期的严重表现。病情重笃,危及生命,且症状复杂多变。

一、病因

常见病因来自甲状腺病变(慢性淋巴细胞性甲状腺炎等)和垂体-下丘脑病变,多种诱因促发危象。

(一)甲状腺病变

成人自身免疫性甲状腺炎常见慢性淋巴细胞性甲状腺炎(桥本甲状腺炎),血中存在大量自身抗体,攻击、破坏甲状腺组织,可经历甲状腺炎、甲亢、甲状腺功能正常,后期出现甲状腺功能减退,甚至黏液性水肿,或合并恶性贫血。此外,甲状腺肿瘤切除或放射性碘治疗后,颈部肿瘤放疗后,先天性甲状腺发育障碍或缺如,或硫脲类药物过量等因素也促发甲减。

(二)垂体下丘脑病变

引起继发性甲减、垂体病变,使得促甲状腺激素(TSH)分泌不足,下丘脑病变可使甲状腺激素释放激素(TBH)分泌不足,均可影响甲状腺素分泌。

(三)诱因

甲减可能是一漫长的病理过程,在诱因作用下,甲状腺功能衰竭出现危象,常见诱因有受寒、用药不当(镇静药促发),手术、感染、创伤等。

二、临床表现

患者多为老年女性,好发于冬季,表现为嗜睡、昏迷,体温过低(<33 ℃),生命体征微弱。多种反射消失。一般表现为精神神经异常、代谢和体温调节障碍,以及诱因和甲减表现。患者有面色苍黄、皮肤粗糙、唇厚鼻宽、舌大外置、表情呆滞、反应迟钝等甲减表现,可有肺炎、传染病、卒中、外伤等相关病症。

三、实验室检查

(一)甲状腺功能检查

检测血清甲状腺素(TT_3、TT_4、FT_3、FT_4、rT_3)明显减低。血清促甲状腺素(TSH)低下提示垂体下丘脑病变引起继发性甲减,而 TSH 升高提示原发性甲减。放射核素检查具有诊断价值,但可影响甲状腺功能,故应少用于甲减,如甲状腺吸碘(I)率、甲状腺扫描均可能影响甲状腺功能。

(二)血液一般检查和生化检查

红细胞和血细胞比积下降,白细胞计数减少、核右移。低血糖、低血钠,血清酶可升高,血气分析显示二氧化碳潴留低氧血症。

(三)心电图

心电图示心动过缓、低电压、QT 延长、ST-T 改变,超声心动图显示心脏增大或心包积液。

四、治疗

宜早诊早治,争取一两日内好转。若 24 h 后不能逆转病情,则预后较差,病死率颇高。

(一)补充甲状腺素

选用快速作用的甲状腺素制剂三碘甲状腺原氨酸 100 μg 静脉注射,然后静脉滴注维持,每 6 h 5～15 g,直至患者清醒后改为口服,但其药源紧张。也可选用左旋甲状腺素,首剂 200～500 μg 静脉注射,以后间歇给药,用量减少。甲状腺片口服也有效,但因甲减危象时 T_4 转化为 T_3 较为缓慢,延缓了生效时间。

(二)控制感染、消除诱因

多选用广谱抗生素,并注意心、肝、肾功能监测。

(三)其他抢救措施

(1)氧气疗法,保持气道通畅,危重者采用机械通气。

(2)补充肾上腺皮质激素,氢化可的松 50～100 mg 静脉注射,每 4～6 h 一次,患者清醒后递减或停用。

(3)纠正低血压可用少量间羟胺、去甲肾上腺素或多巴胺,同时心电监护,及时防治心律失常。

(4)补充营养、调节水电解质和酸碱平衡,适当补充葡萄糖、B 族维生素、氯化钠或能量合剂。

(韩伟华)

第三节　低血糖危象

低血糖危象是由多种原因引起的糖代谢紊乱,致血糖水平降低的一种反应。因血糖下降速度过快、血糖水平过低或个体对低血糖的耐受性较差,患者可突然出现神经系统和心血管系统异常,严重者可造成死亡。

一、病因与发病机制

(一)病因

凡有食物摄入不足,肝糖原贮存减少,糖原异生障碍或胰岛素分泌过多,拮抗胰岛素的激素分泌相对或绝对减少等原发病者。遇有延长进食时间、饮酒、剧烈运动、寒冷、月经来潮、发热等促发因素,均可导致低血糖危象的发生。

产生低血糖危象的原因很多,最常见的是功能性胰岛 β 细胞瘤分泌过多的胰岛素所致。少数是由于非胰腺的中胚叶肿瘤(如某些纤维瘤、纤维肉瘤、平滑肌瘤等,约有 80% 发生于腹腔内)产生有胰岛素活性的物质如胰岛素生长因子(IGF-Ⅰ、Ⅱ)过多。也有因应用岛素或口服降糖药物过量或酒精中毒引起。

(二)发病机制

正常人血浆葡萄糖维持在一个较恒定的水平,24 h 内波动范围一般为 2.2~2.8 mmol/L(40~50 mg/dL)。这种葡萄糖内环境的稳定是通过多种激素及酶来维持的。血液循环中的葡萄糖是细胞、特别是脑细胞能量的主要来源,而脑细胞贮存葡萄糖较少,主要依靠血中葡萄糖随时供给。中枢神经系统每分钟大约需要葡萄糖 100 mg,即每小时 6 mg 或每天144 g,超过了肝脏可动员的糖原贮存量。如果血中完全没有葡萄糖时,脑内贮备的葡萄糖只需 10~15 min 即被消耗完。当低血糖症状反复发作并历时较久时,可使脑细胞变性、脑组织充血、坏死。大脑皮质、中脑、延脑活动受抑制,皮质下中枢包括基底节、下丘脑及自主神经中枢相继受累而发生躁动不安、神志不清、痉挛及舞蹈样动作,患者有心动过速、脉搏细弱、瞳孔散大、呼吸浅快、血压下降,甚至发生强直性惊厥,最后进入昏迷。

二、诊断

(一)临床表现

临床症状与血糖下降速度、持续时间长短、个体反应性及基础疾病有关。通常血糖下降越明显、持续时间越久、下降速度越快、器质性疾病越严重,临床症状越明显。

1.交感神经兴奋及肾上腺素分泌增多的症状

在低血糖发生早期或血糖下降速度较快时,可出现面色苍白、腹痛、晕厥、震颤等交感神经兴奋症状群。

2.中枢神经系统症状群

轻者仅有烦躁不安、焦虑,重者出现语无伦次,视力障碍,精神失常,定向力丧失,痉挛、癫痫样小发作,偶可偏瘫。如低血糖严重而持久时则进入昏迷,各种反射均消失,最后死亡。新生儿及婴儿低血糖表现以惊厥为重。上述两组症状可先后发生,也可同时出现,但往往以某一组症状较为突出。也可以第一组症状不明显,而很快出现第二组症状发生昏迷。

(二)辅助检查

1.血糖

血糖危象发作时血糖多低于 2.8 mmol/L(50 mg/dL),甚至更低,个别情况下可测不出。

2.血浆胰岛素

血浆胰岛素水平高低与血糖水平有关。正常人空腹血浆胰岛素值不超过 24 mU/L,当空腹血糖低于 2.8 mmol/L(50 mg/dL)时血浆胰岛素值常低于 10 mU/L,空腹血糖低于 2.2 mmol/L(40 mg/dL)时,空腹血浆胰岛素值常低于 5 mU/L(5 μU/mL)。血浆胰岛素与血糖比值[血胰岛素(mU/L)/血糖(mg/dL)]正常人小于 0.3,比值大于 0.3 疑高胰岛素血症,比值大于 0.4 提示胰岛 β-细胞瘤。而在胰岛 β-细胞瘤、异位胰岛素分泌瘤患者,血浆胰岛素水平高,即在低血糖危象发作时其胰岛素水平也不降低。有人提出[血浆胰岛素(μU/mL)×100]/血浆葡萄糖(mg/dL)−30]之比值,正常情况下小于 50;如果大于 50 为可疑;如比值大于 150,则对胰岛 β 细胞瘤有诊断意义。

3.口服葡萄糖耐量试验

将该试验延长至 4～5 h,有可能出现低血糖,对诊断有意义。

4.激发试验

胰岛素释放试验中胰岛素高峰超过 150 μU/mL;胰高血糖素试验血浆胰岛素水平超过 260 μU/mL;亮氨酸试验血浆胰岛素水平上升超过 40 μU/mL,对低血糖诊断有意义。但上述这些激发试验均有假阳性和假阴性出现,仅能做为辅助诊断。

三、急救措施

一经确诊低血糖危象,应立即静脉给予葡萄糖,以尽量减少低血糖对神经系统的损害。其具体措施如下。

(1)患者意识尚清楚者,可口服糖水或含糖饮料,如严重而持久的意识丧失或有抽搐者,应立即静脉注射 50% 葡萄糖 60～100 mL,若仍未改善,可重复注射。然后给 10% 葡萄糖 500～1 000 mL,持续静脉滴注,直到患者清醒为止。若心肺肝肾功能减退者,可鼻饲糖水。

(2)严重低血糖危象发作,若无肝脏疾病可给予 0.1% 肾上腺素 0.5 mL 皮下注射,以促进糖原分解,减少肌肉利用葡萄糖,提高血糖浓度。也可给予胰高血糖素 1～2 mg 肌内注射,以加强糖原分解,刺激肾上腺素分泌。如因肾上腺皮质功能低下引起的低血糖危象,经上述处理仍不清醒者,可给予氢化考的松 100～300 mg 静脉滴注,抑制胰岛素分泌,增加糖原异生。如因垂体危象、甲状腺危象、肾上腺危象所致低血糖危象,除补充葡萄糖外,还应给予相应激素的替代治疗。

(3)针对病因治疗,如行肿瘤切除手术,不能手术者行药物或放疗等。

(韩伟华)

第四节　糖尿病酮症酸中毒

　　糖尿病酮症酸中毒(DKA)为最常见的糖尿病急症,是由于体内胰岛素缺乏引起的以高血糖、高血酮和代谢性酸中毒为主要表现的临床综合征。当代谢紊乱发展至脂肪分解加速、血清酮体积聚超过正常水平时称为酮血症,尿酮体排出增多称为酮尿,临床上统称为酮症。当酮酸积聚而发生代谢性酸中毒时称为酮症酸中毒,常见于1型糖尿病患者或B细胞功能较差的2型糖尿病患者伴应激时。

一、病因

　　DKA发生在有糖尿病基础,在某些诱因作用下发病。DKA多见于年轻人,1型糖尿病易发,2型糖尿病可在某些应激情况下发生。发病过程大致可分为代偿性酮症酸中毒与失代偿性酮症酸中毒二个阶段。诱发DKA的原因如下。

(一)急性感染
　　以呼吸、泌尿、胃肠道和皮肤的感染最为常见。伴有呕吐的感染更易诱发。

(二)胰岛素和药物治疗中断
　　这是诱发DKA的重要因素,特别是胰岛素治疗中断。有时也可因体内产生胰岛素抗体致使胰岛素的作用降低而诱发。

(三)应激状态
　　糖尿病患者出现精神创伤、紧张或过度劳累、外伤、手术、麻醉、分娩、脑血管意外、急性心肌梗死等。

(四)饮食失调或胃肠疾病
　　严重呕吐、腹泻、厌食、高热等导致严重失水,过量进食含糖或脂肪多的食物,酗酒,或每天糖类摄入过少(<100 g)时。

(五)不明病因
　　发生DKA时往往有几种诱因同时存在,但部分患者可能找不到明显诱因。

二、发病机制

　　主要病理基础为胰岛素相对或绝对不足、拮抗胰岛素的激素(胰高血糖素、皮质醇、儿茶酚胺类、生长激素)增加以及严重失水等,因此产生糖代谢紊乱,血糖不能正常利用,导致血糖增高、脂肪分解增加、血酮增高和继发性酸中毒与水、电解质平衡失调等一系列改变。本病发病机制中各种胰岛素拮抗激素相对或绝对增多起重要作用。

(一)脂肪分解增加、血酮增高与代谢性酸中毒的出现
　　DAK患者脂肪分解的主要原因如下。①胰岛素的严重缺乏,不能抑制脂肪分解。②糖利用障碍,机体代偿性脂肪动员增加。③生长激素、胰高血糖素和糖皮质激素的作用增强,促进脂肪的分解。此时因脂肪动员和分解加速,大量脂肪酸在肝经B氧化生成乙酰辅酶A。正常状态下的乙酰辅酶A主要与草酰乙酸结合后进入三羧酸循环。DAK时,由于草酰乙酸的不足,使大量

堆积的乙酰辅酶 A 不能进入三羧酸循环,加上脂肪合成受抑制,使之缩合为乙酰乙酸,再转化为 β-羟丁酸、丙酮,三者总称为酮体。与此同时,胰岛素的拮抗激素作用增强,也成为加速脂肪分解和酮体生成的另一个主要方面。在糖、脂肪代谢紊乱的同时,蛋白质的分解过程加强,出现负氮平衡,血中生酮氨基酸增加,生糖氨基酸减少,这在促进酮血症的发展中也起了重要作用。当肝内产生的酮体量超过了周围组织的氧化能力时,便引起高酮血症。

病情进一步恶化将引起:①组织分解加速。②毛细血管扩张和通透性增加,影响循环的正常灌注。③抑制组织的氧利用。④先出现代偿性通气增强,继而 pH 下降,当 pH<7.2 时,刺激呼吸中枢引起深快呼吸(Kussmaul 呼吸),pH<7.0 时,可导致呼吸中枢麻痹,呼吸减慢。

(二)胰岛素严重缺乏、拮抗激素增高及严重脱水

当胰岛素严重缺乏和拮抗激素增高情况下,糖利用障碍,糖原分解和异生作用加强,血糖显著增高,可超过 19.25 mmol/L,继而引起细胞外高渗状态,使细胞内水分外移,引起稀释性低钠。一般来说,血糖每升高 5.6 mmol/L,血浆渗量增加 5.5 mmol/L,血钠下降 2.7 mOsm/L。此时,增高的血糖由肾小球滤过时,可比正常的滤过率[5.8~11 mmol/(L·min)]高出 5~10 倍,大大超过了近端肾小管回吸收糖[16.7~27.8 mmol/(L·min)]的能力,多余的糖由肾排出,带走大量水分和电解质,这种渗透性利尿作用必然使有效血容量下降,机体处于脱水状态。此外,由此而引起的机体蛋白质、脂肪过度分解产物(如尿素氮、酮体、硫酸、磷酸)从肺、肾排出,同时厌食、呕吐等症状,都可加重脱水的进程。在脱水状态下的机体,胰岛素利用下降与反调节激素效应增强的趋势又必将进一步发展。这种恶性循环若不能有效控制,必然引起内环境的严重紊乱。

(三)电解质失衡

因渗透性利尿作用,从肾排出大量水分的同时也丢失 K^+、Na^+ 和 Cl^- 等离子。血钠在初期可由于细胞内液外移和排出增多而引起稀释性低钠,但若失水超过失钠程度,血钠也可增高。血钾降低多不明显,有时由于 DKA 时组织分解增加使大量细胞内 K^+ 外移而使测定的血钾不低,但总体上仍以低钾多见。

三、临床表现

绝大多数 DKA 见于 1 型糖尿病患者,有使用胰岛素治疗史,且有明显诱因,小儿则多以 DKA 为首先症状出现。一般起病急骤,但也有逐渐起病者。早期患者常感软弱、乏力、肌肉酸痛,是为 DKA 的前驱表现,同时糖尿病本身症状也加重,常因大量尿糖及酮尿使尿量明显增加,体内水分丢失,多饮、多尿更为突出,此时食欲缺乏、恶心、呕吐、腹痛等消化道症状及胸痛也很见。老年有冠心病者可并发心绞痛,甚至心肌梗死及心律失常或心力衰竭等。由于 DKA 时心肌收缩力减低,每搏量减少,加以周围血管扩张,血压常下降,导致周围循环衰竭。

(一)严重脱水

皮肤黏膜干燥、弹性差,舌干而红,口唇樱桃红色,眼球下陷,心率增快,心音减弱,血压下降;并可出现休克及中枢神经系统功能障碍,如头痛、神志淡漠、恍惚,甚至昏迷。少数患者尚可在脱水时出现上腹部剧痛、腹肌紧张并压痛,酷似急性胰腺炎或外科急腹症,胰淀粉酶亦可升高,但非胰腺炎所致,系与严重脱水和糖代谢紊乱有关,一般在治疗 2~3 d 可降至正常。

(二)酸中毒

可见深而快的 Kussmaul 呼吸,呼出气体呈酮味(烂苹果味),但患者常无呼吸困难感觉,少

数患者可并发呼吸窘迫综合征。酸中毒可导致心肌收缩力下降,诱发心力衰竭。当 pH<7.2 时中枢神经系统受抑制则出现倦怠、嗜睡、头痛、全身痛、意识模糊和昏迷。

(三)电解质失衡

早期低血钾常因病情发展而进一步加重,可出现胃肠胀气、腱反射消失和四肢麻痹,甚至有麻痹性肠梗阻的表现。当同时合并肾功能损害,或因酸中毒致使细胞内大量钾进入细胞外液时,血钾也可增高。

(四)其他

肾衰竭时少尿或无尿,尿检出现蛋白、管型;部分患者可有发热,病情严重者体温下降,甚至降至 35 ℃以下,这可能与酸血症时血管扩张和循环衰竭有关;尚有少数患者可因 6-磷酸葡萄糖脱氢酶缺乏而产生溶血性贫血或黄疸。

四、实验室检查

(一)尿糖、尿酮检查

尿糖、尿酮强阳性,但当有严重肾功能损害时由于肾小球滤过率减少而导致肾糖阈增高时,尿糖和尿酮亦可减少或消失。

(二)血糖、血酮检查

血糖明显增高,多高达 16.7~33.3 mmol/L,有时可达 55.5 mmol/L 以上;血酮体增高,正常<0.6 mmol/L,>1.0 mmol/L 为高血酮,>3.0 mmol/L 提示酸中毒。

(三)血气分析

代偿期 pH 可在正常范围,HCO_3^- 降低;失代偿期 pH<7.35,HCO_3^- 进一步下降,BE 负值增大。

(四)电解质测定

血钾正常或偏低,尿量减少后可偏高,血钠、血氯多偏低,血磷低。

(五)其他

肾衰竭时,尿素氮、肌酐增高,尿常规可见蛋白、管型,白细胞计数多增加。

五、诊断及鉴别诊断

DKA 的诊断基于如下条件。①尿糖强阳性。②尿酮体阳性,但在肾功能严重损伤或尿中以 β-羟丁酸为主时尿酮可减少甚至消失。③血糖升高,多为 16.7~33.3 mmol/L,若>33.3 mmol/L,要注意有无高血糖高渗状态。④血 pH 常<7.35,HCO_3^-<10~15 mmol/L。在早期代偿阶段血 pH 可正常,但 BE 负值增大。关键在于对临床病因不明的脱水、酸中毒、休克、意识改变进而昏迷的患者应考虑到 DKA 的可能。若尿糖、尿酮体阳性,血糖明显增高,无论有无糖尿病史,都可结合临床特征而确立诊断。

DKA 可有昏迷,但在确立是否为 DKA 所致时,除需与高血糖高渗状态、低血糖昏迷和乳酸性酸中毒进行鉴别外,还应注意脑血管意外的出现,应详查神经系统体征,特别要急查头颅 CT,以资鉴别,必须注意二者同时存在的可能性。

六、急诊处理

治疗原则为尽快纠正代谢紊乱,去除诱因,防止各种并发症。补液和胰岛素治疗是纠正代谢紊乱的关键。

(一)补液

输入液体的量及速度应根据患者脱水程度、年龄及心脏功能状态而定。一般每天总需量按患者原体重的 10% 估算。首剂生理盐水 1 000～2 000 mL，1～2 h 静脉滴注完毕，以后每6～8 h 输 1 000 mL 左右。补液后尿量应在每小时 100 mL 以上，如仍尿少，表示补液不足或心、肾功能不佳，应加强监护，酌情调整。昏迷者在苏醒后，要鼓励口服液体，逐渐减少输液，较为安全。

(二)胰岛素治疗

常规以小剂量胰岛素为宜，这种用法简单易行，不必等血糖结果；无迟发低血糖和低血钾反应，经济、有效。实施时可分两个阶段进行。

1.第 1 阶段

患者诊断确定后(或血糖>16.7 mmol/L)，开始先静脉滴注生理盐水，并在其中加入短效胰岛素，每小时给予每千克体重 0.1 U 胰岛素，使血清胰岛素浓度恒定达到 100～200 μU/mL，每1～2 小时复查血糖，如血糖下降<30%，可将胰岛素加倍；对有休克和/或严重酸中毒和/或昏迷的重症患者，应酌情静脉注射首次负荷剂量 10～20 U 胰岛素；若下降>30%，则按原剂量继续静脉滴注，直至血糖下降为≤13.9 mmol/L后，转第 2 阶段治疗；当血糖≤8.33 mmol/L 时，应减量使用胰岛素。

2.第 2 阶段

当患者血糖下降至≤13.9 mmol/L 时，将生理盐水改为 5% 葡萄糖(或糖盐水)，胰岛素的用量则按葡萄糖与胰岛素之比为 3～4：1(即每 3～4 g 糖给胰岛素 1 U)继续点滴，使血糖维持在11.1 mmol/L 左右，酮体阴性时，可过渡到平日治疗剂量，但在停止静脉滴注胰岛素前 1 h 酌情皮下注射胰岛素 1 次，以防血糖的回升。

(三)补钾

DKA 者从尿中丢失钾，加上呕吐与摄入减少，必须补充。但测定的血钾可因细胞内钾转移至细胞外而在正常范围内，因此，除非患者有肾功能障碍或无尿，一般在开始治疗即进行补钾。补钾应根据血钾和尿量：治疗前血钾低于正常，立即开始补钾，头 2～4 h 通过静脉输液每小时补钾为 13～20 mmol/L(相当于氯化钾 1.0～1.5 g)；血钾正常、尿量>40 mL/h，也立即开始补钾；血钾正常、尿量<30 mL/h，暂缓补钾，待尿量增加后再开始补钾；血钾高于正常，暂缓补钾。使用时应随时进行血钾测定和心电图监护。如能口服，用肠溶性氯化钾 1～2 g，3 次/日。用碳酸氢钠时，鉴于它有促使钾离子进入细胞内的作用，故在滴入 5% 碳酸氢钠 150～200 mL 时，应加氯化钾 1 g。

(四)纠正酸中毒

患者酸中毒系因酮体过多所致，而非 HCO_3^- 缺乏，一般情况下不必用碳酸氢钠治疗，大多可在输注胰岛素及补液后得到纠正。反之，易引起低血钾、脑水肿、反常性脑脊液 pH 下降和因抑制氧合血红蛋白解离而导致组织缺氧。只有 pH<7.1 或 CO_2CP<4.5～6.7 mmol/L、HCO_3^-<5 mmol/L 时给予碳酸氢钠 50 mmol/L。

(五)消除诱因，积极治疗并发症

并发症是关系到患者预后的重要方面，也是酮症酸中毒病情加重的诱因，如心力衰竭、心律失常、严重感染等，都须积极治疗。此外，对患者应用鼻导管供氧，严密监测神志、血糖、尿糖、尿量、血压、心电图、血气、血浆渗量、尿素氮、电解质及出入量等，以便及时发现病情变化，及时予以处理。

（张雪菲）

第五节 糖尿病非酮症高渗性昏迷

糖尿病非酮症高渗性昏迷是糖尿病的严重急性并发症。特点是血糖极高，没有明显的酮症酸中毒，因高血糖引起血浆高渗性脱水和进行性意识障碍的临床综合征。

一、病因及发病机制

诱发因素常见的有大量口服或静脉输注糖液，使用糖皮质激素、利尿剂（如呋塞米、噻嗪类、山梨醇）、免疫抑制剂、氯丙嗪、苯妥英钠、普萘洛尔等药物，急性感染，手术，以及脑血管意外、急性心肌梗死、心力衰竭等应激状态，腹膜透析和血液透析等。详细的发病机制还有待于进一步阐明。可能由于本病患者体内仍有一定数量的胰岛素，虽然由于各种不同原因而使其生物效应不足，但其数量足以抑制脂肪细胞脂肪分解，而不能抑制肝糖原分解和糖原异生，肝脏产生葡萄糖增加释入血流，同时葡萄糖因胰岛素不足不能透过细胞膜而为脂肪、肌肉摄取与利用，导致血糖上升。脂肪分解受抑制，游离脂肪酸增加不多，使肝脏没有足够的底物形成较多的酮体。加以本病患者抗胰岛素激素（如生长激素、糖皮质激素等）水平虽然升高，但其出现时间较酮症酸中毒患者为迟，且其上升程度不足以引起生酮作用。血糖升高，大量尿糖从肾排出，引起高渗性利尿，从而导致脱水和血容量减少。

二、临床表现

（一）前驱期表现

NKHDC起病多隐蔽，在出现神经系统症状和进入昏迷前常有一段过程，即前驱期，表现为糖尿病症状如口渴、多尿和倦怠、无力等症状的加重，反应迟钝，表情淡漠，引起这些症状的基本原因是由于渗透性利尿失水。这一期可由几天到数周不等，发展比糖尿病酮症酸中毒慢，若能对NKHDC提高警惕，在前驱期及时发现并诊断，则对患者的治疗和预后大有好处，但可惜往往由于前驱期症状不明显，一则易被患者本人和医师所忽视，再者常易被其他并发症症状所掩盖和混淆，而使诊断困难和延误。

（二）典型期的临床表现

若前驱期得不到及时治疗，则病情继续发展，由于严重的失水引起血浆高渗和血容量减少，患者主要表现为严重的脱水和神经系统两组症状和体征，我们观察的全部患者都有明显的脱水表现，外观患者的唇舌干裂、眼窝塌陷、皮肤失去弹性，由于血容量不足，大部分患者有血压减低、心跳加速，少数患者呈休克状态，有的由于严重脱水而无尿，神经系统方则表现为不同程度的意识障碍，从意识模糊、嗜睡直至昏迷，可以有一过性偏瘫。病理反射和癫痫样发作，出现神经系统症状常是促使患者前来就诊的原因，因此常误诊为一般的脑血管意外而导致误诊、误治，后果严重。和酮症酸中毒不一样，NKHDC没有典型的酸中毒呼吸，如患者出现中枢性过度换气现象时,则应考虑是否合并有败血症和脑血管意外。

三、实验室及其他检查

(1)血常规。由于脱水血液浓缩,血红蛋白增高,白细胞计数多$>10\times10^9/L$。

(2)血糖极高>33.3 mmol/L(多数>44.4 mmol/L)。

(3)血电解质改变不明显。

(4)尿糖强阳性,尿酮体阴性或弱阳性。

(5)血浆渗透压增高血浆渗透压可按下面公式计算:

$$血浆渗透压(mOsm/L)=2(Na^++K^+)+\frac{血糖\ mg/dL}{18}+\frac{BUN mg/dL}{2.8}$$

正常范围 $280\sim300$ mOsm/L,NKHDC 多>340 mOms。

其他血肌酐和尿素氮多增高,原因可由于肾脏本身因素,但大部分患者是由于高度脱水肾前因素所致,因而血肌酐和尿素氮一般随急性期补液治疗后而下降,如仍不下降或特别高者预后不良。

四、诊断

NKHDC 的死亡率极高,能否及时诊断直接关系到患者的治疗和预后。从上述 NKHDC 的临床表现看,对本症的诊断并不困难,关键是所有的临床医师要提高对本症的警惕和认识,特别是对中、老年患者有以下临床症状者,无论有无糖尿病历史,均提示有 NKHDC 的可能,应立即作实验室检查。①进行性意识障碍和明显脱水表现者。②中枢神经系统症状和体征,如癫痫样抽搐和病理反射征阳性者。③合并感染、心肌梗死、手术等应激情况下出现多尿者。④大量摄糖,静脉输糖或应用激素、苯妥因钠、心得安等可致血糖增高的药物时出现多尿和意识改变者。⑤水入量不足、失水和用利尿药、脱水治疗与透析治疗等。

实验室检查和诊断指标:对上述可疑 NKHDC 者应立即取血查血糖、血电解质(钠、钾、氯)、尿素氮和肌酐、CO_2CP,有条件做血酮和血气分析,查尿糖和酮体,做心电图。NKHDC 实验室诊断指标:①血糖>33.3 mmol/L。②有效血浆渗透压>320 mOsm/L,有效血浆渗透压指不计算血尿素氮提供的渗透压。③尿糖强阳性,尿酮体阴性或弱阳性。

五、鉴别诊断

首先,需与非糖尿病脑血管意外患者相鉴别,这种患者血糖多不高,或有轻度应激性血糖增高,但不可能>33.3 mmol/L。需与其他原因的糖尿病性昏迷相鉴别。

六、危重指标

所有的 NKHDC 患者均为危重患者,但有下列表现者大多预后不良。①昏迷持续 48 h 尚未恢复者。②高血浆渗透压于 48 h 内未能纠正者。③昏迷伴癫痫样抽搐和病理反射征阳性者。④血肌酐和尿素氮增高而持续不降低者。⑤患者合并有革兰氏阴性细菌性感染者。

七、治疗

尽快补液以恢复血容量,纠正脱水及高渗状态,降低血糖,纠正代谢紊乱,积极查询并清除诱因,治疗各种并发症,降低死亡率。

(一)补液

迅速补液,扩充血容量,纠正血浆高渗状态,是本症治疗中的关键。

1.补液的种类和浓度

具体用法可按以下 3 种情况。①有低血容量休克者,应先静脉滴注等渗盐水,以较快地提高血容量,升高血压,但因其含钠高,有时可造成血钠及血浆渗透压进一步升高而加重昏迷,故应在血容量恢复,血压回升至正常且稳定而血浆渗透压仍高时,改用低张液(4.5 g/L 氯化钠或 6 g/L 氯化钠)。②血压正常,血钠>150 mmol/L,应首先静脉滴注 4.5～6 g/L 氯化钠溶液,使血浆渗透压迅速下降。因其含钠量低,输入后可有 1/3 进入细胞内,大量使用易发生溶血或导致继发性脑水肿及低血容量休克危险,故当血浆渗透压降至 330 mmol/L 以下,血钠在 140～150 mmol/L 时,应改输等渗氯化钠溶液。若血糖降至13.8～16.5 mmol/时,改用 50 g/L 有萄糖液或葡萄糖盐水。③休克患者或收缩压持续>10.6 kPa 者,除补等渗液外,应间断输血浆或全血。

2.补液量估计

补液总量可按体重的 10% 估算。

3.补液速度

一般按先快后慢的原则,头 4 h 补总量的 1/3,1.5～2 L,头 8、12 h 补总量的 1/2 加尿量,其余在24～48 h 内补足。但在估计输液量及速度时,应根据病情随时调整仔细观察并记录尿量,血压和脉率,应注意监测中心静脉压和心电图等。

4.鼻饲管内补给部分液体

可减少静脉补液量,减轻心肺负荷,对部分无胃肠道症状患者可试用,但不能以此代替输液,以防失去抢救良机。

(二)胰岛素治疗

本症患者一般对胰岛素较敏感,有的患者尚能分泌一定量的胰岛素,故患者对胰岛素的需要量比酮症酸中毒者少。目前多采用小剂量静脉滴注,一般 5～6 U/h 与补液同时进行,大多数患者经4～8 h 血糖降至 14 mmol/L 左右时,改用 50 g/L 葡萄糖液或葡萄糖盐水静脉注射,病情稳定后改为皮下注射胰岛素。应 1～2 h 监测血糖 1 次,对胰岛素却有抵抗者,在治疗 2～4 h 血糖下降不到 30% 者应加大剂量。

(三)补钾

尿量充分,宜早期补钾。用量根据尿量、血钾值、心电监护灵活掌握。

(四)补充碱剂

无须补充碱剂。

(五)治疗各种诱因与并发症

1.控制感染

感染是本症最常见的诱因,也是引起患者后期死亡的主要因素,必须积极控制各种感染并发症。强调诊断一经确立,即应选用强有力抗生素。

2.维持重要脏器功能

合并心脏疾病者,如心里衰竭,应控制输液量及速度;避免引起低血钾和高血钾;保持血渗透压,血糖下降速度,以免引起脑水肿;加强支持疗法等。

(张雪菲)

第九章 脓毒症与多器官功能障碍综合征

第一节 脓 毒 症

脓毒症是指由可疑或确诊的感染及感染所引起的全身反应共同构成的临床综合征,是机体对感染产生的有害性系统性宿主反应。脓毒症进一步发展,可进展为严重脓毒症以及脓毒性休克。严重脓毒症指脓毒症合并由脓毒症导致的器官功能障碍或组织低灌注[收缩压<12.0 kPa(90 mmHg)]或平均动脉压<9.3 kPa(70 mmHg),或收缩压下降超过5.3 kPa(40 mmHg),或下降超过年龄校正后正常值的2个标准差以上,并且除外其他导致低血压的原因。脓毒性休克指在充分液体复苏情况下仍持续存在组织低灌注(包括由感染导致的低血压、乳酸增高或少尿)。

脓毒症及其进展所致的严重脓毒症及脓毒性休克是全球面临的主要健康挑战之一,每年有数百万人罹患严重脓毒症或脓毒性休克,这一数字正在呈上升趋势。几十年前,严重脓毒症及脓毒性休克患者的病死率高达80%,近年来随着抗感染和器官功能支持技术的飞速发展,这一数字下降至20%～30%,但仍然是临床上病死率极高的常见重症疾病。

一、相关定义

菌血症:泛指循环血液中存在活菌,不论其数量、繁殖速度、产生毒素、持续时间及所致临床表现如何,血液中的细菌可能被机体免疫系统清除,也可能引起全身炎症反应综合征。

毒血症:指循环血液中存在大量毒素,并诱导产生大量炎症介质,从而引起寒战、高热、呼吸急促、心动过速等全身中毒反应,严重时可发生心、肝、肾等实质器官功能衰竭,甚至出现休克。毒素可来自引起各类病原体所致的感染性因素,也可来自坏死组织吸收等非感染性因素。

败血症:指菌血症或真菌血症引起的毒血症。

脓毒败血症:特殊类型的败血症,一般是指化脓性细菌感染或伴有局部化脓性病灶的败血症。

全身炎症反应综合征(SIRS):是指感染或非感染性损伤引起的全身系统性过度炎症反应。

脓毒症:指各种病原体感染引起的全身炎症反应综合征。

脓毒症、菌血症、SIRS的关系详见图9-1。

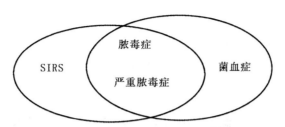

图 9-1　脓毒症、菌血症、SIRS 的关系

二、流行病学

脓毒症的发病率与其定义及诊断标准有密切的关系,在美国统计的住院患者当中,2%的患者被诊断为严重脓毒症,在这当中,一半的患者需要进入 ICU 接受治疗,占所有 ICU 患者的10%。美国的一项流行病学调查显示,每年有 75 万人罹患脓毒症,且近年来有不断升高的趋势。我国尚无准确的流行病学数据。

三、病因

所有可能导致机体感染的病原体如细菌、真菌、病毒、寄生虫等都有可能导致脓毒症的发生,临床上最常见的脓毒症病因包括细菌和真菌。引起脓毒症的常见病原体有以下几种。

(一)革兰氏阳性球菌

常见的引起脓毒症的革兰氏阳性球菌有以下几种。

1.葡萄球菌

葡萄球菌包括金黄色葡萄球菌、表皮葡萄球菌。金黄色葡萄球菌为脓毒症最常见的致病菌之一,近年来,随着有创性操作技术的增加以及抗生素的滥用,该菌在医院获得性脓毒症的病原学中呈不断上升的趋势,而耐甲氧西林的金黄色葡萄球菌(MRSA)等耐药金黄色葡萄球菌的感染率也不断上升。葡萄球菌的感染来源包括伤口、静脉留置导管或针头、腔道插管感染等。

2.链球菌

临床上常见的链球菌性脓毒症多由肺炎链球菌和乙型溶血性链球菌引起。肺炎链球菌,致病力主要与荚膜中所含的多糖类抗原有关,肺炎球菌脓毒症多继发于该菌所致的肺炎,多发生于老人、婴幼儿和免疫缺陷者。乙型溶血性链球 B 族可在产妇产道中存在,新生儿分娩时获得感染可发生严重脓毒症。

3.肠球菌

该菌毒力强,对常用抗生素多耐药,易引起难治性脓毒症及严重脓毒症,应引起重视。

4.其他

炭疽杆菌、利斯特菌、梭状产气荚膜杆菌等也可引起脓毒症。

(二)革兰氏阴性杆菌

近年来,由于抗生素滥用及医源性介入性操作增加,革兰氏阴性细菌感染引起的脓毒症发病率不断上升,且耐药菌株多见。常见的革兰氏阴性菌有以下几种。

1.大肠埃希菌

脓毒症中最常见的革兰氏阴性致病菌,大肠埃希菌是人类肠道定植菌,一般不致病,但在人体正常消化道屏障受损、抵抗力下降等情况下,可引起脓毒症。

2.铜绿假单胞菌

铜绿假单胞菌为医院内感染的革兰氏阴性杆菌脓毒症常见的致病菌,铜绿假单胞菌脓毒症多见于全身抵抗力下降或有局部损伤的患者,如行化疗的肿瘤患者、任何原因引起的白细胞减少和大面积烧伤的患者。

3.克雷伯杆菌属

克雷伯杆菌属最为重要的是肺炎克雷伯杆菌,常引起呼吸、泌尿系统感染,进而引发脓毒症。近年来肺炎克雷伯杆菌所致的院内感染性脓毒症发生率呈上升趋势,并常对多种抗生素耐药。

4.其他

一些寄居肠道内的通常不易致病的革兰氏阴性杆菌包括产碱杆菌、沙雷菌属、摩拉菌属、黄色杆菌属、枸橼酸杆菌属、爱德华菌属、不动杆菌属等,在某些特殊情况下也可引起脓毒症。

(三)厌氧菌

厌氧菌包括革兰氏阳性的丙酸杆菌属、消化链球菌属,以及革兰氏阴性的类杆菌属、梭杆菌属、韦荣菌属。近年来随着厌氧菌培养技术的不断进步和广泛应用,厌氧菌感染所致脓毒血症的发现率及报道率明显增多。

(四)真菌

真菌以白色假丝酵母菌、毛霉菌及曲菌等最为常见。发生真菌脓毒血症的患者多有严重基础疾病如恶性肿瘤、血液病、糖尿病、肝及肾衰竭、重度烧伤等,或因长期大量应用广谱抗生素、肾上腺皮质激素或细胞毒性药物等,使正常菌群失调或抵抗力下降而引起二重感染。

(五)其他

如寄生虫等,较少见。

四、发病机制

病原体通过各种途径侵入血液后,其致病物质(如内毒素、外毒素等)引发机体的非特异性及特异性免疫反应,产生大量炎症介质。当机体的免疫系统未能完全消灭掉病原体时,病原体在血液或某些特定部位大量繁殖,不断释放出新的病原体、致病物质,不断放大全身炎症反应,最终导致脓毒症。

(一)病原体侵入途径

1.外来病原体

外来病原体可通过黏附于呼吸道(最为常见)、消化道、泌尿生殖道等处的黏膜上皮细胞,进而侵入血液循环(常见如肺炎球菌、脑膜炎奈瑟菌、流感嗜血杆菌等);外伤、动物咬伤等直接将病原体带入血液循环中。此外,近年来医源性感染越发受到人们的关注和重视,经静脉置管、安装起搏器等有创操作可直接将病原体带入血液,引发脓毒症。

2.机体其他部位感染

机体其他部位感染病原体经局部血液循环侵入全身血液循环。

3.自然定植部位病原体

因创伤、炎症、恶性肿瘤或机体免疫力下降等原因,定植病原体突破局部屏障侵入血液循环。

(二)致病物质

诱发脓毒症的各种病原体进入血液循环后,其特有致病物质作用于机体各个系统,诱发SIRS,最为常见的致病物质包括内毒素和外毒素。

1.内毒素

内毒素即细菌脂多糖(LPS),广泛存在于革兰氏阴性细菌、螺旋体、立克次体等微生物细胞壁中,病原菌死亡崩解后,内毒素释放入血,形成内毒素血症。LPS可刺激单核-吞噬细胞、中性粒细胞、血管内皮细胞,并作用于补体、激肽、凝血、纤溶、交感、肾上腺髓质系统,诱生肿瘤坏死因子-α(TNF-α)、白细胞介素-1(IL-1)、IL-8等大量炎性细胞因子和炎症介质,出现发热、微循环障碍、低血压、酸中毒、弥散性血管内凝血、多器官功能障碍综合征(MODS)等脓毒症表现,进一步进展可出现脓毒性休克和多器官衰竭(MOF)。

2.外毒素

外毒素种类较多,一般为活菌体内合成后分泌至菌体外的蛋白质成分。主要由金黄色葡萄球菌、链球菌等革兰氏阳性菌产生,痢疾志贺菌、肠产毒型大肠埃希菌等少数革兰氏阴性菌也可产生。临床常见外毒素如金黄色葡萄球菌中毒性休克综合征毒素-1、肠毒素、α-溶血素、杀白细胞素、剥脱性毒素,A群链球菌致热外毒素等。外毒素经或不经抗原呈递过程,与非特异性及特异性免疫细胞表面受体结合,导致单核-吞噬细胞活化、T细胞多发性激活,释放大量IL-1、TNF-α、IL-6、IL-8等炎性细胞因子,引起SIRS。

(三)机体免疫反应

机体对于上述致病物质的宿主反应包括两个方面:促炎反应和抗炎反应。而这两种反应共同作用的最终走向、波及范围、持续时间等取决于宿主(包括遗传因素、年龄、合并基础疾病以及医疗环境等)和致病物质(微生物量、毒力等)。病原体致病物质又被称为病原体相关分子模式(PAMP)与宿主细胞表达的模式识别受体(PRR)相互作用,模式识别受体表达在细胞的多个部位,细胞膜:toll样受体(TLR),C型凝集素受体(CLR),胞核内:TLRs,胞质内:维A酸诱导基因-1样受体(RLR),核苷酸结核寡聚域样受体(NLR)。PAMP与受体结合后,激活白细胞以及补体、凝血系统,促进炎症反应的发生;另外,PAMP与上述受体结合后,通过神经调节途径刺激肾上腺分泌儿茶酚胺类激素,诱导炎性细胞凋亡,抑制促炎基因的表达,最终抑制炎症反应的发生。机体防御免疫功能缺陷是导致脓毒症的最重要的原因。

健康者在病原菌入侵后,一般仅表现为短暂的菌血症,细菌可被人体的免疫免疫系统迅速消灭,不引起明显症状和体征;但各种免疫防御功能缺陷者(包括局部和全身免疫屏障功能的丧失),都易发生脓毒症:①各种原因引起的中性粒细胞缺乏或减少是诱发脓毒症的重要原因,当中性粒细胞降至0.5×10^9/L甚至更低时,脓毒症的发生率明显增高,多见于急性白血病、恶性肿瘤患者接受化疗后、骨髓移植后,以及再生障碍性贫血等患者。②肾上腺皮质激素、免疫抑制剂、广谱抗生素、放疗、细胞毒类药物的应用,以及各种大手术及有创操作的开展等都是脓毒症的重要诱因。③静脉导管的留置,动脉内导管、导尿管留置;气管插管、气管切开、机械通气的应用;烧伤创面;各种插管有创检查,如内镜检查、插管造影或内引流管的安置等都可破坏局部屏障防御功能,有利于病原菌的入侵。④严重的原发疾病,如肝硬化、结缔组织病、糖尿病、尿毒症、慢性肺部疾病等。如患者同时存在两种或两种以上诱因时,发生脓毒症的风险将明显增加。在上述各种诱因中,静脉导管留置引起的葡萄球菌脓毒症,在医院内感染脓毒症中占重要地位;留置导尿管则常是大肠埃希菌脓毒症、铜绿假单胞菌脓毒症的重要诱因。

(四)脓毒性休克

脓毒性休克的血流动力学异常十分突出,急性微循环障碍和休克细胞是脓毒性休克发生发展的两大基本机制。

1.脓毒性休克微循环障碍,通常包括以下三期。

(1)脓毒性休克Ⅰ期(休克可逆期,微循环痉挛期,缺血性缺氧期):此期患者血压可不下降或仅轻微下降,但脉压明显缩小,此期积极予以液体复苏、抗感染等治疗,患者预后一般较好。

休克可逆期微循环改变的发生机制主要包括以下几个方面:①肾上腺释放大量儿茶酚胺类激素,并兴奋肾上腺素能 α 受体,使皮肤、四肢、腹部内脏、肾脏等的微动脉及毛细血管前括约肌强烈收缩,而微静脉收缩较弱,导致上述器官或组织微循环灌流减少,这是机体在休克早期的重要代偿机制,在有效循环血容量不足的情况下,皮肤、四肢、腹部内脏、肾脏等器官和组织的微循环灌注减少,保证了心、脑这两个最重要器官的血供。②肾上腺素能 β 受体兴奋,使动-静脉吻合支开放,形成动-静脉短路,导致组织灌注减少。③直捷通路开放,加重组织缺血缺氧;④血管紧张素Ⅱ、血栓素 A_2(TXA₂)、白三烯等缩血管物质大量释放,促使微血管收缩。⑤内毒素的拟交感作用使血管强烈收缩。

上述病理生理改变一方面造成了器官和组织的灌注减少,另一方面对于机体而言有非常重要的代偿意义:①皮肤四肢和大部分内脏血管收缩,外周血管阻力增加,心肌收缩增强,得以维持血压;②血液的重分配,皮肤四肢及部分内脏微循环灌注减少,保证了心、脑等重要脏器的血供;③真毛细血管流体静压降低,促使组织液回吸收(自身输液);④肝脾等血供丰富器官的小静脉和肌性微静脉收缩,增加回心血量(自身输血)。

(2)脓毒性休克Ⅱ期(休克进展期,微循环扩张期,淤血性缺氧期):此期患者血压下降明显,脉压缩小。

此期最主要的病理生理改变是:微血管舒张,微静脉阻力增加,微循环血液淤滞,血浆外渗,有效循环血量进一步减少,心排血量降低,血压明显下降。微血管舒张的机制包括:①经历了休克Ⅰ期的长时间缺血缺氧,机体出现酸中毒,血管平滑肌对儿茶酚胺类激素的反应性降低;②组胺、腺苷、缓激肽、NO 等血管扩张物质生成增多;③细胞损伤时 K^+ 外流增多,Ca^{2+} 内流减少,血管反应性和收缩性降低。微静脉阻力增加的机制:①血容量减少等因素所致的血流缓慢使红细胞容易在微静脉聚集,血液黏稠度增高;②血管通透性增加、血浆外渗使血液黏滞度增高;③微循环灌注压下降使白细胞易于贴壁和黏附。

(3)脓毒性休克Ⅲ期(休克难治期,微循环衰竭期):此期患者血压明显下降,此时进行液体复苏等治疗效果往往不佳,此期微血管对血管活性药物失去反应,毛细血管网血液淤滞加重。凝血途径被激活,导致弥散性血管内凝血(DIC),微循环内大量微血栓形成,继之凝血因子耗竭、继发性纤溶亢进,患者多有明显的出血倾向。同时常合并出现多器官功能障碍(MODS)甚至多器官功能衰竭(MOF),休克很难纠正,患者预后不良,病死率高。

2.休克细胞

休克时发生损伤的细胞称为休克细胞,可由毒素或炎症介质直接引起,也可继发于微循环障碍。休克细胞是器官功能障碍的病理生理基础。细胞损伤最早发生于细胞膜,Na^+-K^+-ATP 酶功能障碍,细胞出现水肿。线粒体在休克初期仅发生功能损害,后期可发生肿胀及结构毁损。溶酶体可发生肿胀、空泡形成最终破裂,溶酶体酶的释放可引起细胞自溶。休克细胞的死亡以坏死为主。

(五)器官功能障碍

脓毒性休克所致的器官组织微循环障碍,细胞损伤所致的屏障功能减弱,重要细胞器如线粒体损伤,以上三种主要的病理生理改变,最终导致器官组织的氧供和氧利用障碍,进一步导致器官的功能障碍甚至功能衰竭。

五、临床表现

脓毒症的主要临床表现可归纳为以下几个方面:感染相关临床表现、全身炎症反应综合征、脓毒性休克、器官功能障碍。

(一)感染相关临床表现

感染相关临床表现主要为原发感染部位表现出的症状和体征,因感染病原体及感染部位的不同而不同,常见的如呼吸道感染引起的咳嗽咳痰,肺部湿啰音,消化道感染引起的恶心、呕吐、腹痛、腹泻,泌尿道感染引起的尿急、尿频、尿痛,皮肤感染引起的局部红肿热痛,感染性心内膜炎引起的活动后心累气紧,听诊心前区杂音等。

(二)全身炎症反应综合征(SIRS)

病原体及毒素入血时,患者常表现为寒战、高热,可为弛张热、间歇热、稽留热、不规则热或双峰热,严重时可有体温不升,全身不适,软弱无力,头痛,肌肉酸痛。呼吸、脉搏加快。SIRS还可表现为皮疹、肝脾大、关节症状等,皮疹以皮肤瘀点最为常见,也可为荨麻疹、脓疱疹等;肝脾多为轻度肿大,如原发感染部位为肝脏或并发中毒性肝炎时,肝脏可明显肿大,并可伴厌油、食欲减退、黄疸等不适;关节表现多为红肿热痛,功能受限。

(三)脓毒性休克

1.休克早期

面色、皮肤苍白,肢端厥冷。呼吸急促,脉搏细速,心率增快。脉压明显减小,血压正常或稍低于12.0 kPa(90 mmHg),若并发严重液体或血液丢失,也可导致血压骤降。尿少,烦躁,焦虑,此时因脑心等重要脏器灌流尚可保证,故神志尚清。可有恶心、呕吐。眼底动脉痉挛。

2.休克中期

皮温进一步降低,甚至出现皮肤黏膜发绀,可呈花斑状。血压进行性下降,收缩压降至10.7 kPa(80 mmHg)以下,脉压显著减小。出现明显的酸中毒。尿量更少或无尿。此期因心脑血管不能继续从自身调节及血液重分布中获得优先灌注,故出现心脑功能障碍,心率加快,心音低钝,脉搏细速,烦躁不安,嗜睡甚或神志淡漠、昏迷。

3.休克晚期

此期患者多出现顽固性低血压,皮肤黏膜发绀明显,脉搏细弱、频速,中心静脉压(CVP)降低,静脉塌陷。大量补充血容量、使用血管活性药物有可能使血压暂时回升,但已不能恢复微循环灌注。常并发DIC、MODS直至MOF,此期患者病死率较高。

(四)器官功能障碍

脓毒症进一步进展,可导致单器官或多器官功能障碍甚至衰竭,常累及的器官和系统包括肾脏、呼吸系统、心脏等。

1.肾脏

尿量改变是肾脏功能障碍的最突出表现,严重者可合并血钾增高、肌酐升高等急性肾损伤(AKI)表现。

2.呼吸系统

脓毒症是急性呼吸窘迫综合征(ARDS)的重要诱因,而呼吸系统感染亦是脓毒症的主要病因。患者多出现呼吸急促甚至呼吸困难,听诊双肺底可闻及散在湿鸣音。

3.心脏

患者可出现血压进行性下降,心率增快或心率明显减慢,心律失常等心功能衰竭的表现。

六、辅助检查

(一)血液常规

大多数细菌感染时,外周血白细胞总数明显增高,中性粒细胞比例增高,明显核左移,细胞内可有中毒颗粒。某些革兰氏阴性菌感染及炎症反应低下者,白细胞总数可正常或降低,但中性粒细胞比例常增高。某些病毒或特殊细菌(如伤寒)感染时,白细胞计数降低。若血细胞比容和血红蛋白增高,则提示体液丢失、血液浓缩。并发出血或感染病程长时可伴贫血,休克晚期并发DIC时,血小板计数进行性减少。

(二)血乳酸检查

血乳酸水平是诊断脓毒症的客观标准之一,当血乳酸水平>1 mmol/L 时具有诊断价值。同时血乳酸水平是早期评估脓毒症患者疾病严重程度及衡量治疗反应的重要指标。

(三)病原学检查

1.培养及药敏试验

血液和骨髓培养及药敏试验是诊断脓毒症最重要的证据之一,应尽可能在抗感染药物应用前、寒战高热发生时留取血液或骨髓标本。静脉血每次最好能采集至少 2 份进行培养,同时送需氧和厌氧培养。2 次以上血培养或骨髓培养阳性,且为相同病原菌时可确诊菌血症,联合患者SIRS 表现,可确诊为脓毒症。培养阳性时应进行药敏试验,测定最低抑菌浓度(MIC)和最低杀菌浓度(MBC)以指导抗菌药物的选择。

2.涂片检查

快速简便,肺结核时痰涂片抗酸染色可查见分枝杆菌,流脑时取脑脊液涂片及革兰氏染色后镜检,有可能找到脑膜炎奈瑟菌。疑为隐球菌感染,可采用印度墨汁负染。

3.免疫学及分子生物学检查

免疫学及分子生物学检查适于检测生长缓慢或不易培养的病原菌。应用免疫学方法可检测病原菌特异性抗原或抗体。采用聚合酶链反应(PCR)法可检测病原体 DNA 或 RNA。

4.其他检查

血液 1,3-β-D 葡聚糖试验有助于诊断真菌感染。

(四)炎症相关指标

测定血浆 C 反应蛋白(CRP)、降钙素原(PCT)、IL-6 等炎性因子的水平有助于判断炎症反应的强度。

(五)DIC 检查

DIC 早期凝血机制激活,呈高凝状态。在进展过程中血小板计数进行性降低。后期,凝血因子显著减少,出血时间、凝血时间、凝血酶原时间、凝血活酶时间均延长,纤维蛋白原减少,纤维蛋白降解产物(FDP)增多,血浆鱼精蛋白副凝试验阳性。纤维蛋白降解产物 D-二聚体是判断继发性纤溶亢进的重要指标。

(六)器官功能检查

血尿素氮、肌酐升高,提示肾功能受损。尿中出现蛋白、红细胞、白细胞或管型,尿相对密度(尿比重)<1.015 且固定,提示肾衰竭由功能性转为器质性。血清丙氨酸氨基转移酶(ALT)、门

冬氨酸氨基转移酶(AST)及胆红素水平升高提示肝功能受损。肌酸磷酸激酶、乳酸脱氢酶同工酶、脑钠肽(BNP)升高提示心肌受损。血气分析有助于判断水电解质酸碱平衡紊乱及缺氧及二氧化碳潴留状况等,应动态监测。

(七)其他辅助检查

必要时可进行 B 超、X 线、计算机体层摄影(CT)、磁共振成像(MRI)及心电图等检查:一方面有助于明确诊断,另一方面帮助病情判断。

七、诊断

患者明确或怀疑有感染(如存在局部感染灶、接受有创操作、合并糖尿病等基础疾病),同时患者出现 SIRS 相关临床表现,应高度怀疑脓毒症的可能性。2 次及以上血培养或骨髓培养发现同种病原体是诊断菌血症的金标准,如同时合并 SIRS 表现,可确诊为脓毒症。脓毒症合并血压下降、尿量减少、器官组织低灌注等休克表现,同时排除其他原因导致的血压下降后,可诊断为脓毒性休克。

需要注意的是:①低血压<12.0/8.0 kPa(90/60 mmHg)是休克的重要表现之一,但休克早期血压下降不明显甚至可能不下降;②相较于动脉血压下降,脉压缩小≤2.7 kPa(20 mmHg)对早期休克的及时诊断意义更大;③器官组织微循环障碍往往在血压下降之前即已存在;④DIC、MODS 及 MOF 是脓毒性休克晚期的重要并发症,但也可发生于非休克状态,应注意鉴别。

在实际临床操作中,出现 SIRS 相关临床表现的患者中,血培养或骨髓培养等病原学检查的阳性率非常低。

八、鉴别诊断

(1)非感染性疾病(如血液系统疾病、结缔组织病、肿瘤性疾病等)引起的发热、血细胞计数等临床表现与 SIRS 的临床表现非常相似。可以通过血液及骨髓涂片及培养、淋巴结或其他组织活检等进行鉴别。

(2)脓毒性休克应注意与低容量性休克、心源性休克、过敏性休克、神经源性休克、创伤性休克等相鉴别,详细询问病史,积极查找休克原因,排查感染风险及感染灶等是鉴别上述休克的重要手段。尤其应注意感染性休克与其他类型休克合并的情况,患者病情往往比较复杂,应避免感染因素被其他更明显的病因(如低容量)所掩盖。

(3)不同病原体感染的鉴别,熟练掌握各种细菌、病毒、真菌及其他特殊病原体感染的临床表现特点及其相关特异性辅助检查手段是鉴别脓毒症病因的必备条件。

九、治疗

脓毒症的治疗应牢记维护患者生命体征平稳是所有治疗手段的首要目标。具体来说,脓毒症的治疗主要包括早期复苏、原发感染灶处理、抗感染、抗炎、器官功能维护、内环境稳态维持及营养支持等其他对症支持治疗。

(一)有效的早期复苏

始终牢记维持患者生命体征平稳是脓毒症治疗的首要目标,患者的早期复苏手段依据病情严重程度不同可部分或联合采用液体疗法、血管升压药、强心治疗以及必要时的血液制品的使用。对脓毒症导致的组织低灌注患者,推荐进行个体化、定量的复苏。一旦确定存在组织低灌注时应立即进行,不应延迟到患者入住重症监护病房(ICU)以后。在早期复苏的最初 6 h 内,对脓毒症导致的低灌注的复苏目标包括:①中心静脉压(CVP)1.1～1.6 kPa(8～12 mmHg);②平均动脉压(MAP)≥8.7 kPa(65 mmHg);③尿量≥0.5 mL/(kg·h);④中心静脉血氧饱和度≥70%,或混合静脉血氧饱和度≥65%;⑤乳酸水平降至正常。

1.液体复苏

脓毒症低灌注疑有低血容量存在时,推荐初始应用最低 30 mL/kg 的晶体液(部分可为等效清蛋白)冲击治疗,部分患者可能需要更快速度和更大量的补液。严重脓毒症及脓毒性休克的初始复苏治疗首选晶体液,当液体复苏需要大量晶体液时,可应用清蛋白。补液过程中需动态检测循环及灌注指标(如动脉血压、脉压、脉率等)。

2.血管升压药

初始应用血管升压药的目标是使平均动脉压(MAP)达 8.7 kPa(65 mmHg)。血管升压药首选去甲肾上腺素,当需要额外增加药物以维持足够血压时,可应用肾上腺素(去甲肾上腺素基础上加用或单独应用)。为将 MAP 提升至目标值或减少去甲肾上腺素的使用剂量,可在去甲肾上腺素基础上加用血管升压素(最大剂量 0.03 U/min)。注意一般不单独使用低剂量血管升压素。当患者存在低心动过速风险和绝对/相对心动过缓时,可选用多巴胺替代去甲肾上腺素。治疗期间,若条件允许,所有应用血管活性药的患者都应尽早放置动脉导管进行有创血压监测。

3.强心治疗

当患者出现以下情况时,可试验性应用多巴酚丁胺,最大剂量至 20 μg/(kg·min),或在升压药基础上加用多巴酚丁胺:①心脏充盈压增高和低心排血量提示心功能不全;②尽管循环容量充足和 MAP 达标,仍然持续存在低灌注征象。强心治疗不可过分要求心排血指数,一般不超过预期正常值。

4.血液制品的使用

当组织低灌注得到改善并且无下列情况:如心肌缺血、严重低氧血症、急性出血或缺血性心脏疾病,在血红蛋白<70 g/L 时可输注红细胞悬液使成人血红蛋白浓度达到目标值 70～90 g/L。严重脓毒症患者无明显出血时,建议血小板计数(PLT)<10×10⁹/L 时预防性输注血小板。如患者有明显出血风险,建议 PLT<20×10⁹/L 时预防性输注血小板。当有活动性出血、手术、有创性操作计划时建议维持 PLT≥50×10⁹/L,同时可使用新鲜冷冻血浆纠正实验室凝血异常。一般不使用促红细胞生成素作为严重脓毒症相关性贫血的治疗。

(二)治疗原发感染灶

积极控制或去除原发感染灶,包括引流、去除感染导管、清创、组织结构矫正等。原发病灶的治疗是及时有效地控制脓毒症的必要条件。

(三)病原学治疗(抗感染治疗)

病原学治疗是脓毒症治疗成功的根本措施,应根据不同病原体选用敏感抗感染药物,因临床上细菌及真菌感染远多于其他类型的病原体感染,故以下简单介绍细菌及真菌感染时的病原学治疗原则。

(1)因临床上很难及时拿到病原学证据及病原体药敏结果,因此早期经验性抗感染治疗非常重要,早期经验性抗感染方案应结合医院、地区的常见致病菌制定,保证覆盖多种可能的病原菌,即所谓"重拳出击"。

(2)联合用药可能获得相加或协同作用,因此,临床常考虑 β 内酰胺类与氨基糖苷类抗生素的经验性联合方案。

（3）单独应用广谱青霉素类、第三或第四代头孢菌素类、碳青霉烯类等广谱和强力杀菌性抗生素也常有效，但不可无原则地作为普遍的经验性治疗方案，特别是对于严重免疫缺陷者。

（4）病原菌培养及药敏试验结果是选择抗感染药物的重要依据，但体外药敏试验与体内药物发挥的药效常存在差异，应将培养及药敏结果同患者临床表现及治疗反应相结合。

（5）抗菌药物必须足量，疗程至少2周，或用至体温正常、感染症状及体征消失后7～10 d；合并感染性心内膜炎时疗程4～6周。

（6）若为脓毒性休克，抗菌药物常首剂加倍，多选择2～3种药物联用，静脉给药，尽可能在诊断后1 h内早期开始使用。

（7）高度怀疑或确诊真菌感染时，应及早应用广谱抗真菌药，其疗程通常为1～3个月或更长。

（8）合理应用抗生素，虽然反复强调早期病原学治疗应"重拳出击"，但当前抗生素滥用、不合理使用正成为全球尤其是中国医疗界面临的严峻问题。针对脓毒症患者的个体化抗感染治疗方案或许可以避免这一抗生素不合理应用的现象。对于一些常见的病原体药物选择的原则如下。

革兰氏阳性细菌性脓毒症：多为社区获得性感染，病原体多为不产青霉素酶的金黄色葡萄球菌或A群溶血性链球菌，可选用普通青霉素、一代头孢等革兰氏阳性敏感抗生素。对耐甲氧西林金黄色葡萄球菌（MRSA）及耐甲氧西林表葡菌（MRSE）等医院感染，可选用万古霉素、去甲万古霉素、替考拉宁、利奈唑胺等进行治疗，必要时也可选用链霉杀阳菌素类药物，如奎奴普丁/达福普汀。屎肠球菌感染可选用氨苄西林/氨基糖苷类、氨苄西林/链霉杀阳菌素或万古霉素/链霉杀阳菌素联合。

革兰氏阴性细菌性脓毒症：目前革兰氏阴性菌耐药情况严重，同时革兰氏阴性菌感染易早期并发脓毒性休克和DIC，因此针对革兰氏阴性菌感染所致脓毒症，抗菌药物应尽早联合应用。常用联合方案有β-内酰胺类/氨基糖苷类、β-内酰胺类/酶抑制剂、喹诺酮类/氨基糖苷类。广泛耐药的革兰氏阴性细菌可使用亚胺培南、多黏菌素等药物。

厌氧菌性脓毒症：常用奥硝唑或替硝唑，应注意需氧菌常与兼性厌氧菌混合感染，治疗时应兼顾需氧菌。

真菌性脓毒症：可选用氟康唑、伊曲康唑、伏立康唑、两性霉素B、卡泊芬净等。

（四）激素

激素具有强大的抗炎作用，但同时激素也是一把双刃剑，对于成人脓毒性休克患者，如充分的液体复苏和血管升压药能够恢复血流动力学稳定（具体指标见初始复苏目标），则不需要静脉使用糖皮质激素。如未达初始复苏目标，建议静脉应用氢化可的松200 mg/d。当患者血流动力学稳定，不再需要血管升压药物时，可逐渐停用糖皮质激素。

（五）重要器官功能维护

1.心脏

脓毒性休克后期易并发心功能不全。救治要点如下。

(1)适当控制输液量。

(2)给予毛花苷C等强心苷药物。

(3)酌情使用多巴胺、多巴酚丁胺等血管活性药物。

2.肺脏

脓毒症易并发急性呼吸窘迫综合征（ARDS），此时救治要点在于及时有效的通气支持及恰当的液体复苏。具体方法及要求如下。

(1)脓毒症引发的 ARDS 患者目标潮气量为 6 mL/kg。

(2)推荐 ARDS 患者测量平台压,使肺被动充气的初始平台压目标上限为≤3.0 kPa(30 cmH₂O)。

(3)使用呼气末正压(PEEP)以避免呼气末的肺泡塌陷。

(4)对脓毒症引发的中度或重度 ARDS 患者,建议使用高水平 PEEP 而非低水平 PEEP 的通气策略。

(5)对有严重难治性低氧血症的脓毒症患者建议使用肺复张手法。

(6)建议对由脓毒症引发的 ARDS,氧合指数(PaO_2/FiO_2)≤13.3 kPa(100 mmHg)时,在有操作经验的医疗机构使用俯卧位通气。

(7)脓毒症患者机械通气时保持床头抬高 30°～45°,可降低误吸风险和预防呼吸机相关肺炎(VAP)。

(8)对小部分脓毒症引发的 ARDS 患者,经详细评估,无创面罩通气(NIV)的益处超过其风险时,建议使用 NIV。

(9)对接受机械通气治疗的严重脓毒症或脓毒症休克患者,需要制定撤机方案。机械通气治疗期间应常规进行自主呼吸试验评估,当满足下列标准时可尝试终止机械通气:①可唤醒;②血流动力学稳定(未使用血管加压药物的情况下);③没有新的潜在的严重病情;④对通气和呼气末压力的需求较低;⑤对吸入氧浓度(FiO_2)的需求较低,患者基础条件能够保证氧气通过面罩或鼻导管安全输送。基于以上条件,如果患者自主呼吸试验成功,应考虑拔管。

(10)积极治疗心功能不全。

(11)适当使用镇静剂,但要避免使用神经肌肉阻滞剂。

(12)对脓毒症引发的 ARDS 患者,没有组织低灌注证据的情况下,不应大量补液,宜采用保守的而不是激进的输液策略。

(13)无特殊指征(如支气管痉挛)时,勿使用 β 受体激动剂治疗脓毒症引发的 ARDS。

(14)防治呼吸道继发感染。

3.肾脏

肾脏是休克是最易损伤的重要脏器之一,其典型表现就是尿量减少。脓毒症患者如血容量已补足,血压已基本稳定而尿量仍少,应及时利尿,可快速多次给予适量 20%甘露醇,和/或呋塞米 40～200 mg 静脉注射。严重脓毒症或脓毒性休克患者必要时予以连续性肾脏替代治疗(CRRT)或间断血液透析(IHD),以替代患者肾脏功能,稳定患者内环境。

4.脑

脓毒性休克时易发生脑水肿、颅内压增高甚至脑疝,此时应密切关注患者液体出入量,酌情考虑用甘露醇、呋塞米、糖皮质激素等。

5.胃肠道

有出血危险的严重脓毒症或脓毒性休克患者,或既往有消化道溃疡病史者,需常规予以质子泵抑制剂或 H₂ 受体拮抗剂预防应激性溃疡的发生,常用药物如奥美拉唑 20 mg,每天 2 次。若脓毒症患者已合并应激性溃疡,在加大抑酸药物(如奥美拉唑 40 mg,每天 2 次)的同时,可加用铝碳酸镁等胃黏膜保护剂。

(六)维护内环境稳定

对脓毒症患者进行复苏的过程中,应密切关注患者内环境状态,维护患者水、电解质酸碱平衡。

脓毒症患者易并发代谢性酸中毒,适当范围的酸中毒在微循环障碍时对组织细胞具有代偿性保护作用,可诱导能量节约,减轻细胞内钙离子超载引起的不良效应等,因此在 pH≥7.15 时,不推荐过度纠正酸中毒治疗。但在 pH<7.15 时应积极纠正酸中毒。首选 5%碳酸氢钠溶液,250~800 mL/d,注意治疗期间,血液中的碳酸氢盐缓冲对中和过多的酸性代谢产物后会产生大量的 CO_2,CO_2 最后经呼吸道排出,故在给予患者碳酸氢钠纠酸治疗的同时,必须要保证患者气道通畅,通气功能良好。

关注酸碱平衡的同时,需要关注患者电解质尤其是钾离子的水平,若患者出现高钾血症,需要警惕患者是否合并肾功能受损,此时可通过促钾离子外排、促进钾离子向细胞内转移等方法降低循环中钾离子水平,如可使用排钾利尿剂、高糖溶液+胰岛素等。必要时可予以透析治疗。

(七)防治 DIC

DIC 早期,血液处于高凝状态,宜尽早经静脉给予肝素 0.5~1 mg/kg,每 4~6 h1 次;同时密切监测凝血时间,使之保持在 15~30 min 或正常的 2~3 倍。也可酌情选用双嘧达莫、小剂量阿司匹林等。DIC 消耗性低凝期,可酌情补充全血、血浆、凝血酶原复合物、纤维蛋白原、血小板等。继发纤溶亢进时,可选用 6-氨基己酸、抗纤溶芳酸等药物。治疗期间,应密切监测患者凝血功能变化。

(八)营养支持

确诊脓毒症/脓毒性休克的最初 48 h 内,在患者可以耐受的情况下,应给予经口饮食或肠内营养,不应当完全禁食或仅给予静脉输注能量物质。在病程第一周应避免给予全热量营养,建议低剂量喂养,如每天最高 2 092 kJ(500 kcal)。在确诊严重脓毒症/脓毒性休克的最初 7 d 内,若患者能够耐受肠内营养,应联合使用静脉葡萄糖与肠内营养,而非单独使用全胃肠外营养或肠外营养联合肠内营养。对严重脓毒症患者,不建议使用含特殊免疫调节添加剂的营养制剂。适当补充 B 族维生素、维生素 C 及微量元素等以改善细胞代谢。

(九)对症支持治疗

高热时宜先予物理降温,必要时酌情使用退热药物。积极维持水、电解质、酸碱及能量平衡。维持血糖不超过 150 mg/mL,积极治疗基础疾病。长期卧床和某些慢性基础疾病患者合并脓毒症时易发生深静脉血栓(DVT),有脱落和突然致死的风险,可应用低分子量肝素等进行防治,但需注意患者是否合并严重凝血功能障碍及活动性出血。

十、预防

(1)积极治疗原发感染性疾病,包括及时治疗各种创伤和各类局部感染。有肝硬化、糖尿病、恶性肿瘤、器官移植、免疫抑制等严重基础疾病者,应特别警惕合并各种感染。

(2)减少医源性感染,合理掌握有创性诊疗操作的适应证,严格无菌操作,避免患者交叉感染。

(3)合理使用抗生素,减少耐药菌株的产生。

十一、预后

脓毒症的预后因患者身体状况、原发病、病原体、并发症、治疗及时性及有效性等因素的不同而有较大差异。年龄过大或过小,有严重基础疾病,耐药菌感染,并发休克或 MODS,医疗条件较差,治疗不及时者预后较差。一般情况好,无严重基础疾病,病原体对抗感染药物敏感,早期治疗及时正确者预后较好。但总体来说,脓毒症进展快,病情重,患者病死率高,临床上应加强预防,同时应提高危重患者救治水平。

十二、拓展内容

小儿严重脓毒症的治疗。

(一)初始复苏

(1)呼吸窘迫和低氧血症患儿可使用面罩给氧,或者(如果需要且可行)使用高流量鼻导管给氧,或者鼻咽持续气道正压通气。为改善循环,当无中央血管通路时,可通过外周静脉通路或者骨通路进行液体复苏和输注强心药。如果需要机械通气,建议在进行适当的心血管复苏后进行,据此治疗方式插管期间很少出现心血管不稳定。

(2)建议脓毒性休克初始复苏的目标是:毛细血管充盈时间$\leqslant 2$ s,相应年龄的正常血压、正常脉搏(外周和中心脉搏无差异)、肢端温暖、尿量> 1 mL/(kg·h)、意识正常、$SevO_2 \geqslant 70\%$、心脏指数(CI)介于 3.3 L/(min·m^2)和 6.0 L/(min·m^2)。

(3)执行美国危重病医学会儿童高级生命支持指南治疗小儿脓毒性休克。

(4)对顽固性休克患儿要评估和纠正气胸、心脏压塞和内分泌急症。

(二)抗菌药物及感染源控制

(1)诊断严重脓毒症 1 h 内应经验性应用抗菌药物。尽可能在应用抗菌药物之前采集血培养,但不应导致抗菌药物应用延迟。经验药物的选择应根据流行病学及患儿特点进行选择。

(2)合并顽固性低血压的中毒性休克综合征,可应用克林霉素及抗毒素治疗。

(3)早期积极地控制感染源。

(4)如果可以耐受,推荐肠内应用抗菌药物治疗难辨梭状芽孢杆菌肠炎。疾病严重者优先选择口服万古霉素。

(三)液体复苏

在强心药和机械通气的条件下,建议对低血容量休克进行初始液体复苏,采用等张晶体液或清蛋白,5~10 分钟内弹丸注射最高达 20 mL/kg 的晶体液(或等量清蛋白)。应进行滴定治疗以逆转低血压、增加尿量、恢复正常毛细血管再充盈、外周脉搏及意识水平,但不引起肝大或啰音。如出现肝大及啰音,应使用强心药物,而非液体复苏。儿童严重溶血性贫血(严重疟疾或镰状细胞危象)无低血压者,首选输血而非晶体或清蛋白。

(四)强心药、血管加压药、扩血管药

(1)对输液无反应的患儿,可在建立中心静脉通路之前外周输注强心药。

(2)对低心排及全身血管阻力升高而血压正常的患儿在强心药基础上可加用扩血管药。

(五)体外膜肺氧合(ECMO)

建议采用 ECMO 治疗儿童难治性脓毒性休克或脓毒症相关的难治性呼吸衰竭。

(六)糖皮质激素

患儿出现输液反应、儿茶酚胺耐药休克及可疑或确诊的绝对(经典)肾上腺功能不全,建议及时应用氢化可的松治疗。

(七)血液制品和血浆治疗

(1)儿童血红蛋白(Hb)目标与成人相似。在对上腔静脉氧饱和度降低的休克($<70\%$)患儿进行

复苏时,Hb 目标水平为 100 g/L。当休克和低氧血症稳定和恢复后,Hb 目标值可降低至>70 g/L。

(2)儿童的血小板输注目标与成人相似。

(3)患儿出现脓毒症导致的血栓性血小板减少性紫癜、进行性 DIC、继发性血栓性微血管病时,建议使用血浆纠正。

(八)机械通气

机械通气过程中需要采取肺保护策略。

(九)镇静/镇痛/药物代谢

(1)对机械通气的重症脓毒症患儿,可按镇静目标给予镇静。

(2)因严重脓毒症时药物代谢率下降,儿童发生药物相关不良反应的风险增加更加明显,需要实验室监测药物毒性。

(十)血糖控制

建议按照与成人相似的目标控制血糖≤10.0 mmol/L(180 mg/dL)。由于部分合并高血糖的患儿不能产生胰岛素,而另一部分患儿存在胰岛素抵抗,因此对于新生儿和儿童,葡萄糖应与胰岛素联合输注。

(十一)利尿剂和肾脏替代治疗

休克缓解后可使用利尿剂逆转液体超负荷,如不成功,可开始持续静-静脉血液滤过或间断血液透析以避免每天液体超负荷>10%总体质量。

(十二)营养

能够经肠道喂养的儿童应给予肠内营养,不能经肠道喂养的可给予肠外营养。

(张雪菲)

第二节　多器官功能障碍综合征

多器官功能障碍综合征(MODS)是指机体受到严重感染、创伤、烧伤等打击后,同时或序贯发生两个或两个以上器官功能障碍以致衰竭的临床综合征。进一步发展为多器官功能衰竭(MOF)。病理过程具有继发性、序贯性的特点。所谓继发性表现为各受损器官功能损害多继发于同一原发病理过程。序贯性是指多从一个器官开始,随病程的进展,其他器官功能衰竭序贯发生,呈现所谓的"生物学多米诺骨牌效应"。过去曾称为多器官衰竭(MOF)或者多系统衰竭(MSOF),认为是严重感染的后果。现在已认识到 MODS 的发病基础是全身炎症反应综合征。控制原发病、改善氧代谢是 MODS 的重要治疗手段,针对导致炎症反应的不同环节,制定相应的治疗策略以调控炎症反应则是 MODS 治疗的关键。

一、多器官功能障碍综合征区别于其他器官衰竭疾病的主要临床特点

(1)MODS 患者发病前大多数器官功能良好,休克和感染是其主要病因,大多经历了 SIRS。

(2)衰竭的器官往往不是原发因素直接损伤的器官。

(3)从最初打击到远隔器官功能障碍,时间上常有几天或数周的间隔。

(4)MODS 的功能障碍与病理损害在程度上往往不相一致,病理变化也缺乏特异性,主要发

现为广泛的炎症反应,而慢性器官衰竭失代偿时,以组织细胞的坏死、增生为主,伴器官的萎缩和纤维化。

(5)MODS病情发展迅速,一般抗休克、抗感染及支持治疗难以起效,病死率很高;而慢性器官衰竭则可通过适当的治疗而反复缓解。

二、病因

MODS的病因是复合的,易引起MODS的因素称为高危因素,常见的有多发伤、多处骨折、大面积烧伤、全身性感染、长时间低血压、大手术、体内有大量坏死组织、低血容量性休克、延迟复苏、急性胰腺炎、多次输血等,可分为感染性病因和非感染性病因两大类。

(一)感染

严重感染及其引起的脓毒症是MODS的主要原因。约70%的MODS系由感染所致。引起感染的病原菌主要是大肠埃希菌和铜绿假单胞菌。如急性梗阻性化脓性胆管炎、严重腹腔感染、继发于创伤后的感染等。当然,不同年龄患者感染原因也存在差异。但在临床上约半数的MODS患者并未找到明确的感染灶。另外,在某些MODS患者中找不到感染灶或血细菌培养呈现阴性,有些MODS甚至出现在感染病原菌消灭以后,所以我们称此类MODS为非菌血症性的临床全身感染。

(二)非感染性病因

(1)严重的组织创伤尤其是多发伤、多处骨折、多发性创伤、大面积烧伤、挤压综合征、大面积组织损伤等。严重创伤在无感染的情况下也可发生MODS。

(2)外科大手术:如心血管手术、胸外科手术、颅脑手术、胰十二指肠切除术等。外科手术对机体而言就是一个打击,导致机体的凝血、免疫、补体等发生过度应激或防御反应,启动SIRS,进展出现器官功能障碍。

(3)各种类型的休克:休克尤其是休克晚期的常见并发症是MODS,合并DIC时MODS的发生率更高。严重感染和创伤引起MODS也常有休克的参与。

(4)各种原因引起的低氧血症:如吸入性肺炎及急性肺损伤,急性期时可出现SIRS和ARDS,主要表现为肺衰竭,最终出现其他器官的损伤而导致MODS。

(5)心搏骤停:复苏不完全或复苏延迟。复苏后出现的多器官功能障碍即复苏后MODS (PR-MODS/PRM)病变过程为:原发病过程—心肺复苏术后—潜在氧供与氧耗失衡—相对组织低灌流—SIRS—组织缺氧—MODS。

(6)妊娠中毒症:妊娠中毒症累及心脏、肾脏等器官,引起其功能障碍。

(7)其他:如急性出血性坏死性胰腺炎、绞窄性肠梗阻、大量快速输血、输液、某些药物的长期大量使用等。

(8)有的患者可能存在一些潜在的易发因素:如高龄、免疫功能低下、营养不良、慢性疾病及器官储备功能低下等。

三、发病机制

MODS的发病机制复杂,近年来的研究涉及病理生理学、病理学、免疫学、分子生物学及分子流行病学等,认识逐步深刻,提出了"炎症反应学说""自由基学说""肠道动力学说""双相预激学说"和"缺血/再灌注假说"等。这些假说不是孤立的,很多内容相互关联、相互重叠。正常情况下，局部炎症反应对细菌清除和损伤组织修复具有保护性作用。当炎症反应异常放大或失控时，炎症反应对机体的作用从保护性转变为损害性，导致自身组织细胞死亡和器官衰竭。感染、创伤是机体炎症反应的促发因素，而机体炎症反应的失控，最终导致机体自身性破坏，是 MODS 的根本原因。炎症细胞激活和炎症介质的异常释放、组织缺氧和自由基、肠道屏障功能破坏和细菌和/或毒素移位均是机体炎症反应失控的表现，构成了 MODS 的炎症。

(一)促炎/抗炎平衡失调与 MODS

既往认为是严重感染或创伤直接导致 MOF 或 MODS，积极使用抗生素，寻找隐匿感染灶，甚至经验性治疗或早期剖腹探查，但并未获得预期疗效。大量研究发现，严重感染或创伤患者检测到大量促炎介质，如肿瘤坏死因子(TNFα)、白细胞介素(IL-1、IL-6)、血小板活化因子(PAF)等；给动物注射内毒素或炎症介质(如 TNFα 和 IL-1 等)引起严重炎症反应，进一步诱发 MODS；给健康志愿者注射小剂量内毒素和炎症介质也可导致明显的炎症反应；注射单克隆抗体以阻断内毒素或炎症介质的效应，则可防止感染动物发生 MODS，降低病死率。提示 MODS 实质是感染和创伤等所诱发的全身过度的炎症反应及其所引起的组织器官功能受损。

感染创伤是机体炎症反应的促发因素，而机体炎症反应的失控，最终导致机体自身性破坏，是 MODS 的根本原因。如果 SIRS>CARS，即 SIRS 占优势时，可导致细胞死亡和器官功能障碍。如 CARS>SIRS，即 CARS 占优势时，导致免疫功能抑制，增加对感染的易感性。当 SIRS 与 CARS 同时并存又相互加强，则会导致炎症反应和免疫功能更为严重的紊乱，对机体产生更强的损伤，称为 MARS。过度炎症反应与免疫抑制贯穿 MODS 发生和发展的始终，恢复 SIRS 和 CARS 的动态平衡是 MODS 治疗的关键。

(二)肠道细菌/毒素移位与 MODS

MODS 时，多种病因可造成肠黏膜机械屏障结构或功能受损，大量细菌和内毒素吸收、迁移至血液循环和淋巴系统，导致全身多器官功能损害；大量抗生素使肠腔正常菌群失调，同时存在的机体免疫、防御功能受损，使肠道细菌可通过肠黏膜的机械屏障进入体循环的血液中，引起全身感染和内毒素血症，因此这种肠道细菌透过肠黏膜屏障入血，经血液循环(门静脉循环或体循环)抵达远隔器官的过程称为肠道细菌移位。

(三)缺血再灌注、自由基损伤与 MODS

各种损伤导致休克和复苏引起的生命器官微循环缺血和再灌流过程，是 MODS 发生的基本环节。缺血再灌注和自由基损伤主要通过以下机制导致 MODS：①缺血缺氧致氧输送不足导致组织细胞受损和氧利用障碍；②缺血再灌注促发自由基大量释放；③血管内皮细胞与中性粒细胞互相作用，促进免疫炎症反应。缺血-再灌流损伤引起微循环血管内皮细胞的损伤，导致血管内皮细胞及多形核白细胞(PMN)与内皮细胞(EC)在多种黏附分子和炎症介质作用下产生的黏附连锁反应，在内皮细胞水平缺血再灌流假说和炎症失控假说是互相重叠的。

感染、创伤等是 MODS 的促发因素，炎症反应失控、SIRS/CARS 失衡是产生 MODS 的根本机制。组织缺氧、内皮细胞和再灌注损伤、肠道屏障功能破坏和细菌/毒素移位既是机体炎症反应失控的表现和结果；同时又是进一步促进炎性细胞激活、炎症介质释放和炎症反应加剧的重要因素；而组织缺血和内皮细胞损伤则既是肠道毒素细菌易位的基础之一，又是细菌毒素移位后产生损伤的结果。上述机制之间相互作用促进 MODS 病情进展。

(四)基因多态性与 MODS

遗传学机制的差异性是许多疾病发生、发展的内因和基础，基因多态性是决定个体对应激打击的易感性、耐受性、临床表现多样性及对治疗反应差异性的重要因素。新近研究显示,基因多态性表达与炎症反应具有相关性。另外,抗炎介质也具有基因多态性的特征。基因多态性的研究为进一步深入探索 MODS 的发病机制、寻找有效的治疗途径,开辟了新的领域和思路。

(五)二次打击学说与 MODS

创伤、感染、烧伤、休克等早期直接损伤作为第一次打击,激活了机体免疫系统,使炎性细胞处于预激活状态。当病情进展恶化或继发感染、休克等情况,则构成第二次打击。使已处于预激活状态的机体免疫系统暴发性激活,大量炎性细胞活化、炎症介质释放、炎症反应失控,导致组织器官损害。

(六)凋亡学说

MODS 时细胞的凋亡可能与下列因素相关:①各种有害因素直接或间接作用于细胞;②机体清除异常细胞,启动自杀程序,细胞发生凋亡;③机体处于一种过度炎性反应状态,凋亡性死亡可以减少因坏死引发的进一步炎症反应和周围组织的次级损伤。细胞凋亡本是一种正常的对机体有益的防御反应。但在 MODS 时,凋亡发生在不同时间、不同的脏器,凋亡的速度计数量均异常,造成了机体的进一步损伤。

四、临床表现

(一)通气功能衰竭

通气功能衰竭需要通过人工气道进行通气来维持足够的气体交换,包括改善患者的低氧血症和/或高碳酸血症。

(二)心血管系统衰竭

心血管系统衰竭主要表现为低血压、心排血量降低或血液循环量不足,需要药物或人工循环辅助装置来维持。

(三)肾衰竭

肾衰竭指肾脏调节血容量、维持电解质平衡、清除体内代谢废物的能力丧失。

(四)肝衰竭

肝衰竭目前的定义还不确切,主要表现为胆红素、转氨酶升高及晚期肝肿瘤。

(五)凝血系统衰竭

凝血系统衰竭包括弥散性血管内凝血剂广泛的出血。

(六)胃肠道衰竭

胃肠道衰竭指肠道功能丧失,不能吸收营养物质,表现为威胁生命的大出血,急性或应激性溃疡后的肠道穿孔、细菌移位或免疫功能改变等。

(七)代谢和肌肉骨骼系统衰竭

代谢和肌肉骨骼系统衰竭主要是不能合成足够的蛋白质,以预防分解合成代谢的失调,且由于骨骼肌的分解代谢亢进导致通气功能、行走功能等的丧失,以及压疮、溃疡等。

(八)免疫系统衰竭

体内免疫功能紊乱及无法控制脓毒血症。

(九)CNS 衰竭

CNS 衰竭指知觉减退或丧失及昏迷不醒。

五、器官功能衰竭评分标准

ICU 中常用的有 APACHE Ⅱ 评分和 SOFA 评分及其他评分,但是任何一个 MODS 的诊断标准,均难以反映器官功能衰竭的病理生理内涵。MODS 并不是各个单一器官功能障碍的简单叠加,器官简单叠加的 MODS 诊断标准也难以反映某一器官衰竭或损伤后,对机体炎症反应的刺激和放大效应。

六、治疗

MODS 的病因复杂、涉及的器官和系统多,治疗往往面临很多矛盾,应遵循以下原则。

(一)积极治疗原发病

早期去除诱发 MODS 的病因,如严重感染的患者,积极引流感染灶和应用有效抗生素。创伤患者积极清创,预防感染的发生。休克患者,积极休克复苏,尽可能缩短休克时间。

(二)改善氧代谢,纠正组织缺氧

氧代谢障碍是 MODS 的特征之一,因此纠正组织缺氧是 MODS 的重要治疗目标。包括增加氧输送、降低氧需、改善组织细胞利用氧的能力等。

(三)改善内脏器官血流灌注

MODS 和休克可导致全身血流分布异常,肠道和肾脏等内脏器官缺血,导致急性肾衰竭和肠道功能衰竭,加重 MODS。改善内脏灌注是 MODS 治疗的重要方向。

(四)代谢支持与调理

MODS 时患者处于高度应激状态,机体分解代谢明显高于合成代谢。器官及组织细胞的功能维护和组织修复有赖于细胞得到适当的营养底物,机体高分解代谢和外源性营养利用障碍,可进一步加重器官功能障碍。代谢支持和调理的目标是减轻营养底物不足,防止细胞代谢紊乱,支持器官、组织的结构功能,参与调控免疫功能,减少器官功能障碍的产生。

(五)抗凝治疗

MODS 病程早期表现为促凝活性,伴随高凝的发展,血小板、各种凝血因子和抗凝物质均被严重消耗。

(六)免疫调节治疗

免疫治疗的目光更多集中于减轻严重损伤后的免疫麻痹,调节促/抗炎反应平衡,改善抗原递呈细胞功能,降低实质细胞凋亡率等,而不是简单的免疫分子的补充。但目前并无系统规范的治疗方案指导临床实践,这仍需进一步完善。

七、预防

多器官功能障碍综合征一旦发生不易控制,而且病死率相当高。因此预防更显得重要。

(1)在处理各种急症时应有整体观念,尽早做到全面的诊断和处理。

(2)特别是中枢、循环和呼吸的改变,尽早发现和处理低血容量、组织低灌流和缺氧,要注意时间性,从现场急救即重视,而且贯穿在整个治疗过程。

(3)防治感染,包括原发病即严重感染的治疗,其中有抗生素的合理使用和必要的手术引流;同时也包括某些严重创伤、大手术的并发感染的防治。

(4)尽可能改善全身情况,如营养状况、水电解质的平衡等。

　　(5)及早发现和治疗首先发生的器官功能衰竭,阻断其病理的连锁反应,防止多系统器官功能受损。

　　MODS因其高病死率一直是危重病救治过程中的难题,随着人们对其本质的逐步认识,一些新的救治观念逐步得到接受并广泛应用,如免疫增强治疗向免疫调理治疗的转变、营养支持向营养治疗观念的转变、创伤救治时积极的液体复苏向限制性液体复苏的转变、衰竭脏器后支持为主的治疗模式向早期预防性治疗为主的治疗模式的转变,这些变化体现了MODS治疗上质的飞跃,必将给我们带来新的希望。同时我们更应认识到现有的知识仍需在医疗实践中不断地验证、修改和完善。

（张雪菲）

第十章 休 克

第一节 心源性休克

心源性休克是指由于心排血功能衰竭、心排血量锐减而导致血压下降、周围组织供血严重不足,以及器官功能进行性衰竭的临床综合征。心源性休克是心脏病最危重的并发症之一,病死率极高。

一、病因

(一)急性心肌梗死
(1)大面积心肌丧失(如大块前壁心肌梗死)。

(2)急性机械性损害(如心室间隔破裂、急性严重二尖瓣反流)。

(3)急性右心室梗死。

(4)左心室游离壁破裂。

(5)左心室壁瘤。

(二)瓣膜性心脏病
(1)严重瓣膜狭窄。

(2)急性主动脉瓣或二尖瓣关闭不全。

(三)非瓣膜性梗阻性疾病
(1)心房黏液瘤或球瓣样血栓。

(2)心脏压塞。

(3)限制型心肌病(如淀粉样变性)。

(4)缩窄性心包疾病。

(四)非缺血性心肌病变
(1)暴发型心肌炎。

(2)生理性抑制剂(如酸中毒、缺氧)。

(3)药理性抑制剂(如钙通道阻滞剂)。

(4)病理性抑制剂(如心肌抑制因子)。

(五)心律失常

(1)严重缓慢型心律失常(如高度房室传导阻滞)。

(2)快速型心律失常:①室性(如室性心动过速)。②室上性(如心房颤动)或心房扑动伴快速心室反应。

二、发病机制和分类

临床上常根据产生休克的机制和血流动力学特点,把心源性休克概括为以下几类。

(一)心肌收缩力极度降低

其包括大面积心肌梗死、急性暴发性心肌炎和各种原因引起的心肌严重病变。

(二)心室射血障碍

其包括严重乳头肌功能不全或腱索、乳头肌断裂引起的急性二尖瓣反流、瓣膜穿孔所致的急性严重的主动脉瓣或二尖瓣关闭不全、室间隔穿孔等。

(三)心室充盈障碍

其包括急性心包压塞、严重二尖瓣狭窄、左心房黏液瘤或球瓣样血栓堵塞二尖瓣口、严重的快速性心律失常等。

以上病因中以急性心肌大面积坏死引起的心源性休克最为重要,是本章讨论的重点。急性心肌梗死住院患者中心源性休克的发生率过去在10%以上,近年由于早期血管再通及其他治疗的进步,发生率已明显降低。急性心肌梗死并发心源性休克极少即刻发生,而通常发生在几小时或几日后,约半数患者发生在起病24 h内。采用常规治疗,急性心肌梗死并发心源性休克的病死率在80%以上。

三、病理生理和血流动力学改变

急性心肌梗死发生后立即出现梗死区心肌收缩功能障碍。按其程度可分为收缩减弱、不收缩和收缩期反常膨出3类,使心肌收缩力减退,心肌收缩不协调,心排血量降低。当梗死累及40%以上的左心室心肌时,即导致心排血量锐减,血压下降,发生心源性休克。由于左前降支的供血范围最广,因此心源性休克最常发生于前壁心肌梗死的患者。有陈旧性心肌梗死和3支冠状动脉病变的患者也较易发生心源性休克。

每搏量降低使左心室收缩末期容量增加,左心室舒张末期容量也跟着增加,引起左室充盈压(左室舒张末压)增高。左室充盈压增高的另一原因是梗死区心室壁由于水肿、浸润等改变致左心室舒张期顺应性降低,左心室容积-压力曲线向左上偏移,与正常相比,需要较高的充盈压才能获得同等量的舒张期充盈。因此,急性心肌梗死心源性休克的血流动力学改变以血压下降、心排血量显著降低和左室充盈压显著增高为特征。

左室充盈压增高使左心室室壁张力增加,因而增加了心肌耗氧量;血压下降使冠状动脉灌注压不足,因而降低了心肌的供氧量,两者均加重梗死区的缺血坏死。此外,血压下降产生代偿性交感兴奋,去甲肾上腺素和肾上腺素分泌增加,其结果是心率增快,非梗死区心肌收缩力增强,心、脑以外的小动脉收缩使周围血管总阻力增加。代偿机制的启动最初可能使血压得到暂时维持,但周围血管阻力增加使心排血量进一步减少,也使左心室的做功量和耗氧量增加,因而使心肌缺血坏死的范围进一步扩大,左心室功能进一步恶化。这又加重了心排血量的降低和血压的下降,进一步刺激交感神经系统,使去甲肾上腺素和肾上腺素的分泌进一步增加,形成恶性循环,并最终导致不可逆性休克。

心源性休克时组织的严重缺氧导致严重的代谢障碍,出现代谢性酸中毒,血中乳酸和丙酮酸浓度增高。

除丧失大片有活力的心肌外,以下并发症可促发休克的发生:①严重的心动过速或过缓,伴或不伴心房功能的丧失。②范围较大的收缩期膨出节段于心室收缩时成为贮留血液的腔,心排血量因而显著降低。③并发心脏射血机械障碍如室间隔破裂、严重乳头肌功能障碍、乳头肌或腱索断裂。

心源性休克时患者收缩压<10.7 kPa(80 mmHg),心脏指数通常<1.8 L/(min·m²),肺毛细血管楔压>2.4 kPa(18 mmHg)。

四、诊断

急性心肌梗死并发心源性休克的基本原因是心肌大面积的梗死(>40%左心室心肌),又称原发性休克,属于真正的心源性休克。其诊断需符合以下几点。

(1)收缩压<10.7 kPa(80 mmHg)持续 30 min 以上。

(2)有器官和组织灌注不足表现,如神志混乱或呆滞、四肢厥冷、发绀、出汗,一般尿量<20 mL/h,高乳酸血症。

(3)排除了由其他因素引起的低血压,如剧烈疼痛、低血容量、严重心律失常、抑制心脏和扩张血管药物的影响。

广义的心源性休克则包括严重右心室梗死、梗死后机械性并发症如室间隔破裂、乳头肌-腱索断裂等引起的休克。而低血容量和严重心律失常引起的低血压于补充血容量和纠正心律失常后血压即可回升,在急性心肌梗死中不认为是心源性休克。

五、急性心肌梗死并发心源性休克的监测

(一)临床监测

其包括体温、呼吸、心率、神志改变、皮肤温度、出汗情况、有无发绀、颈静脉充盈情况、尿量(多数患者需留置导尿管)等。以上指标每 30 min 或更短时间记录 1 次。

(二)心电图监测

观察心率和心律变化,随时发现心律失常并作出相应的治疗。

(三)电解质

酸碱平衡和血气监测。

(四)血流动力学监测

急性心肌梗死并发心源性休克时需作血流动力学监测,随时了解血流动力学的变化以指导治疗。

动脉血压是最重要的血流动力学指标。休克时外周小血管强烈收缩,袖带血压计测量血压有时不准确,甚至测不到,因此心源性休克时需动脉插管直接测压。

应用顶端带有气囊的血流导向气囊导管可获得重要的血流动力学参数。导管顶端嵌入肺动脉分支后测得的是肺毛细血管楔压(PCWP),其值与左心房压及左心室充盈压接近,可间接反映左室充盈压。气囊放气后测得的是肺动脉压。在无肺小动脉广泛病变时,肺动脉舒张末压比

PCWP 仅高 0.1~0.3 kPa(1~2 mmHg)。测肺动脉舒张末压的优点是可以持续监测,用以代替测量 PCWP。漂浮导管的近端孔位于右心房内,可以监测右心房压。漂浮导管远端有热敏电阻,利用热稀释法可以测定心排血量,心排血量与体表面积之比为心排血指数。心源性休克时主张留置漂浮导管。

PCWP 是一项有重要价值的血流动力学指标如下。①反映左室充盈压,因而反映左心室受损程度。②反映肺充血程度:PCWP 正常为 1.1~1.6 kPa(8~12 mmHg),在 2.4~2.7 kPa(18~20 mmHg)时开始出现肺充血,2.7~3.3 kPa(20~25 mmHg)时为轻至中度肺充血,3.3~4.0 kPa(25~30 mmHg)时为中至重度肺充血,>4.0 kPa(30 mmHg)时出现肺水肿。急性心肌梗死并发心源性休克的患者常伴有不同程度的肺充血。这些患者在临床表现和 X 线肺部改变出现之前已有 PCWP 增高,治疗中 PCWP 的降低又先于肺部湿啰音和肺部 X 线改变的消失,因此监测 PCWP 变化有利于早期发现和指导治疗肺充血和肺水肿。③在治疗中为左心室选择最适宜的前负荷,其值在 2.0~2.7 kPa(15~20 mmHg)。这一压力范围能使左心室心肌充分利用 Frank-Starling 原理以提高心排血量,又不会因 PCWP 过高导致肺充血。④鉴别心源性休克与低血容量引起的低血压。这是两种发病机制、治疗方法及预后完全不同的情况,鉴别极为重要。心源性休克时 PCWP 常>2.4 kPa(18 mmHg),而低血容量引起的低血压时 PCWP 常<2.0 kPa(15 mmHg)。

血流动力学监测还能明确休克发生过程中不同因素的参与。下壁梗死合并严重右心室梗死所致的休克右心房压(反映右心室充盈压)显著增高,可达 2.1~3.7 kPa(16~28 mmHg),而 PCWP 则正常或稍增高。乳头肌-腱索断裂时,PCWP 显著增高,PCWP 曲线出现大 V 波。室间隔破裂时由于左向右分流,右心室和肺动脉的血氧饱和度增高。这些改变可帮助临床医师对上述并发症作出诊断并指导治疗。

需要指出的是,心肌梗死时累及的是左心室心肌,表现为左心室功能受损,而右心室功能较正常,因而不应当依靠 CVP 指导输液或应用血管扩张剂,以免判断错误,因为 CVP 反映的是右心室功能。当单纯左心室梗死并发肺充血时,PCWP 已升高而 CVP 可正常,如果根据 CVP 值输液将会加重肺充血。对于少数下壁心肌梗死合并右心室梗死的患者,CVP 可作为输液的参考指标。

漂浮导管及桡动脉测压管的留置时间一般不应超过 48 h。

(五)超声心动图的应用

床边多普勒二维超声心动图用于急性心肌梗死休克患者的检查,既安全,又能提供极有价值的资料。可用于测定左室射血分数和观察心室壁活动情况;可帮助发现有无右心室受累及其严重程度,并与心包压塞相鉴别;对于手术可修补的机械缺损,如室间隔破裂、心室壁破裂、乳头肌-腱索断裂等可作出明确的诊断。

六、治疗

急性心肌梗死并发心源性休克的病死率非常高,长期以来在 80% 以上。近年治疗上的进步已使病死率有较明显降低。

急性心肌梗死并发心源性休克的治疗目的是:①纠正低血压,提高心排血量以增加冠状动脉及周围组织器官的灌注。②降低过高的 PCWP 以治疗肺充血。③治疗措施应能达到以上目的而又有利于心肌氧的供耗平衡,有利于减轻心肌缺血损伤和防止梗死范围扩大。治疗原则是尽早发现、尽早治疗。治疗方法包括药物、辅助循环,以及紧急血运重建术。

（一）供氧

急性心肌梗死并发心源性休克时常有严重的低氧血症。低氧血症可加重梗死边缘缺血组织的损害,使梗死范围扩大,心功能进一步受损。而且,低氧血症使心绞痛不易缓解,并易诱发心律失常,因此需常规给氧。可用鼻导管或面罩给氧。如一般供氧措施不能使动脉血氧分压维持在 8.0 kPa（60 mmHg）以上时,应考虑经鼻气管内插管,作辅助通气和正压供氧。PEEP 除可有效地纠正低氧血症外,还可减少体静脉回流而有效降低左室充盈压。当患者情况好转而撤除呼吸机时,在恢复自发呼吸过程中可发生心肌缺血,因此需小心进行。撤机过程中作间歇强制性通气可能有利。

应用人工呼吸机治疗时,需密切观察临床病情和血气变化,以调整呼吸机各项参数。

（二）镇痛

急性心肌梗死心前区剧痛可加重患者的焦虑,刺激儿茶酚胺分泌,引起冠状动脉痉挛和心律失常,诱发或加重低血压,因此需积极治疗。除应用硝酸甘油等抗心肌缺血药物外,最常用的镇痛药是吗啡5～10 mg,皮下注射;或 2～5 mg,加于葡萄糖液中,缓慢静脉注射。吗啡可能使迷走神经张力增加引起呕吐,可用阿托品 0.5～1 mg 静脉注射对抗。下壁心肌梗死并心动过缓者,可改用哌替啶 50～100 mg 肌内注射;或25 mg,加于葡萄糖液中缓慢静脉注射。

（三）补充血容量

急性心肌梗死并发心源性休克时,输液需在 PCWP 指导下进行。PCWP 在 2.4 kPa（18 mmHg）以上时不应作扩容治疗,以免加重肺充血甚至造成肺水肿,这时 24 h 的输液量可控制在 2 000 mL 左右。如 PCWP＜2.4 kPa（18 mmHg）,应试行扩容治疗,并密切观察 PCWP 的变化。因心源性休克和血容量不足可以并存,补充血容量可获得最佳左室充盈压,从而提高心排血量。可用右旋糖酐 40～50 mL 静脉注射,每15 分钟注射 1 次。如 PCWP 无明显升高而血压和心排血量改善,提示患者有血容量不足,应继续按上法扩容治疗。如 PCWP 升高＞2.4 kPa（18 mmHg）,而血压和心排血量改善不明显,应停止扩容治疗,以免诱发左心衰竭。

（四）肾上腺素能受体激动剂

心源性休克治疗中应用肾上腺素能受体激动剂的目的有两方面。①兴奋 α 受体使周围小动脉收缩以提升血压,使至关重要的冠状动脉灌注压提高,改善心肌灌流。②兴奋 β 受体使心肌收缩力增强以增加心排血量。去甲肾上腺素和多巴胺均具有这两方面作用。此外,多巴胺剂量在 10 $\mu g/(min \cdot kg)$ 以下时还具有兴奋多巴胺受体的作用,这一作用使肾和肠系膜小动脉舒张,可增加尿量并缓和外周血管总阻力的增高。去甲肾上腺素的升压作用强于多巴胺,增快心率的程度则较轻。当患者收缩压＜9.3 kPa（70 mmHg）时,首选去肾上腺素,剂量为 0.5～30 $\mu g/min$,以达到迅速提高动脉压、增加冠状动脉灌注的目的。收缩压提高至 12.0 kPa（90 mmHg）后可试改用多巴胺滴注,剂量为 5～15 $\mu g/(min \cdot kg)$。对收缩压＞9.3 kPa（70 mmHg）有休克症状和体征的患者,可首选多巴胺治疗。在应用多巴胺的过程中,假如剂量需＞20 $\mu g/(min \cdot kg)$才能维持血压,则需改用或加用去甲肾上腺素。该药仍然是心源性休克治疗中的重要药物。对收缩压＞9.3 kPa（70 mmHg）,但无明显休克症状和体征的休克患者,可选用多巴酚丁胺。该药具有强大的 β_1 受体兴奋作用而无 α 受体兴奋作用,能显著提高心排血量,但升压作用较弱,剂量为 2～20 $\mu g/(min \cdot kg)$。多巴酚丁胺可与多巴胺合用。多巴酚丁胺无明显升压作用,在低血压时不能单用。使用以上药物时需密切监测心电图、动脉压和肺动脉舒张末压,并定期测定心排血量。治疗有效时动脉压上升,心排血量增加,肺动脉压可轻度降低,心率则常增加。以后随休克改善,心率反可较用药前减慢。监测过程中如发现收缩压已超过 17.3 kPa(130 mmHg),心率较用药前明显增快,出现室性心律失常,或 ST 段改变程度加重,均需减小剂量。

心源性休克时周围小动脉已处于强烈收缩状态,兴奋 α 受体的药物虽可提高血压,但也使周围小动脉更强烈收缩,使衰竭的心脏做功进一步增加,并可能形成恶性循环。因此,在血压提升后需加血管扩张剂治疗。

(五)血管扩张剂

急性心肌梗死并发心源性休克低血压时不宜单用血管扩张剂,以免加重血压下降,损害最为重要的冠状循环。当应用肾上腺素能受体兴奋剂把血压提高至 13.3 kPa(100 mmHg)以上时,即应加用血管扩张剂,可起到以下作用。①减少静脉回流使肺充血或肺水肿减轻,左室充盈压下降。②周围血管阻力降低使心排血量增加,心脏做功减轻。③上述作用使心肌耗氧量降低,使心肌缺血改善。换言之,加用血管扩张剂可进一步改善左心室功能,并有利于限制梗死范围的扩大。

最常用的血管扩张剂依然是硝酸甘油和硝普钠。两药比较,硝酸甘油有扩张心外膜冠状动脉改善心肌缺血的优点,而硝普钠舒张外周血管的作用更为强大。两药的剂量接近,开始剂量通常为5～10 μg/min,然后每 5 min 左右增加 5～10 μg/min,直到出现良好的效应。其指标是:①心排血量增加,体循环血管阻力减小。②PCWP 降低,但应避免过度降低以致左心室前负荷不足,影响心排血量,PCWP 以降至 2.0～2.7 kPa(15～20 mmHg)最为适宜。③收缩压通常降低 1.3 kPa(10 mmHg),心率增加10 次/分钟。血管扩张剂显著提高心排血量的有益效应可抵消收缩压轻度下降带来的不利效应。④胸痛缓解,肺部啰音减少,末梢循环改善,尿量增多。

急性心肌梗死并发严重乳头肌功能不全、乳头肌-腱索断裂或室间隔破裂时,血管扩张剂治疗特别适用,可有效地减轻二尖瓣反流或左心室向右心室分流,增加前向血流量,是外科手术前的重要治疗措施。

血管扩张剂应用时必须密切监测血压,收缩压下降过多会影响至关重要的冠状动脉灌注。血管扩张剂一般需与肾上腺素能兴奋剂或机械辅助循环合用,使血流动力学得到更大的改善并避免对血压的不利影响。经以上治疗后,部分患者血流动力学趋于稳定,能度过危险而得以生存。但更多的患者应用血管扩张剂后或血压难以维持,或病情暂时好转后又再度恶化,最终死于不可逆性休克。单纯应用药物治疗,心源性休克的病死率仍在80%以上。其中50%患者的死亡发生于休克后 10 h 内,2/3 患者的死亡发生于休克后 24 h 内。

(六)机械辅助循环

1.主动脉内气囊反搏术(IABP)

IABP 是心源性休克治疗中的重要措施。其作用原理是将附有可充气的气囊导管插至胸主动脉,用患者心电图的 QRS 波触发反搏。气囊在舒张期充气能显著提高主动脉舒张压,因而增加冠状动脉舒张期灌注,增加心肌供氧。气囊在收缩期排气可降低主动脉收缩压和左心室后负荷,因而增加心排血量和降低左室充盈压,减少心肌耗氧量。IABP 有药物不能比拟的优点:肾上腺素能受体激动剂在增加心肌收缩力的同时也增加心肌耗氧量,血管扩张剂在降低心脏负荷的同时也降低心脏的灌注压。IABP 治疗能使血压在短期内纠正,这时应继续反搏2～4 d 或更长时间,使病情保持稳定,然后将反搏次数减为 2∶1、3∶1、4∶1,直到完全中断。气囊留置1 d再撤离,以保证再次出现休克时能重复反搏。IABP 能改善休克患者的血流动力学,但多数患者随着反搏中断,病情也跟着恶化,使 IABP 难以撤离。这种"反搏依赖"现象的产生是由于梗死面积过大,剩余心肌不足以维持有效循环。IABP 的疗效与心源性休克发生后应用是否足够早有密切关系,因此应尽早应用。IABP 疗效与心源性休克发生的早晚亦有密切关系。心源性休克发生于梗死后 30 h 内,特别是 12 h 内的患者,治疗效果明显优于心源性休克发生于发病 30 h 后的患者。IABP 的最重要用途是用于紧急经皮冠状动脉介入术(PCI)或紧急冠状动脉旁路术(CABG)前的辅助。

急性心肌梗死并发室间隔破裂或乳头肌-腱索断裂时应立即作 IABP,在 IABP 支持下尽早手术治疗。

2.其他辅助循环

其他辅助循环包括静-动脉转流术和左心室辅助装置,但在临床应用的广泛性上远不如 IABP。IABP 加药物治疗心源性休克的病死率报道不一,但仍然可高达 65%~80%。

(七)血管再通疗法

急性心肌梗死并发心源性休克治疗中最积极有效的方法是使梗死相关动脉再通,恢复梗死缺血区的血流,尽可能挽救仍然存活的心肌细胞,限制梗死区的不断扩大,可有效地改善患者的早期和远期预后。

1.溶栓疗法

大规模临床试验结果显示,急性心肌梗死合并心源性休克患者接受早期溶栓治疗,住院生存率在 20%~50%。由于这些患者需常规插管作血流动力学监测、IABP 辅助循环或作血管重建术,溶栓治疗会增加出血的危险,因此,不主张对升压药无反应的严重心源性休克患者单独进行静脉溶栓治疗。但如患者对升压药有反应,可行静脉溶栓治疗。

2.血运重建术

其包括紧急 PCI 和紧急 CABG。心源性休克发生于心肌梗死后 36 h 内伴 ST 段抬高或左束支传导阻滞的 75 岁以下,能在休克发生后 18 h 内实施血运重建术的患者建议行 PCI 或 CABG 术。非随机性研究显示,急性心肌梗死合并心源性休克应用 PCI 或 CABG 对闭塞的梗死相关冠状动脉作血运重建,可使者住院生存率提高至 70%。随机多中心研究如 SHOCK 及瑞士 MASH 试验的结果与之相似。由于急性心肌梗死并发心源性休克患者紧急 CABG 死亡率明显高于无心源性休克的患者,手术复杂,技术要求高,而 PCI 较简便,再灌注快,因此 PCI 是急性心肌梗死并发心源性休克的首选血运重建方法。这时仅进行梗死相关动脉的扩张,其余血管的狭窄待患者恢复后择期进行。紧急 CABG 主要用于冠状动脉造影显示病变不适于 PTCA 而很适合旁路移植,或 PTCA 未能成功的患者。急性心肌梗死并发心源性休克血运重建成功的患者,住院存活率可提高至 50%~70%,而且有较好的远期预后。

少数情况下,心源性休克的主要原因为心脏结构破损,应分别作紧急室隔修补术、紧急二尖瓣修补术或置换术,兼作或不作冠状动脉旁路移植术,手术的住院存活率约 50%。

(八)严重右心室梗死或低血容量并发低血压的治疗

急性下壁心肌梗死因左心室充盈不足所致的低血压,除少数是由于应用血管扩张剂或利尿剂或其他原因引起的血容量不足外,多数是由于并发了严重右心室心肌梗死的缘故。这类患者有低血压、少尿和右心功能不全的表现。治疗原则为迅速补充血容量,直到血压稳定,左室充盈压(用 PCWP 表示)达到2.7 kPa(20 mmHg)。可同时应用肾上腺素能激动剂。多巴酚丁胺优于多巴胺,因后者使肺血管阻力增加。

(九)并发肺充血、肺水肿的治疗

单纯肺充血或肺水肿而无休克的患者,首选血管扩张剂治疗。如单用血管扩张剂治疗左侧心力衰竭改善不满意,可加用多巴酚丁胺或多巴胺治疗。单用血管扩张剂后出现血压下降,亦需加用多巴胺治疗。肺水肿的患者还需应用吗啡5~10 mg皮下注射;或2~5 mg,加于葡萄糖液中缓慢静脉注射。呋塞米20~40 mg,加于葡萄糖液中静脉注射,以迅速降低PCWP和缓解症状。近年应用重组脑钠肽治疗急性左心衰竭和肺水肿疗效明显。对严重左侧心力衰竭的患者,应考虑使用IABP治疗。

心源性休克时左室充盈压常在2.4 kPa(18 mmHg)以上,但左心衰竭的症状可明显或不明显。心源性休克合并左侧心力衰竭时的治疗原则和治疗方法与不合并明显左心衰竭时相同。正性肌力药物通常选用去甲肾上腺素、多巴胺或多巴酚丁胺或两者合用,视患者血压情况而定。心肌梗死合并心力衰竭不主张使用洋地黄,但若有心脏扩大,合并快速房颤或房扑,或有明显的窦性心动过速时,也可酌情应用毛花苷C 0.2~0.4 mg,加于葡萄糖液中缓慢静脉注射。

双吡啶类药物也可以用于治疗左心衰竭。作用机制主要与抑制磷酸二酯酶Ⅲ有关。通过增加心肌细胞和血管平滑肌细胞内的cAMP,使心肌收缩力增强和外周血管扩张,可增加心排血量,降低PCWP和外周血管阻力。制剂有氨利酮和米利酮。氨利酮少用,常用米利酮剂量为25~75 μg/kg,稀释后静脉注射。由于米利酮有舒张周围血管降低血压的作用,于心源性休克合并左心衰竭时应用需慎重。

心肌梗死后心功能不全时应用洋地黄和利尿剂可减轻症状,改善心功能,但尚无证据能改善患者的远期存活率。血管紧张素转换酶抑制剂是治疗这类患者的首选药物。现已有许多大规模、多中心、随机、双盲、设对照组的临床试验证明该类药物可改善心功能及改善生存率。这类药物种类很多,常用的有卡托普利、伊那普利、雷米普利、培哚普利和赖诺普利。从小剂量开始,逐次递增剂量。对心肌梗死伴左心衰竭的患者,在出院前应开始应用β受体阻滞剂作二级预防。是改善患者预后的重要药物。研究表明,醛固酮拮抗剂用于二级预防也能降低死亡和再入院的风险。临床试验表明,急性心肌梗死合并左心功能不全接受钙通道阻滞剂治疗的患者,病死率高于安慰剂组。因此,对这类患者不应该用钙通道阻滞剂治疗心肌缺血。

(胡玉刚)

第二节　过敏性休克

过敏性休克是指某些抗原物质(特异性变应原)再次进入已经致敏的机体后,迅速发生的以急性循环衰竭为主的全身性免疫反应。过敏性休克是过敏性疾病中最严重的状况。

一、病因和发病机制

引起过敏性休克的抗原物质主要有以下几类。

(一)药物

主要涉及抗生素(如青霉素及其半合成制品)、麻醉药、解热镇痛消炎药、诊断性试剂(如磺化性X线造影剂)等。

(二)生物制品

异体蛋白,包括激素、酶、血液制品如清蛋白、丙种球蛋白等、异种血清、疫苗等。

(三)食物

某些异体蛋白含量高的食物,如蛋清、牛奶、虾、蟹等。

(四)其他

昆虫蜇咬、毒蛇咬伤、天然橡胶、乳胶等。

过敏性休克的发生是由于机体对于再次进入的抗原免疫反应过强所致,其发病的轻重缓急与抗原物质的进入量、进入途径及机体免疫反应能力有关。

二、病理生理

抗原初次进入机体时,刺激 B 细胞产生 IgE 抗体,结合于肥大细胞和嗜碱性粒细胞表面(致敏细胞);当抗原再次进入机体时,迅速与体内已经存在于致敏细胞上的 IgE 结合并激活受体,使致敏细胞快速释放大量组织胺、5-羟色胺、激肽与缓激肽、白三烯、血小板活化因子等生物活性物质,导致全身毛细血管扩张、通透性增加,多器官充血水肿;同时,由于液体的大量渗出使有效循环血量急剧减少,回心血量减少导致心排量下降,血压骤降,迅速进入休克状态。

三、临床表现

大多数患者在接触变应原后 30 min 内,甚至几十秒内突然发病,可在极短时间内进入休克状态。表现为大汗、心悸、面色苍白、四肢湿冷、血压下降、脉细速等循环衰竭症状。多数患者在休克之前或同时出现一些过敏相关症状,如荨麻疹、红斑或瘙痒;眼痒、打喷嚏、鼻涕、声嘶等黏膜水肿症状;刺激性咳嗽、喉头水肿、哮喘和呼吸窘迫等呼吸道症状;恶心、呕吐、腹痛、腹泻等消化道症状;烦躁不安、头晕、抽搐等神经系统症状。严重者可死于呼吸、循环衰竭。

四、诊断

过敏性休克的诊断依据:有过敏史和变应原接触史;休克前或同时有过敏的特有表现;有休克的表现。当患者在做过敏试验、用药或注射生物制剂时突然出现过敏和休克表现时,应立即想到过敏性休克的发生。

五、治疗

一旦出现过敏性休克,应立即就地抢救。患者平卧、立即吸氧、建立静脉通路。

(一)立即脱离变应原

停用或清除可疑引起变态反应的物质。结扎或封闭虫蜇或蛇咬部位以上的肢体,减少过敏毒素的吸收,应注意 15 min 放松一次,以免组织坏死。

(二)应用肾上腺素

肾上腺素是抢救的首选用药。立即皮下或肌内注射 0.1% 肾上腺素 0.5～1 mL,如果效果不满意,可间隔 5～10 min 重复注射 0.2～0.3 mL。严重者可将肾上腺素稀释于 5% 葡萄糖液中静脉注射。

(三)糖皮质激素的应用

常在应用肾上腺素后静脉注射地塞米松,随后酌情静脉滴注,休克纠正后可停用。

(四)保持呼吸道通畅

喉头水肿者,如应用肾上腺素后不缓解,可行气管切开;支气管痉挛者,可用氨茶碱稀释后静脉滴注或缓慢静脉注射。

(五)补充血容量

迅速静脉滴注低分子右旋糖苷或晶体液(林格液或生理盐水),随后酌情调整。注意输液速度,有肺水肿者,补液速度应减慢。

(六)血管活性药的使用

上述处理后血压仍较低者,可给予去甲肾上腺素、间羟胺、多巴胺等缩血管药,以维持血压。

(七)抗过敏药及钙剂的补充

常用异丙嗪或氯苯那敏肌内注射,10%葡萄糖酸钙10~20 mL稀释后静脉注射。

六、预后

由于发病突然,如抢救不及时,病情可迅速进展,最终可导致呼吸和循环衰竭而致死、危及生命。如得到及时救治,则预后良好。

(胡玉刚)

第三节　低血容量性休克

低血容量性休克是指各种原因引起的急性循环容量丢失,从而导致有效循环血量与心排血量减少、组织灌注不足、细胞代谢紊乱和功能受损的病理生理过程。临床上创伤失血仍是发生低血容量休克最为常见的原因,而与低血容量性休克相关的内科系统疾病则以上消化道出血(如消化性溃疡、肝硬化、胃炎、急性胃黏膜病变、胆管出血、胃肠道肿瘤)、大咯血(如支气管扩张、结核、肺癌、心脏病)和凝血机制障碍(血友病等)较为多见,过去常称为失(出)血性休克。呕吐、腹泻、脱水、利尿等原因也可引起循环容量在短时间内大量丢失,从而导致低血容量性休克的发生。

低血容量休克的主要病理生理改变是有效循环血容量急剧减少、组织低灌注、无氧代谢增加、乳酸性酸中毒、再灌注损伤,以及内毒素易位,最终导致多器官功能障碍综合征(MODS)。低血容量休克的最终结局自始至终与组织灌注相关,因此,提高其救治成功率的关键在于尽早去除休克病因的同时,尽快恢复有效的组织灌注,以改善组织细胞的氧供,重建氧的供需平衡和恢复正常的细胞功能。

一、诊断

(一)临床表现特点

(1)有原发病的相应病史和体征。

(2)有出血征象。根据不同病因可表现为咯血、呕血或便血等。一般而言,呼吸系统疾病如支气管扩张、空洞型肺结核、肺癌等,多表现为咯血,同时可伴有咳嗽、气促、呼吸困难、发绀等征象。此外,心脏病也是咯血常见原因之一,可由左侧心力衰竭所致肺水肿引起,也可由肺静脉、肺动脉破裂出血所致,临床上以二尖瓣病变狭窄和/或关闭不全、原发性和继发性肺动脉高压、肺动脉栓塞和左侧心力衰竭多见。上消化道出血可表现为呕血和/或黑便,大量出血时大便也可呈暗红色,而下消化道出血多表现为便血。

(3)有休克征象和急性贫血的临床表现,且与出血量成正比。一般而言,成人短期内失血达750~1 000 mL时,可出现面色苍白、口干、烦躁、出汗,心率约100次/分钟,收缩压降至10.7~12.0 kPa(80~90 mmHg);失血量达1 500 mL左右时,则上述症状加剧,表情淡漠、四肢厥冷,收缩压降至8.0~9.3 kPa(60~70 mmHg),脉压差明显缩小,心率100~120次/分钟,尿量明显减少;失血量达1 500~2 000 mL时,则面色灰白、发绀、呼吸急促、四肢冰冷、表情极度淡漠,收缩压降至5.3~8.0 kPa(40~60 mmHg),心率超过120次/分钟,脉细弱无力;失血量超过2 000 mL,收缩压降至5.3 kPa(40 mmHg)以下或测不到,脉搏微弱或不能扪及,意识不清或昏迷,无尿。此外,休克的严重程度不仅同出血量多少有密切关系,且与出血速度有关。在同等量出血的情况下,出血速度越快,则休克越严重。2007年中华医学会重症医学分会有关《低血容量休克复苏指南》中,以失血性休克为例估计血容量的丢失,根据失血量等指标将失血分成四级(表10-1)。

表10-1 失血的分级

分级	失血量(mL)	失血量占血容量比例(%)	心率(次/分钟)	血压	呼吸频率(次/分钟)	尿量(mL/h)	神经系统症状
Ⅰ	<750	<15	≤100	正常	14~20	>30	轻度焦虑
Ⅱ	750~1 500	15~30	>100	下降	20~30	20~30	中度焦虑
Ⅲ	1 500~2 000	30~40	>120	下降	30~40	5~20	萎靡
Ⅳ	>2 000	>40	>140	下降	>40	无尿	昏睡

注:成人平均血容量约占体重的7%(或70 mL/kg),上表按体重70 kg估计。

(二)实验室和其他辅助检查特点

(1)血红细胞、血红蛋白和血细胞比容短期内急剧降低。但必须指出,出血早期(10 h内)由于血管及脾脏代偿性收缩,组织间液尚未进入循环以扩张血容量,可造成血细胞比容和血红蛋白无明显变化的假象,在分析血常规时必须加以考虑。

(2)对于一开始就陷入休克状态,还未发生呕血及黑便的消化道出血者,此时应插管抽取胃液及进行直肠指检,有可能发现尚未排出的血液。

(3)某些内出血患者如宫外孕、内脏破裂等可无明显血液排出(流出)体外迹象,血液可淤积在体腔内,对这一类患者除详细询问病史、体检外,必要时应作体腔穿刺,以明确诊断。

(4)根据出血部位和来源,待病情稳定后可作相应检查,以明确病因和诊断。如咯血患者视病情可作胸部X线检查、支气管镜检、支气管造影等;心源性咯血可作超声心动图、多普勒血流显像、X线和心电图等检查;消化道出血者可作胃肠钡餐检查、胃镜、结肠镜、血管造影等检查;肝胆疾病可做肝功能和胆管镜检查,以及腹部二维超声检查,必要时作计算机X线断层摄影(CT)或磁共振成像检查;疑为血液病患者可作出凝血机制等有关检查。

(三)低血容量性休克的监测和临床意义

《低血容量休克复苏指南》指出,以往主要依据病史、症状、体征,如精神状态改变、皮肤湿冷、收缩压下降或脉压差减小、尿量减少、心率增快、中心静脉压降低等指标来诊断低血容量性休克,但这些传统的诊断标准有其局限性。近年发现,氧代谢与组织灌注指标对低血容量休克早期诊断有更重要的参考价值。有研究证实血乳酸和碱缺失在低血容量休克的监测和预后判断中具有重要意义。

1.一般监测

其包括皮温与色泽、心率、血压、尿量和精神状态等监测指标。这些指标虽然不是低血容量休克的特异性监测指标,但仍是目前临床工作中用来观察休克程度和治疗效果的常用指标。

(1)低体温有害,可引起心肌功能障碍和心律失常,当中心体温<34 ℃时,可导致严重的凝血功能障碍。

(2)心率加快通常是休克的早期诊断指标之一,但心率不是判断失血量多少的可靠指标,比如年轻患者就可以通过血管收缩来代偿中等量的失血,仅表现为轻度心率增快。

(3)至于血压,将平均动脉压(MAP)维持在 8.0~10.7 kPa(60~80 mmHg)是比较恰当的。

(4)尿量间接反映循环状态,是反映肾灌注较好的指标,当尿量<0.5 mL/(kg·h)时,应继续进行液体复苏。临床工作中还应注意到患者出现休克而无少尿的情况,例如高血糖和造影剂等有渗透活性的物质可以造成渗透性利尿。

2.其他常用临床指标的监测

(1)动态观察红细胞计数、血红蛋白(Hb)及血细胞比容的数值变化,可了解血液有无浓缩或稀释,对低血容量休克的诊断、判断是否存在继续失血有参考价值。有研究表明,血细胞比容在 4 h 内下降 10%提示有活动性出血。

(2)动态监测电解质和肾脏功能,对了解病情变化和指导治疗十分重要。

(3)在休克早期即进行凝血功能的监测,对选择适当的容量及液体种类有重要的临床意义。常规凝血功能监测包括血小板计数、凝血酶原时间(PT)、活化部分凝血活酶时间(APTT)、国际标准化比值(INR)和 D-二聚体等。

3.动脉血压监测

临床上无创动脉血压(NIBP)监测比较容易实施。对于有低血压状态和休克的患者,有条件的单位可以动脉置管和静脉置入漂浮导管,实行有创动脉血压(IBP)、中心静脉压(CVP)和肺毛细血管楔压(PAWP)、每搏量(SV)和心排血量(CO)的监测。这样可以综合评估,调整液体用量,并根据监测结果必要时使用增强心肌收缩力的药物或利尿剂。

4.氧代谢监测

休克的氧代谢障碍概念是对休克认识的重大进展,氧代谢的监测进展改变了对休克的评估方式,同时使休克的治疗由以往狭义的血流动力学指标调整转向氧代谢状态的调控。传统临床监测指标往往不能对组织氧合的改变具有敏感反应。此外,经过治疗干预后的心率、血压等临床指标的变化也可在组织灌注与氧合未改善前趋于稳定。

(1)指脉氧饱和度(SpO_2):主要反映氧合状态,在一定程度上反映组织灌注状态。需要注意的是,低血压、四肢远端灌注不足、氧输送能力下降或者给予血管活性药物等情况均可影响 SpO_2 的准确性。

(2)动脉血气分析:对及时纠正酸碱平衡,调节呼吸机参数有重要意义。碱缺失间接反映血乳酸水平,两指标结合分析是判断休克时组织灌注状态较好的方法。

(3)动脉血乳酸监测:是反映组织缺氧的高度敏感的指标之一,该指标增高常较其他休克征象先出现。持续动态的动脉血乳酸以及乳酸清除率监测对休克的早期诊断、判定组织缺氧情况、指导液体复苏及预后评估具有重要意义。肝功能不全时则不能充分反映组织的氧合状态。

(4)其他:每搏量(SV)、心排血量(CO)、氧输送(DO_2)、氧消耗(VO_2)、胃黏膜内 pH 和胃黏

膜 CO_2 张力（$PgCO_2$）、混合静脉血氧饱和度（SVO_2）等指标在休克复苏中也具有一定程度的临床意义,不过仍需要进一步的循证医学证据支持。

二、治疗

（一）止血

按照不同病因,采取不同止血方法,必要时紧急手术治疗,以期达到有效止血之目的。

（1）对肺源性大咯血者可用垂体后叶素 5～10 U,加入 5％葡萄糖液 20～40 mL 中静脉注射;或10～20 U,加入 5％葡萄糖液 500 mL 中静脉滴注。也可采用纤维支气管镜局部注药、局部气囊导管止血以及激光-纤维支气管镜止血。对于未能明确咯血原因和部位的患者,必要时作选择性支气管动脉造影,然后向病变血管内注入可吸收的明胶海绵作栓塞治疗。反复大咯血经内科治疗无效,在确诊和确定病变位置后,可施行肺叶或肺段切除术。

（2）心源性大咯血一般不宜使用垂体后叶素,可应用血管扩张剂治疗,通过降低肺循环压力,减轻心脏前、后负荷,以达到有效控制出血之目的。

对于二尖瓣狭窄或左侧心力衰竭引起的肺静脉高压所致咯血,宜首选静脉扩张剂,如硝酸甘油或硝酸异山梨醇的注射制剂。因肺动脉高压所致咯血,则可应用动脉扩张剂和钙通道阻滞剂,如肼屈嗪25～50 mg、卡托普利 25～50 mg、硝苯地平 10～15 mg,均每天 3 次。也可试用西地那非 25～100 mg,每天 3 次。若肺动静脉压力均升高时可联用动静脉扩张剂,如硝酸甘油 10～25 mg,加于 5％葡萄糖液500 mL中缓慢静脉滴注;加用肼屈嗪或卡托普利,甚至静脉滴注硝普钠。对于血管扩张剂不能耐受或有不良反应者,可用普鲁卡因 50 mg,加于 5％葡萄糖液 40 mL 中缓慢静脉注射,亦具有扩张血管和降低肺循环压力的作用,从而达到控制咯血之目的。急性左侧心力衰竭所致咯血尚需按心力衰竭治疗,如应用吗啡、洋地黄、利尿剂及四肢轮流结扎止血带以减少回心血量等。

（3）对于肺栓塞所致咯血,治疗针对肺栓塞。主要采用以下治疗。①抗凝治疗:普通肝素首剂5 000 U静脉注射,随后第 1 个 24 h 之内持续滴注 30 000 U,或者按 80 U/kg 静脉注射后继以18 U（kg·h）维持,以迅速达到和维持合适的 APTT 为宜,根据 APTT 调整剂量,保持 APTT 不超过正常参考值 2 倍为宜。也可使用低分子肝素,此种情形下无须监测出凝血指标。肝素或低分子肝素通常用药 5 d 即可。其他的抗凝剂还包括华法林等,需要作 INR 监测。肝素不能与链激酶（SK）或尿激酶（UK）同时滴注,重组组织型纤溶酶原激动剂（rt-PA）则可以与肝素同时滴注。②溶栓治疗:SK 负荷量 250 000 U 静脉注射,继以 100 000 U/h 静脉滴注 24 h;或者 UK,负荷量4 400 U/kg静脉注射,继以 2200 U/kg 静脉滴注12 小时;或者 rt-PA 100 mg,静脉滴注 2 h。国内"急性肺栓塞尿激酶溶栓、栓复欣抗凝多中心临床试验"规定的溶栓方案中 UK 剂量是20 000 U/kg,外周静脉滴注 2 h。

（4）上消化道出血的处理如下。①消化性溃疡及急性胃黏膜病变所致的上消化道出血可用西咪替丁（甲氰咪胍）600～1 200 mg,加入 5％葡萄糖液 500 mL 中静脉滴注;或雷尼替丁50 mg、或法莫替丁20～40 mg,加于 5％葡萄糖液 20～40 mL 中静脉注射;或奥美拉唑 40 mg 稀释后静脉滴注,滴注时间不得少于20 min,每天 1～2 次。必要时可在内镜下直接向病灶喷洒止血药物（如孟氏溶液、去甲肾上腺素）、高频电电凝止血、激光光凝止血或注射硬化剂（5％鱼肝油酸钠、5％乙醇胺油酸酯、1％乙氧硬化醇）等。②肝硬化食管或胃底静脉曲张破裂出血可用垂体后叶素;对于老年肝硬化所致的上消化道大出血,有人建议垂体后叶素与硝酸甘油合用,即垂体后叶素加入生理盐水中,以 0.2～0.4 mg/min 的速度静脉滴注,同时静脉滴注硝酸甘油 0.2～0.4 mg/min。垂体后叶素对"前向血流"途径减少门静脉血流,降低门静脉高压而止血,硝酸甘油则针对"后向血流"而加强垂体后叶素的作用。近年来多采用生长抑素(施他宁)治疗胃底-食管静脉曲张破裂出血,250 μg 静脉注射后,继以 250 μg/h 静脉滴注,维持 1～3 d;或者使用奥曲肽 100 μg 静脉注射后,随后以 25～50 μg/h静脉滴注,维持 3～5 d,对肝硬化等原因所致的上消化道出血,甚至下消化道出血也有效。亦可应用三腔二囊管压迫食管下段和胃底静脉止血。③对于急性上消化道大出血,若出血部位不明,必要时可施行紧急内镜下止血。方法是在适当补液后,使收缩压不低于10.7 kPa(80 mmHg)。此时可经内镜向胃腔喷洒止血药,0.8％去甲肾上腺素盐水 50～100 mL,凝血酶 1 000～8 000 U(稀释成20～50 mL 液体),5％孟氏溶液 20～40 mL。也可局部注射硬化剂;5％鱼肝油酸钠 0.5～1.0 mL,血管旁(内)注射后喷洒凝血酶 4 000 U(稀释成 5 mL 液体)。对于各种原因所致的大出血,除非患者并有凝血机制障碍,否则通常情况下目前临床上并不主张常规使用止血剂。中药三七粉、云南白药等可考虑试用。

(二)补充血容量

根据休克严重程度、失血情况,参照表 10-2 可以粗略估计需输入的全血量与扩容量。低血容量休克时补充液体刻不容缓,输液速度应快到足以迅速补充丢失的液体量,以求尽快改善组织灌注。临床工作中,常做深静脉置管,如颈内静脉或锁骨下静脉置管,甚至肺动脉置管,这些有效静脉通路的建立对保障液体的输入是相当重要的。

1.输血及输注血制品

对失血性休克者立即验血型配同型血备用。输血及输注血制品广泛应用于低血容量休克的治疗中。应引起注意的是,输血本身可以带来的一些不良反应,甚至严重并发症。失血性休克所丧失的主要成分是血液,但在补充血液、容量的同时,并非需要全部补充血细胞成分,也应考虑到凝血因子的补充。

目前,临床上大家共识的输血指征为血红蛋白≤70 g/L。对于有活动性出血的患者、老年人以及有心肌梗死风险者,血红蛋白保持在较高水平更为合理。无活动性出血的患者每输注 1 U(200 mL 全血)的红细胞其血红蛋白升高约 10 g/L,血细胞比容升高约 3％。若血小板计数<50×10⁹/L,或确定血小板功能低下,可考虑输注血小板。对大量输血后并发凝血异常的患者联合输注血小板和冷沉淀可显著改善和达到止血效果。对于酸中毒和低体温纠正后凝血功能仍难以纠正的失血性休克患者,应积极改善其凝血功能,在输注红细胞的同时应注意使用新鲜冰冻血浆以补充纤维蛋白原和凝血因子的不足。冷沉淀内含凝血因子Ⅴ、Ⅷ、Ⅻ、纤维蛋白原等物质,对肝硬化食管静脉曲张、特定凝血因子缺乏所致的出血性疾病尤其适用。对大量输血后并发凝血异常的患者及时输注冷沉淀可提高血液循环中凝血因子,以及纤维蛋白原等凝血物质的含量,缩短凝血时间、纠正凝血异常。极重度出血性休克,必要时应动脉输血,其优点是:避免快速静脉输血所致的右心前负荷过重和肺循环负荷过重;直接增加体循环有效血容量,提升主动脉弓血压,并能迅速改善心脏冠状动脉、脑和延髓生命中枢的供血;通过动脉逆行加压灌注,兴奋动脉内压力和化学感受器,能反射性调整血液循环。由于动脉内输血操作较复杂,且需严格无菌操作,故仅适用于重度和极重度休克患者。

2.输注晶体溶液

常用的是生理盐水和乳酸林格液等等张平衡盐溶液。

生理盐水的特点是等渗但含氯高,大量输注可引起高氯性代谢性酸中毒。乳酸林格液的特点在于电解质组成接近生理,含有少量的乳酸。一般情况下,其所含乳酸可在肝脏迅速代谢,大量输注乳酸林格液应该考虑到其对血乳酸水平的影响。输注的晶体溶液中,约有 1/4 存留在血管内,其余 3/4 则分布于血管外间隙。晶体溶液这种再分布现象可以引起血浆蛋白的稀释,以及胶体渗透压的下降,同时出现组织水肿。因此,若以大量晶体溶液纠正低血容量休克患者时,这方面的不良反应应引起注意。

高张盐溶液的钠含量通常为 400～2400 mmol/L。制剂包括有高渗盐右旋糖酐注射液(HSD 7.5％NaCl＋6％dextran70)、高渗盐注射液(HS 7.5％、5％或 3.5％氯化钠)及 11.2％乳酸钠高张溶液等,以前两者多见。迄今为止,仍没有足够循证医学证据证明输注高张盐溶液更有利于低血容量休克的纠正。而且,高张盐溶液可以引起医源性高渗状态及高钠血症,严重时可导致脱髓鞘病变。

3.输注胶体溶液

在纠正低血容量休克中常用的胶体液主要有羟乙基淀粉和清蛋白。①羟乙基淀粉(HES)是人工合成的胶体溶液,常用 6％的 HES 氯化钠溶液,其渗透压约为 773.4 kPa(300 mmol/L),输注 1 L HES 能够使循环容量增加 700～1 000 mL。使用时应注意对肾功能、凝血机制的影响,以及可能发生的变态反应,这些不良反应与剂量有一定的相关性。②清蛋白作为天然胶体,构成正常血浆胶体渗透压的 75％～80％,是维持正常容量与胶体渗透压的主要成分,因此人血清蛋白制剂常被选择用于休克的治疗。③右旋糖酐也用于低血容量休克的扩容治疗。

4.容量负荷试验

临床工作中,常遇到血压低、心率快、周围组织灌注不足的患者,分不清到底是心功能不全抑或血容量不足或休克状态,此时可进行容量负荷试验。经典的容量负荷试验的具体做法有以下几种。①在 10 min 之内快速输注 50～200 mL 生理盐水,观察患者心率、血压、周围灌注和尿量的改变,注意肺部湿啰音、哮鸣音的变化。②如果有条件测量 CVP 和/或肺毛细血管楔压(PAWP),则可在快速输注生理盐水前后测量其变化值,也有助于鉴别。③快速输液后若病情改善则为容量不足,反之则为心功能不全,前者应继续补液,后者则应控制输液速度。对低血容量休克的患者,若其血流动力学状态不稳定时也应实施该项试验,以达到既可以快速纠正已存在的容量缺失,又尽量减少容量过度负荷的风险和可能的心血管不良反应的目的。

(三)血管活性药物的应用

若血容量基本纠正,又无继续出血,收缩压仍＜10.7 kPa(80 mmHg),或者输液尚未开始却已有严重低血压的患者,可酌情使用血管收缩剂与正性肌力药物,使血压维持在 12.0～13.3 kPa(90～100 mmHg)为好。多巴胺剂量用至 5 μg/(kg·min)时可增强心肌收缩力,低于该剂量时有扩血管和利尿作用,剂量＞10 μg/(kg·min)时有升血压作用。去甲肾上腺素剂量 0.2～2.0 μg/(kg·min)、肾上腺素或去氧肾上腺素仅用于难治性休克。如果有心功能不全或纠正低血容量休克后仍有低心排血量,可使用多巴酚丁胺,剂量 2～5 μg/(kg·min)。此外,保温,防治酸中毒、氧自由基对细胞和亚细胞的损伤作用,保护胃肠黏膜减少细菌和毒素易位,防治急性肾衰竭,保护其他重要脏器功能,以及对症治疗均不容忽视。

(胡玉刚)

第四节 内分泌性休克

内分泌性休克是指某些内分泌疾病,如希恩综合征(慢性垂体前叶功能减退症)、急/慢性肾上腺皮质功能减退、黏液性水肿、嗜铬细胞瘤等,在一定条件下发生低血压或休克。

一、病因与诊断

(一)希恩综合征

常有产后大出血或伴有休克史,产后无乳,闭经或月经过少,性欲减退,并表现为 3 个靶腺(性腺、甲状腺、肾上腺皮质)功能不全的症状。实验室检查表现为尿中卵泡刺激素(FSH)减少,血清促甲状腺激素(TSH)、三碘甲状腺原氨酸(T_3)、甲状腺素(T_4)降低,甲状腺吸^{131}I率降低,24 h尿中 17-羟类固醇和 17-酮类固醇明显低于正常。

(二)慢性肾上腺皮质功能减退症

常有皮肤色素沉着、低血压,患者常感眩晕、乏力,抵抗力差。危象发作时可出现恶心、呕吐、休克。实验室检查表现为低血糖、低血钠、高血钾,24 h 尿中 17-羟类固醇与 17-酮类固醇排量减少。

(三)急性肾上腺皮质功能减退

多见由脑膜炎球菌败血症(华-弗综合征)引起,主要临床表现为头痛、发热、恶心、呕吐、皮肤苍白、湿冷、皮肤弥漫性出血或紫癜、脑膜刺激征和休克征象等。

(四)嗜铬细胞瘤

少数患者可发生休克,这可能与下述原因有关:①大量儿茶酚胺分泌引起血管过度收缩,导致血容量降低,一旦儿茶酚胺作用解除,如瘤体减少(出血、坏死)或停止分泌、应用 α 受体阻滞剂等,可使全身血管扩张,加上血容量不足,可造成血压下降。②大量儿茶酚胺引起末梢血管持续而强烈的收缩,导致微循环障碍,组织缺氧,毛细血管渗透性增高,血容量降低。③若瘤组织主要分泌肾上腺素,则可通过 β 受体促使血管扩张。此外,嗜铬细胞瘤患者也可因心力衰竭或严重心律失常,导致心排血量锐减而出现低血压或休克症状。本病在发生休克前常先有恶心、呕吐、腹泻、大汗淋漓等症状,可发生高血压危象,也可产生低血压或休克。本病可通过 B 超、CT、磁共振以及血和尿中儿茶酚胺浓度测定而确立诊断。

二、治疗

内分泌性休克的治疗原则为:①抗休克。②积极治疗原发病和控制诱因。③内分泌制剂替代治疗。

(一)垂体-肾上腺危象

主要疗法为抗休克,控制感染、外伤、手术、寒冷等诱因,并给予相应内分泌激素替代治疗。

(二)急性肾上腺皮质功能不全

多见于流行性脑脊髓膜炎败血症,静脉注射有效抗菌药物如青霉素、磺胺嘧啶等控制感染;

琥珀酸氢化可的松 50～100 mg 或地塞米松 5～10 mg 静脉注射,随即琥珀酸氢化可的松 200～400 mg/d 或地塞米松 10～30 mg/d 静脉滴注;按感染中毒性休克治疗,加强支持疗法和对症治疗,防治 DIC。

(三)嗜铬细胞瘤

立即静脉穿刺,保持 2 条静脉输液通路,一条补充扩容剂,另一条可静脉滴注去甲肾上腺素或间羟胺,保持收缩压在 13.3～16.0 kPa(100～120 mmHg),待休克控制和病情稳定后,尽快争取手术切除肿瘤。

(胡玉刚)

第五节　感染中毒性休克

感染中毒性休克是最常见的内科休克类型,任何年龄均可罹患,治疗较为困难。这是由于原发感染可能不易彻底清除,且由其引起的损害累及多个重要器官,致使病情往往极为复杂,给治疗带来一定的困难。

一、发病机制

关于感染性休克的发病机制,20 世纪 60 年代之前学者们认为血管扩张致血压下降是休克发病的主要环节。当时认为,治疗休克最好是用"升压药",但效果不佳。

1961 年钱潮发现中毒型菌痢休克患者眼底血管痉挛性改变。继而祝寿河创造性地提出微循环疾病的理论,并提出微循环小动脉痉挛是感染性休克的原因。

后反复证明微循环痉挛是休克发生和发展的主要因素。在重度感染时致病因子的作用下,体内儿茶酚胺浓度升高,通过兴奋受体的作用引起微循环痉挛,导致微循环灌注不足,组织缺血、缺氧,并有动-静脉短路形成,加以毛细血管通透性增加,液体渗出,致使微循环内血黏度增加、血流缓慢、血液淤滞,红细胞聚集于微循环内。最后导致回心血量减少,心排血量降低,血压下降。近年国外学者又认为,感染性休克主要是由于某一感染灶的微生物及其代谢产物进入血液循环所致。休克如进一步发展,则周围血管功能障碍连同心肌抑制,可造成 50% 病死率。死亡原因为难治性低血压和/或多器官功能衰竭。

二、诊断

(一)病史
患者有局部化脓性感染灶(疖、痈、脓皮症、脓肿等)或胆管、泌尿道、肠道感染史。

(二)临床表现特点
1.症状

急性起病,以恶寒或寒战、高热起病,伴急性病容、消化障碍、神经精神症状等。年老体弱者发热可不高。

2.体征

呼吸急促,脉搏细弱,血压下降甚至测不出等。

(三)实验室检查特点

外周血白细胞高度增多(革兰氏阴性杆菌感染可正常或减少),伴分类中性粒细胞增多且核左移,中毒颗粒出现。血、痰、尿、粪、脑脊液,化脓性病灶等检出病原菌。

(四)诊断要点

(1)临床上有明确的感染灶。

(2)有全身炎症反应综合征(SIRS)的存在。

(3)收缩压低于 12.0 kPa(90 mmHg)或较原基础血压下降的幅度超过 5.3 kPa(40 mmHg)至少 1 h,或血压需依赖输液或药物维持。

(4)有组织灌注不足的表现,如少尿(<30 mL/h)超过 1 h,或有急性神志障碍。

(5)血培养常发现有致病性微生物生长。

三、治疗

(一)补充血容量

如患者无心功能不全,快速输入有效血容量是首要的措施。首批输入 1 000 mL,于 1 h 内输完最理想。有学者主张开始时应用 2 条静脉,双管齐下。一条快速输入右旋糖酐 40~500 mL,这是一种胶体液,又有疏通微循环的作用。一条输入平衡盐液 500 mL,继后输注 5%碳酸氢钠 250~300 mL。可用 pH 试纸检测尿液 pH,如 pH 小于 6 示有代谢性酸中毒存在。

首批输液后至休克恢复与稳定,在合理治疗下需 6~10 h。此时可用 1:1 的平衡盐液与10%葡萄糖液输注。普通病例有中度发热时,每天输液 1 500 mL(如 5%葡萄糖氯化钠液、10%葡萄糖液、右旋糖酐-40各 500 mL),另加 5%碳酸氢钠 250~300 mL、钾盐 1 g(酌情应用)、50%葡萄糖液50 mL作为基数,每天实际剂量可按病情适当调整。如患者有心功能不全或亚临床型心功能不全,则宜作 CVP 测定,甚至 PCWP 测定指导补液,并同时注射速效洋地黄制剂,方策安全。

补液疗程中注意观察和纪录每天(甚至每小时)尿量,定时复测血浆 CO_2 结合力、血清电解质等以指导用药。

(二)血管扩张药的应用

血管扩张药必须在扩容、纠酸的基础上应用。

在休克早期,如患者血压不太低,皮肤尚温暖、无明显苍白(此即高排低阻型或称温暖型休克),静脉滴注低浓度血管收缩药,如间羟胺,往往取得较好疗效。当患者处于明显的微血管痉挛状态时(即低排高阻型或寒冷型休克),则必须应用血管扩张药。

当输液和静脉滴注血管扩张剂,患者血压回升、面色转红、口渴感解除、尿量达到 30~40 mL/h时,可认为已达到理想的疗效。

血管扩张药品种很多。应用于感染性休克的血管扩张药有肾上腺能阻滞剂与莨菪类药物两类。前者以酚妥拉明最有代表性,后者以山莨菪碱(654-2)最有代表性,得到国内专家的推荐。

1.酚妥拉明

制剂为无色透明液体,水溶性好,无臭,味苦,为 α 受体阻滞剂,药理作用以扩张小动脉为主,也能轻度扩张小静脉。近年研究认为,此药对 β 受体也有轻度兴奋作用,可增加心肌收缩力,加强扩血管作用,明显降低心脏后负荷,而不增加心肌耗氧量,并具有一定的抗心律失常作用。但缺点是能增加心率。

此药排泄迅速,给药后 2 min 起效,维持时间短暂。停药 30 min 后作用消失,由肾脏排出。

用法:抗感染性休克时酚妥拉明通常采用静脉滴注法给药。以 10 mg 稀释于 5% 葡萄糖液 100 mL 的比例,开始时用 0.1 mg/min(即 1 mL/min)的速度静脉滴注,逐渐增加剂量,最高可达 2 mg/min,同时严密监测血压、心率,调整静脉滴注速度,务求取得满意的疗效。不良反应:鼻塞、眩晕、虚弱、恶心、呕吐、腹泻、血压下降、心动过速等。需按情况在扩容基础上调整静脉滴注给药速度。肾功能减退者慎用。

2.山莨菪碱

根据休克时微循环痉挛的理论,救治中毒性休克需用血管扩张药。莨菪类药物是最常用的一族。其中,山莨菪碱近年又特别受到重视,国内临床实践经验屡有介绍,业已成为常用的微循环疏通剂和细胞膜保护剂。

山莨菪碱是胆碱能受体阻滞剂,有报道其抗休克机制是抗介质,如抗乙酰胆碱、儿茶酚胺、5-羟色胺。山莨菪碱又能直接松弛血管痉挛,兴奋中枢神经,抑制腺体分泌,且其散瞳作用较阿托品弱,无蓄积作用,半减期为 40 min,毒性低,故为相当适用的血管扩张剂。近年国内还有学者报道,山莨菪碱有清除氧自由基的作用,从而有助于防治再灌注损伤。

山莨菪碱的一般用量,因休克程度不同、并发症不同、病程早晚、个体情况而有差异。早期休克用量小,中、晚期休克用量大。一般由 10～20 mg 静脉注射开始,每隔 5～30 min 逐渐加大,可达每次 40 mg 左右,直至血压回升、面色潮红、四肢转暖,可减量维持。学者又提到感染性休克时应用山莨菪碱治疗 6 h 仍未显效,宜联用其他血管活性药物。

山莨菪碱治疗的禁忌证:①过高热(39 ℃以上),但在降温后仍可应用。②烦躁不安或抽搐,用镇静剂控制后仍可应用。③血容量不足,需在补足有效血容量的基础上使用。④青光眼、前列腺肥大。

(三)抗生素的应用

感染中毒性休克是严重的临床情况,必须及时应用足量的有效抗生素治疗,务求一矢中的。抗生素的选择,原则上以细菌培养和药敏试验结果为依据。但在未取得这些检查的阳性结果之前,可根据患者原发感染灶与其临床表现来估计。例如患者有化脓性感染灶如疖、痈、脓皮症、脓肿时,金黄色葡萄球菌(简称"金葡菌")感染值得首先考虑,特别是曾有挤压疖疮的病史者。又如患者原先有胆管、泌尿道或肠道感染,则革兰氏阴性细菌感染应首先考虑。一旦有了药敏结果,重新调整有效的抗生素。

抗生素的应用必须尽早、足量和足够的疗程,最少用至 7 d,或用至退热后 3～5 d 才考虑停药,以免死灰复燃,或产生耐药菌株,致抗休克治疗失败。有时需商请外科协助清除感染灶。抗生素治疗如用至 4～5 d 仍未显效,需调整或与其他抗生素联合治疗。抗生素疗程长而未见预期疗效或病情再度恶化者,需考虑并发真菌感染。

目前常用于抗感染性休克的抗生素有如下几类。

1.青霉素类

(1)青霉素:青霉素对大多数革兰氏阳性球菌、杆菌,革兰氏阴性球菌,均有强大的杀菌作用,但对革兰氏阴性杆菌作用弱。目前,青霉素主要大剂量用于敏感的革兰氏阳性球菌感染,在感染性休克时超大剂量静脉滴注。金葡菌感染时应作药敏监测。大剂量青霉素静脉滴注,由于它是钠盐或钾盐,疗程中需定时检测血清钾、钠。感染性休克时最少用至 $160\sim320$ mg/d,分次静脉滴注。应用青霉素类抗生素前必须作皮内药敏试验。

(2)半合成青霉素:①苯唑西林(苯唑青霉素、新青霉素Ⅱ):本品对耐药性金葡菌疗效好。感染性休克时静脉滴注($4\sim6$ g/d)。有医院应用苯唑西林与卡那霉素联合治疗耐药金葡菌败血症,取得佳良疗效。②乙氧萘青霉素(新青霉素Ⅲ):对耐药性金葡菌疗效好,对肺炎双球菌与溶血性链球菌作用较苯唑西林佳。对革兰氏阴性菌的抗菌力弱。感染性休克时用 $4\sim6$ g/d,分次静脉滴注。③氨苄西林:主要用于伤寒、副伤寒、革兰氏阴性杆菌败血症等。感染性休克由革兰氏阴性杆菌引起者,常与卡那霉素(或庆大霉素)联合应用,起增强疗效的作用。成人用量为 $3\sim6$ g/d,分次静脉滴注或肌内注射。④羧苄西林:治疗铜绿假单胞菌败血症,成人 $10\sim20$ g/d,静脉滴注或静脉注射。或与庆大霉素联合治疗铜绿假单胞菌败血症。

(3)青霉素类与 β 内酰胺酶抑制剂的复合制剂:①阿莫西林-克拉维酸(安美汀):用于耐药菌引起的上呼吸道、下呼吸道感染,皮肤软组织感染,术后感染和泌尿道感染等。成人每次 1 片(375 mg),每天3次;严重感染时每次 2 片,每天 3 次。②氨苄西林-舒巴坦:对大部分革兰氏阳性菌、革兰氏阴性菌及厌氧菌有抗菌作用。成人每天 $1.5\sim12$ g,分 3 次静脉注射,或每天 $2\sim4$ 次,口服。

2.头孢菌素类

本类抗生素具有抗菌谱广、杀菌力强、对胃酸及 β 内酰胺酶稳定、变态反应少(与青霉素仅有部分交叉过敏现象)等优点。现已应用至第四代产品,各有优点。本类抗生素已广泛用于抗感染性休克的治疗。疗程中需反复监测肾功能。

(1)第一代头孢菌素。本组抗生素特点为:①对革兰氏阳性菌的抗菌力较第二、三代强,故主要用于耐药金葡菌感染,而对革兰氏阴性菌作用差。②对肾脏有一定毒性,且较第二、三代严重。①头孢噻吩(头孢菌素Ⅰ):严重感染时 $2\sim4$ g/d,分次静脉滴注。②头孢噻啶(头孢菌素Ⅱ):成 $0.5\sim1.0$ g/次,每天 $2\sim3$ 次,肌内注射。每天量不超过 4 g。③头孢唑啉(头孢菌素Ⅴ):成人 $2\sim4$ g/d,肌内注射或静脉滴注。④头孢拉定(头孢菌素Ⅵ):成人 $2\sim4$ g/d,感染性休克时静脉滴注,每天用量不超过 8 g。

(2)第二代头孢菌素。本组抗生素的特点有:①对革兰氏阳性菌作用与第一代相仿或略差,对多数革兰氏阴性菌作用明显增强,常主要用于大肠埃希菌属感染,部分对厌氧菌有高效。②肾毒性较小。

头孢孟多:治疗重症感染,成人用至 $8\sim12$ g/d,静脉注射或静脉滴注;头孢呋辛:治疗重症感染,成人用$4.5\sim8$ g/d,分次静脉注射或静脉滴注。

(3)第三代头孢菌素。本组抗生素特点有:①对革兰氏阳性菌有相当抗菌作用,但不及第一、二代。②对革兰氏阴性菌包括肠杆菌、铜绿假单胞菌及厌氧菌如脆弱类杆菌有较强的作用。③其血浆半减期较长,有一定量渗入脑脊液中。④对肾脏基本无毒性。

目前较常用于重度感染的品种有以下几种。①头孢他啶(头孢噻甲羧肟):临床用于单种的敏感细菌感染,以及 2 种或 2 种以上的混合细菌感染。成人用量 $1.5\sim6$ g/d,分次肌内注射(加 1%利多卡因0.5 mL)。重症感染时分次静脉注射或快速静脉滴注。不良反应:可有静脉炎或血栓性静脉炎,偶见一过性白细胞减少、中性粒细胞减少、血小板减少。不宜与肾毒性药物联用。慎用于肾功能较差者。②头孢噻肟:对肠杆菌活性甚强,流感嗜血杆菌、淋病奈瑟菌对本品高度敏感。成人 4～6 g/d,分 2 次肌内注射或静脉滴注。③头孢曲松(罗氏芬):抗菌谱与头孢噻肟相似或稍优。成人 1 g/d,每天 1 次,深部肌内注射或静脉滴注。

3.氨基糖苷类

本类抗生素对革兰氏阴性菌有强大的抗菌作用,且在碱性环境中作用增强。其中卡那霉素、庆大霉素、妥布霉素、阿米卡星(丁胺卡那霉素)等对各种需氧革兰氏阴性杆菌如大肠埃希菌、克雷菌属、肠杆菌属、变形杆菌等具有高度抗菌作用。此外,它对沙门菌、产碱杆菌属、痢疾杆菌等也有抗菌作用。但铜绿假单胞菌只对庆大霉素、阿米卡星、妥布霉素敏感。金葡菌包括耐药菌株对卡那霉素甚敏感。厌氧菌对本类抗生素不敏感。

应用本类抗生素时需注意:①老年人革兰氏阴性菌感染,宜首先应用头孢菌素或广谱青霉素(如氨苄西林)。②休克时肾血流量减少,剂量不要过大,还要注意定期复查肾功能。③尿路感染时应碱化尿液。④与呋塞米、依他尼酸(利尿酸)、甘露醇等联用时能增强其耳毒性。

感染性休克时常用的本类抗生素有以下几种。

(1)硫酸庆大霉素:成人 16 万～24 万 U/d,分次肌内注射或静脉滴注。忌与青霉素类混合静脉滴注。本品与半合成青霉素联用可提高抗菌疗效(如对大肠埃希菌、肺炎杆菌、铜绿假单胞菌)。

(2)硫酸卡那霉素:成人 1.0～1.5 g/d,分 2～3 次肌内注射或静脉滴注。疗程一般不超过 10～14 d。

(3)硫酸妥布霉素:成人每天 1.5 mg/kg,每 8 h1 次,分 3 次肌内注射或静脉注射。总量每天不超过 5 mg/kg。疗程一般不超过 10～14 d。

(4)阿米卡星:目前主要用于治疗对其他氨基糖苷类耐药的尿路、肺部感染,以及铜绿假单胞菌、变形杆菌败血症。成人 1.0～1.5 g/d,分 2～3 次肌内注射。

4.大环内酯类

红霉素:本品主要用于治疗耐青霉素的金葡菌感染和青霉素过敏者的金葡菌感染。优点是无变态反应,又无肾毒性。但金葡菌对红霉素易产生耐药性,静脉滴注又可引起静脉炎或血栓性静脉炎。故自从头孢菌素问世以来,红霉素已大为减色,目前较少应用。红霉素常规剂量为 1.2～2.4 g/d,稀释于 5% 葡萄糖液中静脉滴注。

红霉素与庆大霉素联用时,尚未见有变态反应,故对药物有高度变态反应者,罹患病原待查的细菌感染时,联用两者可认为是相当安全的。

5.万古霉素

仅用于严重革兰氏阳性菌感染。成人每天 1～2 g,分 2～3 次静脉滴注。

6.抗生素应用的一些问题

抗生素种类虽多,但正如上述,其应用原则应根据培养菌株的药敏性。在未取得药敏试验结果时,一般暂按个人临床经验而选用。临床上,肺部感染、化脓性感染常为革兰氏阳性菌引起,泌尿道、胆管、肠道感染常为革兰氏阴性菌引起,据此有利于抗生素的选择。

感染中毒性休克的主要元凶是细菌性败血症,故必须有的放矢以控制之,表 10-2 可供参考。

表 10-2　各类型败血症的抗生素应用

感染原	首选抗生素	替换的抗生素
金葡菌(敏感株)	青霉素	头孢菌素类
金葡菌(耐青霉素 G 株)	苯唑西林	头孢菌素类、红霉素、利福平
溶血性链球菌	青霉素	头孢菌素类、红霉素
肠球菌	青霉素＋庆大霉素	氨苄西林＋氨基糖苷类
脑膜炎双球菌	青霉素	氯霉素、红霉素
大肠埃希菌	庆大霉素或卡那霉素	头孢菌素类、氨苄西林
变形杆菌	庆大霉素或卡那霉素	羧苄西林、氨苄西林
产气杆菌	庆大霉素或卡那霉素	同上
铜绿假单胞菌	庆大霉素或妥布霉素	羧苄西林、阿米卡星

　　抗生素治疗一般用至热退后 3～5 d,此时剂量可以酌减,可期待满意的疗效。

　　感染性休克患者由于细菌及其代谢产物的作用,常伴有不同程度的肾功能损害。当肾功能减退时,经肾排出的抗生素半减期延长,致血中浓度增高。故合理应用抗生素(特别是氨基糖苷类)抗感染性休克时,必须定期检测肾功能,并据此以调节或停用这些抗生素。表 10-3 可供参考。

表 10-3　一些抗生素半减期及肾功能不全患者用药间隔时间

抗生素	半减期(h)		用药间隔时间(h)			
	正常人	严重肾功能不全者	>80*	50～80*	10～50*	<10*
青霉素 G	0.65	7～10	6	8	8	12
苯唑西林	0.4	2	4～6	6	6	8
氟氯苯唑西林	0.75	8	6	8	8	12
氨苄西林	1.0	8.5	6	8	12	24
羧苄西林	1.0	15	6	8	12	24
头孢噻吩	0.65	3～18	4～6	6	6	8
头孢唑啉	1.5	5～20	6	8	12	24～48
头孢氨苄	1	30	6	6	8	24～48
庆大霉素	2	60	8	12	18～24	48
卡那霉素	2～3	72～96	8	24	24～72	72～96
阿米卡星	2.3	72～96	8	24	24～72	72～96
多黏菌素	2	24～36	8	24	36～60	60～92
万古霉素	6	216	12	72	240	240
红霉素	2	5～8	6	6	6	6

　　注:＊指肌酐廓清率(mL/min)

　　联合应用抗生素有利有弊。其弊端为不良反应增多,较易发生双重感染,且耐药菌株也更为增多,因此只在重症感染时才考虑应用。甚至如耐药金葡菌败血症时,可单独应用第一代头孢菌素。铜绿假单胞菌败血症时可以单独应用羧苄西林。可是,青霉素类、头孢菌素类是繁殖期杀菌药,而氨基糖苷类是静止期杀菌药,两者联用效果增强,故对严重感染时联合应用也是合理的。例如,对耐药金葡菌败血症,常以苯唑西林与卡那霉素联合应用;对严重肠道革兰氏阴性杆菌败血症,也有用氨苄西林与卡那霉素(或庆大霉素)联合应用。此外,对原因未明的重症细菌感染与混合性细菌感染,也常联合应用两种抗生素。

(四)并发症的防治

感染性休克的并发症往往相当危险,且常为死亡的原因,对其必须防治。一般有代谢性酸中毒、ARDS、急性心力衰竭、急性肾衰竭、DIC、多器官衰竭等,请详见有关章节。至于有外科情况者,还应商请外科协助解决。

(胡玉刚)

第十一章 理化因素所致损伤

第一节 中 毒

一、食物中毒

(一)概述

食物中毒是指因进食了被细菌、细菌毒素、毒物等污染或含有毒性物质的食物,而引起机体损害的急性非传染性疾病,属于食源性疾病范畴。食物中毒既不包括因暴饮暴食而引起的急性胃肠炎、食源性肠道传染病(如伤寒)和寄生虫病(如囊虫病);也不包括因一次大量或者长期少量摄入某些有毒有害物质而引起的以慢性毒性为主要特征(如致畸、致癌、致突变)的疾病。食物中毒按病因可分为5大类,即细菌性、真菌(霉菌)性、植物性、动物性和化学性食物中毒。其中以细菌性食物中毒最常见。

(二)判断

要对中毒进行现场急救,必须判断是否为食物中毒以及中毒的种类、毒物的来源、中毒的人数、病情的轻重等。食物中毒的典型表现应具备以下几项。

(1)有不洁饮食史。

(2)同一时间进食同一品种有毒食物者,均有不同程度的发病。

(3)大多在进食有毒食品 0.5~24 h 间发作。

(4)主要表现为恶心、呕吐、腹痛、腹泻等急性胃肠炎的症状,少数则以神经系统症状为主伴有胃肠炎或其他有关症状。

(三)急救

食物中毒的现场急救原则是"尽快清除毒物,尽快明确中毒的人数,尽快按照病情的轻重分类管理"(简称3个尽快)。

进一步的具体措施有:积极补充液体丢失和维持酸碱平衡,控制并发感染和对症处理,对有特殊解毒剂的食物中毒要尽早使用特殊解毒剂。

1.催吐、洗胃和导泻

应用催吐、洗胃和导泻等方法可迅速地清除毒物,但在现场条件不允许时可只对重患者洗胃。有剧烈呕吐和腹泻者则不必采取上述方法,以免造成进一步的体液丢失,加重病情。昏迷者洗胃应当慎重,以免造成误吸。

2.对症处理

(1)卧床休息,注意保暖。能进食者可进清淡、易消化食物,如米汤、稀粥等。

(2)腹痛的治疗,可口服普鲁苯辛 15～30 mg,或阿托品 0.5 mg 肌内注射,或山莨菪碱10 mg肌内注射,严重者也可输入山莨菪碱 10～20 mg。

(3)高热的治疗,可用物理降温,如冷敷、温水擦浴等,对于物理降温效果不好的可考虑药物降温。但对于失水严重者不宜用降温药,应通过积极补液来达到降温目的。

(4)精神紧张者可给予心理安抚,必要时适当给予镇静剂。

3.补充液体和维持酸碱平衡

食物中毒常常因剧烈呕吐、腹泻而造成不同程度的脱水,甚至引起代谢性酸中毒和休克。因此,现场急救时应鼓励患者多饮盐水、葡萄糖电解质口服液(ORS)等。对于中毒严重者,可静脉滴注葡萄糖生理盐水或复方氯化钠注射液,或生理平衡盐液等以补充体液损失,具体用量根据脱水程度而定。出现代谢性酸中毒时,可酌情用碱性溶液。补液原则是:缺什么、补什么;缺多少、补多少。

4.控制感染

虽然细菌性食物中毒最为常见,但通常可不用抗菌药物,经对症疗法大多能治愈。对于症状较重考虑为感染性食物中毒者,应及时选用抗菌药物控制病原菌的繁殖。在病原菌未查明前,可根据病情选择小檗碱、磺胺类、喹诺酮类、氨基糖苷类药物等;在病原菌查明后,根据药物敏感试验结果选择敏感的抗菌药物。对于非细菌性食物中毒,由于中毒患者抵抗力降低,可能继发感染,亦可以根据病情酌情使用抗菌药物预防感染。

(四)注意

食物中毒由于病因众多、发病呈暴发性、潜伏期短、来势急剧、多人同时发病等特点,故对施救者有以下要求。

1.迅速查明引起中毒的食物,尽快明确中毒病因

(1)细菌性食物中毒:最主要、最常见的原因就是食物被细菌污染。据我国近五年食物中毒统计资料表明,细菌性食物中毒占食物中毒总数的 50% 左右。动物性食品是引起细菌性食物中毒的主要食品,其中肉类及熟肉制品居首位,其次有变质禽肉、病死畜肉以及鱼、奶、剩饭等。细菌性食物中毒根据临床表现不同,分为胃肠型和神经型两类。

1)胃肠型食物中毒:以夏秋季多见,致病菌主要是沙门菌、副溶血性弧菌、大肠埃希菌、变形杆菌及金黄色葡萄球菌等,其感染源是被致病菌感染的动物或人,人群普遍易感,病后无明显免疫力。

胃肠型食物中毒因发病机制的不同,一般可分为毒素型、感染型和混合型 3 类:①细菌在食物中繁殖并产生毒素,此种中毒表现为仅有急性胃肠炎症状、而无发热,称为毒素型食物中毒。②细菌污染食物后,在食物中大量繁殖,食入这种含大量活菌的食物引起的中毒,表现为发热和急性胃肠炎症状,且向外排菌造成传染,称为感染性食物中毒。③由毒素型和感染型两种协同作用所致的食物中毒称为混合型食物中毒。

食物中毒潜伏期短,超过72 h可基本排除细菌性食物中毒。临床表现以急性胃肠炎为主,便次每天数次至20~30次不等,多呈水样便、血水便(副溶血弧菌),可带少量黏液。其中金黄色葡萄球菌食物中毒呕吐较明显,呕吐物含胆汁,有时带血和黏液;变形杆菌还可发生颜面潮红、头痛、荨麻疹等过敏症状。

2)神经型食物中毒:是指进食了含有肉毒杆菌外毒素的食物而引起的中毒性疾病。多见于腊肉、罐头等腌制品或发酵的豆、面制品被家畜、家禽排出的肉毒杆菌芽孢污染,在缺氧环境下大量繁殖并产生大量外毒素。其潜伏期12~36 h,最短2~6 h,最长8~12 d,中毒剂量愈大潜伏期愈短,病情愈重。临床以神经系统症状如眼肌及咽肌瘫痪为主要表现,如抢救不及时,病死率较高。

(2)真菌性食物中毒:由于食物被真菌污染容易识别,因此该类中毒并不常见。主要是谷物、油料或植物储存过程中生霉,未经适当处理即作食料,或是已做好的食物久放发霉变质误食引起,也有的是在制作发酵食品时被有毒真菌污染或误用有毒真菌株。常见的真菌有:曲霉菌,如黄曲霉菌、棒曲霉菌、米曲霉菌、赭曲霉菌;青霉菌,如毒青霉菌、桔青霉菌、岛青霉菌等。

因真菌的种类很多,其临床表现差别较大。急性真菌性食物中毒潜伏期短,先有胃肠道症状,如上腹不适、恶心、呕吐、腹胀、腹痛、厌食、偶有腹泻等(镰刀霉菌中毒较突出)。以后根据各种真菌毒素的不同作用,可发生肝、肾、神经、血液等系统的损害,出现相应症状(但后期表现此处不赘述)。现场急救时对于中毒较重者一定要后送医院作进一步的检查和处理。

(3)植物性食物中毒:最常见的植物性食物中毒为菜豆中毒、毒蘑菇中毒、木薯中毒;可引起死亡的有毒蘑菇、马铃薯、曼陀罗、银杏、苦杏仁等。植物性中毒多数没有特效疗法,尽早排除毒物对中毒者的预后非常重要。

(4)动物性食物中毒:近年来,我国发生的动物性食物中毒主要是河豚鱼中毒,其次是鱼胆中毒。

(5)化学性食物中毒:主要包括误食被有毒害的化学物质、非食品级添加剂等污染的食品;或因贮藏等原因,造成营养素发生化学变化的食品,如油脂酸败造成中毒。处理化学性食物中毒时应突出一个"快"字,特别是群体中毒和一时尚未明确的化学毒物时更为重要。

2.快速将患者分类,制订处治方案

(1)迅速查看现场,了解共同进食人数和发病情况,将同餐者根据病情分为无症状和轻、中、重四大类,并制订出不同的处理方案。同时,将群体发病情况联系疾控部门,以快速进行流行病学调查。

(2)应避免使用制酸剂。

(3)不能马上首先应用止泻药如洛哌丁胺(易蒙停)等。因为呕吐与腹泻是机体防御功能的表现,它可排除一定数量的致病菌释放的肠毒素。特别对有高热、毒血症及黏液脓血便的患者应避免使用,以免加重中毒症状。

3.做好宣传防护,避免二次中毒

及时通知当地疾病防控部门,将中毒现场的食物封存,并留取标本检验以进一步明确中毒病因,利于指导后期治疗。同时作好宣传工作。

(1)搞好食品、食堂的卫生与监督,禁止食用病死禽畜肉或其他变质肉类。

(2)冷藏食品应保质保鲜,动物食品食前应彻底加热煮透。

(3)烹调时要生熟分开避免交叉污染。

（4）炊事员、保育员等若有沙门菌感染或带菌者应调离工作，待 3 次大便培养阴性后才可返回原工作岗位。

二、药物中毒

（一）概述

药物中毒是指进入人体的药物达到中毒剂量，产生组织和器官损害的急性综合征。最常见的药物中毒品种是镇静催眠药，分为苯二氮䓬类、巴比妥类、非巴比妥非苯二氮䓬类。其中以苯二氮䓬类（如安定）中毒最多见；次之为解热镇痛药和抗精神病药等。一般药源性中毒多是由于药物用法不当，如药物过量或滥用药物所致。

不同类型的药物中毒，其中毒特点与机制也各异。

（1）镇静催眠药及抗精神病药中毒严重时，可导致呼吸抑制、休克、昏迷。口服巴比妥类药物 2～5 倍催眠剂量可致中毒，10～20 倍可致深昏迷、呼吸抑制。苯二氮䓬类药物一次剂量达 0.05～1 g 可致中毒甚或致死。抗精神病药中，吩噻嗪类药物 2～4 g 可有急性中毒反应。三环类抗抑郁药中毒，易致恶性心律失常，1.5～3 g 可致严重中毒而死亡。对氯丙嗪类敏感者可能发生剥脱性皮炎、粒细胞缺乏症、胆汁淤积性肝炎。

（2）解热镇痛药中毒可致粒细胞减少、肾损害、出血倾向、胃肠道损害甚至出现消化道应激性溃疡出血，其中对乙酰氨基酚中毒可致明显肝功能损害。

（3）心血管系统用药中毒易致心律失常、低血压；其中洋地黄类中毒可致恶心、呕吐等胃肠道症状及室早、室速、心动过缓等严重心律失常。胺碘酮中毒可致房室传导阻滞、室速等恶性心律失常及肺纤维化。降压药中毒可致严重低血压。抗胆碱药阿托品中毒可致口干、瞳孔扩大、心动过速甚至惊厥、昏迷。

（二）判断

药物中毒判断要点如下。

1.判断是否为药物中毒及药物种类

（1）由知情者提供药物接触史，是目前重要的诊断依据。

（2）通过典型症状判断，如思睡、昏迷者考虑镇静催眠药或抗精神病药中毒；惊厥者考虑中枢兴奋药过量；瞳孔扩大者怀疑为阿托品、麻黄碱等中毒。

（3）实验室检查：胃液、尿液、血液中药物浓度测定对诊断有参考意义。

2.判断病情的轻重

大致分为轻、重两种程度，注意初期表现为轻症者病情可能会随着药物吸收发生进展，药物毒性、摄入量及药物半衰期对病情影响较大。

（1）轻度中毒：无意识障碍或轻度意识障碍，呼吸、循环、氧合等重要生命体征及生理指标稳定。

（2）重度中毒：出现严重意识障碍、呼吸抑制、呼吸衰竭、循环衰竭、心律失常等；或伴发严重并发症；或有严重生理功能紊乱及脏器功能不全。

（三）急救

药物中毒需要及时进行现场急救，病情属于重度者或判断药物摄入量偏大者应送往医院做进一步救治。

1.现场急救

重点在于维持呼吸循环功能及清除摄入药物。

（1）维护呼吸功能：药物中毒常可导致意识障碍及呼吸抑制，所以应重视对呼吸衰竭的防治。①保持气道通畅：有意识障碍或呼吸抑制者取平卧位，头偏向一侧，及时清除气道分泌物及呕吐物，避免误吸，必要时使用舌钳或置口咽管避免舌后坠。②予吸氧治疗。③建立人工气道：对深昏迷、气道分泌物多或已出现呼吸衰竭者，尽早行气管插管、人工通气。

（2）监测循环功能：①监测血压水平，休克者可取平卧位或头低脚高位，以增加回心血量及改善脑供血。②给予心脏监护，警惕发生恶性心律失常。③尽快建立静脉通道，以利及时输液维持血容量、救治呼吸循环衰竭、使用解毒剂。

（3）清除摄入药物。①催吐：适用于口服中毒后神志清楚且生命体征稳定者。②洗胃：对服药量大者及时洗胃，药物中毒后胃排空可能延迟，不可拘泥常规洗胃时间，对中毒较久者仍应考虑洗胃。③导泻：予 50%硫酸镁或硫酸钠导泻以利药物尽快排出。④药用炭吸附：有条件可于催吐洗胃时使用，或之后服用。

2.药物治疗

重点在于稳定呼吸、循环功能及使用特效解毒剂。

（1）稳定呼吸循环功能：在保持呼吸道通畅的基础上，可使用呼吸兴奋剂；呼吸衰竭及时行气管插管、人工通气。血压低者，可补充血容量，必要时使用血管活性药物如多巴胺 10～20 μg/(kg·min)，和或去甲肾上腺素0.05～1.5 μg/(kg·min)维持血压；注意吩噻嗪类及三环类抗精神病药物中毒，可通过对 α肾上腺素能阻滞作用导致血管扩张及血压下降，不宜使用多巴胺，可用 α受体兴奋剂，如重酒石酸间羟胺、去甲肾上腺素维持血压；心律失常者给予针对性处理。

（2）使用特效解毒剂。①镇静与催眠药中毒：应立即予纳洛酮1～2 mg 静脉注射，2～5 分钟重复，总量可用到 20 mg，可缩短昏迷时间。②苯二氮䓬类药物中毒：可用氟马西尼拮抗，先予0.2 mg静脉注射 30 min 以上，此后可每分钟重复用 0.3～0.5 mg，总量可达 0.6～2.5 mg。③吩噻嗪类药物中毒：可用盐酸哌甲酯(利他林)40～100 mg 肌内注射，并可重复使用。④三环类抗抑郁药中毒：所致室性心律失常，可用利多卡因控制，予以 50～75 mg 静脉注射后以1～4 mg/min维持静脉滴注。⑤洋地黄类、胺碘酮等抗心律失常药所致心动过缓、房室传导阻滞，可予阿托品、异丙肾上腺素控制。⑥对乙酰氨基酚中毒：可用乙酰半胱氨酸减轻肝脏损害，具体用法为第一次口服140 mg/kg，之后每 4 h 服 70 mg/kg，共服 17 次。⑦阿托品中毒：可用新斯的明拮抗，每次 0.5～1 mg 肌内注射，每 3～4 h 重复。

（3）加速药物排泄：可考虑在补液基础上碱化尿液、利尿。

（4）对症支持疗法：中毒性脑病有脑水肿者可用甘露醇、地塞米松脱水；高热者物理降温；另注意防治肺部感染、维持内环境稳定、维护肝肾等重要脏器功能。

（5）特殊治疗：重症可考虑行血液透析、血液灌流、血浆置换等血液净化治疗。

（四）注意

药物中毒初步急救中应注意以下要点。

1.预防工作

加强镇静催眠药处方、使用、保管的管理，临床要慎重用药，规范用药。

2.急救重点

（1）初期：①注意对呼吸循环衰竭的防治。②尽量清除药物，减少后续吸收。③使用拮抗剂。

（2）后期：①加强对症支持疗法。②注意并发症的防治。

三、气体中毒

(一)概述

气体中毒是指吸入有毒气体后引起机体一系列损害的一组急症。常见急性气体中毒包括刺激性气体中毒和窒息性气体中毒。前者包含氯、光气、氨、氮氧化物、二氧化硫、三氯化氮等;后者可分为单纯窒息性气体(甲烷、氮气、二氧化碳和惰性气体)和化学性窒息性气体(一氧化碳、硫化氢、氰化物)两大类。其中以一氧化碳和氯气中毒较常见。

不同气体种类所致中毒表现各异,即使是同一种气体中毒,因各人吸入的浓度和吸入持续时间不同、其病情轻重也差别很大。轻者可只有黏膜刺激症状,重者可出现呼吸衰竭、脑水肿甚至死亡。

(二)判断

要对气体中毒者进行现场急救,就必须迅速判断是否为气体中毒,迅速了解现场情况并推断为何种气体,了解中毒的人数及评估病情的轻重。

1.气体的来源

有含碳物质不完全燃烧的证据,如冶炼、矿井放炮、合成氨气和甲醇等工业场所,日常生活中煤炉取暖或煤气泄漏,加上防护不当或通风不良易引起一氧化碳中毒;火场及其他灾难事故中常见有毒气体有 CO、氯气、氨气、硫化氢、二氧化碳、二氧化硫、液化石油气、光气及氧化亚氮(笑气)等;相关的毒气泄漏则考虑该气体中毒。

2.病情的轻重

中毒气体的种类不同、吸入毒气的浓度和时间不同,其病情轻重也就不同。

(1)刺激性气体中毒:轻者可只有呼吸道炎症,吸入后立即出现黏膜刺激症状,表现为鼻炎、咽炎、声门水肿及气管、支气管炎等呼吸道症状;中度中毒者为中毒性肺炎,表现为胸闷、胸痛、刺激性呛咳、呼吸困难,有时痰中带血丝;重度中毒者为中毒性肺水肿及急性呼吸窘迫综合征(ARDS),表现为极度呼吸困难、端坐呼吸、发绀、烦躁不安、咳粉红色泡沫痰、心率快、大汗、神志障碍,部分呼吸困难进行性加重,危重者可伴发休克、代谢性酸中毒、气胸、纵隔气肿、喉水肿甚至死亡。

(2)窒息性气体中毒:如一氧化碳中毒,轻者有头晕、头痛、恶心、呕吐、乏力、胸闷、心悸等,少数可有短暂的意识障碍;中度中毒者除有上述症状外,皮肤黏膜甲床可呈特征性的"樱桃红色",出现兴奋、判断力减低、运动失调、幻觉、视力下降、浅昏迷或中度昏迷;重度中毒者可出现深昏迷或去大脑皮质状态,且可并发脑水肿、休克、心肌损害、肺水肿、呼吸衰竭等表现,受压部位易发生水疱或压迫性横纹肌溶解。

(三)急救

气体中毒与呼吸道密切相关,现场急救是否得当是该类中毒者能否脱离危险的关键。气体中毒的现场急救原则如下。

(1)立即脱离中毒环境。

(2)保持呼吸道通畅,同时吸氧及对症处理。

(3)已明确中毒气体种类者尽早给予特殊解毒治疗。

(4)尽快分拣中毒人员,按照病情的轻、重程度不同,给予不同的处理措施:对呼吸衰竭、呼吸停止者置口(鼻)咽管或气管插管进行球囊辅助呼吸或便携式呼吸机机械通气,并对中度以上中毒者应尽快转移到医院作进一步的治疗。即掌握边抢救、边运送的原则。具体措施如下。

脱离中毒的环境：由于气体中毒是呼吸道吸入引起的，迅速转移中毒者到空气流通、风向上方的安全地带是避免继续中毒的重要措施，也是急救能否成功的关键。对于氯气、光气、氨气等刺激性气体应脱去中毒时衣服并用湿毛巾擦拭身体。

保持呼吸道通畅：立即解开中毒者衣服，同时注意保暖、卧床休息，放置口（鼻）咽管或气管插管等措施保持呼吸道通畅，给予吸痰、沙丁胺醇气雾剂或氨茶碱等解除支气管痉挛、防治喉头水肿及窒息。

合理氧疗：对于气体中毒者均应尽早给予氧气吸入。刺激性气体中毒轻者可只给予低浓度吸氧；有肺水肿者最好用有机硅消泡剂吸氧；重症中毒者应予面罩吸氧，甚至置口（鼻）咽管或气管插管进行球囊、呼吸机辅助呼吸。窒息性气体中毒予面罩大流量吸氧为佳，对于中、重度一氧化碳中毒应尽快送医院行高压氧治疗。

对症治疗：①有抽搐者予镇静剂，如安定 $10\sim20$ mg 静脉推注或肌内注射；苯巴比妥 $0.1\sim0.2$ g 肌内注射；氯丙嗪 $25\sim50$ mg 肌内注射或静脉推注；癫痫大发作或抽搐不止者可用安定持续静脉滴注。②有颅内高压者给予 20% 甘露醇 $125\sim250$ mL 或呋塞米 20 mg 脱水治疗，同时给糖皮质激素，可选用地塞米松 $10\sim30$ mg/d，或氢化可的松 $200\sim300$ mg/d 或甲泼尼龙 40 mg，每天 $2\sim3$ 次。③高热不退者，可行物理降温，亦可用人工冬眠疗法。④出现急性肺水肿、心力衰竭、休克、气胸、纵隔气肿等给予相应的抢救措施。

（5）特殊处理。①一氧化碳中毒者，可用脑组织赋能剂及苏醒药物，可加用细胞色素 C、辅酶 A、ATP、胞磷胆碱等药物；昏迷者可选用甲氯芬酯、醒脑静等，其他中毒有脑水肿时也可用上述药物。②硫化氢中毒者，可用 5% 碳酸氢钠溶液喷雾以减轻上呼吸道刺激症状；用 10% 硫代硫酸钠 $20\sim40$ mL 静脉注射，或 10% 亚甲蓝 $20\sim40$ mL 静脉注射，以促进硫化血红蛋白的解离；眼部损伤者，尽快用 2% 碳酸氢钠溶液或生理盐水冲洗，再用 4% 硼酸水洗眼，并滴入无菌橄榄油，用醋酸可的松滴眼，防治结膜炎的发生。③氰化物中毒者，可立即给予解毒剂：亚硝酸异戊酯（每支 0.2 mL）$1\sim2$ 支，放于手帕中折断后立即吸入，每次吸入 15 s，每隔 $2\sim3$ min 重复一支，直到开始静脉注射 3% 亚硝酸钠为止，注意严密监测血压。3% 亚硝酸钠 $10\sim20$ mL 缓慢静脉注射（每分钟 $2\sim3$ mL），同时严密监测血压，若出现休克立即停用。4-DMAP（4-二甲基氨基苯酚），10% 4-DMAP 2 mL 肌内注射，必要时 1 h 后可重复半量。该药为高效高铁血红蛋白生成剂，为避免出现高铁血红蛋白形成过度不可与亚硝酸制剂合用。可与硫代硫酸钠合用，对于低血压者尤为适用。该药目前应用广泛，并逐渐替代亚硝酸类抗氰药。在给予 4-DMAP 或亚硝酸钠后，缓慢静脉推注 25% 硫代硫酸钠 $20\sim50$ mL，每分钟不超过 5 mL，必要时 1 h 后重复全量或半量。④氧化亚氮（笑气）中毒者，如有明显青紫、呼吸困难时，可给 10% 亚甲蓝 $20\sim40$ mL 静脉注射。⑤刺激性气体中毒应早期、短程、足量应用糖皮质激素，以减轻刺激性气体引起肺泡和肺泡膈毛细血管通透性增加所致肺间质和肺泡水分淤滞。可静脉用地塞米松 $20\sim30$ mg/d，或氢化可的松 $200\sim300$ mg/d，或甲泼尼龙 40 mg，每天 $2\sim3$ 次，同时注意预防应激性溃疡及水电解质紊乱和酸碱平衡。

（四）注意

气体中毒种类繁多、病情复杂、变化较快，为呼吸道吸入中毒。这就要求施救者必须做好自我防护，了解常见中毒气体的中毒机制及临床表现，据中毒机制不同选择不同的呼吸支持方法。

1.自我防护措施

施救者在施救前要充分评估环境的安全性,确认安全后用手帕或毛巾等捂住口鼻,必要时戴防毒面具从上风口进入;若为毒气泄漏现场应佩戴好防毒面具,进入泄漏区应着防毒衣,并在雾状水枪掩护下前进。迅速打开门窗,有条件时可打开电扇或用鼓风机加快空气流通。掌握边抢救边运送,尽快离开毒气现场的原则。

2.选择适当的呼吸支持法

由二氧化碳、一氧化碳等中毒引起的化学性窒息或呼吸停止,可采用口对口人工呼吸;但有条件时,最好采用简易呼吸气囊行人工通气。

由氨气、二氧化硫、二氯化碳、二氧化氮等有毒气体刺激呼吸道引起水肿而致的机械性窒息,一般不采取口对口人工呼吸,特别是压胸式呼吸法。而是以吸氧、减轻呼吸道水肿、强心、利尿、注射呼吸中枢兴奋剂等为处理原则。

四、酒精中毒

(一)概述

过量饮入或吸收酒精后引起的以神经精神症状为主的急症,称为酒精中毒。通常分为急性、慢性两类。其中,短时间内一次性过量饮入或吸收酒精(酒精类制品)引起的兴奋继而抑制状态,称为急性酒精中毒,俗称醉酒状态,是一种常见的"节日病"。

中国有着丰富的酒文化历史,各地区的饮酒习惯不尽相同。但过量饮酒仍是急性酒精中毒的主要原因,严重者酒后猝死也时有发生。这就造成饮酒的负面影响,对个人、家庭乃至社会都是一种不幸。因此,积极宣扬健康的生活方式和醉酒后家庭或现场的有力防范,可以预防并减少酒后猝死的发生。

(二)判断

初步判断醉酒严重程度,评估可能危及生命的紧急情况及其他急症是及时施救的关键。

1.识别是否为急性酒精中毒

(1)酒精接触史:①有明确的刚发生的大量饮酒史。②有接受高浓度酒精擦浴史。③身处特殊生活或工作环境,有酒精吸入史。④其躯干、口腔、呼气或呕吐物中有酒精味。一般成人的酒精中毒量为 75～80 mL,致死量为250～500 mL。

(2)中毒表现:醉酒者单独或先后表现出面红、多语、语无伦次、欣快感、情绪易激动;动作不协调、步态蹒跚、肌肉震颤;昏睡、昏迷等症状。

2.判断醉酒的严重程度,评估有无危及生命的情况并紧急处理

急性酒精中毒大致分为 3 度。

(1)轻度:醉酒者多处于兴奋期,血酒精浓度达 50 mg/dL,即感头痛、欣快、兴奋。表现出面红、多语、语无伦次、情绪易激动等。

(2)中度:醉酒者多处于共济失调期,血酒精浓度达 150 mg/dL,有动作不协调、步态蹒跚、肌肉震颤、眼球震颤、视物模糊、复视等。

(3)重度:醉酒者多处于昏迷期,血乙醇浓度升至 250 mg/dL,已出现昏睡、瞳孔散大、体温不升、血压下降、呼吸减慢伴鼾声等,严重者出现呼吸、循环衰竭而危及生命。因此,重度酒精中毒者,更易出现误吸或窒息、呼吸频率的减慢或加快(<10 次/分钟,>30 次/分钟)、脉搏的减弱甚至消失,是可能危及醉酒者生命的紧急情况,需要立即处理。

3.二次评估有无其他严重或紧急情况需要进一步处理

(1)意外伤害事件致体表可见的大量出血,如摔伤、玻璃酒瓶划伤等。

(2)合并导致或加重醉酒者意识障碍的其他急症,如:①颅脑外伤;②脑血管意外;③窒息性气体中毒(硫化氢、一氧化碳、氰化物等);④过量服用镇静催眠药物或吸食毒品;⑤低血糖昏迷、糖尿病高渗性昏迷等。

(三)急救

酒精中毒的个体差异性较大,但现场的初步急救原则一致。即终止酒精继续接触;首先稳定和维持呼吸及循环功能;积极处理严重的意外伤害及紧急病症;对症施治等。

1.终止酒精继续接触

(1)饮酒者停止继续饮酒。

(2)接受酒精擦浴者更换擦浴液体,建议温水擦拭皮肤至酒精味消散。

(3)吸入中毒者脱离特殊环境,如酒窖、酒类制品加工车间,开窗通气;脱去污染衣物,清洗污染皮肤等。

2.对症治疗

按中毒程度不同分别处置。

(1)轻度中毒:一般以观察为主,无须特殊处理。醉酒者可以卧床休息、保暖、适当饮温水。并进食绿豆汤,以及梨子、荸荠(马蹄)、西瓜、橘子之类的水果。刺激性饮品如浓茶、咖啡不建议大量饮用。

(2)中度中毒:①意识清晰又合作的醉酒者,可以用手法催吐。先饮温水300～500 mL,后用手指或勺柄自行刺激咽后壁或舌根诱发呕吐,可重复刺激至胃内容物完全吐出。若呕吐物混咖啡色样物质、或胸腹部出现剧烈疼痛时,应及时终止催吐,以避免消化道出血或空腔脏器穿孔。既往有癫痫、食管-胃底静脉曲张、心脏病史者慎用此法。②过度兴奋、躁动或动作失衡者,应限制肢体活动或适当约束,以避免意外伤害事件发生。必要时使用小剂量的镇静剂如地西泮5～10 mg,肌内或静脉注射。慎用吗啡、氯丙嗪及巴比妥类镇静剂。③密切观察病情变化。重点观察呼吸、脉搏、瞳孔和神志的异常变化。

(3)重度中毒:①醉酒者平卧或侧卧休息,头偏向一侧,取出口腔义齿,口于最低位避免误吸。②及时清除口腔分泌物。施救者可以采取手指清扫,或利用车载负压吸引装置清除。③安置口咽通气管,防止舌根后坠。④吸氧、建立静脉通道。⑤维持呼吸和循环功能:对于呼吸抑制者,可给予中枢兴奋剂哌甲酯(利他林)20 mg、尼可刹米0.375 g肌内或静脉注射;对于低血压者可予积极的液体扩容,必要时给予血管活性药升压。如醉酒者出现呼吸、心搏骤停,立即实施心肺复苏术。⑥促使酒精转化:50%葡萄糖液20～100 mL静脉缓推或快速滴入。⑦保护大脑功能:纳洛酮是非酒精中毒的特效解毒剂,有助于缩短昏迷时间,0.4～0.8 mg静脉注射,必要时可以重复使用。⑧进一步的综合救治,建议转运入院后完成。

3.紧急救治严重的意外伤害事件或其他急症

(1)创伤现场救护术:适用于醉酒者合并发生的意外伤害事件,如锐器伤、摔伤、烫伤等。救护原则为:先止血后包扎,先固定后转运。首先处理体表可见的大出血,切勿盲目转运,以避免产生严重不良后果(现场救护的四项基本技术止血、包扎、固定、转运的具体实施参见本书相关章节)。

(2)紧急救治其他急症:①合并低血糖昏迷者给予50%葡萄糖静脉注射,具体用量根据便携式血糖仪检测结果而定,注意监测血糖水平。②初步考虑合并糖尿病高渗性昏迷者现场以限糖和大量补液为主。③合并窒息性气体中毒者应首先脱离中毒环境,开窗通气,吸氧。④合并过量服药、吸食毒品或发生脑卒中者以保护气道通畅、维持呼吸与循环功能稳定为首要任务;密切观察生命体征变化,对症救治。⑤出现意识障碍程度加重、双侧瞳孔不等大的醉酒者,应给予积极的降低颅内压处理:首先可予球囊面罩过度通气的方法,能够迅速降低动脉血二氧化碳分压($PaCO_2$),这是现场最迅速有效、可行性较大的降低颅内压方法,推荐早期使用;其次,给予甘露醇 $0.25 \sim 0.5$ g/kg 在 20 min 内快速静脉滴入;必要时,交替使用呋塞米 $20 \sim 40$ mg 静脉推注。进一步的综合救治建议转入院内完成。

(四)注意

1.酒后猝死的可能因素

酒中的酒精含量越高,吸收越快,就越易醉人。各类酒制品的酒精含量明显不同:啤酒含酒精 $3\% \sim 5\%$;黄酒 $16\% \sim 20\%$;果酒 $16\% \sim 28\%$;葡萄酒 $18\% \sim 23\%$;白酒 $40\% \sim 65\%$;低度白酒也含酒精 $24\% \sim 38\%$。饮酒后,酒精在消化道中被吸收入血,血中的酒精 90% 由肝脏来代谢解毒。先是在肝内由醇脱氢酶作用转化为乙醛,后又在醛脱氢酶作用下转化为醋酸(乙酸),醋酸再进一步分解为水和二氧化碳,全过程需 $2 \sim 4$ h。

因此,如果一次饮酒量过大、饮酒速度过快、饮酒持续时间长、酒精中毒程度严重并且出现并发症等,都有可能导致醉酒后猝死。

2.遗漏酒精中毒合并颅脑外伤

(1)遗漏原因。①现场病史采集受阻。严重醉酒者常因为昏睡、昏迷不能主动提供病史,而现场可以无目击者提供客观信息;部分醉酒者情绪不稳,不配合查体,导致病史收集困难。②症状重叠、相互掩盖。意识障碍是重度酒精中毒和重型颅脑外伤的共同表现,二者合并发生时部分症状产生重叠,相互影响,容易麻痹现场施救者,使其对颅脑损伤的早期警惕、临床特点的判断发生偏差。③病情进一步发展。在现场救治过程中,醉酒者意识障碍的程度逐步加重,但与饮酒量明显不一致;出现喷射样呕吐、脉搏缓慢或双侧瞳孔不等大等异常症状和体征,都提示醉酒者可能合并颅脑外伤所致的颅内高压等。

(2)防止措施:避免遗漏的关键,在于提高施救者对酒精中毒与颅脑外伤之间相互关系的认识。现场救护中首先应排除客观因素干扰,重点采集特征病史(询问饮酒量、饮酒时间、有无颅脑外伤史、受伤经过等);快速评估头皮有无损伤、瞳孔变化、肢体活动情况等),结合对异常症状和体征的动态观察及全面分析,以此准确评估醉酒者的病情严重程度,及时施救,方能降低误诊或漏诊率,防范酒后猝死的发生。

3.酒精中毒的预防

(1)开展反对酗酒的宣传教育,成立戒酒社团,加强文娱体育活动,积极推广建立健康的生活方式。

(2)改变节假日饮酒习惯,推荐低度酒或酒类饮品,控制自己的饮入量,限量饮酒。

(3)忌空腹饮酒,建议饮酒前适当进食高热量、高蛋白饮食。

(王红日)

第二节 中 暑

中暑是指在高温、高湿及无风的环境中,患者体温调节中枢功能发生障碍、汗腺功能衰竭,以及水、电解质代谢紊乱从而出现一系列与之有关临床表现的疾病。根据发病机制和临床表现的不同,重症中暑一般可分为热痉挛、热衰竭、热射病或日射病。这些病征的病因和发病机制略有差异,因而症状和体征也不尽相同,在预防这些病征的过程中,采取的措施也有不同。据统计,在美国运动员中,热射病及日射病是继脊髓损伤和心脏骤停后第三位死亡原因。

一、临床表现

在现代临床中,根据临床表现的轻重,一般将中暑分为先兆中暑、轻症中暑和重症中暑。一般来说,上述三种情况按顺序发展。

(一)先兆中暑

在高温环境中劳动或活动一定时间后,患者出现多汗、口渴、轻微头痛、头晕、头昏、全身乏力、胸闷、心悸、恶心、注意力不集中、动作不协调等症状,患者体温正常或略有升高,一般不超过37.5 ℃,如果及时采取防御措施,如离开高温现场、适当补水和钠盐,一般短时间里可以恢复。

(二)轻症中暑

患者除具有先兆中暑的症状外,还会出现颜面潮红、心率加快、皮肤灼热,体温一般在38 ℃以上,可有早期周围循环衰竭的表现,如恶心、呕吐、面色苍白、四肢皮肤湿冷、多汗、脉搏细速、血压下降等。如及时对症处理,一般在数小时内即可以恢复。

(三)重症中暑

重症中暑包括热痉挛、热衰竭、热射病和日射病。是最严重的中暑,如不及时处理,易引起全身衰竭而导致死亡。

(1)热痉挛:患者神志清楚、体温正常或仅有低热,多因大量出汗而饮水不多、钠盐补充不足而引起,从而使血中电解质离子浓度迅速降低,表现为四肢无力、肌肉痉挛、疼痛、以腓肠肌多见,也可累及腹直肌、肠道平滑肌痉挛而引起腹痛。

(2)热衰竭:以老年人、体弱者以及不适高温环境者发病多见,患者体温正常或稍有偏高,患者发病较急、可有头痛、头晕、多汗、恶心、呕吐,继而出现口渴、胸闷、面色苍白、皮肤湿冷、脉搏细速、直立性低血压、抽搐和昏迷。

(3)热射病:高热伴神志障碍,体温可达40 ℃以上,多见于在高温环境中从事体力劳动较长者,患者发病早期有大量出汗、之后出现皮肤干燥无汗,呼吸浅快、脉搏细速、血压正常或者偏低、逐渐转入昏迷伴有抽搐。严重者可发生肺水肿、心功能不全、弥散性血管内凝血、肝、肾功能损害等严重并发症。

(4)患者出现剧烈头痛、头昏、眼花、耳鸣、呕吐、烦躁不安、继而出现昏迷及抽搐。

二、实验室检查

可发现低血钾、高血钙、白细胞计数增高、血小板计数减少,肌酐、尿素氮、丙氨酸转移酶、乳酸脱氢酶、肌酸激酶增高,心电图示心律失常和心肌损害。

三、诊断要点和鉴别要点

根据易患人群在高温环境下,较长时间剧烈运动或劳动后出现相应的临床表现,如体温呈高热、抽搐、昏迷或神志改变等并排除其他疾病方可诊断。需与食物中毒、化学中毒及其他中毒等相鉴别。

四、治疗要点

处理原则:迅速脱离高温现场,降低体温,补液以及纠正电解质紊乱,对症处理,防治多器官功能不全。

（一）先兆中暑

脱离高温现场至通风阴凉处休息一段时间即可,无须特殊处理。

（二）轻症中暑

立即将患者移到通风、阴凉、干燥的地方,患者仰卧,解开衣扣,更换湿透衣裤,同时应用冷湿毛巾敷其头部,开电扇或空调,以尽快散热。同时可以口服含盐冰冻饮料,对于不能饮水者,可以静脉滴注生理盐水或者林格液。

（三）重症中暑

1.热痉挛

以补液为主,如生理盐水,也可以口服含盐低温饮料,进行皮肤肌肉按摩,同时也可以给予10%葡萄糖酸钙 15～20 mL 缓慢静脉注射。

2.热衰竭

使患者尽快脱离高温现场,移到通风、阴凉、干燥的地方,口服含盐低温饮料,无须特殊处理,一般可以恢复。

3.日射病

应迅速头部降温,予以甘露醇治疗脑水肿,吸氧、心电监护等对症治疗,但患者一般预后不好,病死率较高。

4.热射病

及时降低患者的体温是治疗的关键(时间尽量在半个小时之内,固有"黄金半小时"之称),分为物理降温和药物降温。

物理降温:使患者尽快脱离高温现场,移到通风、阴凉、干燥的地方,脱去衣服,促进局部散热,对于无虚脱者:冷水浸浴或冰水浸浴是迅速降低患者体温的金标准。将患者颈部以下躯体全部浸润在 1.7 ℃～14.0 ℃冷水中,并不断搅拌冷水,用湿毛巾包裹冰块降低头部体温,20 min 后观察患者体温变化,一般可以将体温降至 40 ℃以下。对于虚脱者:临床一般采用蒸发散热降温,如用 15 ℃左右的冷水反复擦拭患者皮肤,或者用电风扇和空气调节器,把体温降至 39 ℃之后停止降温。如果上述方法无效,可以采用冰盐水进行胃或直肠灌洗。或者采用生理盐水进行腹腔灌洗或血液透析治疗。

药物降温:首选氯丙嗪。给药方法:氯丙嗪 25～50 mg 加入生理盐水或 5％的葡萄糖溶液 500 mL 静脉滴注,对于严重的患者,可将氯丙嗪 25 mg 及异丙嗪 25 mg 稀释于 5％葡萄糖溶液或生理盐水 100～200 mL 中缓慢静脉注射。应监测血压变化,如发现血压过低,应停用氯丙嗪使用升压药。在整个降温过程中,密切监测肛温,当温度降至 38 ℃时,应停止药物降温。

对症和支持治疗:对于昏迷患者,应实行气管插管,保持呼吸道通畅,防止误吸;对于颅内高压患者,静脉输注甘露醇 1~2 g/kg,30 到 60 min 输入;对于癫痫发作患者,静脉输注地西泮。纠正水、低血容量、电解质紊乱以及酸碱失衡,血压过低可使用升压药,补液速度不宜过快,以免加重心脏负担,造成心力衰竭和肺水肿。心力衰竭时,选用毛花苷 C,多巴酚丁胺。无尿、高钾血症以及尿毒症发生时,应进行血液透析治疗等。

五、注意要点

中暑后须大量补充水分和盐分,但过量饮用热水时会更加大汗淋漓,反而造成体内水分盐分进一步的大量流失,严重时会引起抽风现象。如此便是得不偿失。正确的方法应是少量多次,每次饮水量以不超过 300 mL 为宜。

(王红日)

第三节 淹 溺

淹溺也称溺水,是人淹没于水或者其他液体介质中并受到伤害的状况,水或者其他液体介质充满呼吸道和肺泡,以及反射性地引起喉痉挛而引起缺氧窒息。吸收到血液循环的水引起血液渗透压改变、电解质紊乱和组织损害,最后造成呼吸、心跳停止者若不及时抢救,可在短时间内死亡(也称淹死或者溺死)。淹溺的后果可以分为非病态、病态和死亡,此过程是连续的。淹溺发生后患者未丧失生命者称为近乎淹溺。淹溺后窒息合并心脏骤停者称为溺死,如心脏未停搏者称为近乎溺死。

根据浸没介质的不同,可分为淡水淹溺和海水淹溺。但肺泡不管是淡水还是海水,只要进入呼吸道和肺泡后,都有可能引起肺水肿,影响肺内气体交换,急性窒息所导致的缺氧和二氧化碳潴留是其共同的基本病理改变。吸入污水可引起肺部感染,进一步可发展为急性呼吸窘迫综合征,加重肺通气功能障碍。同时缺氧也可以多种并发症,常见的有脑水肿、急性肾衰竭、弥散性血管内凝血以及代谢性酸中毒等。

一、诊断要点

根据患者有溺水史、症状和体征,一般不难诊断。

(一)临床特点

溺水者被获救后由于机体缺氧常变化为神志昏迷或烦躁不安,可伴有抽搐,呼吸急促,表浅、不规律或呼吸困难,口鼻充血性泡沫痰,面色发绀水肿,四肢发绀、冰冷,睑结膜充血,上腹多膨隆。对于重症昏迷者,有脉弱或摸不到,出现心律失常,甚至心室颤动、心脏骤停。经过心肺脑复苏后,患者常有呛咳和呼吸急促,双肺听诊常闻及满肺湿啰音,对于重症患者也可以出现脑水肿、肺水肿以及心力衰竭等并发症。

(二)实验室检查

血常规白细胞计数升高,动脉血氧以及血 pH 测定有明显的低氧血症及代谢性酸中毒。血生化检查:淡水淹溺者可出现低钠、低氯、以及低蛋白血症;海水淹溺者,可出现高钠、高氯以及高蛋白血症。尿常规检查可以出现蛋白尿、管型尿。X 线胸片见肺门阴影扩大和加深,肺间质纹理加深,有不同程度的絮状渗出或炎症改变,患者有两肺弥散性水肿。窦性心动过速、非特异性 ST 段和 T 波改变是溺水者心电图检查的常规表现,一般在短时间内可以恢复正常。如出现室性心律失常、完全性房室传导阻滞通常提示病情比较严重。

二、治疗要点

(一)院前救护

处理原则:立即口、鼻中的污染物,保持呼吸道通畅。如果溺水者心跳、呼吸停止,应立即进行心肺脑复苏急救。

(二)院内治疗

进入医院后的处理包括进一步生命支持。所有近乎淹溺者应收住监护病房观察 24～48 h,预防发生急性呼吸窘迫综合征。

1.氧疗

吸入高浓度氧或高压氧治疗。有条件可使用人工呼吸机。

2.复温

如患者体温过低,据情可采用体外或体内复温措施。

3.心电监护

溺水者容易发生心律失常,故心电监护不可或缺。

4.脑复苏

缺氧可以对大脑产生伤害,故护脑措施十分重要。有颅内压升高者应适当过度通气,维持 $PaCO_2$ 在 $2.5～2.9$ kPa($25～30$ mmHg)。同时,静脉输注甘露醇降低颅内压、缓解脑水肿。

5.易消化饮食

最好给予高营养的半流食。

(王红日)

第十二章　急危重症的中西医结合治疗

第一节　慢性阻塞性肺疾病

一、病因与病机

(一)中医病机认识

1.病变脏器

慢性阻塞性肺疾病的病变脏器早期主要是在肺、脾,涉及肝与大肠,后期病及于肾、心,多脏受损。

(1)肺为气之主,脾为肺之母。本病早期多表现为肺脾功能的失调。肺主气,开窍于鼻,外合皮毛,主表、卫外。肺为娇脏,不耐邪侵,故外邪从口鼻、皮毛入侵,首先犯肺。若外邪侵袭,或他脏病气上犯,皆可使肺失宣降,肺气胀满,壅阻气道,呼吸不利,出现咳嗽、气喘、胸闷之症。脾为肺之母,脾和肺在经络上联系密切,手太阴肺经起于中焦,下络大肠,还循胃口;病理上,肺病日久,子耗母气,则脾运失健,不能散精上归于肺,水谷精微不从正化,反而转为痰饮,上渍犯肺,则气逆作喘,咳嗽多痰,病程缠绵。

(2)肝肺有经脉络属关系。肝与肺既有经脉络属的关系,如"肝脉布两胁上注于肺",又有五行相克的内在联系,金能制木,如肝气郁结,疏泄不畅,久郁化火,木火刑金,或金不制木,木反侮金,则气火上逆犯肺致咳嗽、喘逆、胸胁胀满。

(3)大肠与肺相表里。肺与大肠相表里,如痰阻肺气,肺气膹郁,可致气机痹阻,影响大肠的转化功能;反之,大肠传导失常,肠痹气逆,也可致肺气壅塞,喘逆不止。

(4)后期累肾伤心。肺为气之主,肾为气之根,肾能助肺纳气。呼吸之息,赖肺主气以呼浊吸清,赖肾摄纳以引气归元。病久由肺及肾,肾元亏虚,精气耗损,肺不主气,肾不纳气,可致气喘日益加重,吸入不易,气不归元,阴阳不相接续,入少出多,则喘息声低,呼吸浅短难续。《灵枢·经脉》篇云:"肾足少阴之脉,是动则病喝喝而喘。"肺与心脉相通,同居上焦,肺朝百脉,肺气辅助心君运行血脉,肺主气,心主血。久咳久喘,肺病日深,治节失职,肺气痹阻,影响血液运行,则心营不畅,气滞血瘀,可致喘悸不宁、胸闷胸痛。心气、心阳虚衰,血脉推动无力,也可致心脉淤阻,影响肺气肃降。心阳根于命门真火,如肾阳不振,进一步导致心肾阳衰,则可以出现喘脱、水肿等证候,最终形成多脏器损害的危候。

2.病机

本病大多迁延,病机总属本虚标实。本病属慢性久病,邪恋正虚,肺脾肾不足。在慢性支气管炎阶段以邪实为主,多由感受外邪致肺气失宣,失于布津,痰阻气逆,出现咳嗽、咳痰;痰阻气滞,肺气痹阻,则可见胸部闷塞、喘促之症;痰阻邪留,胸阳不振,则可见咳喘胸痹之候;痰郁化热,痰热蕴阻,肺失清肃,则见咯吐黄痰、口干、便结等症;发病延久,肺气渐损而痰恋难去,邪滞正伤,以致反复感邪,咳喘反复发作。至阻塞性肺气肿阶段以本虚为主,可兼治实。本虚多为肺、肾、脾的亏虚,标实则有外邪、痰留、气郁、血淤的不同。

本病初期多为肺脾不足。肺虚有气虚和阴虚之别,反复感受寒邪,或寒痰内饮久伏,常可导致肺气亏虚或肺气虚寒;风热燥邪犯肺,或邪热壅肺日久,肺阴受灼,常致肺阴亏虚。脾为肺之母,肺虚子盗母气,也可致脾气亏虚,失于健运,致痰饮易生。后期由肺及肾,或年老体衰,劳欲过度,病及于肾,均可耗伤肾之精气,肾虚失于摄纳则咯吐咸痰,喘促气急,动则为甚。肾虚多为肾气(阳)亏虚为主。由于心肾水火互济,心阳根于命门,肾气肾阳亏虚,导致心气心阳衰惫,血脉鼓动无力,可致心悸、发绀,甚至出现喘促、虚脱、亡阳亡阴之危候。

标实为有外邪、痰阻、气郁、血淤。风寒、风热、烟尘毒物侵袭肺卫,肺失宣肃,卫表失和,可见咳嗽、喘逆、咳痰、胸闷、恶寒发热、头身疼痛等。外邪反复袭肺,肺气益伤;肺虚卫表失固,又易复感外邪,愈伤愈感,愈感愈伤,反复不已。痰之生成,或由肺气郁闭,气不布津,津凝成痰;或由热壅于肺,灼津成痰;或由脾失健运,内生痰浊,上渍于肺,痰阻肺气,肺失宣降。肺有痰饮,易为外邪引动,外邪痰饮相搏,阻遏气道,致使咳喘加重。气郁者,是指肺气膹郁,气机痹阻。外邪、痰浊阻肺,或肝气犯肺,邪阻肺壅,清气不易吸入,浊气不易呼出,痹阻胸廓,胸阳不振,症见胸膺闷塞、喘息气促等。血淤者,或由肺气痹阻,气滞而血涩;或由痰阻肺络,血行淤滞;或由肺失治节,心血运行不畅,心脉淤阻;也由病久气阳虚衰,不能鼓动血脉运行,而致血行滞涩,可见唇黯舌紫,舌下青筋紫黯,或颈部青筋暴露等。

(二)西医病因认识

本病确切的病因尚不完全清楚,研究认为本病的发病与下列因素有关。

1.遗传

COPD在不同的种族人群中有不同的发病率,但这很难单用生活方式的不同加以解释。不同种族人群COPD发病率的不同可能是由于某些基因频率的不同所致。有研究通过对COPD患者遗传因素的回归分析,证明COPD存在遗传效应,且目前多数学者认为COPD是一种多基因遗传疾病。

2.吸烟

吸烟是目前公认的已知危险因素中最为重要的。国外的研究结果表明,与不吸烟的人群相比,吸烟人群肺功能异常的发生率明显升高,出现呼吸道症状如咳嗽、咳痰等症状的人数明显增多,肺功能检查中反映气道是否有阻塞的核心指标1 s用力呼气容积(FEV_1)的年下降幅度明显增快。而且已经确定,吸烟量与FEV_1的下降速率之间存在剂量-效应关系,即吸烟量越大,FEV_1下降越快。被动吸烟,也就是环境中有他人吸烟,也可能导致呼吸道症状以及COPD的发生。

吸烟产生的烟雾可分为气体和微粒两部分,其中超过4 000多种有害物质已被证实,主要的有毒复合物包括CO、尼古丁和焦油。虽然吸烟导致COPD的机制尚未完全明确,但机制的复杂性是肯定的,包括香烟烟雾成分导致直接或间接的肺组织破坏、氧化应激、免疫功能抑制、对病原微生物易感性增高及气流阻塞等。

3.呼吸道感染

对于已经罹患 COPD 者,呼吸道感染,包括病毒、细菌及非典型病原体如支原体、衣原体,是导致本病急性发作的一个重要因素,常可加剧病情。既可以是单独感染,也可是混合感染。但是,感染与 COPD 发病机制之间的因果关系尚未被证实,尤其是病毒感染,可能影响着 COPD 的发生和发展。

4.空气污染

长期生活在室外空气受到污染的区域也会导致 COPD 发病。对于已经患有 COPD 者,空气污染可以加重病情。有研究证明,室内空气污染(如厨房内燃料的烟尘污染或室内取暖用煤产生了大量烟尘)也会引起 COPD。

5.吸入职业粉尘和化学物质

生活和工作环境中的有害物质和粉尘也会引起 COPD。较常见的是从事煤矿、开凿硬岩石、隧道施工和水泥生产等职业的人群,他们肺功能的年下降率因其接触职业粉尘而增大,有的粉尘对肺功能的影响甚至超过了吸烟。

6.社会经济地位

已有流行病学研究结果表明,社会经济地位与 COPD 的发病之间具有负相关关系,即社会经济地位较低的人群发生 COPD 的概率较大,但参与发病的具体过程尚待阐明。受到重视者包括室内与室外空气污染、居室拥挤、营养较差以及其他与社会经济地位较低相联系的因素。

(三)西医发病机制

COPD 的发病机制尚未完全明了,目前认为其发病机制主要包括以下几个方面。

1.气道和肺部炎症

目前普遍认为,COPD 以气道、肺实质和肺血管的慢性炎症为特征。当机体受到吸烟、感染及环境污染等因素的刺激时,在肺的不同部位有肺泡巨噬细胞、T 细胞(尤其是 $CD8^+$)和中性粒细胞增加,激活的炎性细胞释放多种炎症介质,包括白三烯 B4(LT-B4)、白细胞介素-2、白细胞介素-8、肿瘤坏死因子 α(TNF-α)等。其他细胞如上皮细胞、嗜酸性粒细胞、树突状细胞在本病的发生发展中可能也有一定的作用。这些炎症介质可诱导血管内皮细胞合成细胞间黏附分子-1(ICAM-1)和血管内皮黏附分子-1(VCAM-1)增加,还可激活白细胞表面的黏附分子(LFA-1、VLA-4 和 MAC-4 等),使其表达上调并与内皮细胞上相应的黏附分子相互作用,导致白细胞快速黏附,跨越内皮移行到炎症部位参与炎症反应,从而破坏肺的结构和/或促进中性粒细胞参与的炎症反应。同时,致病因素如吸烟及感染等对肺组织的损伤亦可刺激上皮细胞、巨噬细胞产生IL-8、巨噬细胞炎症蛋白-2,激活并趋化中性粒细胞在靶部位聚集,从而加重炎症反应。此外,活化的中性粒细胞释放的蛋白分解酶和弹性蛋白酶使支气管上皮脱落,纤毛运动减退,黏液分泌亢进导致黏液潴留和细菌繁殖,使炎症反复发作并迁延不愈。

2.蛋白酶和抗蛋白酶失衡

蛋白酶-抗蛋白酶失衡在 COPD,特别是肺气肿的发病过程中起着重要的作用。在炎症性肺病中,蛋白酶是引起肺间质破坏的最主要因素之一,参与 COPD 发病过程的蛋白酶有中性粒细胞弹性蛋白酶(NE)、组织蛋白酶、基质金属蛋白酶(MMPs)等。NE 是一种中性粒细胞丝氨酸蛋白水解酶,可消化连接组织和蛋白聚糖,从而造成肺气肿的形成;NE 还可损害支气管上皮,减少纤毛摆动,刺激黏液腺分泌。组织蛋白酶是另一种中性粒细胞丝氨酸蛋白酶,参与了肺组织的降解过程。MMPs 主要由中性粒细胞、肺泡巨噬细胞和气道上皮细胞产生,能够降解肺实质细胞外基质的所有成分,包括弹性蛋白、胶原蛋白、蛋白多糖、层粘连蛋白和纤维连接蛋白。同时,体内存在各种抗蛋白酶以消除蛋白酶的蛋白溶解作用。抗蛋白酶有 α_1-AT、分泌型白细胞蛋白酶抑制剂(SLPI)、基质金属蛋白酶抑制剂(TIMPs),其中最主要的是 α_1-AT,它是肺实质中丝氨酸蛋白酶的主要抑制物。TIMPs 是 MMPS 的内源性抑制剂,由成纤维细胞、上皮细胞、内皮细胞和血管内皮细胞产生,主要与活化的 MMPs 结合并抑制其活性。正常情况下,肺组织含有充分的抗蛋白酶,可保护肺组织免受蛋白酶的溶解破坏作用。吸入其他有害颗粒或有害气体能诱发周围气道和肺实质的炎症反应,释放的蛋白酶增加,但抗蛋白酶足以消除蛋白酶的作用。然而,吸烟的 COPD 患者可能由于基因多态性损伤了抗蛋白酶的产生或功能,使其相对缺乏,不足以对抗蛋白酶的作用,从而引起肺组织破坏,发生肺气肿。

3.氧化和抗氧化失衡

正常人体内存在着氧化-抗氧化平衡,肺部产生一定量的氧化物,同时肺脏具有抗氧化系统,使氧化物的产生和清除处于平衡状态。而吸烟导致肺部氧化应激,氧化应激时氧化剂产生增多,在体内大量聚积,再加上肺内抗氧化剂的不断消耗,使肺内出现氧化-抗氧化失衡。活化的炎症细胞也能产生内源性氧化剂,这些炎症细胞包括中性粒细胞和肺泡巨噬细胞。COPD 患者呼出气中的凝集水内的过氧化氢(H_2O_2)增加,在急性加重期尤为明显,可说明内源性氧化剂生成增加。氧化-抗氧化失衡可损害蛋白酶抑制剂,加强弹性酶的活性和增加黏液的分泌。同时,氧化剂能活化 NF-κB,NF-κB 可协助转录其他许多炎症因子,包括 IL-8、TNF、诱导型 NO 合成酶和诱导型环氧化酶。另外,氧化剂通过直接氧化花生四烯酸而产生异前列腺素,而异前列腺素对气道可产生多种效应,包括支气管缩窄,增加血浆渗出和过度分泌黏液。

COPD 肺部病理学的改变可导致相应的疾病特征性的生理学改变,包括黏液高分泌、纤毛功能失调、气流受限、肺过度充气、气体交换异常、肺动脉高压和肺心病。黏液高分泌和纤毛功能失调导致慢性咳嗽及多痰,这些症状可出现在其他症状和病理生理异常发生之前。呼气气流受限是 COPD 病理生理改变的标志,也是疾病诊断的关键。气流受限的原因中,不可逆者为气道的纤维化和狭窄、保持小气道开放的肺泡支撑作用的消失以及由于肺泡破坏所致肺弹性回缩力的消失;可逆者为支气管内炎症细胞等渗出物的聚积、外周和中央气道平滑肌收缩、运动期间的动态过度充气。气流受限主要是气道固定性阻塞及随之发生的气道阻力的增加所致。肺泡附着的破坏使小气道维持开放的能力受损,在气流受限中所起的作用较小。COPD 进展时,外周气道阻塞、肺实质破坏及肺血管的异常减少了肺气体交换容量,产生低氧血症,表现为气短、呼吸困难、喘息等,之后出现高碳酸血症。体重下降、食欲减退等为 COPD 常见的肺外表现,即"COPD 全身反应",其与系统性炎症、营养不良、组织缺氧等有关。

综上所述,COPD 是一种在慢性炎症病变的基础上,通过蛋白酶-抗蛋白酶失衡以及氧化-抗氧化系统失衡造成气道和肺组织损害,从而引起气流阻塞的渐进性发展的疾病。有研究表明,COPD 是多种遗传易感基因与复杂的环境因素相互作用的结果,其发病与空气污染、职业环境以及患者的社会经济地位密切相关。近年来,又有学者提出细胞凋亡和免疫失衡可能与 COPD 的发病有关。总之,COPD 是一种发病机制复杂的疾病,对其内在本质尚未完全认识,有关其发病机制的研究有待进一步深入。

二、临床表现

(一)症状

1.咳嗽

咳嗽通常为 COPD 首发症状。起初咳嗽呈间歇性,早晨较重,之后早晚或整日均有咳嗽,但夜间咳嗽并不显著。少数病例咳嗽不伴咳痰,也有少数病例虽有明显气流受限,但无咳嗽症状。

2.咳痰

咳嗽后通常咯少量黏液性痰,部分患者在清晨较多;合并感染时痰量增多,常有脓性痰。

3.气短或呼吸困难

这是 COPD 的标志性症状,是使患者焦虑不安的主要原因,早期仅于劳力时出现,其后逐渐加重,以致日常活动甚至休息时也感到气短或呼吸困难。

4.喘息和胸闷

喘息和胸闷不是 COPD 的特异性症状。部分患者,特别是重度患者有喘息;胸部紧闷感通常于劳力后发生,与呼吸费力、肋间肌等容性收缩有关。

5.其他症状

晚期患者常有体重下降、食欲减退、精神抑郁和/或焦虑等,合并感染时可咯血痰或咯血。

(二)体征

COPD 早期患者体征可不明显,随着疾病的进展,常有以下体征。

1.视诊及触诊

胸廓形态异常,包括胸部过度膨胀、前后径增大、剑突下胸骨下角(腹上角)增宽及腹部膨凸等;常见呼吸变浅,频率增快,辅助呼吸肌如斜角肌及胸锁乳突肌参加呼吸运动,重症可见胸腹矛盾运动;患者不时采用缩唇呼吸以增加呼出气量;呼吸困难加重时患者常采取前倾坐位;低氧血症者可出现黏膜及皮肤发绀,伴右心衰竭者可见下肢水肿,触诊时肝脏增大。

2.叩诊

由于肺过度充气使心浊音界缩小,肺肝界降低,肺叩诊可呈过清音。

3.听诊

听诊可见两肺呼吸音减低,呼气延长,平静呼吸时可闻及干性啰音,两肺底或其他肺野可闻及湿啰音;心音遥远,剑突部心音较清晰响亮。

三、实验室和其他辅助检查

(一)肺功能检查

肺功能检查是判断气流受限且重复性好的客观指标,对 COPD 的诊断、严重度评价、疾病进展、预后及治疗反应等均有重要意义。气流受限是以 FEV_1 和 FEV_1 与 FVC 之比(FEV_1/FVC)降低来确定的。FEV_1/FVC 是 COPD 的一项敏感指标,可检出轻度气流受限。FEV_1 占预计值的百分比是中、重度气流受限的良好指标,其变异性小,易于操作,常作为 COPD 肺功能检查的基本项目。吸入支气管舒张剂后 $FEV_1<80\%$ 预计值且 $FEV_1/FVC<70\%$ 者,可确定为气流受限。呼气峰流速(PEF)及最大呼气流量-容积曲线(MEFV)也可作为气流受限的参考指标,但 COPD 时 PEF 与 FEV_1 的相关性不够强,PEF 有可能低估气流阻塞的程度。气流受限可导致肺过度充气,使肺总量(TLC)、功能残气量(FRC)和残气容积(RV)增高,肺活量(VC)减低。TLC

增加不及 RV 增加的程度大,故 RV/TLC 增高。肺泡隔破坏及肺-毛细血管床丧失可使弥散功能受损,一氧化碳弥散量(DLCO)降低,DLCO 与肺泡通气量(VA)之比(DLCO/VA)比单纯 DLCO 更敏感。

(二)胸部 X 线检查

X 线检查对确定肺部并发症及与其他疾病(如肺间质纤维化、肺结核等)鉴别有重要意义。COPD 早期 X 线胸片可无明显变化,以后出现肺纹理增多、紊乱等非特征性改变;主要 X 线征为肺过度充气,肺容积增大,胸腔前后径增宽,肋骨走向变平,肺野透亮度增高,横膈位置低平,心脏悬垂狭长,肺门血管纹理呈残根状,肺野外周血管纹理纤细稀少等,有时可见肺大疱形成。合并肺动脉高压和肺源性心脏病时,除右心增大的 X 线征外,还可有肺动脉圆锥膨隆、肺门血管影扩大及右下肺动脉增宽等。

(三)胸部 CT 检查

CT 检查一般不作为常规检查,但当诊断有疑问时,高分辨率 CT(HRCT)有助于鉴别诊断。另外,HRCT 对辨别小叶中央型或全小叶型肺气肿及确定肺大疱的大小和数量有很高的敏感性和特异性,对预计肺大疱切除或外科减容手术等的效果有一定价值。

(四)血气分析

血气分析对晚期患者十分重要。$FEV_1 < 40\%$ 预计值者及具有呼吸衰竭或右心衰竭临床征象者均应做血气分析。血气异常首先表现为轻、中度低氧血症。随着疾病的进展,低氧血症逐渐加重,并出现高碳酸血症。呼吸衰竭的血气诊断标准为海平面吸空气时动脉血氧分压(PaO_2)小于 7.98 kPa,伴或不伴动脉血二氧化碳分压($PaCO_2$)增高($\geqslant$6.65 kPa)。

(五)其他化验检查

低氧血症,即 PaO_2 小于 7.32 kPa 时,血红蛋白及红细胞可增高,血细胞比容超过 55% 可诊断为红细胞增多症。并发感染时,痰涂片中可见大量中性粒细胞。痰培养可检出各种病原菌,常见者为流感嗜血杆菌、肺炎链球菌、卡他摩拉菌、肺炎克雷伯杆菌等。

四、诊断标准

COPD 的诊断应根据病史、危险因素接触史、体征及实验室检查等资料综合分析确定。存在气流受限是诊断 COPD 的必备条件,肺功能检查是诊断 COPD 的"金标准"。用支气管舒张剂后,$FEV_1 < 80\%$ 预计值及 $FEV_1/FVC < 70\%$ 可确定为气流受限。

需要说明的是,COPD 与慢性支气管炎和肺气肿密切相关,当慢性支气管炎、肺气肿患者肺功能检查出现气流受限时,则能诊断 COPD;如患者只有慢性支气管炎和/或肺气肿而无气流受限,则不能诊断为 COPD,故肺功能检查是诊断的关键所在。

COPD 早期轻度气流受限时,患者可有或无临床症状。胸部 X 线检查有助于确定肺过度充气的程度及与其他肺部疾病相鉴别。COPD 全球策略修订版认为:任何患有呼吸困难、慢性咳嗽或多痰的患者,且有暴露于危险因素的病史者,临床上需要考虑 COPD 的可能。当吸入支气管扩张药后 $FEV_1/FVC < 70\%$ 即可诊断为 COPD。COPD 全球策略修订版不主张应用气流受限的可逆程度鉴别 COPD 和支气管哮喘(简称"哮喘")。COPD 全球策略修订版指出:虽然 COPD 的诊断和严重程度评估时,需要在应用支气管扩张药后测定肺功能,但已经不再推荐用于判断气流受限的可逆程度;气流受限的可逆程度也没有纳入 COPD 的定义,以及用于哮喘和 COPD 的鉴别诊断。

五、临床分级与分期

(一)严重程度分级

COPD 的严重程度评估需要根据患者的症状、肺功能异常、是否存在并发症(呼吸衰竭、心力衰竭)等确定,其中反映气流受限程度的 FEV_1 下降有重要参考意义。根据肺功能,可把 COPD 的严重性分为四级(表 12-1)。

表 12-1　慢性阻塞性肺疾病临床严重程度的肺功能分级(吸入支气管舒张剂后)

级别	特征
Ⅰ级(轻度)	$FEV_1/FVC<70\%$,FEV_1 占预计值百分比≥80%
Ⅱ级(中度)	$FEV_1/FVC<70\%$,50%≤FEV_1 占预计值百分比<80%
Ⅲ级(重度)	$FEV_1/FVC<70\%$,30%≤FEV_1 占预计值百分比<50%
Ⅳ级(极重度)	$FEV_1/FVC<70\%$,FEV_1 占预计值百分比<30%或伴有慢性呼吸衰竭

由于 COPD 是一种渐进性疾病,因此早期防范尤为重要。2002 年版的 COPD 指南严重程度分级中将具有危险因素及慢性咳嗽、咳痰症状而肺功能尚属正常者定为 0 级,即高危患者。新版的指南中已取消,因为目前尚没有充分的证据表明处于"危险期"(慢性咳嗽、咳痰,肺功能正常)的患者必然进展为 Ⅰ 级 COPD。然而,慢性咳嗽、咳痰是不正常的,这一健康信息的重要性并未改变。

Ⅰ级(轻度 COPD):其特征为轻度气流受限($FEV_1/FVC<70\%$但 FEV_1≥80%预计值),通常可伴有或不伴有咳嗽、咳痰。此时患者本人可能还没认识到自己的肺功能是异常的。

Ⅱ级(中度 COPD):其特征为气流受限进一步恶化(50%≤FEV_1<80%预计值)并有症状进展和气短,运动后气短更为明显。此时由于呼吸困难或疾病的加重,患者常去医院就诊。

Ⅲ级(重度 COPD):其特征为气流受限进一步恶化(30%≤FEV_1<50%预计值),气短加剧并且反复出现急性加重,影响了患者的生活质量。

Ⅳ级(极重度 COPD):其特征为严重的气流受限(FEV_1<30%预计值)或者合并有慢性呼吸衰竭。此时患者的生活质量明显下降,如果出现急性加重则可能有生命危险。

虽然 FEV_1%预计值对反映 COPD 的严重程度、健康状况及病死率有用,但 FEV_1 并不能完全反映 COPD 复杂的严重情况。除 FEV_1 以外,已证明体重指数(BMI)和呼吸困难分级在预测 COPD 生存率等方面有意义。BMI<21 kg/m² 的 COPD 患者死亡率可增加。

功能性呼吸困难可用呼吸困难量表来评价:①0 级,除非剧烈活动,否则无明显呼吸困难;②1 级,当快走或上缓坡时有气短;③2 级,由于呼吸困难而比同龄人步行得慢,或者以自己的速度在平地上行走时需要停下来呼吸;④3 级,在平地上步行 100 m 或数分钟后需要停下来呼吸;⑤4 级,明显的呼吸困难而不能离开房屋,或者当穿、脱衣服时气短。

如果将 FEV_1 作为反映气流阻塞程度的指标,将呼吸困难分级作为症状的指标,将 BMI 作为反映营养状况的指标,再加上将 6 min 步行距离作为运动耐力的指标,将这四方面综合起来建立一个多因素分级系统(BODE),被认为可比 FEV_1 更好地反映 COPD 的预后。

生活质量评估广泛地用于评价 COPD 患者的病情严重程度、药物治疗的疗效、非药物治疗的疗效(如肺康复疗、手术)和急性发作的影响等。生活质量评估还可用于预测死亡风险,而与年龄、PEV₁ 及体重指数无关。常用的生活质量评估方法有圣乔治呼吸问卷(SGRQ)和治疗结果研究(SF-36)等。此外,COPD 急性加重次数也可作为 COPD 严重程度的一项监测指标。

(二)分期

虽然修订版 COPD 全球策略摒弃了分期,但从 COPD 的临床实际看,COPD 病程有急性加重与稳定期的过程。COPD 急性加重是指患者出现超越日常状况的持续恶化,并需改变基础 COPD 的常规用药,通常在疾病过程中,患者短期内咳嗽、咳痰、气短和/或喘息加重,痰量增多,痰呈脓性或黏脓性,可伴发热等炎症明显加重的表现;稳定期则是指患者咳嗽、咳痰、气短等症状稳定或症状轻微。

六、分型辨证和要点

(一)急性加重期

1.风寒束肺证

(1)主症:咳嗽气喘,胸部闷窒,咳痰清稀量多,恶寒发热。

(2)次症:无汗或少汗,头痛,鼻塞,周身酸楚,舌苔薄白而润,脉浮紧,常因寒冷气候诱发加重。

具备 2 项主症及 2 项(或 2 项以上)次症者,即可诊断为本证型。

2.表寒里热证

(1)主症:喘咳气粗,或气急,鼻翼翕动,咳痰稠黏,痰色白或黄,咯吐不爽。

(2)次症:胸部胀痛,烦闷,口干口苦,形寒,发热,鼻塞,流清涕,身痛,无汗或少汗,苔薄白薄黄,舌边红,脉浮数或滑。

具备 2 项主症及 2 项(或 2 项以上)次症者,即可诊断为本证型。

3.外寒内饮证

(1)主症:咳嗽气急,呼吸不利,喉中水鸡声,胸膈满闷,痰多稀薄或如水样。

(2)次症:形寒背冷,口不渴或渴喜热饮,寒冷或冬季发作加重,舌苔白滑,脉细弦滑。

具备 2 项主症及 2 项(或 2 项以上)次症者,即可诊断为本证型。

4.痰湿阻肺证

(1)主症:咳声重浊或胸闷喘息,痰多黏腻色白,晨起痰多易咯,苔白腻或厚腻。

(2)次症:脘痞呕恶,口黏纳少,身困,脉濡滑。

具备 2 项主症及 2 项(或 2 项以上)次症者,即可诊断为本证型。

5.痰阻气痹证

(1)主症:咳嗽气逆阵作,或突然气憋胸闷,或胸痛,常由情志刺激而诱发,或症状随情绪波动而加重。

(2)次症:精神抑郁,胸胁满闷或咽中如窒,失眠或心悸,脉弦。

具备 2 项主症及 2 项(或 2 项以上)次症者,即可诊断为本证型。

6.痰热蕴肺证

(1)主症:咳嗽气粗或喘息气急,痰多质稠,咯吐不爽,咯吐黄脓痰,痰有腥味或痰中带血。

(2)次症:胸中烦热或胀满疼痛,面赤身热,口干欲饮,小便短赤或大便秘结,舌红,苔黄腻,脉滑数。

具备 2 项主症及 2 项(或 2 项以上)次症者,即可诊断为本证型。

(二)稳定期

1.肺气阴两虚证

(1)主症:喘咳日久,气短息促,咳声低弱或嘶哑,咳痰无力,吸气不利。

(2)次症:语声低弱,体倦乏力,形体消瘦,或面红、口干、心烦,舌淡或舌红少苔,脉细弱或细数。

具备2项主症及2项(或2项以上)次症者,即可诊断为本证型。

2.肺气虚寒证

(1)主症:咳声低弱无力,气喘短促或气短不足以息,咳痰清稀色白量多。

(2)次症:面色㿠白,自汗畏风,神疲懒言,平素易反复感冒且缠绵难已,舌淡苔薄,脉细弱。

具备2项主症及2项(或2项以上)次症者,即可诊断为本证型。

3.肺脾气虚证

(1)主症:咳声低弱无力,气短不足以息,气喘短促,咳痰色白量多。

(2)次症:面白少华,畏风,自汗,神疲懒言,纳少,便溏,舌淡苔白,脉细弱。

具备2项主症及2项(或2项以上)次症者,即可诊断为本证型。

4.肺肾阴虚证

(1)主症:干咳呛咳,咳声短促,喘促气急,痰少质黏难咯,或见痰中带血。

(2)次症:腰酸耳鸣,面红烦热,口干咽燥,舌红少津,脉细数无力。

具备2项主症及2项(或2项以上)次症者,即可诊断为本证型。

5.肺肾气虚证

(1)主症:呼吸浅短难续,声低气怯,甚则张口抬肩,不能平卧,胸闷咳嗽。

(2)次症:痰白如沫,咯吐不利,心慌,汗出,形寒,舌淡或黯紫,脉沉细虚数或有结代。

具备2项主症及2项(或2项以上)次症者,即可诊断为本证型。

6.肾阳亏虚证

(1)主症:喘促日久,动则喘甚,呼多吸少,气不得续,形寒肢冷。

(2)次症:形瘦神疲,水肿,汗出,面青唇紫,舌质淡,苔白滑或黑润,脉微细或沉弱。

具备2项主症及2项(或2项以上)次症者,即可诊断为本证型。

七、治疗

(一)中医辨证治疗

1.急性加重期

(1)风寒束肺证。

证候:咳嗽气喘,胸部闷窒,咳痰清稀量多,恶寒,发热,无汗或少汗,头痛,鼻塞,周身酸楚,舌苔薄白而润,脉浮紧,常因气候异常,或冬季风寒之邪外袭而加重或引起发作,多见于本病急性加重初期。

治法:疏风散寒,宣肺平喘。

组方思路:本病初期因有风寒束表之症,风寒外邪不去,肺气难以宣达,故可选用荆防达表汤以疏散风寒,解表祛邪;因有咳喘、胸闷、咳痰之症,故还应选用华盖散以加强宣肺利气化痰之功。

方药运用:荆防达表汤合华盖散加减,方剂为荆芥10 g,防风10 g,紫苏叶10 g,生麻黄5 g,杏仁10 g,紫苏子10 g,橘红6 g,姜制半夏10 g,前胡10 g,紫菀10 g,炙甘草5 g,赤茯苓10 g,焦神曲 10 g。

方药解释:荆芥、防风温散风寒;紫苏叶、紫苏子合用,一能温散理气和胃,一能降逆平喘,两者合用祛邪护胃,肃肺降气;麻黄散寒平喘两擅其长,用量不宜过大,一般以 3~5 g,需防温散太过;麻黄与杏仁同用,一宣一降,实为风寒外束致喘常用的对之品;橘红、制半夏化痰燥湿;前胡、紫菀可增宣肺化痰止咳之力。若素禀脾虚易泻,则杏仁、紫苏子不宜量大,需防仁、子类药滑肠致泻,此时一般以 6~10 g 为宜;加用赤茯苓、焦神曲意在健脾化湿,助运和胃;甘草调和诸药。全方共奏疏散风寒、宣肺平喘之功。

主要加减:若气急明显,加白前 10 g,金沸草 10 g 增强降气化痰作用;胸闷甚者,加枳壳 10 g,桔梗 6 g,一升一降,调畅气机;恶寒甚者,加桂枝 10 g,生姜 5 g,辛温散寒,以利肺气宣发;若见恶心欲吐,则加旋覆花 6 g(包煎),陈皮 6 g,兼能降气和胃。

中成药:肺宁合剂,主要由麻黄、杏仁、瓜蒌皮、紫菀、前胡等组成,每次 30 mL,每天服用 3 次,可服 5~7 d。适用于本证兼有咽痒、胸闷、咳嗽者。

(2)表寒里热证。

证候:喘咳气粗,或气急,鼻翼翕动,咳痰稠黏,痰色白或黄,咯吐不爽,胸部胀痛,烦闷,口干,口苦,形寒,发热,身痛,无汗或少汗,苔薄白罩黄,舌边红,脉浮数或滑,多见于本病初期感受外寒未及表散,里已化热者。

治法:宣肺泄热。

组方思路:因本证既有形寒、身痛的外寒表证,又蕴痰稠、口干、口苦、苔薄白罩黄、舌边红等里(肺)热证,此时仅温散发表则影响里热,但苦寒清肺不利祛散外寒,因此应当选用既能温散外寒,又具清肺顾里作用的麻杏石甘汤才属两全之策。

方药运用:麻杏石甘汤加减,方剂为麻黄 5 g,杏仁 10 g,生石膏 30 g(先煎),甘草 3 g,知母 10 g,桑白皮 10 g,大贝母 10 g。

方药解释:麻黄辛温解表、宣肺平喘,石膏清泻肺热,二者相伍,解表宣肺,清泄里热,是外寒里(肺)热证常用对药,若平时脾胃不调,石膏需减量,且应配用健运脾胃之品,如橘皮 6 g,砂仁 3 g(后下)之类;杏仁降气化痰平喘,若平时易于泄泻者,用量不宜过大,以 5~6 g 为宜,且须配用健脾助运之品,如扁豆 10 g,炒薏仁 20 g 等;知母、桑白皮清肺泻热;大贝母清化痰热,甘草调和诸药。诸药合用外宣表寒,内清肺热,化痰降气,止咳平喘。

主要加减:痰热甚,见胸闷心烦,痰多色黄稠厚,加黄芩 10 g,瓜蒌皮 10 g,法半夏 10 g 以加强清肺泻热化痰之力;喉间痰涌,辘辘有声,加葶苈子 10 g,射干 10 g 以泻肺祛痰;表证重,恶寒发热头痛,周身酸痛,加荆芥 10 g,防风 10 g 以辛散表邪,外邪得去,则肺气得宣。

中成药:先声咳喘宁(市售),(主要由麻黄、杏仁、石膏等组成),每支 10 mL,每次 1~2 支,日服 3 次,可服 5~7 d。适用于本证兼有咳嗽较甚,夜间咳嗽明显者。

(3)外寒内饮证。

证候:咳嗽气急,或喘息不能平卧,喉中水鸡声,痰多稀薄或如水样,恶寒,无汗,肢冷,背寒,口不渴或渴喜热饮,舌苔白滑或白腻,脉弦紧,多见于慢阻肺合并哮喘患者,素体肺虚,在肺气壅遏的基础上,外受寒邪而诱发或加重。

治法:解表散寒,温肺化饮。

组方思路:本证外有寒邪,内有寒饮,乃表里俱寒之证,故组方应选既能外散寒邪,又能温化寒饮之方,代表方如小青龙汤。

方药运用:小青龙汤加减,方剂为麻黄 5 g,桂枝 10 g,干姜 5 g,细辛 3 g,姜半夏 10 g,川椒 5 g,五味子 6 g,白芍 10 g,炙甘草 3 g。

方药解释:麻黄、桂枝解表散寒平喘,是为表寒证常用对药,若表寒不显,动则喘甚、易汗者,则不宜过用麻黄;干姜、细辛温化寒饮,其中细辛散剂用量一般不超过 3 g,其镇痛镇咳力较强;川椒入肺散寒,入脾暖胃燥湿,消食除胀,化饮截喘,尤宜于肺寒夹脾寒者,用量一般为 3~5 g;半夏姜制去毒,辛温和胃,健脾除湿,若水痰明显,可选用矾水煮透,兼姜和造(名矾曲),上四味符合《金匮要略》中"病痰饮者,当以温药和之"之意。五味子温敛肺气以止咳;白芍酸收,配桂枝以调和营卫,配甘草能缓急解痉;如果哮吼症明显(气道反应性较强)而又无苔腻腹胀者,可以加大甘草的剂量至 15~40 g,以加强平喘定吼之效。诸药合用共奏解表散寒、温肺化饮之功。

主要加减:若气涌、痰多,加葶苈子 10 g,苏子 10 g 增强降气化痰作用;若怕冷咳嗽明显,可加制附子 10 g,鹅管石 30 g 以增温肺散寒止咳之力;若脉偏沉可以适当加大制附子用量(30~60 g,先煎 40~60 min),以加强温阳祛寒之力;胸闷甚,加苏梗 10 g,枳壳 10 g 行气解郁,加杏仁 10 g,桔梗 6 g 一升一降,宣畅气机;若饮郁化热,山栀子 10 g,生石膏 20 g 能兼清肺经郁热;如胸闷、喘逆、腹胀,则宜加杏仁 10 g,厚朴 10 g 可增宣肺降气平喘之功。

中成药:小青龙冲剂(市售)(组成同水剂),每包 10 g,每次 1 包,日服 3 次,主治同。

(4)痰湿阻肺证。

证候:咳嗽反复发作,咳声重浊,或胸闷喘息,痰多黏腻色白,或稠厚成块,尤以晨起痰多而易咯,兼有呕恶,脘痞,口中黏腻,纳少,身困,舌苔白腻或厚腻,脉濡滑。

治法:降气化痰,化湿和中。

组方思路:本证以痰湿为主,用方侧重化痰燥湿,而化痰燥湿的代表方有二陈汤、三子养亲汤,而平胃散具有燥湿理气作用,符合"治痰先治气"之意,故可选用这三张处方作为基础方进行化裁。

方药运用:平胃二陈汤合三子养亲汤加减,方剂为制半夏 10 g,陈皮 8 g,苍术 10 g,茯苓 12 g,紫苏子 10 g,白芥子 6 g,莱菔子 6 g,杏仁 10 g,厚朴 6 g,甘草 3 g。

方药解释:苍术温燥而辛烈,主要用于痰湿较重的证候,一般以舌苔白腻厚浊作为选用的依据,用治痰湿阻肺之证,常与半夏、茯苓等配合使用;半夏温燥化湿、下气降逆,为治湿痰的要药,因其具有良好的降逆止呕作用,因此适用于痰湿壅滞、咳嗽气逆兼有呕恶之症;茯苓既能健脾利湿,又能和中化饮,临床用治湿饮之症有标本兼顾之妙;厚朴燥湿除满,下气降逆;湿滞佐苍术,则司其燥湿健脾之职;痰滞佐半夏,则行燥湿化痰之功;肺气壅滞,咳逆喘满,可佐杏仁、紫苏子,则增下气平喘之力;陈皮理气燥湿,与半夏、茯苓相配可增化痰功效,与苍术、厚朴相配可加强燥湿健脾作用,尤适宜于痰湿咳喘而兼胃纳不香、甚至脘腹作胀者;苏子降气消痰,善能降气定喘,但其质润滑肠,故平素大便溏薄者需减量,一般以 5~6 g 为宜;白芥子辛散温通而利气,既能去除寒痰壅滞肺络,又能祛寒饮壅滞于胸膈,故临床痰湿阻肺兼胸膈满痛者尤为适宜,因对胃有刺激,故用量不宜过大,以 5~6 g 为宜;莱菔子下气化痰作用甚为显著,常与紫苏子、白芥子同用,因其兼有消食化积作用,故临床尤适宜于痰多、气喘同时兼有脘痞腹胀、嗳气吞酸者。

主要加减:痰郁化热,咳痰转黄,加黄芩 10 g,桑白皮 10 g,大贝母 10 g 以清热化痰;若咳喘兼水肿候,可配用莱菔根(地枯萝)15 g,车前草 10 g 以增化滞消肿、利湿祛痰之功。

中成药:化痰合剂主要由半夏、陈皮、茯苓、紫苏子、杏仁、白前、莱菔根等组成,每瓶250 mL,每次 30~50 mL,日服 3 次,适用于本证兼有痰多不尽者。

(5)痰阻气痹证。

证候：喘息咳嗽，气憋胸闷，咽喉如窒，气急或胸痛，常伴有精神抑郁，失眠或心悸，大便干结，苔黏腻，脉弦滑，多见于平素性情抑郁内向的患者。

治法：开泄化痰，宣痹降气。

组方思路：本证除有一般喘息咳痰证候外，还有胸咽闷塞、苔黏腻、精神抑郁之胸痹、肺气郁滞之症，因此，选方时要抓住"胸痹""气郁"之特征，选用通阳泄浊之瓜蒌薤白半夏汤和行气解郁之五磨饮子为基本方为宜。

方药运用：瓜蒌薤白半夏汤合五磨饮子加减，方剂为全瓜蒌 10 g，薤白 10 g，沉香 4 g（后下），乌药 10 g，法半夏 10 g，枳壳 10 g，郁金 10 g，杏仁 10 g，槟榔 10 g，制香附 10 g，紫菀 10 g，石菖蒲 10 g，甘草 5 g。

方药解释：瓜蒌宽胸化痰，薤白泄浊通阳，两者相配，开泄宣痹，可使痰浊化、气痹开，是为痰浊痹阻胸阳之的对药；沉香降气平喘，性偏降，体轻易于挥发，故用量较轻（3～4 g），且需后下入煎；槟榔行气导滞，与杏仁相配，开上导下，是取《备急千金要方》下气汤之意；枳壳、郁金、香附、乌药，疏肝顺气、理气开郁；紫菀化痰止咳；半夏燥湿化痰；石菖蒲辛温，有化痰宣壅、化湿和中、通阳除胀之功，痰阻气痹之证常与瓜蒌、薤白同用，则其开通宣痹之力更宏；甘草调和诸药。诸药配合，有开郁降气、止咳平喘作用。

主要加减：气逆喘甚，加旋覆花 6 g（包煎），赭石 30 g（先煎）增强降气镇逆作用；气郁夹痰，见咳而喘逆，喉中痰响，加紫苏子 10 g，射干 10 g，杏仁 10 g 能降气化痰开郁；若伴有心悸、失眠，加百合 15 g，合欢花 10 g，远志 6 g 以宁心解郁、止咳化痰。

中成药：①复方薤白胶囊，主要由瓜蒌、薤白、半夏、川连等组成，每次 10 粒，日服 3 次，适用于本证兼口苦、喘逆较甚者。②平哮合剂，主要由射干、麻黄、瓜蒌、薤白、僵蚕、紫苏子等组成，每瓶 250 mL，每次服 50 mL，日服 3 次，适用于本证兼有气喘，喉间痰鸣、胸憋较甚者。

(6)痰热蕴肺证。

证候：咳嗽气粗或喘息气涌，喉中痰鸣，痰多，质稠黄或黏厚，咯吐不爽，或痰有腥味，或痰中带血，胸中烦热或胀满疼痛，面赤，身热，口干欲饮，小便短赤，或便秘，舌红，苔黄腻，脉滑数，多见于本病急性加重感染者。

治法：清肺化痰，肃肺平喘。

组方思路：本证主要抓住"痰热"选方，既要清肺热，又要化热痰，如清金化痰汤、桑白皮汤均是本证的处方。

方药运用：清金化痰汤合桑白皮汤加减，方剂为桑白皮 12 g，黄芩 10 g，栀子 10 g，黄连 3 g，全瓜蒌 10 g，法半夏 10 g，紫苏子 10 g，橘红 6 g，茯苓 10 g，杏仁 10 g，象贝母 10 g，南沙参 10 g，知母 10 g。

方药解释：桑白皮、黄芩、栀子清泻肺热，因具苦寒之性，一般以 10～12 g 为宜，其中桑白皮（用量较大，为 15～30 g）有泻肺平喘、行水消肿作用，尤适宜肺热喘逆兼有面目水肿、小便不利者；黄芩既能泻上焦肺火，又能除肠中湿热，故对肺热移肠者更佳；栀子能清热除烦，且能清热止血，故肺热较甚见热伤肺络咯血者尤宜；川连、瓜蒌、半夏三者是取"小陷胸汤"意，用川连之苦寒泻热、瓜蒌之寒润以涤垢、半夏以散结是也；杏仁、紫苏子、贝母降气化痰，止咳平喘；茯苓、橘红理气健脾，消食宽中，以防上述清肺之品过于苦寒伤胃之弊，橘红质轻，一般以 5～6 g 为宜；南沙参、知母养阴化痰，可防痰热伤阴。诸药合用共奏清肺化痰、止咳平喘之功。

主要加减:若兼见恶风身热、咽喉疼痛等表热证,可加金银花10 g,连翘10 g,一枝黄花15 g,疏散风热、清热解毒;如痰多、胶黏难咯,加海蛤壳20 g,皂角10 g,莱菔子6 g以增软坚祛痰之效;痰涌便秘,喘不得平卧,加葶苈子10 g,制大黄5 g,风化硝3~5 g(另冲)涤痰通腑,使痰有去路;痰黄如脓腥味,加鱼腥草30 g,金荞麦30 g,冬瓜子15 g,薏苡仁30 g,桔梗6 g以清肺化痰排脓;口渴咽干,加天花粉10 g,麦冬10 g,川贝母10 g养阴润肺化痰。

中成药:①清金糖浆,主要由黄芩、鱼腥草、鲜竹沥、枇杷叶、紫苏子等组成,每瓶250 mL,每次30 mL,日服3次,适用于本证兼有咯吐黄脓稠痰,口咽干燥,咳嗽较甚者。②黛芩化痰丸,主要由射干、黄芩、海浮石、天冬、制香附、青果等组成,每次服6~9 g,日服3次,适用于本证兼有痰黏难咳、咽喉不适、咳逆、便结者。③清源化痰颗粒,主要由党参、白术、茯苓、半夏、陈皮、礞石、沉香、黄芩、制大黄等组成,每包10 g,每次1包,日服3次。适用于本证兼有饮食不香、脘腹作胀、神疲乏力、咳痰较难者。④金荞麦片(市售)每次4~6片,每天3次,具有清热解毒、祛痰止咳之功,适用于本证表现咳吐黄脓痰者。

2.稳定期

(1)肺气阴虚证。

证候:喘咳日久,气短息促,咳声低弱或嘶哑,咳痰无力,吸气不利,语声低弱,体倦乏力,形体消瘦,或面红、口干、心烦,舌淡或舌红少苔,脉细弱或细数。

治法:补肺益气,养阴肃肺。

组方思路:本证属虚证,且为气阴两虚,故选方的原则应从具补肺之气阴角度组方,因此以选用生脉散和补肺汤为宜。

方药运用:生脉散合补肺汤加减,方剂为人参10 g(另炖),炙黄芪15 g,麦冬12 g,五味子6 g,生熟地各10 g,紫菀10 g,桑白皮10 g,地骨皮10 g,川贝粉5 g(冲服)。

方药解释:人参大补元气,临床确属肺虚喘促,可以运用,但实证不虚,或外感初期,或里热较盛及湿阻、食滞均不宜用。由于天然野参产量少而价贵,故可用人工栽培代之,临床遇肺气虚而兼阴津不足,可用生晒参或糖参,为充分发挥其补气效应,一般不与它药混煎,可单独另炖服用,每次用量6~9 g;黄芪补气升阳,与人参同用,则其补气力大增,用于肺气虚亏之老年患者效著,因取其补气之功,故此处选蜜炙用;麦冬、五味子滋阴敛肺,与人参、黄芪同用,则能气阴双补;生地、熟地滋阴益肾,因老年慢阻肺患者大多肺肾两虚,故在补益肺虚的基础上,加用之取其肺肾同补、纳气平喘效佳;紫菀肃肺止咳;配用桑皮、地骨皮者,是兼顾虚火,且可防补气助火;川贝润肺化痰,因本品价贵故用粉剂,每次3~5 g蜜水冲服。整方补肺益气养阴,又能补肾敛肺纳气。

主要加减:肺气虚甚,加冬虫夏草(5~6 g,另炖服用)以增强补益肺气之功,加白术10 g,山药15 g,益气和中健脾,乃虚则补其母之意。肺阴虚甚,加北沙参15 g,玉竹10 g,诃子5 g养阴敛肺。兼有肾虚,加山萸肉10 g,胡桃肉10 g,坎炁5 g以补肾纳气。如痰稀有泡沫者,去生地、桑白皮、地骨皮之滋腻清泄,加干姜5 g,苍术6 g(与熟地、五味子共同组成黑地黄丸),白石英30 g(先煎)以温脾燥湿,益肾化痰,温肺化饮,止咳定喘。

中成药:①生脉饮(市售),主要由人参、麦冬、五味子组成,每支10 mL,每次1支,日服3次,适用于本证兼有气短、口干、乏力者。②固本咳喘片(市售),主要由党参、白术、茯苓、炙甘草、麦冬等组成,每次6克,日服3次,适用于本证兼有胃脘作胀、神倦便稀者。③参麦注射液(针剂)(主要含红参、麦冬等),每支10 mL,每次30~50 mL,加入5%的葡萄糖注射液250 mL中静脉滴注,每天1次,7~15 d为1个疗程,具有益气固脱、养阴生津、养心宁神之功,适用呼吸衰竭膈肌疲劳见气阴两虚证者。

（2）肺气虚寒证。

证候：喘咳反复久延，气促，或气短不足以息，咳声低弱，痰吐稀薄，色白量多，面色㿠白，神疲懒言，自汗，畏风，纳食减少，舌淡苔薄，脉细弱。患者平素易反复感冒，且缠绵难愈。

治法：温肺益气，止咳平喘。

组方思路：本证除有肺气亏虚，还有虚寒证，因此宜选兼具温补肺气类方，如温肺汤。

方药运用：温肺汤加减，方剂为人参10 g（另炖），肉桂4 g（后下），干姜9 g，钟乳石30 g（先煎），制半夏10 g，橘红6 g，广木香10 g，炙甘草5 g。

方药解释：人参补益肺气；肉桂温阳祛寒，与人参同用则温补肺气之力大增，因本品质轻，故每次用量3～5 g，因其易于挥发，故不宜久煎需后下；干姜温肺散寒，运中化饮；钟乳石温肺散寒，重镇纳气，因其质重，用量为20～30 g，需先煎30 min后再入他药，因其辛温，阴虚有火之人不宜；半夏、橘红化痰降逆平喘；木香理气和中；甘草调和诸药。

主要加减：痰多清稀，加细辛3 g，白芥子6 g以辛温散寒，温肺化饮；肢冷，畏寒，加制附子6～10 g温阳祛寒、温肺益气；喘逆气短，动则喘甚，加诃子6 g，补骨脂15 g，沉香4 g（后下）补肾敛肺纳气，增强平喘效果。

（3）肺脾气虚证。

证候：咳声低弱无力，气短不足以息，气喘短促，咳痰色白量多，面白少华，畏风，自汗，神疲懒言，纳少，便溏，舌淡苔白，脉细弱。

治法：健脾养肺，益气平喘。

组方思路：本证要从"虚则补其母"的理论出发，侧重益气健脾，同时兼顾肺气不足，予补肺平喘，因此可以选用六君子汤和玉屏风散化裁。

方药运用：六君子汤合玉屏风散加减，方剂为党参15 g，炒白术10 g，制半夏10 g，茯苓10 g，陈皮10 g，炙黄芪30 g，山药20 g，制黄精10 g，紫苏子10 g，杏仁10 g，防风6 g，炙甘草5 g。

方药解释：党参、黄芪、山药、白术补脾益肺，扶土生金，其中炙黄芪配炒白术具有益气固表止汗作用，党参配白术补脾胃力强，而山药平补脾胃，兼能养肺，用量多在20～40 g，黄芪配山药具有补气治虚喘作用；黄精补脾润肺，善治肺脾两虚咳喘；茯苓、陈皮、半夏健脾燥湿化痰；紫苏子、杏仁降气化痰、止咳平喘；防风与补气药同用，取其祛风升阳，补气防滞之效，此时用量5～6 g；甘草补中益气，调和诸药。

主要加减：兼有痰湿壅盛，加厚朴6 g，苍术10 g，苏梗10 g以燥湿化痰，理气宣壅，可达补而不腻、增加补益效果；若脾阳不振者，可加干姜6～9 g，桂枝6 g以温脾化饮。

玉屏风胶囊（由黄芪、防风、白术组成），每次2粒，日服3次，8周为1个疗程，具有益气固表止汗作用，适用于本证反复发作，易于感冒者。

黄芪注射液（主要由黄芪组成），每支2 mL，每次10～30 mL，加入5%的葡萄糖250 mL中静脉滴注，10～15 d为1个疗程，具有益气养肺、健脾利湿及提高机体免疫力和改善肺功能的作用，适用于本证肺功能低下患者气喘发作者。

（4）肺肾阴虚证。

证候：干咳呛咳，咳声短促，喘促气急，痰少质黏难咯，或见痰中带血，腰酸耳鸣，面红烦热，口干咽燥，汗出如油，舌红少津，脉细数无力。

治法：滋阴补肺，益肾平喘。

组方思路：本证见有肺肾两经证候，且属肺肾阴虚，故应选用补益肺肾、滋阴纳气之方，代表方如百合固金汤和七味都气丸，百合固金汤偏于滋肾润肺，化痰止咳；七味都气丸侧重补肾纳气平喘。另外，如金水六君煎有补肾养肺、化痰平喘作用，也可选用。

方药运用：百合固金汤合七味都气丸加减，方剂为熟地 15 g，山萸肉 10 g，山药 15 g，百合 10 g，知母 10 g，浙贝母 10 g，麦冬 12 g，五味子 8 g，诃子 6 g，陈皮 5 g，法半夏 10 g，茯苓 10 g。

方药解释：熟地滋补肾阴，因其性滋腻，易于助湿碍胃，故脾胃虚弱、湿阻胸闷、食少便溏者不宜多用，临床兼有此等症时，多与陈皮（5 g）、砂仁（3 g）等配伍同用，如气短，吸气尤难，胃纳正常，则可加大熟地用量至 30～60 g，以加强补肾纳气平喘之力；山萸肉滋补肝肾，与熟地同用滋肾补阴之力更甚；山药补肾平喘，百合润肺止咳，两者相配具有肺肾同补、止虚咳平虚喘作用；知母、贝母滋肾润肺，养阴止咳，也是肺肾阴虚常用对药；麦冬养阴润肺；五味子敛肺滋肾止汗，诃子敛肺下气利咽，两者相配，善治久咳虚喘，用量 3～5 g；陈皮、半夏、茯苓化痰止咳，又能兼制滋阴滋腻之过。诸药合用，共奏补益肺肾、止咳平喘之功。

主要加减：若肾阴虚甚而喘剧，加龟甲 15～20 g（先煎），紫石英 30 g（先煎），胡桃肉 15 g，灵磁石 30 g（先煎），增强滋肾纳气、镇纳平喘作用；临床也可兼有便溏、肠鸣、痰稀者，此时可加用苍术 6～10 g、干姜 6～9 g 组成黑地黄丸，以滋肾燥脾、滋阴化痰两相宜。

中成药：百合固金口服液（市售，含生地 15 g，熟地 15 g，山药 20 g，百合 20 g 等），每支 20 mL，每次 1 支，每天 3 次口服，具有养阴润肺、化痰止咳的作用，适用于本证口干、咳嗽者。

河车大造胶囊（市售，含紫河车 30 g，熟地 15 g，天冬 10 g，杜仲 12 g，牛膝 10 g，黄檗 10 g，龟甲 30 g 等），每次 2～4 粒，每天 3 次口服，具有滋阴清热、补肾益肺之功，适用于本证兼有咳嗽、潮热骨蒸、腰膝酸软等症者。

蛤蚧定喘胶囊含（市售）蛤蚧 10 g，瓜蒌 50 g，紫菀 75 g，麻黄 45 g，鳖甲（醋制）50 g，黄芩 50 g，甘草 50 g，麦冬 50 g，黄连 30 g，百合 75 g，紫苏子（炒）25 g，苦杏仁（炒）50 g，石膏（煅）25 g 等]，每次 2～4 粒，每天 3 次口服，8 周为 1 个疗程，具有滋阴清肺、止咳定喘之功，适用于本证兼有喘促气短，咳喘日久，形瘦神疲，语言低微，动则喘甚，五心烦热，腰膝酸软，失眠盗汗，口干咽燥，舌红，脉细者。

（5）肺肾气虚证。

证候：呼吸浅短难续，声低气怯，甚则张口抬肩，不能平卧，胸闷咳嗽，痰白如沫，咯吐不利，心慌，汗出，形寒，舌淡或黯紫，脉沉细虚数或有结代。

治法：补肺纳肾，降气平喘。

组方思路：本证选方要抓住肺肾两虚，且主要针对气虚为着眼点，选择既补肺气，又补肾气，且具有降气化痰的处方作为代表方，如平喘固本汤、人参胡桃汤、补肺汤等皆为的对方剂。

方药运用：平喘固本汤合人参胡桃汤加减，方剂为人参 10 g（另炖），炙黄芪 30 g，熟地 30 g，五味子 6 g，冬虫夏草 6 g（另炖），胡桃肉 15 g，坎炁 2 条，沉香 4 g（后下），灵磁石 30 g（先煎），紫苏子 10 g，款冬花 10 g，陈皮 6 g，谷芽 10 g。

方药解释：人参、黄芪补益肺气；胡桃肉补肾纳气，敛肺定喘，常与人参相配用治肺肾不足的虚喘，胡桃肉有润燥滑肠作用，故遇便溏腹泻时当慎用；熟地、五味子益肾敛肺，气虚以吸气困难，熟地用量需加大至 30～80 g，再加磁石以加强补肾纳气之力，用治肺肾虚喘效著，由于本品为矿石药，用量须大，一般在 30 g 左右，且须先煎 40 min 以上；冬虫夏草为补益肺肾之佳品，物稀价贵，每次 5～6 g，另炖服用；坎炁益肾纳气，平喘止汗，用量 2～3 条，常与补益肺肾之品相配以增纳气平喘作用;沉香温中降逆,纳肾平喘,因本品质轻易挥发,故用量为 3～4 g,入煎应后下。紫苏子、款冬花降气化痰平喘,陈皮、谷芽运脾消食,以助熟地消化吸收。诸药合用,共奏补益肺肾、纳气平喘之功。

主要加减:肺虚有寒,怕冷加肉桂 3 g(后下),干姜 9 g,钟乳石 30 g(先煎)温肺散寒;痰浊明显,咳痰量多,色白如沫,苔腻,需加厚朴 10 g,杏仁 10 g,白芥子 6 g 以加强宣化痰湿之力;见有气虚瘀阻,颈脉动甚,面唇发绀,应加当归 10 g,丹参 15 g,川芎 5 g 等以活血通脉。

中成药:金水宝胶囊(发酵虫草菌菌丝体干粉),每粒 0.2 g,每次 2～3 粒,每天 3 次,8 周为1 个疗程,具有补益肺肾作用,适用于本证气喘反复发作者。

(6)肾阳亏虚证。

证候:喘促日久,动则喘甚,呼多吸少,气不得续,形瘦神疲,水肿,汗出,形寒肢冷,面青唇紫,舌质淡,苔白滑或黑润,脉微细或沉弱。

治法:温补肾阳,纳气平喘。

组方思路:本证主要针对肾阳亏虚之机,选用具有温补肾阳、纳气平喘之方,如金匮肾气丸、参蛤散、河车大造丸等皆为可用之方。

方药运用:金匮肾气丸、参蛤散加减,方剂为制附子 9 g,肉桂 5 g(后下),熟地 45 g,山萸肉10 g,山药 20 g,紫河车 10 g,人参 10 g(另炖),蛤蚧末 3 g(吞服),补骨脂 10 g,陈皮 6 g,砂仁 4 g(后下)。

方药解释:附子性刚燥,为温肾扶阳佳品,临床常与肉桂同用,以增补阳益火之效,配人参则温阳益气,如怕冷明显,右尺沉弱者,制附子用量需加大 30～60 g,先煎 40～60 min,且加干姜9 g,甘草 6～9 g,一方面加强温阳化饮之力,另一方面解大剂量附子之毒。肉桂质轻易于挥发,故用小量,且需后下;熟地、山药、山萸肉滋补肾精,阴中求阳,因肾虚气短难续,其中熟地用量需加大(45～80 g),可增补肾纳气之功;人参大补元气,蛤蚧补益肺肾,两者合用,则补肾平喘之力较盛,是用治肾阳不足虚喘久喘常用药对。蛤蚧咸平,有小毒,用时需截去头足及鳞,用酒浸透,微火焙干,研末备服,每次 3 g 左右;紫河车、补骨脂温补肾阳,纳气平喘,陈皮、砂仁理气和中,运脾助食,以防大剂熟地滋腻碍胃,诸药同用,共奏温补肾阳、纳气平喘之效。该方多用治慢阻肺之虚喘、久喘。

主要加减:肾阳虚弱之喘咳,临床每兼有标实之候,形成虚实夹杂的复杂证候,常见的标实之邪有痰浊、水饮、瘀血等。因此,治疗时需虚实兼顾,提高疗效。若兼见痰浊内阻,喘咳气急,胸闷痰多,苔腻,脉细滑者,可合用苏子降气汤以温肾治下,降气化痰治上;若兼见水饮内停,喘咳,咳痰清稀,肢体水肿,少尿,舌质淡胖,脉沉细者,可合用真武汤以加强温阳利水之功;若兼见血瘀,面唇、爪甲青紫,舌质紫黯,脉结代者,可加丹参 15～20 g,桃仁 10 g,川芎 5 g,红花 5 g,泽兰 10 g等以加强活血化瘀;若阳虚较甚,背寒怕冷,喘促痰多,可合用阳和汤[熟地 15 g,麻黄 5 g,鹿角胶10 g(烊化),白芥子 6 g,肉桂 4 g(后下),生甘草 5 g,炮姜 4 g]以温肾祛寒,化饮平喘;若兼肾阴虚甚,可加天冬 10 g,诃子 6 g,龟甲胶 10 g(烊化)以滋阴补肾,纳气平喘;若冲气上逆,气从少腹上奔者,加紫石英 30 g(先煎),磁石 30 g(先煎),沉香 4 g(后下)等以震摄纳气。

(二)西医治疗

COPD 是一种可以预防及治疗的常见疾病,其特征是持续存在的气流受限。气流受限呈进行性发展,伴有气道和肺对有害颗粒或气体所致慢性炎症反应的增加,急性加重和并发症可影响患者整体疾病的严重程度。COPD 正日益受到世界各国的重视,包括我国在内的许多国家已制订了 COPD 诊断和治疗指南,对其治疗的日趋规范化。

1.治疗目标

COPD 的基本病理改变包括气道纤维化、气道狭窄,肺泡破坏致弹性回缩力丧失,维持小气道开放的肺泡支撑结构破坏等不可逆性改变,以及支气管中炎症细胞、黏液和浆液性渗出物的聚集,外周和中央气道平滑肌收缩以及运动时动态肺过度充气等可逆性改变。现有的治疗措施主要是针对这些可逆性的病理改变,是对症性的,并不能有效地延缓 COPD 患者肺功能长期下降的趋势。因此,COPD 的治疗目标有两个方面:一是迅速缓解症状和减轻患者的临床表现,包括缓解症状、改善运动耐量和改善健康状态;二是降低未来健康恶化的风险,阻止疾病进展,防治急性加重和降低病死率。

2.治疗思路

COPD 是一种复杂的疾病,不同患者之间症状严重程度、对生活质量的影响以及预后等方面均有显著不同,即使同一患者在不同时期的病情也有明显差异。随着对 COPD 研究的进展,目前已有不少新的药物和非药物治疗方法应用于临床,治疗手段正日趋多种多样。COPD 的治疗可视为一项系统工程,即对 COPD 患者采取包括药物治疗在内的多种处理措施的综合治疗。如何面对复杂的病情,在众多的治疗选项中选择合适的措施,将 COPD 患者分为具有一定共同特征的患者群,针对不同的患者群制定相对统一的治疗方案,是解决这一问题的合理途径,可以避免临床上选择治疗方案时无所适从,达到规范化治疗 COPD 的目的。因此,在给每一位 COPD 患者确定治疗方案前,首先需要对其进行全面评估后分类,以便"对号入座"。

3.治疗方法

(1)COPD 的治疗药物:现有的药物虽然不能令人满意地控制 COPD 的气道炎症,也不能缓解 COPD 患者肺功能长期下降的趋势,但能够有效地减轻症状,降低急性加重的风险,改善患者的健康状态和运动耐力。药物治疗是 COPD 处理中的关键措施,常用的治疗 COPD 的药物包括 β_2 受体激动剂、抗胆碱能药物、甲基黄嘌呤类药物、糖皮质激素和磷酸二酯酶-4 抑制剂等。

支气管扩张药和糖皮质激素是控制 COPD 症状的主要药物,应根据基于 COPD 患者症状和急性加重风险的分组合理选择。

支气管扩张药的给药途径主要有定量吸入器(MDI)或干粉吸入器(DPI)吸入、雾化吸入、口服和注射给药等,在 COPD 的治疗中应以吸入给药为主,通常使用 MDI 或干粉吸入器吸入,急性加重期或肺功能较差以致装置吸入困难的患者可采用雾化吸入。吸入治疗最大的优点是疗效确切而全身吸入少,因此药物相关的全身不良反应少,安全性好。但大剂量吸入药物时仍要注意观察全身不良反应。

支气管扩张药短期按需使用可缓解症状,长期规律应用可预防和减轻症状。长效 β_2 激动剂(LABA)和抗胆碱能药物均优于短效支气管扩张药。考虑药物的不良反应,如果患者已规律使用长效支气管扩张药治疗,应尽量避免按需使用高剂量的短效 β_2 受体激动剂。新型 LABA 茚达特罗的作用时间长达 24 h,能显著改善 FEV_1、缓解症状和改善生活质量。左旋沙丁胺醇的疗效不优于传统支气管扩张药。

在 COPD 气流受限的成因中,迷走神经的胆碱能张力是重要的可逆因素。抗胆碱能药物(M 受体拮抗药)可以缓解气道平滑肌痉挛,减少气道黏液的过度分泌,因此认为,抗胆碱能药物治疗 COPD 的疗效可能优于 β_2 受体激动剂。长效抗胆碱能药物噻托溴铵干粉吸入剂用于临床后取得了较好的疗效,能较显著地改善患者的症状和生活质量,减少发作次数。有研究表明,在已使用 LABA 加吸入激素(ICS)的患者中,附加吸入噻托溴铵后还能进一步改善症状和改善生活质量。该药的主要药理特点是作用强、维持时间长,支气管扩张效应超过 24 h,只需每天给药 1 次。有人设想,口服高选择性的 M3 受体拮抗药可能比现有的吸入抗胆碱能制剂疗效更好且更方便使用,但临床研究发现,口服选择性 M3 受体拮抗剂对 COPD 的疗效并不优于异丙托溴铵吸入制剂。

糖皮质激素对于控制 COPD 患者的气道炎症和全身炎症的作用仍有争议。长期吸入糖皮质激素适用于严重和非常严重的 COPD 患者、反复发生急性加重且长效支气管扩张药不能良好控制症状的患者,宜与长效支气管扩张药联合应用。不推荐将全身使用糖皮质激素(包括口服和静脉用药)作为一种常规治疗手段。目前临床常用的吸入激素有倍氯米松、氟替卡松和布地奈德。规律吸入激素治疗可减少 COPD 急性加重的发作次数,改善健康状态和生活质量。循证医学证据表明,LABA 与 ICS 联合使用比单独使用一种药物的疗效更好,而药物相关不良反应并不比单药多。LABA/ICS 复合制剂的疗效优于同时分别吸入 LABA 和 ICS,因为两种药物同在一个吸入装置内,吸入后药物易于沉积在肺内同一个部位而发挥协同作用。目前临床可用的复合制剂有沙美特罗加丙酸氟替卡松和福莫特罗加布地奈德。由于福莫特罗具有剂量依赖性支气管扩张作用,在一定范围内,增加剂量可增加疗效,而沙美特罗的支气管扩张作用非剂量依赖性,而且吸入福莫特罗 5 min 内即可起效,沙美特罗起效则相对较慢,所以布地奈德的每天剂量可调,在规律用药的基础上可根据病情按需使用。丙酸氟替卡松不宜按需使用,只适合规律用药。

抗胆碱能药物与 β_2 受体激动剂可能有协同作用,治疗严重 COPD 时,可酌情考虑吸入抗胆碱能药物加 ICS,或 LABA 加 ICS,甚至三者同时使用。选择吸入抗胆碱能药物时,有条件者宜优先考虑长效制剂。

茶碱类药物在我国和其他发展中国家的应用较为广泛,但通常不作为首选。该药可扩张支气管,并能扩张肺血管,增加心肌收缩力,还可能对 COPD 的气道炎症过程起作用,可以明显减少诱导痰中性粒细胞的数量和活性。对于稳定期 COPD 患者,可长期口服小剂量缓释或控释茶碱,也可与上述支气管扩张药或 ICS 联合使用;急性加重期患者可静脉给药。茶碱的治疗效果相对较差,且安全范围窄,不良反应较多,生物利用度与消除速率的个体差异较大,影响其代谢的因素也较多,因此使用茶碱时需要熟悉茶碱的不良反应,了解影响茶碱代谢的各种因素,监测血浆药物浓度,及时调整用量。

罗氟司特是一种磷酸二酯酶-4 抑制剂,可通过抑制细胞内 cAMP 的降解而抑制炎症反应,国内尚未上市,常规剂量使用无明显的支气管扩张作用,与糖皮质激素联用可降低 COPD 发生率。对于已使用沙美特罗或噻托溴铵治疗的 COPD,患者加用罗氟司特可改善 FEV_1。

COPD 的急性加重往往与感染有关,稳定期 COPD 患者预防感染是防止其急性加重的重要措施。疫苗和免疫调节剂对于减少感染的发生有一定的作用,对老年或严重 COPD 患者更有效。已有多种疫苗可供临床选用,包括肺炎球菌多糖疫苗、流感疫苗等。免疫调节剂的长期效应还需要进一步证实,目前不推荐常规使用。稳定期 COPD 患者不宜使用抗菌药物来预防感染,盲目使用抗菌药物并不能给患者带来益处,只会增加细菌的耐药性,产生药物相关的不良反应。COPD 患者合并感染或发生急性加重时应考虑使用抗菌药物治疗。

因为黏液过度分泌是 COPD/慢性支气管炎的主要特征,痰液潴留易继发感染并加重气流阻塞,所以临床上长期以来使用各种黏液溶解剂,以期增加痰液咳出,从而改善患者的肺功能。但目前所用的药物,如羧甲基半胱氨酸(羧甲司坦)、N-乙酰半胱氨酸、溴己新、氨溴索、愈创甘油醚、碘化钾以及重组人类 DNA 酶（α-脱氧核糖核酸酶）等对 COPD 的作用尚未得到循证医学证据，故不推荐常规使用祛痰药。其实，停止吸烟是减少黏液过度分泌的最有效方法，另外抗胆碱能药物、β_2 激动剂和茶碱在一定程度上也能减少黏液过度分泌或改善气道黏液清除情况。N-乙酰半胱氨酸可能具有抗氧化效应，有证据表明，该药可减少慢阻肺急性加重（AECOPD）的发生。

白三烯调节剂在 COPD 治疗中的研究尚不充分，亦不推荐常规应用。

（2）稳定期 COPD 的处理：针对稳定期 COPD 的治疗既要关注短期治疗效应，又要重视长期治疗效应。单一治疗措施所取得的疗效通常有限，而应该进行综合处理。总体而言，稳定期 COPD 的处理包括以下几个方面：健康教育与管理、避免和消除危险因素、药物治疗、非药物治疗（如运动康复治疗等）等。

健康教育与管理：很大一部分 COPD 患者存在消极、悲观、畏难等不良情绪，或有吸烟、居室不注意通风等不良生活习惯，或盲目锻炼、盲目用药。因此，应对 COPD 患者进行健康教育，帮助患者树立战胜疾病的信心，增强治疗疾病的能力。医护人员可与患者一道共同设立短期和长远目标，使患者理解治疗目标、治疗方案，指导患者的功能锻炼和正确使用药物，特别是正确使用支气管扩张药的吸入制剂。医务人员应对患者定期进行随访管理，建立必要的医疗档案。

避免和消除危险因素：吸烟、职业粉尘和化学烟雾、燃烧生物燃料、厨房通风不良等所致的室内空气污染是 COPD 的主要危险因素，早期识别、避免和消除危险因素是预防和控制 COPD 的重要措施。在 COPD 的所有危险因素中，吸烟最重要。目前我国的吸烟人群仍占很大比例，尼古丁具有成瘾性，应把烟草依赖视为慢性疾病。一次性戒断比逐渐减量更易获得成功，但即使执行严格的戒烟方案，一年期戒烟成功率仍仅约为 25%。除心理治疗外，某些药物可成倍提高戒烟的成功率，如尼古丁替代品（有口香糖、皮肤贴片、鼻喷雾剂和吸入剂等多种剂型）和安非他酮，其中后者是一种抗抑郁剂，通过刺激体内去甲肾上腺素的活性而起作用。

药物治疗：应根据 COPD 的综合评估结果来制订治疗策略，选择合适的治疗药物。在选择药物时应首先考虑首选药物，如果受药物来源限制，或首选药物疗效不满意，患者希望获得更佳的疗效时，可应用次选药物。备选药物主要适用于受经济状况或药物来源限制的患者。

运动康复治疗：症状较轻的患者须接受运动康复训练，以便改善运动耐量，改善症状，降低疲劳感。主要的功能锻炼方式是缩唇呼吸和腹式呼吸，旨在锻炼患者的膈肌和辅助呼吸肌。缩唇呼吸时患者用鼻吸气、用嘴呼气，同时缩唇做吹口哨状以加大呼气阻力。腹式呼吸时可一手置于胸部，另一手置于腹部中央，感受呼吸时手的起伏幅度，应尽可能加大腹部的起伏。缩唇呼吸和腹式呼吸两者结合起来，以深缓的节奏进行，可称为"呼吸体操"。

外科手术：严重 COPD 患者可考虑行肺大疱切除术（有巨大肺大疱者）、肺减容术（LVRS）或肺移植术。反复发作气胸的患者可用胸腔镜治疗。肺减容术对运动耐量差、肺上叶肺气肿明显而其他部位相对正常的 COPD 患者有益，切除两上叶部分肺组织后可增加 6 min 步行距离，增加 FEV_1，降低 RV，减少对氧气的需求，减轻呼吸困难和改善生活质量。FEV_1 预计值小于 20%，两肺病变弥漫呈均质性或弥散量小于 20% 预计值者不宜做此手术。

长期家庭氧疗：长期家庭氧疗（LTOT）可提高 COPD 伴慢性呼吸衰竭患者的生存率，改善生活质量，近年来在发达国家应用较为广泛。随着我国人民生活条件的改善，现已有一些城市正在逐步建立 LTOT 的服务体系，家用制氧机也逐步得到了患者的认可和普及。应用 LTOT 的指征一般是呼吸衰竭稳定 3~4 周，$PaO_2 \leqslant 7.3$ kPa 或 PaO_2 为 7.3~7.9 kPa 伴有肺动脉高压、肺心病、红细胞增多症或严重的夜间低氧血症等，但对继续吸烟的患者一般不做 LTOT。吸氧持续时间每天不应少于 15 h(包括睡眠时间),通常采用经鼻导管吸氧,流量 1.5～2.5 L/min。

营养支持:COPD 患者通常伴有营养不良,营养不良是气流受限的独立预计因素,可加重 COPD,增加病死率,导致患者的健康状况恶化和呼吸衰竭。体重小于理想体重 90％者需调整饮食,加强营养,特别是小于 80％者应采取积极的营养支持治疗。然而,由于 COPD 营养不良的形成机制仍不十分清楚,因此如何制订适当的营养支持方案尚无一致意见,高蛋白、高脂肪、低碳水化合物的营养配比方案可能对 COPD 有益,尤其适宜于并发Ⅱ型呼吸衰竭的患者。

通气支持治疗:呼吸肌疲劳或伴有慢性呼吸衰竭的患者可考虑长期应用无创机械通气治疗。

(3)AECOPD 的处理:AECOPD 是指患者的呼吸系统症状,如呼吸困难、咳嗽和/或咳痰呈急性恶化,超出日常变异的基线水平,以致患者需要寻求更多的医疗帮助,改变治疗药物的情况。AECOPD 严重时可导致患者死亡,应引起重视。稳定期处理合适、依从性好的患者,急性发作的严重程度和发作频率可明显降低。导致 AECOPD 的常见原因是病毒性上呼吸道感染和气管支气管感染。某些患者因为不遵医嘱,自行减少规律吸入支气管扩张药和/或吸入激素的用量而导致症状加重,不能算作严格意义上的 AECOPD,此时只需调整吸入药物的剂量。AECOPD 的治疗目标是减轻当前急性加重的临床表现,预防以后急性加重的发生。

AECOPD 的评估主要包括病史和体征两个方面。病史方面,包括急性加重或新症状出现的时间,以气流受限判断的 COPD 严重程度,稳定期的治疗方案,既往加重次数和应用机械通气的资料,并发症情况等。体征方面,包括呼吸运动(辅助呼吸肌参与、胸壁矛盾运动),发绀,外周水肿,血流动力学状况与精神状态等。根据病史和体征,结合胸部影像学、血气分析和其他实验室检查结果,可大致判断病情的严重程度,决定患者采取院外治疗还是住院治疗,以及是否需要入住重症监护病房(ICU)。

AECOPD 的治疗药物主要有支气管扩张药、全身糖皮质激素和抗菌药物三大类。发生时,可适当增加吸入短效支气管扩张药的剂量和/或用药次数,应考虑联合应用短效 β_2 受体激动剂和抗胆碱能药物。对于较严重的患者,雾化吸入与 MDI 和 DPI 等吸入装置相比可能是更好的选择,亦可加用口服茶碱、口服 β_2 受体激动剂,但需注意不良反应。通常需要口服或静脉使用糖皮质激素,推荐口服泼尼松 30～40 mg/d,使用 10～14 d;或静脉使用甲泼尼龙 40 mg/d,3～5 d后改口服。雾化吸入布地奈德的全身不良反应相对较少。对于咳脓性痰同时伴有呼吸困难和/或痰量增加的患者,需酌情予以抗菌药物治疗,痰液增多者适当予以祛痰药物治疗。选择抗菌药物时应参考当地的细菌耐药情况,治疗疗程应避免过长,建议为 5～7 d。

氧疗是 AECOPD 患者的重要治疗措施,一般采用低流量给氧,以维持患者的氧饱和度在88％～92％为宜。大量临床研究证实,合理使用无创机械通气可改善缺氧和 CO_2 潴留,缓解呼吸肌疲劳,降低呼吸频率和减轻呼吸困难程度,从而缩短住院时间,降低插管与死亡风险。对于无创机械通气不能耐受、治疗失败或有无创机械通气禁忌证的患者,应积极采取有创机械通气。在进行氧疗和机械通气时,应监测动脉血气。

在处理 AECOPD 患者时,还需注意水、电解质与酸碱平衡,维持血流动力学稳定,酌情进行抗凝、营养支持以及治疗并发症。

(4)治疗并发症:COPD 患者无论病情轻重,无论处于稳定期还是急性加重期,均可以有并发症。存在并发症时无须改变对 COPD 的治疗。

心血管疾病是 COPD 的最主要并发症,包括缺血性心脏病、心力衰竭、心房颤动和高血压。缺血性心脏病在 COPD 患者中的诊断常常不足,心力衰竭与 COPD 的鉴别诊断有时十分困难,且两者可互相影响导致病情加重。COPD 合并的心血管疾病应按照相应疾病的治疗原则或指南进行治疗。长期以来,对 COPD 患者使用 β 受体阻滞剂持谨慎或反对的态度,目前认为,在 COPD 患者中应用心脏选择性的 β_1 受体阻滞剂(如比索洛尔)是安全的,如果合并的心血管疾病有应用指征且益处大于潜在风险,即使重症的 COPD 患者也可使用 β_1 受体阻滞剂,但应避免高剂量使用。

吸入 β_2 受体激动剂可增加心力衰竭患者住院和死亡的风险,应用于重症心力衰竭患者时需密切随访、监测。心房颤动患者慎用大剂量 β_2 受体激动剂,因其可导致心率难以控制。

COPD 患者还常伴有骨质疏松、焦虑、抑郁、肺癌、感染、代谢综合征和糖尿病等并发症,需要给予相应的治疗。

(邢金凤)

第二节　急性心力衰竭

急性心力衰竭(AHF)是临床医师面临的最常见的心脏急症之一。在许多国家,随着人口老龄化加剧及急性心肌梗死患者存活率的升高,慢性心力衰竭患者的数量正在快速增长,同时也增加了心功能失代偿患者的数量。AHF 患者中,60%～70% 是由冠心病所致,尤其是老年人。年轻患者中,AHF 的原因更多见于扩张型心肌病、心律失常、先天性或瓣膜性心脏病、心肌炎等。

AHF 患者预后不良,急性心肌梗死伴有严重心力衰竭患者的病死率非常高,12 个月的病死率为 30%。据报道,急性肺水肿患者院内病死率为 12%,1 年病死率为 40%。

一、急性心力衰竭的临床表现

AHF 是一种由于心脏功能异常而出现的急性临床发作。无论既往有无心脏病病史,均可发生。心功能异常可以是收缩功能异常,亦可为舒张功能异常,还可以是心律失常或心脏前负荷和后负荷失调。它通常是致命的,需要紧急治疗。

急性心力衰竭可以在既往没有心功能异常者中首次发病,也可以是慢性心力衰竭(CHF)的急性失代偿。急性心力衰竭患者的临床表现如下。

(一)基础心血管疾病的病史和表现

大多数患者有各种心脏病病史,存在引起急性心力衰竭的各种病因。老年患者的主要病因为冠心病、高血压和老年性退行性心瓣膜病,而在年轻患者中多由风湿性心瓣膜病、扩张性心肌病、急性重症心肌炎等所致。

(二)诱发因素

AHF 常见的诱因:①慢性心力衰竭药物治疗缺乏依从性。②心脏容量超负荷。③严重感染,尤其是肺炎和败血症。④严重颅脑损害或剧烈的精神心理紧张与波动。⑤大手术后。⑥肾功能减退。⑦急性心律失常,如室性心动过速(室速)、心室颤动(室颤)、心房颤动(房颤)或心房扑动(房扑)伴快速心室率、室上性心动过速及严重的心动过缓等。⑧支气管哮喘发作。⑨肺栓塞。⑩高心排血量综合征,如甲状腺功能亢进危象、严重贫血等。⑪应用负性肌力药物如维拉帕米、地尔硫草、β受体阻滞剂等。⑫应用非甾体抗炎药。⑬心肌缺血。⑭老年急性舒张功能减退。⑮吸毒。⑯酗酒。⑰嗜铬细胞瘤。这些诱因使心功能原来尚可代偿的患者骤发心力衰竭，或者使已有心力衰竭的患者病情加重。

（三）早期表现

原来心功能正常的患者出现急性失代偿的心力衰竭（首发或慢性心力衰竭急性失代偿）伴有急性心力衰竭的症状和体征，出现原因不明的疲乏或运动耐力明显降低，心率增加 15～20 次/分钟，这可能是左心功能降低的最早期征兆。继续发展可出现劳力性呼吸困难、夜间阵发性呼吸困难，睡觉时需用枕头抬高头部等，检查可发现左心室增大，闻及舒张早期或中期奔马律，肺动脉第二音亢进，两肺（尤其肺底部）有细湿啰音，还可有干性啰音和哮鸣音，提示已有左心功能障碍。

（四）急性肺水肿

急性肺水肿起病急骤，病情可迅速发展至危重状态。患者表现为突发严重呼吸困难、端坐呼吸、喘息不止、烦躁不安并有恐惧感，呼吸频率可为 30～50 次/分钟；频繁咳嗽并咯出大量粉红色泡沫样血痰；听诊心率快，心尖部常可闻及奔马律；双肺满布湿啰音和哮鸣音。

（五）心源性休克

心源性休克的主要表现为以下几点。

（1）持续低血压，收缩压降至 11.97 kPa 以下，或原有高血压的患者收缩压降幅不低于 7.98 kPa，且持续 30 min 以上。

（2）组织低灌注状态，可有：①皮肤湿冷、苍白和发绀，出现紫色条纹；②心动过速，超过 110 次/分；③尿量显著减少（低于 20 mL/h），甚至无尿；④意识障碍，常有烦躁不安、激动焦虑、恐惧和濒死感；收缩压低于 9.31 kPa，可出现抑制症状如神志恍惚、表情淡漠、反应迟钝，逐渐发展至意识模糊甚至昏迷。

（3）血流动力学障碍：肺毛细血管楔压（PCWP）不低于 2.39 kPa，心排血指数（CI）不低于 36.7 mL/(s·m²)[相当于 2.2 L/(min·m²)]。

（4）低氧血症和代谢性酸中毒。

二、急性左心衰竭严重程度分级

急性左心衰竭的主要分级有 Killip 法（表 12-2）、Forrester 法（表 12-3）和临床程度分级（表 12-4）三种。Killip 法主要用于急性心肌梗死患者，分级依据临床表现和胸部 X 线片的结果。

表 12-2　急性心肌梗死的 Killip 法分级

分级	症状与体征
Ⅰ级	无心力衰竭
Ⅱ级	有心力衰竭，两肺中下部有湿啰音，占肺野下 1/2，可闻及奔马律；X 线片示肺淤血
Ⅲ级	严重心力衰竭，有肺水肿，细湿啰音遍布两肺（超过肺野下 1/2）
Ⅳ级	心源性休克、低血压（收缩压低于 11.97 kPa）、发绀、出汗、少尿

Forrester 方法依据临床表现和血流动力学指标，可用于急性心肌梗死后 AHF，最适用于首次发作的急性心力衰竭。临床程度分级适用于心肌病患者，它主要依据临床表现，最适用于慢性失代偿性心力衰竭。

表 12-3   急性左心衰竭的 Forrester 法分级

分级	PCWP/kPa	CI/[mL/(s·m²)]	组织灌注状态
Ⅰ级	≤2.39	>36.7	无肺淤血,无组织灌注不良
Ⅱ级	>2.39	>36.7	有肺淤血
Ⅲ级	<2.39	≤36.7	无肺淤血,有组织灌注不良
Ⅳ级	>2.39	≤36.7	有肺淤血,有组织灌注不良

注:PCWP 为肺毛细血管楔压;CI 为心排血指数,其法定单位[mL/(s·m²)]与旧制单位[L/(min·m²)]的换算因数为 16.67。

表 12-4   急性左心衰竭的临床程度分级

分级	皮肤	肺部啰音
Ⅰ级	干、暖	无
Ⅱ级	湿、暖	有
Ⅲ级	干、冷	无/有
Ⅳ级	湿、冷	有

三、急性心力衰竭的诊断

AHF 的诊断主要依据症状和临床表现,同时辅以相应的实验室检查,如心电图、胸片、生化标志物、多普勒超声心动图等,诊断的流程如图 12-1 所示。

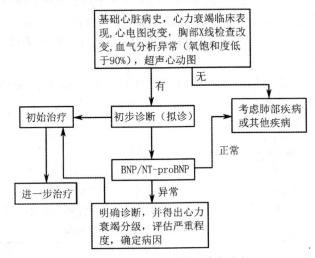

图 12-1   急性左心衰竭的诊断流程

对急性心力衰竭患者,需要系统地评估外周循环、静脉充盈、肢端体温。在心力衰竭失代偿时,右心室充盈压通常可通过中心静脉压评估。AHF 时中心静脉压升高应谨慎分析,因为在静脉顺应性下降合并右心室顺应性下降时,即便右心室充盈压很低也会出现中心静脉压的升高。左心室充盈压可通过肺部听诊评估,肺部存在湿啰音常提示左心室充盈压升高。进一步的确诊、严重程度的分级及对随后可出现的肺淤血、胸腔积液应进行胸片检查。左心室充盈压的临床评估常被迅速变化的临床征象所误导,对此应进行心脏触诊和听诊,了解有无室性和房性奔马律(S_3、S_4)。

四、实验室检查及辅助检查

（一）心电图（ECG）检查

急性心力衰竭时 ECG 多有异常改变。ECG 可以辨别节律,可以帮助确定 AHF 的病因及了解心室的负荷情况,这在急性冠脉综合征中尤为重要。ECG 还可了解左右心室/心房的劳损情况、有无心包炎及既往存在的病变(如左右心室的肥大)。心律失常时应分析 12 导联心电图,同时应进行连续的 ECG 监测。

（二）胸片及影像学检查

对于所有的 AHF 患者,胸片和其他影像学检查宜尽早完成,以便及时评估已经存在的肺部和心脏病变(心脏的大小及形状)及肺淤血的程度。胸片不但可以用于明确诊断,还可用于了解随后的治疗效果。胸片还可用作左心衰竭的鉴别诊断,除外肺部炎症或感染性疾病。胸部 CT 或放射性核素扫描可用于判断肺部疾病和诊断大的肺栓塞。CT、经食管超声心动图可用于诊断主动脉夹层。

（三）实验室检查

AHF 时应进行一些实验室检查。动脉血气分析可以评估氧合情况(氧分压 PaO_2)、通气情况(二氧化碳分压 $PaCO_2$)、酸碱平衡(pH)和碱缺失,对所有严重 AHF 患者都应进行此项检查。脉搏血氧测定及潮气末 CO_2 测定等无创性检测方法可以替代动脉血气分析,但不适用于低心排血量及血管收缩性休克状态。静脉血氧饱和度(如颈静脉内)的测定对于评价全身的氧供需平衡很有价值。

血浆脑钠尿肽(B 型钠尿肽,BNP)是在心室壁张力增加和容量负荷过重时由心室释放的,现在已用于急诊室呼吸困难的患者,作为排除或确立心力衰竭诊断的指标。BNP 对于排除心力衰竭有着很高的阴性预测价值。如果心力衰竭的诊断已经明确,升高的血浆 BNP 和 N 末端脑钠尿肽前体(NT-proBNP)可以预测预后。

（四）超声心动图检查

超声心动图对于评价基础心脏病变及与 AHF 相关的心脏结构和功能改变是极其重要的,同时对急性冠脉综合征也有重要的评估价值。多普勒超声心动图应用于评估左右心室的局部或全心功能改变、瓣膜结构和功能、心包病变、急性心肌梗死的机械性并发症和比较少见的占位性病变。通过多普勒超声心动图测定主动脉或肺动脉的血流时速曲线可以估测心排血量。多普勒超声心动图还可估计肺动脉压力(三尖瓣反流射速),同时可监测左心室前负荷。

（五）其他检查

在涉及与冠状动脉相关的病变,如不稳定性心绞痛或心肌梗死时,血管造影是非常重要的,现已明确血运重建能够改善预后。

五、急性心力衰竭患者的监护

急性心力衰竭患者应在进入急诊室后就尽快地开始监护,同时给予相应的诊断性检查以明确基础病因。

（一）无创性监护

对所有的危重患者,必须监测的项目有血压、体温、心率、呼吸、心电图。有些实验室检查应重复做,如电解质、肌酐、血糖及有关感染和代谢障碍的指标。必须纠正低钾血症或高钾血症。

如果患者情况恶化,这些指标的监测频率也应增加。

1.心电监测

在急性失代偿阶段,ECG 的监测是必需的(监测心律失常和 ST 段变化),尤其是在心肌缺血或心律失常是导致急性心力衰竭的主要原因时。

2.血压监测

开始治疗时维持正常的血压很重要,其后也应定时测量(例如每 5 min 测量一次),直到血管活性药、利尿药、正性肌力药剂量稳定时。在并无强烈的血管收缩和不伴有极快心率时,无创性自动袖带血压测量是可靠的。

3.血氧饱和度监测

脉搏血氧计是测量动脉氧与血红蛋白结合饱和度(SaO_2)的无创性装置。从联合血氧计测得的 SaO_2 的误差通常在 2%之内,除非患者处于心源性休克状态。

4.心排血量和前负荷

心排血量和前负荷可应用多普勒超声的方法监测。

(二)有创性监测

1.动脉置管

置入动脉导管的指征是因血流动力学不稳定,需要连续监测动脉血压或需进行多次动脉血气分析。

2.中心静脉置管

中心静脉置管联通了中心静脉循环,所以可用于输注液体和药物,也可监测中心静脉压(CVP)及静脉氧饱和度(SvO_2)(上腔静脉或右心房处),后者用以评估氧的运输情况。

在分析右心房压力时应谨慎,避免过分注重右心房压力,因为右心房压力几乎与左心房压力无关,因此也与 AHF 时的左心室充盈压无关。CVP 也会受到重度三尖瓣关闭不全及呼气末正压通气(PEEP)的影响。

3.肺动脉导管

肺动脉导管(PAC)是一种漂浮导管,用于测量上腔静脉(SVC)、右心房、右心室、肺动脉压力、肺毛细血管楔压及心排血量。现代 PAC 能够半连续性地测量心排血量及混合静脉血氧饱和度、右心室舒张末容积和射血分数。

虽然置入肺动脉导管用于急性左心衰竭的诊断通常不是必需的,但对于伴发有复杂心肺疾病的患者,它可以用来鉴别是心源性机制还是非心源性机制。对于二尖瓣狭窄、主动脉关闭不全、高气道压或左室僵硬(如左室肥厚、糖尿病、纤维化、使用正性肌力药、肥胖、缺血)的患者,肺毛细血管楔压并不能真实反映左室舒张末压。

建议将 PAC 用于对传统治疗未产生预期疗效的血流动力学不稳定的患者,及合并淤血和低灌注的患者。在这些情况下,置入肺动脉导管可以保证左室最恰当的液体负荷量,并指导血管活性药物和正性肌力药的使用。

六、急性心力衰竭的治疗

(一)临床评估

对 AHF 患者均应根据上述各种检查方法及病情变化作出临床评估,内容包括:①基础心血管疾病;②急性心力衰竭发生的诱因;③病情的严重程度和分级,并估计预后;④治疗的效果。此种评估应多次和动态进行,以调整治疗方案。

(二)治疗目标

(1)控制基础病因和矫治引起心力衰竭的诱因:应用静脉和/或口服降压药物以控制高血压;选择有效的抗生素控制感染;积极治疗各种影响血流动力学的快速性或缓慢性心律失常;应用硝酸酯类药物改善心肌缺血。糖尿病伴血糖升高者应有效控制血糖水平,同时防止出现低血糖。对血红蛋白低于 60 g/L 的严重贫血者,可输注浓缩红细胞悬液或全血。

(2)缓解各种严重症状:①低氧血症和呼吸困难可采用不同方式的吸氧,包括鼻导管吸氧、面罩吸氧及无创或气管插管的呼吸机辅助通气治疗。②胸痛和焦虑可应用吗啡。③呼吸道痉挛可应用支气管解痉药物。④淤血症状可应用利尿药,有助于减轻肺淤血和肺水肿,亦可缓解呼吸困难。

(3)稳定血流动力学状态,维持收缩压不低于 12.0 kPa(90 mmHg),纠正和防止低血压可应用各种正性肌力药物。对血压过高者的降压治疗可选择血管扩张药物。

(4)纠正水、电解质紊乱和维持酸碱平衡。

(5)保护重要脏器如肺、肾、肝和大脑,防止功能损害。

(6)降低死亡危险,改善近期和远期预后。

(三)急性左心衰竭的处理流程

急性左心衰竭确诊后,即按图 12-2 所示的流程处理。初始治疗后症状未获明显改善或病情严重者应行进一步治疗。

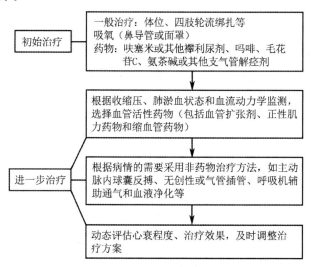

图 12-2　急性左心衰竭的处理流程

1.急性左心衰竭的一般处理

(1)体位:静息时明显呼吸困难者应采用半卧位或端坐位,双腿下垂以减少回心血量,降低心脏前负荷。

(2)四肢交换加压:患者四肢轮流绑扎止血带或血压计袖带,通常同一时间只绑扎三肢,每隔 15~20 min 轮流放松一肢。血压计袖带的充气压力应较舒张压低 1.3 kPa(10 mmHg),使动脉血流仍可顺利通过,而静脉血回流受阻。此法可降低前负荷,减轻肺淤血和肺水肿。

(3)吸氧:吸氧适用于低氧血症和呼吸困难明显(尤其指端血氧饱和度低于 90%)的患者。

应尽早采用吸氧,使患者 SaO_2 不低于 95％(伴 COPD 者 SaO_2 不低于 90％)。可采用不同的吸氧方式,如:①鼻导管吸氧:低氧流量(1～2 L/min)开始,如仅为低氧血症,动脉血气分析未见 CO_2 潴留,可采用高流量给氧(6～8 L/min)。乙醇吸氧可使肺泡内的泡沫表面张力降低而破裂,改善肺泡的通气,方法是在氧气通过的湿化瓶中加入 50％～70％的乙醇或有机硅消泡剂,用于肺水肿患者。②面罩吸氧:适用于伴呼吸性碱中毒患者。必要时还可采用无创性或气管插管呼吸机辅助通气治疗。

(4)做好救治的准备工作:至少开放 2 条静脉通道,并保持通畅。必要时可采用深静脉穿刺置管,以随时满足用药的需要。血管活性药物一般应用微量泵泵入,以维持稳定的速度和正确的剂量。固定和维护好漂浮导管、深静脉置管、心电监护的电极和导联线、鼻导管或面罩、导尿管及指端无创血氧仪测定电极等。保持室内的温度、湿度适宜,灯光柔和,环境安静。

(5)饮食:患者应摄入易消化食物,避免一次大量进食,在控制总量下的情况,可少量多餐(6～8 次/天)。应用襻利尿药的情况下不要过分限制钠盐摄入量,以避免低钠血症,导致低血压。利尿药应用时间较长的患者要补充多种维生素和微量元素。

(6)出入量管理:肺淤血、体循环淤血及水肿明显者应严格限制饮水量和静脉输液速度,对无明显低血容量因素(大出血、严重脱水、大汗淋漓等)者,每天摄入液体量一般宜在 1 500 mL 以内,不要超过2 000 mL。保持每天水出入量负平衡约 500 mL,严重肺水肿者每天的水负平衡为 1 000～2 000 mL,甚至可达 5 000 mL,以减少水钠潴留和缓解症状。经 3～5 d,如淤血、水肿明显消退,应减少水负平衡量,逐渐过渡到出入水量大体平衡。在水负平衡下应注意防止发生低血容量、低血钾和低血钠等。

2.AHF 时吗啡及其类似物的使用

吗啡一般用于严重 AHF 的早期阶段,特别是患者出现不安和呼吸困难时。吗啡能够使静脉扩张,也能使动脉轻度扩张,并降低心率。应密切观察疗效和呼吸抑制的不良反应,伴明显和持续低血压、休克、意识障碍、COPD 等患者禁忌使用,老年患者慎用或减量。也可应用哌替啶 50～100 mg 肌内注射。

3.AHF 治疗中血管扩张药的使用

对大多数 AHF 患者,血管扩张药常作为一线药使用,其可以用来开放外周循环,降低前负荷或后负荷。

(1)酸酯类药物:急性心力衰竭时此类药在不减少每搏心排血量和不增加心肌氧耗的情况下能减轻肺淤血,特别适用于急性冠状动脉综合征伴心力衰竭的患者。临床研究已证实,硝酸酯类静脉制剂与呋塞米合用治疗急性心力衰竭有效;应用大剂量硝酸酯类药物联合小剂量呋塞米的疗效优于单纯大剂量的利尿药。静脉应用硝酸酯类药物应高度注意滴定剂量,经常测量血压,防止血压过度下降。硝酸甘油静脉滴注起始剂量为 5～10 $\mu g/min$,每 5～10 min 递增 5～10 $\mu g/min$,最大剂量 100～200 $\mu g/min$;亦可每 10～15 min 喷雾一次(400 μg),或舌下含服 0.3～0.6 mg/次。硝酸异山梨酯静脉滴注剂量为 5～10 mg/h,亦可舌下含服 2.5 mg/次。

(2)硝普钠(SNP)适用于严重心力衰竭,临床应用宜从小剂量(10 $\mu g/min$)开始,可酌情逐渐增加剂量至 50～250 $\mu g/min$。由于其强效降压作用,应用过程中要密切监测血压,根据血压调整合适的维持剂量。长期使用时其代谢产物(硫代氰化物和氰化物)会产生毒性反应,特别是在严重肝肾衰竭的患者中应避免使用。减量时,硝普钠应该缓慢减量,并加用口服血管扩张药,以避免反跳。AHF 时硝普钠的使用尚缺乏对照试验,而且在 AMI 时使用会使病死率增高。对急性冠脉综合征所致的心力衰竭患者,因为 SNP 可引起冠脉缺血,故在此类患者中硝酸酯类的使用优于硝普钠。

(3)奈西立肽:这是一类新的血管扩张药(肽类),近期被用于治疗 AHF。它是人脑钠尿肽(BNP)的重组体,是一种内源性激素物质,能够扩张静脉、动脉(如冠状动脉),由此降低前负荷和后负荷,在无直接正性肌力的情况下增加心排血量。慢性心力衰竭患者输注奈西立肽对血流动力学可产生有益的作用,可以增加钠排泄,抑制肾素-血管紧张素-醛固酮和交感神经系统。和静脉使用硝酸甘油相比,奈西立肽能更有效地促进血流动力学改善,并且不良反应更少。该药临床试验的结果尚不一致,近期的两项研究(VMAC 和 PROACTION)表明,该药的应用可以带来临床和血流动力学的改善,推荐应用于急性失代偿性心力衰竭。国内一项 II 期临床研究提示,该药较硝酸甘油静脉制剂能够更显著地降低 PCWP,缓解患者的呼吸困难。应用方法:先给予负荷剂量1.5 $\mu g/kg$,静脉缓慢推注,继以 0.007 5~0.015 $\mu g/(kg \cdot min)$静脉滴注;也可不用负荷剂量而直接静脉滴注。疗程一般为 3 d,不建议超过 7 d。

(4)乌拉地尔:该药具有外周和中枢双重扩血管作用,可有效降低血管阻力,降低后负荷,增加心排血量,但不影响心率,从而减少心肌耗氧量。该药适用于高血压心脏病、缺血性心肌病(包括急性心肌梗死)和扩张型心肌病引起的急性左心衰竭,可用于 CO 降低、PCWP>2.39 kPa 的患者。通常静脉滴注 100~400 $\mu g/min$,可逐渐增加剂量,并根据血压和临床状况予以调整。伴严重高血压者可缓慢静脉注射12.5~25.0 mg。

下列情况下禁用血管扩张药物:①收缩压低于 12.0 kPa(90 mmHg),或持续低血压并伴症状(尤其是有肾功能不全的患者),以避免重要脏器灌注减少;②严重阻塞性心瓣膜疾病患者,例如主动脉瓣狭窄、二尖瓣狭窄患者有可能出现显著的低血压,应慎用;③梗阻性肥厚型心肌病患者。

4.急性心力衰竭时血管紧张素转化酶抑制剂(ACEI)的使用

ACEI 在急性心力衰竭中的应用仍存在诸多争议,急性心力衰竭的急性期、病情尚未稳定的患者不宜应用;急性心肌梗死后的急性心力衰竭可以试用,但须避免静脉应用,口服起始剂量宜小,在急性期病情稳定 48 h 后逐渐加量,疗程至少 6 周,不能耐受 ACEI 者可以应用 ARB。

在心排血量处于边缘状况时,ACEI 应谨慎使用,因为它可以明显降低肾小球滤过率。当联合使用非甾体抗炎药及出现双侧肾动脉狭窄时,患者不能耐受 ACEI 的风险增加。

5.利尿药的应用

(1)适应证:AHF 和失代偿心力衰竭的急性发作,伴有液体潴留的情况是应用利尿药的指征。利尿药缓解症状的益处在临床上被广泛认可,不必再进行大规模的随机临床试验来评估。

(2)作用效应:静脉使用襻利尿药也有扩张血管效应,在使用早期(5~30 min),其在降低肺阻抗的同时也降低了右心房压和肺毛细血管楔压。如果快速静脉注射大剂量(>1 mg/kg)襻利尿药,就有反射性收缩血管的可能。与慢性心力衰竭时使用利尿药不同,在严重失代偿性心力衰竭时使用利尿药能使容量负荷恢复正常,可以在短期内减少神经-内分泌系统的激活。特别是对急性冠脉综合征患者,应使用低剂量的利尿药,最好已给予扩血管治疗。

(3)实际应用:静脉使用襻利尿药(呋塞米、托拉塞米)有强效快速的利尿效果,对 AHF 患者优先考虑使用。在入院以前就可安全使用,应根据利尿效果和淤血症状的缓解情况来选择剂量。开始时使用负荷剂量,然后继续静脉滴注呋塞米或托拉塞米,静脉滴注比一次性静脉注射更有效。噻嗪类和螺内酯可以联合襻利尿药使用,低剂量联合使用比高剂量使用一种药更有效,而且继发反应也更少。将襻利尿药和多巴酚丁胺、多巴胺或硝酸盐联合使用也是一种治疗方法,其比仅仅增加利尿药剂量更有效,不良反应也更少。

(4)不良反应及药物的相互作用:虽然利尿药可安全地用于大多数患者,但它的不良反应也很常见,甚至可威胁生命。主要的不良反应包括:①神经内分泌系统的激活,特别是肾素-血管紧张素-醛固酮系统和交感神经系统的激活;②低血钾、低血镁和低氯性碱中毒可能导致严重的心律失常;③可以产生肾毒性及加剧肾衰竭;④过度利尿可过分降低静脉压、肺毛细血管楔压及舒张期灌注,由此导致每搏输出量和心排血量下降,特别见于严重心力衰竭和以舒张功能不全为主的心力衰竭或缺血所致的右心室功能障碍。

6.β受体阻滞剂

(1)适应证和基本原理:目前尚无应用β受体阻滞剂治疗 AHF 改善症状的研究。相反,在发生 AHF 时是禁止使用β受体阻滞剂的。急性心肌梗死后早期,肺部啰音超过基底部的患者及低血压患者均被排除在应用β受体阻滞剂的临床试验之外。急性心肌梗死患者没有明显心力衰竭或低血压,使用β受体阻滞剂能限制心肌梗死范围,减少致命性心律失常,并能缓解疼痛。

当患者出现缺血性胸痛对阿片制剂无效、反复发生缺血、高血压、心动过速或心律失常时,可考虑静脉使用β受体阻滞剂。在一项针对美托洛尔的研究中发现,急性心肌梗死后早期静脉使用美托洛尔或安慰剂,接着口服治疗 3 个月,则美托洛尔组发展为心力衰竭的患者明显减少。如果患者有肺底部啰音的肺淤血征象,则联合使用呋塞米,那么美托洛尔治疗可产生更好的疗效,降低病死率和并发症的出现。

(2)实际应用:当患者伴有明显急性心力衰竭,肺部啰音超过基底部时,应慎用β受体阻滞剂。对出现进行性心肌缺血和心动过速的患者,可以考虑静脉使用美托洛尔。但是,对急性心肌梗死伴发急性心力衰竭患者,待病情稳定后,应早期使用β受体阻滞剂。对于慢性心力衰竭患者,在急性发作稳定后(通常 4 d 后),应早期使用β受体阻滞剂。

在大规模临床试验中,比索洛尔、卡维地洛或美托洛尔的初始剂量都很小,然后逐渐缓慢增加到目标剂量。增加剂量应个体化。β受体阻滞剂可能过度降低血压,减慢心率。一般的用药原则是,服用β受体阻滞剂的患者若由于心力衰竭加重而住院,除非必须用正性肌力药物维持,否则应继续服用β受体阻滞剂。但如果疑为β受体阻滞剂剂量过大(如有心动过缓和低血压)时,可减量继续用药。

7.正性肌力药

正性肌力药适用于低心排血量综合征,如伴症状性低血压或 CO 降低伴有循环淤血的患者,可缓解组织低灌注所致的症状,保证重要脏器的血液供应,对血压较低和对血管扩张药物及利尿药不耐受或反应不佳的患者尤其有效。使用正性肌力药有潜在的危害性,因为它能增加耗氧量和钙负荷,所以应谨慎使用。

对于失代偿的慢性心力衰竭患者,其症状、临床过程和预后在很大程度上取决于血流动力学,所以改善血流动力学参数就是治疗的目的。在这种情况下,正性肌力药可能有效,甚至挽救生命,但它改善血流动力学参数的益处部分被它增加心律失常的危险抵消了。而且在某些病例中,由于过度增加能量消耗可引起心肌缺血和心力衰竭的慢性进展。正性肌力药的利弊比较方面,不同的药并不相同。对于那些兴奋 $β_1$ 受体的药物,可以增加心肌细胞胞内钙的浓度,可能有更高的危险性。有关正性肌力药用于急性心力衰竭治疗的对照试验研究目前较少,特别对预后的远期效应的评估更少。

（1）洋地黄类：此类药物能轻度增加 CO 和降低左心室充盈压，对急性左心衰竭患者的治疗有一定帮助。一般应用毛花苷 C 0.2～0.4 mg 缓慢静脉注射，2～4 h 后可以再用 0.2 mg，伴快速心室率的房颤患者可酌情适当增加剂量。

（2）多巴胺：小剂量［低于 2 μg/(kg·min)］的多巴胺仅作用于外周多巴胺受体，直接或间接地降低外周阻力。在此剂量下，对于肾脏低灌注和肾衰竭的患者，它能增加肾血流量、肾小球滤过率、尿和钠的排泄，并增强人体对利尿药的反应。大剂量［超过 2 μg/(kg·min)］的多巴胺可直接或间接刺激 β 受体，增加心肌的收缩力和心排血量。当剂量超过 5 μg/(kg·min)时，可作用于 α 受体，增加外周血管阻力。此时，虽然多巴胺对低血压患者很有效，但它对 AHF 患者可能有害，因为它增加了左室后负荷，增加了肺动脉压和肺阻力。

多巴胺可以作为正性肌力药［剂量超过 2 μg/(kg·min)］治疗 AHF 伴有低血压的患者。当静脉滴注低剂量不超过 3 μg/(kg·min)时，它可以使失代偿性心力衰竭伴有低血压和尿量减少的患者增加肾血流量，增加尿量。但如果无反应，则应停止使用。

（3）多巴酚丁胺：多巴酚丁胺的主要作用在于通过刺激 β₁ 受体和 β₂ 受体产生剂量依赖性的正性变时、正性变力作用，并反射性地降低交感神经张力和血管阻力。其最终结果依个体的不同而不同。小剂量时，多巴酚丁胺能产生轻度的血管扩张反应，通过降低后负荷而增加射血量。大剂量时，多巴酚丁胺可以引起血管收缩，心率通常呈剂量依赖性增加，但增加的程度弱于其他儿茶酚胺类药物。但对房颤的患者，心率可能增加到难以预料的水平，因为该药可以加速房室传导。患者的全身收缩压通常轻度增加，但也可能不变或降低。心力衰竭患者静脉滴注多巴酚丁胺后可观察到尿量增多，这可能是该药提高心排血量而增加肾血流量的结果。

多巴酚丁胺用于外周低灌注（低血压、肾功能下降），伴或不伴有淤血或肺水肿且使用最佳剂量的利尿药和扩血管剂无效时。

多巴酚丁胺常用来增加心排血量，其起始静脉滴注速度为 2～3 μg/(kg·min)，可以逐渐增加到 20 μg/(kg·min)，不需要负荷量。静脉滴注速度根据症状、尿量反应或血流动力学监测结果来调整。该药的血流动力学作用和剂量成正比，在静脉滴注停止后，它的清除也很快。

对接受 β 受体阻滞剂治疗的患者，需要增加多巴酚丁胺的剂量，才能恢复该药的正性肌力作用。

单从血流动力学来看，多巴酚丁胺的正性肌力作用增加了磷酸二酯酶抑制剂（PDEI）的作用。PDEI 和多巴酚丁胺的联合使用能产生比单一用药更强的正性肌力作用。

长时间地持续静脉滴注多巴酚丁胺（24～48 h）会出现耐药，部分血流动力学效应会消失，因此长时间应用应逐渐减量。

静脉滴注多巴酚丁胺常伴有心律失常发生率的增加，可来源于心室和心房。这种影响呈剂量依赖性，可能比使用 PDEI 时更明显。在使用利尿药时应及时补钾。心动过速时使用多巴酚丁胺要慎重，因为多巴酚丁胺静脉滴注可以促发冠心病患者的胸痛。现在还没有关于 AHF 患者使用多巴酚丁胺的对照试验，一些试验显示它会增加不利的心血管事件。

（4）磷酸二酯酶抑制剂：米力农和依诺昔酮是两种临床上使用的Ⅲ型 PDEI。在 AHF 时，它们能产生明显的正性肌力、松弛性及外周扩血管效应，由此增加心排血量和搏出量，同时伴随有肺动脉压、肺毛细血管楔压的下降，从而使全身和肺血管阻力下降。在血流动力学方面，该药的作用介于纯粹的扩血管剂（如硝普钠）和正性肌力药（如多巴酚丁胺）之间；因为它们的作用部位远离 β 受体，所以在使用 β 受体阻滞剂的同时，PDEI 仍能够保留其效应。

Ⅲ型PDEI用于低灌注伴或不伴有淤血,使用最佳剂量的利尿药和扩血管剂无效时。当患者在使用β受体阻滞剂和/或对多巴酚丁胺没有足够的反应时,Ⅲ型PDEI可能优于多巴酚丁胺。

由于PDEI过度的外周扩血管效应可引起低血压,因此静脉推注较静脉滴注更常见。有关PDEI治疗对AHF患者的远期疗效目前数据尚不充分,但人们已提高了对其安全性的重视,特别是在缺血性心力衰竭患者中。

(5)左西孟旦:这是一种钙增敏剂,通过结合于心肌细胞上的肌钙蛋白C促进心肌收缩,还通过介导ATP敏感的钾通道而发挥血管舒张作用和轻度抑制磷酸二酯酶的效应。该药的正性肌力作用独立于β肾上腺素能受体刺激,可用于正接受β受体阻滞剂治疗的患者。左西孟旦的乙酰化代谢产物仍然具有药理活性,半衰期约80 h,停药后作用可持续48 h。

临床研究表明,急性心力衰竭患者应用本药静脉滴注可明显增加CO和每搏输出量,降低PCWP、全身血管阻力和肺血管阻力;冠心病患者不会增加病死率。用法:首剂12~24 μg/kg静脉注射(时间超过10 min),继以0.1 μg/(kg·min)静脉滴注,可酌情减半或加倍。对于收缩压低于13.3 kPa的患者,不需要负荷剂量,可直接用维持剂量,以防止发生低血压。

在比较左西孟旦和多巴酚丁胺的随机对照试验中,已显示左西孟旦能改善患者的呼吸困难和疲劳等症状,并产生很好的结果。不同于多巴酚丁胺的是,当联合使用β受体阻滞剂时,左西孟旦的血流动力学效应不会减弱,甚至会更强。

在大剂量使用左西孟旦静脉滴注时,可能会出现心动过速、低血压,因此对收缩压低于11.3 kPa的患者不推荐使用。在与其他安慰剂或多巴酚丁胺比较的对照试验中显示,左西孟旦并没有增加恶性心律失常的发生率。

8.主动脉内球囊反搏(IABP)

临床研究表明,IABP是一种在有效改善心肌灌注的同时又能降低心肌耗氧量和增加CO的治疗手段。

IABP的适应证:①急性心肌梗死或严重心肌缺血并发心源性休克,且不能由药物治疗纠正;②伴血流动力学障碍的严重冠心病(如急性心肌梗死伴机械并发症);③心肌缺血伴顽固性肺水肿。

IABP的禁忌证:①存在严重的外周血管疾病;②主动脉瘤;③主动脉瓣关闭不全;④存在活动性出血或其他抗凝禁忌证;⑤严重血小板缺乏。

9.机械通气

急性心力衰竭者行机械通气的指征是:①出现心跳呼吸骤停而进行心肺复苏时;②合并Ⅰ型或Ⅱ型呼吸衰竭。机械通气的方式有下列两种。

(1)无创呼吸机辅助通气:这是一种不需要气管插管,经口/鼻面罩给患者供氧,由患者自主呼吸触发的机械通气治疗,分为持续气道正压通气(CPAP)和双相间歇气道正压通气(BiPAP)两种模式。其作用机制是通过气道正压通气改善患者的通气状况,减轻肺水肿,纠正缺氧和CO_2潴留,从而缓解Ⅰ型或Ⅱ型呼吸衰竭。

适用对象:Ⅰ型或Ⅱ型呼吸衰竭患者经常规吸氧和药物治疗仍不能纠正时应及早应用,主要用于呼吸频率不超过25次/分钟、能配合呼吸机通气的早期呼吸衰竭患者。对不能耐受和合作的患者、有严重认知障碍和焦虑的患者、呼吸急促(频率超过25次/分钟)、呼吸微弱和呼吸道分泌物多的患者应用受限。

（2）气道插管和人工机械通气：应用指征为心肺复苏时、严重呼吸衰竭并经常规治疗不能改善者，尤其是出现明显的呼吸性和代谢性酸中毒并影响意识状态的患者。

10.血液净化治疗

血液净化治疗不仅可维持水、电解质和酸碱平衡，稳定内环境，还可清除尿毒症毒素（肌酐、尿素、尿酸等）、细胞因子、炎症介质及心脏抑制因子等。治疗中的物质交换可通过血液滤过（超滤）、血液透析、连续血液净化和血液灌流等来完成。

血液净化治疗对急性心力衰竭有益，但并非常规应用的手段。出现下列情况之一时可以考虑采用：①高容量负荷如肺水肿或严重的外周组织水肿，且对襻利尿药和噻嗪类利尿药抵抗；②低钠血症（血钠低于 110 mmol/L）且有相应的临床症状，如神志障碍、肌张力减退、腱反射减弱或消失、呕吐及肺水肿等，在上述两种情况下应用单纯血液滤过即可；③肾功能进行性减退，血肌酐超过 500 μmol/L 或符合急性血液透析指征的其他情况。

不良反应和处理：建立体外循环的血液净化均存在与体外循环相关的不良反应，如生物不相容、出血、凝血、血管通路相关并发症、感染、机器相关并发症等。应避免出现新的内环境紊乱，连续血液净化治疗时应注意患者热量及蛋白的丢失。

11.心室机械辅助装置

急性心力衰竭经常规药物治疗无明显改善时，有条件的可应用此种技术。心室机械辅助装置有体外膜式氧合（ECMO）和心室辅助泵（如可置入式电动左心辅助泵、全人工心脏）。根据急性心力衰竭的不同类型，可选择应用心室辅助装置，在积极纠治基础心脏病的前提下短期辅助心脏功能，并作为心脏移植或心肺移植前的过渡。ECMO 可以部分或全部代替心肺功能。临床研究表明，短期循环呼吸支持（如应用 ECMO）可以明显改善预后。

七、中医病因病机

中医认为，急性心力衰竭的主要病因有外邪侵袭、过度劳倦、情志失调、饮食不节等。

（一）外邪侵袭

外邪侵袭，郁于气道，导致肺气宣降不利，升降失常，肺气壅塞。心主血，肺主气，气血互根互用，肺气受损，致心气不足，鼓动无力，导致急性心力衰竭。

（二）情志失调

郁怒伤肝，肝疏泄失常，均可致气滞或痰阻，升降失常，治节无力，血行不畅；忧思伤脾，使中阳失运，痰湿内生，或痰郁化热成火，煎熬血液，均可导致瘀血内生，血行失畅，心脉痹阻，复因情志失调而诱发为急性心力衰竭。

（三）饮食不节

饮食不当，损伤脾胃，运化失健，积湿成痰，痰湿上阻心肺，脉道不利，心气鼓动无力，发为心力衰竭。

（四）劳欲所伤

因年迈体虚或久病体虚，日久导致心阳不振，气血运行失畅，心脉因之瘀滞，心失营运；或各种疾病迁延日久，耗气伤津，残阳损阴，复因体劳过度而诱发出现急性心力衰竭。

本病以心阳（气）虚衰为本，每因感受外邪、劳倦过度、情志所伤等诱发，病变脏腑以心为主，涉及肝、肺、脾、肾四脏，同时与气、阳、血、水关系密切，为本虚标实之证。本病日久可致肾阳不足，心肾阳虚，甚至出现阳气虚脱，阴阳离决，出现冷汗淋漓、面色灰白、口唇紫黯、神昏脉微等厥脱危重证候。

八、急性心力衰竭的辨证论治

(一)阳虚水泛证

1.症状

憋喘、呼吸困难,端坐呼吸,不能平卧或夜间发作性呼吸困难,咯吐白色或粉红色泡沫痰,心悸怔忡,颜面或下肢水肿,面色青灰或晦暗,舌淡黯,体胖,苔白厚腻,脉沉数或沉迟,或结、代、促,或雀啄。

2.治法

温阳活血,利水强心。

3.选方

方用真武汤合葶苈大枣泻肺汤或参附汤和五苓散加减:制附子 12 g,肉桂 10 g,红参 8 g,黄芪 30 g,白术 15 g,白芍 15 g,茯苓 15 g,泽兰泻各 25 g,益母草 25 g,葶苈子包煎 25 g,红花 15 g,地龙 20 g。

(二)阴竭阳脱证

1.症状

喘悸不休,呼多吸少,抬肩撷肚,不能平卧,身冷肢厥,汗出如油或汗出如珠,昏愦谵妄,舌淡紫或绛而萎,苔白腻或剥脱,脉微欲绝,或散涩,或浮大无根。

2.治法

养阴救逆,回阳固脱。

3.选方

方用参附汤合生脉散加减,紧急时用参附注射液静脉注射后静脉滴注参附注射液或参麦注射液,方剂为:制附子 12 g,肉桂 10 g,红参 15 g,麦冬 25 g,炙甘草 15 g,五味子 15 g,煅龙骨 30 g,煅牡蛎 30 g。

(三)专方专药

1.破格救心汤

(1)方剂组成:附子 30～100 g(甚至可达 200 g),干姜 60 g,炙甘草 60 g,高丽参 10～30 g(另煎浓汁对服),山萸净肉 60～120 g,生龙牡粉 30 g,磁石粉 30 g,麝香 0.5 g(分次冲服)。

(2)煎服方法:病势缓者加冷水 2 000 mL,文火煮取 1 000 mL,5 次分服,2 h1 次,日夜连服 1～2 剂;病势危急者开水武火急煎,随煎随喂,或鼻饲给药,24 h 内不分昼夜频频喂服,服用 1～3 剂。

(3)方解:破格重用附子、山萸肉加麝香而成,方中四逆汤为中医学急救剂,心力衰竭患者病情错综复杂,不但阳气衰微,而且阴液内竭,故加人参,成为四逆加人参汤,大补以元气,滋阴和阳,益气生津。当心力衰竭垂危,患者全身功能衰竭,五脏六腑表里三焦已被重重阴寒所困,生死存亡,系于一发之际,阳回则生,阳去则死。非破格重用附子纯阳之品的大辛大热之性,不以雷霆万钧之力,不能斩关夺门,破阴回阳,而挽垂绝之生命。"山萸肉为救脱第一要药",方中尤以山萸肉一味,"大能收敛元气,固涩滑脱,收涩之中,兼具调畅之性。故又通利九窍,流畅血脉,敛正气而不敛邪气"。山萸肉可适应一切心力衰竭虚中夹瘀的特征,用之可助附子固守已复之阳,挽五脏气血之脱失。龙牡二药为固肾摄精、收敛元气的要药;磁石吸纳上下,维系阴阳;麝香为急救醒神的要药,开中有补,《中药大辞典》载现代药理实验研究证实,小量麝香对中枢神经系统、呼吸系统、循环系统均有兴奋作用,且对心力衰竭、呼吸衰竭、血压下降、冠心病、心绞痛发作均有可靠疗效。

(4)功效:挽垂绝之阳,救暴脱之阴。

(5)主治:凡内外妇儿各科危急重症,或大吐大泻,或吐衄便血,妇女血崩,或外感寒温,大汗不止,或久病气血耗伤殆尽导致阴竭阳亡,元气暴脱,心力衰竭休克,生命危息(一切心源性、中毒性、失血性休克及急症导致循环衰竭),症见冷汗淋漓,四肢冰冷,面色㿠白或萎黄、灰败,唇、舌、指甲青紫,口鼻气冷,喘息抬肩,口开目闭,二便失禁,神志昏迷,气息奄奄,脉象沉微迟弱,1 min 50 次以下,或散乱如丝,雀啄屋漏,或脉如潮沸,数急无伦,1 min 120～240 次以上,还可用于古代医籍所载心、肝、脾、肺、肾五脏绝症和七怪脉等必死之症。

(6)加减:四肢乏力、腰酸者加肾四味(枸杞子、菟丝子、补骨脂、淫羊藿);痰多者加三生饮(生半夏、生南星、菖蒲)。

2.小青龙汤

(1)组成:麻黄 9 g,芍药 9 g,细辛 3 g,干姜 3 g,炙甘草 6 g,桂枝 6 g,五味子 3 g,半夏 9 g。

(2)功用:解表散寒,温肺化饮。

(3)主治:外寒里饮证。恶寒发热,头身疼痛,无汗,喘咳,痰涎清稀而量多,胸痞,或干呕,或痰饮喘咳,不得平卧,或身体疼重,头面四肢水肿,舌苔白滑,脉浮。

(4)方解:麻黄、桂枝相须为君,发汗散寒以解表邪,且麻黄又能宣发肺气而平喘咳,桂枝化气行水以利里饮之化。干姜、细辛为臣,温肺化饮,兼助麻、桂解表祛邪。患者素有痰饮,脾肺本虚,故佐以五味子以敛肺止咳,芍药和营养血二药与辛散之品相配,一散一收,既可增强止咳平喘之功,又可制约诸药辛散温燥太过之弊。半夏燥湿化痰,和胃降逆,亦为佐药。炙甘草兼为佐使之药,既可益气和中,又能调各辛散酸收之品。本药虽八味,但配伍严谨,散中有收,开中有合,使风寒解、水饮去、宣降复,则诸症自平。

该方法的理论依据如下:①肺主行水,通调水道:肺气宣发,将津液布散至全身以濡润之,司腠理开合,调节汗液排泄。肺气肃降,将体内津液下输至肾,经肾和膀胱气化作用,生成尿液而排出体外。如肺通调水道功能减退,就可导致水湿停聚,产生痰饮、尿少、水肿等病变。②肺朝百脉,主治节:朝百脉指肺具有助心行血的作用,即全身血液都通过经脉而聚会于肺,通过肺的呼吸,进行气体交换,然后输布全身。"治节"指治理和调节。《素问》曰:"肺者,相傅之官,治节出焉。"这是指肺主呼吸运动,治理调节全身气机,辅助心脏,推动和调节血液运行,随肺的宣发肃降,治理和调节津液的输布和排泄。

(5)临床应用:小青龙汤作为张仲景经方,治疗"风寒束表,痰饮停胸"疗效卓越。现用于治疗急性左心衰竭,辅助强心利尿剂清除肺部啰音卓有成效。

(6)注意事项:小青龙汤的生麻黄应可改为炙麻黄。心力衰竭病机为本虚标实,叶天士在《临证指南医案》中早已明确指出,对于久咳久喘患者,"麻黄有耗散肺气之弊,不可轻易投之"。

(四)中药针剂

1.参麦注射液

参麦注射液主要药物为红参、麦冬,红参能提高心肌耐缺氧能力及心肌收缩力,促进心肌细胞 DNA 合成,并对损伤心肌的超微结构有保护作用;麦冬可稳定心肌细胞膜,减少胞质酶促脂素外漏,同时有正性肌力作用。用法:30～50 mL 加入葡萄糖注射液 250 mL 中静脉滴注,每天

1次,连用2周。

2.参附注射液

参附注射液主要由红参、附子提取物组成,有效成分为人参皂苷、乌头碱等,有益气固脱、回阳救逆之功。参附注射液对心肌细胞膜ATP酶活性有明显的抑制作用,能增强心肌收缩力,改善心功能;并能改善血液流变学特性,降低心肌耗氧量,具有双向调节心率、抗炎、抗寒、提高机体抗病能力等作用。

(邢金凤)

第三节　难治性心力衰竭

难治性心力衰竭又称顽固性心力衰竭,是指心力衰竭经各种治疗不见好转,甚至还有进展者,但并非指心脏情况已至终末期不可逆转。多数难治性心力衰竭属于慢性心力衰竭不良发展的晚期表现,亦称终末期心力衰竭,患者休息或轻微活动即感气急,端坐呼吸,极度疲乏,发绀,倦怠,四肢发冷,运动耐量降低伴呼吸困难,骨骼肌萎缩,心源性恶病质,顽固性水肿,肝脏进行性增大伴右上腹疼痛。该病具有死亡率高、发病率高、住院率高、医疗费用高的"四高"特点。

一、难治性心力衰竭的病因

(一)难治性心力衰竭的中医病因病机

中医古籍中对心力衰竭相关疾病的描述比较分散,《素问·水热穴论》云"水病下为胕肿大腹,上为喘呼,不得卧者,标本俱病",这不仅描述了本病的临床表现,还指出本病为本虚标实之证。汉代张仲景《金匮要略·胸痹心痛短气病脉证治》中列举了本病症状为"胸痹之病,喘息咳唾",还提出了与心力衰竭有关的"支饮"与"心水",支饮表现为"咳逆倚息,气短不得卧,其形如肿",心水表现为"身重而少气,不得卧,烦而躁,其人阴肿",并提出以真武汤、葶苈大枣泻肺汤等进行治疗。清代程杏轩《医述·脏腑》中有"心主脉,爪甲色不华,则心衰矣"的记载。近代唐容川《血证论》着眼于瘀血,指出"血积既久,其水乃成","瘀血化水,亦发水肿,是血病而兼也",由此推论出心气虚导致血瘀,血瘀又进一步引起水停心下,从而引发了喘咳、水肿、心悸等一系列症状。

现代中医医家在深入研究中医古籍的基础上,结合临床实践,对心力衰竭的病因病理进行了全面而系统地探讨,认为本病的发生多与先天禀赋不足、感受外邪、饮食劳倦、情志刺激、药食不当及久病体虚等因素有关。在上述因素的影响下,心气(阳)逐渐耗伤而导致心气(阳)虚,出现运动耐量下降、呼吸困难等症状。心主血,且气为血帅,气(阳)虚则推动和温煦作用减弱,导致血流逐渐缓慢甚至停滞而形成瘀血,加重了呼吸困难、口唇发绀等症状,甚至出现咯粉红色泡沫痰等。瘀血又会阻碍气(阳)血的生化、运行,加重气(阳)虚。气(阳)虚则不能运化水液,从而又导致痰饮、水肿的形成。同时,痰饮、水肿亦会阻滞气(阳)的运行而加重瘀血,故气(阳)、血、水病变构成了心力衰竭病理实质的内涵,"气(阳)虚→血瘀→水停"的演变则是其病变规律,同时三者又相互影响。目前大部分学者认为,本病乃本虚标实之证,心气心阳亏虚是其病理基础,血脉淤滞为其中心病理环节,淤血、痰浊、水饮则乃标实之候。就病理属性而言,心力衰竭以心为本,以脏为标。心力衰竭病位在心,却不局限于心。五脏是相互关联的一个整体,心病及肾,水不化气,气滞而为水肿;水湿、血瘀停于肺,则肺气不降,不能平卧,呼吸短促。五脏之中心属火,脾属土,心脾为母子关系,火不生土,则脾失运化而腹胀、纳呆、呕恶。肝藏血,若心病及肝,肝失疏泄,血结于内则肝脏肿大。五脏六腑息息相关,肺、脾、肝、肾的功能失调亦可影响于心而发生心力衰竭。

难治性心力衰竭多属于慢性心力衰竭不良发展的终末期,中医古籍中并无与之相对应的病名,按其临床表现不同,可归属于中医"心力衰竭、水肿、虚劳"等范畴,后者具有上述心力衰竭的病因病理基本特点,但又不完全相同,其病因病机更加复杂,症状更加顽固。难治性心力衰竭多由先天禀赋不足、感受外邪、失治误治、久病体虚等多种因素相互作用而引起。中医认为本病多为本虚标实、虚实夹杂之证,以脏腑气血阴阳亏损虚衰为本,以痰浊、水饮、瘀血为标,初起多表现为心肺气虚,亦有肾阴亏虚者,久虚不复致心肾阳虚,进而损及肺、脾、肝等脏,在此基础上产生痰浊、水饮、瘀血等标实之象,痰浊、水饮、瘀血不仅可相互转化,还可加重正虚,所以标本之间互为因果,相兼为病,导致病情反复发作,缠绵难愈。

(二)难治性心力衰竭的西医学病因及机制

西医学认为,难治性心力衰竭主要有以下病因。

1.联合用药不当

对于心力衰竭及其伴随并发症的治疗,用药失当常是心力衰竭治疗效果不良的医源性原因。联合使用抗心律失常药物如奎尼丁、普罗帕酮甚至美西律和胺碘酮等,或抗风湿治疗时使用非甾体抗炎药等,这些药物本身的心脏和非心脏作用以及它们与抗心力衰竭药物的相互作用等常对心力衰竭治疗产生不利影响。此外,β受体阻滞剂、钙通道阻滞剂以及洋地黄制剂的应用中,药物选择不当,投药剂量大或给药速率快常能直接恶化心力衰竭或使心力衰竭治疗无效。

2.电解质紊乱

如低钾低氯性碱中毒或低钠血症,症状多由过度利尿和限制钠盐摄入所致。晚期心力衰竭患者往往进食少,血管内容物向组织间转移,形成所谓的"低盐综合征"。过度限盐则有可能使心排血量进一步降低。

3.肺栓塞

心力衰竭患者可能患有未被识别的肺栓塞,这种情况经常发生在心力衰竭时,且常常是无症状的,也可只表现为轻度的心动过速、焦虑、呼吸困难和心力衰竭加重,为确诊有必要行肺动脉造影。这一过程存在一定的危险性,但阳性结果需要抗凝治疗。肺栓塞时强心剂和利尿剂的疗效常常不佳。

4.肺部感染

肺部感染是左心衰竭常见的并发症,在慢性充血性心力衰竭患者中可能难以识别,因为心力衰竭患者胸部X线片上经常有间质纹理增多和临床检查时闻及肺部啰音。心内外感染均可增加基础代谢及心肌耗氧量,兴奋交感神经,儿茶酚胺释放及心率增快等可致心力衰竭加重。在感染未控制时,心力衰竭难以控制。

5.甲状腺功能亢进或感染性心内膜炎

甲状腺功能亢进(在老年人常为淡漠型)和感染性心内膜炎在心力衰竭时可能没有典型的临床表现,但它们能导致难治性心力衰竭。

6.酗酒

酒精除了是心肌病的原发性原因之外,当饮用酒精并发于某些形式的心脏病时,亦可导致心力衰竭。

7.心脏机械性障碍

心脏机械性障碍常见于严重的瓣膜病,严重的分流性先心病,瓣膜撕裂、乳头肌或腱索断裂,室间隔穿孔,心内或心肌肿瘤,心脏压塞,限制型心肌病,心房球瓣样血栓或心房黏液瘤,缩窄性心包炎,室壁瘤等,也常见于心室壁瘤的心室运动紊乱。由于区域性心肌坏死、缺血、损伤,病变心肌与健康心肌在兴奋传导,(主要是机械舒缩活动)方面产生不同步,甚至呈矛盾运动,心室射血合力减退,从而加剧心功能恶化。这是冠心病等心力衰竭难治的常见原因。

8.心律失常

发生快速性心律失常时,心室率加快,增加心脏负荷,可使心力衰竭加重,尤其值得注意的是心房颤动和不全性心房扑动。心力衰竭状态下,心房收缩的辅助心室充盈作用尤显重要,若不能转复心律或心室率控制不当,则心功能常常更为恶化。

9.相关疾病

隐伏的新生肿物、病毒性肝炎或肝硬化,或存在大面积心肌损伤的病理状态,如大面积心肌梗死或心肌广泛性缺血等可致心力衰竭。

针对难治性心力衰竭,临床医师要在详细询问病史及全面的体格检查后,对病情展开分析,既要明确原有心脏病及心力衰竭的诊断是否正确,又要及时发现可引起心力衰竭加重的各种因素。

二、难治性心力衰竭的诊断

难治性心力衰竭的诊断尚无统一的标准。建立这方面的标准对于指导心力衰竭的治疗,促进心脏移植的开展可能有益。一般认为下列内容可以作为难治性心力衰竭的诊断依据。

(一)存在不可逆转的原发病损害

这些损害有多部位心肌梗死,器质性心瓣膜功能异常,乳头肌和/或腱索断裂,心室间隔穿孔,室壁瘤,弥散性心肌损害如心肌病(原发性和继发性)等。

(二)慢性症状

心力衰竭超过半年以上,心力衰竭的症状和体征在正规抗心力衰竭药物治疗下持续不见好转或进行性恶化,时间超过4周。

(三)难治性心力衰竭的临床表现

1.症状

患者休息或轻微活动即感气急,端坐呼吸,极度疲乏,发绀,倦怠,四肢发冷,运动耐量降低伴呼吸困难,骨骼肌萎缩,心源性恶病质,顽固性水肿,肝脏进行性增大伴右上腹疼痛。

2.体征

心尖冲动向左下扩大,可闻及第三心音奔马律,肺动脉瓣第二音亢进,继发于二尖瓣关闭不全的收缩早期或全收缩期杂音,右心室第三心音奔马律;三尖瓣反流时,沿着胸骨左下缘可闻及收缩早期及全收缩期杂音,用力吸气时增强;外周水肿、腹水;体重迅速增加;终末期难治性心力衰竭患者可扪及肝脏搏动。部分患者持续存在心动过速和/或舒张期奔马律,血压偏低,在此基础上脉压常持续低于3.32 kPa。还可存在胸腔积液、腹水或心包积液,及持续存在双侧肺部湿啰音等。

(四)实验室检查

实验室检查可见出现原发心脏病的特有表现及并发症的特征性改变。

(1)X线检查见心脏扩大明显,心胸比值(CTR)常大于 0.55～0.60。

(2)通过超声心动图测定心室收缩末内径判断心脏大小:在一定范围内,心脏大小对病情和预后评估有重要的临床意义。

(3)其他方面:心脏指数持续小于 2.0 L/(min·m²),LVEF 持续小于 0.10～0.20,最大耗氧量持续小于 14 mL/(kg·min),血清钠持续<130 mmol/L,血去甲肾上腺素含量持续增高。

三、难治性心力衰竭的中西医治疗

难治性心力衰竭的内科治疗水平正在不断得到提高。按照不同程度的心功能不全,心力衰竭应行阶梯式治疗方案,其目标是去除病因和诱因,有效地降低肺楔压,适当增加心排血量,改善组织的血液灌流,最大限度地恢复血流动力学功能平衡,使心力衰竭的治疗收到较满意的效果。

(一)一般治疗

难治性心力衰竭患者应卧床休息,限制钠盐摄入(每天应低于 500 mg),水摄入量在 1 000 mL左右,中等至大量吸氧。

(二)药物治疗

1.镇静剂

心力衰竭患者应在体力与精神两方面予以充分休息,以减轻心脏负荷和耗氧,故需适当使用镇静剂。例如,心源性肺水肿用盐酸吗啡静脉注射往往有效,但有明显发绀、呼吸衰竭、脑动脉硬化、脑供血不足、支气管痉挛及重症休克时慎用;肺心病心力衰竭不要轻易使用镇静剂,以免抑制呼吸和咳嗽反射,但在躁动不安、抽搐及长期不能入睡时可审慎使用。

2.血管扩张剂

血管扩张剂可减轻衰竭心脏的前负荷和/或后负荷,使心力衰竭得到控制,现简要介绍几种血管扩张剂如下。

(1)硝酸甘油:适应证以肺充血、肺水肿为主,左室舒张末压明显增高而无明显周围灌注不足者宜选用。较大剂量的硝酸甘油不仅可扩张静脉,亦能扩张动脉,具有降低心脏前负荷和后负荷的作用。

(2)肼屈嗪:心搏出量降低、周围灌注不足而肺充血不严重者宜选用本品,以扩张小动脉,使心力衰竭患者的心排血量增加。该药对有显著心脏扩大和体循环血管阻力明显增高者最有效。

(3)硝普钠:本品直接松弛血管平滑肌,包括动脉和静脉,用于严重左心衰竭的患者,可增加心排血量,也可减轻肺充血。

(4)血管紧张素转换酶抑制剂(ACEI)作用于动脉和静脉床,在心力衰竭患者中 ACEI 可使左右心室充盈压下降,心排量稍有增加,但血压和心率无太大改变。ACEI 甚至优于肼屈嗪和异山梨酯的联合应用,用于治疗心力衰竭可获得临床和血流动力学的明显好转,并可以逆转心脏的结构改变。

3.增加心肌收缩力的药物

(1)洋地黄类:洋地黄制剂是治疗心力衰竭的最主要的正性肌力药物,对伴有快速心房颤动及快速心室率的心力衰竭有肯定的疗效,不能因其未奏效而轻易停用,应分析用量是不足还是过量。当不能确定时,可以在严密的临床观察及心电监护下,结合血清洋地黄浓度给药。

(2)非洋地黄类正性肌力药物:①多巴酚丁胺可兴奋 β_1、β_2 及 α 受体,对 β_1 受体的作用远比对 β_2 受体的作用强。本药对主动脉瓣狭窄无效,梗阻性肥厚型心肌病禁用。②多巴胺是去甲肾上腺素合成的前体,主要兴奋β受体。多巴胺在低浓度时作用于多巴胺受体,扩张内脏血管(如肾动脉、冠状动脉等),因而能改善冠脉血供,增加肾血供应。由于支气管平滑肌β受体占优势,所以多巴胺还有解除支气管平滑肌痉挛的作用。③磷酸二酯酶抑制剂:氨力农有增加心排血量和降低外周阻力的作用,能显著改善心力衰竭的血流动力学状态;同时尚能直接作用于血管平滑肌,使血管扩张,若与肼屈嗪联用,可明显提高心排血量,降低肺毛细血管楔压,适用于伴有严重肺动脉高压的心力衰竭患者。米力农与氨力农为同类药物,但米力农的作用是氨力农的10～30倍,且不良反应比氨力农少。但在有关氨力农和米力农治疗心力衰竭存活率的前瞻性研究中发现,长期大量应用这两种药可增加心力衰竭患者的病死率,故难治性心力衰竭患者只应短期应用,或在等待心脏移植的患者中应用。

4.利尿剂

难治性心力衰竭患者常伴有顽固性水肿及严重的水钠潴留。为了加强利尿效果,可用大剂量呋塞米静脉注射或静脉滴注,也可以联合用药,如噻嗪类利尿剂+呋塞米+醛固酮拮抗剂螺内酯,往往可收到显著疗效。不良反应主要为低血钾、低血镁、低血容量而加重心力衰竭,应注意防治。

5.β受体阻滞剂

β受体阻滞剂可提高患者的生活质量,特别是应用超过2个月时。在强心、利尿、扩血管的基础上,用适量β受体阻滞剂对难治性心力衰竭可收到令人满意的效果。

6.肾上腺皮质激素

长期患有心脏病或心力衰竭,特别是老年人或趋于恶病质的患者常伴有肾上腺皮质功能低下,即使没有皮质功能低下,短期应用激素也可改善身体的一般状况,提高心脏对各种药物的反应能力,所以主张治疗难治性心力衰竭时可使用小剂量激素。

7.镁盐

镁离子能激活ATP酶和心肌腺苷环化酶,对维持心肌线粒体的完整性和促进其氧化磷酸化过程起重要作用,从而改善心肌代谢,增强心肌收缩力。另外,镁离子可抑制心肌的自律性和兴奋性,对心力衰竭中的心律失常和心源性猝死有一定的防治作用。

(三)非药物治疗

虽然目前研究显示,药物治疗(包括ACEI、β受体阻滞剂、醛固酮受体拮抗剂等)能抑制心肌的重塑,改善心功能,改善预后,但心力衰竭末期临床药物治疗仍不能很好地提高患者的生存率和生活质量。非药物治疗将成为治疗慢性心力衰竭不可缺少的一种方法。

1.双心室再同步起搏(CRT)

心力衰竭晚期常常伴有房室和/或室内传导阻滞,导致心房、心室不能同步,左右心室不能同步,导致血流动力学异常及预后的恶化,加重心力衰竭。CRT通过最佳的房室延迟和左心室起搏作用增加舒张期充盈时间,同时室间、室内再同步收缩,减少二尖瓣反流,增加每搏输出量,恢复心脏的机械与电同步,逆转左室重构,改善症状,提高患者的生活质量,降低死亡率。治疗适应证应同时满足以下条件:缺血性或非缺血性;充分抗心力衰竭药物治疗心功能依旧,NYHA Ⅲ级或不必卧床的Ⅳ级;窦性心律;EF≤35%,LVEDD≥55 mm,QRS≥120 ms并伴有心脏运动不同步。CRT现已成为部分慢性心力衰竭的常规治疗,有报道称CRT治疗可导致诱发恶性心律失常。目前CRT存在的问题为如何挑选能从CRT治疗中获益的患者,怎样评估心室收缩的同步性,CRT电极植入哪支静脉才能获得最大程度的获益及膈神经刺激等。目前临床上使用的

CRT-D 有使双心室再同步化及抗心律失常的双重功能,可降低 CRT 患者因心律失常导致的住院频率、死亡率,并且多中心临床随机评估试验也证明其有效。

2.植入型心律转复除颤器(ICD)

慢性心力衰竭患者,尤其是伴有左室功能减退的患者易发生室性心动过速和/或心室颤动,从而出现心源性猝死。ICD 可对自发性心室颤动作出有效的反应,感知危及生命的恶性室性心律失常,并进行有效的治疗,预防心源性猝死的发生。多项临床试验显示,ICD 可以改善慢性心力衰竭患者的生存率。慢性心力衰竭患者应根据病情和经济等具体情况,考虑是否需要植入ICD;对于既是 CRT 适应证,同时又是猝死高危人群的患者,应该考虑植入 CRT-D。ICD 的适应证为:①心力衰竭伴低 LVEF 者,曾有心脏停搏、室颤或伴有血流动力学不稳定的 VT,推荐植入ICD 作为二级预防(A)。②缺血性心肌病,MI 后至少 40 d,LVEF≤35%,长期优化药物治疗后NYHA 心功能Ⅱ或Ⅲ级,预期生存超过 1 年,推荐植入 ICD 作为一级预防(ⅠB)。③非缺血性心肌病,LVEF≤35%,长期优化药物治疗后 NYHA 心功能Ⅱ或Ⅲ级,预期生存超过 1 年,推荐植入ICD 作为一级预防(ⅠB)。④MI 致心功能不全,MI 后至少 40 d,LVEF≤30%,NYHA 心功能Ⅰ级(ⅠA)。⑤MI 相关的非持续性室速,LVEF≤40%,电生理诱发室颤或持续性室速(ⅠB)。

3.机械通气

经口(鼻)面罩的双水平正压通气(BiPAP)不但操作简便而且无创,大多数患者都能耐受,疗效也较为理想。这种方法可以纠正患者由于心力衰竭、心排血量减少导致的缺血缺氧和酸中毒,能够明显改善患者的症状,提高 PaO_2、SaO_2,降低 $PaCO_2$,纠正 pH。研究发现,无创正压通气(NIPPV)对难治性心力衰竭的治疗作用是综合的,疗效是肯定的,并且由于允许患者在辅助呼吸时任何时期内都存在自主呼吸,因此,从理论上消除了人机对抗的可能性,避免了气管插管时应用麻醉剂带来的并发症及气管插管后带来的患者脱机困难。

4.心肌收缩力调节器(CCM)

心肌收缩力调节器是在心室绝对不应期释放相对较长时间的点刺激,其能量强于标准起搏器脉冲约 150 倍,既不引起心脏收缩,也不增加额外收缩因素,无附加的动作电位,能增强心肌收缩力。CCM 的置入过程和双腔起搏器相似。小规模临床试验发现,采用 CCM 治疗能够显著提高心力衰竭患者的生活质量和运动耐量,其植入后室性心律失常的发生率无差异,其中 CRT 治疗宽 QRS 波的心力衰竭效果相对较好,可以改善左室收缩功能,逆转左室结构和生化方面的重塑。目前 CCM 仍不能用于异位心律失常、心房颤动,且其具有电极植入定位复杂、电池持续时间较短及植入后患者对其信号有感觉等众多不足。

5.机械辅助循环(MCS)

机械辅助循环是指用人工制造的机械装置部分或完全替代心脏的泵血功能,保证全身组织、器官的血液供应,其主要的组成部分是血泵。机械辅助循环能够部分或完全替代心脏的排血功能,减少心脏的负荷和耗氧量,从而改善心肌代谢,提高心功能。临床常用的机械辅助循环装置有心室辅助循环装置、主动脉内气囊反搏(IABP)、增强型体外反搏等。以上机械辅助循环装置在改善心功能方面有良好的效果。心脏机械辅助循环装置供应方便,不需要使用免疫抑制剂,无急/慢性排斥反应。目前,国内外都在积极研制和开发新型的 MCS 技术和器械,其中产生脉动血流的技术接近生理循环的状态,对血管内皮细胞的功能具有保护效应。

6.心脏移植

心脏移植是目前治疗顽固性心力衰竭的唯一成熟的外科方法,其适应证为精神状态稳定;肺动脉压力低于 8.0 kPa(60 mmHg);EF 值 30%~40%(或低于 20%);Ⅳ级心功能;年龄低于 65 岁,药物不能控制的心力衰竭;患有心力衰竭,预期寿命低于 12 个月。目前国内外心脏移植的患者预后明显提高,并发症的发生率均较少。目前存在的主要问题有心脏供体少,手术难度大,术后出现排斥反应。大多数患者因排斥反应而在术后几年就死亡。目前,由于心脏移植受到供体来源和技术的限制,无法广泛开展。人造心脏的诞生将为需要心脏移植的患者带来新的希望。全人工心脏是一种原位心脏替代装置,可植入患者的心包腔内,临床上主要用于严重全心衰竭患者或左心功能衰竭合并左心室血栓、严重室性心律失常、主动脉瓣关闭不全的患者,已用于临床的有气动式和电动式两种。

　　7.干细胞治疗

　　近年来,多种疾病使用干细胞移植治疗获得了成功,给治疗慢性心力衰竭指明了一个新方向,移植干细胞继心脏移植及心脏细胞性成形术(CMP)之后,已成为治疗心力衰竭的新方法,也是现今心血管病学研究的热点之一。目前干细胞治疗的种子细胞主要有胚胎干细胞、骨骼肌卫星细胞、骨骼肌成肌细胞、骨髓干细胞、外周血干细胞、心脏干细胞,移植途径有经冠状动脉注射、开胸手术时注入心外膜下、经皮穿刺导管介入心内膜注射法、外周静脉注入法、组织工程膜法、外周血干细胞自体归巢等方法。

　　8.血液净化治疗

　　血液净化治疗的目的是替代肾脏的部分功能,清除代谢废物,调节水、电解质和酸碱平衡。顽固性心力衰竭患者、心力衰竭合并肾功能不全及电解质紊乱的患者,肾脏血流灌注不足,同时心搏血量减少,神经内分泌被激活,交感神经兴奋,肾素-血管紧张素-醛固酮系统等激活,心脏前、后负荷增加,加重了心力衰竭,进一步使肾脏功能受损,出现电解质紊乱,此时常规的利尿等药物治疗效果不佳。血液净化治疗可有效地清除体内的水分和电解质,减轻患者心脏的负荷,增加射血分数,改善心功能;减轻肾间质水肿,增加肾血流量,恢复肾小管对利尿剂的反应,改善肾功能,纠正电解质紊乱和酸碱平衡,稳定内环境。

　　9.基因治疗

　　从现代分子生物学的角度而言,慢性心力衰竭是基因异常表达的结果。所谓"基因治疗慢性心力衰竭",就是用一定的方法和技术将目的基因以一定的手段导入体内,通过修复或补充失去正常功能的心肌基因及其表达产物,或抑制某些基因的过度表达,达到治疗心力衰竭的目的。目前已经可以使用通过基因转移技术改构非心肌细胞为具有收缩功能的细胞的方法治疗心力衰竭。基因治疗为慢性心力衰竭的治疗提供了新的方法和策略。如今,一些基因治疗慢性心力衰竭动物模型的试验已经证实了它的安全性及有效性。人体基因治疗的初期结果良好,显示出了较好的前景,但同时也需考虑对其长期效果的评价。从基础研究到临床基因治疗的研究仍然任重道远。

(四)中医对难治性心力衰竭的治疗

　　1.治则治法

　　难治性心力衰竭为本虚标实之病,病因病机复杂,五脏俱损,虚实夹杂,标本并见,形同"虚劳"之病,故临床治疗原则为扶正祛邪,标本兼顾。本虚为其根本,因此顾护正气是治疗基本大法,贯穿于治疗的整个过程。针对心气(阳)虚衰,心肾阳虚,心脾气虚兼顾他脏,主要有益气、温阳、健脾等法;扶正不忘祛邪,针对病理产物主要应用消导、理气、化瘀、利水等法。其中,补、泻之侧重主要在于标、本之缓急,同时因时、因人、因地制宜,注重个体差别。

2.辨证论治与辨病辨证论治相结合

按《中药新药临床研究指导原则》的说法，心力衰竭的中医证候分为以下几型：心肺气虚证、气阴两虚证、心肾阳虚证、气虚血瘀证、阳虚水泛证、痰饮阻肺证、阴竭阳脱证，分别有相关的方药对应治疗。目前临床对难治性心力衰竭的辨证分型论治尚未完全统一，但近年来中医从多角度对难治性心力衰竭进行了深入的研究，已逐渐对其取得了一定的共识：多从气虚血瘀、阳虚（或阴虚）兼瘀血、水湿立论，应用益气活血、温阳益气（或兼益气养阴）、活血利水为法，获得了明显的效果。辨证属心肾气阴两虚、水湿内停者，以益气养阴，利水活血为法；辨证属心脾肾阳虚损、水湿泛滥者，以益气温阳、活血利水为法；辨证属心脾气虚、水湿内停者，以补益心脾、活血利水为法。目前已经完成了多个辨证论治的临床研究，结果令人振奋。中药治疗不仅可以纠正难治性心力衰竭患者的血流动力学紊乱，明显改善心功能，而且能够纠正神经内分泌紊乱，可能对延缓难治性心力衰竭的进程有利。

3.开展中医药预防工作

未病先防，既病防变的"治未病"理念本就是中医理论的优势和特色，可以把握疾病先机，从根本上提高心力衰竭及难治性心力衰竭治疗的远期疗效，并减少医药资源的浪费。

随着西医学的发展，中医界的学者正努力尝试着将传统的中医治疗方法与西医学技术相结合，在长期的实践中探索出了不少行之有效的中西医结合治疗方法，而干细胞治疗与基因治疗则为人们展示了最终征服 RHF 的新的实现途径。

（商连春）

第十三章　急危重症的护理

第一节　昏迷的护理

昏迷是一种严重的意识障碍、随意运动丧失、对体内外(如语言、声音、光、疼痛等)一切刺激均无反应并出现病理反射活动的临床表现。在临床上,可由多种原因引起,并且是病情危重的表现之一。因此,如遇到昏迷的患者,应及时判断其原因,选择正确的措施,争分夺秒地抢救,以挽救患者生命。

昏迷的原因分为颅内、颅外因素。①颅内因素:中枢神经系统炎症(脑膜炎、脑脓肿、脑炎等),脑血管意外(脑出血、脑梗死、蛛网膜下腔出血),占位性病变(脑肿瘤、颅内血肿),脑外伤,癫痫。②颅外病因:严重感染(败血症、伤寒、中毒性肺炎等),心血管疾病(休克、高血压脑病、阿-斯综合征等),内分泌与代谢性疾病(糖尿病酮症酸中毒、低血糖、高渗性昏迷、肝昏迷、尿毒症等),药物及化学物品中毒(有机磷农药、一氧化碳、安眠药、麻醉剂、乙醚等),物理因素(中暑、触电)。

一、昏迷的临床表现

昏迷是病情危重的标志,病因不同其临床表现也各异。

(1)伴有抽搐者,见于癫痫、高血压脑病、脑水肿、尿毒症、脑缺氧、脑缺血等。

(2)伴有颅内压增高者,见于脑水肿、脑炎、脑肿瘤、蛛网膜下腔出血等。

(3)伴有高血压者,见于高血压脑病、脑卒中、嗜铬细胞瘤危象。

(4)伴有浅弱呼吸者,见于肺功能不全、药物中毒、中枢神经损害。

(5)患者呼出气体的气味对诊断很有帮助,如尿毒症患者呼出气体有氨气味,酮症酸中毒烂苹果味,肝昏迷有肝臭味。

二、护理评估

(一)健康史

应向患者的家属或有关人员详细询问患者以往有无癫痫发作、高血压病、糖尿病及严重的心、肝、肾和肺部等疾病。了解患者发作现场情况,发病之前有无外伤或其他意外事故(如服用毒物、高热环境下长期工作、接触剧毒化学药物和煤气中毒等),最近患者的精神状态和与周围人的关系。

(二)身体状况

1.主要表现

应向患者家属或有关人员详细询问患者的发病过程、起病时有无诱因、发病的急缓、持续的时间、演变经过;昏迷是首发症状还是由其他疾病缓慢发展而来的,昏迷前有无其他表现(指原发病的表现:如有无剧烈头痛、喷射样呕吐;有无心前区疼痛;有无剧烈的咳嗽、咳粉红色痰液、严重的呼吸困难、发绀;有无烦躁不安、胡言乱语;有无全身抽搐;有无烦渴、多尿、烦躁、呼吸深大、呼气呈烂苹果味等),以往有无类似发作史,昏迷后有无其他的表现。

2.体格检查

(1)观察检查生命体征。①体温:高热提示有感染性或炎症性疾病。过高可能为中暑或中枢性高热(脑干或下丘脑损害)。过低提示为休克、甲状腺功能低下、低血糖、冻伤或镇静安眠药过量。②脉搏:不齐可能为心脏病。微弱无力提示休克或内出血等。过速可能为休克、心力衰竭、高热或甲状腺功能亢进危象。过缓可能为房室传导阻滞或阿-斯综合征。缓慢而有力提示颅内压增高。③呼吸:深而快的规律性呼吸常见于糖尿病酸中毒,称为 Kussmual 呼吸;浅而快速的规律性呼吸见于休克、心肺疾病或安眠药中毒引起的呼吸衰竭;脑的不同部位损害可出现特殊的呼吸类型,如潮式呼吸提示大脑半球广泛损害,中枢性过度呼吸提示病变位于中脑被盖部,长吸式呼吸为脑桥上部损害所致,丛集式呼吸系脑桥下部病变所致,失调式呼吸是延髓特别是其下部损害的特征性表现。④血压:过高提示颅内压增高、高血压脑病或脑出血。过低可能为脱水、休克、心肌梗死、镇静安眠药中毒、深昏迷状态等。昏迷时不同水平脑组织受损的表现见表 13-1。

表 13-1　昏迷对不同水平脑组织受损的表现

脑受损部位	意识	呼吸	瞳孔	眼球运动	运动功能
大脑	嗜睡、昏睡、昏迷、去皮质状态	潮式呼吸	正常	游动、向病灶侧凝视	偏瘫、去皮质强直
间脑	昏睡、昏迷、无动性缄默	潮式呼吸	小	游动、向病灶侧凝视	偏瘫、去皮质强直
中脑	昏睡、昏迷、无动性缄默	过度换气	大、光反应消失	向上或向下偏斜	交叉偏、去大脑强直
脑桥	昏睡、昏迷、无动性缄默	长吸气性、喘息性	小如针尖样	浮动向病灶对侧凝视	交叉偏、去大脑强直较轻
延髓	昏睡、昏迷、无动性缄默	失调性、丛集性呼吸	小或大	眼-脑反射消失	交叉性瘫呈迟缓状态

(2)神经系统检查。①瞳孔:正常瞳孔直径为 2.5～4 mm,小于 2 mm 为瞳孔缩小,大于 5 mm 为瞳孔散大。双侧瞳孔缩小见于吗啡中毒、有机磷杀虫药中毒、巴比妥类药物中毒、中枢神经系统病变等,如瞳孔针尖样缩小(小于 1 mm),常为脑桥病变的特征,1.5～2.0 mm 常为丘脑或其下部病变。双侧瞳孔散大见于阿托品、山莨菪碱、多巴胺等药物中毒,中枢神经病变见于中脑功能受损;双侧瞳孔散大且对光反射消失表示病情危重。两侧瞳孔大小若相差 0.5 mm 以上,常见于小脑天幕病及霍纳综合征。②肢体瘫痪:可通过自发活动的减少及病理征的出现来判断昏迷患者的瘫痪肢体。昏迷程度深的患者可重压其眶上缘,疼痛可刺激健侧上肢出现防御反应,患

侧则无;可观察患者面部疼痛的表情判断有无面瘫;也可将患者双上肢同时托举后突然放开任其坠落,瘫痪侧上肢坠落较快,即坠落试验阳性;偏瘫侧下肢常呈外旋位,且足底的疼痛刺激下肢回缩反应差或消失,病理征可为阳性。③脑膜刺激征:伴有发热者常提示中枢神经系统感染;不伴发热者多为蛛网膜下腔出血。如有颈项强直应考虑有无中枢神经系统感染、颅内血肿或其他造成颅内压升高的原因。④神经反射:昏迷患者若没有局限性的脑部病变,各种生理反射均呈对称性减弱或消失,但深反射也可亢进。昏迷伴有偏瘫时,急性期患侧肢体的深、浅反射减退。单侧病理反射阳性,常提示对侧脑组织存在局灶性病变,如果同时出现双侧的病理反射阳性,表明存在弥漫性颅内损害或脑干病变。⑤姿势反射:观察昏迷患者全身的姿势也很重要,临床上常见两种类型:一种为去大脑强直,表现为肘、腕关节伸直,上臂内旋和下肢处于伸展内旋位。提示两大脑半球受损且中脑及间脑末端受损。另一种为去皮质强直,表现为肘、腕处于屈曲位,前臂外翻和下肢呈伸展内旋位。提示中脑以上大脑半球受到严重损害。这两种姿势反射,可为全身性,亦可为一侧性。

(3)检查患者有无原发病的体征:有无大小便失禁,呼气有无特殊气味,皮肤颜色有无异常,肢端是否厥冷,肺部听诊有无湿啰音,听诊心脏的心音有无低钝,有无心脏杂音,腹肌有无紧张,四肢肌肉有无松弛,四肢肌力有无减退,眼球偏向哪侧,眼底检查有无视盘水肿。

(三)心理状况

由于患者病情发展快、病情危重,以及抢救中紧张的气氛、繁多的抢救设施,常引起患者家属的焦虑,而病情的缓解需要时间,家属常因关心患者而产生对治疗效果不满意。

(四)实验室检查

1.CT 或 MRI 检查

怀疑脑血管意外的患者可采取本项目,可显示病变的性质、部位和范围。

2.脑脊液检查

怀疑脑膜炎、脑炎、蛛网膜下腔出血的患者可选择,可提示病变的原因。

3.血糖、尿酮测定

怀疑糖尿病酮症酸中毒、高渗性昏迷、低血糖的患者可选择本项目,能及时诊断,并在治疗中监测病情变化。此外,根据昏迷患者的其他病因选择相应的检查项目,以尽快作出诊断,为挽救患者生命争取时间。

(五)判断昏迷程度

由于昏迷患者无法沟通,导致询问病史困难,因此,护士能够正确地进行病情观察和判断就显得非常重要,首先应先确认呼吸和循环系统是否稳定,而详细完整的护理体检应等到对患者昏迷的性质和程度判断后再进行。

1.临床分级法

主要是给予言语和各种刺激,观察患者反应情况,加以判断,如呼叫姓名、推摇肩臂、压迫眶上切迹、针刺皮肤、与之对话和嘱其执行有目的的动作等。注意区别意识障碍的不同程度:①嗜睡,是程度最浅的一种意识障碍,患者经常处于睡眠状态,唤醒后定向力基本完整,但注意力不集中,记忆稍差,如不继续对答,很快又入睡。②昏睡,处于较深睡眠状态,不易唤醒,醒时睁眼,但缺乏表情,对反复问话仅能做简单回答,回答时含混不清,常答非所问,各种反射活动存在。③昏迷,意识活动丧失,对外界各种刺激或自身内部的需要不能感知。按刺激反应及反射活动等可分三度(表13-2)。

表 13-2　昏迷的临床分级

昏迷分级	疼痛刺激反应	无意识自发动作	腱反射	瞳孔对光反射	生命体征
浅昏迷	有反应	可有	存在	存在	无反应
中昏迷	重刺激可有	很少	减弱或消失	迟钝	轻度变化
深昏迷	无反应	无	消失	消失	明显变化

2.昏迷量表评估法

(1)格拉斯哥昏迷量表(GCS):是在 1974 年英国 Teasdale 和 Jennett 制定的。以睁眼(觉醒水平)、言语(意识内容)和运动反应(病损平面)三项指标的 15 项检查结果来判断患者昏迷和意识障碍的程度。以上三项检查共计 15 分,凡积分低于 8 分,预后不良;5~7 分预后恶劣;积分小于 4 分者罕有存活。即以 GCS 分值愈低,脑损害的程度愈重,预后亦愈差。而意识状态正常者应为满分(15 分)。

此评分简单易行,比较实用。但临床发现:3 岁以下小孩不能合作;老年人反应迟钝,评分偏低;语言不通、聋哑人、精神障碍患者等使用受到限制;眼外伤影响判断;有偏瘫的患者应根据健侧作为判断依据。此外,有人提出,GCS 用于评估患者意识障碍的程度,不能反映出极为重要的脑干功能状态(表 13-3)。

表 13-3　GCS 计分法

记分项目	反应	计分
Ⅰ.睁眼反应	自动睁眼	4
	呼唤睁眼	3
	刺激睁眼	2
	任何刺激不睁眼	1
Ⅱ.语言反应	对人物、时间、地点定向准确	5
	不能准确回答以上问题	4
	胡言乱语、用词不当	3
	散发出无法理解的声音	2
	无语言能力	1
Ⅲ.运动反应	能按指令动作	6
	对刺痛能定位	5
	对刺痛能躲避	4
	刺痛时肢体屈曲(去皮质强直)	3
	刺痛时肢体过伸(去大脑强直)	2
	对刺痛无任何反应	1
总分		

(2)Glasgow-Pittsburgh 昏迷观察表:在 GCS 的临床应用过程中,有人提出尚需综合临床检查结果进行全面分析,同时又强调脑干反射检查的重要性。为此,Pittsburgh 又加以改进补充了另外四个昏迷观察项目,即对光反射、脑干反射、抽搐情况和呼吸状态,称之 Glasgow-Pittsburgh 昏迷观察表,见表 13-4。合计为七项 35 级,最高为 35 分,最低为 7 分。在颅脑损伤中,28~

35 分为轻型,21～27 分为中型,15～20 分为重型,7～14 分为特重型颅脑损伤。该观察表即可判定昏迷程度,也反映了脑功能受损水平。

表 13-4　Glasgow-Pittsburgh 昏迷观察表

项目		评分	项目		评分
Ⅰ.睁眼反应	自动睁眼	4		大小不等	2
	呼之睁眼	3		无反应	1
	疼痛引起睁眼	2	Ⅴ.脑干反射	全部存	5
	不睁眼	1		睫毛反射消失	4
Ⅱ.语言反应	言语正常(回答正确)	5		角膜反射消失	3
	言语不当(回答错误)	4		眼脑及眼前庭反射消失	2
	言语错乱	3		上述反射皆消失	1
	言语难辨	2	Ⅵ.抽搐情况	无抽搐	5
	不语	1		局限性抽搐	4
Ⅲ.运动反应	能按吩咐动作	6		阵发性大发作	3
	对刺激能定位	5		连续大发作	2
	对刺痛能躲避	4		松弛状态	1
	刺痛肢体屈曲反应	3	Ⅶ.呼吸状态	正常	5
	刺痛肢体过伸反应	2		周期性	4
	无反应(不能运动)	1		中枢过度换气	3
Ⅳ.对光反应	正常	5		不规则或低换气	2
	迟钝	4		呼吸停止	1
	两侧反应不同	3			

三、护理诊断

(一)意识障碍

与各种原因引起的大脑皮质和中脑的网状结构发生抑制有关。

(二)清理呼吸道无效

与患者意识丧失不能正常咳嗽有关。

(三)有感染的危险

与昏迷患者的机体抵抗力下降、呼吸道分泌物排出不畅有关。

(四)有皮肤完整性受损的危险

与患者意识丧失而不能自主调节体位、长期卧床有关。

四、护理目标

(1)患者的昏迷减轻或消失。

（2）患者的皮肤保持完整,无压疮发生。

（3）患者无感染的发生。

五、昏迷的救治原则

昏迷患者的处理原则:主要是维持基本生命体征,避免脏器功能的进一步损害,积极寻找和治疗病因。具体包括以下内容。

（1）积极寻找和治疗病因。

（2）维持呼吸道通畅,保证充足氧供,应用呼吸兴奋剂,必要时进行插管行辅助呼吸。

（3）维持循环功能,强心、升压、抗休克。

（4）维持水、电解质和酸碱平衡。对颅内压升高者,应迅速给予脱水治疗。每天补液量 1 500～2 000 mL,总热量为 6278.8～8371.6 kJ(1 500～2 000 kcal)。

（5）补充葡萄糖,减轻脑水肿,纠正低血糖。用法是每次 50％葡萄糖溶液 60～100 mL 静脉滴注,每4～6 h1 次。但怀疑为高渗性非酮症糖尿病昏迷者,最好等血糖结果回报后再给葡萄糖。

（6）对症处理。防治感染,控制高血压、高热和抽搐,注意补充营养。注意口腔呼吸道、泌尿道和皮肤护理。

（7）给予脑代谢促进剂。

六、护理措施

（一）急救护理

（1）速使患者安静平卧,下颌抬高以使呼吸通畅。

（2）松解腰带、领扣,随时清除口咽中的分泌物。

（3）呼吸暂停者立即给氧或口对口人工呼吸。

（4）注意保暖,尽量少搬动患者。

（5）血压低者注意抗休克。

（6）有条件尽快输液。

（7）尽快呼叫急救站或送医院救治。

（二）密切观察病情

（1）密切观察患者的生命指征,神志、瞳孔的变化,神经生理反射有无异常,注意患者的抽搐、肺部的啰音、心音、四肢肢端温度、尿量、眼底视神经、脑膜刺激征、病理反射等,并及时、详细记录,随时对病情作出正确的判断,以便及时通知医师并及时进行相应的护理,并预测病情变化的趋势,采取措施预防病情的恶化。

（2）如患者出现呼吸不规则(潮式呼吸或间停呼吸)、脉搏减慢变弱、血压明显波动(迅速升高或下降)、体温骤然升高、瞳孔散大、对光反射消失,提示患者病情恶化,须及时通知医师,并配合医师进行抢救。

（三）呼吸道护理

协助昏迷患者取平卧位,头偏向一侧,防止呕吐物误吸造成窒息(图 13-1)。帮助患者肩下垫高,使颈部舒展,防止舌后坠阻塞呼吸道,保持呼吸道通畅。立即检查口腔、喉部和气管有无梗阻,及时吸引口、鼻内分泌物,痰黏稠时给予雾化吸入。用鼻管或面罩吸氧,必要时需插入气管套管,机械通气。一般应使 PaO_2 至少高于 10.7 kPa(80 mmHg),$PaCO_2$ 在 4.0～4.7 kPa(30～35 mmHg)。

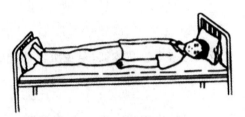

图 13-1　昏迷患者的卧位

(四)基础护理

1.预防感染

每 2～3 h 翻身拍背 1 次,并刺激患者咳嗽,及时吸痰。口腔护理 3～4 次/天,为防止口鼻干燥,可用 0.9%氯化钠水溶液纱布覆盖口鼻。患者眼睑不能闭合时,涂抗生素眼膏加盖纱布。做好会阴护理,防止泌尿系统感染。

2.预防压疮

昏迷患者由于不能自主调整体位,肢体长期受压容易发生压疮,护理人员应每天观察患者的骶尾部、股骨大转子、肩背部、足跟、外踝等部位,保持床单柔软、清洁、平整,勤翻身,勤擦洗,骨突处做定时按摩,协助患者被动活动肢体,并保持功能位,有条件者可使用气垫床。

3.控制抽搐

可镇静止痉,目前首选药物是地西泮,10～20 mg 静脉滴注,抽搐停止后再静脉滴注苯妥英钠 0.5～1.0 g,可在 4～6 h 间重复给药。

4.营养支持

给昏迷患者插胃管,采取管喂补充营养,应保证患者每天摄入高热量、高蛋白、高维生素、易消化的流质饮食,如牛奶、豆浆或混合奶、菜汤、肉汤等。B 族维生素有营养神经的作用,应予以补充。鼻饲管应每周清洗、消毒 1 次。

5.清洁卫生

(1)每天帮患者清洁皮肤,及时更换衣服,保持床铺的清洁干燥;如患者出现大小便失禁,应及时清除脏衣服,用清水清洁会阴部皮肤,迅速更换干净的衣服,长期尿失禁或尿潴留的患者,可留置尿管,定期开放(每 4 h 1 次),每天更换 1 次尿袋,每周更换 1 次尿管,每天记录尿量和观察尿液颜色,如患者意识转清醒后,应及时拔出尿管,鼓励和锻炼患者自主排尿;如患者出汗,应及时抹干净,防止患者受凉。

(2)每天对患者进行口腔清洁,观察口腔和咽部有无痰液或其他分泌物、呕吐物积聚,如发现有,应及时清理口咽部和气管,防止患者误吸造成窒息。

(五)协助医师查明和去除病因

(1)遵医嘱采取血液、尿液、脑脊液、呕吐物等标本进行相应的检查,以查明患者昏迷的病因。

(2)及时建立静脉通道,为临床静脉用药提供方便。

(3)针对不同病因,遵照医嘱采取相应的医疗措施进行抢救。如有开放性伤口应及时止血、缝合、包扎;如消化道中毒者,及时进行催吐、洗胃、注射解毒剂;如糖尿病酮症酸中毒患者,及时应用胰岛素治疗并迅速补充液体;如癫痫持续状态患者,应及时应用苯妥英钠等药物。

(4)遵照医嘱维持患者的循环和脑灌注压,对直接病因已经去除的患者,可行脑复苏治疗(应用营养脑细胞的药物)以促进神经功能的恢复。

(六)健康教育

应向患者家属介绍如何照顾昏迷的患者,应注意哪些事项,如病情恶化,应保持镇静,及时与医师和护士联系。患者意识清醒后,应向患者和家属宣传疾病的知识,指导他们如何避免诱发原发病病情恶化的因素,并指导患者学会观察病情,及时发现恶化征象,及时就诊,以防止昏迷的再次发生。

七、护理评价

(1)患者的意识是否转清醒。

(2)患者的痰液是否有效排出。

(3)呼吸道是否保持通畅。

(4)皮肤是否保持完整,有无压疮,肺部有无感染发生。

(石里沙)

第二节 心源性猝死的护理

一、疾病概述

(一)概念和特点

心源性猝死是指由心脏原因引起的急性症状发作后以意识突然丧失为特征的自然死亡。世界卫生组织将发病后立即或 24 h 以内的死亡定为猝死,2007 年美国心脏病学会会议上将发病 1 h 内死亡定为猝死。

据统计,全世界每年有数百万人因心源性猝死丧生,占死亡人数的 15%~20%。美国每年约有 30 万人发生心源性猝死,占全部心血管病死亡人数的 50% 以上,而且是 20~60 岁男性的首位死因。在我国,心源性猝死也居死亡原因的首位,虽然没有大规模的临床流行病学资料报道,但心源性猝死比例在逐年增高,且随年龄增加发病率也逐渐增高,老年人心源性猝死的概率高达 80%~90%。

心源性猝死的发病率男性较女性高,美国 Framingham 20 年随访冠心病猝死发病率男性为女性的3.8 倍;北京市的流行病学资料显示,心源性猝死的男性年平均发病率为 10.5/10 万,女性为3.6/10 万。

(二)相关病理生理

冠状动脉粥样硬化是最常见的病理表现,病理研究显示心源性猝死患者急性冠状动脉内血栓形成的发生率为 15%~64%。陈旧性心梗也是心源性猝死的病理表现,这类患者也可见心肌肥厚、冠状动脉痉挛、心电不稳与传导障碍等病理改变。

心律失常是导致心源性猝死的重要原因,通常包括致命性快速心律失常、严重缓慢性心律失常和心室停顿。致命性快速心律失常导致冠状动脉血管事件、心肌损伤、心肌代谢异常和/或自主神经张力改变等因素相互作用,从而引起的一系列病理生理变化,引发心源性猝死,但其最终作用机制仍无定论。严重缓慢性心律失常和心室停顿的电生理机制是当窦房结和/或房室结功能异常时,次级自律细胞不能承担起心脏的起搏功能,常见于病变弥漫累及心内膜下浦肯野纤维的严重心脏疾病。

非心律失常导致的心源性猝死较少,常由心脏破裂、心脏流入和流出道的急性阻塞、急性心脏压塞等原因导致。心肌电机械分离是指心肌细胞有电兴奋的节律活动,而无心肌细胞的机械收缩,是心源性猝死较少见的原因之一。

(三)病因与危险因素

1.基本病因

绝大多数心源性猝死发生在有器质性心脏病的患者。Braunward 认为心源性猝死的病因有十类:①冠状动脉疾病;②心肌肥厚;③心肌病和心力衰竭;④心肌炎症、浸润、肿瘤及退行性变;⑤瓣膜疾病;⑥先天性心脏病;⑦心电生理异常;⑧中枢神经及神经体液影响的心电不稳;⑨婴儿猝死及儿童猝死;⑩其他。

(1)冠状动脉疾病:主要包括冠心病及其引起的冠状动脉栓塞或痉挛等。而另一些较少见的病因,如先天性冠状动脉异常、冠状动脉栓塞、冠状动脉炎、冠状动脉机械性阻塞等都是引起心源性猝死的原因。

(2)心肌问题和心力衰竭:心肌的问题引起的心源性猝死常在剧烈运动时发生,其机制认为是心肌电生理异常的作用。慢性心力衰竭患者由于其射血分数较低常常引发猝死。

(3)瓣膜疾病:在瓣膜病中最易引发猝死的是主动脉瓣狭窄,瓣膜狭窄引起心肌突发性、大面积的缺血而导致猝死。梅毒性主动脉炎、主动脉扩张引起主动脉瓣关闭不全时引起的猝死也不少见。

(4)电生理异常及传导系统的障碍:心传导系统异常、Q-T 间期延长、不明或未确定原因的心室颤动等都是引起心源性猝死的病因。

2.主要危险因素

(1)年龄:从年龄关系而言,心源性猝死有两个高峰期,即出生后至 6 个月内及 45~75 岁人群。成年人心源性猝死的发病率随着年龄增长而增长,而老年人是成年人心源性猝死的主要人群。随着年龄的增长,高血压、高血脂、心律失常、糖尿病、冠心病和肥胖的发生率增加,这些危险因素促进了心源性猝死的发生率。

(2)冠心病和高血压:在西方国家,心源性猝死约80%是由冠心病及其并发症引起。冠心病患者发生心肌梗死后,左心室射血分数降低是心源性猝死的主要因素。高血压是冠心病的主要危险因素,且在临床上两种疾病常常并存。高血压患者左心室肥厚,维持血压应激能力受损,交感神经控制能力下降易出现快速心律失常而导致猝死。

(3)急性心功能不全和心律失常:急性心功能不全患者心脏机械功能恶化时,可出现心肌电活动紊乱,引发心力衰竭患者发生猝死。临床上多种心脏病理类型几乎都是由心律失常恶化引发心源性猝死的。

(4)抑郁:其机制可能是抑郁患者交感或副交感神经调节失衡,导致心脏的电调节失调所致。

(5)时间:美国相关资料显示,猝死发生以 7:00~10:00 和 16:00~20:00 为两个高峰期,这可能与此时生活、工作紧张,交感神经兴奋,诱发冠状动脉痉挛,导致心律失常有关。

(四)临床表现

心源性猝死可分为四个临床时期:前驱期、终末事件期、心脏骤停期与生物学死亡期。

1.前驱期

前驱症状表现形式多样,具有突发性和不可测性,如在猝死前数天或数月,有些患者可出现胸痛、气促、疲乏、心悸等非特异性症状,但也可无任何前驱症状,瞬间发生心脏骤停。

2.终末事件期

终末事件期是指心血管状态出现急剧变化到心搏骤停发生前的一段时间,时间从瞬间到1小时不等。心源性猝死所定义时间多指该时期持续的时间。其典型表现包括严重胸痛、急性呼吸困难、突发心悸或眩晕等。在猝死前常有心电活动改变,其中以致命性快速心律失常和室性异位搏动为主因心室颤动猝死者,常先有室性心动过速,少部分以循环衰竭为死亡原因。

3.心脏骤停期

心搏骤停后脑血流急剧减少,患者出现意识丧失,伴有局部或全身的抽搐。心搏骤停刚发生时可出现叹息样或短促痉挛性呼吸,随后呼吸停止,皮肤苍白或发绀,瞳孔散大,脉搏消失,大小便失禁。

4.生物学死亡期

从心搏骤停至生物学死亡的时间长短取决于原发病的性质和复苏开始时间。心搏骤停后4～6 min脑部出现不可逆性损害,随后经数分钟发展至生物学死亡。心搏骤停后立即实施心肺复苏和除颤是避免发生生物学死亡的关键。

(五)急救方法

1.识别心搏骤停

在最短时间内判断患者是否发生心搏骤停。

2.呼救

在不影响实施救治的同时,设法通知急救医疗系统。

3.初级心肺复苏

初级心肺复苏即基础生命活动支持,包括人工胸外按压、开放气道和人工呼吸。如果具备自动电除颤仪,应联合应用心肺复苏和电除颤。

4.高级心肺复苏

高级心肺复苏即高级生命支持,是在基础生命支持的基础上,应用辅助设备、特殊技术等建立更为有效的通气和血运循环,主要措施包括气管插管、电除颤转复心律、建立静脉通道并给药维护循环等。在这一救治阶段应给予心电、血压、血氧饱和度及呼气末二氧化碳分压监测,必要时还需进行有创血流动力学监测,如动脉血气分析、动脉压、中心动脉压、肺动脉压、肺动脉楔压等。早期电除颤对于救治心搏骤停至关重要,如有条件越早进行越好。心肺复苏的首选药物是肾上腺素,每3～5 min重复静脉推注1 mg,可逐渐增加剂量到5 mg。低血压时可使用去甲肾上腺素、多巴胺、多巴酚丁胺等,抗心律失常药物常用胺碘酮、利多卡因、β受体阻滞剂等。

5.复苏后处理

处理原则是维护有效循环和呼吸功能,特别是维持脑灌注,预防再次发生心搏骤停,维护水、电解质和酸碱平衡,防治脑水肿、急性肾衰竭和继发感染等,其中重点是脑复苏提高营养补充。

(六)预防

1.识别高危人群、采用相应预防措施

对高危人群,针对其心脏基础疾病采用相应的预防措施能减少心源性猝死的发生率,如对冠心病患者采用减轻心肌缺血、预防心梗或缩小梗死范围等措施;对急性心梗、心梗后充血性心力衰竭的患者应用β受体阻滞剂;对充血性心力衰竭患者应用血管紧张素转化酶抑制剂。

2.抗心律失常

胺碘酮在心源性猝死的二级预防中优于传统的Ⅰ类抗心律失常药物。抗心律失常的外科手术治疗对部分药物治疗效果欠佳的患者有一定的预防心源性猝死的作用。近年来研究证明,埋藏式心脏复律除颤器能改善一些高危患者的预后。

3.健康知识和心肺复苏技能的普及

高危人群尽量避免独居,对其及家属进行相关健康知识和心肺复苏技能普及。

二、护理评估

(一)一般评估

(1)识别心搏骤停:当发现无反应或突然倒地的患者时,首先观察其对刺激的反应,并判断有无呼吸和大动脉搏动。判断心搏骤停的指标:意识突然丧失或伴有短阵抽搐;呼吸断续,喘息,随后呼吸停止;皮肤苍白或明显发绀,瞳孔散大,大小便失禁;颈、股动脉搏动消失;心音消失。

(2)患者主诉:胸痛、气促、疲乏、心悸等前驱症状。

(3)相关记录:记录心搏骤停和复苏成功的时间。

(4)复苏过程中须持续监测血压、血氧饱和度,必要时进行有创血流动力学监测。

(二)身体评估

1.头颈部

轻拍肩部呼叫,观察患者反应、瞳孔变化情况,气道内是否有异物。手指于胸锁乳突肌内侧沟中检测颈总动脉搏动(耗时不超过10 s)。

2.胸部

视诊患者胸廓起伏,感受呼吸情况,听诊呼吸音判断自主呼吸恢复情况。

3.其他

观察全身皮肤颜色及肢体活动情况,触诊全身皮肤温湿度等。

(三)心理-社会评估

复苏后应评估患者的心理反应与需求,家庭及社会支持情况,引导患者正确配合疾病的治疗与护理。

(四)辅助检查结果评估

(1)心电图:显示心室颤动或心电停止。

(2)各项生化检查情况和动脉血气分析结果。

(五)常用药物治疗效果的评估

1.血管升压药的评估要点

(1)用药剂量和速度、用药的方法(静脉滴注、注射泵/输液泵泵入)的评估与记录。

(2)血压的评估:患者意识是否恢复,血压是否上升到目标值,尿量、肤色和肢端温度的改变等。

2.抗心律失常药的评估要点

(1)持续监测心电,观察心律和心率的变化,评估药物疗效。

(2)不良反应的评估:应观察用药后不良反应是否发生,如使用胺碘酮可能引起窦性心动过缓、低血压等现象,使用利多卡因可能引起感觉异常、窦房结抑制、房室传导阻滞等。

三、主要护理诊断/问题

(一)循环障碍

与心脏收缩障碍有关。

(二)清理呼吸道无效

与微循环障碍、缺氧和呼吸形态改变有关。

(三)潜在并发症

脑水肿、感染、胸骨骨折等。

四、护理措施

(一)快速识别心搏骤停,正确及时进行心肺复苏和除颤

心源性猝死抢救成功的关键是快速识别心搏骤停和启动急救系统,尽早进行心肺复苏和复律治疗。快速识别是进行心肺复苏的基础,而及时行心肺复苏和尽早除颤是避免发生生物学死亡的关键。

(二)合理饮食

多摄入水果、蔬菜和黑鱼等易消化的清淡食物,可通过改善心律变异性预防心源性猝死。

(三)用药护理

应严格按医嘱用药,并注意观察常用药的疗效和毒副作用,发现问题及时处理等。

(四)心理护理

复苏后部分患者会对曾发生的猝死产生明显的恐惧和焦虑心情,应帮助患者正确评估所面对情况,鼓励患者积极参与治疗和护理计划的制订,使之了解心源性猝死的高危因素和救治方法。帮助患者建立良好有效的社会支持系统,帮助患者克服恐惧和焦虑的情绪。

(五)健康教育

1.高危人群

对高危人群,如冠心病患者应教会患者及家属了解心源性猝死早期出现的症状和体征,做到早发现、早诊断、早干预。教会家属基本救治方法和技能,患者外出时随身携带急救物品和救助电话,以方便得到及时救助。

2.用药原则

按时、正确服用相关药物,让患者了解常用药物不良反应及自我观察要点。

五、急救效果的评估

(1)患者意识清醒。

(2)患者恢复自主呼吸和心跳。

(3)患者瞳孔缩小。

(4)患者大动脉搏动恢复。

(杨李枝)

第三节　急性心肌梗死的护理

急性心肌梗死是急性心肌缺血性坏死,是在冠状动脉病变的基础上,发生冠状动脉血供急剧减少或中断,使相应的心肌严重而持久的急性缺血所致。原因通常是在冠状动脉样硬化病变的基础上继发血栓形成所致。非动脉粥样硬化所导致的心肌梗死可由感染性心内膜炎、血栓脱落、主动脉夹层形成、动脉炎等引起。

本病在欧美常见,20世纪50年代美国本病死亡率>300/10万,20世纪70年代以后降到<200/10万。美国35～84岁人群中年发病率男性为71‰,女性为22‰;每年约有80万人发生心肌梗死,45万人再梗死。在我国本病远不如欧美多见,20世纪70年代和80年代,北京、河北、哈尔滨、黑龙江、上海、广州等省市年发病率仅为0.2‰～0.6‰,其中以华北地区最高。

一、病因和发病机制

急性心肌梗死绝大多数(90%以上)是由于冠状动脉粥样硬化所致。由于冠状动脉有弥漫而广泛的粥样硬化病变,使管腔有>75%的狭窄。侧支循环尚未充分建立。一旦由于管腔内血栓形成、劳力、情绪激动、休克、外科手术或血压剧升等诱因而导致血供进一步急剧减少或中断,使心肌严重而持久急性缺血达1 h以上,即可发生心肌梗死。

冠状动脉闭塞后约半小时,心肌开始坏死,1 h后心肌凝固性坏死,心肌间质充血、水肿、炎性细胞浸润。以后坏死心肌逐渐溶解,形成肌溶灶,随后逐渐有肉芽组织形成,坏死组织在1～2周开始吸收,逐渐纤维化,在6～8周形成瘢痕而愈合,即为陈旧性心肌梗死。坏死心肌波及心包可引起心包炎。心肌全层坏死可产生心室壁破裂、游离壁破裂或室间隔穿孔,也可引起乳头肌断裂。若仅有心内膜下心肌坏死,在心室腔压力的冲击下,外膜下层向外膨出,形成室壁膨胀瘤,造成室壁运动障碍甚至矛盾运动,严重影响左心室射血功能。冠状动脉可有1支或几支闭塞而引起所供血区部位的梗死。

急性心肌梗死时,心脏收缩力减弱、顺应性减低、心肌收缩不协调、心排血量下降,严重时发生泵衰竭、心源性休克及各种心律失常,死亡率高。

二、病理生理

主要出现左心室舒张和收缩功能障碍的一些血流动力学变化,其严重度和持续时间取决于梗死的部位、程度和范围。心脏收缩力减弱、顺应性减低、心肌收缩不协调,左心室压力曲线最大上升速度减低,左心室舒张末期压增高、舒张和收缩末期容量增多。射血分数减低,每搏输出量和心排血量下降,心率增快或有心律失常,血压下降,静脉血氧含量降低。心室重构出现心壁厚度改变、心脏扩大和心力衰竭(先左心衰竭然后全心衰竭),可发生心源性休克。右心室梗死在心肌梗死患者中少见,其主要病理生理改变是右心衰竭的血流动力学变化,右心房压力增高,高于左心室舒张末期压,心排血量减低,血压下降。

急性心肌梗死引起的心力衰竭称为泵衰竭,按Killip分级法可分为:Ⅰ级,尚无明显心力衰竭;Ⅱ级,有左心衰竭;Ⅲ级,有急性肺水肿;Ⅳ级,有心源性休克等不同程度或阶段的血流动力学变化。心源性休克是泵衰竭的严重阶段。但如兼有肺水肿和心源性休克则情况最严重。

三、临床表现

(一)病史

发病前常有明显诱因,如精神紧张、情绪激动、过度体力活动、饱餐、高脂饮食、糖尿病未控制、感染、手术、大出血、休克等。少数在睡眠中发病。有半数以上的患者过去有高血压及心绞痛史。部分患者则无明确病史及先兆表现,首次发展即是急性心肌梗死。

(二)症状

1.先兆症状

急性心肌梗死多突然发病,少数患者起病症状轻微。1/2～2/3 的患者起病前 1～2 d 至1～2 周或更长时间有先兆症状,其中最常见的是稳定型心绞痛转变为不稳定型;或既往无心绞痛,突然出现心绞痛,且发作频繁,程度较重,用硝酸甘油难以缓解,持续时间较长。伴恶心、呕吐、血压剧烈波动。心电图显示 ST 段一时性明显上升或降低,T 波倒置或增高。这些先兆症状如诊断及时,治疗得当,半数以上患者可免于发生心肌梗死;即使发生,症状也较轻,预后较好。

2.胸痛

胸痛为最早出现而突出的症状。其性质和部位多与心绞痛相似,但程度更为剧烈,呈难以忍受的压榨、窒息,甚至濒死感,伴有大汗淋漓及烦躁不安。持续时间可长达 1～2 h 甚至10 h 以上,或时重时轻达数天之久。用硝酸甘油无效,需用麻醉性镇痛药才能减轻。疼痛部位多在胸骨后,但范围较为广泛,常波及整个心前区,约 10% 的病例波及剑突下及上腹部或颈、背部,偶尔到下颌、咽部及牙齿处。约 25% 病例无明显的疼痛,多见于老年、糖尿病(由于感觉迟钝)或神志不清患者,或有急性循环衰竭者,疼痛被其他严重症状所掩盖。15%～20% 病例在急性期无症状。

3.心律失常

心律失常见于 75%～95% 的患者,多发生于起病后 1～2 周内,而以 24 h 内最多见。经心电图观察可出现各种心律失常,可伴乏力、头晕、晕厥等症状,且为急性期引起死亡的主要原因之一。其中最严重的心律失常是室性异位心律(包括频发性期前收缩、阵发性心动过速和心室颤动)。频发(>5 次/分钟)、多源、成对出现,或 R 波落在 T 波上的室性期前收缩可能为心室颤动的先兆。房室传导阻滞和束支传导阻滞也较多见,严重者可出现完全性房室传导阻滞。室上性心律失常则较少见,多发生于心力衰竭患者。前壁心肌梗死易发生室性心律失常。下壁梗死易发生房室传导阻滞。

4.心力衰竭

主要是急性左心衰竭,为心肌梗死后收缩力减弱或不协调所致,可出现呼吸困难、咳嗽、烦躁及发绀等症状。严重时两肺满布湿啰音,形成肺水肿,进一步则导致右心衰竭。右心室心肌梗死者可一开始就出现右心衰竭。

5.低血压和休克

仅于疼痛剧烈时血压下降,未必是休克。但如疼痛缓解而收缩压仍低于 10.7 kPa(80 mmHg),伴有烦躁不安、大汗淋漓、脉搏细快、尿量减少(<20 mL/h)、神志恍惚甚至晕厥时,则为休克,主要为心源性,由于心肌广泛坏死、心排血量急剧下降所致。而神经反射引起的血管扩张尚属次要,有些患者还有血容量不足的因素参与。

6.胃肠道症状

疼痛剧烈时,伴有频繁的恶心、呕吐、上腹胀痛、肠胀气等,与迷走神经张力增高有关。

7.坏死物质吸收引起的症状

主要是发热,一般在发病后 1~3 d 出现,体温 38 ℃左右,持续约 1 周。

(三)体征

(1)约半数患者心浊音界轻度至中度增大,有心力衰竭时较显著。

(2)心率多增快,少数可减慢。

(3)心尖区第一心音减弱,有时伴有奔马律。

(4)10%~20%的患者在病后 2~3 d 出现心包摩擦音,多数在几天内又消失,是坏死波及心包面引起的反应性纤维蛋白性心包炎所致。

(5)心尖区可出现粗糙的收缩期杂音或收缩中晚期喀喇音,为二尖瓣乳头肌功能失调或断裂所致。

(6)可听到各种心律失常的心音改变。

(7)常见到血压下降到正常以下(病前高血压者血压可降至正常),且可能不再恢复到起病前水平。

(8)还可有休克、心力衰竭的相应体征。

(四)并发症

心肌梗死除可并发心力衰竭及心律失常外,还可有下列并发症。

1.动脉栓塞

主要为左心室壁血栓脱落所引起。根据栓塞的部位,可能产生脑部或其他部位的相应症状,常在起病后 1~2 周发生。

2.心室膨胀瘤

梗死部位在心脏内压的作用下,显著膨出。心电图常示持久的 ST 段抬高。

3.心肌破裂

少见。可在发病 1 周内出现,患者常突然休克甚至造成死亡。

4.乳头肌功能不全

乳头肌功能不全的病变可分为坏死性与纤维性 2 种,在发生心肌梗死后,心尖区突然出现响亮的全收缩期杂音,第一心音减低。

5.心肌梗死后综合征

心肌梗死后综合征发生率约为 10%,于心肌梗死后数周至数月内出现,可反复发生,表现为发热、胸痛、心包炎、胸膜炎或肺炎等症状、体征,可能为机体对坏死物质的变态反应。

四、诊断要点

(一)诊断标准

诊断急性心肌梗死必须至少具备以下标准中的两条。

(1)缺血性胸痛的临床病史,疼痛常持续 30 min 以上。

(2)心电图的特征性改变和动态演变。

(3)心肌坏死的血清心肌标志物浓度升高和动态变化。

（二）诊断步骤

对怀疑为急性心肌梗死的患者,应争取在 10 min 内完成。

（1）临床检查（问清缺血性胸痛病史,如疼痛性质、部位、持续时间、缓解方式、伴随症状;查明心、肺、血管等的体征）。

（2）描记 18 导联心电图（常规 12 导联加 $V_7 \sim V_9$,$V_{3R} \sim V_{5R}$）,并立即进行分析、判断。

（3）迅速进行简明的临床鉴别诊断后作出初步诊断（老年人突发原因不明的休克、心力衰竭、上腹部疼痛伴胃肠道症状、严重心律失常或较重而持续性胸痛或胸闷,应慎重考虑有无本病的可能）。

（4）对病情作出基本评价并确定即刻处理方案。

（5）继之尽快进行相关的诊断性检查和监测,如血清心肌标志物浓度的检测,结合缺血性胸痛的临床病史、心电图的特征性改变,作出急性心肌梗死的最终诊断。此外,尚应进行血常规、血脂、血糖、凝血时间、电解质等检测,以及二维超声心动图检查、床旁心电监护等。

（三）危险性评估

（1）伴下列任一项者,如高龄（>70 岁）、既往有心肌梗死史、心房颤动、前壁心肌梗死、心源性休克、急性肺水肿或持续低血压等可确定为高危患者。

（2）死亡率随心电图 ST 段抬高的导联数的增加而增加。

（3）血清心肌标志物浓度与心肌损害范围呈正相关,可帮助估计梗死面积和患者预后。

五、鉴别诊断

（一）不稳定型心绞痛

疼痛的性质、部位与心肌梗死相似,但发作持续时间短、次数频繁、含服硝酸甘油有效。心电图的改变及酶学检查是与心肌梗死鉴别的主要依据。

（二）急性肺动脉栓塞

大块的栓塞可引起胸痛、呼吸困难、咯血、休克,但多出现右心负荷急剧增加的表现,如右心室增大、P_2 亢进和分裂、有心力衰竭体征。无心肌梗死时的典型心电图改变和血清心肌酶的变化。

（三）主动脉夹层

该病也具有剧烈的胸痛,有时出现休克,其疼痛常为撕裂样,一开始即达高峰,多放射至背部、腹部、腰部及下肢。两上肢的血压和脉搏常不一致是本病的重要体征。可出现主动脉瓣关闭不全的体征,心电图和血清心肌酶学检查无急性心肌梗死时的变化。X 线和超声检查可出现主动脉明显增宽。

（四）急腹症

急性胆囊炎、胆石症、急性坏死性胰腺炎、溃疡穿孔等常出现上腹痛及休克的表现,但应有相应的腹部体征,心电图及酶学检查有助于鉴别。

（五）急性心包炎

急性心包炎尤其是非特异性急性心包炎,也可出现严重胸痛、心电图 ST 段抬高,但该病发病前常有上呼吸道感染,呼吸和咳嗽时疼痛加重,早期即有心包摩擦音。无心电图的演变及酶学异常。

六、处理

(一)治疗原则

改善冠状动脉血液供给,减少心肌耗氧,保护心脏功能,挽救因缺血而濒死的心肌,防止梗死面积扩大,缩小心肌缺血范围,及时发现、处理、防治严重心律失常、泵衰竭和各种并发症,防止猝死。

(二)院前急救

流行病学调查发现,50%的患者发病后 1 h 在院外猝死,死因主要是可救治的心律失常。因此,院前急救的重点是尽可能缩短患者就诊延误的时间和院前检查、处理、转运所用的时间;尽量帮助患者安全、迅速地转送到医院;尽可能及时给予相关急救措施,如嘱患者停止任何主动性活动和运动、舌下含化硝酸甘油、高流量氧疗、镇静止痛(吗啡或哌替啶),必要时静脉注射或滴注利多卡因,或给予除颤治疗和心肺复苏;缓慢性心律失常给予阿托品肌内注射或静脉注射;及时将患者情况通知急救中心或医院,在严密观察、治疗下迅速将患者送至医院。

(三)住院治疗

急诊室医师应力争在 10～20 min 内完成病史、临床检数记录 18 导联心电图,尽快明确诊断。对 ST 段抬高者应在 30 min 内收住冠心病监护病房并开始溶栓,或在 90 min 内开始行经皮冠状动脉腔内成形术。

1.休息

患者应卧床休息,保持环境安静,减少探视,防止不良刺激。

2.监测

在冠心病监护室进行心电图、血压和呼吸的监测,需 5～7 d,必要时进行床旁血流动力学监测,以便于观察病情和指导治疗。

3.护理

第 1 周完全卧床,加强护理,患者进食、漱洗、大小便、翻身等,都需要他人帮助。第 2 周可从床上坐起,第 3～4 周可逐步离床和室内缓步走动。但病重或有并发症者,卧床时间宜适当延长。食物以易消化的流质或半流质饮食为主,病情稳定后逐渐改为软食。便秘 3 d 者可服轻泻剂或用甘油栓等,必须防止用力大便造成病情突变。焦虑、不安患者可用地西泮等镇静药。禁止吸烟。

4.吸氧

在急性心肌梗死早期,即便未合并有左心衰竭或肺疾病,也常有不同程度的动脉低氧血症。其原因可能由于细支气管周围水肿,使小气道狭窄,增加小气道阻力,气流量降低,局部换气量减少,特别是两肺底部最为明显。有些患者虽未测出动脉低氧血症,由于增加肺间质液体,肺顺应性一过性降低,而有气短症状。因此,应给予吸氧,通常在发病早期用鼻塞给氧 24～48 h,3～5 L/min。有利于氧气运送到心肌,可能减轻气短、疼痛或焦虑症状。在严重左心衰竭、肺水肿和并有机械并发症的患者,多伴有严重低氧血症,需面罩加压给氧或气管插管并机械通气。

5.补充血容量

心肌梗死患者,由于发病后出汗,呕吐或进食少,以及应用利尿药等因素,引起血容量不足和血液浓缩,从而加重缺血和血栓形成,有导致心肌梗死面积扩大的危险。因此,如每天摄入量不足,应适当补液,以保持出入量的平衡。一般可用极化液。

6.缓解疼痛

急性心肌梗死时,剧烈胸痛使患者交感神经过度兴奋,产生心动过速、血压升高和心肌收缩力增强,从而增加心肌耗氧量。并易诱发快速性室性心律失常,应迅速给予有效镇痛药。本病早期疼痛是难以区分坏死心肌疼痛和可逆性心肌缺血疼痛,二者常混杂在一起。先予以含服硝酸甘油,随后静脉滴注硝酸甘油,如疼痛不能迅速缓解,应立即用强的镇痛药,吗啡和派替啶最为常用。吗啡是解除急性心肌梗死后疼痛最有效的药物。其作用于中枢阿片受体而发挥镇痛作用,并阻滞中枢交感神经冲动的传出,导致外周动、静脉扩张,从而降低心脏前后负荷及心肌耗氧量。通过镇痛,减轻疼痛引起的应激反应,使心率减慢。1 次给药后10～20 min发挥镇痛作用,1～2 h作用最强,持续 4～6 h。通常静脉注射吗啡 3 mg,必要时每 5 min 重复1 次,总量不宜超过15 mg。吗啡治疗剂量时即可发生不良反应,随剂量增加,发生率增加。不良反应有恶心、呕吐、低血压和呼吸抑制。其他不良反应有眩晕、嗜睡、表情淡漠、注意力分散等。一旦出现呼吸抑制,可每隔3 min静脉注射纳洛酮有拮抗吗啡的作用,剂量为 0.4 mg,总量不超过 1.2 mg。一般用药后呼吸抑制症状可很快消除,必要时采用人工辅助呼吸。哌替啶有消除迷走神经作用和镇痛作用,其血流动力学作用与吗啡相似,75 mg哌替啶相当于 10 mg吗啡,不良反应有致心动过速和呕吐作用,但较吗啡轻。可用阿托品 0.5 mg 对抗。临床上可肌内注射 25～75 mg,必要时 2～3 h重复,过量出现麻醉作用和呼吸抑制,当引起呼吸抑制时,也可应用纳洛酮治疗。对重度烦躁者可应用冬眠疗法,经肌内注射哌替啶25 mg、异丙嗪(非那根)12.5 mg,必要时 4～6 h重复 1 次。

中药可用复方丹参滴丸,麝香保心丸口服,或复方丹参注射液 16 mL 加入 5％葡萄糖液250～500 mL中静脉滴注。

(四)再灌注心肌

起病3～6 h内,使闭塞的冠状动脉再通,心肌得到再灌注,濒临坏死的心肌可能得以存活或使坏死范围缩小,预后改善,是一种积极的治疗措施。

1.急诊溶栓治疗

溶栓治疗是 20 世纪 80 年代初兴起的一项新技术,其治疗原理是针对急性心肌梗死发病的基础,即大部分穿壁性心肌梗死是由于冠状动脉血栓性闭塞引起的。血栓是由于凝血酶原在异常刺激下被激活,形成凝血酶,使纤维蛋白原转化为纤维蛋白,然后与其他有形成分如红细胞、血小板一起形成的。机体内存在一个纤维蛋白溶解系统,它是由纤维蛋白溶解原和内源性或外源性激活物组成的。在激活物的作用下,纤维蛋白溶酶原被激活,形成纤维蛋白溶酶,它可以溶解稳定的纤维蛋白血栓,还可以降解纤维蛋白原,促使纤维蛋白裂解、使血栓溶解。但是纤维蛋白溶酶的半衰期很短,要想获得持续的溶栓效果,只有依靠连续输入外源性补给激活物的办法。现在临床常用的纤溶激活物有两大类,一类为非选择性纤溶剂,如链激酶、尿激酶。它们除了激活与血栓相关的纤维蛋白溶酶原外,还激活循环中的纤溶酶原,导致全身的纤溶状态,因此可以引起出血并发症。另一类为选择性纤溶剂,有重组组织型纤溶酶原激活剂、单链尿激酶型纤溶酶原激活剂及乙酰化纤溶酶原-链激酶激活剂复合物。它们选择性的激活与血栓有关的纤溶酶原,而对循环中的纤溶酶原仅有中等度的作用。这样可以避免或减少出血并发症的发生。

(1)溶栓疗法的适应证:①持续性胸痛超过半小时,含服硝酸甘油片后症状不能缓解者。②相邻两个或更多导联 ST 段抬高>0.2 mV 者。③发病 6 h 内,或虽超过 6 h,患者仍有严重胸痛,并且 ST 段抬高的导联有 R 波者,也可考虑溶栓治疗。

(2)溶栓治疗的禁忌证:①近 10 d 内施行过外科手术者,包括活检、胸腔或腹腔穿刺和心脏体外按压术等。②10 d 内进行过动脉穿刺术者。③颅内病变者,包括出血、梗死或肿瘤等。④有明显出血或潜在的出血性病变者,如溃疡性结肠炎、胃十二指肠溃疡或有空洞形成的肺部病变。⑤有出血性或脑栓死倾向的疾病者,如各种出血性疾病、肝肾疾病、心房颤动、感染性心内膜炎、收缩压>24.0 kPa(180 mmHg),舒张压>14.7 kPa(110 mmHg)等。⑥妊娠期和分娩后头10 d 的妇女。⑦在半年至 1 年内进行过链激酶治疗者。⑧年龄>65 岁者,因为高龄患者溶栓疗法引起颅内出血者多,而且冠脉再通率低于中年。

链激酶:链激酶是 C 类乙型链球菌产生的酶,在体内将前活化素转变为活化素,后者将纤溶酶原转变为纤溶酶。有抗原性,用前需做皮肤过敏试验。静脉滴注常用量为 500 000～1 000 000 U加入 5%葡萄糖液 100 mL 内,30～60 min 滴完,后每小时给予 100 000 U,滴注24 h。治疗前半小时肌内注射异丙嗪 25 mg,加少量(2.5～5 mg)地塞米松同时滴注可减少变态反应的发生。用药前后进行凝血方面的化验检查,用量大时尤其应注意出血倾向。冠脉内注射时先做冠脉造影,经导管向闭塞的冠状动脉内注入硝酸甘油 0.2～0.5 mg,后注入链激酶20 000 U,继之每分钟 2 000～4 000 U,共 30～90 min,至再通后继用每分钟 2 000 U,共 30～60 min。患者胸痛突然消失,ST 段恢复正常,心肌酶峰值提前出现为再通征象,可每分钟注入1 次造影剂观察是否再通。

尿激酶:作用于纤溶酶原使之转变为纤溶酶。本品无抗原性,作用较链激酶弱。500 000～1 000 000 U静脉滴注,60 min 滴完。冠状动脉内应用时每分钟 6 000 U 持续 1 h 以上至溶栓后再维持 0.5～1 h。

重组组织型纤溶酶原激活剂:本品对血凝块有选择性,故疗效高于链激酶。冠脉内滴注0.375 mg/kg,持续 45 min。静脉滴注用量为 0.75 mg/kg,持续 90 min。

其他制剂还有单链尿激酶型纤溶酶原激活剂、乙酰化纤溶酶原-链激酶激活剂复合物等。

(3)以上溶栓剂的选择:文献资料显示,用药 2～3 h 的开通率重组组织型纤溶酶原激活剂为65%～80%,链激酶为 65%～75%,尿激酶为 50%～68%,乙酰化纤溶酶原-链激酶激活剂复合物为 68%～70%。究竟选用哪一种溶栓剂,不能根据以上的数据武断的选择,而应根据患者的病变范围、部位、年龄、起病时间的长短及经济情况等因素选择。比较而言,如患者年轻(年龄小于 45 岁)、大面积前壁急性心肌梗死、到达医院时间较早(2 h 内)、无高血压,应首选重组组织型纤溶酶原激活剂。如果年龄较大(大于 70 岁)、下壁急性心肌梗死、有高血压,应选链激酶或尿激酶。由于乙酰化纤溶酶原-链激酶激活剂复合物的半衰期最长(70～120 min),因此它可在患者家中或救护车上一次性快速静脉注射;重组组织型纤溶酶原激活剂的半衰期最短(3～4 min),需静脉持续滴注 90～180 min;链激酶的半衰期为 18 min,给药持续时间为 60 min;尿激酶半衰期为 40 min,给药时间为 30 min。链激酶与乙酰化纤溶酶原-链激酶激活剂复合物可引起低血压和变态反应,尿激酶与重组组织型纤溶酶原激活剂无这些不良反应。重组组织型纤溶酶原激活剂需要联合使用肝素,链激酶、尿激酶、乙酰化纤溶酶原-链激酶激活剂复合物除具有纤溶作用外,还有明显的抗凝作用,不需要积极使用静脉肝素。另外,重组组织型纤溶酶原激活剂价格较贵,链激酶、尿激酶较低廉。以上这些因素在临床选用溶栓剂时应予以考虑。

(4)溶栓治疗的并发症:①出血。轻度出血:皮肤、黏膜、肉眼及显微镜下血尿,或少量咯血、呕血等(穿刺或注射部位少量瘀斑不作为并发症)。重度出血:大量咯血或消化道大出血,腹膜后出血等引起失血性休克或低血压,需要输血者。危及生命部位的出血:颅内、蛛网膜下腔、纵隔内或心包出血。②再灌注心律失常,注意其对血流动力学的影响。③一过性低血压及其他的变态反应。

溶栓治疗急性心梗的价值是肯定的。加速血管再通,减少和避免冠脉早期血栓性再堵塞,可望进一步增加疗效。已证实有效的抗凝治疗可加速血管再通和有助于保持血管通畅。今后研究应着重于改进治疗方法或使用特异性溶栓剂,以减少纤维蛋白分解,防止促凝血活动和纤溶酶原偷窃;研制合理的联合使用的药物和方法。如此,可使现已明显降低的急性心梗死亡率进一步下降。

2.经皮冠状动脉腔内成形术

(1)直接经皮冠状动脉腔内成形术:急性心肌梗死发病后直接做经皮冠状动脉腔内成形术。指征:静脉溶栓治疗有禁忌证者;合并心源性休克者(急诊经皮冠状动脉腔内成形术挽救生命是作为首选治疗);诊断不明患者,如急性心肌梗死病史不典型或左束支传导阻滞者,可从直接冠状动脉造影和经皮冠状动脉腔内成形术中受益;有条件在发病后数小时内行经皮冠状动脉腔内成形术者。

(2)补救性经皮冠状动脉腔内成形术:在发病24 h内,静脉溶栓治疗失败,患者胸痛症状不缓解时,行急诊经皮冠状动脉腔内成形术,以挽救存活的心肌,限制梗死面积进一步扩大。

(3)半择期经皮冠状动脉腔内成形术:溶栓成功患者在梗死后7～10 d,有心肌缺血指征或冠脉再闭塞者。

(4)择期经皮冠状动脉腔内成形术:在急性心肌梗死后4～6周,用于再发心绞痛或有心肌缺血客观指征,如运动试验、动态心电图、^{201}Tl运动心肌断层显像等证实有心肌缺血。

(5)冠状动脉旁路移植术:适用于溶栓疗法及经皮冠状动脉腔内成形术无效,而仍有持续性心肌缺血;急性心肌梗死合并有左房室瓣关闭不全或室间隔穿孔等机械性障碍需要手术矫正和修补,同时进行冠状动脉旁路移植术;多支冠状动脉狭窄或左冠状动脉主干狭窄。

(五)缩小梗死面积

急性心肌梗死是心肌氧供/氧需的严重失衡,纠正这种失衡,就能挽救濒死的心肌,限制梗死的扩大,有效地减少并发症和改善患者的预后。控制心律失常,适当补充血容量和治疗心力衰竭,均有利于减少梗死区。目前多主张采用以下几种药物。

1.扩血管药物

扩血管药物必须应用于梗死初期的发展阶段,即起病后4～6 h间。一般首选硝酸甘油静脉滴注或异山梨酯舌下含化,也可在皮肤上用硝酸甘油贴片或软膏。使用时应注意:静脉给药时,最好有血流动力学监测,当肺动脉楔嵌压小于2.4 kPa(18 mmHg),动脉压正常或增高时,其疗效较好,反之,则可使病情恶化;应从小剂量开始,在应用过程中保持肺动脉楔嵌压不低于2.0 kPa(15 mmHg),且动脉压不低于正常低限,以保证必需的冠状动脉灌注。

2.β受体阻滞剂

大量临床资料表明,在急性心肌梗死发生后的4～12 h内,给普萘洛尔或美托洛尔、阿普洛尔、阿替洛尔等药治疗(最好是早期静脉内给药),常能达到明显降低患者的最高血清酶水平,提示有限制梗死范围扩大的作用。但因这些药的负性肌力、负性频率作用,临床应用时,当心率低于每分钟60次,收缩压≤14.6 kPa,有心力衰竭及下壁心梗者应慎用。

3.低分子右旋糖苷及复方丹参等活血化瘀药物

一般可选用低分子右旋糖苷每天静脉滴注250～500 mL,7～14 d为1个疗程。在低分子右旋糖苷内加入活血化瘀药物如血栓通4～6 mL、川芎嗪80～160 mg或复方丹参注射液12～

30 mL,疗效更佳。心功能不全者低分子右旋糖苷者慎用。

4.极化液

可减少心肌坏死,加速缺血心肌的恢复。但近几年因其效果不显著,已趋向不用,仅用于急性心肌梗死伴有低血容量者。其他改善心肌代谢的药物有维生素 C(3～4 g)、辅酶 A(50～100 U)、肌苷(0.2～0.6 g)、维生素 B_6(50～100 mg),每天 1 次静脉滴注。

5.其他

有人提出用大量激素(氢化可的松 150 mg/kg)或透明质酸酶(每次 500 U/kg,每 6 h 1 次,天 4 次),或用钙通道阻滞剂(硝苯地平 20 mg,每 4 h 1 次)治疗急性心肌梗死,但对此分歧较大,尚无统一结论。

(六)严密观察,及时处理并发症

1.左心功能不全

急性心肌梗死时左心功能不全因病理生理改变的程度不同,可表现轻度肺淤血、急性左心衰竭(肺水肿)、心源性休克。

(1)急性左心衰竭(肺水肿)的治疗:可选用吗啡、利尿药(呋塞米等)、硝酸甘油(静脉滴注),尽早口服血管紧张素转化酶抑制剂(以短效制剂为宜)。肺水肿合并严重高血压时应静脉滴注硝普钠,由小剂量(10 μg/min)开始,据血压调整剂量。伴严重低氧血症者可行人工机械通气治疗。洋地黄制剂在急性心肌梗死发病 24 h 内不主张使用。

(2)心源性休克:在严重低血压时应静脉滴注多巴胺 5～15 μg/(kg·min),一旦血压升至 12.0 kPa(90 mmHg)以上,则可同时静脉滴注多巴酚丁胺 3～10 μg/(kg·min),以减少多巴胺用量。如血压不升应使用大剂量多巴胺[≥15 μg/(kg·min)]。大剂量多巴胺无效时,可静脉滴注去甲肾上腺素 2～8 μg/min。轻度低血压时,可用多巴胺或与多巴酚丁胺合用。药物治疗无效者,应使用主动脉内球囊反搏。急性心肌梗死合并心源性休克提倡经皮冠状动脉腔内成形术再灌注治疗。中药可酌情选用独参汤、参附汤、生脉散等。

2.抗心律失常

急性心肌梗死有 90% 以上出现心律失常,绝大多数发生在梗死后 72 h 内,不论是快速性或缓慢性心律失常,对急性心肌梗死患者均可引起严重后果。因此,及早发现心律失常,特别是严重的心律失常前驱症状,并给予积极的治疗。

(1)对出现室性期前收缩的急性心肌梗死患者,应严密心电监护及处理。频发的室性期前收缩或室速,应以利多卡因 50～100 mg 静脉注射,无效时 5～10 min 可重复,控制后以每分钟 1～3 mg 静脉滴注维持,情况稳定后可改为药物口服;美西律 150～200 mg,普鲁卡因胺 250～500 mg,溴苄胺 100～200 mg 等,6 h 1 次维持。

(2)对已发生心室颤动者,应立即行心肺复苏术,在进行心脏按压和人工呼吸的同时争取尽快实行电除颤,一般首次即采取较大能量(200～300 J),争取 1 次成功。

(3)对窦性心动过缓,如心率小于每分钟 50 次,或心率在每分钟 50～60 次但合并低血压或室性心律失常者,可以阿托品每次 0.3～0.5 mg 静脉注射,无效时 5～10 min 重复,但总量不超过 2 mg。也可以氨茶碱 0.25 g 或异丙基肾上腺素 1 mg 分别加入 300～500 mL 液体中静脉滴注,但这些药物有可能增加心肌氧耗或诱发室性心律失常,故均应慎用。以上治疗无效症状严重时可采用临时起搏措施。

(4)对房室传导阻滞一度和二度量型者,可应用肾上腺皮质激素、阿托品、异丙肾上腺素治疗,但应注意其不良反应。对三度及二度Ⅱ型者宜行临时心脏起搏。

(5)对室上性快速心律失常者可选用β受体阻滞剂、洋地黄类(24 h内尽量不用)、维拉帕米、胺碘酮、奎尼丁、普鲁卡因胺等治疗,对阵发性室上性、心房颤动及心房扑动药物治疗无效可考虑直流同步电转复或人工心脏起搏器复律。

3.机械性并发症的处理

(1)心室游离壁破裂:可引起急性心脏压塞致突然死亡,临床表现为电-机械分离或心脏停搏,常因难以即时救治而死亡。亚急性心脏破裂应积极争取冠状动脉造影后行手术修补及血管重建术。

(2)室间隔穿孔:伴血流动力学失代偿者,提倡在血管扩张剂和利尿药治疗及主动脉内球囊反搏支持下,早期或急诊手术治疗。如穿孔较小,无充血性心力衰竭,血流动力学稳定,可保守治疗,6周后择期手术。

(3)急性二尖瓣关闭不全:急性乳头肌断裂时突发左心衰竭和/或低血压,主张用血管扩张剂、利尿药及主动脉内球囊反搏治疗,在血流动力学稳定的情况下急诊手术。因左心室扩大或乳头肌功能不全者,应积极应用药物治疗心力衰竭,改善心肌缺血并行血管重建术。

(七)恢复期处理

住院3~4周后,如病情稳定,体力增进,可考虑出院。近年来主张出院前做症状限制性运动负荷心电图、放射性核素和/或超声显像检查,如显示心肌缺血或心功能较差,宜行冠状动脉造影检查考虑进一步处理。心室晚电位检查有助于预测发生严重室性心律失常的可能性。

七、护理

(一)护理评估

1.病史

发病前常有明显诱因,如精神紧张、情绪激动、过度体力活动、饱餐、高脂饮食、糖尿病未控制、感染、手术、大出血、休克等。少数在睡眠中发病。有半数以上的患者过去有高血压及心绞痛史。部分患者则无明确病史及先兆表现,首次发展即是急性心肌梗死。

2.身体状况

(1)先兆:半数以上患者在梗死前数天至数周,有乏力、胸部不适、活动时心悸、气急、心绞痛等,最突出为心绞痛发作频繁,持续时间较长,疼痛较剧烈,甚至伴恶心、呕吐、大汗、心动过缓,硝酸甘油疗效差等,特称为梗前先兆。应警惕近期内发生心肌梗死的可能,要及时住院治疗。

(2)症状:急性心肌梗死的临床表现与梗死的大小、部位、发展速度及原来心脏的功能情况等有关。①疼痛:是最常见的起始症状。典型的疼痛部位和性质与心绞痛相似,但疼痛更剧烈,诱因多不明显,持续时间较长,多在30 min以上,也可达数小时或更长,休息和含服硝酸甘油多不能缓解。患者常烦躁不安、出汗、恐惧,或有濒死感。老年人、糖尿病患者,以及脱水、休克患者常无疼痛。少数患者以休克、急性心力衰竭、突然晕厥为始发症状。部分患者疼痛位于上腹部,或者疼痛放射至下颌、颈部、背部上方,易被误诊,应与相关疾病鉴别。②全身症状:有发热和心动过速等。发热由坏死物质吸收所引起,一般在疼痛后24~48 h出现,体温一般在38 ℃左右,持续约1周。③胃肠道症状:常伴有恶心、呕吐、肠胀气和消化不良,特别是下后壁梗死者。重症者可发生呃逆。④心律失常:见于75%~95%的患者,以发病24 h内最多见,可伴心悸、乏力、头晕、晕厥等症状。其中以室性心律失常居多,可出现室性期前收缩、室性心动过速、心室颤动或加速性心室自主心律。如出现频发的、成对的、多源的和 R 落在 T 的室性期前收缩,或室性心动过速,常为心室颤动的先兆。心室颤动是急性心肌梗死早期主要的死因。室上性心律失常则较少,多发生在心力衰竭者中。缓慢型心律失常中以房室传导阻滞最为常见,束支传导阻滞和窦性心动过缓也较多见。⑤低血压和休克:见于 20%～30% 的患者。疼痛期的血压下降未必是休克。如疼痛缓解后收缩压仍低于 10.7 kPa(80 mmHg),伴有烦躁不安、面色苍白、皮肤湿冷、大汗淋漓、脉细而快、少尿、精神迟钝甚至昏迷,则为休克表现。休克多在起病后数小时至 1 周内发生,主要是心源性,为心肌收缩力减弱、心排血量急剧下降所致,尚有血容量不足、严重心律失常、周围血管舒缩功能障碍和酸中毒等因素参与。⑥心力衰竭:主要为急性左心衰竭。可在发病最初的几天内发生,或在疼痛、休克好转阶段出现。是因为心肌梗死后心脏收缩力显著减弱或不协调所致。患者可突然出现呼吸困难、咳泡沫痰、发绀等,严重时可发生急性肺水肿,也可继而出现全心衰竭。

(3)体征。①一般情况:患者常呈焦虑不安或恐惧,手抚胸部,面色苍白,皮肤潮湿,呼吸增快;如左心功能不全时呼吸困难,常采用半卧位或咳粉红色泡沫痰;发生休克时四肢厥冷,皮肤有蓝色斑纹。多数患者于发病第 2 d 体温升高,一般在 38 ℃ 左右,1 周内退至正常。②心脏:心脏浊音界可轻至中度增大;心率增快或减慢;可有各种心律失常;心尖部第一心音常减弱,可出现第三或第四音奔马律;一般听不到心脏杂音,二尖瓣乳头肌功能不全或腱索断裂时心尖部可听到明显的收缩期杂音;室间隔穿孔时,胸骨左缘可闻及响亮的全收缩期杂音;发生严重的左心衰竭时,心尖部也可闻及收缩期杂音;1%～20% 的患者可在发病 1～3 d 内出现心包摩擦音,持续数天,少数可持续 1 周以上。③肺部:发病早期肺底可闻及少数湿啰音,常在 1～2 d 内消失,啰音持续存在或增多常提示左心衰竭。

3.实验室及其他检查

(1)心电图:可起到定性、定位、定期的作用。透壁性心肌梗死典型改变是出现异常、持久的 Q 波或 QS 波。损伤型 ST 段的抬高,弓背向上与 T 波融合形成单向曲线,起病数小时之后出现,数天至数周回到基线。T 波改变:起病数小时内异常增高,数天至 2 周左右变为平坦,继而倒置。但有 5%～15% 病例心电图表现不典型,其原因为小灶梗死、多处或对应性梗死、再发梗死、心内膜下梗死及伴室内传导阻滞、心室肥厚或预激综合征等。以上情况可不出现坏死性 Q 波,只表现为 QRS 波群高度、ST 段、T 波的动态改变。另外,右侧心肌梗死、真后壁和局限性高侧壁心肌梗死,常规导联中不显示梗死图形,应加做特殊导联以明确诊断。

(2)心向量图:当心电图不能肯定诊断为心肌梗死时,往往可通过心向量图得到证实。

(3)超声心动图:超声心动图并不用来诊断急性心肌梗死,但对探查心肌梗死的各种并发症极有价值,尤其是室间隔穿孔破裂、乳头肌或腱索断裂或功能不全造成的二尖瓣关闭不全、脱垂、室壁瘤和心包积液。

(4)放射性核素检查:放射性核素心肌显影、心室造影 [99m] 锝及 [131] 碘等形成热点成像或 [201] 铊 [42] 钾等冷点成像可判断梗死的部位和范围。用门电路控制 γ 闪烁照相法进行放射性核素血池显像,可观察壁动作及测定心室功能。

(5)心室晚电位:心肌梗死时心室晚电位阳性率 28%～58%,其出现不似陈旧性心梗稳定,但与室速与心室颤动有关,阳性者应进行心电监护及予以有效治疗。

(6)磁共振成像(MRI):易获得清晰的空间隔像,故对发现间隔段运动障碍、间隔心肌梗死并发症较其他方法优越。

(7)血常规:白细胞计数上升,达(10～20)×10⁹/L,中性粒细胞增至75%～90%。

(8)红细胞沉降率:增快,可持续1～3周。

(9)血清酶学检查:心肌细胞内含有大量的酶,受损时这些酶进入血液,测定血中心肌酶谱对诊断及估计心肌损害程度有十分重要的价值。常用的有:①血清肌酸激酶:发病4～6 h在血中出现,24 h达峰值,后很快下降,2～3 d消失。②乳酸脱氢酶在起病经8～10 h升高,达到高峰时间在2～3 d,持续1～2周恢复正常。其中肌酸激酶的同工酶和乳酸脱氢酶的同工酶诊断的特异性最高,其增高程度还能准确地反映梗死的范围。

(10)肌红蛋白测定:血清肌红蛋白升高出现时间比肌酸激酶略早,在4 h左右,多数24 h即恢复正常;尿肌红蛋白在发病后5～40 h开始排泄,持续时间平均达83 h。

(二)护理目标

(1)患者疼痛减轻。

(2)患者能遵医嘱服药,说出治疗的重要性。

(3)患者的活动量增加、心率正常。

(4)生命体征维持在正常范围。

(5)患者看起来放松。

(三)护理措施

1.一般护理

(1)安置患者于冠心病监护病房,连续监测心电图、血压、呼吸5～7 d,对行漂浮导管检查者做好相应护理,询问患者有无心悸、胸闷、胸痛、气短、乏力、头晕等不适。

(2)病室保持安静、舒适,限制探视,有计划地护理患者,减少对患者的干扰,保证患者充足的休息和睡眠时间,防止任何不良刺激。据病情安置患者于半卧位或平卧位。第1～3 d绝对卧床休息,翻身、进食、洗漱、排便等均由护理人员帮助料理;第4～6 d可在床上活动肢体,无并发症者可在床上坐起,逐渐过渡到坐在床边或椅子上,每次20 min,每天3～5次,鼓励患者深呼吸;第1～2周开始在室内走动,逐步过渡到室外行走;第3～4周可试着上下楼梯或出院。病情严重或有并发症者应适当延长卧床时间。

(3)介绍本病知识和监护室的环境。关心、尊重、鼓励、安慰患者,以和善的态度回答患者提出的问题,帮助其树立战胜疾病的信心。

(4)给予低钠、低脂、低胆固醇、无刺激、易消化的饮食,少量多餐,避免进食过饱。

(5)心肌梗死患者由于卧床休息、消化功能减退、哌替啶或吗啡等止痛药物的应用,使胃肠功能和膀胱收缩无力抑制,易发生便秘和尿潴留。应予以足够的重视,酌情给予轻泻剂,嘱患者排便时勿屏气,避免增加心脏负担和导致附壁血栓脱落。排便不畅时宜加用开塞露,对5 d无大便者可保留灌肠或给低压盐水灌肠。对排尿不畅者,可采用物理或诱导法,协助排尿,必要时行导尿。

(6)吸氧:氧治疗可提高改善低氧血症,有利于心肌梗死的康复。急性期给患者高流量氧疗,持续48 h。氧流量在每分钟3～5 L,病情变化可延长吸氧时间。待疼痛减轻,休克解除,可减低氧流量。注意鼻导管的通畅,24 h更换1次。如果合并急性左心衰竭,出现重度低氧血症时。死亡率较高,可采用加压吸氧或乙醇除泡沫吸氧。

(7)防止血栓性静脉炎或深部静脉血栓形成:血栓性静脉炎表现为受累静脉局部红、肿、痛,可延伸呈条索状,多因反复静脉穿刺输液和多种药物输注所致。所以行静脉穿刺时应严格无菌操作,患者感觉输液局部皮肤疼痛或红肿,应及时更换穿刺部位,并予以热敷或理疗。下肢静脉血栓形成一般在血栓较大引起阻塞时才出现患肢肤色改变,皮肤温度升高和可凹性水肿。应注意每天协助患者做被动下肢活动2～3次,注意下肢皮肤温度和颜色的变化避免选用下肢静脉输液。

2.病情观察与护理

急性心肌梗死为危重疾病,应早期发现危及患者生命的先兆表现,如能得到及时处理,可使病情转危为安。故需严密观察以下情况。

(1)血压:始发病时应0.5～1 h测量1次血压,随血压恢复情况逐步减少测量次数为每天4～6次,基本稳定后每天1～2次。若收缩压在12.0 kPa(90 mmHg)以下,脉压减小,且音调低落,要注意患者的神志状态、脉搏、面色、皮肤色泽及尿量等,是否有心源性休克的发生。此时,在通知医师的同时,对休克者采取抗休克措施,如补充血容量,应用升压药、血管扩张剂,以及纠正酸中毒,避免脑缺氧,保护肾功能等。有条件者应准备好中心静脉压测定装登或漂浮导管测定肺微血管楔嵌压设备,以正确应用输液量及调节液体滴速。

(2)心率、心律:在冠心病监护病房进行连续的心电、呼吸监测,在心电监测示波屏上,应注意观察心率及心律变化。及时检出可能作为恶性心动过速先兆的任何室性期前收缩,以及心室颤动或完全性房室传导阻滞、严重的窦性心动过缓、房性心律失常等,如发现室性期前收缩为:①每分钟5次以上;②呈二、三联律;③多源性期前收缩;④室性期前收缩的R波落在前一次主搏的T波之上,均为转变阵发性室性心动过速及心室颤动的先兆,易造成心搏骤停。遇有上述情况,在立即通知医师的同时,需应用相应的抗心律失常药物,并准备好除颤器和人工心脏起搏器,协同医师抢救处理。

(3)胸痛:急性心肌梗死患者常伴有持续剧烈的胸痛,因此,应注意观察患者的胸痛程度,因剧烈胸痛可导致低血压,加重心肌缺氧,扩大梗死面积,引起心力衰竭、休克及心律失常。常用的止痛剂有罂粟碱肌内注射或静脉滴注,硝酸甘油0.6 mg含服,疼痛较重者可用哌替啶或吗啡。在护理中应注意可能出现的药物不良反应,同时注意观察血压、尿量、呼吸及一般状态,确保用药的安全。

(4)呼吸急促:注意观察患者的呼吸状态,对有呼吸急促的患者应注意观察血压、皮肤黏膜的血液循环情况、肺部体征的变化及血流动力学和尿量的变化。发现患者有呼吸急促、不能平卧、烦躁不安、咳嗽、咳泡沫样血痰时,立即取半坐位,给予吸氧,准备好快速强心、利尿药,配合医师按急性心力衰竭处理。

(5)体温:急性心肌梗死患者可有低热,体温在37 ℃～38.5 ℃,多持续3 d左右。如体温持续升高,1周后仍不下降,应怀疑有继发肺部或其他部位感染,及时向医师报告。

(6)意识变化:如发现患者意识恍惚,烦躁不安,应注意观察血流动力学及尿量的变化。警惕心源性休克的发生。

(7)器官栓塞:在急性心肌梗死第1、2周内,注意观察组织或脏器有无发生栓塞现象。因左心室内附壁血栓可脱落,而引起脑、肾、四肢、肠系膜等动脉栓塞,应及时向医师报告。

(8)心室膨胀瘤:在心肌梗死恢复过程中,心电图表现虽有好转,但患者仍有顽固性心力衰竭或心绞痛发作,应疑有心室膨胀瘤的发生。这是由于在心肌梗死区愈合过程中,心肌被结缔组织所替代,成为无收缩力的薄弱纤维瘢痕区。该区内受心腔内的压力而向外呈囊状膨出,造成心室膨胀瘤。应配合医师进行X线检查以确诊。

（9）心肌梗死后综合征：需注意在急性心肌梗死后2周、数月甚至2年内,可并发心肌梗死后综合征。表现为肺炎、胸膜炎和心包炎征象,同时也有发热、胸痛、血沉和白细胞升高现象,酷似急性心肌梗死的再发。这是由于坏死心肌引起机体自身免疫变态反应所致。如心肌梗死的特征性心电图变化有好转现象又有上述表现时,应做好X线检查的准备,配合医师作出鉴别诊断。因本病应用激素治疗效果良好,若因误诊而用抗凝药物,可导致心腔内出血而发生急性心脏压塞。故应严密观察病情,在确诊为本病后,应向患者及家属做好解释工作,解除顾虑,必要时给患者应用镇痛及镇静药;做好休息、饮食等生活护理。

（四）健康教育

（1）注意劳逸结合,根据心功能进行适当的康复锻炼。

（2）避免紧张、劳累、情绪激动、饱餐、便秘等诱发因素。

（3）节制饮食,禁忌烟酒、咖啡、酸辣刺激性食物,多吃蔬菜、蛋白质类食物,少食动物脂肪、胆固醇含量较高的食物。

（4）按医嘱服药,随身常备硝酸甘油等扩张冠状动脉药物,定期复查。

（5）指导患者及家属,病情突变时,采取简易应急措施。

（杨李枝）

第四节 急性呼吸衰竭的护理

呼吸衰竭是指由于各种原因引起的肺通气和/或换气功能严重障碍,以致不能进行有效的气体交换,导致缺氧和/或二氧化碳潴留,从而引起一系列生理功能和代谢功能紊乱的临床综合征。一般认为在海平面、标准大气压、休息状态、呼吸空气条件下（$FiO_2 = 21\%$）,动脉血氧分压（PaO_2）<8.0 kPa（60 mmHg）和/或血二氧化碳分压（$PaCO_2$）>6.7 kPa（50 mmHg）时,作为呼吸衰竭的血气诊断标准。根据血气变化,将呼吸衰竭分为两型：Ⅰ型（换气性）指 PaO_2 下降而 $PaCO_2$ 正常或降低,多为急性呼吸衰竭的表现;Ⅱ型（通气性）指 PaO_2 下降伴有 $PaCO_2$ 升高,多为慢性呼吸衰竭或兼有急性发作的表现。急性呼吸衰竭是指由于某些突发的致病因素,使肺通气和/或换气功能迅速出现严重障碍,在短时间内引起呼吸衰竭。因机体不能很快代偿,若不及时抢救,会危及患者生命。

一、病因与发病机制

（一）病因

1.呼吸道及肺疾病

严重支气管哮喘、原发性或继发性肺炎、急性肺损伤、ARDS、肺水肿、上呼吸道异物堵塞、喉头水肿、慢性支气管炎急性发作及肺气肿等。

2.中枢神经及传导系统疾病

急性脑炎、颅脑外伤、脑出血、脑梗死、脑肿瘤、安眠药中毒及吸入有害气体等。

3.周围神经传导系统及呼吸肌疾病

脊髓灰质炎、重症肌无力、颈椎外伤、有机磷农药中毒等。

4.胸部病变

胸廓狭窄、胸外伤、自发性气胸、手术损伤、急剧增加的胸腔积液等。

5.肺血管性疾病

急性肺栓塞、肺血管炎、多发性肺微血管栓塞等。

(二)发病机制

急性呼吸衰竭的发生主要有肺泡通气不足、通气/血流比例(V/Q)失调、气体弥散障碍、肺内分流四种机制。

1.肺泡通气不足

肺泡通气不足其结果引起低氧和高碳酸血症。机制主要有以下几点。

(1)呼吸驱动不足:如中枢神经系统病变或中枢神经抑制药过量抑制呼吸中枢,使呼吸驱动力减弱,导致肺容量减少和肺泡通气不足。

(2)呼吸负荷过重:胸廓或横膈机械性运动能力下降,致肺泡通气下降及气道阻力增加,胸肺顺应性下降。

(3)呼吸泵功能障碍:由于呼吸肌本身的病变导致呼吸运动受限,如呼吸肌疾病、有机磷农药中毒等。

2.通气/血流比例(V/Q)失调

正常人肺泡通气量(V)约为 4 L/min,流经肺泡的血流(Q)约为 5 L/min,V/Q 约为 0.8。有效的气体交换主要取决于 V/Q 保持在 0.8 水平。当 V/Q 低于 0.8 时,肺泡通气不足、血流过剩,肺动脉内混合静脉血未经充分氧合即进入肺静脉,引起低氧血症。当 V/Q 大于 0.8 时,肺泡过度通气,肺泡内气体不能与血液进行充分的气体交换而成为无效通气,结果也导致低氧血症。严重的通气/血流比例失调亦可导致二氧化碳潴留。

3.气体弥散障碍

氧和二氧化碳可自由通过肺泡毛细血管膜进行气体交换,氧的弥散能力约为二氧化碳的 1/20。当肺不张、肺水肿、肺气肿、肺纤维化导致气体弥散面积减少、弥散距离加大时,往往影响氧的弥散,从而引起低氧血症。

4.肺内分流

肺动脉内的静脉血未经氧合直接流入肺静脉,引起低氧血症,是通气/血流比例失调的特例。常见于肺动脉-静脉瘘。

二、病情评估

(一)临床表现

急性呼吸衰竭患者除原发病表现外,还表现为低氧血症、高碳酸血症或两者兼有,可使机体各组织器官发生不同程度的功能改变。

1.呼吸系统改变

呼吸困难是临床最早出现的症状,表现为呼吸频率加快、呼吸费力、辅助呼吸肌活动增强、胸闷、发绀等。严重时表现为呼吸节律改变,如潮式呼吸、叹息样呼吸、陈-施呼吸。呼吸系统病变所致者,肺部有喘鸣音、湿啰音或呼吸音降低等原发病体征。

2.循环系统改变

早期心率加快,血压正常或轻度升高,严重时心率减慢、心律失常、血压下降。晚期由于严重缺氧和二氧化碳潴留可引起心肌损害,发生心力衰竭、休克、心搏骤停。

3.神经系统改变

大脑皮质对缺氧最敏感。轻度缺氧时出现头晕、注意力下降。明显缺氧时出现焦虑不安、躁动、定向力障碍和精神错乱。明显高碳酸血症时出现中枢神经系统抑制症状,如嗜睡、昏睡,严重缺氧和高碳酸血症均可导致昏迷。

4.其他系统改变

急性缺氧可造成凝血功能障碍、造血功能衰竭、弥散性血管内凝血。急性缺氧和二氧化碳潴留可致胃肠黏膜充血、水肿、糜烂而引起胃肠道出血。也可引起肾血管收缩、肾血流量减少、肾小球滤过率下降而致肾功能不全。

(二)辅助检查

1.实验室检查

尽早抽动脉血进行血气分析,PaO_2、$PaCO_2$ 和 pH 是最重要的血气参数。定时检查有助于判断呼吸衰竭的程度、类型、代偿情况及酸碱平衡紊乱程度和类型。

2.胸部 X 线检查

有助于明确病因、病变范围和程度。根据 X 线检查能了解心脏及血管的状态,分析气胸和血胸的存在及有无肺栓塞、肺炎、肺水肿等。

3.心电图检查

急性呼吸衰竭者可出现心动过速和其他各种心律失常。急性大块肺栓塞者,心电图检查可表现为心动过速,并有电轴右偏、完全性右束支传导阻滞和肺型 P 波。

三、急救护理

(一)紧急处理

1.保持气道通畅

患者缺氧与二氧化碳潴留,主要是由于通气功能障碍所致,而通气功能障碍主要原因是气道阻塞。因此及时清除气道分泌物,保持气道通畅,维持气道完整性,是纠正缺氧与二氧化碳潴留的前提。护理措施包括胸部物理治疗、气道吸引、必要时建立人工气道。

(1)胸部物理治疗:包括指导患者有效咳嗽、协助翻身、体位引流、背部叩击和振动,以促进痰液排出,有助于改善通气和血流灌注,促进某些肺段的痰液引流。

(2)气道吸引:吸引导管可经鼻或经口通过咽部到达呼吸道进行分泌物和痰液抽吸。吸痰时会造成短暂的缺氧,应注意心率、心律、血氧饱和度的变化。

(3)建立人工气道:对昏迷舌根后坠的患者,采用口咽通气管或鼻咽通气管支撑舌体,使其离开咽后壁,从而在短期内保持气道通畅。对需机械通气的患者,采用经鼻或经口气管内插管。经鼻气管插管易于固定,清醒患者易于耐受,用于需气管内插管时间较长者;经口气管插管操作简便,常用于紧急情况,但不易固定,易引起牙齿脱落与口腔黏膜破损。对需长期机械通气者,应行气管造口。气管造口包括气管切开术与经皮扩张气管导管留置术,均需严格无菌操作。

2.氧疗

缺氧是引起呼吸衰竭的直接原因,氧疗是急性呼吸衰竭的重要治疗措施。氧疗要根据缺氧原因和程度调整氧流量与氧浓度,严格掌握适应证,防止不良反应发生。Ⅰ型呼吸衰竭,原则上是按需给氧,根据血气分析结果及时调整氧浓度,一般为 50%～60%。Ⅱ型呼吸衰竭,应采用控制性氧疗,持续性低流量吸氧。一般氧流量为 $1\sim 3$ L/min,浓度为 $25\%\sim 30\%$。氧疗途径采用鼻塞法、面罩法等,对危重患者常规氧疗无效时,及早考虑机械通气给氧。

3.机械通气

机械通气是治疗急性呼吸衰竭重要而有效的措施。但因引起急性呼吸衰竭的病因各异,所造成的病理生理改变不同,故应根据具体病情特点来选择不同的通气模式。机械通气护理:保持呼吸机正常运行;保持各连接口紧密;了解通气量是否合适;及时解除报警原因;积极防治机械通气并发症;防止感染与交叉感染。

4.病因治疗

原发病治疗至关重要。有些病例在去除病因后可逆转呼吸衰竭,如急性上呼吸道阻塞时,治疗关键是建立人工气道;严重肺部感染或全身感染所致者,应尽早给予有效抗生素治疗;心源性肺水肿所致者,可给予硝酸甘油、利尿药或正性肌力药治疗;气胸或大量胸腔积液所致者,应行胸膜腔穿刺或置导管引流。

(二)用药观察

1.呼吸兴奋剂

(1)尼可刹米:用于各种原因引起的中枢性呼吸抑制,特别是肺性脑病时常用。能兴奋脑干呼吸中枢或刺激颈动脉体的化学感受器,反射性兴奋呼吸中枢,提高呼吸中枢对二氧化碳的敏感性。静脉注射给药,每次 0.375 g,必要时每 $1\sim 2$ h重复 1 次,也可用 $1.875\sim 3.75$ g静脉微量注射泵维持。

(2)纳洛酮:主要用于解除外源性阿片(吗啡和美沙酮等)对中枢神经系统的抑制,对麻醉、镇静催眠药过量和酒精中毒也有效。能与脑干特异性阿片受体竞争性结合,阻断内源性和外源性阿片的呼吸抑制作用。推荐剂量为 $0.4\sim 0.8$ mg,静脉注射,作用维持时间短。对长效呼吸抑制药如美沙酮过量者,首次静脉注射后,继续以 $0.4\sim 2.0$ mg/h速度静脉滴注,持续 $12\sim 24$ h。

应用呼吸兴奋剂时注意:①保持气道通畅。②有心功能不全或 ARDS 时不宜使用。③观察不良反应,如尼可刹米可致心动过速、血压升高、肌肉震颤或僵直、咳嗽、呕吐、出汗等症状。

2.糖皮质激素

严重支气管哮喘患者对支气管扩张药无效时,给予糖皮质激素治疗。氢化可的松 2 mg/kg,静脉注射,继而 0.5 mg/(kg·h),静脉滴注;或甲泼尼龙 $40\sim 125$ mg静脉注射,每 6 h 1 次。吸入性糖皮质激素对严重支气管哮喘无效。ARDS 患者发病后 $7\sim 10$ d应用糖皮质激素可减少肺纤维化。

应用糖皮质激素时注意:①用糖皮质激素期间应经常检测血糖,以便及时发现类固醇性糖尿病。②防止各种感染的发生,特别是防止多重感染的发生。③为减少对胃肠道的刺激,加用胃黏膜保护药物。

3.镇静药

预防呼吸衰竭患者的氧输送与氧消耗比例失常。

(1)丙泊酚:用于维持镇静,为短效静脉全身麻醉药,起效迅速,无明显蓄积,停药后苏醒快而完全。根据患者病情及所需镇静深度,可在静脉注射 $0.2\sim 0.7$ mg/kg 负荷量后,以 $0.3\sim 4.0$ mg/(kg·h)持续静脉微量注射泵输入,保持患者镇静,可使患者耐受机械通气。小儿禁用丙泊酚镇静。

(2)咪达唑仑:咪达唑仑为最新的苯二氮䓬类药物,起效和消除迅速。咪达唑仑 $1\sim 2$ mg静脉注射,根据病情需要也可持续静脉微量注射泵输入。

应用镇静药时注意:①应用镇静药时必须建立人工气道和机械通气。②定时评估患者精神状态,防止镇静过深。③丙泊酚可致血压下降需动态观察血压变化。

4.肌肉松弛药

应用于人机对抗时,消除自主呼吸;减少心肺功能不全者的氧消耗。常选用非去极化性肌肉松弛药。常用药物有潘库溴铵、阿曲库铵和维库溴铵。应用肌肉松弛药时注意:①必须在机械通气下使用。②必须先镇静后肌松。

5.祛痰药

呼吸系统感染常产生黏稠痰液。祛痰药能降低气道分泌物的黏滞性,有利于气道分泌物的清除。常用药物为氨溴索,可静脉注射,也可雾化吸入。应用祛痰药时注意与胸部物理治疗相结合。

(三)病情观察

1.观察生命体征

(1)呼吸:观察呼吸节律、频率、幅度。正常人呼吸频率为16~20次/分钟,新生儿为30~40次/分钟,呼吸幅度均匀,节律规则。成人自主呼吸频率超过20次/分钟,提示呼吸功能不全。超过30次/分钟,常需要机械辅助通气。呼吸节律改变提示脑干呼吸中枢病变或脑水肿。听诊两肺呼吸音是否对称,听诊顺序:肺尖—前胸—侧胸—背部,左右对比,有无痰鸣音、哮鸣音、湿啰音,是否伴咳嗽、咳痰,注意患者对治疗的反应。

(2)心率:观察心率、心律变化。缺氧早期心脏发生代偿作用,导致心率增快。严重缺氧可出现各种类型的心律失常如窦性心动过缓、期前收缩、心室颤动等。如进一步加重,可发展为周围循环衰竭甚至心搏停止。气道吸引时可引起短暂缺氧会诱发各种心律失常,需及时发现和纠正。

(3)体温:建立人工气道及应用机械通气期间,患者鼻、咽、喉自然防御屏障功能丧失、咳嗽咳痰能力减弱或丧失、气道吸引及全身抵抗力下降等增加感染机会,体温波动较大。观察体温变化,有助于判断感染控制情况。当体温升高超过38.5℃时,积极做好降温处理,遵医嘱留取细菌培养标本。

(4)意识:意识反映脑血流灌注和脑组织氧供情况。氧供正常时,患者意识清楚,定向力、计算力良好,能配合治疗。轻度缺氧时,患者兴奋、焦虑和烦躁不安。严重缺氧时出现意识模糊、嗜睡甚至昏迷。当患者出现意识异常时,注意安全防护,适当约束肢体,防止坠床与意外拔管。

2.血氧饱和度

原理:通过红外光传感器来测量毛细血管内氧合血红蛋白的含量。通过氧饱和度估计氧分压,氧饱和度小于95%,氧分压小于10.7 kPa(80 mmHg),显示轻度缺氧;氧饱和度小于90%,氧分压小于8.0 kPa(60 mmHg),显示中度缺氧;氧饱和度小于75%,氧分压小于5.3 kPa(40 mmHg),显示重度缺氧。影响脉搏血氧饱和度测定结果的有:末梢循环不良如低血压、血管收缩药、低温、动脉压迫等;指甲条件如灰指甲、涂抹指甲油等。对水肿或末梢循环较差的患者,应经常检查、更换检测部位。注意氧饱和度高低不能真正反映组织供氧情况,只能作为参考。

3.血气指标

动态测定血气指标有助于判断血液氧合及酸碱平衡状态,可作为诊断呼吸衰竭、指导机械通气参数调节、纠正酸碱失衡的重要依据。PaO_2反映机体氧合情况,对诊断缺氧和判断缺氧程度有重要价值。$PaCO_2$是判断肺通气功能的重要参数。机械通气开始前及治疗后30 min常规测定血气指标,以了解治疗效果。根据血气数据调整呼吸机参数。

(杨李枝)

第五节 急性肺栓塞的护理

一、定义

急性肺栓塞是指内源性或外源性栓子堵塞肺动脉或其分支引起肺循环障碍的病理综合征。若发生肺出血或坏死,则称为肺梗死。急性肺栓塞是世界上误诊率和死亡率较高的疾病之一,对人类的健康造成了严重的威胁。

二、临床表现

(一)症状

临床症状多种多样,但缺乏特异性。常见症状有:①不明原因的呼吸困难及气促,尤以活动后明显,为肺栓塞最多见的症状。②胸痛,包括胸膜炎性胸痛或心绞痛样胸痛。③晕厥,可为肺栓塞的唯一或首发症状。④烦躁不安、惊恐甚至濒死感。⑤咯血,常为小量咯血,大咯血少见。⑥咳嗽、心悸等。各病例可出现以上症状的不同组合。临床上有时出现所谓"三联征",即同时出现呼吸困难、胸痛及咯血,但仅见于约20%的患者。

(二)体征

1.呼吸系统

呼吸急促最常见,发绀,肺部有时可闻及哮鸣音和/或细湿啰音,肺野偶可闻及血管杂音,合并肺不张或胸腔积液时出现相应的体征。

2.循环系统

心动过速;血压变化,严重者可出现血压下降,甚至休克;颈静脉充盈或异常搏动;肺动脉瓣区第二心音亢进或分裂,三尖瓣区收缩期杂音。

3.其他

可伴发热,多为低热,少数患者体温达 38 ℃以上。

三、病因及发病机制

(一)病因

临床上常见的栓子包括深静脉血栓、感染性病灶、右心房或右心室附壁血栓、空气栓、羊水栓等。引起肺栓塞的基础疾病及诱因有深静脉血栓形成、创伤、肿瘤、制动、妊娠和分娩、口服避孕药、肥胖等。

(二)发病机制

急性肺栓塞所致病理生理改变及其严重程度受多种因素影响,包括栓子的大小和数量、多次栓塞的时间间隔、是否同时存在其他心肺疾病、个体反应的差异及血栓溶解的快慢等。其病理生理改变主要包括血流动力学改变、右心功能不全、心室间相互作用及呼吸生理变化等。轻者可无任何异常改变,重者肺循环阻力突然升高,肺动脉压突然升高,心排血量急骤下降,患者出现休克,甚至死亡。

四、辅助检查

(一)动脉血气分析

动脉血气分析显示低氧血症、低碳酸血症,肺泡-动脉血氧分压差增大。

(二)实验室检查

急性肺栓塞时,血浆 D-二聚体升高,但多种病因可导致其升高,故在临床中对肺栓塞有较大的排除价值,若其含量低于 $500\ \mu g/L$,则可基本排除肺栓塞。

(三)影像学检查

肺动脉造影为过去诊断急性肺栓塞的"金标准",但属于有创检查。近年来,CT、MRI 的发展使急性肺栓塞的诊断率明显提高。

(四)心电图检查

心电图缺乏特异性表现,但若发现心电图动态性变化多较单一固定性异常,对肺栓塞有更大的临床意义。

(五)深静脉血栓的检查

静脉超声检查和静脉造影可辅助诊断深静脉血栓,后者是深静脉血栓诊断的"金标准"。

五、诊断要点

肺栓塞的临床表现多样,有时隐匿,缺乏特异性,确诊需特殊检查。检出肺栓塞的关键是提高诊断意识,对有疑似表现、特别是高危人群中出现疑似表现者,应及时安排相应检查。诊断程序一般包括疑诊、确诊、求因 3 个步骤。

(一)疑诊

如患者出现上述临床症状、体征,特别是存在前述危险因素的病例出现不明原因的呼吸困难、胸痛、晕厥、休克,或伴有单侧或双侧不对称性下肢肿胀、疼痛等,应进行如下检查:动脉血气分析、心电图、X 线胸片、超声心动图和血浆 D-二聚体检查。

(二)确诊

在临床表现和初步检查提示肺栓塞的情况下,应安排肺栓塞的确诊检查:放射性核素肺通气/灌注扫描、螺旋 CT 和电子束 CT、磁共振成像和肺动脉造影。

(三)求因

对怀疑肺栓塞的病例,无论其是否有深静脉血栓性成症状,均应进行体检,并行静脉超声、放射性核素或 X 线静脉造影、CT 静脉造影、MRI 静脉造影、肢体阻抗容积图等检查,以帮助明确是否存在深静脉血栓性成及栓子的来源。

六、治疗要点

(一)一般处理

对患者进行严密监护,监测呼吸、心率、血压、静脉压、心电图及动脉血气的变化;卧床休息,保持大便通畅,避免用力,以防血栓脱落;可适当使用镇静、止痛、镇咳等相应的对症治疗。

(二)呼吸循环支持治疗

纠正低氧血症。出现心功能不全但血压正常者,可使用多巴酚丁胺和多巴胺;若出现血压下降,可增大剂量或使用其他血管加压药物,如去甲肾上腺素等。

(三)抗凝治疗

可防止血栓的发展和再发。主要抗凝剂有肝素、华法林。

(四)溶栓治疗

可迅速溶解血栓、恢复肺组织的血液灌注,降低肺动脉压、改善右心室功能。常用的溶栓药物有尿激酶、链激酶和阿替普酶。

七、护理问题

(一)气体交换受损

其与肺通气、换气功能障碍有关。

(二)疼痛

其与肺栓塞有关。

(三)低效型呼吸形态

其与肺的顺应性降低、气道阻力增加不能维持自主呼吸有关。

(四)焦虑/恐惧

其与担心疾病预后有关。

(五)睡眠形态紊乱

其与呼吸困难、咳嗽、咯血等有关。

(六)活动无耐力

其与日常活动供氧不足、疲乏有关。

(七)体液不足

其与痰液排出、出汗增加、摄入减少有关。

(八)营养失调

低于机体需要量与食欲下降、摄入不足、消耗增加有关。

(九)有皮肤完整性受损的危险

其与长期卧床有关。

八、护理措施

(一)病情观察

评估患者的呼吸频率、节律和深度,呼吸困难程度,呼吸音的变化,患者意识状态、瞳孔、皮肤温度及颜色,询问患者胸闷、憋气、胸部疼痛等症状有无改善。严密监测患者的呼吸、血压、心率、血氧饱和度、心律失常的变化情况,如有异常,及时通知医师。昏迷患者应评估瞳孔、肌张力、腱反射及病理反射。观察痰液的量、颜色及性状,及时了解尿常规、血电解质检查结果。准确记录24 h出入量。

(二)抢救配合

急性肺栓塞属临床急症,抢救不及时可危及患者生命。应加强患者病情的观察和血流动力学的监测,严密观察心率、心律、血氧饱和度、血压、呼吸的变化,备好抢救物品和药品,如发现患者出现剧烈胸痛、呼吸困难、咯血、面色苍白、血压下降等,立即通知医师并协助抢救。

(三)一般护理

1.环境

提供安静、舒适、整洁的休息环境,限制探视,减少交叉感染。保持室温在20 ℃～22 ℃和相对湿度60%～70%;没有层流装置的病室,应注意经常通风换气,每天通风3次。装有层流装置的病室,应保持层流装置的有效。

2.体位

急性肺栓塞患者应绝对卧床休息、肢体制动。若肺栓塞的位置已经确定,应取健侧卧位。床上活动时应避免突然坐起、转身及改变体位,禁止搬动患者,防止栓子的脱落。下肢静脉血栓者应抬高患肢,并高于肺平面20～30 cm,密切观察患肢的皮肤有无发绀、肿胀、发冷、麻木等感觉障碍,发现异常及时通知医师给予处理,严禁挤压、热敷、按摩患肢,防止血栓脱落。

3.饮食护理

指导患者进食富含维生素、高蛋白、粗纤维、易消化的饮食,多饮水,保持大便通畅,避免便秘、咳嗽等,以免增加腹腔压力,影响下肢静脉血液回流。做好口腔护理,以增进食欲。

4.吸氧

及早给予氧气吸入,遵医嘱合理氧疗。采用鼻导管或鼻塞给氧,必要时面罩吸氧。氧流量控制在4～6 L/min。注意及时根据血氧饱和度指数或血气分析结果来调整氧流量。必要时行机械通气。

5.疼痛护理

教会患者自我放松的技巧,如缓慢深呼吸、全身肌肉放松、听音乐、看书报等,以分散注意力,减轻疼痛。剧烈疼痛时,遵医嘱给予药物止痛,如吗啡、哌替啶、可待因等,及时评价止痛效果并观察可能出现的不良反应。

6.心理护理

胸闷、胸痛、呼吸困难,易给患者带来紧张、恐惧的情绪,甚至造成濒死感。尽量帮助患者适应环境,向患者讲解治疗的目的、要求、方法,减少其焦虑和恐惧心理。采取心理暗示和现身说教,帮助患者树立信心,使其积极配合治疗。情绪过于激动可诱发栓子脱落,应指导患者保持情绪稳定。启动家庭支持系统,帮助患者树立治疗的信心。

(四)溶栓及抗凝的护理

(1)使用抗凝剂时,应严格掌握药物的剂量、用法及速度,认真核对,严密观察用药后的反应,发现异常及时通知医师,调整剂量。

(2)进行溶栓、抗凝治疗期间,最主要的并发症是出血,因此应严密观察患者有无出血倾向。注意观察患者皮肤、黏膜、牙龈及穿刺部位有无出血,有无咯血、呕血、便血等现象。观察患者的意识状态、神志的变化,发现患者出现头痛、呕吐症状,要及时报告医师并给予处理,谨防颅内出血的发生。溶栓治疗期间应准备好各种抢救物品。

(3)用药期间应监测凝血时间及凝血酶原时间,避免各种侵入性的操作。指导患者预防出血的方法,如选用质软的牙刷,防止碰伤、抓伤,勿挖鼻、用力咳嗽、排便等。

(石里沙)

第六节　急性呼吸窘迫综合征的护理

急性呼吸窘迫综合征是指严重感染、创伤、休克等非心源性疾病过程中,肺毛细血管内皮细胞和肺泡上皮细胞损伤造成弥漫性肺间质及肺泡水肿,导致的急性低氧性呼吸功能不全或衰竭,属于急性肺损伤的严重阶段。以肺容积减少、肺顺应性降低、严重的通气/血流比例失调为病理生理特征。临床上表现为进行性低氧血症和呼吸窘迫,肺部影像学表现为非均一性的渗出性病变。本病起病急、进展快、死亡率高。

ALI 和 ARDS 是同一疾病过程中的两个不同阶段,ALI 代表早期和病情相对较轻的阶段,而 ARDS 代表后期病情较为严重的阶段。发生 ARDS 时患者必然经历过 ALI,但并非所有的 ALI 都会发展为 ARDS。引起 ALI 和 ARDS 的原因和危险因素很多,根据肺部直接和间接损伤对危险因素进行分类,可分为肺内因素和肺外因素。肺内因素是指致病因素对肺的直接损伤,包括:①化学性因素,如吸入毒气和烟尘、胃内容物及氧中毒等。②物理性因素,如肺挫伤、放射性损伤等。③生物性因素,如重症肺炎。肺外因素是指致病因素通过神经体液因素间接引起肺损伤,包括严重休克、感染中毒症、严重非胸部创伤、大面积烧伤、大量输血、急性胰腺炎、药物或麻醉品中毒等。ALI 和 ARDS 的发生机制非常复杂,目前尚不完全清楚。多数学者认为,ALI 和 ARDS 是由多种炎性细胞、细胞因子和炎性介质共同参与引起的广泛肺毛细血管急性炎症性损伤过程。

一、临床特点

ARDS 的临床表现可以有很大差别,取决于潜在疾病和受累器官的数目和类型。

(一)症状、体征

(1)发病迅速:ARDS 多发病迅速,通常在发病因素攻击(如严重创伤、休克、败血症、误吸)后 12~48 小时发病,偶尔有长达 5 d 者。

(2)呼吸窘迫:是 ARDS 最常见的症状,主要表现为气急和呼吸频率增快,呼吸频率大多在 25~50 次/分。其严重程度与基础呼吸频率和肺损伤的严重程度有关。

(3)咳嗽、咳痰、烦躁和神志变化:ARDS 可有不同程度的咳嗽、咳痰,可咳出典型的血水样痰,可出现烦躁、神志恍惚。

(4)发绀:是未经治疗 ARDS 的常见体征。

(5)ARDS 患者也常出现呼吸类型的改变,主要为呼吸浅快或潮气量的变化。病变越严重,这一改变越明显,甚至伴有吸气时鼻翼翕动及三凹征。在早期自主呼吸能力强时,常表现为深快呼吸,当呼吸肌疲劳后,则表现为浅快呼吸。

(6)早期可无异常体征,或仅有少许湿啰音;后期多有水泡音,亦可出现管状呼吸音。

(二)影像学表现

1.X 线胸片检查

早期病变以间质性为主,胸部 X 线片常无明显异常或仅见血管纹理增多,边缘模糊,双肺散在分布的小斑片状阴影。随着病情进展,上述的斑片状阴影进一步扩展,融合成大片状,或两肺均匀一致增加的毛玻璃样改变,伴有支气管充气征,心脏边缘不清或消失,称为"白肺"。

2.胸部 CT 检查

与 X 线胸片检查相比,胸部 CT 检查尤其是高分辨 CT 检查可更为清晰地显示出肺部病变分布、范围和形态,为早期诊断提供帮助。由于肺毛细血管膜通透性一致性增高,引起血管内液体渗出,两肺斑片状阴影呈现重力依赖性现象,还可出现变换体位后的重力依赖性变化。在 CT 中上表现为病变分布不均匀:①非重力依赖区(仰卧时主要在前胸部)正常或接近正常。②前部和中间区域呈毛玻璃样阴影。③重力依赖区呈现实变影。这些均提示肺实质的实变出现在受重力影响最明显的区域。无肺泡毛细血管膜损伤时,两肺斑片状阴影均匀分布,既不出现重力依赖现象,也无变换体位后的重力依赖性变化。这一特点有助于与感染性疾病鉴别。

(三)实验室检查

1.动脉血气分析

PaO_2<8.0 kPa(60 mmHg),有进行性下降趋势,在早期 $PaCO_2$ 多不升高,甚至可因过度通气而低于正常;早期多为单纯呼吸性碱中毒;随病情进展可合并代谢性酸中毒,晚期可出现呼吸性酸中毒。氧合指数较动脉氧分压更能反映吸氧时呼吸功能的障碍,而且与肺内分流量有良好的相关性,计算简便。氧合指数参照范围为 53.2~66.5 kPa(400~500 mmHg),在 ALI 时≤40.0 kPa(300 mmHg),ARDS 时≤26.7 kPa(200 mmHg)。

2.血流动力学监测

通过漂浮导管,可同时测定并计算肺动脉压、肺动脉楔压等,不仅对诊断、鉴别诊断有价值,而且对机械通气治疗亦为重要的监测指标。肺动脉楔压一般<1.6 kPa(12 mmHg),若>2.4 kPa(18 mmHg),则支持左心衰竭的诊断。

3.肺功能检查

ARDS 发生后呼吸力学发生明显改变,包括肺顺应性降低和气道阻力增高,肺无效腔/潮气量是不断增加的,肺无效腔/潮气量增加是早期 ARDS 的一种特征。

二、诊断及鉴别诊断

1999 年,中华医学会呼吸病学分会制订的诊断标准如下。

(1)有 ALI 和/或 ARDS 的高危因素。

(2)急性起病、呼吸频数和/或呼吸窘迫。

(3)低氧血症:ALI 时氧合指数≤40.0 kPa(300 mmHg);ARDS 时氧合指数≤26.7 kPa(200 mmHg)。

(4)胸部 X 线检查显示两肺浸润阴影。

(5)肺动脉楔压≤2.4 kPa(18 mmHg)或临床上能除外心源性肺水肿。

符合以上 5 项条件者,可以诊断 ALI 或 ARDS。必须指出,ARDS 的诊断标准并不具有特异性,诊断时必须排除大片肺不张、自发性气胸、重症肺炎、急性肺栓塞和心源性肺水肿(表 13-5)。

三、急诊处理

ARDS 是呼吸系统的一个急症,必须在严密监护下进行合理治疗。治疗目标是改善肺的氧合功能、纠正缺氧、维护脏器功能和防治并发症。治疗措施如下。

(一)氧疗

应采取一切有效措施尽快提高 PaO_2,纠正缺氧。可给高浓度吸氧,使 PaO_2≥8.0 kPa(60 mmHg)或 SaO_2≥90%。轻症患者可使用面罩给氧,但多数患者需采用机械通气。

(二)去除病因

病因治疗在 ARDS 的防治中占有重要地位,主要是针对涉及的基础疾病。感染是 ALI 和 ARDS 常见原因,也是首位高危因素,而 ALI 和 ARDS 又易并发感染。如果 ARDS 的基础疾病是脓毒症,除了清除感染灶外,还应选择敏感抗生素,同时收集痰液或血液标本分离培养病原菌和进行药敏试验,指导下一步抗生素的选择。一旦建立人工气道并进行机械通气,即应给予广谱抗生素,以预防呼吸道感染。

表 13-5 ARDS 与心源性肺水肿的鉴别

类别	ARDS	心源性肺水肿
特点	高渗透性	高静水压
病史	创伤、感染等	心脏疾病
双肺浸润阴影	+	+
重力依赖性分布现象	+	+
发热	+	可能
白细胞增多	+	可能
胸腔积液	−	+
吸纯氧后分流	较高	可较高
肺动脉楔压	正常	高
肺泡液体蛋白	高	低

(三)机械通气

机械通气是最重要的支持手段。如果没有机械通气,许多 ARDS 患者会因呼吸衰竭在数小时至数天内死亡。机械通气的指征目前尚无统一标准,多数学者认为一旦诊断为 ARDS,就应进行机械通气。在 ALI 阶段可试用无创正压通气,使用无创机械通气治疗时应严密监测患者的生命体征及治疗反应。神志不清、休克、气道自洁能力障碍的 ALI 和 ARDS 患者不宜应用无创机械通气。如无创机械通气治疗无效或病情继续加重,应尽快建立人工气道,行有创机械通气。

为了防止肺泡萎陷,保持肺泡开放,改善氧合功能,避免机械通气所致的肺损伤,目前常采用肺保护性通气策略,主要措施包括以下两方面。

1.呼气末正压

适当加用呼气末正压可使呼气末肺泡内压增大,肺泡保持开放状态,从而达到防止肺泡萎陷,减轻肺泡水肿,改善氧合功能和提高肺顺应性的目的。应用呼气末正压应首先保证有效循环血容量足够,以免因胸内正压增加而降低心排血量,而减少实际的组织氧运输;呼气末正压先从低水平 $0.29 \sim 0.49$ kPa($3 \sim 5$ cmH$_2$O)开始,逐渐增加,直到 PaO$_2$ > 8.0 kPa(60 mmHg)、SaO$_2$ > 90% 时的呼气末正压水平,一般呼气末正压水平为 $0.49 \sim 1.76$ kPa($5 \sim 18$ cmH$_2$O)。

2.小潮气量通气和允许性高碳酸血症

ARDS 患者采用小潮气量($6 \sim 8$ mL/kg)通气,使吸气平台压控制在 $2.94 \sim 34.3$ kPa($30 \sim 35$ cmH$_2$O)以下,可有效防止因肺泡过度充气而引起的肺损伤。为保证小潮气量通气的进行,可允许一定程度的 CO$_2$ 潴留[PaCO$_2$ 一般不宜高于 13.3 kPa(100 mmHg)]和呼吸性酸中毒(pH $7.25 \sim 7.30$)。

(四)控制液体入量

在维持血压稳定的前提下,适当限制液体入量,配合利尿药,使出入量保持轻度负平衡(每天 500 mL 左右),使肺脏处于相对"干燥"状态,有利于肺水肿的消除。液体管理的目标是在最低($0.7 \sim 1.1$ kPa 或 $5 \sim 8$ mmHg)的肺动脉楔压下维持足够的心排血量及氧运输量。在早期可给予高渗晶体液,一般不推荐使用胶体液。存在低蛋白血症的 ARDS 患者,可通过补充清蛋白等胶体溶液和应用利尿药,有助于实现液体负平衡,并改善氧合。若限液后血压偏低,可使用多巴胺和多巴酚丁胺等血管活性药物。

(五)加强营养支持

营养支持的目的在于不但纠正现有的患者的营养不良,还应预防患者营养不良的恶化。营养支持可经胃肠道或胃肠外途径实施。如有可能应尽早经胃肠补充部分营养,不但可以减少补液量,而且可获得经胃肠营养的有益效果。

(六)加强护理、防治并发症

有条件时应在重症监护病房中动态监测患者的呼吸、心律、血压、尿量及动脉血气分析等,及时纠正酸碱失衡和电解质紊乱。注意预防呼吸机相关性肺炎的发生,尽量缩短病程和机械通气时间,加强物理治疗,包括体位、翻身、拍背、排痰和气道湿化等。积极防治应激性溃疡和多器官功能能障碍综合征。

(七)其他治疗

糖皮质激素、肺泡表面活性物质替代治疗、吸入一氧化氮在 ALI 和 ARDS 的治疗中可能有一定价值,但疗效尚不肯定。不推荐常规应用糖皮质激素预防和治疗 ARDS。糖皮质激素既不能预防 ARDS 的发生,对早期 ARDS 也没有治疗作用。ARDS 发病>14 d 应用糖皮质激素会明显增加死亡率。感染性休克并发 ARDS 的患者,如合并肾上腺皮质功能不全,可考虑应用替代剂量的糖皮质激素。肺表面活性物质有助于改善氧合,但是还不能将其作为 ARDS 的常规治疗手段。

四、急救护理

在救治 ARDS 过程中,精心护理是抢救成功的重要环节。护士应做到及早发现病情,迅速协助医师采取有力的抢救措施。密切观察患者生命体征,做好各项记录,准确完成各种治疗,备齐抢救器械和药品,防止机械通气和气管切开的并发症。

(一)护理目标

(1)及早发现 ARDS 的迹象,及早有效地协助抢救。维持生命体征稳定,挽救患者生命。

(2)做好人工气道的管理,维持患者最佳气体交换,改善低氧血症,减少机械通气并发症。

(3)采取俯卧位通气护理,缓解肺部压迫,改善心脏的灌注。

(4)积极预防感染等各种并发症,提高救治成功率。

(5)加强基础护理,增加患者舒适感。

(6)减轻患者心理不适,使其合作、平静。

(二)护理措施

(1)及早发现病情变化,ARDS 通常在疾病或严重损伤的最初 24~48 h 后发生。首先出现呼吸困难,通常呼吸浅快。吸气时可存在肋间隙和胸骨上窝凹陷。皮肤可出现发绀和斑纹,吸氧不能使之改善。

护士发现上述情况要高度警惕,及时报告医师,进行动脉血气和胸部 X 线等相关检查。一旦诊断考虑 ARDS,立即积极治疗。若没有机械通气的相应措施,应尽早转至有条件的医院。患者转运过程中应有专职医师和护士陪同,并准备必要的抢救设备,氧气必不可少。若有指征行机械通气治疗,可以先行气管插管后转运。

(2)迅速连接监测仪,密切监护心率、心律、血压等生命体征,尤其是呼吸的频率、节律、深度及血氧饱和度等。观察患者意识、发绀情况、末梢温度等。注意有无呕血、黑便等消化道出血的表现。

（3）氧疗和机械通气的护理：治疗 ARDS 最紧迫问题在于纠正顽固性低氧、改善呼吸困难，为治疗基础疾病赢得时间。需要对患者实施氧疗甚至机械通气。

严密监测患者呼吸情况及缺氧症状。若单纯面罩吸氧不能维持满意的血氧饱和度，应予以辅助通气。首先可尝试采用经面罩持续气道正压吸氧等无创通气，但大多需要机械通气吸入氧气。遵医嘱给予高浓度氧气吸入或使用呼气末正压通气（positive end expiratory pressure，PEEP）并根据动脉血气分析值的变化调节氧浓度。

使用 PEEP 时应严密观察，防止患者出现气压伤。PEEP 是在呼气终末时给予气道以一恒定正压使之不能回复到大气压的水平。可以增加肺泡内压和功能残气量改善氧合，防止呼气使肺泡萎陷，增加气体分布和交换，减少肺内分流，从而提高 PaO_2。由于 PEEP 使胸腔内压升高，静脉回流受阻，致心搏减少、血压下降，严重者可引起循环衰竭，另外正压过高，肺泡过度膨胀、破裂有导致气胸的危险。所以在监护过程中，注意 PEEP 观察有无心率增快、突然胸痛、呼吸困难加重等相关症状，发现异常立即调节 PEEP 压力并报告医师处理。

帮助患者采取有利于呼吸的体位，如端坐位或高枕卧位。

人工气道的管理有以下几方面：①妥善固定气管插管，观察气道是否通畅，定时对比听诊双肺呼吸音。经口插管者要固定好牙垫，防止阻塞气道。每班检查并记录导管刻度，观察有无脱出或误入一侧主支气管。套管固定松紧适宜，以能放入一指为准。②气囊充气适量。充气过少易产生漏气，充气过多可压迫气管黏膜导致气管食管瘘，可以采用最小漏气技术，用来减少并发症发生。方法：用 10 mL 注射器将气体缓慢注入，直至在喉及气管部位听不到漏气声，每次向外抽出气体 0.25～0.5 mL，至吸气压力到达峰值时出现少量漏气为止，再注入 0.25～0.5 mL 气体，此时气囊容积为最小封闭容积，气囊压力为最小封闭压力，记录注气量。观察呼吸机上气道峰压是否下降及患者能否发音说话，长期机械通气患者要观察气囊有无破损、漏气现象。③保持气道通畅。严格无菌操作，按需适时吸痰。过多反复抽吸会刺激黏膜，使分泌物增加。先吸气道再吸口、鼻腔，吸痰前给予充分气道湿化、翻身叩背、吸纯氧 3 min，吸痰管最大外径不超过气管导管内径的 1/2，迅速插吸痰管至气管插管，感到阻力后撤回吸痰管 1～2 cm，打开负压边后退边旋转吸痰管，吸痰时间不应超过 15 s。吸痰后密切观察痰液的颜色、性状、量及患者心率、心律、血压和血氧饱和度的变化，一旦出现心律失常和呼吸窘迫，立即停止吸痰，给予吸氧。④用加温湿化器对吸入气体进行湿化，根据病情需要加入盐酸氨溴索、异丙托溴铵等，每天 3 次雾化吸入。湿化满意标准为痰液稀薄、无泡沫、不附壁能顺利吸出。

呼吸机使用过程中注意电源插头要牢固，不要与其他仪器共用一个插座；机器外部要保持清洁，上端不可放置液体；开机使用期间定时倒掉管道及集水瓶内的积水，集水瓶安装要牢固；定时检查管道是否漏气、有无打折、压缩机工作是否正常。

（4）维持有效循环，维持出入液量轻度负平衡。循环支持治疗的目的是恢复和提供充分的全身灌注，保证组织的灌流和氧供，促进受损组织的恢复。在能保持酸碱平衡和肾功能前提下达到最低水平的血管内容量。①护士应迅速帮助完成该治疗目标。选择大血管，建立 2 个以上的静脉通道，正确补液，改善循环血容量不足。②严格记录出入量、每小时尿量。出入量管理的目标是在保证血容量、血压稳定前提下，24 h 出量大于入量 500～1 000 mL，利于肺内水肿液的消退。充分补充血容量后，护士遵医嘱给予利尿药，消除肺水肿。观察患者对治疗的反应。

（5）俯卧位通气护理：由仰卧位改变为俯卧位，可使 75％ARDS 患者的氧合改善。可能与血流重新分布，改善背侧肺泡的通气，使部分萎陷肺泡再膨胀达到"开放肺"的效果有关。随着通气/血流比例的改善进而改善了氧合。但存在血流动力学不稳定、颅内压增高、脊柱外伤、急性出血、骨科手术、近期腹部手术、妊娠等禁忌实施俯卧位。①患者发病经 24～36 h 取俯卧位，翻身前给予纯氧吸入 3 min。预留足够的管路长度，注意防止气管插管过度牵拉致脱出。②为减少特殊体位给患者带来的不适，用软枕垫高头部 15°～30°，嘱患者双手放在枕上，并在髋、膝、踝部放软枕，每 1～2 h 更换 1 次软枕的位置，每 4 h 更换 1 次体位，同时考虑患者的耐受程度。③注意血压变化，因俯卧位时支撑物放置不当，可使腹压增加，下腔静脉回流受阻而引起低血压，必要时在翻身前提高吸氧浓度。④注意安全、防坠床。

（6）预防感染的护理：①注意严格无菌操作，每天更换气管插管切口敷料，保持局部清洁干燥，预防或消除继发感染。②加强口腔及皮肤护理，以防护理不当而加重呼吸道感染及发生压疮。③密切观察体温变化，注意呼吸道分泌物的情况。

（7）心理护理，减轻恐惧，增加心理舒适度：①评估患者的焦虑程度，指导患者学会自我调整心理状态，调控不良情绪。主动向患者介绍环境，解释治疗原则，解释机械通气、监测及呼吸机的报警系统，尽量消除患者的紧张感。②耐心向患者解释病情，对患者提出的问题要给予明确、有效和积极的信息，消除心理紧张和顾虑。③护理患者时保持冷静和耐心，表现出自信和镇静。④如果患者由于呼吸困难或人工通气不能讲话，可提供纸笔或以手势与患者交流。⑤加强巡视，了解患者的需要，帮助患者解决问题。⑥帮助并指导患者及家属应用松弛疗法、按摩等。

（8）营养护理：ARDS 患者处于高代谢状态，应及时补充热量和高蛋白、高脂肪营养物质。能量的摄取既应满足代谢的需要，又应避免糖类的摄取过多，蛋白摄取量一般为每天 1.2～1.5 g/kg。

尽早采用肠内营养，协助患者取半卧位，充盈气囊，证实胃管在胃内后，用加温器和输液泵匀速泵入营养液。若有肠鸣音消失或胃潴留，暂停鼻饲，给予胃肠减压。一般留置 5～7 d 拔除，更换到对侧鼻孔，以减少鼻窦炎的发生。

（三）健康指导

在疾病的不同阶段，根据患者的文化程度做好有关知识的宣传和教育，让患者了解病情的变化过程。

（1）提供舒适安静的环境以利于患者休息，指导患者正确卧位休息，讲解由仰卧位改变为俯卧位的意义，尽可能减少特殊体位给患者带来的不适。

（2）向患者解释咳嗽、咳痰的重要性，指导患者掌握有效咳痰的方法，鼓励并协助患者咳嗽、排痰。

（3）指导患者自己观察病情变化，如有不适及时通知医护人员。

（4）嘱患者严格按医嘱用药，按时服药，不要随意增减药物剂量及种类。服药过程中，需密切观察患者用药后反应，以指导用药剂量。

（5）出院指导 指导患者出院后仍以休息为主，活动量要循序渐进，注意劳逸结合。此外，患者病后生活方式的改变需要家人的积极配合和支持，应指导患者家属给患者创造一个良好的身心休养环境。出院后 1 个月内来院复查 1～2 次，出现情况随时来院复查。

（石里沙）

第七节　急性肝衰竭的护理

一、定义

急性肝衰竭是原来无肝病者肝脏受损后、短时间内发生的严重临床综合征,死亡率高,最常见的病因是病毒性肝炎。

二、病因及发病机制

(一)病因

在中国引起肝衰竭的主要病因是肝炎病毒(主要是乙肝病毒),其次是药物及肝毒性物质(如乙醇、化学制剂等)。在欧美国家,药物是引起急性、亚急性肝衰竭的主要原因。

(二)发病机制

1.内毒素与肝损伤

内毒素使肝脏能量代谢发生障碍。还可诱导中性粒细胞向肝内聚集,并激活中性粒细胞,参与导致大块肝细胞坏死的炎症过程。内毒素作用于肝窦内皮细胞及微血管,引起肝微循环障碍,导致缺氧缺血性损伤。

2.细胞因子与肝损伤

细胞因子不仅是肝坏死过程的主要因素,还与肝衰竭时肝细胞再生抑制状态有关。

3.细胞凋亡

肝细胞凋亡在肝衰竭病理形成过程中也起着重要的作用。

4.多器官功能衰竭与肝衰竭

肝衰竭是多器官功能衰竭的主要起因,而多器官功能衰竭又可加重肝衰竭。

三、临床表现

(一)神经、精神症状

早期以性格和行为改变为主,如情绪激动、精神错乱、行为荒诞等,少数患者可被误诊为精神病。晚期出现肝性脑病、肝臭,各种反射迟钝或消失,肌张力改变,踝阵挛阳性。

(二)黄疸

典型病例先是尿色加深,2～3 d皮肤巩膜出现黄疸,迅速加深,少数患者的黄疸可出现在神经、精神症状前,但较轻微,以后随病情恶化而加深。

(三)出血

因肝脏内凝血因子合成障碍,导致弥散性血管内凝血、血小板减少。

(四)肝脏缩小

多数急性肝衰竭肝脏呈进行性缩小,此为诊断本病的重要体征。

(五)腹水

多数患者迅速出现腹水,大多属于漏出液,少数为渗出液或血性。

(六)脑水肿、脑疝综合征

发生率为 $24\%\sim82\%$，单纯脑水肿表现为呕吐、头痛、烦躁、血压轻度上升。合并脑疝则出现去大脑强直、抽搐、瞳孔对光反应减弱或消失、呼吸节律不齐、呼吸骤停等。

(七)肝肾综合征

表现为少尿或无尿、氮质血症、稀释性低血钠、低尿钠，尿中可无蛋白质及管型。

四、实验室及其他检查

肝炎病毒学检查：肝功能检查转氨酶升高或发生胆-酶分离现象；血生化检查凝血酶原时间延长。

五、紧急救护

(一)去除诱因
针对引起急性肝衰竭的不同诱因，给予治疗和护理。

(二)保肝治疗
(1)应用细胞活性药物，如 ATP、辅酶 A、肌苷、1,6-二磷酸果糖等。

(2)胰岛素-胰高血糖素疗法。

(3)促肝细胞生长素促使肝细胞再生。

(4)前列腺素 E 可扩张血管、改善肝微循环、稳定肝细胞膜、防止肝细胞坏死。

(5)适量补充新鲜血、新鲜血浆及清蛋白，有利于提高胶体渗透压，促进肝细胞的再生和补充凝血因子。

(三)对症处理

1.肝性脑病

避免使用麻醉、镇痛、催眠等中枢抑制药物，及时控制感染和上消化道出血，注意纠正水、电解质和酸碱平衡紊乱，降低血氨。可通过下列方法降低血氨。

(1)禁止经口摄入蛋白质，尤其动物蛋白，以减少氨的形成。

(2)抑制肠道产氨细菌生长，可口服或鼻饲新霉素 $1\sim2$ g/d，甲硝唑 0.2 g，每天 4 次。

(3)清除肠道积食、积血或其他含氮物质，应用乳果糖或拉克替醇，口服或高位灌肠，可酸化肠道，促进氨的排出，减少肠源性毒素吸收。

(4)视患者的电解质和酸碱平衡情况酌情选择谷氨酸钠、谷氨酸钾、精氨酸等降氨药。

(5)使用支链氨基酸或支链氨基酸与精氨酸混合制剂，以纠正氨基酸失衡。

2.出血

(1)预防胃应激性溃疡出血，可用 H_2 受体拮抗剂或质子泵抑制剂。

(2)凝血功能障碍者注射维生素 K，可促进凝血因子的合成。血小板减少或功能异常者可输注血小板悬液。

(3)胃肠道出血者可用冰盐水加血管收缩药物局部灌注止血。

(4)活动性出血或需接受损伤性操作者，应补充凝血因子，以输新鲜血浆为宜。

(5)一旦出现弥散性血管内凝血、颅内出血，须积极配合抢救。

(四)急性并发症的处理

1.肝肾综合征

(1)及时去除诱因，如避免强烈利尿及大量放腹水，不使用损害肾功能的药物。

（2）在改善肝功能的前提下，适当输注右旋糖酐40、清蛋白等胶体溶液，以提高循环血容量。

（3）补充血容量的同时给予利尿药，常用20％甘露醇，无效时可用呋塞米，可消除组织水肿、腹水，减轻心脏负荷，清除有害代谢产物。

（4）应用血管活性药，可选用多巴胺、酚妥拉明等药物，以扩张肾血管，增加肾血流量。

（5）经上述治疗无效时，宜尽早进行血液透析，清除血内有害物质，减轻氮质血症，纠正高钾血症和酸中毒。

2.感染

一旦出现感染，可单用或联合应用抗生素，但不应使用有肝、肾毒性的药物。

3.脑水肿

颅内压增高者给予高渗性脱水药。

（五）血液净化疗法

可清除因肝功能严重障碍而产生的各种有害物质，使血液得以净化，帮助患者度过危险期。血浆置换是较为成熟的血液净化方法，可以去除与血浆蛋白结合的毒物，补充血浆蛋白、凝血因子等人体所需物质，从而减轻急性肝衰竭患者的症状。

（六）肝替代治疗

（1）人工肝支持治疗：人工肝是指通过体外的机械、物理化学或生物装置，清除各种有害物质，补充必需物质，改善内环境，暂时替代衰竭肝的部分功能的治疗方法，能为肝细胞再生及肝功能恢复创造条件或等待机会进行肝移植。

（2）肝移植。

六、观察要点

（1）判断神志是否清醒，性格和行为有无异常，以便及时发现肝性脑病的先兆。

（2）密切观察生命体征变化，注意每天测量腹围、体重。

（3）黄疸：了解黄疸的程度，有无逐渐加重。

（4）出血：注意皮肤、黏膜及消化道等部位有无出血，抽血及穿刺后要长时间压迫穿刺点，防止渗血。

（5）监测中心静脉压、血气分析变化。

（6）监测肝功能、凝血功能变化。

（7）对接受谷胰高血糖素、胰岛素疗法的患者，用药期间随时监测血糖水平，以便随时调整药物的用量。

（8）应用谷氨酸钾时须监测钾、钠、氯含量，保持电解质平衡。

七、护理

（一）充分休息与心理护理

患者应绝对卧床休息，腹水患者采取半卧位。鼓励患者保持乐观情绪，以最佳心理状态配合治疗。

（二）饮食护理

给予低脂、低盐、高热量、清淡、易消化的食物。戒烟酒，忌辛辣刺激性食物，少量多餐可进食流质或半流质，以保证营养充分吸收，促进肝细胞再生和修复。有腹水者控制钠盐摄入，肝性脑病者忌食蛋白。

（三）口腔护理

饭前饭后可用5％碳酸氢钠漱口。

（四）皮肤护理

保持皮肤清洁干燥，黄疸较深、瘙痒严重者可给予抗组胺药物。

（五）并发症的护理

1.肝肾综合征

严格控制液体入量，避免使用损害肝、肾功能的药物。注意观察尿量的变化及尿的颜色和性质，准确记录每天出入液量。

2.感染

加强支持疗法，调整免疫功能。

3.大量腹水

（1）安置半卧位，限制钠盐和每天入水量。

（2）遵医嘱应用利尿药，避免快速和大量利尿，用药后注意监测血电解质。

（3）每天称体重、测腹围、记录尿量，密切观察腹水增长及消退情况。④腹腔穿刺放腹水1次量不能超过3 000 mL，防止水、电解质紊乱和酸碱失衡。

4.脑水肿

密切观察患者有无头痛、呕吐、眼底视盘水肿及意识障碍等表现。一旦发生，应协助患者取平卧位，抬高床头15°～30°，以利颅内静脉回流，减轻脑水肿。使用脱水药、利尿药后易出现电解质紊乱，应定时监测。

（六）安全防护

对于昏迷患者加护床挡，烦躁患者慎用镇静药，必要时可用水合氯醛灌肠。

（七）肠道护理

灌肠可清除肠内积血，使肠内保持酸性环境，减少氨的产生和吸收，协助患者采取左侧卧位，用37 ℃～38 ℃温水100 mL加食醋50 mL灌肠1～2次／天，或乳果糖500 mL加温水500 mL保留灌肠，使血氨降低。肝性脑病者禁用肥皂水灌肠。

（杨李枝）

第八节　急性胰腺炎的护理

急性胰腺炎是常见的急腹症之一，为胰酶对胰脏本身自身消化所引起的化学性炎症。胰腺病变轻重不等，轻者以水肿为主，临床经过属自限性，一次发作数日后即可完全恢复，少数呈复发性急性胰腺炎；重者胰腺出血坏死，易并发休克、胰假性囊肿和脓肿等，死亡率高达25％～40％。

关于急性胰腺炎的发生率，目前尚无精确统计。国内报告急性胰腺炎患者占住院患者的0.32％～2.04％。本病患者一般女多于男，患者的平均年龄50～60岁。职业以工人多见。

一、病因及发病机制

胰腺是一个其有内、外分泌功能的实质性器官，胰腺的腺泡分泌胰液（外分泌），对食物的消化起重要作用;而散在地分布在胰腺内的胰岛,其功能细胞主要分泌胰岛素和胰高糖素(内分泌)。正常情况下,当胰液中无活力的胰蛋白酶原等进入十二指肠时,在碱性环境中被胆汁和十二指肠液中的肠激酶激活,成为具有消化能力的胰蛋白酶。在胆总管、胰管、壶腹部炎症、梗阻等病理情况下,多种胰酶在胰腺内被激活,并大量溢出管壁及腺泡壁外,导致胰腺自身消化,引起水肿、出血、坏死等,而产生急性胰腺炎。

引起急性胰腺炎的病因甚多。常见病因为胆道疾病、酗酒。急性胰腺炎的各种致病相关因素(表 13-6)。

表 13-6　　急性胰腺炎致病相关因素

梗阻因素	①胆管结石。②乏特氏壶腹或胰腺肿瘤。③寄生虫或肿瘤使乳头阻塞。④胰腺分离现象并伴副胰管梗阻。⑤胆总管囊肿。⑥壶腹周围的十二指肠憩室。⑦奥狄氏括约肌压力增高。⑧十二指肠襻梗阻
毒素	①乙醇。②甲醇。③蝎毒。④有机磷杀虫剂
药物	①肯定有关(有重要试验报告):硫唑嘌呤/6-巯基嘌呤、丙戊酸、雌激素、四环素、灭滴灵、呋喃妥因、呋塞米、磺胺、甲基多巴、阿糖胞苷、甲氰咪呱。②不一定有关:(无重要试验报告)噻嗪利尿剂、利尿酸、降糖灵、普鲁卡因酰胺、氯噻酮、L-门冬酰胺酶、醋氨酚
代谢因素	①高甘油三酯血症。②高钙血症
外伤因素	①创伤:腹部钝性伤。②医源性:手术后、内镜下括约肌切开术、奥狄氏括约肌测压术
先天性因素	
感染因素	①寄生虫:蛔虫、华支睾吸虫。②病毒:流行性腮腺炎、甲型肝炎、乙型肝炎、柯萨奇 B 病毒、EB 病毒。③细菌:支原体、空肠弯曲菌
血管因素	①局部缺血:低灌性(如心脏手术)。②动脉粥样硬化性栓子。③血管炎:系统性红斑狼疮、结节性多发性动脉炎、恶性高血压
其他因素	①穿透性消化性溃疡。②十二指肠克隆病。③妊娠有关因素。④儿科有关因素 Reye's 综合征、囊性纤维化特发性

(一)梗阻因素

胆石症常是老年人急性胰腺炎首次发作的原因,老年女性特别常见。一般认为是在胆石一过性阻塞胰管开口处或紧邻此开口处的总胆管时发生。如在胆石性胰腺炎发作后立即仔细收集和检查粪便,常常可以找到胆结石。胆石症引起胰腺炎的机制尚不清楚。可能是乏特氏壶腹被胆石阻塞,引起胆汁反流入胰管,损伤胰腺实质。也有认为是胰管一过性梗阻而无胆汁反流。

有人认为副乳头的先天畸形和狭窄必然引起胰腺炎。奥狄氏括约肌压力增高是急性胰腺炎反复发作的原因之一,据此内镜下括约肌切开术治疗已获得良好效果。胰小管或壶腹周围的小肿瘤也能引起胰腺炎。

(二)毒素和药物因素

乙醇、甲醇、蝎毒和有机磷杀虫剂等均可引起急性胰腺炎。

药物诱发的胰腺炎通常与对药物的超敏有关而与剂量无关。其特点是在接触药物的第一个月内发生,通常病情轻且有自限性。与成人胰腺炎发病有关的药物最常见的是硫唑嘌呤及其类似物 6-巯基嘌呤。应用这类药物的个体中有 3%～5%发生胰腺炎,引起儿童胰腺炎最常见的药物是丙戊酸。

(三)代谢因素

甘油三酯水平超过 11.3 mmol/L 时,易发中至重度的急性胰腺炎。如其水平降至 5.65 mmol/L 以下,反复发作次数可明显减少。各种原因引起的高钙血症亦易发生急性胰腺炎。

(四)外伤因素

胰腺的创伤或手术都可引起胰腺炎。内镜逆行胰胆管造影所致创伤也可引起胰腺炎,发生率为 1%~5%。

(五)先天性因素

胰腺炎的易感性呈常染色体显性遗传。临床特点是儿童或青年期起病,逐渐演变成慢性胰腺炎和胰功能不全。胰腺结石可显著。少数家族还合并有氨基酸尿症。

(六)感染因素

血管功能不全(低容量灌注,动脉粥样硬化)和血管炎可能因减少胰腺血流而引起或加重胰腺炎。

二、临床表现

急性胰腺炎的临床表现和病程,取决于其病因、病理类型和治疗是否及时。水肿型胰腺炎一般 3~5 天内症状即可消失,但常有反复发作。如症状持续一周以上,应警惕已演变为出血坏死型胰腺炎。出血坏死型胰腺炎亦可在一开始时即发生,呈暴发性经过。

(一)腹痛

为本病最主要表现,约见于 95% 急性胰腺炎病例,多数突然发作,常在饱餐和饮酒后发生。轻重不一,轻者上腹钝痛,患者常能忍受,重者呈腹绞痛、钻痛或刀割痛。疼痛常呈持续性伴阵发性加剧。疼痛的部位可因病变的部位不同而异,通常在上中腹部。如炎症以胰头部为主,疼痛常在右上腹及中上腹部;如炎症以胰体、尾部为主,常为中上腹及左上腹疼痛,并向腰背放射。疼痛在弯腰或起坐前倾时可减轻。病情轻者腹痛 3~5 天缓解;出血坏死型的病情发展较快,腹痛延续较长。由于渗出液扩散至腹腔,腹痛可弥漫至全腹。极少数患者尤其年老体弱者可无腹痛或极轻微痛。

腹肌常紧张,并可有反跳痛。但不像消化道穿孔时表现的肌强硬,如检查者将手紧贴于患者腹部,仍可能按压下去。有时按压腹部反可使腹痛减轻。腹痛发生的原因是胰管扩张;胰腺炎症、水肿;渗出物、出血或胰酶消化产物进入后腹膜腔,刺激腹腔神经丛;化学性腹膜炎;胆管和十二指肠痉挛及梗阻。

(二)恶心、呕吐

84% 的患者有频繁恶心和呕吐,常在进食后发生。呕吐物多为胃内容物,重者含胆汁甚至血样物。呕吐是机体对腹痛或胰腺炎症刺激的一种防御性反射。呕吐后,进入十二指肠的胃酸减少,从而减少胰泌素及缩胆素的释放,减少了胰液胰酶的分泌。

(三)发热

大多数患者有中度以上发热,少数可超过 39.0 ℃,一般持续 3~5 天。发热系胰腺炎症或坏死产物进入血循环,作用于中枢神经系统体温调节中枢所致。多数发热患者中找不到感染的证据,但如果高热不退强烈提示合并感染或并发胰腺脓肿。

(四)黄疸

黄疸可于发病后 1~2 天出现,常为暂时性阻塞性黄疸。黄疸的发生主要由于肿大的胰头部压迫了胆总管所致。合并存在的胆道病变如胆石症和胆道炎症亦是黄疸的常见原因。少数患者后期可因并发肝损害而引起肝细胞性黄疸。

(五)低血压及休克

出血坏死型胰腺炎常发生低血压和休克。患者烦躁不安,皮肤苍白、湿冷、呈花斑状,脉细弱,血压下降,少数可在发病后短期内猝死。发生休克的机制主要有以下几点。

(1)胰舒血管素原释放,被胰蛋白酶激活后致血浆中缓激肽生成增多。缓激肽可引起血管扩张,毛细血管通透性增加,使血压下降。

(2)血液和血浆渗出到腹腔或后腹膜腔,引起血容量不足,这种体液丧失量可达血容量的30%。

(3)腹膜炎时大量体液流入腹腔或积聚于麻痹的肠腔内。

(4)呕吐丢失体液和电解质。

(5)坏死的胰腺释放心肌抑制因子使心肌收缩不良。

(6)少数患者并发肺栓塞、胃肠道出血。

(六)肠麻痹

肠麻痹是重型或出血坏死型胰腺炎的主要表现。初期,邻近胰腺的上腹部可见扩张的充气肠袢,后期则整个肠道均发生肠麻痹性梗阻。临床上以高度腹胀、肠鸣音消失为主要表现。肠麻痹可能是肠管对腹膜炎的一种反应。另外,炎症的直接作用,血管和循环的异常、低钠和低钾血症,肠壁神经丛的损害也是肠麻痹发生的重要促发因素。

(七)腹水

胰腺炎时常有少量腹水,由胰腺和腹膜在炎症过程中液体渗出或漏出所致。淋巴管受阻塞或不畅可能也起作用。偶尔出现大量的顽固性腹水,多由于假性囊肿中液体外漏引起。胰性腹水中淀粉酶含量甚高,以此可以与其他原因的腹水区别。

(八)胸膜炎

常见于严重病例,系腹腔内炎性渗出透过横膈微孔进入胸腔所引起的炎性反应。

(九)电解质紊乱

胰腺炎时,机体处于代谢紊乱状态,可以发生电解质平衡失调,血清钠、镁、钾常降低。特别是血钙降低,约见于25%的病例,常低于2.25 mmol/L(9 mg/dL),如低于1.75 mmol/L(7 mg/dL)提示预后不良。血钙下降的原因是大量钙沉积于脂肪坏死区,同时胰高糖素分泌增加刺激,降钙素分泌,抑制了肾小管对钙的重吸收。

(十)皮下淤血斑

出血坏死型胰腺炎,因血性渗出物透过腹膜后渗入皮下,可在肋腹部形成蓝绿-棕色血斑,称为Grey-Turner征;如在脐周围出现蓝色斑,称为Cullen征。此两种征象无早期诊断价值,但有确诊意义。

三、并发症

急性水肿型胰腺炎很少有并发症发生,而急性出血坏死型则常出现多种并发症。

(一)局部并发症

1.胰脓肿形成

出血坏死型胰腺炎起病2~3周以后,如继发细菌感染,于胰腺内及其周围可有脓肿形成。

检查局部有包块,全身感染中毒症状。

2.胰假性囊肿

系由胰液和坏死组织在胰腺本身或其周围被包裹而成。常发生于出血坏死型胰腺炎起病后3～4周,多位于胰体尾部。囊肿可累及邻近组织,引起相应的压迫症状,如黄疸、门脉高压、肠梗阻、肾盂积水等。囊肿穿破可造成胰源性腹水。

3.胰性腹膜炎

含有活性胰酶的渗出物进入腹腔,可引起化学性腹膜炎。腹腔内出现渗出性腹水。如继发感染,则可引起细菌性腹膜炎。

4.其他

胰局部炎症和纤维素性渗出可累及周围脏器,引起脾周围炎、脾梗阻、脾粘连、结肠粘连(常见为脾曲综合征)、小肠坏死出血及肾周围炎。

(二)全身并发症

1.败血症

常见于胰腺炎并发胰腺脓肿时,死亡率甚高。病原体大多数为革兰氏阴性杆菌,如大肠埃希菌、产碱杆菌、产气杆菌、铜绿假单胞菌等。患者表现为持续高热,白细胞升高,以及明显的全身毒性症状。

2.呼吸功能不全

因腹胀、腹痛,患者的膈运动受限,加之磷脂酶A和在该酶作用下生成的溶血卵磷脂对肺泡的损害,可发生肺炎、肺淤血、肺水肿、肺不张和肺梗死,患者出现呼吸困难,血氧饱和度降低,严重者发生急性呼吸窘迫综合征。

3.心律失常和心功能不全

因有效血容量减少和心肌抑制因子的释放,导致心肌缺血和损害,临床上表现为心律失常和急性心衰。

4.急性肾衰竭

出血坏死型胰腺炎晚期,可因休克、严重感染、电解质紊乱和播散性血管内凝血而发生急性肾衰竭。

5.胰性脑病

出血坏死型胰腺炎时,大量活性蛋白水解酶、磷脂酶A进入脑内,损伤脑组织和血管,引起中枢神经系统损害综合征,称为胰性脑病。偶可引起脱髓鞘病变。患者可出现谵妄、意识模糊、昏迷、烦躁不安、抑郁、恐惧、妄想、幻觉、语言障碍、共济失调、震颤、反射亢进或消失及偏瘫等。脑电图可见异常。某些患者昏迷系并发糖尿病所致。

6.消化道出血

可为上消化道或下消化道出血。上消化道出血主要为胃黏膜炎性糜烂或应激性溃疡,或因脾静脉阻塞引起食管静脉破裂。下消化道出血则由于结肠本身或结肠血管受累所致。近年来发现胰腺炎时可发生胃肠型微动脉瘤,瘤破裂后可引起大出血。

7.糖尿病

5%～35%的患者在病程中出现糖尿病,常见于暴发性坏死型胰腺炎患者,系由B细胞遭到破坏,胰岛素分泌下降;A细胞受刺激,胰高糖素分泌增加所致。严重病例可发生糖尿病酮症酸中毒和糖尿病昏迷。

8.慢性胰腺炎

重症胰腺炎病例可因胰腺泡大量破坏而并发胰外分泌功能不全,演变成慢性胰腺炎。

9.猝死

见于极少数病例,由胰腺-心脏性反应所致。

四、检查

实验室检查对胰腺炎的诊断具有决定性意义,一般对水肿型胰腺炎,检测血清淀粉酶和尿淀粉酶已足够,对出血坏死型胰腺炎,则需检查更多项目。

(一)淀粉酶测定

血清淀粉酶常于起病后 2～6 小时开始上升,12～24 小时达高峰。一般大于 500 U。轻者 24～72 小时即可恢复正常,最迟不超过 3～5 天。如血清淀粉酶持续增高达 1 周以上,常提示有胰管阻塞或假性囊肿等并发症。病情严重度与淀粉酶升高程度之间并不一致,出血坏死型胰腺炎,因胰腺泡广泛破坏,血清淀粉酶值可正常甚至低于正常。若无肾功能不良,则尿淀粉酶常明显增高,一般在血清淀粉酶增高后 2 小时开始增高,维持时间较长,在血清淀粉酶恢复正常后仍可增高。尿淀粉酶下降缓慢,为时可达1～2周,故适用于起病后较晚入院的患者。

胰淀粉酶分子量约 55 000 D,易通过肾小球。急性胰腺炎时胰腺释放胰舒血管素,体内产生大量激肽类物质,引起肾小球通透性增加,肾脏对胰淀粉酶清除率增加,而对肌酐清除率无改变。故淀粉酶,肌酐清除率比率(cam/ccr)测定可提高急性胰腺炎的诊断特异性。正常人 cam/ccr 为 1.5％～5.5％。平均为3.1％±1.1％,急性胰腺炎为 9.8％±1.1％,胆总管结石时为 3.2％±0.3％。cam/ccr＞5.5％即可诊断急性胰腺炎。

(二)血清胰蛋白酶测定

应用放射免疫法测定,正常人及非胰病患者平均为 400 ng/mL。急性胰腺炎时增高 10～40 倍。因胰蛋白酶仅来自胰腺,故具特异性。

(三)血清脂肪酶测定

血清脂肪酶正常范围为 0.2～1.5 U。急性胰腺炎时脂肪酶血中活性升高,常人于 1.7 U。该酶在病程中升高较晚,且持续时间较长,达 7～10 天。在淀粉酶恢复正常时,脂肪酶仍升高,故对起病后就诊较晚的急性胰腺炎病例有诊断价值。特别有助于与腮腺炎加以鉴别,后者无脂肪酶升高。

(四)血清正铁清蛋白(MHA)测定

腹腔内出血后,红细胞破坏释放的血红蛋白经脂肪酸和弹性蛋门酶作用,转变为正铁血红蛋白。正铁血红蛋白与清蛋白结合形成 MHA。出血坏死型胰腺炎起病 12 小时后血中 MHA 即出现,而水肿型胰腺炎呈阴性,故可作该两型胰腺炎的鉴别。

(五)血清电解质测定

急性胰腺炎时血钙通常不低于 2.12 mmol/L。血钙＜1.75 mmol/L。仅见于重症胰腺炎患者。低钙血症可持续至临床恢复后 4 周。如胰腺炎由高钙血症引起,则出现血钙升高。对任何胰腺炎发作期血钙正常的患者,在恢复期均应检查有无高钙血症存在。

(六)其他

测定 α_2 巨球蛋白、α_1 抗胰蛋白酶、磷脂酶 A_2、C 反应蛋白、胰蛋白酶原激活肽及粒细胞弹性蛋白酶等均有助于鉴别轻、重型急性胰腺炎,并能帮助病情判断。

五、护理

(一)休息

发作期绝对卧床休息,或取屈膝侧卧位等舒适体位,避免衣服过紧、剧痛而辗转不安者要防止坠床,保证睡眠,保持安静。

(二)输液

急性出血坏死型胰腺炎的抗休克和纠正酸碱平衡紊乱自入院始贯穿于整个病程中,护理上需经常、准确记录 24 小时出入量,依据病情灵活调节补液速度,保证液体在规定的时间内输完,每天尿量应>500 mL。必要时建立两条静脉通道。

(三)饮食

饮食治疗是综合治疗中的重要环节。近年来临床中发现,少数胰腺炎患者往往在有效的治疗后,因饮食不当而加重病情,甚至危及生命。采用分期饮食新法则取得较满意效果。胰腺炎的分期饮食分为禁食、胰腺炎Ⅰ号、胰腺炎Ⅱ号、胰腺炎Ⅲ号、低脂饮食五期。

1.禁食

绝对禁食可使胰腺安静休息,胰腺分泌减少至最低限度。患者需限制饮水,口渴者可含漱或湿润口唇。此期患者需静脉补充足够液体及电解质。禁食适用于胰腺炎的急性期,一般患者 2～3 天,重症患者 5～7 天。

2.胰腺炎Ⅰ号饮食

该饮食内不含脂肪和蛋白质。主要食物有米汤、果子水、藕粉、每天 6 餐,每次约 100 mL,每天热量约为 1.4 kJ(334 卡),用于病情好转初期的试餐阶段。此期仍需给患者补充足够液体及电解质。Ⅰ号饮食适用于急性胰腺炎患者的康复初期,一般在病后 5～7 天。

3.胰腺炎Ⅱ号饮食

该饮食内含少量蛋白质,但不含脂肪。主要食物有小豆汤、果子水、藕粉、龙须面和少量鸡蛋清,每天 6 餐,每次约 200 mL,每天热量约为 1.84 kJ。此期可给患者补充少量液体及电解质。Ⅱ号饮食适用于急性胰腺炎患者的康复中期(病后 8～10 天)及慢性胰腺炎患者。

4.胰腺炎Ⅲ号饮食

该饮食内含有蛋白质和极少量脂类。主要食物有米粥、小豆汤、龙须面、菜末、鸡蛋清和豆油(5～10 g/d),每天 5 餐,每次约 400 mL,总热量约为 4.5 kJ。Ⅲ号饮食适用于急、慢性胰腺炎患者康复后期,一般在病后 15 天左右。

5.低脂饮食

该饮食内含有蛋白质和少量脂肪(约 30 g),每天 4～5 餐,用于基本痊愈患者。

(四)营养

急性胰腺炎时,机体处于高分解代谢状态,代谢率可高于正常水平的 20%～25%,同时由于感染使大量血浆渗出。因此如无合理的营养支持,必将使患者的营养状况进一步恶化,降低机体抵抗力、延缓康复。

1.全胃肠外营养(TPN)支持的护理

急性胰腺炎特别是急性出血坏死型胰腺炎患者的营养任务主要由 TPN 来承担。TPN 具有使消化道休息、减少胰腺分泌、减轻疼痛、补充体内营养不良、刺激免疫机制、促进胰外漏自发愈合等优点。近年来更有代谢调理学说认为通过营养支持供给机体所需的能源和氮源,同时使用药物或生物制剂调理体内代谢反应,可降低分解代谢,共同达到减少机体蛋白质的分解,保存器官结构和功能的目的。应用 TPN 时需严密监护,最初数日每 6 小时检查血糖、尿糖,每 1～2 天检测血钾、钠、氯、钙、磷;定期检测肝、肾功能;准确记录 24 小时出入量;经常巡视,保持输液速度恒定,不突然更换无糖溶液;每天或隔日检查导管、消毒插管处皮肤,更换无菌敷料,防止发生感染。一旦发生感染要立即拔管,尖端部分常规送细菌培养。TPN 支持一般经过 2 周左右的时间,逐渐过渡到肠道营养(EN)支持。

2.EN 支持的护理

EN 即从空肠造口管中滴入要素饮食,混合奶、鱼汤、菜汤、果汁等多种营养。EN 护理要求如下。

(1)应用不能过早,一定待胃肠功能恢复、肛门排气后使用。

(2)EN 开始前 3 天,每 6 小时监测尿糖 1 次,每天监测血糖、电解质、酸碱度、血红蛋白、肝功能,病情稳定后改为每周 2 次。

(3)营养液浓度从 5% 开始渐增加到 25%,多以 20% 以下的浓度为宜。现配现用,4 ℃下保存。

(4)营养液滴速由慢到快,从 40 mL/h(15～20 滴/分)逐渐增加到 100～120 mL/h。由于小肠有规律性蠕动,当蠕动波近造瘘管时可使局部压力增高,甚至发生滴入液体逆流,因此在滴入过程中要随时调节滴速。

(5)滴入空肠的溶液温度要恒定在 40 ℃左右,因肠管对温度非常敏感,故需将滴入管用温水槽或热水袋加温,如果应用不当很容易发生腹胀、恶心、呕吐、腹痛、腹泻等症状。

(6)灌注时取半卧位,滴注时床头升高 45°,注意电解质补充,不足的部分可用温盐水代替。

3.口服饮食的护理

经过 3～4 周的 EN 支持,此时患者进入恢复阶段,食欲增加,护理上要指导患者订好食谱,少吃多餐,食物要多样化,告诫患者切不可暴饮暴食增加胰腺负担,防止再次诱发急性胰腺炎。

(五)胃肠减压

抽吸胃内容和胃内气体可减少胰腺分泌,防止呕吐。虽本疗法对轻-中度急性胰腺炎无明显疗效,但对并发麻痹性肠梗阻的严重病例,胃肠减压是不可缺少的治疗措施。减压同时可向胃管内间歇注入氢氧化铝凝胶等碱性药物中和胃酸,间接抑制胰腺分泌。腹痛基本缓解后即可停止胃肠减压。

(六)药物治疗的护理

1.镇痛解痉

予阿托品、654-2、溴丙胺太林、可待因、水杨酸、异丙嗪、哌替啶等及时对症处理减轻患者痛苦。据报道静脉滴注硫酸镁有一定镇痛效果。禁单用吗啡止痛,因其可引起奥狄括约肌痉挛加重疼痛。抗胆碱能药亦不宜长期使用。

2.预防感染

轻症急性水肿型胰腺炎通常无须使用抗生素。出血坏死型易并发感染,应使用足量有效抗生素。处理时应按医嘱正确使用抗生素,合理安排输注顺序,保证体内有效浓度,保持患者体表清洁,尤其应注意口腔及会阴部清洁,出汗多时应尽快擦干并及时更换衣、裤等。

3.抑制胰腺分泌

抗胆碱能药物、制酸剂、H_2受体拮抗剂、胰岛素与胰高糖素联合应用、生长抑素、降钙素、缩胆囊素受体拮抗剂(丙谷胺)等均有抑制胰腺分泌作用。使用时注意抗胆碱能药不能用于有肠麻痹者及老年人,H_2受体拮抗剂可有皮肤过敏。

4.抗胰酶药物

早期应用抗胰酶药物可防止向重型转化和缩短病程。常用药有 FOY、Micaclid、胞二磷胆碱、6-氨基己酸等。使用前二者时应控制速度,药液不可溢出血管外,注意测血压,观察有无皮疹发生。对有精神障碍者慎用胞二磷胆碱。

5.胰酶替代治疗

慢性胰功能不全者需长期用胰浸膏。每餐前服用效佳。注意观察少数患者可出现过敏和叶酸水平下降。

(七)心理护理

对急性发作患者应予以充分的安慰,帮助患者减轻或去除疼痛加重的因素。由于疼痛持续时间长,患者常有不安和郁闷而主诉增多,护理时应以耐心的态度对待患者的痛苦和不安情绪,耐心听取其诉说,尽量理解其心理状态。采用松弛疗法,皮肤刺激疗法等方法减轻疼痛。对禁食等各项治疗处理方法及重要意义向患者充分解释,关心、支持和照顾患者,使其情绪稳定、配合治疗,促进病情好转。

（杨李枝）

第九节　急性中毒的护理

一、急性中毒的诊断

急性中毒的诊断主要根据中毒病史和临床表现及实验室检查。

(一)中毒病史

采集中毒病史是诊断的首要环节。生产性中毒者重点询问工种、操作过程、接触的毒物种类和数量、接触途径、同伴发病情况。非生产性中毒者,了解患者的精神状态、本人或家人经常服用的药物,收集患者可能盛放毒物的容器、纸袋和剩余毒物。仔细询问发病过程、症状、治疗药物与剂量及治疗反应等。

(二)临床表现

急性中毒常有其特征性临床表现,现将具有这些特征的常见毒物举例如下。

1.呼气、呕吐物和体表的气味

(1)蒜臭味:有机磷农药,磷。

(2)酒味:乙醇及其他醇类化合物。

(3)苦杏仁味:氰化物及含氰苷果仁。

(4)尿味:氨水,硝酸铵。

(5)其他有特殊气味的毒物:汽油,煤油,苯,硝基苯。

2.皮肤黏膜

(1)樱桃红:氰化物,一氧化碳。

(2)潮红:乙醇,抗胆碱药(含曼陀罗类)。

(3)发绀:亚硝酸盐,苯的氨基与硝基化合物。

(4)多汗:有机磷毒物,毒蘑菇,解热镇痛药。

(5)无汗:抗胆碱药。

(6)牙痕:毒蛇和毒虫咬蜇中毒。

3.眼

(1)瞳孔缩小:有机磷毒物,阿片类。

(2)瞳孔扩大:抗胆碱药,苯丙胺类,可卡因。

(3)视力障碍:有机磷毒物,甲醇,肉毒毒素。

4.口腔

(1)流涎:有机磷毒物,毒蘑菇。

(2)口干:抗胆碱药,苯丙胺类。

5.神经系统

(1)嗜睡、昏迷:镇静催眠药,抗组胺类,抗抑郁药,醇类,阿片类,有机磷毒物,有机溶剂等。

(2)抽搐惊厥:毒鼠强,氟乙酰胺,有机磷毒物,氯化烃类,氰化物,肼类(如异烟肼),士的宁。

(3)肌肉颤动:有机磷毒物,毒扁豆碱。

(4)谵妄:抗胆碱药。

(5)瘫痪:肉毒毒素,可溶性钡盐。

6.消化系统

(1)呕吐:有机磷毒物,毒蘑菇。

(2)腹绞痛:有机磷毒物,毒蘑菇,巴豆,砷、汞化合物,腐蚀性毒物。

(3)腹泻:毒蘑菇,砷、汞化合物,巴豆,蓖麻子。

7.循环系统

(1)心动过速:抗胆碱药,拟肾上腺素药,醇类。

(2)心动过缓:有机磷毒物,毒蘑菇,乌头,可溶性钡盐,洋地黄类,β受体阻滞剂,钙通道阻滞剂。

(3)血压升高:苯丙胺类,拟肾上腺素药。

(4)血压下降:亚硝酸盐类,各种降压药。

8.呼吸系统

(1)呼吸减慢:阿片类,镇静安眠药。

(2)哮喘:刺激性气体,有机磷毒物。

(3)肺水肿:刺激性气体,有机磷农药。

急性中毒常侵犯多种器官,不同的毒物中毒侵犯的器官亦异,各种急性中毒引起的不同系统中毒的表现和相关的中毒毒物及可能的中毒机制见表13-7。

表 13-7 急性中毒的临床表现、相关毒物和中毒机制

中毒表现	相关毒物和中毒机制
皮肤黏膜	
1.灼伤	直接腐蚀作用:强酸、强碱、甲醛、苯酚、甲酚皂溶液(来苏儿)
2.发绀	(1)肺水肿:有机磷杀虫剂、刺激性气体、安妥
	(2)高铁血红蛋白血症:亚硝酸盐、苯胺、硝基苯等
3.黄疸	(1)肝损害:四氯化碳,抗结核药、雄激素、毒蕈等
	(2)溶血性贫血:苯胺、硝基苯、有毒动植物(毒蛇、毒蕈)
眼睛	
1.瞳孔扩大	抗胆碱能作用:阿托品和莨菪碱类
2.瞳孔缩小	胆碱能作用:有机磷杀虫剂、氨基甲酸酯类杀虫剂
3.视神经损害	致代谢障碍:甲醇
呼吸系统	
1.呼吸气味	乙醇(酒味);氰化物(苦杏仁味);有机磷杀虫剂、黄磷、铊(蒜味);硫化氢(臭蛋味);氯化氢胆碱(鱼腥样臭味)
2.呼吸加快	酸中毒:水杨酸类、甲醇
3.呼吸减慢或无力	(1)窒息性毒物:一氧化碳、硫化氢、氰化物
	(2)中枢神经抑制:麻醉药、镇静安眠药、抗精神失常药
	(3)神经肌肉接头麻醉:箭毒、肉毒、蛇毒、河豚
4.呼吸困难	肺水肿:同发绀
循环系统	
1.心律失常	(1)强心苷:洋地黄、夹竹桃、蟾蜍
	(2)兴奋迷走神经:乌头、附子
	(3)兴奋交感神经拟肾上腺素药、三环类抑郁药
	(4)心肌损害:依米丁、砷剂、锑剂、磷化氢
2.心脏骤停	(1)毒物直接作用于心肌:洋地黄、奎尼丁、氨茶碱、依米丁
	(2)缺氧:窒息性毒物
	(3)低钾血症:可溶性钡盐、棉酚、排钾性利尿药
3.低血压、休克	(1)窒息性毒物
	(2)中枢神经抑制:麻醉药、镇静安眠药、抗精神失常药
	(3)降血压药
	(4)剧烈吐泻:三氧化二砷、二氧化汞、硫酸铜
	(5)有毒动物:毒蛇、毒蜘蛛、河豚
消化系统	
急性胃肠炎症状	(1)直接刺激:三氧化二砷等金属
	(2)胆碱能作用:有机磷杀虫剂、毒蕈等
泌尿系统	

中毒表现	相关毒物和中毒机制
急性肾衰竭	(1)肾小管中毒:升汞、四氯化碳、氨基糖苷类抗生素、噻嗪类利尿药、有毒动植物(毒蕈、鱼胆、斑蝥) (2)肾缺血:上述引起低血压、休克的毒物 (3)肾小管堵塞:磺胺类药的磺胺结晶、砷化氢引起的血红蛋白尿
血液系统	
1.溶血性贫血	红细胞破坏增多:苯胺、硝基苯、有毒的动植物(毒蛇、毒蕈)
2.再生障碍性贫血或白细胞减少	骨髓造血抑制:抗肿瘤药、放射病
3.出血	(1)血小板减少:见上述骨髓造血抑制 (2)血小板功能异常:阿司匹林 (3)凝血功能异常:肝素、香豆素类、敌鼠钠盐等
神经系统	
1.昏迷	(1)中枢神经抑制:麻醉药、镇静安眠药、抗精神失常药 (2)抑制呼吸中枢:有机溶剂 (3)缺氧:窒息样毒物、亚硝酸盐、有机磷杀虫剂等
2.惊厥	(1)窒息性毒物 (2)中枢神经兴奋剂、抗抑郁药 (3)其他:异烟肼、有机氯杀虫剂

(三)实验室检查

毒物的实验室过筛对确定诊断和判定毒物类型有帮助,急性口服中毒者,检验呕吐物和胃抽吸物或尿液,其阳性率大于血液,对中毒的靶器官可进行相应的功能和器械检查。对于慢性中毒,检查环境中及病尿和血液中的毒物,可帮助确诊或排除诊断。

1.毒物分析

从可疑物质、食物和水检查毒物,也可从中毒患者呕吐物、洗胃液、血、尿检查毒物或其分解产物。

2.特异性化验检查

如有机磷中毒血液胆碱酯酶活性减低,一氧化碳中毒血中可测出碳氧血红蛋白,亚硝酸盐中毒血中可检出高铁血红蛋白。

3.非特异性化验检查

根据病情进行检查:血常规、血气分析、血清电解质、血糖、肌酐、血尿素氮、肝功能、心电图、X线检查、CT检查等,从而了解各脏器的功能及并发症。

(四)急性中毒的诊断

若突然出现昏迷、惊厥、呼吸困难、发绀、呕吐等危重症状和体征,又有明确的毒物接触史,平素健康者,诊断急性中毒不难,解毒药试验治疗有效和相应毒物的实验室鉴定可帮助确诊,尤其是对毒物接触史不明确者更有意义,还要进行相应的鉴别诊断(图 13-2)。

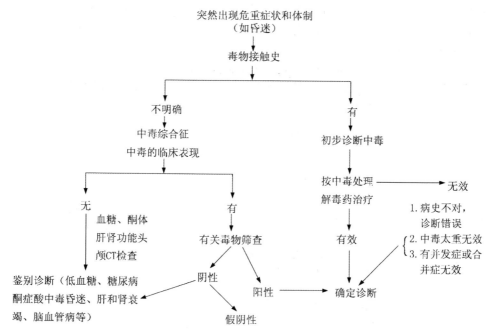

图 13-2　急性中毒的诊断思路

二、急性中毒的救治

急性中毒的救治原则是阻止毒物继续作用于人体和维持生命,包括清除未被吸收的毒物、促进已吸收进入血液毒物的排除、特异性抗毒治疗及对症支持疗法。

急救:危重患者先检查生命体征如呼吸、血压、心率和意识状态,立即采取有效急救措施,保证有效循环和呼吸功能。

(一)清除未被吸收的毒物

1.呼吸道染毒

脱离染毒环境,撤至上风或侧风方向,以 3％硼酸、2％碳酸氢钠拭洗鼻咽腔及含漱。

2.皮肤染毒

脱去染毒衣服,用棉花、卫生纸吸去肉眼可见的液态毒物,用镊子夹去毒物颗粒,对染毒的皮肤用 5％碳酸氢钠液或肥皂水清洗。

3.眼睛染毒

毒物液滴或微粒溅入眼内或接触有毒气体时,用 3％硼酸、2％碳酸氢钠或大量清水冲洗。

4.经口中毒

(1)催吐:对神志清醒胃内尚存留有毒物者,立即催吐。常用催吐方法:用压舌板探触咽腭弓或咽后壁催吐,吐前可令其先喝适量温水或温盐水 $200\sim300$ mL,或口服 1/2 000 高锰酸钾 $200\sim300$ mL;口服吐根糖浆 $15\sim20$ mL,以少量水送服;皮下注射阿扑吗啡 $3\sim5$ mg(只用于成人)。腐蚀性毒物中毒、惊厥、昏迷、肺水肿,严重心血管疾病及肝病禁催吐,孕妇慎用。

(2)洗胃:经口中毒者,胃内毒物尚未完全排空,可用洗胃法清除毒物。一般在摄入 $4\sim6$ h 内效果最好,饱腹、中毒量大或减慢胃排空的毒物,超过 6 h 仍要洗胃。腐蚀性毒物中毒禁洗胃,昏迷者要防止误吸。常用洗胃液为 1：5 000 高锰酸钾,2％～4％碳酸氢钠,紧急情况下用一般清水。腐蚀性毒物中毒早期用蛋清或牛奶灌入后吸出 1～2 次。若已知毒物种类,可选用含相应成分的洗胃液(表 13-8),以利于解毒,特别是活性炭作为强有力的吸附剂,能有效地吸收毒物促进排泄,近年来受到重视。

表 13-8 已知毒物对洗胃液的选择

洗胃液的种类	适用的毒物	禁用(无效)的毒物
保护剂		
5%牛奶或蛋清	一般腐蚀性毒物、硫酸铜、氯酸盐、铬酸盐	
溶解剂		
液状石蜡	脂溶性毒物:汽油、煤油等	
吸附剂		无效的毒物:汞、铁、锂、溴化物、碳酸氢
10%活性炭悬液	大多数毒物,除外右侧无效的毒物	物、无机酸和碱、乙醇
氧化解毒剂	催眠药、镇静药、阿片类、烟碱、生物碱、氰化物、	
1:5 000 高锰酸钾	砷化物、无机磷、士的宁	禁用:硫代磷酸酯如对硫磷等
中和剂		
0.3%氧化镁	硫酸、阿司匹林、草酸	
10%面糊和淀粉	碘、碘化物	
沉淀剂	有机磷杀虫剂、氨基甲酸酯类、拟菊酯类、苯、铊、	禁用:敌百虫和强酸(硫酸、硝酸、盐酸、
2%碳酸氢钠	汞、硫、铬、硫酸亚铁、磷	碳酸)
保护剂		
1%～3%鞣酸	吗啡类、辛可芬、洋地黄、阿托品、草酸、乌头、黎芦、发芽马铃薯、毒蕈	
5%硫酸钠	氯化钡、碳酸钡	
5%氯化钙	氟化物	

　　洗胃宜用较粗的胃管,以防食物堵塞。洗胃时应先吸出胃内容物留做毒物鉴定,然后再灌入洗胃液,每次灌入 300～500 mL,反复灌洗,洗胃液总量根据情况而定,一般洗至无毒物气味或高锰酸钾溶液不变色为止,一般成人常需 2～5 L,个别可达 10 L;在拔出胃管时,应将胃管前部夹住,以免残留在管内的液体流入气管而引起吸入性肺炎和窒息。洗胃的禁忌证与催吐的相同,但昏迷患者可气管插管后洗胃,以防误吸。

　　(3)吸附:洗胃后从胃管灌入药用活性炭 50～100 g 的悬浮液 1～2 次。

　　(4)导泻:用以清除肠道内尚未吸收的毒物。灌入吸附剂后,再注入泻药如 50%硫酸镁 50 mL、20%甘露醇 50～100 mL。肾功能不全者和昏迷患者不宜使用硫酸镁,以免抑制中枢神经系统。一般不用油类泻药,以免促进脂溶性毒物吸收。近年来提出有效的导泻剂是山梨醇 1～2 g/kg。

　　(5)洗肠:经导泻处理如无下泻,可用盐水、温水高位灌肠数次。灌肠适用于毒物已摄入 6 h 以上,而导泻尚未发生作用者,对抑制肠蠕动的毒物(如巴比妥类、阿托品类和阿片类等)和重金属所致中毒等尤其适用,而腐蚀剂中毒时禁用。一般用 1%温肥皂水 500～1 000 mL 做高位连续灌洗,若加入活性炭会促使毒物吸附后排出。

（二）排除已吸收进入血液的毒物

1.加强利尿

大量输液加利尿药,清除大部分分布于细胞外液、与蛋白质结合少的主要经肾由尿排除的毒物或代谢产物。利尿药与控制尿 pH 相结合可增加毒物的离子化,减少肾小管的再吸收,加速毒物排出。碱性利尿(5％碳酸氢钠静脉滴注使尿 pH 达到 7.5～9.0)对下列毒物排泄效果好:苯巴比妥、阿司匹林、磺胺。酸性利尿(维生素 C 静脉滴注使尿 pH 达到 4.5～6.0)对苯丙胺类、奎宁、奎尼丁有效。

加强利尿时应注意水、电解质、酸碱平衡,禁忌证为心、肾功能不全及低钾等。

2.血液置换

放出中毒者含有毒物的血液,输入健康供血者的血液作置换以排除已吸收的毒物。特别适用于溶血性毒物(如砷化氢)、形成高铁血红蛋白的毒物(如苯胺)及水杨酸类中毒。因大量输血易产生输血反应及其他并发症,目前此法已少用,但在无特效抗毒药及其他有效排除血中毒物方法的情况下,仍可采用。

3.血液透析

血液透析适用于相对分子质量在 350 以下、水溶性、不与蛋白质结合、在体内分布比较均匀的毒物中毒,毒物可经透析液排出体外。急性中毒血液透析的适应证:摄入大量可透析的毒物;血药浓度高已达致死量;临床症状重,一般治疗无效;有肝、肾功能损害;已发生严重并发症。

血液透析可清除的毒物有巴比妥类、副醛、水合氯醛、苯海拉明、苯妥英钠、苯丙胺类、乙醇、甲醇、异丙醇、乙二醇、柳酸盐、非那西丁、各种抗生素、卤素化合物、硫氰酸盐、氯酸钠(钾)、重铬酸钾、地高辛、甲氨蝶呤、奎宁等。

4.血液灌流

血液灌流适用于分子量大、非水溶性、与蛋白质结合的毒物,比血液透析效果好。适应证与血液透析同。

血液灌流适用于血液灌流清除的药物有短效巴比妥类、甲硅酮、格鲁米特、地西泮类、甲丙氨酯、吩噻嗪类、阿米替林、去郁敏、丙咪嗪、地高辛、普鲁卡因胺、毒蕈毒素、有机氯农药、百草枯、有机磷农药等。

5.血浆置换

理论上对存在血浆中的任何毒物均可清除,但实际应用于与血浆蛋白结合牢固,不能以血液透析或血液灌流清除的毒物中毒。用血液分离机可以在短时间内连续从患者体内去除含有毒物的血浆,输入等量的置换液,方法简便安全。

（三）特效解毒治疗

急性中毒诊断明确后,应及时针对不同中毒毒物使用特效解毒剂治疗,常用特效解毒剂见表 13-9。

特异的解毒药应用后会获得显著疗效,宜尽早使用。常用解毒药的种类、作用机制和用法详见表 13-10。

表 13-9　常用特效解毒剂

特效解毒剂	适应证
纳洛酮	阿片类麻醉性镇痛药中毒
氯解磷定、碘解磷定、双复磷	有机磷化合物中毒
盐酸戊乙奎醚、阿托品、东莨菪碱	有机磷化合物中毒
二巯丁二钠、二巯丙磺钠	砷、汞、锑等中毒
依地酸钙钠、喷替酸钙钠	铅、铜、镉、钴等中毒
普鲁士蓝(亚铁氰化铁)	铊中毒
去铁胺	急性铁剂过量中毒
亚甲蓝(美蓝)	亚硝酸钠、苯胺等中毒
维生素 K_1	抗凝血类杀鼠剂中毒
氟马西尼	苯二氮䓬类药物中毒
维生素 B_6	肼类(含异烟肼)中毒
亚硝酸钠、亚硝酸异戊酯	氰化物中毒
硫代硫酸钠	氰化物中毒
乙醇	甲醇中毒
毒扁豆碱、催醒宁	莨菪类药物中毒
乙酰半胱氨酸(痰易净)	对乙酰氨基酚(扑热息痛)中毒
乙酰胺(解氟灵)	有机氟农药中毒
氧、高压氧	一氧化碳中毒
特异性地高辛抗体片段	地高辛类药物中毒
各种抗毒血清	肉毒、蛇毒、蜘蛛毒等中毒

表 13-10　常用解毒药的种类、作用机制和用法

解毒药	拮抗毒物	作用机制	用法
依地酸钙钠	铅	形成螯合物	1 g/d 静脉滴注,3 d 为 1 个疗程,休息 3～4 d 可重复
二巯丙醇	砷、汞	同上	2～3 mg/kg 肌内注射,第 1～2 d 每 4～6 h1 次,第 3～10 d 每天 2 次
二巯丙磺钠	砷、汞、铜、锑	同上	5%溶液 5 mL/d 肌内注射,3 d 为 1 个疗程,休息 4 d 后可重复
二巯丁二钠	锑、铅、汞、砷、铜	同上	1～2 g/d 静脉注射或肌内注射,连用 3 d 为 1 个疗程,休息 4 d 可重复
去铁胺	铁	同上	肌内注射:开始 1 g,以后每 4 h1 次,每次 0.5 g,注射 2 d 后,每 4～12 h1 次,1 d 总量＜6 g;静脉注射:剂量同肌内注射,速度保持 15 mg/(kg·h)
亚甲蓝(美蓝)	亚硝酸盐、苯胺、硝基苯	还原高铁血红蛋白	1～2 mg/kg 稀释后缓慢静脉注射,必要时 30～60 min 后重复 1 次

续表

解毒药	拮抗毒物	作用机制	用法
亚硝酸钠	氰化物	形成氰化高铁血红蛋白	3%溶液 10 mL 缓慢静脉注射(速度 2 mL/min)
硫代硫酸钠	氰化物	形成毒性低的硫氰酸盐	25%溶液 50 mL 缓慢静脉注射,紧接在亚硝酸钠后用
盐酸戊乙奎醚	有机磷杀虫剂	抗胆碱能作用	见有机磷中毒部分
阿托品	有机磷杀虫剂、氨基甲酸酯类	抗胆碱能作用	见有机磷中毒部分
氯解磷定	有机磷杀虫剂	复活胆碱酯酶	见有机磷中毒部分
纳洛酮	阿片类	拮抗阿片受体	肌内注射或静脉注射;每次 0.4~0.8 mg,根据病情重复
氟马西尼	苯二氮䓬类	拮抗苯二氮䓬受体	开始静脉注射 0.3 mg,60 s 内未达到要求可重复,连续总量达 20 mg

(四)对症支持疗法

急性中毒不论有无特效解毒药物,应及时给予一般内科对症支持治疗,如给氧、输液、维持电解质酸碱平衡、抗感染、抗休克等。

三、急性中毒的预防

除自杀或他杀性蓄意中毒较难预防外,一般中毒都可通过各种预防措施而收到良好的效果。

(一)加强防毒宣传

为防止中毒发生,应针对各种中毒的不同特点做好宣传教育,如冬天农村或部分城镇居民多用煤火炉取暖,应宣传如何预防一氧化碳中毒等。

(二)加强环境保护及药品和毒物管理

(1)加强环境保护措施,预防大气和水资源污染,改善生产环境条件,做到有毒车间的化学毒物不发生跑、冒、滴、漏,并进行卫生监督,以预防职业中毒和地方病的发生。

(2)加强药物的管理:医院和家庭用药一定要严格管理,特别是麻醉药品、精神病药品及其他毒物药品,以免误服(特别是小儿)或过量使用中毒。

(3)加强毒物管理:对所有毒物,不管是贮存、运输或使用等过程均应严格按规定管理,以确保安全。

(三)预防日常生活中毒

除常见的药物中毒外,主要是预防食用有毒或变质的动植物如各种毒蕈或河豚中毒等。

四、急性中毒的护理

(一)护理目标

(1)挽救患者生命。

(2)终止毒物的继续接触和吸收。

(3)减轻身体、心理痛苦。

（4）健康教育，避免再发生。

（二）护理措施

（1）接诊及护理：①护士要按事先分工有序地开始接诊和施救。首先判断意识、触摸大动脉搏动，对生命功能作出初步评估。如果判断为心脏、呼吸停止，呼叫医师并立即开始心肺复苏。除上述情况之外，测量血压、呼吸、体温，进一步评价。如发现有生命征不稳定，则首先开放和保护气道，建立静脉通道，维持血压，纠正心律失常，在生命征稳定后方能执行其他治疗措施。②接诊昏迷或意识状态改变的患者，一定要将中毒作为可能原因之一，向护送其入院的亲属、同事、医师等询问情况。常见的情况，如找不到原因的昏迷人、从火场救出的伤者、不明原因的代谢性酸中毒者，年轻人发生不明原因可能危及生命的心律失常、小儿发生无法解释的疲倦及意识不清，不明原因的急性多发性器官受损症状、群体出现类似的症状、体征等都应考虑到中毒的可能性。怀疑中毒存在时，注意询问毒物接触史、既往史、用药史、生活习惯、生活和工作环境、性格变化等。多数情况能确定中毒原因、背景、时间和初始症状。③护士应时刻保持敏锐的观察力和应变能力，如果预感到有突发特大公共卫生事件发生时，应迅速报告行政部和护理部，迅速启动紧急预案，启动以急诊科为中心的护理救治网络。对大规模患者快速分类，将患者分为重、中、轻、死亡4类并标识。在分类的同时，迅速简洁地分流患者。重症患者原则上在急诊科就地抢救；中度患者在进行一些必要的处理后转运至病房继续治疗；轻度患者在救治人员不足的情况下可暂缓处理或直接在门诊及病房观察。批量患者救治的应急状态工作要流程化，如准备床单位、准备抢救设施、输液等批量工作分别由3名（组）护士执行，可节约时间。建简易病历，固定在床尾，随做随记，便于医师、护士查阅，同时保证患者个人资料的完整性。

（2）清除毒物：①皮肤、黏膜和眼内污染毒物时或者呕吐物沾染患者皮肤时，护士要迅速去除患者衣物，用大量流水或生理盐水冲洗。②指导和帮助患者催吐。机械催吐法，先让患者1次饮入大杯清水（约500 mL），再用手指或汤匙等餐具刺激咽后壁，引起呕吐，排出毒物，反复进行直到吐出物为清水为止，此过程护士予以协助，防止患者呛咳、虚脱或病情变化。催吐禁用于昏迷、惊厥、主动脉瘤、食管静脉曲张、近期发生过心肌梗死的患者及孕妇、服汽油煤油及腐蚀性毒物者。③胃肠排空后的患者才可给服活性炭吸附毒性物质，若4～6 h大便中没有出现活性炭，可再给予半量。但观察到患者有肠胀气、肠阻塞为禁忌。服用泻剂时注意观察患者大便次数、量、性状。

（3）密切观察病情：持续监测心电、血压、呼吸等生命体征，注意瞳孔、意识的变化，通过疼痛刺激、呼唤姓名、对话等方法判断意识状态。发现任何异常变化及时报告医师处理。

护士应该熟悉常见毒物中毒的特殊综合征。例如，有机磷中毒的特征性表现是呼吸大蒜味、流涎、多汗、肌颤、瞳孔缩小、肺水肿；急性酒精中毒表现为颜面潮红或苍白，呼气带酒味，情绪激动、兴奋多语，自控力丧失，有时粗鲁无礼。重度中毒表现为躁动不安、昏睡或昏迷、呼吸浅慢；甲醇中毒出现视力模糊，呼吸深大；洋地黄、奎宁类、毒蕈等中毒时心动过缓；巴比妥、地西泮类药物、严重一氧化碳中毒时肌力减弱；巴比妥、阿片类、氰化物中毒时呼吸骤停或屏气。各种刺激性毒物，如有机磷、强酸强碱经口服者或毒蕈、食物中毒时剧烈腹痛、腹泻伴恶心呕吐；有机磷、吗啡类、毒蕈、巴比妥类中毒瞳孔缩小；阿托品、乙醇、莨菪碱类、麻黄碱类瞳孔散大；亚硝酸盐类、氰化物、苯胺、麻醉药等皮肤黏膜发绀，而一氧化碳中毒呈樱桃红色；亚硝酸盐中毒时氧疗下仍显著发绀；蛇毒、阿司匹林、肝素等中毒时出血等。

（4）保持呼吸道通畅，有效给氧：对昏迷或意识障碍者立即使其平卧，头后仰、偏向一侧，及时清除口、鼻腔分泌物和呕吐物，防止误吸导致窒息，保持呼吸道畅通。观察患者面色、口唇、指

(趾)甲有无发绀,监测血氧饱和度来判断缺氧情况和了解是否改善。在气道通畅的基础上,根据病情采取鼻导管、面罩等不同方法吸氧,重症患者行气管插管、气管切开术后机械通气给氧,做好相应的护理。

(5)在治疗和处置开始前留取血、尿、呕吐物、衣物等标本,注明标本收集时间,由医师、护士双签名封存,以备毒物鉴定时用和作为法律依据。

(6)迅速建立2～3条静脉通道,选肘正中等粗大静脉,大号留置针输液,固定良好,防止因患者烦躁脱落。根据患者血压、心率、中心静脉压、尿量等综合情况调整输液速度,根据治疗需要的急缓,合理安排用药顺序。

(7)留置导尿,观察尿量、颜色、性质,准确记录出入量。尿量是反应组织灌注和有效循环血流量的指标,是临床治疗的重要依据。

(8)意识不清、兴奋、躁动者做好安全防护,经常巡视、防止意外发生。使用床栏,必要时约束肢体,以防坠床。按时翻身,防止压疮。

(9)心理护理和健康指导:急性中毒中,自杀性中毒占首位,这类患者多有巨大的心理问题,诱因可能是负性生活事件、精神抑郁、对未来失去信心等,了解自杀原因和患者心理,是心理护理的关键。自杀性中毒者常有情绪性自我贬低,存在悔恨、羞耻情绪,心理脆弱,缺乏自我调节和控制能力,不愿交流也不愿亲友探视,有时不配合抢救,甚至再次自杀。护士要加强与患者及其家庭的沟通,鼓励患者找到倾诉对象,通过沟通减轻自杀者心理冲突所致的负性情绪,引导其正确地对待失败和各种心理压力,树立宽容、积极的人生观。要尊重自杀者的人格、感情、志向,不伤害其自尊,消除其自杀未遂的羞耻感,能理智地面对现实、接受治疗。对有强烈自杀倾向的患者,必须设专人陪护,密切观察,与其家人沟通配合,防范再发生类似事件,渡过危机期。

食入不洁食物、含过量亚硝酸盐食物、未煮熟的四季豆、误食毒蕈等食物中毒常群体发病,应就有关常识指导患者。农药中毒死亡率高,要宣传农药安全使用和保管方法,降低危害。对酗酒和滥用药物者劝诫,说明危害。

（石里沙）

参 考 文 献

[1] 刘冰,杨硕,任维凤.急危重症诊疗救治[M].北京:中国纺织出版社,2021.

[2] 朱红林.临床急危重症救治精要[M].开封:河南大学出版社,2020.

[3] 刘镇,刘惠灵,霍敏俐.中西医结合急危重症医学[M].昆明:云南科技出版社,2020.

[4] 张国梁.急危重症诊疗要点[M].北京:中国纺织出版社,2020.

[5] 胡耀飞.现代急危重症诊治学[M].天津:天津科学技术出版社,2020.

[6] 张海海.急危重症诊疗实践[M].济南:山东大学出版社,2021.

[7] 罗正超.急危重症监护与治疗[M].南昌:江西科学技术出版社,2020.

[8] 陈秀红.新编急危重症救治[M].哈尔滨:黑龙江科学技术出版社,2020.

[9] 罗柱文.临床急危重症诊治与护理[M].北京:中国纺织出版社,2020.

[10] 蒋晨茜,雷雅彦.常见急危重症临床诊疗新思维[M].北京:中国纺织出版社,2021.

[11] 郑祥德.急危重症新进展[M].天津:天津科学技术出版社,2020.

[12] 韩旺.急危重症诊断与救治[M].天津:天津科学技术出版社,2020.

[13] 李伟.心血管危急重症诊疗学[M].北京:科学出版社,2021.

[14] 林生.临床急危重症诊疗[M].长春:吉林科学技术出版社,2020.

[15] 王喜云.急危重症医学诊治[M].长春:吉林科学技术出版社,2020.

[16] 陈树宝.心内科急危重症[M].北京:人民卫生出版社,2020.

[17] 许庆超.临床急危重症救治[M].北京:科学技术文献出版社,2020.

[18] 谢春杰.急危重症监护与治疗[M].长春:吉林科学技术出版社,2020.

[19] 曲勇.临床急危重症学[M].北京:中国大百科全书出版社,2020.

[20] 董桂银,卢唤鸽.临床常见急危重症护理研究[M].北京:中国纺织出版社,2021.

[21] 杨秀娟.实用临床急危重症诊治[M].长沙:湖南科学技术出版社,2020.

[22] 周美辉.实用急危重症基础与临床[M].上海:上海交通大学出版社,2020.

[23] 魏士海.临床常见急危重症诊断与急救[M].汕头:汕头大学出版社,2020.

[24] 鄢涛.当代急危重症诊疗学[M].天津:天津科学技术出版社,2020.

[25] 田锦勇.现代急危重症临床救治[M].北京:科学技术文献出版社,2020.

［26］刘艳丽.临床急危重症技术与治疗［M］.天津:天津科学技术出版社,2020.

［27］王南.急危重症疾病诊疗与临床进展［M］.天津:天津科学技术出版社,2020.

［28］高永莉.急危重症常用护理技术规范与风险防范［M］.成都:四川科学技术出版社,2021.

［29］白静.临床急危重症救治要点［M］.天津:天津科学技术出版社,2020.

［30］付斌.现代急危重症与急诊医学［M］.长春:吉林科学技术出版社,2020.

［31］刘建国.临床急危重症救治精要［M］.北京:科学技术文献出版社,2020.

［32］黄征.急危重症医学科临床实践［M］.福州:福建科学技术出版社,2020.

［33］冉健,李金英,陈明.现代急危重症与护理实践［M］.汕头:汕头大学出版社,2021.

［34］潘华明.实用急危重症救治技术［M］.北京:科学技术文献出版社,2020.

［35］曹江红.常见急危重症临床诊断与处理［M］.天津:天津科学技术出版社,2020.

［36］李雪,董永祺,何松.急性上消化道出血的危险分级及临床应用［J］.现代消化及介入诊疗, 2022,27(2):229-233.

［37］赵运海,李敏,熊青峰,等.急性主动脉根部局限性夹层表现为胸闷、呼吸困难及晕厥 1 例 ［J］.中华心血管病杂志,2022,50(5):511-513.

［38］孙国玲.院前急诊急救的规范操作［J］.哈尔滨医药,2022,42(2):117-118.

［39］胡芳.急诊急救护理对提升急性心肌梗死患者救治成功率的效果［J］.中国医药指南,2022, 20(7):113-116.

［40］朱培.急诊急救中加强医护配合护理管理对患者抢救成功率及家属满意度的影响［J］.山西 医药杂志,2022,51(3):338-341.